EMERGENCY DEPARTMENT MANAGEMENT MEDICINE

For The New Generations to Come

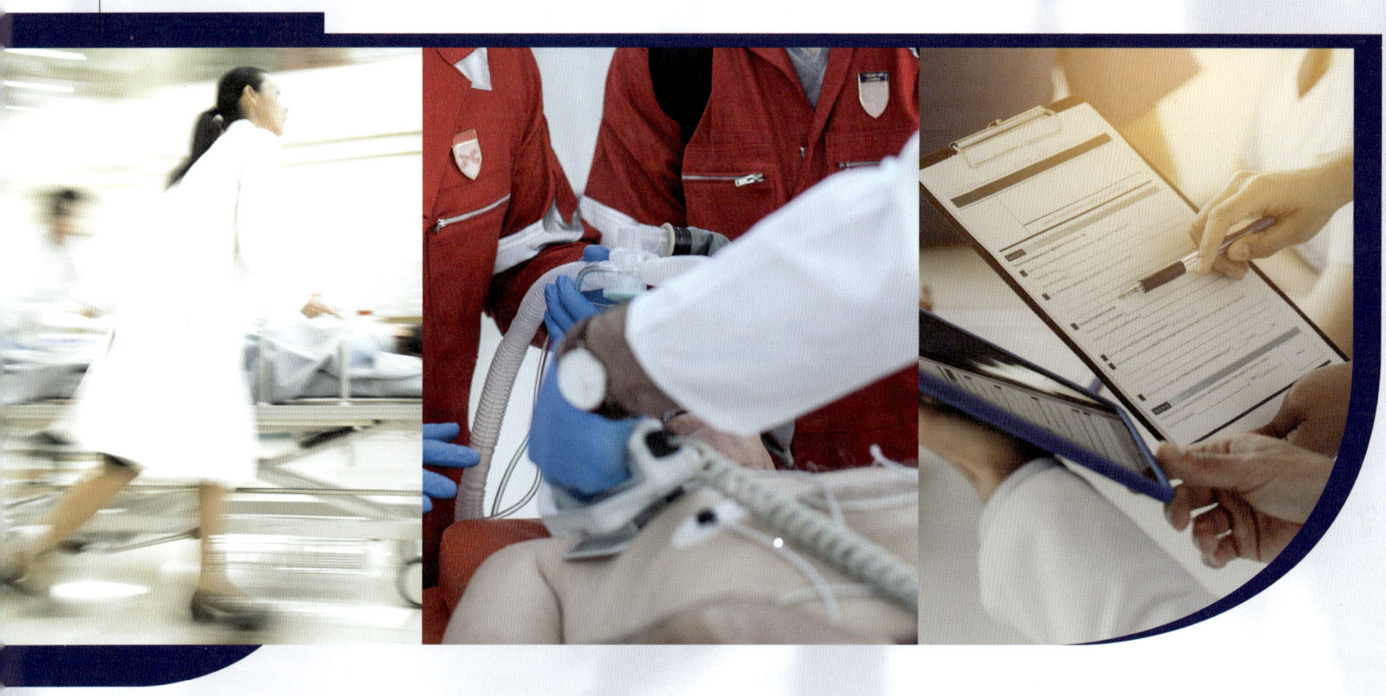

다가올 새로운 세대를 위하여

응급실관리의학

저자 **신희준**

응급실관리의학

첫째판 1쇄 인쇄 | 2025년 7월 7일
첫째판 1쇄 발행 | 2025년 7월 25일

지 은 이 신희준
발 행 인 장주연
출판기획 최준호
책임편집 송혜은
편집디자인 조원배
표지디자인 김재욱
일러스트 김제도
마 케 팅 박예진
발 행 처 군자출판사(주)
등록 제4-139호(1991. 6. 24)
본사 (10881) **파주출판단지** 경기도 파주시 회동길 338(서패동 474-1)
전화 (031) 943-1888 팩스 (031) 955-9545
홈페이지 | www.koonja.co.kr

ISBN 979-11-7068-286-8
정가 150,000원

다가올 새로운 세대를 위하여

응급실관리의학

헌사

(개역 개정, 시편 18:1) “나의 힘이신 여호와여 내가 주를 사랑하나이다.“

제게 이 작업을 할 이유와 힘과 용기를 주신 내 생명의 근원이요 구원자이시며 영원한 반석이자 영감이 되시는 나의 하나님 아버지, 구세주 예수님, 그리고 교통하시는 권능의 성령 하나님께 가장 먼저 모든 영광과 존귀와 감사를 돌립니다.

그리고 죄와 허물로 너무도 흠결이 많은 저와 같은 사람을 사랑으로 오래 참고 인내해 주며 인생의 동반자가 되어준 매일 제 삶을 풍요롭게 해주는 말로는 표현 못 할 정도로 사랑하는 아내 정경아에게,

항상 아빠가 바쁘다는 이유로 자라오는 동안 깊이 챙겨봐 주지 못해 너무나도 미안하지만 하나님과 사람들 앞에서 사랑스럽게 자라준 너무나도 사랑하는 저의 두 딸, 첫째 신아인과 둘째 신아율에게,

당신들이 있어 제가 이 고된 인생길을 인내하며 기쁨으로 살아갈 수 있음을 고백하며 깊은 감사를 전합니다.

저자 약력

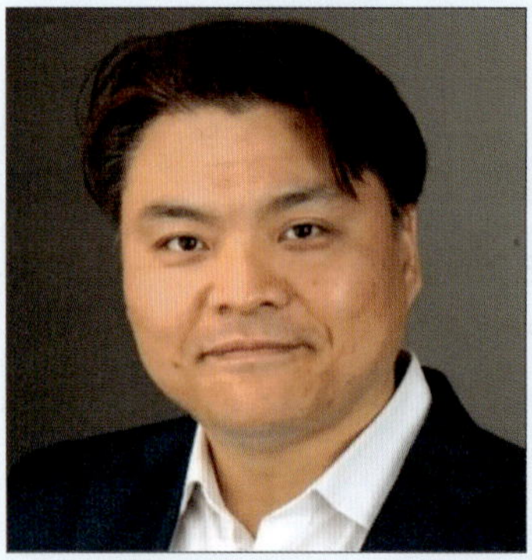

신희준

MD, MS, FIBODM

현재 직위

- 순천향대학교부천병원 응급의학과 부교수 (2021. 9.~현재)
- SCH 재난의학센터 센터장 (2023. 10.~현재)
- 신재난의학아카데미 CEO, 설립자 및 디렉터 (2023. 9.~현재)
- 미국 BIDMC (베스 이스라엘 디콘네스 의료센터) 재난의학 펠로우십 Adjunct Faculty (CBRNE 교육 분과 담당, 2023. 9.~현재)
- 국제 재난의학 위원회(IBODM) 펠로우 (2024. 3.~현재)
- 미국응급의학회(ACEP) TALEM Section Outreach Coordinator Officer (2025. 1.~현재)
- 국립중앙응급의료센터 KDLS(한국형 재난의료 지원) 강사 (2025. 2.~현재)
- 세계 재난 및 응급의학 연맹 (World Association for Disaster and Emergency Medicine, WADEM) 보드 이사진 (Board of Directors) 멤버 이사 (2025. 5.~현재)

학력 및 주요 교육

- 미국 BIDMC (베스 이스라엘 디콘네스 의료센터) 재난의학 펠로우십 전임의 수료 (2022. 9.~2023. 8.)
- 미국 하버드 의과대학 연구 전임의 수료 (2022. 9.~2023. 8.)
- 미국 BIDMC "응급실 행정 및 리더십 트레이닝 프로그램" 수료 (2023. 1.~2023. 6.)

응급의학 및 재난의학 경력

- 대한민국 의사 (2003. 3.~현재)
- 대한민국 응급의학전문의 (2012. 3.~현재)
- 일산백병원 응급의학과 임상 강사 (2012. 3.~2013. 5.)
- 제주한라병원 응급의학과 진료 과장 (2013. 6.~2014. 7.)
- 순천향대학교구미병원 응급의학과 조교수 (2014. 8.~2016. 2.)
- 순천향대학교부천병원 응급의학과 조교수 (2016. 3.~2021. 8.)

주요 학술 및 연구 활동

- BIDMC 재난의학 펠로우십 CBRNE 특별 관심 그룹 설립자 및 리더 (2022. 11.~현재)
- BIDMC 재난의학 펠로우십 대테러의학(CTM) 특별 관심 그룹 멤버 (2022. 9.~현재)
- WADEM Killarney DISTURBIA (CBRNE) 워크숍 설립자 및 디렉터 (2023. 5.)
- CEMEC 유럽 재난의학센터 국제 연수 및 강사 (2023. 6.)
- CBRNe Summit Asia 2023 (마닐라) 최초 한국인 연자 초청 강연 (2023. 12.)
- 총 30편 이상의 논문 저술

주요 발표 및 수상

2023년

- 2023년 12월: CBRNe Summit Asia 발표자, 마닐라, 필리핀 (최초의 한국인 연사 초청)
- 2023년 10월: 제5차 국제 군중집회 의학 컨퍼런스 발표자, 사우디아라비아
- 2023년 5월: WADEM Killarney(더블린) DISTURBIA (CBRNE) 프리-컨퍼런스 워크숍 창립자 및 디렉터
- 2023년 5월: 2023 WADEM Killarney 컨퍼런스 발표자, 더블린, 아일랜드

2024년

- 2024년 11월: WHO 응급의료팀(EMT) 글로벌 회의 발표자, 아부다비, UAE
- 2024년 11월: CBRNe Summit Asia 2024 발표자, 쿠알라룸푸르, 말레이시아
- 2024년 11월: 제15회 아시아 태평양 재난의학 컨퍼런스(APCDM) Disturbia 워크숍 디렉터 및 학회 발표 연자, 서울, 대한민국
- 2024년 10월: 스웨덴 국가 재난의학 컨퍼런스 발표자, 예테보리, 스웨덴
- 2024년 6월: 「대테러의학」(Counter-Terrorism Medicine) 한국어판 출간 (저자)

2025년

- 2025년 5월: 2025 WADEM Tokyo 컨퍼런스 발표자, 도쿄, 일본

국제 교육 및 워크숍

- SCH 재난의학센터 심포지엄 개최 및 패널토론 좌장 (2023. 11.)
- 미국 보스턴 마라톤 재난 의료 자원봉사 (2023. 4.)
- 하버드 인도주의 프로그램 ICRC 및 우크라이나 의료인 대상 도상교육 강사 (2022. 12., 2023. 3~4.)
- 미국 뉴욕 할렘 의료센터 응급의학 전공의 대상 재난의학 교육 강사 (2023. 3.)
- 하버드 의과대학 EMS 및 Paramedic 대상 BIDMC CBRNE 교육 워크숍 디렉터 (2023. 4.)

기타 주요 활동

- 국립 중앙응급의료센터 KDLS 운영위원 (2021. 2-2022. 2)
- 대한화학손상연구회 이사장 (2021. 11-2023. 1)
- VISTA Forge 핵폭발 대응 훈련 참가 및 민간 평가자 (미국 조지아주, 애틀란타) (2022. 11.)

서문

"The price of greatness is responsibility"
위대함의 대가는 책임이다.

- 윈스턴 처칠 Winston Churchill

1. 교육 제작의 배경

깊은 정치적 분열, 신흥 감염병, 일관성 없는 지시, 압도적인 번아웃과 자살 위험 증가, 그리고 우리 팀원과 가족들의 안전 위험은 리더들에게 올바른 결정을 내리는 엄청난 압박을 가하고 있습니다. 2024년 윤석열 정부에 의해 촉발된 충격적인 의정사태 이래로 보건의료 부문은 극적이고 파괴적인 변화를 겪고 있습니다. 국가 지도자들과 시장 압력이 고령화된 인구에게 더 높은 품질, 저비용의 의료 제공을 요구하고 있습니다.

따라서 윈스턴 처칠의 인용문처럼, 이 불확실한 시기에 생존과 성공은 위대함, 강력한 리더십, 협력을 요구합니다. 이는 위대함Greatness 이 선천적이든 후천적이든 결국 행동과 선택을 통해 결정된다는 메시지를 담고 있습니다. 응급실 리더들은 이러한 변혁적 변화에 대해 안정적인 신경과 지속적인 창의성, 그리고 끊임없이 변화하는 환경을 창의적으로 받아들일 용의를 가지고 접근해야 합니다.

2022년 대한민국 국립중앙의료원 중앙응급센터가 발표한 응급의료 통계연보에 따르면 대한민국의 응급실 운영 기관이 총 524개소로 집계된 가운데, 응급의학 전문의는 2500여 명이 활동하고 있는 것으로 확인됐습니다.

응급실 이용자는 총 887만 4564건으로 조사됐으며, 전년 (815만 5427건) 대비 71만 9127건 증가했습니다. 응급실 이용은 코로나19 이전인 2019년까지 1000만 건 이상을 유지했으나, 코로나 이후 800만 건 대로 감소하다가 2021년에는 900만 건 가까이 다시 올랐습니다.

이러한 놀라운 데이터로 미루어 보아, 응급실 리더십과 관리는 지속적으로 접근 방식을 평가하고 적응시키며, 환자 치료 방식을 재설계해야 합니다. 한 가지 일관된 사실은, 응급실이 계속해서 환자들, 커뮤니티, 병원들, 그리고 전체 보건 의료 시스템에 대한 중요한 안전망 역할을 하며, 보건 의료 조정의 중심축이라는 것입니다. RAND Corporation의 연구 보고서는 의료 시스템에서 응급실의 가치를 인정했습니다.

특히 응급실 리더들은 끊임없이 변화하는 요구사항과 압박 속에서 창의적이고 지속 가능한 솔루션을 모색해야 합니다. 이는 매일 대규모로 응급실을 찾는 환자들을 효과적으로 치료하고 관리하는 데 있어 중요한 역할을 합니다.

2. 교육 제작 목적 및 교육 소개

본 "응급실 관리 의학Emergency Department Management Medicine"의 제작 목적은 응급실 환경의 복잡하고 변화하는 상황에 대응할 수 있도록 정보를 통합된 지식 체계로 조직화함으로써 리더들을 지원하는 데에 있습니다.

본 저서는 광범위한 철학적 개념과 실제적인 도구 및 기법을 제공하여 최상의 근거 기반 실천을 전달할 수 있도록 설계되었습니다. 과정은 총 8개의 챕터로 구성되어 있으며, 리더십 원칙, 일반 운영, 흐름 운영, 응급실 다양화, 정보학, 품질 및 서비스, 재정 및 업무상과실, 인적 자원의 광범위한 영역을 다룹니다.

부가적으로 저자는 2024년에 시행된 SCH 재난의학센터의 "응급실 행정 및 리더십 트레이닝 프로그램" 강의 내용을 요약하여 부록으로 포함하였습니다. 또한, 저자는 응급의료 체계에 대하여 인프라가 망가진 우크라이나와 같은 전쟁 중인 국가에서부터 선진국으로 일컬어지는 미국과 같은 국가까지 세계의 다양한 배경의 의료진과의 토론 경험과 미국 하버드 의과대학 병원에서 수료한 미국 응급의학회 ACEP 발행 교과서「스트라우스 & 메이어의 응급실 관리 2판」을 바탕으로 진행된 "응급의학 행정 및 리더십 트레이닝 프로그램"에서 얻은 주요 교훈과 경험도 본 저서에 함께 담았습니다.

저자는 이를 통해 독자들이 각 챕터의 핵심 주제를 실제 임상 환경에서 적용할 수 있도록 구성하였으며, 특히 다양한 의료 체계를 경험한 의료진들의 시각을 반영한 토론 내용을 재구성하여 수록하였습니다.

이 저서의 임무는 응급실 서비스를 이끌고 관리하는 사람들의 기술을 개발하고 향상시키는 것입니다. 이 교육은 응급실 의사, 간호사, 부서장, 행정관 및 기타 직원들을 포함한 응급실 직원들이 그 서비스를 제공하는 데 필요한 지원을 제공하기 위해 설계되었습니다.

이 책의 부제, "다가올 새로운 세대를 위하여 For The New Generations to Come" 가 의미하듯, 저자는 본 저서를 응급실 관리가 단편적인 경험이나 구전이 아니라 체계적인 의학의 한 분야로 자리 잡기를 바라는 마음으로 집필하였습니다. 이는 현직 의사로서 저자가 대한민국의 동료들과 미래의 의료진에게 전하는 실용적인 지침이자, 함께 발전해 나아가길 바라는 진심을 담은 기록입니다.

목차

CHAPTER 1 리더십 원칙

CHAPTER 2 운영 - 일반

CHAPTER 3 운영 - 흐름

CHAPTER 4 운영 - 응급실 다양화

CHAPTER 5 운영 - 정보학

CHAPTER 6 품질과 서비스

CHAPTER 7 재정 및 업무상과실

Emergency Department Management Medicine

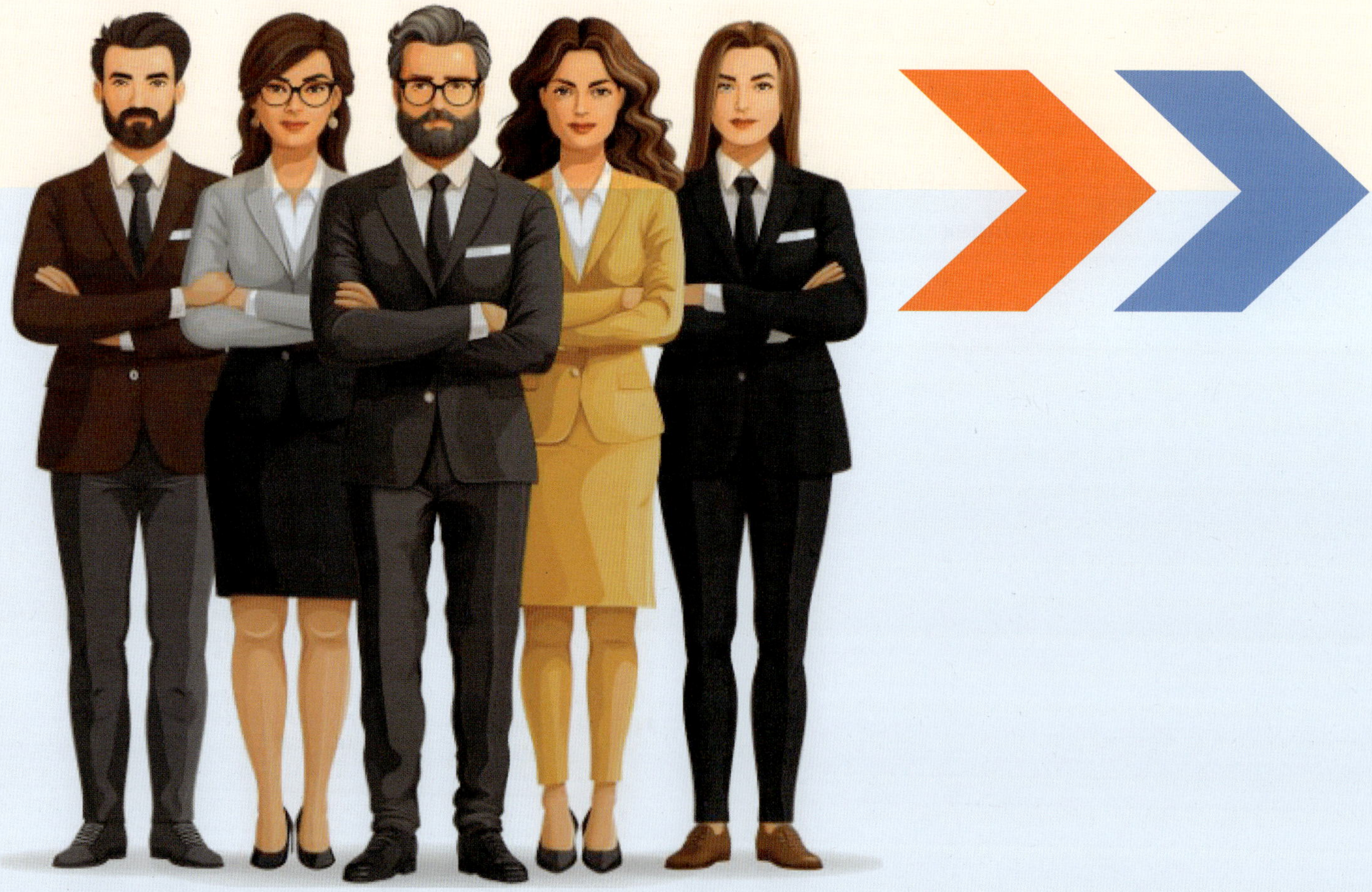

CHAPTER 1

리더십 원칙

Leadership Principles

1. 리더십, 관리, 동기부여
2. 조직 내 전문가 관리 의사와 간호사 리더의 역할
3. 멘토링과 코칭
4. 갈등 관리
5. 위기 상황에서의 리더십

[부록 1] SCH 재난의학센터 응급실 행정 및 리더십 트레이닝 프로그램 강의 chapter 1 대화록

1.

리더십, 관리, 동기부여

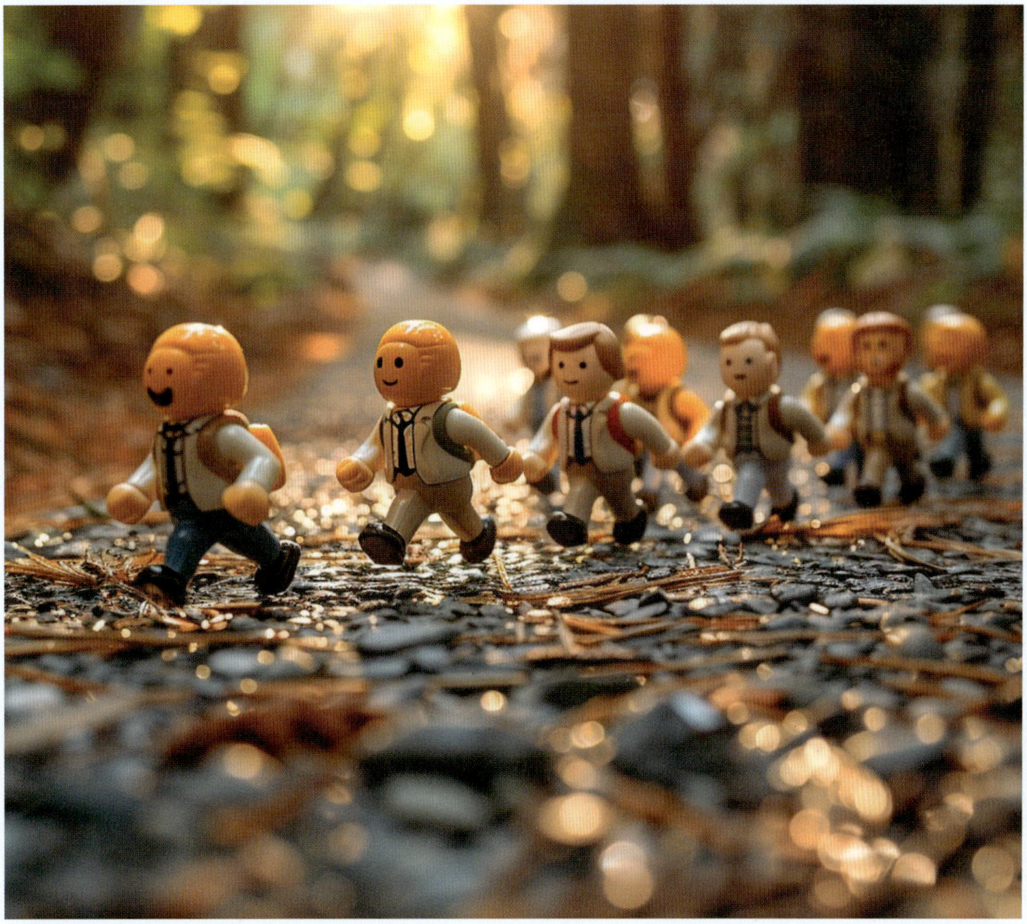

학습목표

1. 효과적인 리더십과 관리라는 두 역할의 차이와 어떻게 서로 보완적으로 작용하는지를 이해합니다.
2. 변화 관리의 중요성을 인식하고 변화를 촉진하는 전문가가 되는 방법을 배웁니다.
3. 다양한 상황에서 구성원들의 동기를 부여하는 효과적인 방법을 이해하고 적용할 수 있습니다.
4. 리더십의 윤리적 및 봉사적 측면을 탐구하여 서번트 리더십의 원칙을 이해하고, 이를 통해 팀원과 조직 전체의 성장을 도모하는 방법을 배웁니다.
5. 다학제 팀 내에서 각 구성원의 역할을 이해하고, 협업을 촉진하여 목표를 달성하는 방법을 학습합니다.

“너희 중에는 그렇지 않아야 하나니

너희 중에 누구든지 크고자 하는 자는 너희를 섬기는 자가 되고

너희 중에 누구든지 으뜸이 되고자 하는 자는 너희의 종이 되어야 하리라”

- 예수 그리스도 (성경, 마태복음 20: 26 ~ 27 중에서 발췌)

1) 서론

매일 복잡한 응급실 emergency department, ED 운영을 이끌고 관리해야 하는 사람들에게는 마치 세상의 무게를 들어 올리는 것처럼 느껴질 것입니다. 따라서 그 무게를 들어 올리고 언제, 어떤 상황에서 어떤 지렛대를 사용해야 하는지 알기 위해서는 아르키메데스의 지혜가 필요합니다. 다행히도 이러한 '지렛대'의 사용을 안내하는 과학적이고 증거에 기반한 지혜가 상당히 풍부하게 존재합니다. 리더십, 관리, 동기부여의 도구는 모두 정도의 차이는 있지만 성공적인 ED를 위해 활용되어야 합니다.

그러나 이러한 모든 지식 기반에는 내재적으로 모순되거나 서로 상충되는 요소로 구성된 역동적인 긴장이 내재되어 있습니다.

덴마크의 위대한 물리학자 닐스 보어 Neils Bohr는 이러한 동적 긴장을 현명하게 인식했습니다.

"참된 진술의 반대는 거짓 진술입니다. 그러나 심오한 진리의 반대는 또 다른 심오한 진리일 수도 있습니다."

이러한 역동적인 긴장을 수용하는 것은 교육 리더가 직면한 모든 문제에서 어떤 수단이 가장 효과적인지 알아내는 데 필요합니다.

응급실에서 성공하려면 임상 치료의 가장 단순한 측면과 관련된 여러 프로세스를 조율할 수 있는 효과적인 리더십과 관리가 필요합니다. 이러한 기술은 응급실 팀의 모든 구성원이 적절한 임상 치료에 필요한 교육, 자원, 시설, 직원 특성 및 사명감을 갖출 수 있도록 하는 데 필요합니다. 모든 임상 교대 근무가 효과적으로 이루어지려면 **현장 리더십**이 필요하므로 리더십과 관리 기술은 의료 및 간호 책임자뿐만 아니라 **응급실의 모든 의사와 담당 간호사**에게도 있어야 합니다.

미국의 존 포터 스튜어트 John Potter Stewart 연방 대법원 부판사는 다음과 같이 언급한 적이 있습니다.

"나는 그것을 정의할 수는 없지만, 그것이 무엇인지 알 수는 있습니다."

스튜어트 판사는 다른 주제에 대해 이야기하고 있었지만, 그의 논리는 정의하기는 어렵지만 우리가 보면 알 수 있는 리더십에도 해당됩니다.

Box 1-1-1의 간단한 연습을 통해 ED 팀의 모든 사람이 뛰어난 리더십과 열등한 리더십을 모두 경험하는 것이 어떤 것인지 본질적으로 알고 있다는 것을 보여줄 수 있습니다. 이러한 리더십의 패러다임은 의료 서비스의 대격변 환경에서 발생하며, 그중 가장 널리 퍼져 있는 요소는 고품질의 저비용 의료 서비스 제공자가 되는 극적인 도전입니다. 이는 더 적은 (혹은 더 적은 비용의) 자원으로 더 많은 일(더 나은 결과)을 해야 하는 막중한 책임입니다.

병상 임상 치료를 이끌고, 관리하고, 제공하는 사람들에게 이러한 의무를 전달하는 것은 높은 수준의 리더십, 관리 및 동기 부여 기술이 필요한 뚜렷한 과제입니다. 이것이 이번 장뿐만 아니라 이 교과 전체의 과제입니다.

병상에서 환자를 치료하고 이를 관리하거나 제공하는 사람들에게 중요한 책임을 전달하는 일은 매우 까다로운 도전입니다. 이는 뛰어난 리더십, 관리 능력, 그리고 사람들을 동기 부여하는 기술이 필요합니다. 이 문제는 단순히 한 장의 주제가 아니라 이 교과서 전체에서 다루는 핵심 주제입니다.

미국 응급의학회에서 진행하는 응급실 디렉터 아카데미에서 리더십과 관리를 주제로 한 강연을 맡았던 메이어는 한 가지 중요한 메시지를 남겼습니다.

"당신이 응급실에 있을 때는 모든 것이 잘 돌아가겠죠. 하지만 당신이 없을 때는 어떨까요?"

Box 1-1-1 리더십의 정의

훌륭한 리더가 있었나요?

- 그 사람을 훌륭한 리더로 만든 특성은 무엇인가요?
- 그 사람이 팀원으로서 여러분을 어떻게 느끼게 했나요?
- 그 사람을 훌륭한 리더라고 생각한 이유는 무엇인가요?
- 그 사람이 여러분과 다른 팀원들에게 어떻게 동기를 부여했나요?
- 그 리더 밑에서 여러분과 팀은 어떤 결과를 얻었나요?
- 그 리더처럼 되고 싶었나요?

형편없는 리더가 있었나요?

- 왜 그 사람이 형편없는 리더라고 생각했나요?
- 그 사람이 좋은 리더가 아니라고 느낀 이유는 무엇인가요?
- 그 사람이 여러분을 어떻게 느끼게 했나요?
- 그 사람이 여러분과 다른 팀원들에게 어떻게 동기를 부여하지 못했나요?
- 그 리더 밑에서 여러분과 팀은 어떤 결과를 얻었나요?
- 그 경험이 리더십에 대한 비전을 어떻게 바꾸었나요?

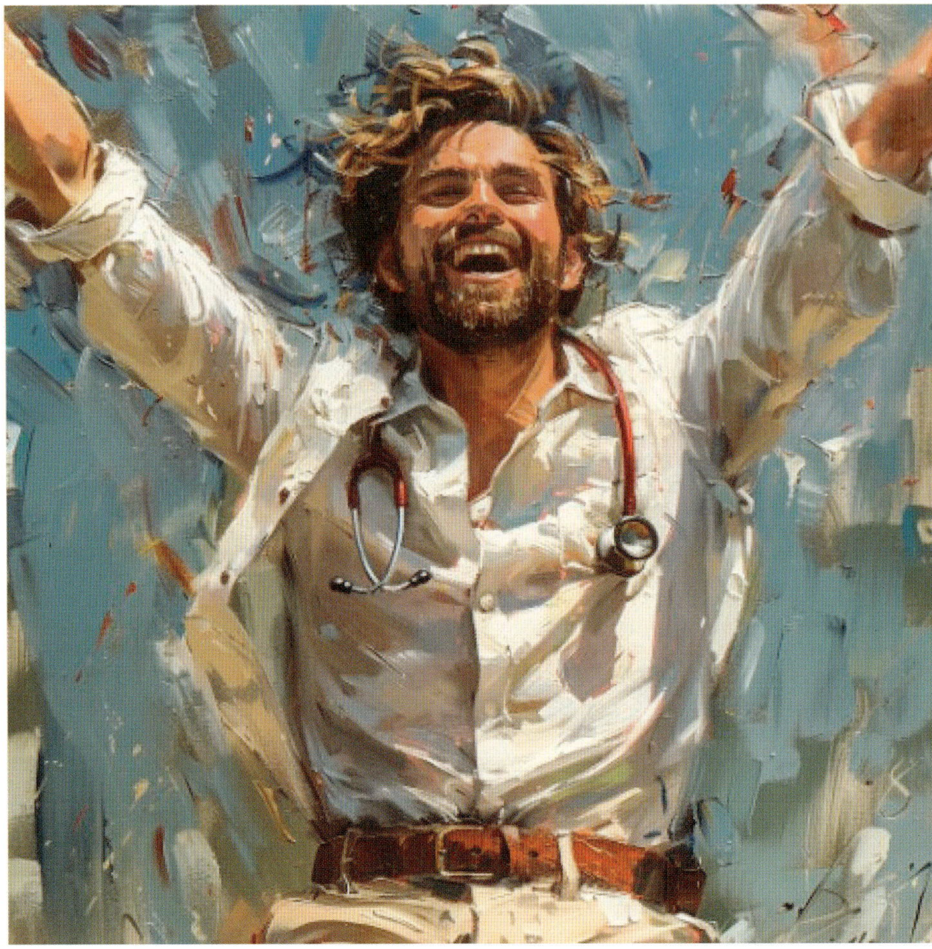

그림 1-1-1 환호하는 의사

이 말은 처음 들으면 다소 냉혹하게 느껴질 수 있습니다. 하지만 그 핵심은 간단합니다. 훌륭한 리더가 되는 것만으로는 부족하다는 점입니다. 진정한 리더의 자질은 팀원들에게 가르치고 영감을 주며, 변화를 이끄는 능력에 달려 있습니다. 좋은 리더는 팀원 전체에게 효과적인 리더십과 관리 방법을 가르칠 뿐만 아니라, 그들이 이러한 기술을 익힐 수 있도록 적절한 도구와 자원을 제공해야 합니다.

윈스턴 처칠 총리가 제2차 세계대전 당시인 1941년, BBC 라디오 연설에서 다음과 같은 말을 남겼습니다.

"우리에게 도구를 주면 우리가 일을 끝내겠습니다."

리더의 책임은 모든 직원이 효과적인 도구를 갖추고, 이를 언제 어디서든 사용할 수 있도록 보장하는 데 있습니다.

이 교과서의 주요 목표 중 하나는 응급실 리더십과 관리의 원칙을 명확히 정리해, 응급 환자 치료를 책임지는 사람들이 실질적으로 활용할 수 있도록 돕는 것입니다.

응급의학은 1960년대 후반에 전문 분야로 자리 잡은 이후, 효과적인 응급실 관리와 리더십을 기반으로 발전해 왔습니다. 이런 관리와 리더십은 단순한 이론이 아니라, 실제로 환자 치료에 필수적인 지식 체계로서 오늘날에도 여전히 중요한 역할을 합니다.

2) 더 열심히 일하기, 더 스마트하게 일하기

결과를 개선해야 할 필요성에 직면했을 때 응급실 직원들이 "하지만 우리는 너무 열심히 일하고 있습니다!"라고 말하는 것을 흔히 듣게 됩니다. 이에 대한 가장 좋은 대답은 **"더 열심히 일하지 말고 더 똑똑하게 일하세요!"**입니다.

위쪽의 그림을 생각해 보세요(그림 1-1-1). 출근하는 건가요, 아니면 퇴근하는 건가요? 그것이 우리가 매일 출근할 때 느껴야 하는 감정이기 때문입니다. 응급실에서 우리가 하는 일은 근본적으로 매우 중요하고 고무적인 일이지만, 팀원들에게 올바른 도구를 제공할 수만 있다면 더욱 그렇습니다.

리더의 첫 번째 역할은 팀이 **더 열심히 일하는 것이 아니라 더 똑똑하게 일하는 데** 필요한 도구를 갖출 수 있도록 하는 것입니다. 더 스마트하게 일하기 위한 핵심 문제 중 하나는 무엇을 바꾸고 무엇을 바꾸지 말아야 하는지를 이해하는 것입니다.

앞으로 더 자세히 살펴보겠지만, **사명** mission, **비전** vision, **그리고 가치** value와 같은 핵심적인 요소는 팀원들이 전적으로 믿고 따를 수 있는 변함없는 기준이 되어야 합니다. 이들은 쉽게 바뀌어서는 안 됩니다. 그러나 응급실에서 직면하는 과제는 하루하루 다르게 나타나기 때문에, 상황에 따라 적절히 대처할 수 있는 유연한 접근 방식이 필요합니다. **무엇을 변화시키고 무엇을 유지할지 판단하는 지혜**가 안정과 성장을 이루는 데 중요한 역할을 합니다.

(1) 변화와 도구의 필요성

리더가 효과적인 리더십과 관리 도구를 제공하면, 우리는 흔히 말하는 '의사나 간호사를 이끄는 것은 고양이를 몰고 가는 것과 같다.'는 생각을 넘어서게 됩니다. 도구와 명확한 계획 없이 더 나은 리더십과 결과를 기대하는 것은 비현실적입니다. **팀 전체가 이해할 수 있는 구체적인 계획**이 없다면, 변화와 개선은 이루어질 수 없습니다.

특히, **벤치마크가 중요한 환경**에서는 구체적인 개선 지표를 설정하고, 정해진 시간 내에 이를 달성해야 합니다. '어떻게든 되겠지.'라는 모호한 전략 대신, 구체적이고 실행 가능한 계획이 필요합니다. 이는 팀원들에게 **무엇을 다르게 해야 하고, 어떻게 다르게 해야 하는지** 명확히 설명하는 것을 포함합니다.

(2) 리더의 원칙: 데이터, 델타, 결정

응급실 팀이 문제를 해결할 때 리더가 따를 수 있는 간단한 원칙은 다음과 같습니다.

① 데이터 data

- 팀이 합의할 수 있는 명확하고 효과적인 메트릭(예: 성과 지표, 환자 경험 점수 등)을 설정합니다.
- 현재의 상황을 구체적으로 측정할 수 있는 데이터가 무엇인지 파악합니다.

② 델타 delta

- 현재 성과와 목표 사이의 차이를 분석합니다.
- 목표에서 얼마나 멀리 떨어져 있는지, 실패 원인은 무엇인지 파악합니다.
- 목표를 초과 달성했다면, 그 성공 요인을 분석합니다.

③ 결정 decision

- 문제 해결을 위한 구체적인 계획을 수립합니다.
- 무엇을 어떻게 바꿀지, 그리고 왜 이 변화가 더 나은 결과를 가져올 것인지 명확히 합니다.

(3) 실행 가능한 계획

이 접근 방식은 가장 복잡한 문제도 실행 가능한 계획으로 단순화합니다. 하지만 계획을 단순화한다고 해서 노력 자체가 줄어들지는 않습니다. 여기서 중요한 통찰은 **폴 바탈덴 박사의 말**입니다.

"모든 시스템은 현재의 결과를 얻도록 완벽히 설계되어 있다."

현재의 결과가 만족스럽지 않다면, 이는 현재 시스템이 이런 결과를 만들어내도록 설계되었기 때문입니다. 원하는 결과를 얻기 위해서는 **시스템의 구성 요소**뿐만 아니라, 시스템 자체를 근본적으로 바꿀 필요가 있습니다.

리더로서, 우리는 데이터에 기반한 명확한 비전을 설정하고, 팀 전체가 이해할 수 있는 계획을 수립해야 합니다. 더 나은 결과를 원한다면 시스템 자체의 설계를 변화시켜야 합니다. 이렇게 체계적이고 전략적인 접근 방식이 안정적인 성장과 지속적인 개선을 가능하게 할 것입니다.

3) 변화의 급류를 헤쳐 나가기

과거에는 **변화**가 마치 위험하고 예측하기 어려운 5급 급류를 카약으로 헤쳐 나가는 것처럼 느껴졌습니다. 당시 응급의료진들은 이러한 변화의 격랑을 넘고 나면 안정되고 평온한 상태로 돌아갈 수 있을 것이라 기대했습니다. 그러나 오늘날의 의료 환경은 끊임없이 변화하는 상황 속에서 그러한 안정을 누릴 여유를 허락하지 않습니다. 우리는 이제 한 가지 변화가 완전히 받아들여지기도 전에 또 다른 변화가 다가오는, **끊임없는 급류** 속에 살고 있습니다.

(1) 변화 촉진 전문가로서의 리더

이러한 환경에서 리더에게 가장 중요한 능력 중 하나는 **변화 촉진 전문가**가 되는 것입니다. 이를 위해 리더는 변화에 대한 저항이 자연스러운 현상이며, 본질적으로 **미지에 대한 두려움**에서 비롯된다는 점을 이해해야 합니다. 저항이 클수록 변화를 겪게 될 사람들의 **불확실성**도 커집니다.

리더는 급류를 성공적으로 헤쳐 나가는 방법으로 Ralph Waldo Emerson의 통찰을 기억해야 합니다.

"가장 불확실한 시기에 최대한의 확실성을 제공할 수 있는 사람이 되어야 한다."

이 말은 리더가 불안정한 상황 속에서 안정감을 제공하며, 변화가 일어날 수 있는 환경을 조성하는 핵심 역할을 해야 한다는 뜻입니다.

(2) 변화와 저항의 관계

효과적인 변화 촉진자가 되기 위해 반드시 알아야 할 사실은 다음과 같습니다.

- **저항은 자연스럽다.**

  변화 없는 상태에서 벗어나는 일은 본질적으로 불안감을 동반합니다. 특히 응급실 ED처럼 복잡하고 적응적인 시스템에서는 변화 과정에서 저항이 더 두드러질 수 있습니다.

- **저항은 중요한 신호다.**

  사람들이 변화를 저항할 때, 이는 곧 그들이 자신의 삶이나 환경이 바뀌고 있다는 사실에 불안해하고 있음을 보여줍니다. 따라서 리더는 저항을 단순히 문제로 보는 것이 아니라, 변화를 효과적으로 이끌어 나가기 위해 다뤄야 할 중요한 **피드백**으로 이해해야 합니다.

- **저항 없이는 근본적인 변화도 없다.**

  저항은 변화가 표면적인 수준을 넘어 진정한 근본적 변화를 이루고 있다는 증거입니다.

(3) 리더의 역할

리더는 저항을 관리하고 변화의 과정을 성공적으로 이끌기 위해 다음을 실천해야 합니다.

① 안심할 수 있는 프레임워크 제공

변화 과정에 명확한 지침을 제공하고, 팀원들에게 그들이 안전하다는 확신을 심어 줍니다. 불확실성을 줄이고, 변화를 하나의 **구조화된 프로세스**로 느낄 수 있도록 도와야 합니다.

② 변화가 번성할 수 있는 환경 조성

팀이 변화에 적응하고 이를 수용할 수 있는 심리적 안정감을 제공합니다. 긍정적인 피드백과 적절한 지원을 통해 변화를 위한 신뢰와 협력을 구축합니다.

③ 변화의 촉매 역할 수행

리더는 단순히 변화의 방향을 제시하는 것을 넘어, 변화가 조직 내에서 지속 가능한 형태로 자리잡을 수 있도록 돕는 촉매제가 되어야 합니다.

오늘날의 의료 환경에서는 리더가 변화와 불확실성을 수용하고, 이를 기회로 전환하는 능력이 필수적입니다. 변화를 저항 없이 이끌 수는 없지만, 그 저항을 효과적으로 관리하며 구성원들에게 안정감을 제공한다면 복잡한 변화의 흐름 속에서도 조직은 성장과 발전을 이룰 수 있습니다. 이는 리더의 핵심 역량이자, 팀의 성공을 보장하는 가장 중요한 역할입니다.

4) 기어 연결하기

리더는 임상 결과, 안전, 흐름, 환자 경험의 **기어**를 연결할 수 있어야 하며, 이는 환자뿐만 아니라 서로 연결되어 있습니다. 어떤 기어도 다른 모든 기어에 영향을 주지 않고 움직일 수는 없습니다.

Peter Senge는 그의 저서 『제5의 규율: 조직 학습의 예술과 과학』에서 **공유 정신 모델**이라는 개념을 소개하며, 이를 다음과 같이 정의했습니다.

"우리가 세상을 이해하고 행동하는 방식을 형성하는 뿌리 깊은 가정, 일반화, 그리고 이미지나 그림."

(1) 공유 정신 모델의 의료 적용

의료 환경에서 공유 정신 모델은 모든 팀원이 동일한 기준과 과정을 따를 수 있도록 만드는 데 중요한 역할을 합니

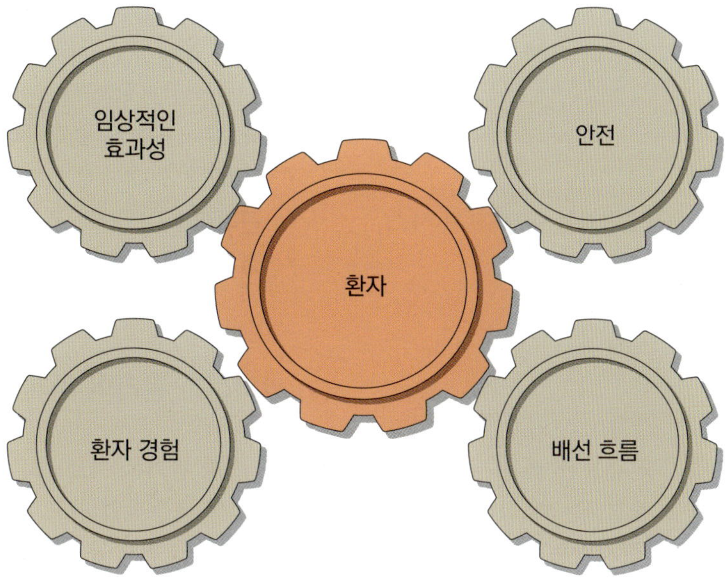

그림 1-1-2 공유된 정신 모델(기어 연결하기)

다. 예를 들어, **고급 외상 소생술** advanced trauma life support, ATLS, **고급 심장 소생술** advanced cardiovascular life support, ACLS, **소아 고급 소생술** pediatric advanced life support, PALS 과정의 근거 기반 지침은 특정 임상 상황에서 응급실 팀 전체가 공통된 방식으로 대응할 수 있게 합니다. 이는 의료 팀이 복잡한 상황에서도 일관성과 효과성을 유지할 수 있도록 돕는 공유된 정신 모델입니다.

(2) '기어 연결' 개념과 환자 중심 관리

의료 리더와 관리자에게 가장 중요한 공유 정신 모델 중 하나는 **기어 연결**의 개념입니다(그림 1-1-2). 이 개념은 의료 서비스의 중심에 **환자**가 있으며, 모든 운영 요소('기어')가 환자를 중심으로 연결된다는 점을 강조합니다.

① 직관적 의미

각 분야(기술, 절차, 프로세스 등)는 환자에게 영향을 미치는 만큼만 의미가 있습니다.

② 심층적 통찰

하나의 '기어'를 움직이면 환자뿐 아니라 다른 분야에도 영향을 미친다는 점을 이해해야 합니다.

(3) 변화와 혁신: '기어'의 상호 연결성

예를 들어, **새로운 분류 바이패스 프로세스**를 도입했다고 가정해 봅시다. 이는 환자가 병실, 의사, 간호사가 준비되면 분류나 등록 과정을 건너뛰고 바로 병실로 이동할 수 있도록 설계된 프로세스입니다.

- 이 변화는 의료 서비스의 흐름에 **직접적인 영향**을 줍니다.
- 하지만 동시에, **환자 경험과 안전**에도 긍정적인 영향을 미칠 수 있습니다.
  예: "환자가 분류나 등록을 기다릴 필요 없이 즉시 의료진을 만날 수 있는 새로운 시스템을 도입했습니다."
- 이러한 프로세스는 지연을 줄이고 환자에게 더 나은 치료 경험을 제공합니다.

(4) 리더의 역할

유능한 리더와 관리자는 새로운 프로세스를 설계할 때 다음을 고려해야 합니다.

① 직접적 효과

새로운 변화가 환자 치료와 경험에 어떤 영향을 미칠 것인가?

② 간접적 효과

해당 변화가 다른 분야나 팀의 운영에 어떤 영향을 미칠 것인가?

③ 연결성

각 '기어'가 어떻게 상호작용하며, 변화를 통해 전체 시스템의 균형이 어떻게 바뀌는가?

(5) 변화와 혁신의 원칙

모든 변화 노력과 혁신에서 가장 중요한 점은 새로운 프로세스가 단순히 개별적인 문제를 해결하는 데 그치지 않고, **전체 시스템의 조화를 유지하며 발전시키는 방향으로 이루어져야 한다**는 것입니다.

변화의 중심에는 항상 환자가 있어야 하며, 리더는 환자에게 제공되는 가치를 극대화하면서도 시스템 전체의 상호 연결성을 섬세하게 조율하는 역할을 수행해야 합니다. 이는 단순한 조정이 아니라 **전략적이고 체계적인 사고**를 요구합니다.

5) 리더십과 관리: 일반 원칙

하버드 비즈니스 스쿨의 **존 코터** John Kotter 교수는 리더십과 관리가 **서로 다른 역할을 수행하면서도 상호 보완적인 체계**라고 설명했습니다. 그는 이렇게 말합니다.

"리더십과 관리는 서로 구별되고 상호 보완적인 두 가지 행동 체계입니다. 각각 고유한 기능과 특징적인 활동이 있습니다. 점점 더 복잡하고 변동성이 커지는 환경에서 성공하기 위해서는 두 가지 모두 필요합니다. 오늘날 대부분의 기업은 관리가 과잉되고 리더십이 부족합니다."

코터의 이 통찰은 **병원과 의료 시스템**에도 똑같이 적용됩니다. 특히 응급실과 같이 빠르고 복잡하게 변화하는 환경에서는 **리더십과 관리 능력**이 모두 필요합니다. 그렇다면, 이 두 가지는 무엇이 다르고, 어떻게 서로 연관될까요?

(1) 관리란 무엇인가?

가장 간단히 말해, **관리는 조직의 일상적인 업무를 다루는 것**입니다. 관리자는 주어진 목표를 달성하기 위해 **업무를 체계적으로 수행**하고, **정해진 경로를 따라 운영**을 유지합니다. 관리의 주요 특징은 다음과 같습니다.

- **유지:** 시스템과 절차가 안정적으로 작동하도록 한다.
- **통제:** 조직 내에서 업무를 조율하고 모니터링한다.
- **근거리 사고:** 단기 목표에 집중한다.
- **결론 지향:** 명확한 결과를 달성하는 데 중점을 둔다.

(2) 리더십과 관리의 관계

리더십과 관리는 서로 다른 역할을 하지만, 둘 다 조직의 성공을 위해 필수적입니다. 관리가 일상 업무와 안정성에 초점을 맞춘다면, 리더십은 **비전 제시와 변화 추진**을 통해 조직을 앞으로 나아가게 만듭니다.

병원과 같은 복잡한 환경에서, 리더는 **변화를 주도하고 방향성을 설정**해야 하며, 관리자는 이러한 변화를 실행 가능한 방식으로 실현합니다. 이러한 균형이 잘 맞을 때, 응급실과 같은 중요한 조직은 성공적으로 운영될 수 있습니다.

리더십은 동기 부여, 비전, 권한 부여, 장기적인 집중력, 새롭고 잠재적으로 흥미로운 운영 방식을 구상할 수 있는 능력을 활용합니다. 당연히 리더는 다리 위에서, 관리자는 참호에서 바라보는 시각이 더 매력적인 이미지입니다(표 1-1-1).

표 1-1-1 코터Kotter의 리더십과 관리의 차이점

관리	리더십
계획	구상
예산 편성	전략
조직	조정
인력 배치	권한 부여
통제	방향 설정

코터 Kotter는 이를 잘 요약하고 있습니다.

"리더십은 비전과 전략을 개발하고, 그 전략을 뒷받침하는 관련 사람들을 조율하며, 장애물에도 불구하고 비전을 실현할 수 있도록 개인에게 권한을 부여하는 것입니다. 이는 계획, 운영, 조직, 인력 배치, 통제 및 문제 해결을 통해 현재 시스템을 계속 작동시키는 관리와는 대조적입니다."

표 1-1-1은 근본적으로 다르지만 서로 연관된 두 개념인 리더십과 관리의 몇 가지 중요한 차이점을 보여줍니다(그림

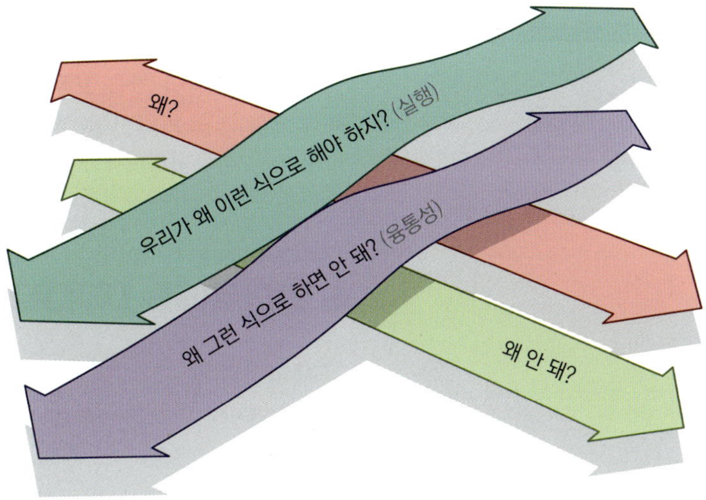

그림 1-1-3 리더십의 역동적 긴장

1-1-3). 리더십과 관리 사이에 존재하는 역동적인 긴장과 마찬가지로, 저항에도 불구하고 측정 가능한 결과를 만들어내는 능력인 실행과 변화에 신속히 대응하는 능력인 민첩성에도 비슷한 압력이 존재합니다. 실행력에는 관리 능력이 필요하고 민첩성에는 리더십 능력이 필요합니다. 두 가지 모두 성공을 위해 필요합니다.

"왜?" 질문의 핵심은 가치를 더하는 것이며, 가치가 확인되면 이를 강조하고 팀이 공동의 목표를 지원하는 예측 가능한 방식으로 성과를 낼 수 있도록 책임을 부여해야 합니다. "왜 안 되는가?"라는 질문은 고품질의 저비용 의료 서비스 제공자라는 목표를 달성하기 위해 낭비를 제거하기 위해 프로세스를 변경할 수 있는 방법에 초점을 맞추고 있습니다.

Box 1-1-2와 Box 1-1-3은 직면한 과제가 리더십과 관련된 것인지 관리와 관련된 것인지, 당면한 과제를 달성하기 위해 어떤 도구를 사용해야 하는지 이해하는 것이 중요하다는 것을 보여주는 사례 연구를 보여줍니다. 팀원들에게 다음과 같은 "왜?" 질문을 던져 보세요.

- 이 프로세스를 왜 이런 방식으로 수행하는가?
- 가치를 더할 수 있는가? 어떻게?
- 진정으로 가치를 더한다면 모두가 그렇게 하고 있는가?
- 그렇지 않다면 프로세스를 따르지 않는 사람들에게 어떻게 책임을 물을 수 있는가?

이제 "왜 안 되는가?"라는 질문을 해 보십시오.

- 이 프로세스를 다른 방식으로 수행하지 않는 이유는 무엇인가?

Box 1-1-2 **사례 연구 1**

평소 친분이 있는 병원 CEO가 월례 회의에서 이렇게 말합니다.

"응급실에서 진료를 보는 데 너무 오래 걸려서 지표와 서비스 점수가 떨어지고 있습니다. 당장 의사를 더 고용해야 합니다!"

이것이 관리 문제일까요, 아니면 리더십 문제일까요?

- 데이터의 수집과 모니터링은 관리 기능입니다.
- 데이터의 해석과 구상은 리더십 기능입니다.
- 이 거대한 문제에 지능적으로 답하려면 이러한 각 기능을 통합해야 합니다.
- 의사 인력 배치와 관련된 핵심 데이터 포인트(관리)는 '문에서 의사까지'가 아니라 '침대에서 의사까지'입니다.
- 핵심 지표를 파악하는 것은 리더십의 문제입니다.
- '문에서 의사까지' 시간이 길고 '침대에서 의사까지' 간격이 짧다면 병상이나 간호사가 너무 적을 가능성이 높습니다. 리더십은 치료를 '프론트로딩(frontloading, 앞으로 발생 가능한 잠재적 문제점을 사전에 파악하고, 미리 해결하는 전략)'하여 프로세스를 변경해야 할 수도 있습니다.

경영진이 묻습니다.
"**왜** 이런 식으로 해야 할까요? 그리고 환자 치료에 가치를 더하는 측정 가능한 결과를 어떻게 실행할 수 있을까요?"

리더십이 묻습니다.
"낭비를 없애는 데 더 효과적이고 근본적으로 다른 접근 방식이 있을 수 있는 다른 방법은 없을까요?"

Box 1-1-3 사례 연구 2

관리
- 데이터 수집 및 모니터링
- 도어 투 닥터 및 베드 투 닥터 데이터 수집
    - 솔루션: 더 많은 응급의학과 의사

리더십
- 데이터의 의미 해석
- 핵심 데이터 포인트 파악(베드 투 닥터)
    - 솔루션: 더 많은 응급실 침대 또는 '프론트로딩 흐름'

Box 1-1-4 사례 연구 3

- 안정적인 응급의학과 의사 그룹이 있지만 수간호사 관리자 직책을 포함한 응급의학과 간호사들의 대규모 이직(10년 동안 6명이 이직)이 발생하고 있습니다.
- 의사들은 병원에서 "간호대학을 갓 졸업한" 응급실 간호사를 채용하고 있으며, "이름도 모르는" 에이전시 간호사가 너무 많다고 불평합니다.
- 응급실을 새로 담당한 관리자(간호사)는 "의사들이 팀워크를 이해하지 못한다."라며, "불평이 너무 많다."라고 말합니다.
    - **결론:** 데이터(관리 문제)는 맞을 수 있으며, 대행 간호사의 사용은 환자 안전 문제입니다. 그러나 팀 기반 솔루션에 집중하지 못하는 것은 근본적인 리더십 문제입니다.

- 새로운 방식이 더 많은 가치를 창출할 수 있는가, 낭비를 없앨 수 있는가, 아니면 둘 다 가능할까? 어떻게?
- 이러한 변화의 장애물은 무엇인가?
- 다르게 하면 무엇을 절약할 수 있는가?
- 이러한 변화를 성공적으로 이루기 위해 팀으로서 어떻게 민첩하게 움직일 수 있는가?

베니스Bennis, 블록Block, 드러커Drucker, 피터스Peters, 그리고 코터Kotter는 각각 독특한 방식으로 이러한 정의에 대한 이해에 기여했습니다. Box 1-1-4에는 이러한 구분의 많은 부분이 요약되어 있으며 이러한 저자들의 저작에서 발췌한 것입니다. 다음 논의 과정에서 참고하시기 바랍니다. 저명한 리더십 권위자인 스티븐 코비는 정글에서 길을 찾는다는 비유를 사용했는데, 이는 관리자가 매우 잘하는 일입니다. 그러나 리더는 나무에 올라가서 풍경을 살펴본 후 "정글을 잘못 찾았어요!"라고 말할 수 있어야 합니다. 덧붙여 말씀드리고 싶습니다.

관리란 우리가 하는 일과 그 일을 하는 방식에 관한 것입니다. 리더십은 우리 자신입니다.

리더십과 관리 기술 모두 필요하지만, 현재 우리가 직면한 문제가 주로 리더십 문제인지 관리 문제인지 판단하는 것은 우리에게 달려 있습니다.

6) 리더십에는 대가가 따른다

셰익스피어는 그의 희곡 「헨리 4세, 2부」에서 "왕관을 쓴 머리는 불안하다."고 말하며, 리더십의 본질적 어려움을 한 문장으로 요약했습니다. 이 말은 17세기에 쓰였을 때와 마찬가지로 시간이 지나도 여전히 진실하며, 오늘날에도 리더들이 마주하는 도전을 잘 설명해 줍니다.

그 이유는 여러 가지가 있겠지만, 가장 중요한 이유 중 하나는 사람들은 일반적으로 변화를 싫어하지 않지만 변화하는 것을 싫어한다는 것입니다. 다른 방식으로 일을 하라는 지시를 받으면 생활에 혼란이 생기고 새롭고 익숙하지 않은 프로세스를 강요받게 됩니다.

하지만 리더십은 본질적으로 우리가 그 혼란의 주체로서 행동할 것을 요구합니다. 리더는 어떤 것을 바꾸고 어떤 것을 그대로 두어야 할지 신중하게 판단하는 숙련된 **전문적 변화유발자**가 되어야 합니다. (앞서 언급했듯이, 무엇을 바꾸고 무엇을 그대로 둘 것인지는 주로 그 프로세스가 가치를 더하는지 아니면 낭비를 초래하는지에 따라 결정됩니다.)

조지 버나드 쇼는 다른 말로 같은 점을 지적합니다.

"합리적인 사람은 세상에 자신을 적응시키지만, 불합리한 사람은 세상을 자신에게 적응시키려고 끊임없이 노력합니다. 따라서 모든 진보는 불합리한 사람에게 달려 있습니다."

이러한 **불합리한 사람**과 **전문적인 변화유발자**(Box 1-1-5)의 필수 속성은 무엇일까요?

첫 번째는 당연히 **열정**입니다. 의료계 리더의 어려운 업무에 대한 열정만이 어려운 시기에 우리를 지탱할 수 있기 때문입니다. 그리고 현재와 미래의 의료 환경은 항상 어려울 것이 분명합니다.

두 번째는 **환자에 대한 끊임없는 헌신**이며, 이것이 바로 열정의 원동력입니다. 변화의 한가운데서 끊임없이 다음 질문에 집중할 수 있는 능력이 필요합니다.

- 이것이 환자에게 좋은가?
- 환자에게 왜 좋은가?

Box 1-1-5 '전문적인 변화유발자'의 속성

- 열정
- 환자 우선주의
- 성실성
- 끈기
- 겸손

- 환자에게 어떻게 좋은가?
- 이것이 다른 환자 그룹을 희생시키면서 한 환자 그룹에게 이익이 되는가?

세 번째는 불가피하게 논란의 여지가 있는 결정에 직면했을 때 사심 없이 개인적 정직성을 유지하는 **청렴성**입니다. 청렴성 없이는 리더십의 도가니에서 살아남을 수 없습니다. 물론 역설적이게도 모든 사람은 도전을 받기 전까지는 자신이 청렴하다고 생각한다는 것입니다. 변화의 혼돈은 항상 청렴성을 요구하는 도전을 제시합니다.

네 번째는 변화의 급류 속에서 솔선수범하여 앞장서서 인내하는 능력, 즉 **끈기**입니다.

마지막으로 **겸손**은 매우 어려운 시기에는 **위기는 결코 우리 자신에 관한 것이 아니라 환자와 환자를 돌보는 사람들에 관한 것**이라는 통찰력을 핵심으로 유지하는 능력이 필요하기 때문에 필수적입니다.

7) 리더십 1, 2, 3

부모들은 종종 자녀에게 "넌 할 수 있어, 하나, 둘, 셋처럼 쉬운 거야!"라고 말합니다. 물론 질문은 "1, 2, 3이 무엇인가요?"입니다.

리더십과 관련한 세 가지 기본 원칙은 리더십 이니셔티브를 안내하고 다른 사람의 동기를 실용적으로 이해하는 데 도움이 됩니다.

- 관련된 사람들에게 '하나의 신화'란 무엇인가요?
- 그들의 본질적인 동기는 무엇인가요?
- 그들의 이기심은 무엇인가?

8) 하나의 신화

윌리엄 버틀러 예이츠William Butler Yeats는 이렇게 말했습니다.

"우리가 알기만 한다면 그가 한 모든 일과 그가 생각한 모든 것을 알려줄 수 있는 하나의 신화가 모든 사람에게 있습니다."

이 통찰은 **모든 사람에게 자신만의 내적 기준, 즉 삶과 문제를 이해하고 접근하는 고유한 지침 체계가 존재한다**는 점을 강조합니다.

예이츠 Yeats의 강력한 통찰은 각 사람이 문제에 접근하는 방식을 알려주고 조명하는 특정한 내재적 지침 원칙을 가지고 있다는 것입니다. '하나의 신화'는 내면의 자이로스코프, 즉, 안내 시스템과 유사하며, 특히 변화의 어려운 과정을 통해 복잡한 문제를 분석할 수 있는 기준이 됩니다.

'하나의 신화'는 단순히 이야기가 아니라, 우리가 세상을 바라보고 스스로의 위치를 정의하는 **렌즈**입니다. 이는 개인의 가치관, 믿음, 경험, 그리고 목표와 얽혀 있어 우리 행동의 기초가 됩니다.

- 스티븐 코비 Stephen Covey는 이를 "진정한 북쪽 True North"이라 부르며, 우리의 행동과 결정을 올바른 방향으로 이끄는 **핵심 가치**를 뜻합니다.
- 톰 피터스Tom Peters는 이 개념을 'Brand You (당신이라는 브랜드)'로 정의하며, 개인이 세상 속에서 자신만의 독특함을 표현하는 방식이라고 설명합니다.

(1) 변화 속에서의 역할

이 내면의 지침은 특히 **변화와 혼란의 시기**에 중요합니다.

① 기준점 제공

변화 과정에서 우리가 누구인지, 무엇을 원하고 어디로 가고자 하는지를 명확히 인식하도록 돕습니다.

② 복잡한 문제 해결

'하나의 신화'는 복잡한 문제를 구조화하고, 이를 해결하기 위한 통찰력을 제공합니다.

③ 행동의 일관성 유지

외부 환경이 혼란스러울지라도, 내면의 지침은 흔들리지 않는 기준을 제시합니다.

(2) 우리 각자의 '하나의 신화'

예이츠가 제시한 개념은 단순히 철학적 통찰에 그치지 않고, **현대 리더십과 자기 개발**에 중요한 교훈을 줍니다.

- **리더로서의 신화**: 리더는 자신의 '하나의 신화'를 통해 팀과 조직이 어려운 변화 속에서도 목표와 방향을 잃지 않도록 이끌 수 있습니다.
- **개인으로서의 신화**: 각 사람은 자신의 신화를 발견하고 그것에 따라 행동함으로써 진정한 자아를 실현할 수 있습니다.

결국, '하나의 신화'는 우리 내면의 나침반과 같으며, 이 나침반을 통해 우리는 복잡한 세상 속에서도 자신만의 길을 찾아갈 수 있습니다.

Box 1-1-6 '하나의 신화'를 묘사하는 데 도움이 되는 질문들

- "어떤 점이 가장 흥미롭나요?"
- "가장 걱정되는 것은 무엇인가요?"
- "당신과 환자들에게 성공이란 어떤 모습일까요?"
- "앞으로 나아갈 때 어떤 역할을 하고 싶은가요?"

하나의 신화를 발견하는 것은 많은 사람들, 아마도 대부분의 사람들이 자신의 삶의 접근 방식을 안내하는 '하나의 신화'를 완전히 인식하지 못한다는 안타까운 사실 때문에 복잡합니다. 그러나 Box 1-1-6에서 볼 수 있듯이 리더가 자신의 '하나의 신화'와 다른 사람들이 갖고 있는 '하나의 신화'를 발견하는 데 도움이 되는 몇 가지 근본적인 질문이 있습니다.

특정 의료 전문 분야 또는 하위 전문 분야에는 '하나의 신화'의 특정 공통점이 있습니다. 예를 들어 외상 외과의는 프로토콜 중심적이며 명확하고 식별 가능한 프로세스를 통해 정해진 종착점에 도달하는 데 집중하는 경향이 있습니다. 내과 의사는 여전히 근거에 기반한 접근 방식을 취하지만, 진료 과정에서 더 광범위하고 덜 뚜렷한 문제에 직면하며 특히 진단에 도달하는 방법과 같은 세부 사항에 집중합니다. 소아과 의사는 어린이의 필요에 공통적으로 초점을 맞추며, 때로는 메시아적일 정도로 어린이의 필요를 자신만이 진정으로 알고 있다고 가정하기도 합니다.

응급의학과 의사들은 종종 '아드레날린 중독자'라고 불리는데, 이는 생명이나 신체를 위협하는 문제를 즉각적으로 진단하고 치료하는 것이 우리의 '하나의 신화'임을 암시합니다. 우리는 최악의 상황을 가정하고 그 상황이 발생했을 때 치료하지만, 대부분의 경우 환자가 가진 증상(진단)보다 **없는 증상**(진단 배제)에 대해 더 많이 알 수 있다는 것을 알고 있습니다.

간단히 말해, 주의 깊게 듣고 예리하게 관찰하면 동료가 환자 치료와 그 치료를 제공하는 데 필요한 변화에 접근할 때 그들의 '하나의 신화'를 발견하는 데 도움이 될 것입니다.

9) 내재적 동기

아브라함 매슬로우 Abraham Maslow, 에릭 에릭슨 Eric Erickson을 비롯한 많은 심리학자와 정신과 의사들은 **내재적 동기가 의미 있는 변화를 유도하고 지속하는 데 핵심적 역할**을 한다고 강조했습니다. 이들의 통찰을 다음 한 문장으로 요약할 수 있습니다.

"모든 의미 있고 지속적인 변화는 외재적 동기가 아닌 내재적 동기에 의해 주도됩니다."

(1) 내재적 동기의 중요성

이 통찰은 특히 **의료 리더십**에서 매우 중요합니다. 의료 시스템은 일반적으로 계층적 구조를 가지고 있지만, 효과적인 변화와 동기는 대부분 **내재적 요인**에 의해 움직입니다. **하향식 명령**(예: "내가 상사니까 하라.")은 외재적 동기의 전형적인 사례로, 종종 일시적인 순응만을 유도할 뿐입니다. 이는 의료진과 같은 고도로 전문화된 환경에서 지속적이고 진정한 변화를 만들기 어렵게 합니다.

(2) 동기 부여의 본질

'동기 부여'라는 용어는 프랑스어와 라틴어에서 유래했으며, 그 의미는 단순히 **'움직이다'** 또는 **'움직임'**입니다. 이 어원은 동기 부여의 핵심 개념, 즉 개인이 **어떤 방향으로 움직이도록 자극하는 힘**을 잘 보여줍니다. 하지만 **동기 부여 이론**에서 중요한 차이는 다음과 같습니다.

① 부정적이고 외재적인 동기

처벌, 강압적인 명령, 위협 등이 포함됩니다. 이런 방식은 일시적으로 사람들을 행동하게 할 수 있지만, 진정한 동기를 부여하지 못하며 종종 불만과 저항을 초래합니다.

② 긍정적인 외재적 동기

허즈버그 Herzberg는 이를 "바지를 걷어차다 kick in the ass, KITA."라는 우스꽝스러운 표현으로 설명했습니다. 보상, 칭찬과 같은 긍정적 압박도 일시적인 효과만 있을 뿐, 진정한 동기 부여로 이어지기 어렵습니다.

(3) 내재적 동기와 지속 가능한 변화

내재적 동기는 사람들이 **자신의 가치를 느끼고, 목적을 발견하며, 스스로의 행동에 주체성을 갖는** 데에서 비롯됩니다. 이는 지속적인 변화를 가능하게 하는 진정한 동력입니다. 의료 환경에서 이를 활용하려면 다음을 고려해야 합니다.

① 자율성과 주체성 강조

의료진이 스스로 선택하고 문제를 해결할 수 있는 환경을 조성합니다.

② 목적의식 부여

의료진이 자신의 업무가 환자와 조직에 미치는 긍정적인 영향을 명확히 이해하도록 돕습니다.

③ 협력과 인정

계층적 지시보다는 협력적인 접근 방식을 통해, 각 팀원이 조직의 목표를 자신의 목표로 받아들이게 합니다.

허즈버그의 연구와 매슬로우, 에릭슨의 통찰은 효과적인 동기 부여의 핵심이 **외재적 압박이 아닌 내재적 참여**에 있다는 점을 분명히 보여줍니다.

외재적 동기는 일시적이고 제한적입니다.

내재적 동기는 진정한 변화를 가능하게 하며, 특히 의료 환경과 같은 복잡한 조직에서 성공을 위한 열쇠가 됩니다.

강제적(즉, 외적) 변화는 초기에 성과를 낼 수 있지만, 이러한 결과는 빠르게 정체된 후 예측 가능한 수준으로 감소합니다. 아이디어의 자연스러운 확산은 결과를 도출하는 데 다소 시간이 걸리지만, 이러한 변화는 시간이 지남에 따라 더 좋고 지속 가능한 경우가 많습니다.

외적 동기에 의한 일시적이고 마지못해 따르는 불완전한 준수는 지속 불가능한 결과를 낳습니다. 그림 1-1-4는 강제적 또는 외재적 변화가 실제로 빠른 결과를 낳는다는 통찰을 보여주며, 일반적으로 계층적 시스템에서 두려움에 의해 동기가 부여됩니다. (아리스토텔레스는 *"죽음에 대한 전망은 놀랍게도 마음을 집중시킨다."*라고 했습니다.)

안타깝게도 이러한 결과는 그림의 오른쪽에서 볼 수 있듯

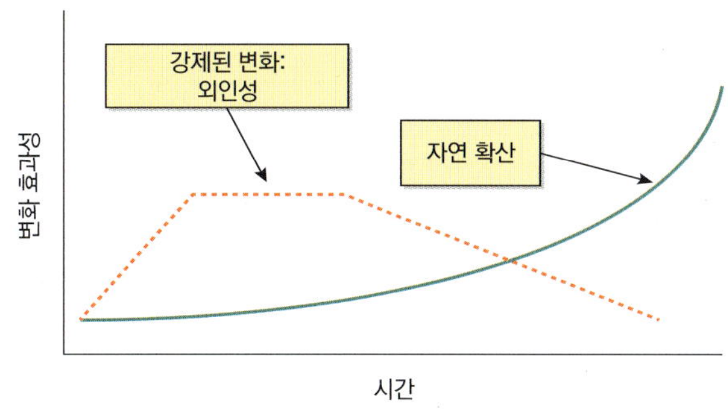

그림 1-1-4 외적 변화와 자연적 변화

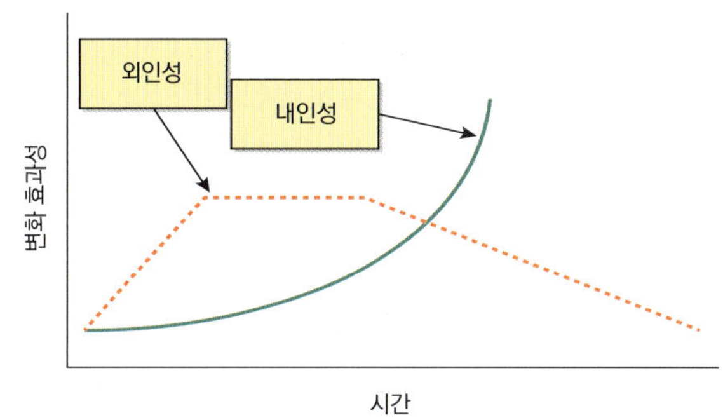

그림 1-1-5 외재적 변화와 내재적 변화

이 빠르게 정체되고 예측 가능한 꾸준한 퇴행을 따릅니다. 반면 자연스러운 확산을 통한 변화의 효과는 시간이 더 걸리지만 시간이 지나면서 더 극적이고 지속 가능한 결과를 가져옵니다.

그러나 그림 1-1-5에서 볼 수 있듯이 내재적 동기에 의한 변화는 더 빠른 결과를 가져와 곡선을 왼쪽으로 크게 **이동**시키므로 특히 데이터와 내재적 가치를 사용하여 변화를 유도하는 데 익숙한 고도로 훈련된 의사와 간호사로 인력이 구성된 환경에서 훨씬 더 효과적입니다.

내재적 동기에는 개인적 및 직업적 업무에 대한 감각, 어려운 일을 해냈다는 내부적 인정, 개인적 및 직업적 성장과 발전, 환자 및 지역사회의 전반적인 복지와 건강에 기여하는 것과 같은 요소가 포함됩니다.

크리스 아기리스Chris Argyris, 피터 센지Peter Senge, 톰 피터스Tom Peters 등은 원칙 또는 가치 중심 접근 방식은 목표가 자명하기 때문에 분명한 전문가와 조직을 만든다고 지적했습니다. 이러한 조직은 프로세스가 혁신적이고, 우수한 인재를 유치하며, 환자들을 위해 헌신합니다. 메이요 클리닉의 성공 사례 연구에서 레너드 베리Leonard Berry가 지적했듯이, **환자 우선** 미션은 원칙에 입각한 의료 서비스 제공자에게 항상

공감을 불러일으킵니다(Box 1-1-7).

따라서 의료 리더는 팀원들이 자신의 **내재적 동기**를 발견하고 활용할 수 있도록 지원해야 하며, 이를 통해 지속 가능하고 의미 있는 변화를 이끌어내야 합니다.

내재적 동기를 사용하여 효과적인 변화를 추진하면 변화의 속도와 결과의 질을 모두 가속화한다는 점에서 곡선을 왼쪽으로 이동시킬 수 있습니다.

Box 1-1-7 환자 우선: 사명 기반 관행

환자에 초점을 맞춘 사명 선언문은 부상자를 돕고자 하는 내적 동기를 가진 응급 요원들의 내재적 동기를 활용합니다.

규칙 #1 항상 환자를 위해 옳은 일을 한다
규칙 #2 환자를 돌보는 사람들을 위해 옳은 일을 한다
규칙 #3 규칙 #1과 규칙 #2를 혼동하지 않는다.

예를 들어, 환자에 대한 고객 서비스 개선은 응급실 리더와 관리자가 직면하는 가장 일반적인 과제 중 하나입니다. 병원 경영진이 관리자에게 "점수를 올려주지 않으면 다른 사람을 찾아보겠다."라고 말하는 권위적이고 외재적인 동기 부여 방식을 취하는 경우가 종종 있습니다.

그러나 이러한 접근 방식은 외재적 동기를 기반으로 하기 때문에 장기적으로 성공적이거나 지속 가능한 경우가 드뭅니다. 효과적인 내재적 동기를 사용하려면 잘 발달된 커뮤니케이션 기술이 필요하며, 그중 가장 효과적인 것은 경청입니다.

응급실 직원이 최상의 환자 치료를 제공하기 위한 비전을 명확하게 설명하는 것을 경청하는 능력은 리더와 관리자가 함께 일하는 사람들과 환자에게 치료를 제공하는 사람들을 이해하는 데 도움이 된다는 점에서 항상 내재적 동기의 핵심입니다. 간단히 말해서 변화 노력의 초기 단계에 더 많은 전문가가 참여할수록 내재적 동기를 통해 극적이고 성공적인 변화를 이룰 수 있습니다.

10) 이기주의

윈스턴 처칠의 유명한 말, *"러시아는 수수께끼 속에 감춰진 수수께끼이다."*는 자주 인용되지만, 맥락에서 벗어나 오해되기 쉽습니다. 표면적으로는 러시아의 행동이 **예측 불가능**하다는 뜻으로 보일 수 있지만, 실제로는 처칠이 전혀 다른 메시지를 전달하고 있습니다.

(1) 처칠의 진짜 의미

1939년 10월 1일 BBC 라디오 연설에서 처칠은 이렇게 말했습니다.

"나는 러시아의 행동을 예측할 수 없습니다. 그것은 수수께끼 속에 감춰진 수수께끼이지만 아마도 열쇠가 있을 것입니다. 그 열쇠는 러시아의 자연스러운 관심입니다."

처칠은 단순히 러시아의 행동이 난해하다고 한탄한 것이 아니라, **러시아의 국익**(자연스러운 관심)을 이해하면 행동을 예측할 수 있다는 점을 강조했습니다. 이는 리더십에 있어 중요한 교훈을 제공합니다.

어떤 상황에서든 이해관계자의 이기심을 파악하면, 그들의 행동을 예측하고 효과적으로 대처할 수 있습니다.

(2) 리더십과 이기심의 이해

리더십의 성공은 종종 이해관계자의 동기와 이기심을 정확히 파악하는 데 달려 있습니다. 이러한 이기심을 존중하며 협력할 수 있다면, 단기적인 결과뿐만 아니라 **장기적인 성공의 토대**도 마련할 수 있습니다.

다른 사람의 이기심을 판단하는 데는 두 가지 주요 접근법이 유용합니다.

① 직접적인 접근: 질문하기

가장 간단하고 직관적인 방법은 직접 질문하는 것입니다.

"당신의 이기심은 무엇인가?"

이는 직설적이고 효과적이지만, 일부 사람들에게는 너무 노골적이거나 부담스럽게 느껴질 수 있습니다. 따라서 우회적인 질문을 활용해 이기심을 판단할 수도 있습니다.

- 환자에게 가장 좋은 결과는 무엇인가?
- 당신과 당신의 그룹에게 최선의 결과는 무엇인가?
- 이 결과는 제한된 자원과 우선순위 속에서 어떤 위치에 있는가?
- 당신이 성공이라고 생각하는 것은 무엇인가?
- 당신의 동료와 그룹에게 성공은 어떤 모습인가?

이런 질문은 상대방의 이해관계를 파악하는 데 도움을 줄

뿐만 아니라, 대화를 환자와 조직의 중심 목표에 맞춰 줍니다.

② 과거 행동 관찰: 경험에서 배우기

*'미래 행동을 가장 잘 예측하는 것은 과거 행동이다.'*라는 격언은 이기심을 판단하는 또 다른 강력한 도구입니다. 과거에 상대방이 보여준 행동을 관찰함으로써, 특히 어려운 상황이나 협상에서 그들이 어떻게 행동할지 예측할 수 있습니다.

- 개인뿐 아니라 **그룹**의 행동에도 적용됩니다.
- 예를 들어, 과거의 변화 관리 노력, 실행 위원회 활동, 품질 개선 회의에서 나타난 행동은 해당 그룹의 **동기와 우선순위**를 이해하는 데 중요한 단서를 제공합니다.

③ 이기심 이해의 중요성

다른 사람들의 이기심을 이해하는 것은 단순한 분석을 넘어, 그들의 필요와 목표를 존중하며 효과적으로 협력하는 데 있습니다. 이를 통해 리더는 다음과 같은 것들을 이룰 수 있습니다.

- 더 나은 관계 구축
- 지속 가능한 성과
- 장기적인 신뢰와 성공

처칠의 통찰처럼, 우리가 상대방의 '열쇠'를 찾는 데 성공한다면, 예측할 수 없다고 보였던 행동도 명확히 이해할 수 있게 됩니다.

11) 서번트 리더십

로버트 그린리프 Robert Greenleaf는 그의 에세이에서 '서번트 리더십 servant leadership'이라는 혁신적인 리더십 개념을 제시하며, **권력과 권위의 새로운 접근 방식**을 강조했습니다. 그는 사람들이 더 창의적이고 덜 강압적인 방식으로 서로를 지원하는 방법을 배우기 시작했으며, 진정한 리더십은 강압적 권위가 아니라 **자발적인 신뢰와 선택에 의해 주어지는 권위**에서 비롯된다고 주장했습니다.

(1) 서번트 리더십의 핵심

서번트 리더십은 리더가 먼저 섬기는자 servant로서 역할을 하고, 그 이후에 **리더**가 되는 것을 의미합니다. 이 개념은 리더의 목표가 자신의 권위를 강화하는 것이 아니라 **다른 사람들의 성장과 역량 확장을 돕는 것**임을 강조합니다. 그린리프는 다음 질문을 통해 서번트 리더의 성공을 평가합니다.

"섬김을 받는 사람들이 인격적으로 성장하나요?"

"섬김을 받는 동안 그들은 더 건강해지고, 더 현명해지고, 더 자유로워지고, 더 자율적이 되고, 스스로 서번트가 될 가능성이 높아지나요?"

"그리고 사회에서 가장 소외된 사람들에게 어떤 영향을 미칠까요?"

이 질문은 서번트 리더십의 본질이 **다른 사람의 성장과 사회적 영향을 중심**으로 한다는 것을 보여줍니다.

(2) 의료 환경에서 서번트 리더십

응급의학과 같은 고압적이고 빠르게 변화하는 환경에서 서번트 리더십의 원칙은 특히 중요합니다.

응급실 리더는 단순히 팀을 관리하는 데 그치지 않고, **팀원들이 더 나은 의료 서비스를 제공할 수 있도록 돕고, 환자와 같은 취약 계층에게 긍정적인 영향을 미치도록 지원**해야 합니다.

- **환자에게 봉사**: 환자가 더 나은 건강 결과를 얻고, 치료 과정에서 존중받는 경험을 하도록 합니다.
- **팀원에게 봉사**: 의료진이 더 건강하고 자율적이며, 자신의 역할에서 의미를 찾을 수 있도록 돕습니다.

(3) 책임감과 권력의 긴장

서번트 리더십은 **봉사**와 **책임감 있는 성과** 사이에서 균형을 요구합니다.

- **봉사의 중요성**: 팀과 환자 모두에게 긍정적인 영향을 미치는 환경을 조성합니다.
- **책임감 있는 성과**: 성과 목표를 충족시키고, 일관성 있게 의료 서비스를 제공하는 것이 리더의 책임입니다.

그린리프는 서번트 리더십이 권력 사용과 긴장을 내포한다고도 언급합니다.

"권력을 얻고 사용하는 데 익숙하지 않은 사람이 어디에서든 리더의 위치에 있기를 원하는 이유를 저는 상상할 수 없습니다. 리더십을 발휘하는 개인이 감당해야 하는 피로도가 너무 크며, 권력을 사용했을 때의 만족감이 개인적인 투자를

보상할 수 있는 것은 아무것도 없습니다."

이 말은 리더십이 단순히 권력을 즐기는 역할이 아니라, **막중한 책임을 동반한 봉사**임을 상기시킵니다.

(4) 서번트 리더십을 실천하기 위한 원칙

① 봉사를 중심으로 한 팀 구축

팀원들이 스스로를 봉사자로 느낄 수 있는 환경을 조성합니다. 이는 궁극적으로 팀원들이 자발적으로 환자와 동료를 돕도록 유도합니다.

② 일관성과 책임감 유지

리더는 **탁월함**을 추구하면서도, **일관성**이라는 요구를 충족시켜야 합니다. 이는 의료 서비스의 품질과 신뢰를 유지하는 데 필수적입니다.

③ 팀원의 성장 지원

팀원들이 더 건강하고 자율적으로 성장할 수 있는 기회를 제공합니다. 이를 통해 팀의 역량이 향상되고, 더 나은 결과를 낼 수 있습니다.

④ 취약 계층에 대한 영향력 고려

응급실 리더는 환자와 사회에서 가장 취약한 계층에 미치는 영향을 항상 염두에 두어야 합니다.

그린리프의 서번트 리더십은 리더십의 본질이 **권력 행사**가 아니라 **봉사와 책임감**에 있다는 것을 보여줍니다. 이는 특히 의료와 같은 환경에서, 리더가 환자와 팀원 모두에게 긍정적인 변화를 가져올 수 있는 핵심 원칙입니다.

"탁월함은 우리가 추구하는 것이지만, 일관성은 우리가 요구하는 것입니다."

스피노자의 말처럼, 응급실 리더는 봉사와 책임감 사이의 균형을 유지하며, 팀과 환자의 성공을 위한 길을 열어가야 합니다.

(5) 의사와 간호사 리더

의사와 간호사 리더는 최고의 환자 경험을 제공하기 위해 노력하면서 동시에 **팀원들에게 동기를 부여하는 서번트 리더**의 역할을 수행해야 합니다. 그러나 그들은 또한 **조직의 목표**, 특히 **환자 경험 점수 개선**에 대해 최고 경영진에 책임을 지고 있습니다.

외재적 동기(예: "시키는 대로 하라." 또는 "하지 않으면 처벌받을 것이다.")는 의료 환경에서 효과적이지 않다는 점이 이미 언급되었습니다. 의료 전문가들에게는 **내재적 동기**만이 행동 변화를 유도하고 지속적인 성과를 창출할 수 있습니다.

① 서번트 리더로서 내재적 동기를 활용하는 방법

가. 내재적 동기의 활용: 업무의 가치와 편리함 강조

- 팀원들이 사용하는 도구와 행동이 **그들의 업무를 더 쉽게 만들고 환자에게 긍정적인 영향을 미친다는 점**을 강조합니다.
  예: "이 프로세스를 사용하면 환자가 더 빨리 치료를 받고, 여러분의 업무도 훨씬 간소화됩니다."
- 팀원들이 변화의 가치를 스스로 인식하게 하면, **자발적으로 행동을 변화**시킬 가능성이 높아집니다.

나. 의견 수렴과 협력: 최적의 도구 제공

- 팀원들에게 환자 경험과 성과를 높이는 데 필요한 도구를 개발하는 과정에 참여할 기회를 제공합니다.
- 의견을 수렴하여 도구와 프로세스를 개선하면 팀원들이 **자기 업무의 주체성**을 느낄 수 있으며, 이는 **성과에 대한 책임감**으로 이어집니다.
  예: "새로운 프로세스나 도구를 도입하기 전에, 팀원들의 피드백을 바탕으로 개선해 보겠습니다."

다. 리더의 봉사: 책임감을 기대할 기반 마련

- 서번트 리더는 **먼저 봉사**를 통해 팀에 필요한 기술과 자원을 제공합니다.
  예를 들어, 환자 경험 점수를 개선하기 위한 기술 훈련, 워크플로 효율화, 필요한 장비를 지원합니다.
- 이러한 봉사를 통해 팀원들은 자신이 지원받고 있다고 느끼며, 더 높은 책임감을 가지게 됩니다.
  예: "리더로서 제가 먼저 필요한 자원을 제공했으니, 이제는 여러분이 책임감을 가지고 최고의 성과를 내주시길 기대합니다."

(6) 서번트 리더십의 효과

서번트 리더십은 다음과 같은 방식으로 조직의 성과를 높이는 데 기여합니다.

- **환자와 팀원 중심의 문화 조성**: 팀원들이 내재적 동기를 느끼며 환자 경험과 서비스 품질 향상을 자발적으로 추구합니다.
- **지속 가능한 변화와 성과**: 내재적 동기를 활용한 변화는 외재적 강요에 비해 지속 가능성이 높습니다.
- **책임과 성과의 균형**: 팀원들은 자신에게 부여된 책임감을 명확히 인식하며, 높은 성과를 달성하기 위해 노력합니다.

12) 비전이 끝나는 곳에서 한계가 시작된다

리더십은 단순히 팀을 이끄는 것이 아니라, 명확한 목표와 비전을 공유하며 이를 통해 팀원들이 최선을 다하도록 동기를 부여하는 과정입니다. 응급실처럼 긴박하고 복잡한 환경에서는 리더가 비전을 개발하고 팀원들과 효과적으로 공유하는 것이 특히 중요합니다. 이는 환자의 성공적인 치료와 팀의 원활한 협력을 이루기 위한 필수적인 요소입니다.

리더와 관리자가 자신들의 역할과 목표를 명확히 이해하지 못한다면, 어떻게 환자가 필요로 하는 결과를 만들어낼 수 있을까요? 명확한 비전은 리더십의 중심에 있으며, 이를 통해 환자와 의료진 모두에게 긍정적인 결과를 가져올 수 있습니다.

(1) 역사 속에서 배우는 비전의 힘: 로저 배니스터의 사례

1954년 5월 6일, 인류 역사상 처음으로 '불가능'을 깨트린 사건이 발생했습니다. 영국 옥스퍼드의 이플리 로드 트랙에서 로저 배니스터라는 의대생이 1마일(약 1.6 km)을 4분 미만으로 달리는 데 성공한 것입니다. 당시 전문가들은 이 기록을 '인간의 신체적으로 불가능한 일'이라고 여겼고, 심각한 건강 위험을 경고하기도 했습니다.

그러나 로저 배니스터는 이러한 한계를 극복하며 3분 59.6초라는 놀라운 기록을 세웠습니다. 이는 단순히 운동 능력의 승리가 아니라 인간 정신의 승리로 평가받아야 마땅했습니다. 배니스터의 도전은 '비전'의 중요성을 보여주는 강력한 사례입니다. 불가능해 보였던 일이 비전과 의지로 가능해질 수 있음을 그는 증명했습니다.

놀랍게도, 배니스터가 기록을 달성한 후 불과 27개월 만에 10명의 선수가 1마일을 4분 이내로 완주했습니다. 더 나아가, 같은 날, 같은 경주에서 3명의 주자가 이 기록을 넘어서기도 했습니다. 이는 한계로 여겨졌던 기록이 한 번 깨지자, 더 이상 불가능이 아니게 된 놀라운 변화를 보여줍니다.

이 사건은 **비전이 끝나는 곳에서 한계가 시작된다**는 말의 진정한 의미를 강조합니다. 비전이 없으면 도전조차 불가능하지만, 비전이 현실로 바뀌고 나면 진보는 가속화될 수 있습니다. 실제로 2012년에는 1,000번째로 4분 미만 1마일 기록을 달성한 주자가 탄생했습니다.

(2) 응급실 리더십에 적용하기: 꿈꾸고, 실행하며, 변화하기

이러한 비전의 힘은 응급실 환경에서도 중요한 교훈을 제공합니다. 명확한 비전은 팀원들이 빠르고 정확하게 행동할 수 있는 기반을 만듭니다. 비전이 없다면 혼란이 발생하고, 환자들에게 최상의 서비스를 제공할 수 없습니다. 그러나 명확한 목표가 주어진다면, 팀은 놀라운 성과를 이룰 수 있습니다.

해리 S. 트루먼 대통령이 "*목표와 그 성취가 바로 나의 철학입니다!*"라고 말했듯이, 목표는 실현 가능하고 실용적이어야 합니다. 성공적인 의료 시스템은 명확한 비전을 바탕으로 고품질의 의료 서비스를 합리적인 비용으로 제공해야 하며, 이는 혁신의 근간이 됩니다.

비전은 단순히 미래를 상상하는 것이 아니라, 그것을 실현하기 위한 구체적인 계획과 실행력을 포함합니다. 응급실 리더십에서부터 스포츠 기록에 이르기까지, 명확한 비전은 성공의 첫걸음이며, 이를 통해 진보가 이루어집니다. 로저 배니스터의 사례는 우리에게 **불가능은 비전과 의지로 극복할 수 있다**는 강력한 메시지를 전달합니다. 꿈꾸고 도전할 수 있다면, 우리는 한계를 넘어서 새로운 가능성을 열 수 있습니다.

13) 여러분의 '엘리베이터 연설'은 무엇인가요?

병원에 입원한 여러 환자를 회진하러 올라가고 엘리베이터를 기다리고 있다고 상상해 보세요. 엘리베이터 문이 열리고 다음과 같은 사람들이 이미 엘리베이터에 탑승한 것을 볼 수 있습니다.

- 최고 경영자
- 최고 운영 책임자
- 최고 의료 책임자
- 최고 간호 책임자
- 이사회 의장

이 관리자들은 필연적으로 여러분에게 "응급실은 어때요?"라고 묻게 될 것입니다. 응급실 이야기를 들려주기 위해 5층을 오르는 여정이 있습니다. 이것이 바로 **엘리베이터 연설**입니다. 무슨 말을 하시겠습니까? 연설을 미리 준비하여 신중하게 생각하고 리허설을 하는 것이 중요합니다. 연설의 주제는 무엇일까요? 항상 환자로 시작하고 환자로 끝내야 합니다. 어떤 문제가 있든 응급실의 이야기는 환자를 돌보는 사람들뿐만 아니라 우리가 매일 돌보는 사람들에 관한 것이어야 합니다. 예를 들어 응급실 경계에 심각한 문제가 있는 경우 다음과 같이 말할 수 있습니다.

"우리 병원에는 12명의 응급실 체류자가 있는데 병상은 20개밖에 없습니다. 이 문제를 해결하지 못하면 우리의 좋은 의사들을 유지할 수 없습니다."

"우리 간호사들은 이 모든 응급실 체류자로 인해 지쳤습니다. 그들은 '복도 간호사가 되겠다고 신청하지 않았다.'라고 말하며 떼로 떠나고 있습니다."

이 두 가지 진술은 의심할 여지없이 사실이지만, 가장 큰 고통을 겪는 환자가 아니라 의사와 간호사에게 초점을 맞추고 있습니다.

대신 환자에게 먼저 초점을 맞춘 **엘리베이터 스피치**를 생각해 보세요.

"물어봐 주셔서 정말 감사합니다. 저희 병원 응급실에는 12명의 입원 환자가 있는데, 그중 일부는 24시간 넘게 위층에서 침대 자리가 나기를 기다리고 있습니다. 저와 함께 응급실로 가셔서 그분들을 소개해 드리면 어떤 상황인지 들어 보실 수 있습니다."

엘리베이터 연설을 준비할 때는 항상 환자 이야기를 먼저 하도록 하세요.

14) 이야기의 힘

환자들은 다양한 이유로 병원을 찾지만, 그들이 기대하는 것은 **명확한 답변**입니다.

- 내 증상이 왜 발생했는가?
- 이 증상은 무엇을 의미하는가?
- 어떻게 치료할 수 있는가?

응급 의료진은 이러한 질문에 대한 답을 제공하는 것뿐만 아니라, 환자들이 자신의 상황을 이해하고 받아들일 수 있도록 도와야 합니다. 이를 위해 의료진은 단순히 진단과 치료를 전달하는 것을 넘어, **각 환자에게 의미 있는 방식으로 이야기할 수 있는 '수석 스토리텔러' 역할**을 수행해야 합니다.

(1) 이야기의 힘: 공감과 연결

이 역할은 단순한 설명이 아니라, **이야기를 통해 환자와 공감하고 연결하는 과정**을 의미합니다. 덴마크 작가 이삭 디네센 Isak Dinesen의 말입니다.

"모든 슬픔을 이야기로 만들거나 이야기할 수 있다면, 모든 슬픔을 감당할 수 있습니다."

환자가 자신의 증상과 치료 과정을 이야기의 맥락에서 이해하면, 단순히 정보를 받는 것이 아니라, **자신의 상황을 수용하고 치료에 적극적으로 참여할 가능성**이 높아집니다.

(2) 스토리텔링의 리더십

이야기를 효과적으로 전달하는 것은 단순히 기술적인 설명을 제공하는 것과 다릅니다. **리더로서 스토리텔링**은 환자뿐만 아니라 의료진과 조직 전체에 영감을 주고 변화를 일으킬 수 있는 중요한 도구입니다. 다음은 역사적 리더들이 스토리텔링을 통해 변화를 이끈 예시입니다.

① 에이브러햄 링컨

단순히 "죽은 병사들이 영감을 준다."라고 말하는 대신,

"이 명예로운 전사자들로부터 우리는 그들이 마지막까지 헌신한 대의를 위해 더 큰 헌신을 할 수 있습니다."

결과: 국민들에게 전쟁의 목적과 희생의 의미를 깊이 인식시키며 단결을 이끌어냈습니다.

② 윈스턴 처칠

단순히 "우리는 필요한 만큼 싸운다."라고 말하는 대신,

"우리는 해변에서 싸울 것이며, 상륙지에서 싸울 것이며, 들판과 거리에서 싸울 것이며, 언덕에서 싸울 것입니다. 우리

는 결코 항복하지 않을 것이다."

결과: 국민들에게 불굴의 정신과 희망을 불어넣으며, 전쟁에서의 결의를 다졌습니다.

③ 마틴 루터 킹 주니어

단순히 "우리는 협상 전략을 가지고 있다."라고 말하는 대신,

"저에게는 꿈이 있습니다. 언젠가 우리 아이들이 피부색이 아니라 인격의 내용으로 평가받는 날이 올 것입니다."

결과: 미국 전역에 민권 운동의 정당성과 비전을 전달하며 변화를 이끌었습니다.

(3) 스토리텔링의 실천: 응급실에서의 적용

리더로서 의료진은 **환자와 동료에게 영감을 주는 이야기**를 전달해야 합니다.

① 환자에게

- 복잡한 의학 정보를 환자가 이해할 수 있는 방식으로 설명합니다.
- 환자가 자신의 치료 과정에서 능동적 역할을 할 수 있도록 격려합니다.

② 팀에게

- 팀원들에게 환자 치료의 목적과 의미를 이야기합니다.
- 팀의 노력과 헌신이 환자와 조직에 미치는 긍정적 영향을 공유합니다.

(4) 변화의 가능성

마거릿 미드 Margaret Mead의 말입니다.

"헌신적인 소수의 사람들이 세상을 바꿀 수 있다는 것을 어떻게 의심할 수 있겠습니까? 실제로 그렇게 된 유일한 사례입니다."

리더로서 우리의 말과 행동은 단순한 관리 이상으로 나아가, **환자와 동료에게 영감을 주고 변화를 이끌어낼 힘**을 가지고 있습니다. 훌륭한 스토리텔러가 되어, **환자와 의료진 모두에게 긍정적인 영향을 미치는 이야기**를 만들어가는 것이 우리의 사명입니다.

15) 업무에 활용하기

이러한 도구를 어떻게 활용하면 업무를 더 쉽게 처리할 수 있을까요? 다음 목록은 리더와 관리자가 직면할 수 있는 모든 문제를 해결하는 데 도움이 될 수 있습니다.

- 과거에 훌륭한 리더라면 이 문제에 어떻게 접근했을까?
- 데이터는 무엇인가?
- 델타는 무엇인가?
- 결론은 무엇인가?
- 일부(어떤 데이터?), 곧(언제 측정할 것인가?), 어떻게든(무엇을 다르게 할 것인가?)
- 시스템 자체를 어떻게 개선할 수 있는가?
- 예상되는 변화의 성격이나 수준은 무엇인가?
- '기어'(환자 안전, 임상 결과, 하드와이어링 흐름 등)가 환자에게 어떻게 연결되고 다른 기어에 어떤 영향을 미치는가?
- 주로 리더십 과제(민첩성 및 변화)인가, 아니면 관리 과제(실행 및 책임)인가? 왜 이런 방식으로 하는가?
- 다른 방식으로 하면 어떨까?
- 이러한 변화를 위해 리더는 팀을 어떻게 '불안정하게' 만들어야 할까?
- 어떤 팀원이 가장 '불안해' 할까요? 관련된 사람들의 '하나의 신화'는 무엇이며, 그들의 내재적 동기와 이기심을 어떻게 정의할 수 있는가?
- 이 문제를 해결할 때 환자와 환자에게 서비스를 제공하는 사람들에게 어떻게 최선의 서비스를 제공할 수 있는가?
- 그들이 스스로 리더가 되고 하인이 될 가능성이 더 높을까?
- 이것이 우리 응급실 및 의료 시스템의 사명, 비전, 가치와 어떻게 연결되는가? 이 문제에 대한 우리의 '엘리베이터 연설'은 무엇인가?
- 다른 사람들이 우리가 직면한 문제를 이해하는 데 도움이 되는 방식으로 이 문제에 대한 이야기를 어떻게 전달할 것인가?

16) 결론

로버트 그린리프는 리더가 위대한 성취를 이루기 위해서는 단순한 목표가 아니라 사람들에게 **영감을 주는 목표**를 제시해야 한다고 말합니다. 이를 위해 리더는 **신뢰를 얻고**, 팀원들이 리더와 함께 **위험을 감수할 준비가 되도록** 만들어야 합니다.

그린리프는 이렇게 강조합니다.

"꿈이 없으면 아무 일도 일어나지 않습니다.
그리고 위대한 일이 일어나려면 위대한 꿈이 있어야 합니다."

결국, **위대한 성취의 시작은 리더의 꿈과 비전**에서 비롯됩니다. 리더는 자신의 꿈으로 팀원들에게 영감을 주고, 그 꿈을 팀의 열정과 연결할 수 있어야 합니다. 응급실과 같은 환경에서 리더로서의 가장 중요한 역할은 위대한 꿈을 꾸고, 그 꿈을 함께 이뤄가는 과정에서 팀을 이끄는 것입니다.

REFERENCE

1. Archimedes, quoted by Pappus of Alexandria, Synagoge, Book VIII.
2. Argyris C. Organizational Traps: Leadership, Culture, and Organizational Design. Oxford, United Kingdom: Oxford University Press; 2010.
3. Aristotle. Poetics. Ann Arbor, Mich: University of Michigan Press; 1990.
4. Bascomb N. The Perfect Mile: Three Athletes, One Goal, and Less Than Four Minutes to Achieve It. Boston, Mass: Houghton-Mifflin; 2004.
5. Batalden P. In a speech at Dartmouth College. 2015. Institute for Healthcare Improvement [Cited 2019 June 2]. Available from: http://www.ihi.org/communities/blogs/_layouts/15/ihi/community/blog/itemview.aspx?List=7d1126ec-8f63-4a3b-9926-c44ea3036813&ID=159.
6. Bennis W. On Becoming a Leader. Reading, Mass: Addison-Wesley; 1989.
7. Bennis W. Still Surprised: A Memoir of a Life in Leadership. San Francisco, Calif: Jossey-Bass; 2010.
8. Berry LL, Seltman KD. Management Lessons From May Clinic: Inside One of the World's Most Admired Service Organizations. New York, NY: McGraw-Hill; 2010.
9. Block P. Stewardship: Choosing Service Over Self Interest. San Francisco, Calif: Berrett-Kohler Publishers; 1993.
10. Bohr H. My Father. In: Neils Bohr: His Life and Work. 328 New York: Wiley, 1967.
11. Churchill W. Radio address on BBC, October 1, 1939. In: Shapiro FR, ed. The Yale Book of Quotations. New Haven, Conn: Yale University Press; 2006.
12. Churchill WC. Radio address on BBC, February
13. Covey S. The 7 Habits of Highly Effective People: Powerful Lessons in Personal Change. New York, NY: Free Press; 2004.
14. Csikszentmihalyi M. Flow: The Psychology of Optimal Experience. New York, NY: Harper and Row; 1990.
15. Drucker P. The new society of organizations. Harv Bus Rev. 1992;70(5):95-104.
16. Emerson RW. The Spiritual Emerson Essential Writings. Robinson DM, editor. Boston, Mass: Beacon Press; 2004.
17. Erikson E. Childhood and Society. New York, NY: Norton; 1993.
18. Greenleaf RK. Servant Leadership: A Journey Into the Nature of Legitimate Power and Greatness. New York, NY: Paulist Press; 1977: 100.
19. Greenleaf RK. Servant Leadership: A Journey Into the Nature of Legitimate Power and Greatness. New York, NY: Paulist Press; 1977: 23.
20. Greenleaf RK. Servant Leadership: A Journey Into the Nature of Legitimate Power and Greatness. New York, NY: Paulist Press; 1977. 27.
21. Herzberg F. One more time: how do you motivate employees? Harv Bus Rev. 1968;46(1): 53-62.
22. Jacobellis v Ohio, 378 US, 184 (1964) (Stewart JP).
23. Jensen K, Mayer T. The Patient Flow Advantage: How Hardwiring Hospital-Wide Flow Drives Competitive Advantage. Fr IS, editor. New Haven, Conn; Gulf Breeze, Fla: Fire Starter Press; 2006.
24. Jensen K, Mayer TA, Welch SJ, et al. Leadership for Smooth Patient Flow: Improved Outcomes, Improved Service, Improved Bottom Line. Chicago, Ill: Health Administration Press; 2007.
25. Kohn A. Punished by Rewards. Boston, Mass: Houghton Mifflin; 1999.
26. Kotter J. What leaders really do. Harv Bus Rev. 1990;68(3): 103-111.
27. Kotter J. What Leaders Really Do. New York, NY: Free Press; 1999.
28. Maslow A. Motivation and Personality. New York, NY: Harper and Row; 1954.
29. Mayer T, Jensen KJ. Hardwiring Flow. Gulf Breeze, Fla: Fire Starter Press; 2010.
30. Mayer T. Developing Leadership and Communication Skills. Dallas, Tex: American College of Emergency Physicians Emer-

gency Department Directors Academy; 2018.
31. Mayer T. Presented at: the American College of Healthcare Executives Senior Executive Program. Chicago, Ill; 2014.
32. Mccullogh D, Harry S. Character Above All: Ten Presidents From FDR to George Bush. Wilson RA, editor. New York, NY: Simon and Schuster; 1995.
33. Peters T. The Brand You 50: Fifty Ways to Transform Yourself From an "Employee" Into a Brand That Shouts Distinction, Commitment, and Passion! New York, NY: Albert Knopf; 1999.
34. Peters T. The Little Big Things: 163 Ways to Pursue Excellence. New York, NY: Harper Collins; 2010.
35. Senge P. The Fifth Discipline: The Art and Practice of the Learning Organization. New York, NY: Doubleday; 1990.
36. Shakespeare W. Henry IV, Part II (Folger Shakespeare Library). New York, NY: Washington Square Press; 2006.
37. Shaw GB. Man and Superman, Maxims for Revolutionists. 1906. London, Penguin Classics, 1957.
38. Spinoza B. Ethics. London, United Kingdom: Penguin Classics; 1994.
39. Von Blixen K. nee Isak Dinesen, in an interview with Mohn B. The New York Times Book Review. 1957.
40. Yeats WB. Essays and Introductions. New York, NY: Macmillan; 1961.

2.

조직 내 전문가 관리 의사와 간호사 리더의 역할

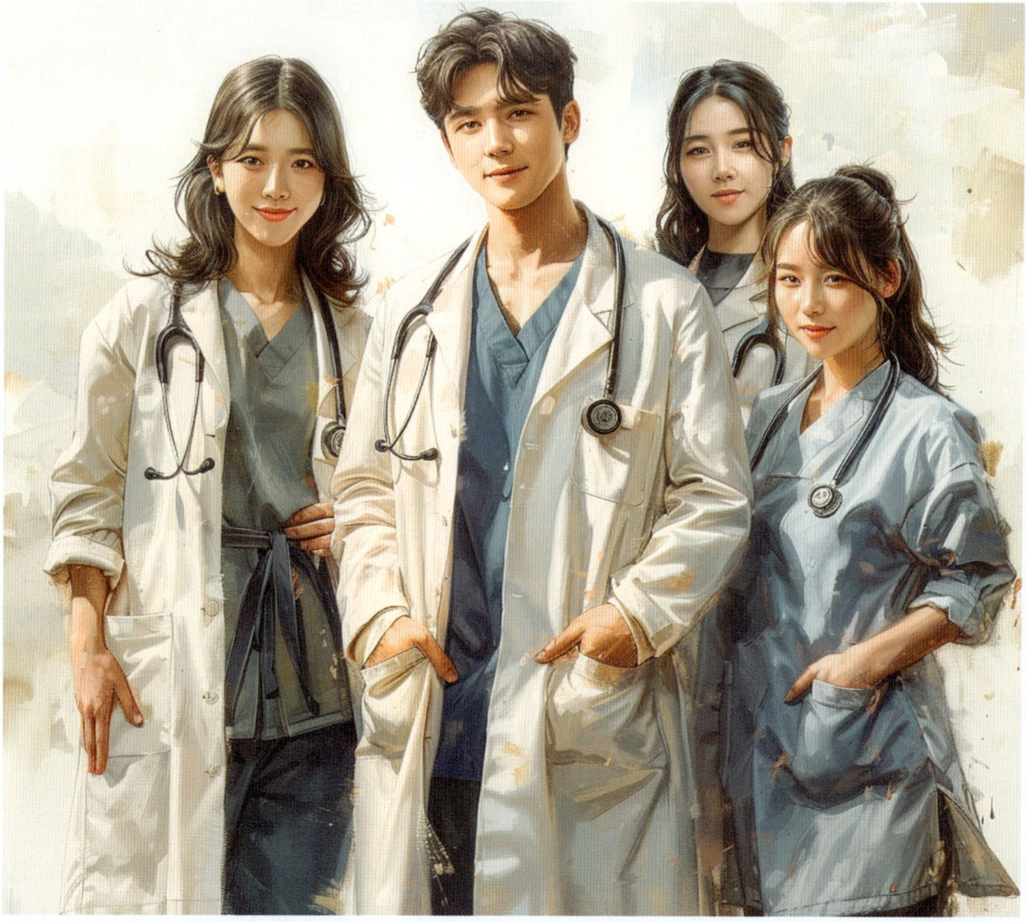

학습목표

1. 응급실 내 의사와 간호사 리더들이 전략적 목표와 인센티브를 어떻게 설정하고, 조율하는지 이해한다.
2. 다양한 의료 전문가들 간의 효율적인 협업을 촉진하는 문화를 조성하는 방법을 배운다.
3. 의사와 간호사 간의 협력적 리더십 모델인 쌍방을 이해하고, 실제 상황에서 어떻게 적용하는지 학습한다.
4. 응급실에서 요구되는 임상적, 관리적 역량을 개발하여, 효과적인 환자 관리와 운영을 할 수 있다.
5. 의료 환경의 변화를 효과적으로 관리하고, 새로운 상황에 빠르게 적응하는 방법을 배운다.

1) 서론

현대 의료 시스템은 끊임없이 변화하고 있으며, 그 중심에는 응급실 emergency department, ED이 있습니다. 응급실은 전통적인 역할을 넘어, 의료 서비스의 경계를 확장하고 변화하는 요구를 선도적으로 관리해야 할 필요성이 대두되고 있습니다. 특히, 고품질의 의료 서비스를 저렴한 비용으로 제공하기 위한 노력이 중요하며, 이를 위해서는 의료진과 기관 간의 긴밀한 협력이 필수적입니다.

(1) 성공적인 통합 의료 시스템의 필수 요소

성공적으로 통합된 의료 시스템은 고도로 지표 중심의 관리 접근 방식을 확립하고, 규제 및 기술 요구에 선제적으로 대응하며, 근거 기반 의료 관행을 채택하고, 점점 더 '적은 자원으로 더 많은 일을 해야 한다.'는 의무를 해결합니다.

① 지표 중심의 관리 접근 방식

성공적인 의료 시스템은 명확한 목표와 성과 지표를 중심으로 운영됩니다. 이를 통해 성과를 지속적으로 모니터링하고 개선할 수 있습니다. 데이터 기반의 의사결정을 통해 효과적인 자원 배분과 환자 중심의 치료를 구현할 수 있습니다.

② 규제 및 기술 요구에 대한 선제적 대응

의료 규제와 기술은 빠르게 변화하고 있습니다. 성공적인 시스템은 이러한 변화에 신속히 적응하며, 새로운 기술을 도입해 효율성을 높이고 환자 치료를 개선합니다. 예를 들어, 전자의료기록 EMR과 같은 기술은 환자 데이터의 통합과 공유를 촉진해 협력을 강화합니다.

③ 근거 기반 의료 관행의 채택

근거 기반 의료 evidence-based medicine는 최신 연구와 데이터를 기반으로 한 치료법을 적용해 의료 서비스를 표준화하고 효과를 극대화합니다. 이를 통해 환자에게 최적의 치료를 제공하고, 불필요한 자원의 낭비를 줄일 수 있습니다.

④ 효율성과 자원 활용 극대화

의료 시스템은 점점 더 제한된 자원으로 더 많은 일을 해야 한다는 과제에 직면해 있습니다. 이를 해결하려면 프로세스를 간소화하고, 혁신적인 해결책을 통해 효율성을 높여야 합니다. 예를 들어, 팀 기반 치료 접근 방식은 환자 결과를 개선하면서도 자원을 효율적으로 사용할 수 있는 방법 중 하나입니다.

(2) 협력과 조율의 중요성

의사, 간호사, 의료 기관 간의 연계와 협력은 성공적인 의료 시스템의 핵심입니다. 각기 다른 역할을 담당하는 의료진이 통합적으로 움직일 때, 환자 중심의 치료가 가능해지고 응급 상황에서도 최상의 결과를 얻을 수 있습니다. 의료 기관 간의 네트워크 구축과 정보 공유는 이러한 협력을 더욱 강화합니다.

2) 성과 정의

의사, 간호사, 행정 리더 간의 지속적인 협업은 성공적인 의료 기관의 핵심 요소입니다. 이 협업은 고품질 의료 서비스를 최저 비용으로 제공하는 동시에, 의료진의 업무 부담을 줄이는 시스템을 개발하는 데 중점을 둡니다.

의료 서비스의 질은 단순히 임상적 치료의 우수성만으로 정의되지 않습니다. 고객 서비스, 운영 효율성, 치료 흐름의 일관성, 그리고 환자 안전과 같은 요소들이 포함됩니다.

의사와 간호사는 단순히 치료 제공자의 역할을 넘어서, 팀을 이끄는 리더로서 관리 능력을 발휘해야 합니다. 명확한 목표를 설정하고 성과를 측정하며, 의료 서비스를 성공으로 이끄는 중심적인 역할을 맡아야 합니다.

모든 이해관계자와 팀원이 명확한 목표와 기대를 공유하도록 전략적 인센티브를 조정하는 것이 중요합니다. 이를 통해 목표가 명확히 전달되고, 행동으로 실천될 수 있는 환경이 조성됩니다.

(1) 근본적인 질문

전략을 조정하려면 다음과 같은 근본적인 질문을 던지고 답을 찾아야 합니다.

- 우리 조직에서 성공이란 어떤 모습인가?
- 성공은 언제 어떻게 측정할 것인가?
- 실패하면 어떻게 할 것인가?
- 성과가 발생하면 어떻게 유지할 것인가?

이러한 질문을 던지고 팀이 답을 채택하면, 니체의 지혜는 '전략에 어떻게 전념할 것인가?'라는 질문에 답하는 데 도움이 됩니다.

'왜'가 충분히 강한 사람은 거의 모든 '어떻게'를 견딜 수 있습니다.

(2) 미션/비전 및 가치와의 직접적인 관계

정렬된 전략적 인센티브는 조직의 미션/비전 및 가치(M/V/V)와 직접적으로 연결되어야 합니다. 다시 말해, M/V/V에 대한 명확한 인식을 가진 ED 팀은 거의 모든 도전이나 장벽을 극복하고 이를 극복하는 데 필요한 전략이나 전술을 개발할 수 있습니다.

리더는 부서의 전략적 목표와 인센티브를 직원과 다른 이해관계자가 이해할 수 있는 방식으로 명확하고 일관되게 표현해야 합니다. 목표는 간단하고, 측정 가능하며, 달성 가능하고, 현실적이며, 시간 목표(**simple, measurable, achievable, realistic, and time targeted; SMART**)가 있어야 합니다.

전략적 인센티브는 직원 회의, 일일 팀 허들, 이메일, 메모 등 다양한 커뮤니케이션 도구를 통해 지속적이고 일관되게 전달되어야 합니다. 또한 리더가 직원들과 1:1로 소통하는 것도 매우 중요합니다. 많은 조직은 **균형성과표** balanced scorecard나 **기둥 관리** pillar management 시스템과 같은 방식을 활용하여 조직의 전략적 목표와 그것이 조직의 목적과 어떻게 연결되는지를 명확히 설명합니다(그림 1-2-1, 1-2-2).

이러한 목표는 일상적인 업무에 자연스럽게 통합되어 하드와이어링(자동화 및 고정된 업무 방식)이 이루어져야 하며, 모든 팀원이 자신의 역할과 기여를 명확히 이해할 수 있도록 공개적으로 게시됩니다. 이러한 방식은 팀의 일관된 협력을 유도하고, 조직의 성공을 위한 명확한 방향성을 제공합니다.

기둥 관리 보고 구조는 인력, 재무, 품질 및 안전, 환자 경험, 성장 및 전략의 핵심 요소에 걸쳐 진행 상황을 측정합니다. 많은 비영리 병원에는 커뮤니티도 포함됩니다.

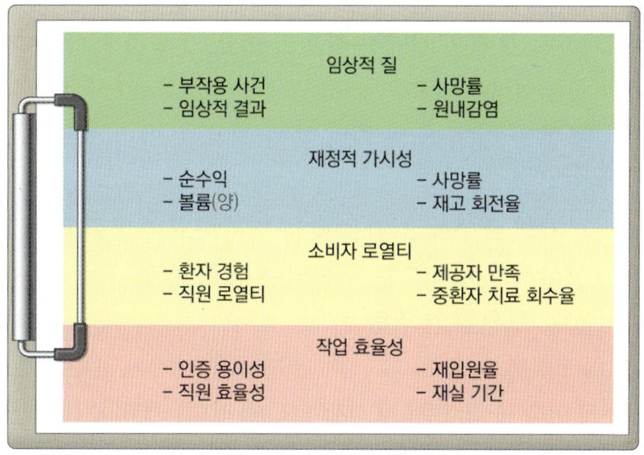

그림 1-2-1 의료 지표에 대한 균형성과표 접근 방식

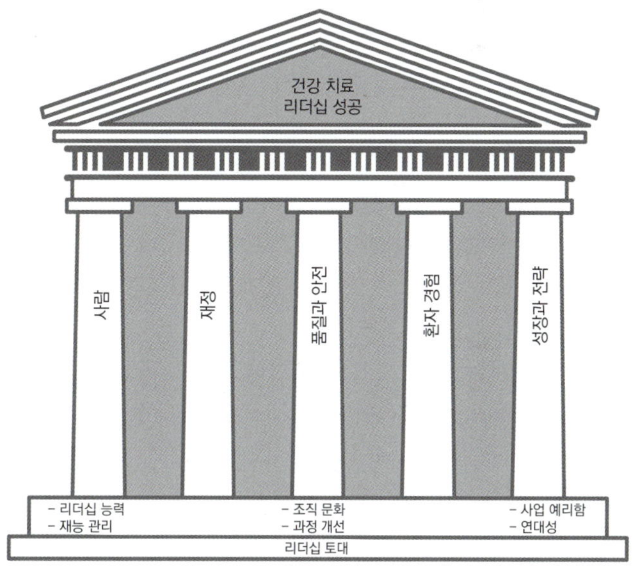

그림 1-2-2 기둥 보고 구조

3) 의사-간호사 팀워크: 리더십

조직과 부서의 전략적 목표를 달성하기 위해서는 팀을 협력적으로 이끌 수 있는 리더십이 필수적입니다. 특히 응급실 ED의 리더십은 본질적으로 **팀 스포츠**와 같아, 각 구성원이 긴밀히 협력해야 합니다.

가장 중요한 개선 사항 중 하나는 의사와 간호사 리더 팀을 개발하거나, 이들이 한 팀으로 일할 수 있는 **쌍방** dyad 리더십 모델을 도입한 것입니다. 이러한 변화는 환자와 그들에게 서비스를 제공하는 전문가들에게 효과적이고 협력적인 서비스를 제공하기 위한 핵심적인 요소로 작용했습니다.

유능하고 조율된 팀은 환자 중심적이고, 효율적이며, 체계적인 접근 방식을 구축하는 데 최적의 위치에 있습니다.

Dyad 리더십은 리더 각자의 기술, 능력, 그리고 훈련이 결합된 형태의 파트너십을 의미하며, 이를 통해 리더들은 서로에게, 응급실 팀 전체에, 그리고 함께 봉사하는 환자와 가족에게 혜택을 제공합니다. 이러한 리더십 구조는 협력과 상호 보완을 강화하여 응급실의 성과와 환자 만족도를 높이는 데 기여합니다.

(1) 기원/채택

쌍방 dyad 개념은 사회학 문헌에서 유래되었으며 일반적으로 공통의 사명, 비전 및 가치에 초점을 맞춘 지속적인 관계에 관여하는 두 사람을 지칭합니다. 메이요 클리닉은 다음 원칙에 기반한 모델을 개발한 최초의 의료 기관 중 하나입니다.

- 공통의 핵심 가치
- 공통의 사명과 비전을 향해 경계를 넘어 협력하려는 의지
- 환자의 요구에 초점을 맞춘 명확하고 투명한 의사소통
- 일상적인 행동으로 구현되는 상호 존중
- 상호 보완적인 역량

듀크대학교 의료센터, 메이요 클리닉, 클리블랜드 클리닉, 버지니아 메이슨 의료센터, 카이저 퍼머넌트와 같은 선도적인 의료 기관들은 의학과 간호의 경계를 넘어 리더십과 관리의 우수성을 보여주는 풍부한 유산을 보유하고 있습니다. 이들 기관의 가장 뛰어난 프로그램들은 의사와 간호사 리더십 간의 긴밀하고 협력적인 파트너십을 통해 운영되며, 이는 의료 서비스의 질과 효율성을 높이는 데 중요한 역할을 하고 있습니다.

그러나 의료 환경의 빠른 변화와 통합의 가속화는 새로운 도전 과제를 제시하고 있습니다. 리더들은 의사와 간호사의 인력 부족 문제를 해결해야 할 뿐만 아니라, 다양한 문화적 배경과 세대를 아우르는 인력을 효과적으로 관리하고 확보해야 하는 과제에 직면해 있습니다.

이러한 변화는 조직의 성공을 위해 21세기 의료 환경에 적합한 새로운 역량을 갖춘 우수한 의사와 간호 리더의 필요성을 더욱 부각시키고 있습니다. 이러한 리더들은 변화하는 의료 환경에 적응하면서도, 팀을 이끌고, 고품질의 환자 중심 의료를 제공할 수 있는 핵심적인 역할을 담당하게 될 것입니다.

(2) 쌍방 관계의 장점

전통적인 의사-간호사 리더십 모델은 함께 일하면서도 각 리더의 목표, 성공 측정, 보고 구조 및 접근 방식이 서로 다르기 때문에 잠재력을 최대한 발휘하지 못하는 경우가 많습니다. 반면, 쌍방 dyad 모델은 명확한 책임 분담과 함께 공동의 목표와 책임이 있습니다.

쌍방 dyad 모델은 문제 해결에 사용되는 언어에서 전통적인 의사-간호사 모델과 다릅니다(표 1-2-1, 그림 1-2-3). "이러한 모델에서는 구체적으로 어떻게 분업이 이루어지는가?"라는 질문이 제기될 수 있습니다.

사실, 협업 책임 공유 모델은 누가 권한을 가지고 있는지에 대한 걱정보다는 팀의 강점을 최대한 활용하는 데 중점을 둡니다. 따라서 "이 모델에서 담당자는 누구인가요?"라는 질

표 1-2-1 전통적 모델 vs 쌍방 모델

전통적 모델 언어	쌍방 dyad 모델 언어
그것은 의사의 문제가 아니라 간호사의 문제입니다.	우리 문제입니다!
담당 간호사에게 물어보세요.	이 문제를 해결하기 위해 * Clinical Huddle (짧은 일일회의)을 모을 시간입니다.
간호사(우리)의 점수는 괜찮습니다.	팀의 문제이니 함께 해결해 봅시다.
간호사 두 명이 부족합니다.	두 명이 부족하지만 탈락한 것은 아닙니다. 현재 프로세스를 변경하여 문제를 해결해 봅시다.

* Clinical Huddle: 짧은 일일 회의. 회의는 팀(1차 진료 제공자, 의료 보조자 또는 기타 지원 직원)이 그날의 환자 목록을 검토하는 일이다. 일반적으로 10분 이상 지속되지 않는다.

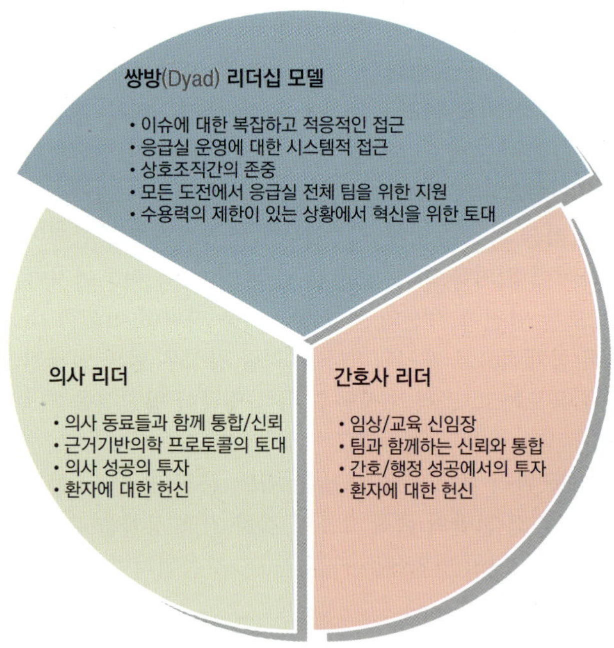

그림 1-2-3 쌍방 dyad 리더십 모델의 장점

문에 대한 답은 바로 협업하는 의사와 간호사 리더들이 "우리가 책임자입니다!"라고 대답할 수 있는 것입니다. 공동 책임 모델에서는 리더 중 한 명이 문제를 제기받으면, 그 리더는 문제 해결의 책임을 수용하며, 효과적인 솔루션의 개발 및 실행 과정을 다른 팀원들과 공유하여 모두가 이를 인지하고 협력할 수 있도록 합니다.

효과적으로 설계되고 실행되는 쌍방 dyad 리더십은 의사와 간호사 리더십의 다양한 훈련과 배경에서 비롯된 강점을 결합하여 독특하고 강력한 관점을 제공합니다. 이 모델은 각

리더의 전문성을 활용하여 문제를 다각도로 분석하고 최적의 해결책을 마련할 수 있는 구조를 제공합니다.

가장 중요한 점은 모든 응급실이 본질적으로 복잡하고 적응적인 시스템이라는 사실을 인정하는 것입니다. 쌍방 dyad 리더십은 이러한 복잡한 시스템을 효과적으로 관리하기 위해 고안된 접근 방식으로, 경계를 넘어 심리적 안전을 보장하는 기반 위에서 운영됩니다. 이 심리적 안전은 팀원들이 자유롭게 의견을 나누고 문제를 제기할 수 있는 환경을 조성하며, 협업과 혁신을 촉진하는 데 필수적입니다.

쌍방 dyad 모델에서 효과적인 팀 리더십은 다음과 같은 몇 가지 추가 특성을 ED에 적용할 수 있습니다.

- 전략적 인센티브의 조정
- 상호 지원을 특징으로 하는 '비난 금지 구역'
- 구성원들이 '면허의 최고점'을 향해 노력
- 상호 개발된 지표에 대한 공동 책임
- 기능적 *사일로를 영속화 하지 않고 제거
- 팀원의 공동 채용
- 승리의 공동 축하
- 개선을 위한 공동 개발, 구체적인 계획
- '경계 없는' ED

* 사일로Silo: 조직내 부서간 장벽이나 부서 이기주의

의사와 간호사, 그리고 행정 응급실 리더 간의 관계가 협력, 신뢰, 그리고 상호 존중의 요소를 특징으로 할 때, 이들은 효과적으로 **쌍방 dyad 리더십**으로 기능할 수 있습니다. 로버트 그린리프 Robert Greenleaf의 **서번트 리더십 모델**은 이러한 쌍방 리더십 모델에 잘 부합하며, 특히 '선(先) 서번트, 후(後) 리더'라는 철학을 강조합니다. 즉, 리더는 먼저 팀을 섬기는 자세로 접근해야 하며, 그 후에 이끄는 역할을 수행해야 한다는 것입니다.

쌍방 리더십에서 중요한 덕목 중 하나는 **과학자의 정신 mind과 서번트(또는 섬기는 자)의 마음 heart**을 갖추는 것입니다. 이는 리더가 논리적이고 분석적인 사고와 따뜻하고 공감적인 태도를 동시에 지녀야 한다는 의미입니다. 이러한 자질은 의사와 간호사 리더 간의 협력적 파트너십을 강화하며, 이를 통해 응급실과 같은 복잡하고 도전적인 환경에서도 성공적인 성과를 이끌어낼 수 있습니다.

특히 응급실에서는 의사와 간호사 리더의 짝이 팀을 이끌고 문제를 해결하는 데 중심적인 역할을 합니다. 이 파트너십은 환자에게 제공되는 서비스의 질과 조직의 전반적인 성공에 결정적인 영향을 미칩니다. 쌍방 리더십은 서로 다른 전문성과 관점을 조화롭게 결합하여, 협력적이고 효율적인 응급실 운영을 가능하게 합니다.

표 1-2-2 응급간호에서의 비판적 사고

기술 Skill	실제 사례
분석하기	기능적 관계 발견하기
기준 적용하기	근거 기반 기준에 따라 판단하기
구별하기	차이점과 유사점
정보 찾기	근거 찾기
논리적 추론	근거로부터 결론 도출하기
예측하기	계획과 결과 구상하기
지식 전환하기	계획 실행에 옮기기

표 1-2-3 의사와 간호사의 훈련/교육의 차이점

MD	RN
자율적	상호의존적
권위주의적	협력적
계층적	팀 중심
집중된 시간	확장된 시간
결과 중심	쌍방향 서비스
기술적 전문성	비판적 사고력
선형적 관점	순환적 관점

4) 의사와 간호사 간의 훈련 차이

전통적인 접근 방식 응급의학과 의사와 간호사는 전통적으로 서로 다른 방식으로 훈련을 받아왔습니다. 비판적 사고는 거의 모든 성공적인 리더가 보유한 필수 기술로서, 간호대학에서 널리 가르치고 있으며 간호 교육 문화에 오랫동안 뿌리내려 왔습니다(표 1-2-2).

안타깝게도 이 중요한 문제 해결 접근법은 역사적으로 의사가 독립적이고 자율적인 의사 결정권자로 기능하도록 훈련받아 온 의과대학과 레지던트 프로그램에서는 거의 가르치지 않습니다. 이러한 격차를 해소하기 위해(표 1-2-3) 의사들은 비판적 사고의 기초와 이론, 그리고 효과적인 부서 리더십에서 비판적 사고의 중요한 역할을 이해해야 합니다.

(1) 오늘날의 다학제 접근법

다학제 팀의 복잡한 환경에서 일하는 것은 이제 리더와 관

리자뿐만 아니라 모든 의사와 간호사에게 필수적인 특징입니다. 일반적으로 간호사는 항상 환자 치료에 대해 다학제적 접근 방식을 취해 왔기 때문에 이러한 전환이 더 쉬웠습니다.

현재의 의료 환경에 효과적으로 대처하기 위해서는 리더십과 관리 기술에 대한 구체적인 교육이 필수적입니다. 이제 변화의 속도가 빨라지면서 환자 치료에 대한 일관되고 신뢰할 수 있는 접근 방식, 고도의 지표 중심의 초점, 증거 기반의 리더십이 필요합니다.

가장 단순한 응급실 환자 응대에도 리더십과 관리 직책을 가진 사람뿐만 아니라 모든 응급의학과 의사와 간호사가 리더십과 관리 기술에 대한 교육과 개발이 필요합니다.

가장 효과적인 응급실은 모든 임상 교대 근무에 쌍방 dyad 리더십 모델을 채택하고 있습니다. 교육의 일환으로 기본적인 의료 및 운영 지식을 제공하는 것 외에도 리더(다이아드)의 적용, 실습 및 코칭에 더 많은 노력과 강조가 필요합니다. 간단히 말해서, 의사-간호사 팀이 매일, 매시간 효과적으로 응급실을 이끌지 않으면 어떤 응급실도 성공적으로 운영될 수 없습니다.

5) 임상의와 리더-관리자의 차이점

고위 관리직과 쌍방 dyad 모델에 속한 임상의들 사이에서는 리더십의 중요성에 대한 분명한 이해가 있습니다. 예를 들어, 대부분의 병원과 의료 시스템에는 최고 의료 책임자 chief medical officer, CMO와 최고 간호 책임자 chief nursing officer, CNO 역할을 포함하여 여러 계층의 행정 관리가 있습니다. 이러한 인식의 변화로 인해 MD/MBA, RN/MBA, 경영학 석사 및/또는 경영학 석사 프로그램이 등장하게 되었습니다.

많은 문헌에 따르면 학과/부서의 의사 및 간호사 리더는 다른 의료 관리자에 비해 리더십 교육에 대한 필요성이 훨씬 더 큰 것으로 나타났습니다. 응급실 의사와 간호사는 상당한 임상 교육과 술기 훈련을 받았습니다. 그러나 대부분의 경우 공식적인 리더십 및 관리 교육은 거의 받지 못했습니다.

의사와 간호사는 환자에게 양질의 임상 치료를 제공하도록 교육받았지만, 이러한 치료를 제공하는 프로세스와 팀을 관리하거나 이끌도록 교육받은 사람은 거의 없습니다. 효과적인 치료를 방해하는 인적 및 프로그램적 장벽을 해결하기 위한 계획을 개발, 평가, 개선하는 방법을 이해하는 사람은 더욱 적습니다.

대부분의 현직 의사 및 간호사 리더는 누군가 "당신은 정말 잘하는데, 부서의 책임자가 되지 않겠습니까?"라고 말할 정도로 자신의 능력을 인정받아 관리직에 올랐습니다.

표 1-2-4 임상의와 관리자의 차이점

임상의	관리자
행위자	기획자, 디자이너
일대일 상호작용	일대다수 상호작용
반응적 성격	능동적 성격
즉각적 만족 요구	지연된 만족 수용
결정자	위임자
자율성 가치	협업 가치
독립적	참여
환자 옹호	조직 옹호자
직업과 동일시	조직과 동일시

이러한 리더들은 다른 교육 없이 비전을 세우고 참여도가 높고 성과가 뛰어난 팀을 구성하여 조정된 치료를 제공하는 데 어려움을 겪을 때 준비가 부족한 경우가 많습니다.

리더십 교육뿐만 아니라 쌍방 dyad 모델 자체에 대한 교육에도 투자하는 조직이 증가함에 따라 리더십 및 협업 교육에 대한 인식이 개선되고 있습니다.

(1) 리더에게 필요한 기술

의사와 간호사 리더는 팀 구축, 협력적 의사 결정, 임상 치료에 대한 근거 기반 접근법 개발, 분석, 성과 코칭, 전략 계획, 협상 기술, 서비스 우수성 프로그램 개발 및 실행 등의 기술을 필요로 합니다.

르마이어 Lemire는 조직의 성공에 영향을 미치는 데 필요한 간호사와 의사 리더의 **5가지 핵심 리더십 스킬**로 **비전가, 전문 성취자, 커뮤니케이터, 멘토, 및 비판적 사고자**를 제시했습니다.

이러한 기술에는 상호 작용과 관계의 결과를 향상시키고 긍정적인 영향을 미칠 수 있는 자신과 타인에 대한 인식과 조절로 정의되는 감성 지능에 대한 리더의 이해와 적용이 내포되어 있습니다.

임상의와 리더-관리자의 차이점은 무엇인가? 쿠르츠 Kurtz는 행동 지향적 평가를 사용하여 임상의와 관리자의 차이점을 표 1-2-4에 나열한 대로 설명했습니다.

임상 역할에서 의사와 간호사는 환자 치료에 직접 참여하는 것을 선호하고 끌리는 만큼 행동가로서 훈련을 받아왔습니다. 그러나 리더로 전환하는 과정에서 임상의는 임상 서비스와 의료 기관과의 인터페이스에 대한 기획자이자 설계자가 되어야 합니다.

또한 '회색 영역(선과 악의 경계가 흐릿한 영역)'에서 일하는 데 익숙해지고, 정해진 기대치에 대해 책임을 지고, 팀과 환자를 옹호하면서 행정부와 직원 사이의 통로 역할을 하는 영향력 있는 코치이자 코치가 되는 법을 배워야 합니다.

임상의는 훈련과 철학의 특성상 환자와 일대일 상호작용에 익숙하며 이러한 상호작용의 결과에 따라 자신의 성공을 판단하는 경우가 대부분입니다. 반대로 리더십과 경영진이 성공하기 위해서는 다양하고 이질적인 환경에서 여러 의료진 및 이해관계자와 수많은 상호작용을 해야 합니다. 쿠르츠Kurtz는 임상의가 리더와 관리자에게 요구되는 정도의 '가입자'가 아니라 더 분리적이고 독립적이며 자급자족하는 경향이 있다는 사실을 발견했습니다.

(2) 반응성 대 능동성

임상의는 환자나 가족이 의료 서비스를 요청하기 전까지 기다렸다가 특정 요구에 대응하기 때문에, 임상 서비스 제공은 본질적으로 **반응적인 프로세스**입니다. 그러나 리더는 단순히 요청에 응답하는 데 그치지 않고, **필요를 선제적으로 예측**하고 이에 대비하는 역할을 맡습니다. 이는 예상되는 상황뿐만 아니라 예상치 못한 상황에도 대비해야 한다는 것을 의미합니다.

임상적 관점에서는 "응급실 흐름을 예측할 수 있습니까?"라는 질문에 의사나 간호사는 "아니요, 어떤 환자가 들어올지 알 수 없습니다!"라고 대답할 수 있습니다. 하지만 실제로는 응급실 환자의 흐름, 도착 시점, 중증도, 그리고 임상 증상까지도 **예측할 수 있습니다**. 예를 들어, 모든 응급실에서는 전형적인 정현파 곡선 sinusoidal curve을 볼 수 있습니다(그림 1-2-4). 자정 이후 아침 시간대에는 환자 수가 감소하고, 오전 중반부터 오후와 저녁 시간에 환자 수가 정점을 이루는 **예측 가능한 흐름**을 보여줍니다.

또한, "일주일 중 가장 바쁜 요일은 언제인가요?"라는 질문에 많은 응급실 의료진이 "당연히 월요일입니다!"라고 대답하는 것도 이러한 예측 가능성의 한 예입니다.

경험이 많은 리더와 임상의는 이러한 패턴을 이해하고 보다 **적극적인 접근 방식**을 취합니다. 이들은 단순히 사후 대응하는 것에서 벗어나, 사전 대응을 통해 응급실의 예측 가능성을 활용합니다. 이를 통해 응급실의 혼란을 줄이고, 의료진과 환자 모두에게 보다 효율적인 환경을 제공합니다.

예측 데이터를 활용하는 것은 특히 중요한데, 이를 통해 응급의학 레지던트, 펠로우, 간호 학생에게 내원 가능 환자의 수와 유형을 교육할 수 있습니다. 이러한 데이터 기반 교육은 의료진이 보다 준비된 상태로 응급 상황을 맞이하게 하며, 결과적으로 더 나은 환자 경험을 제공합니다.

결국, 이러한 접근 방식은 의료진에게 '우리는 당신이 올 줄 알았지만 이름만 몰랐을 뿐입니다!'라는 자신감을 심어줍니다. 이는 응급실 운영의 핵심 철학으로, 준비와 예측이 환자 중심의 효율적인 의료 제공의 기반임을 보여줍니다.

응급실 임상의와 리더 간의 눈에 띄는 차이점은 임상의가 자신의 직업적, 심리적, 개인적 필요를 즉각적으로 충족(또는 만족)하고자 하는 욕구가 더 크다는 점입니다. 실제로 이것이 바로 간호사와 의사들이 응급의학과에 매력을 느끼는

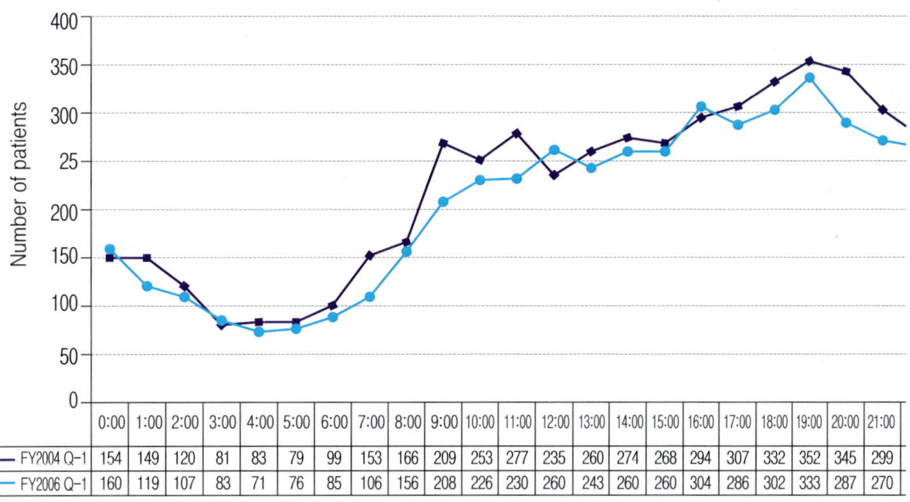

	0:00	1:00	2:00	3:00	4:00	5:00	6:00	7:00	8:00	9:00	10:00	11:00	12:00	13:00	14:00	15:00	16:00	17:00	18:00	19:00	20:00	21:00
FY2004 Q-1	154	149	120	81	83	79	99	153	166	209	253	277	235	260	274	268	294	307	332	352	345	299
FY2006 Q-1	160	119	107	83	71	76	85	106	156	208	226	230	260	243	260	260	304	286	302	333	287	270

Trend-STAR Data: Q-1 FY04 & 05

그림 1-2-4 응급실 내원 시간(1시간 단위)

이유이기도 합니다.

반대로 리더십과 경영진은 계획의 결과를 확인하기 위해 몇 주, 몇 달, 때로는 몇 년 동안 만족을 지연시킬 수 있는 능력이 필요합니다. 외상이나 흉통 환자를 돌보는 임상 전략은 명확하고 즉각적이며 빠르게 결과를 도출하는 단거리 경주와 같습니다.

그러나 효과적인 프로토콜, 팀 접근법, 다학제적 관리, 외상 또는 흉통 환자의 효과적인 전환 전략을 개발하는 것은 체력과 인내가 필요한 훨씬 더 느린 과정입니다. 하지만 효과적인 프로그램 변화의 결과는 한 환자가 아닌 모든 환자에게 장기적으로 긍정적인 영향을 미칩니다.

(3) 협업 문화 조성

부서의 문화를 바꾸는 데는 더 오랜 시간이 걸릴 수 있습니다. 직원들의 생각을 '우리는 가장 아픈 환자를 돌보기 위해 여기에 있다.'에서 '우리는 우리 문을 통과하는 모든 사람을 위해 여기에 있다.'로 바꾸는 것을 고려해 보세요. 시스템을 바꾸는 것은 사람이나 문화를 바꾸는 것보다 쉽지만, 모든 시스템 변화의 성공 여부는 이를 주도하는 사람들의 참여와 동의를 얻느냐에 달려 있습니다. 리더가 부서의 분위기를 조성하고 문화를 형성하는 데 도움을 준다는 점에 유의하는 것이 중요합니다. 의사와 간호사 리더는 개인적으로나 리더십 팀으로서 전체 직원에게 기대되고 바라는 바를 모범으로 보여야 합니다.

일부 의사는 자율성에 대한 인식 때문에 자신의 전문 분야에 끌립니다. 의사는 전통적으로 환자 치료를 지시하는 일차적인 책임자로 여겨져 왔습니다. '의사의 지시'라는 용어만으로도 이러한 개념이 잘 드러납니다. 하지만 응급실에서는 의사와 간호사가 항상 한 팀으로서 환자를 위해 원활하게 치료를 조율하며 일해 왔습니다. 따라서 **협업은 리더와 관리자에게 요구되는 특성이지만 응급실의 모든 임상의에게 필수적인 요소**입니다.

실제로 응급실의 상태를 평가하는 가장 좋은 방법은 **의사와 간호사의 업무 관계**입니다. 의사와 간호 리더는 직무 만족도를 높이는 환경을 조성하는 데 중추적인 역할을 하며, 이는 환자 만족도 및 양질의 결과와 높은 상관관계가 있습니다.

표 1-2-5 리더십 여부와 상호작용의 성격 차이

임상 의사/간호사	의사/간호사 리더
"내 임무는 내 환자의 필요를 충족시키는 것이다."	"우리의 일은 우리 환자의 요구를 충족시키는 것이다."

또한 쿠르츠 Kurtz는 임상의들이 종종 자신을 자신의 직업과 동일시하는 독립적인 환자 옹호자로 여긴다는 점에 주목했습니다. 리더와 관리자는 다수의 다양한 환자들의 광범위한 요구를 주된 옹호자로 삼는 팀에 통합된 것으로 간주되므로 조직과 동일시합니다. 이를 **아포스트로피의 문제**라고 합니다(표 1-2-5).

임상의는 일반적으로 **내 환자의 필요**에 대한 책임이 있다고 말하는 반면, 리더는 **우리 환자의 필요와** 환자를 돌보는 사람들에 대한 책임이 있다고 말합니다. 비리더십 그룹과 리더십 그룹의 상호 작용의 성격이 극적으로 달라질 수 있다는 것을 알 수 있습니다.

개별 의사와 간호사는 개별 환자에게 초점을 맞추는 반면, 리더는 많은 환자에게 초점을 맞춥니다. 아포스트로피를 한 글자만 옮기면 큰 차이가 납니다.

Box 1-2-1 임상의와 의사 관리자 역할의 조직적 장애물

- 명확한 목표 설정 실패
- 구체적인 책임을 명시하지 않음
- 적절하고 시기적절한 피드백을 제공하지 않음
- 관리 기술 개발을 위한 실무 경험 제공을 소홀히 함
- 이러한 전환 과정에서 의사를 멘토링 및/또는 안내하지 않음
- 무능하거나 부적절하게 훈련된 직원으로 의사를 둘러싸는 경우
- 탁월한 성과를 보상하거나 인정하지 않는 경우

6) 임상의에서 리더-관리자로의 전환

맥콜 McCall과 클레어 Claire는 임상의에서 관리자로 전환하는 과정에서 7가지 중요한 변화를 확인했습니다(Box 1-2-1). 두 역할에 필요한 기술과 심리적 요구는 상당히 다릅니다. 맥콜 McCall과 클레어 Claire의 연구는 인터뷰를 기반으로 하며 전환 과정에서 7가지 요소의 중요성을 설명합니다. 이들은 다음과 같은 임상의의 기술 중 몇 가지를 관리자의 역할에 쉽게 적용할 수 있다고 지적합니다.

- 진단의 분석적 기술
- 임상 기술의 숙달에서 비롯되는 자신감
- 의사 결정에 대한 편안함
- 어려운 상황에 처한 환자와 가족을 대하는 데서 오는 대인관계 민감성

그러나 연구진은 이러한 기술과 능력만으로는 임상의에

표 1-2-6 맥콜 McCall과 클레어 Claire의 심리적 조정과 새로운 기술

조정 1. 독립성/자율성에서 (상호) 의존으로
조정 2. 환자 치료에 집중하는 임상의에서 성공적인 시스템에 집중하는 리더로
조정 3. 조직의 순진함에서 조직의 현실 인식으로
스킬 능력 1. 요구와 통제에서 설득, 모호성, 커뮤니케이션 스킬로
스킬 능력 2. 편안한 동료 우정에서 권위 기반 관계로
스킬 능력 3. 인지된 임상 역량에서 인정받는 관리/리더십 역량으로

서 관리자로 성공적으로 전환하는 데 충분하지 않다는 점을 명확히 밝혔습니다. 연구진은 3가지 심리적 적응과 3가지 새로운 기술 또는 능력을 포함하여 전환에 중요한 6가지 구체적인 전환 유형을 확인했습니다(표 1-2-6).

(1) 세 가지 심리적 조정

① 조정 1

첫 번째 심리적 조정은 임상의로서 어렵게 얻은 독립성과 자율성에서 관리자로서의 훨씬 더 의존적인 역할로 이동해야 합니다. 임상의는 독립적으로 치료에 적응하고 개별화할 수 있습니다. 반면, 간호사와 의사 리더는 단순히 자신의 주도권에만 의존하여 진료 방식을 수정할 수 없고 다른 사람들과 협력하여 그룹 접근 방식을 만드는 데 훨씬 더 의존하게 됩니다.

예를 들어, 부서의 의료 및 간호 책임자는 환자 분류 우회, 분류 시 대기 순서, 팀 분류 등 환자 흐름을 개선하기 위해 설계된 일련의 전략을 개발할 수 있습니다. 그러나 이러한 프로그램을 실행하려면 여러 직원이 현재 업무에 적응하고 환자를 위해 새로 고안된 프로세스를 따라야 합니다.

특히 임상의가 기존 기능(분류)을 유능하고 자부심을 가지고 성공적으로 수행해 온 경우 새로운 프로세스를 도입하는 것이 어려울 수 있습니다. 현명한 리더와 관리자는 이러한 프로세스 변경 설계에 여러 직원을 참여시켜 임상의가 프로그램 변경을 안내하고 보다 미묘하고 채택 가능한 프로그램을 만들 수 있도록 합니다.

최고의 리더와 관리자는 자신이 모든 질문에 대한 답을 알고 있다고 고집하지 않습니다. 오히려 직원들의 역량과 지원 환경을 조성하기 위해 질문을 던집니다. 직원과 리더십으로 구성된 팀은 대개 혼자보다 더 나은 해결책을 찾을 수 있습니다. 또한, 자신이 참여하지 않은 솔루션을 채택하는 것은 더 어렵습니다. 이와 관련된 두 가지 격언이 있습니다.

"리더는 스스로 일을 해결했을 때 자신이 잘했다는 것을 안다."

"ED의 성공 여부는 리더가 참석했을 때의 운영 방식이 아니라 리더가 참석하지 않았을 때의 운영 방식으로 측정할 수 있습니다. "

② 조정 2

둘째, 리더-관리자는 개별 환자 치료에 집중하는 임상의에서 전체 응급실의 시스템 요구 사항(및 전체 의료 시스템의 목표와 목적)에 집중하는 관리자로 전환해야 합니다.

맥콜 McCall과 클레어 Claire는 전통적으로 "의사들은 부서 의제보다는 개인적 또는 전문적 의제를 추구하며 맹렬히 독립적"이라고 지적합니다.

의사와 간호사 리더는 전체 응급실 팀의 요구와 프로그램에 초점을 맞춰야 합니다. 예를 들어, 일반적인 임상 및 관리 문제는 월간 응급실 회의와 같은 팀 포럼에서 결정해야 합니다. 간호사, 의사, 사무 직원 및 '상향식' 솔루션을 추진하는 모든 팀원의 협업과 참여가 필수적입니다.

성공적인 응급실은 최상의 프로세스와 정책에 도달하기 위한 협상된 해결책을 찾기 위해 증거 기반의 고도로 협력적인 접근 방식을 활용하는 팀 거버넌스 모델을 통합합니다. '우리는 동의하지 않는다.'는 것은 프로세스나 정책 논의에서 받아들일 수 있는 결과가 아닙니다. 대신, 성공적인 교육 리더는 팀이 결정한 해결책을 일관되게 채택하도록 장려합니다.

③ 조정 3

세 번째 심리적 조정은 조직의 역동성에 대한 상대적인 '순진함'에서 조직의 현실과 우선순위를 받아들이는 것으로의 전환을 포함합니다. '좋은 생각인데 왜 지금 당장 바꾸지 못할까?"라고 반추하는 신임 리더에게는 변화가 특히 더디게 느껴질 수 있습니다. 새로운 리더는 협업, 타협, 인내가 필요한 진정한 변화를 실현하기 어렵다고 느낄 수 있습니다.

또한 갈등 해결 및 협상 기술을 포함한 구체적인 조직 역학 기술과 능력을 배워야 합니다. 맥콜 McCall과 클레어 Claire의 다음 말을 참고해 봅시다.

"클리닉의 합리성은 사실, 논리, 선형성을 기반으로 합니다. 조직의 합리성은 사람들이 결정을 받아들이고 그에 따라 행동하도록 하는 데 달려 있습니다. 사실이 항상 승리하는 것은 아니며, 사람들이 항상 논리를 따르는 것은 아니며, 권력,

지위, 다양한 관점이 결과에 영향을 미칩니다."

(2) 세 가지 새로운 기술/능력

임상의에서 관리자로의 전환에 영향을 미치는 이러한 심리적 적응 외에도 저자들은 세 가지 새로운 기술 또는 능력도 필요하다고 지적했습니다. 새로운 기술/능력은 정량화하여 가르칠 수 있습니다. 이는 임상 환경에서 성공하기 위해 필요한 것과는 다소 다릅니다.

① 새로운 기술/능력 1

첫 번째는 **임상 환경에서의 요구와 통제에서 리더와 관리자 환경에서의 설득, 모호성, 의사소통 능력으로의 전환**입니다. 실제로 지난 10년 동안 환자와 그 가족들의 기대치는 효과적인 의사소통 기술을 포함하는 것으로 변화했습니다. 미국에서는 2000년대 초반부터 **의학전문대학원 교육 인증위원회**Accreditation Council for Graduate Medical Education, ACGME **레지던트 프로그램 요건**에 커뮤니케이션 기술과 전문성이 핵심 역량으로 등재되었습니다(IV.A. 5. d).

"레지던트는 다양한 사회경제적, 문화적 배경을 가진 환자, 가족, 대중과 적절하게 효과적으로 소통해야 합니다."

② 새로운 기술/능력 2

새로운 기술 또는 능력 중 두 번째는 **전문직 동료와의 편안하고 확립된 관계에서 권위 기반의 상사-부하 관계로의 전환을 요구**합니다. 동료(친구)의 관계에서 슈퍼바이징 임상 리더의 관계로 전환하는 것은 어려운 일입니다. 하지만 성공하려면 새로운 리더가 이끌어야 합니다. 반면에 새로운 리더가 엄격한 독재자일 필요는 없습니다. 많은 성공적인 의료 시스템이 팀 거버넌스에 대한 권위주의적이고 위계적인 접근 방식에서 벗어나고 있지만, 여전히 권위 기반 관계가 일반적으로 존재하므로 이 기술을 개발해야 합니다.

③ 새로운 기술/능력 3

세 번째 기술은 **어렵게 획득한 의료 역량에서 관리 역량으로 전환**해야 하는데, 이는 똑같이 도전적일 수 있지만 잘 존중받는 경우는 드뭅니다. 특히 응급의학과 의사들은 여러 명의 복잡한 환자를 신속하게 관리할 수 있는 '현장 의료진'을 오랫동안 중시해 왔습니다.

하지만 의료 책임자의 역할을 이처럼 높이 평가한 적은 거의 없었습니다. 실제로 일부 소규모 응급의학과 의사 그룹에서는 여전히 의료 책임자가 비임상적인 보상을 거의 받지 않고 임상적으로 풀타임으로 일해야 한다고 주장하고 있습니다.

임상의가 얼마나 뛰어난지, 커뮤니케이션 능력이 얼마나 강한지에 관계없이 **조직 학습, 협상, 전략 계획, 서비스 우수성, 변화 관리, 환자 안전**과 관련된 리더의 능력을 개발하는 것도 필수적입니다. 이러한 기술과 능력은 모두 뚜렷하고 정량화할 수 있으며 특히 조직과 부서의 성공에 결정적인 역할을 합니다.

이 여섯 가지 영역의 역량을 종합하면 피터 센지가 말하는 개인적 숙달로 이어질 수 있습니다. 이를 위해서는 개인의 정체성을 의도적으로 바꾸고, 역량을 학습하고, 숙련된 기술을 보여주고, 존경심을 얻어야 합니다.

(3) 장애물 극복 및 쌍방 관계 발전

임상의에서 리더 및 관리자로의 성공적인 전환은 개인적 및 조직적 장애물을 미리 식별하고 해결할 때 가장 성공 가능성이 높습니다. 개인적 장애물로는 방어 메커니즘(특히 부정), 부적절한 리더 선택, 효과적인 지원 시스템의 부족 등이 포함됩니다. 이러한 요소는 전환 과정을 지연시키거나 실패로 이끌 수 있습니다.

조직적 장애물은 주로 준비 부족에서 비롯됩니다. 특히 리더가 새로운 직책으로 이동할 때, 변화가 미치는 영향에 대한 고려가 부족한 경우가 많습니다. 예를 들어, 새로운 리더가 직무에 적응하고 다른 팀과 협력하기 위한 체계적 계획이 부족하면 역할 전환이 원활하지 않게 됩니다. 이러한 상황은 새로운 리더가 직무를 수행하는 데 실패하거나, 조직 전체에서 수용이 지연되는 원인이 됩니다.

쌍방 dyad 리더십 개념으로 돌아오면, 간호사 및/또는 의사 임상의가 협력적 리더십 역할로 효과적으로 전환하기 위해서는 상호 존중과 신뢰에 기반한 관계가 필수적입니다. 그러나 많은 기관에서 의사와 간호사 리더가 서로 다른 목표를 가지고 있고, 각기 다른 계층에 보고해야 하는 상황이 기본 관계를 어렵게 만듭니다. 예를 들어, 간호사 리더는 병원 최고 간호 책임자 CNO에게 보고하고, 의사 리더는 소속 그룹 또는 병원 최고 의료 책임자 CMO에게 보고할 수 있습니다. 이로 인해 협력보다는 충돌의 가능성이 커질 수 있습니다.

쌍방 리더십은 종종 협력하지 않는 상대방과 함께 일하는 상황에서도 작동해야 합니다. 이를 해결하기 위해 필요한 첫 단계는 관계를 이해하고 통일된 목표를 설정하며, 상호 기대치를 명확히 하는 것입니다. 이 과정은 시간과 노력이 필요하지만, 쌍방 구성원이 공유 목표와 역할을 명확히 정의하기 위한 체계적 프로세스를 개발하는 것이 핵심입니다.

효과적인 협력을 위해 쌍방 리더는 정기적인 소통을 약속해야 합니다. 이를 위해 계획, 문제 해결, 부서 간 커뮤니케이션을 위한 정기 회의를 개최하고 우선순위를 검토해야 합니다. 간호사와 의사 리더는 서로를 지원하고 지지하며, 이를 통해 관계를 최적화하고 팀을 이끄는 우수한 리더십 팀으로 성장할 수 있습니다. 이런 협력적 노력은 조직 전체의 목표 달성과 더 나은 환자 중심의 결과로 이어집니다.

7) 결론

임상의에서 리더 관리자로의 전환은 어려울 수 있지만, 리더가 리더십의 핵심 역량에 관한 풍부한 문헌을 활용하면 그 과정이 상당히 용이해집니다.

(1) 리더십 역량

대한민국 의료계의 급격한 변화는 이러한 변화를 성공적으로 이끌기 위해 명확하고 열정적이며 헌신적인 리더가 필요하다는 점을 시사합니다. 효과적인 응급실 간호사와 의사 리더의 요구 사항은 이 복잡한 환경에서 성공의 토대를 마련합니다. 실제로 많은 CMO, CNO, COO, 심지어 CEO는 응급의학과 의사 또는 간호사 출신으로, 자신이 속한 조직에서 기술, 재능, 성공을 인정받았습니다. 이러한 역할이 진화함에 따라 조직은 간호사와 의사 리더를 위한 통합 교육에 투자하고 있습니다. 기관의 리더가 되려면 임상의는 다음과 같은 역량(경영 능력)을 추가로 개발해야 합니다.

- 전략적 사업 계획, 분석 및 재무 관리
- 권한 부여, 적절한 보상 시스템 개발, 직원 개발
- 미션/비전 개발 및 명료화
- 변화 관리 기술
- 협상 및 갈등 해결
- 이해관계자 분석, 경계 관리 및 서비스 우수성 기술

(2) 잠재력 발휘

이 교과에서 이러한 모든 역량을 다루고 있는 이유는 우리가 궁극적으로 환자를 위한 우수성 센터로서 응급실을 구성하는 전문가와 직원들이 잠재력을 최대한 발휘하도록 돕기 위해 이러한 기술을 개발해 나가야 하기 때문입니다.

우리는 의료 서비스의 최전선이자 우리 사회의 의료 수요에 대한 안전망입니다. 우리가 성공하려면 임상의사 모두가 리더가 되어야 한다는 것을 인식해야만 성공할 수 있습니다.

리더의 가장 중요한 목표 중 하나는 의료 기관의 전문가에게는 고유한 기술과 능력이 필요하며, 이를 개발하도록 돕는 것이 우리의 책임임을 인식하는 것입니다. 이는 쉬운 일은 아니지만, 우리의 모든 성공이 달려 있는 응급의료의 임상과 리더십을 더욱 발전시키기 위한 최선의 희망일 것입니다.

우리는 응급실을 구성하는 복잡한 적응 시스템의 내재적 경계를 넘나들며 지도하고 관리하기 위해 쌍방 dyad 리더십과 협력해야 합니다.

이러한 노력에는 철학적, 문화적 헌신 이상의 것이 필요하며, 환자와 치료를 제공하는 팀을 위해 팀이 함께 **기어 연결**을 위해 특정 도구, 프로세스 및 행동을 사용해야 합니다.

REFERENCE

1. 1ACGME [Internet]. Common Program Requirements—Educational Program-IV. 5. d)(1) [cited 2019 Apr 18]. Available from: http://www.acgme.org/Portals/0/PFAssets/ProgramRequirements/CPRs_2017-07-01.pdf
2. Adapted from Kurtz ME. The dual role dilemma. In: Curry W, ed. The Physician Executive. Tampa, Fla: American College of Physicians Executives; 1988.
3. Berry LL, Seltman KD. Management Lessons from Mayo Clinic: Inside One of the World's Most Admired Service Organizations. New York, NY: McGraw-Hill; 2008.
4. Contino DS. Leadership competencies: knowledge, skills, and aptitudes nurses need to lead effectively. Crit Care Nurse. 2004;24(3):52-64.
5. Cortese DA, Smoldt RK [Internet]. 5 success factors for physician-administrator partnerships [cited 2018 Mar 30]. Available from: https://www.mgma.com/resources/resources/business-strategy/5-success-factors-for-physician-administrator-part
6. Doran GT. There's a S.M.A.R.T. way to write management's goals and objectives. Manag Rev. 1981;70(11):35-6.
7. Hirschhorn L, Gilmore T. The new boundaries of the "boundaryless" company. Harv Bus Rev. 1992;70(3):104-15.
8. Inamdar N, Kaplan RS, Bower M. Applying the balanced scorecard in healthcare provider organizations. J Healthc Manag. 2002;47(3):179-96.
9. Kurtz ME. The dual dilemma. In: Curry W, ed. The Physician Executive. Tampa, Fla: American College of Physician Executives; 2002.

10. Lawrence DM. Best Care, Best Future: A Guide for Healthcare Leaders. Bozeman, Mont: Second River Healthcare; 2014.
11. Lemire JA. Redesigning financial management education for the nursing administration graduate student. J Nurs Adm. 2000;30(4):199-205.
12. Mayer T, Coaching Brian J. The Business Case for Flow. Dallas, Tex: American College of Emergency Physicians Emergency Department Directors Academy. 2018.
13. Mayer T, Tavernero T, Strauss RW, et al. The discipline of teams and teamwork in emergency medicine. In: Strauss RW, Mayer T, eds. Emergency Department Management. 2nd ed. Dallas, Tex: ACEP Press; 2019.
14. Mayer T. Developing Leadership and Communication Skills. Dallas, Tex: American College of Emergency Physicians Emergency Department Directors Academy; 2018.
15. Mayer T. How to Lead a Team. Dallas, Tex: American College of Emergency Physicians' Emergency Department Directors Academy; 2018.
16. Mayer T. Leadership for Great Customer Service. Dallas, Tex: American College of Emergency Physicians' Emergency Department Directors Academy; 2018.
17. Mayer T. Leadership, management and motivation. In: Strauss RW, Mayer T, eds. Emergency Department Management. 2nd ed. Dallas, Tex: American College of Emergency Physicians Press; 2019.
18. McCall MW Jr, Claire JA. In Transit: From Physician to Manager. Philadelphia, Pa: Wharton Center for Applied Research; 1990.
19. Nietzsche F. The Twilight of the Idols. Oxford, UK: Oxford University Press; 1998.
20. Porter ME, Teisberg EO. Redefining Health Care: Creating Value-Based Competition on Results. Boston, Mass: Harvard Business School Press; 2006.
21. Reinertsen JL. An interview with James L. Reinertsen. Interview by Penny Carver. Jt Comm J Qual Patient Saf. 2011;37(5):196-200.
22. Senge P. The Fifth Discipline: The Art and Practice of the Learning Organization. New York, NY: Doubleday; 2006.
23. Stead EA Jr. What This Patient Needs is a Doctor. Wagner GS, Cebe B, Rozear MP, eds. Durham, England: Duke University Press; 1990.
24. The Advisory Board [Internet]. Dyad leadership [cited 2018 Mar 30]. Available from: https://www.advisory.com/research/physician-executive-council/prescription-for-change/2015/03/dyad-leadership-slides
25. Turner P. Critical thinking in nursing education as defined in the literature. Nurs Ed Perspect. 2005;26(5):272-7.
26. Zori S, Morrison B. Critical thinking in nurse managers. Nurs Econ. 2009;27(2):75-9.

3.

멘토링과 코칭

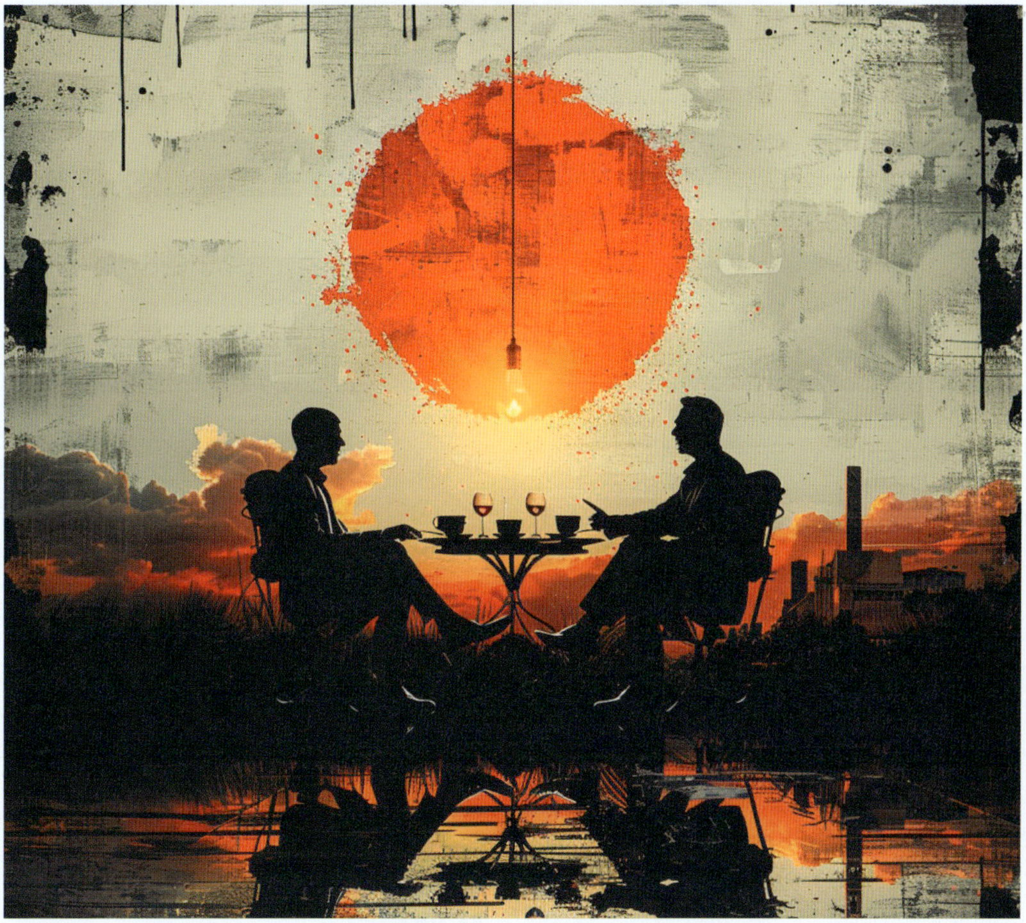

학습목표

1. 양방향 멘토링의 의미를 알고 그 중요성을 인식하고 적용할 수 있다.
2. 효과적인 멘토링 및 코칭 기법을 습득한다.
3. 멘토링 관계의 구조화 및 기대치 설정방법을 알고 적용할 수 있다.
4. 멘토링 네트워크의 의미와 중요성을 알고 활용할 수 있다.
5. 멘토링 및 코칭의 지속적인 평가와 개선 방법을 알고 적용할 수 있다.

1) 서론

의학계에서 직업적 성공과 만족도는 다양한 요인에 의해 결정되며, 그중에서도 **멘토와 코치의 영향력**은 중요한 역할을 합니다. 이는 경력 개발에 대한 연구와 리더십 위치에 오른 전문가들의 경험담에서 꾸준히 강조되어 온 원칙입니다. 멘토와 코치의 지원은 개인의 성장과 전문적 역량 개발을 촉진하는 핵심적인 요소로 작용합니다.

멘토링과 코칭에 대한 정의와 이해는 다양하지만, 교육학 문헌에서 제시된 정의가 의학 분야에서도 널리 채택되고 있습니다. 멘토링은 '항상 그렇지는 않지만, 일반적으로 한 사람은 경력이 많은 현직자이고 다른 한 사람은 경력이 적은 사람인 두 사람 사이에서 형성되는 업무 환경 내의 역동적이고 상호적인 관계'로 정의됩니다. 이 관계의 주된 목적은 **경험이 적은 사람의 발전을 촉진하는 것**에 있습니다.

가장 효과적인 멘토링 관계에서는 단순히 한쪽만 배우는 것이 아니라, 멘토와 멘티 모두가 서로의 관점에서 배우고 성장하며 기술을 발전시킵니다. 이러한 상호적인 관계는 멘티에게는 지식과 경험을 쌓을 기회를 제공하고, 멘토에게는 자신의 리더십과 교육적 역량을 강화하는 기회가 됩니다. 결과적으로, 멘토링은 개인의 성장뿐 아니라 조직의 발전에도 긍정적인 영향을 미치는 중요한 도구로 자리 잡고 있습니다.

2) 멘토링과 코칭의 정의

멘토링 관계는 상급자와 하급자 간의 일대일 지원 관계인 반면, 코칭 관계는 일반적으로 한 명 이상의 개인, 심지어 팀 전체에 특정 기술을 가르치는 개인과 관련된 관계입니다. 관련된 개인과 관계의 성격에 따라 정의는 다소 모호해집니다.

예를 들어, 동년배 peer 대 동년배 멘토링의 개념은 더 선임 멘토를 활용하지 않습니다. 오히려 같은 수준에 있는 한 명 이상의 사람들이 얻은 지혜를 공유하여 개개인을 집단적으로 발전시키는 것입니다. 예를 들어, **코치**라고 불리는 교수진은 적어도 한 곳 이상의 의과대학에서 개별 의대생과 일대일 방식으로 비밀을 유지하며 일할 수 있는 등 **코칭**의 의미는 더 광범위할 수도 있습니다.

어떤 사람들은 이러한 유형의 상호작용을 코칭이라기보다는 멘토 관계로 간주하기도 합니다. 일반적으로 의료 시스템의 지원과 자금을 받는 임원 코치는 많은 의사, 간호사, 행정직 리더가 새로운 리더십 역할을 시작할 때 활용합니다.

멘토/코치의 다른 용어로는 조언자, 롤 모델, 신뢰자, 옹호자, 서포터 등이 있습니다. 전통적인 멘토링 역할의 연장선상에서 여성의 전문직 진출을 위한 노력에서 비롯된 **스폰서**라는 새로운 용어가 등장했습니다. 스폰서는 옹호와 연결을 통해 멘토링 대상자의 커리어를 증진하는 데 보다 적극적인 역할을 수행합니다.

다른 사람의 발전을 돕는 사람의 직함이 멘토, 조언자, 코치, 후원자 또는 다른 어떤 용어이든, 핵심 개념은 길을 보여주고, 기술을 가르치고, 실수를 예방하고 배우도록 돕고, 경력 기회가 생길 때 의견과 지원을 제공하는 다른 사람들과의 강력한 관계없이는 응급의료에서 진정한 리더십 성공을 이룰 수 없다는 것입니다.

3) 멘토링과 코칭에 대한 증거

멘토링의 가치는 다양한 데이터에서 설득력 있게 입증되고 있습니다. 교육 분야에서는 멘토가 있는 취약계층 학생이 멘토가 없는 학생보다 대학에 등록할 가능성이 훨씬 높고, 이후 리더로 성장할 확률도 더 크다는 사실이 반복적으로 확인되었습니다. 의학 분야에서도 대규모 체계적 연구를 통해 효과적인 멘토링이 교수진의 생산성 향상과 밀접한 관련이 있다는 점이 밝혀졌습니다. 멘토를 받은 교수진은 승진 속도가 더 빠르고, 의과대학을 떠날 가능성이 낮다는 결과도 나타났습니다. 멘토링의 가치를 증명하는 가장 좋은 방법 중 하나는 의학계에서 성공하고 존경받는 인물들에게 강력한 멘토 관계의 혜택을 받았는지 묻는 것입니다. 이러한 질문에 대한 대답은 거의 예외 없이 "그렇다."라는 긍정적인 답변으로 돌아옵니다. 이는 멘토링이 개인의 성장과 성공에 미치는 깊은 영향을 보여줍니다.

4) 멘토링

(1) 목표와 기대치 설정

멘토링 또는 코칭 관계는 시작하기 전에 명확히 정의되고 구조화되어야 하며, 양측 간에 책임과 기대치에 대한 합의가 이루어져야 합니다. 멘토링 프로그램이 잘 확립된 응급실의 경우, 이 관계는 채용 과정에서 논의되어야 하며, 목표와 기대치, 책임을 명확히 설정하는 것이 중요합니다. 멘토와 멘티 모두가 이 관계를 통해 서로에게 긍정적인 영향을 미쳐야 하며, 관계가 공정하고 상호 이익이 되는 방향으로 유지되어야 합니다.

대부분의 멘토-멘티 관계에서는 힘의 불균형이 존재할 수

표 1-3-1 멘토링 관계를 구축하기 전에 해결해야 할 질문

멘토는 주 멘토, 보조 멘토 또는 멘토 그룹 중 한 명으로 활동할 것인가?
멘티는 자신의 발전을 위해 어떤 구체적인 목표를 가지고 있나요?
만남과 소통은 얼마나 자주 이루어지나요?
멘토링과 커뮤니케이션은 어떻게 이루어지나요?
관계를 통해 학술적 성과물이 있는 경우 저술 및 발표는 어떻게 진행되나요?
멘토가 멘티를 위해 이 역할을 수행하는 데 있어 이해 상충이 있나요?
멘토링 관계에 정해진 기간이 있나요?

있으므로, 멘티가 의식적 또는 무의식적으로 착취당하지 않도록 주의해야 합니다. 이를 방지하기 위해 관계의 목표와 기대치를 명확히 정의한 문서를 준비하는 것이 유용합니다. 서면 계약서까지 작성할 필요는 없지만, 관계를 명확히 하기 위해 서면 양해각서 MOU 또는 최소한의 이메일 교환을 통해 기본 합의를 기록하는 것이 좋습니다.

멘토링 관계의 계약서를 작성할 때 포함해야 할 구성 요소로는 관계의 목적, 구체적인 목표, 멘토와 멘티의 역할과 책임, 상호 기대치, 커뮤니케이션 방식, 정기적인 평가 및 피드백 일정 등이 있습니다. 이러한 구성 요소는 멘토링 관계의 구조를 강화하고, 양측이 이를 통해 최상의 결과를 얻을 수 있도록 돕는 데 필수적입니다.

멘토링 관계를 위한 계약서를 작성할 때 포함해야 할 몇 가지 구성 요소는 표 1-3-1에 요약되어 있습니다.

(2) 멘토와 멘티: 양방향 관계

멘토링과 코칭에 대한 고전적인 관점은 백발의 현자가 초롱초롱한 눈망울의 순진한 학생을 자신의 휘하에 두고 사심 없이 지도와 조언을 제공한다는 낭만적인 이미지입니다. 그러나 실제로 효과적인 멘토링과 코칭은 멘토와 멘티 모두의 **적극적인 참여**가 있을 때만 가능하며, 이 관계는 **호혜적**이어야 합니다. 생태학적 용어로 표현하자면, 멘토링은 상호주의 mutualism에 해당하며, 이는 양측 모두가 이익을 얻는 관계를 의미합니다.

멘토링의 '윈윈'은 여러 방식으로 실현될 수 있습니다. 멘티에게 멘토나 코치가 제공하는 지식, 기술, 경험, 그리고 조언은 성장과 발전에 있어 매우 소중한 **승리**입니다. 한편, 멘토는 후배가 발전하고 팀에 기여하는 모습을 지켜보는 데서 큰 만족감을 얻습니다. 이러한 만족감은 멘토링에 투자한 시간과 노력을 가치 있게 만드는 충분한 보상이 됩니다.

의료계에서는 미래의 리더와 전문가를 육성하기 위해 직업에 '환원'하는 것이 멘토링의 가장 선한 형태로 간주됩니다. 멘토링은 단순히 개인 간의 관계를 넘어, 의료계의 긍정적인 미래를 보장하고 발전시키는 중요한 도구입니다. 멘티의 성공은 멘토의 노력과 통찰력의 결과로 이어지며, 이는 궁극적으로 의료 시스템 전체의 개선으로 연결됩니다.

멘티는 멘토링 관계에서 단순히 배우는 역할을 넘어, 멘토에게도 가치를 제공할 수 있는 중요한 기여자가 되어야 합니다. 실질적으로, 멘티는 기술과 지식을 쌓는 동시에 멘토의 팀이 목표를 달성하도록 지원하는 기본적인 업무를 수행할 수 있습니다.

예를 들어, 멘티는 연구나 프로젝트 데이터를 정리하고 분석하여 멘토가 이를 다음 단계에서 활용할 수 있도록 준비할 수 있습니다. 또한, 멘티는 정책, 기사, 챕터, 또는 과학 논문의 초안을 작성하여 멘토의 검토와 피드백을 받을 수 있습니다. 이 과정에서 멘토는 프로젝트를 발전시키는 자료를 얻고, 멘티는 글쓰기 능력에 대한 피드백과 지도를 받을 수 있어 서로에게 유익합니다.

멘티가 발전함에 따라 병원 위원회 회의에 참석하는 등 멘토를 대신하는 책임을 맡게 될 수도 있습니다. 이를 통해 멘티는 리더십 능력을 키우고 실질적인 경험을 쌓으며, 멘토는 자신의 업무 부담을 줄일 수 있습니다. 멘토링 관계는 이러한 상호 이익을 통해 더욱 강화됩니다.

두 개의 대형 의료 센터에서 학계 의사들의 멘토링 관계를 연구한 결과, 성공적인 멘토링 관계는 **호혜성**, **상호 존중**, **명확한 기대치**, **개인적인 관계**, **공유된 가치**를 기반으로 한다는 것이 밝혀졌습니다. 반면, 실패한 멘토링 관계는 **소통 부족**, **헌신 부족**, **성격 차이**, **멘토와 멘티 간의 인지적 또는 실제적 경쟁 관계**로 인해 발생하는 경우가 많았습니다.

효과적인 멘토링과 코칭을 위해서는 양방향의 확고한 약속과 협력 관계가 필요합니다. 그러나 멘토는 매우 바쁜 경우가 많아, 멘티는 멘토링 관계를 유지하고 발전시키는 데 있어 더 주도적인 역할을 맡아야 합니다. 멘티의 활동과 참여도는 멘토링 관계의 성공 여부를 결정짓는 핵심 요소입니다.

멘토링 전문가 다리오 삼분작은 "*멘티는 멘토와의 관계를 발전시키기 위해 주도적으로 행동해야 합니다. 멘티는 멘토링 관계의 성공을 위해 헌신하고, 자신의 커리어에서 성공하고자 하는 열정을 가져야 합니다.*"라고 강조합니다. **관리하기** 또는 **주도하기**라는 개념은 멘티가 관계를 발전시키기 위해 취할 수 있는 구체적인 행동을 설명합니다. 멘티는 멘토

표 1-3-2 효과적인 멘토의 특징

이타주의: 멘티의 이익과 필요를 우선시함
신뢰성: 멘티에게 도움이 될 수 있는 지식, 기술, 평판, 경험 보유
접근성: 정기적이고 안정적으로 소통하고 만날 수 있음
인내심: 경험이 없는 사람에게도 이해심을 가지고 접근함
좋은 경청자: 적극적 경청을 통해 멘티의 이야기를 충분히 듣고 이해함
탁월한 피드백 제공: 건설적이고 정직하며 신뢰할 수 있는 평가와 조언을 제공함
신뢰성: 정보 기밀 유지
커넥터: 멘티에게 다른 인플루언서를 소개하고 새로운 관계 구축에 도움
동기 부여: 필요할 때 멘티에게 긍정적인 전망과 추진력을 제공함

와의 커뮤니케이션을 시작하고, 멘토링 회의의 의제를 준비하며, 멘토가 그 시점의 주요 요구 사항에 집중하도록 도움으로써 관계를 발전시킬 수 있습니다. 반면, 멘토가 다음 연락을 시작할 때까지 수동적으로 기다리는 접근 방식은 멘토링 관계를 효과적으로 유지하기 어렵습니다.

멘티의 적극적인 참여는 멘토링 관계를 성공적으로 이끄는 데 중요한 역할을 하며, 이러한 자세는 멘토와의 상호작용을 풍부하게 하고, 더 나은 결과를 도출하게 만듭니다.

(3) 효과적인 멘토의 특징

효과적인 멘토 또는 코치는 시간, 경험, 그리고 그 역할에 참여할 의지가 있어야 합니다. 우수한 멘토의 공통적인 특징 중 일부는 타고난 것이지만 대부분은 배우거나 연습할 수 있는 것들이 표 1-3-2에 요약되어 있습니다.

다이오즈 Daioz(1956)의 원본을 수정하고 라마니 Ramani 등(2006)이 업데이트한 내용을 재구성하였다.

어떤 사람들은 커리어를 발전시키면서 자연스럽게 훌륭한 멘토와 코치가 되지만, 모든 사람이 선천적으로 뛰어난 능력을 가지고 있는 것은 아닙니다. 대부분의 경우, 효과적인 멘토나 코치가 되는 데 필요한 기술과 접근법을 배우기 위해 구체적인 교육이 필요합니다. 이를 위해 많은 기관에서는 멘토링과 코칭에 관한 교육 과정이나 워크숍을 제공하며, 특히 의료계에서 이러한 교육은 점점 더 중요한 역할을 하고 있습니다.

적절한 수의 멘토와 코치를 확보하는 것은 의료계에서 흔히 발생하는 도전 과제입니다. 따라서 중견 의사, 간호사, 관리자들이 멘토와 코치로서의 역할을 수행할 수 있도록 교육하는 것은 필수적입니다. 그러나 한 가지 문제는 멘티가 가장 적합한 멘토를 잘 알고 있기 때문에 특정 멘토에 대한 요청이 집중되면서 멘토가 과부하 상태에 이를 수 있다는 점입니다. 이러한 상황에서는 멘토가 과중한 요청을 받는 대신, 멘티에게 다른 자격을 갖춘 멘토의 목록을 제공할 수 있도록 준비하는 것이 중요합니다.

		지지 +	지지 -
도전	+	성장	퇴행
도전	-	타당화, 검증	정체

그림 1-3-1 멘토십을 위한 도전 지원 그리드

멘티는 잠재적 멘토의 특성을 평가할 때 모든 멘토가 모든 긍정적인 특성을 가지고 있지 않을 수 있음을 이해하고, 유연성과 관용을 가져야 합니다. 예를 들어, 어떤 멘토는 뛰어난 콘텐츠 지식을 가지고 있지만 커뮤니케이션 능력에서는 부족할 수 있습니다. 이러한 이유로, 다양한 요구 사항을 충족할 수 있는 여러 멘토를 확보하는 것이 중요합니다.

최고의 멘토는 멘티에게 도전과 지원을 동시에 제공합니다. 도전과 지원의 역학 관계의 결과는 그림 1-3-1에 요약되어 있습니다. 멘토가 긍정적인 지원과 진정한 도전을 제공한다면, 멘티는 성장하고 번창할 가능성이 큽니다. 반면에, 지원이 부족하면 멘티는 퇴보하거나 발전하지 못하며, 지원만 있고 도전이 부족할 경우 멘티의 성장은 정체될 수 있습니다. 멘토가 너무 바빠서 멘티를 진정으로 참여시키지 못하는 경우, 멘티는 멘토의 지식과 경험을 배우거나 기여할 기회를 잃게 됩니다. 이 경우, 멘토는 관계가 원활하지 않음을 인식하고, 이를 개선하거나 멘티를 더 적합한 멘토에게 연결해주는 조치를 취해야 합니다.

멘토링 프로그램이 단순히 성공적이라고 가정해서는 안 됩니다. 지속적으로 높은 수준의 상호작용이 이루어지고 있는지, 멘티의 결과와 관계가 개선되었는지 정기적으로 평가해야 합니다. 이를 위해 때로는 **멘토를 멘토링**하는 접근이 필요합니다. 이는 멘토들에게 피드백과 추가 지원을 제공하

여 그들이 더 나은 멘토가 될 수 있도록 돕는 과정으로, 멘토링 프로그램의 지속적 성공을 보장합니다.

(4) 효과적인 멘티의 특성

멘토의 역량에 기여하는 특정 자질이 있듯이, 생산적인 멘토링 관계로 이어지는 멘티의 주요 특성과 기술도 있습니다. 기본적인 자질은 멘토나 코치의 지도와 지시에 개방적이고 수용적이며 지식과 기술을 향상시키기 위해 기꺼이 노력하는 **코칭 가능성**입니다. 멘토링 또는 코칭에 대한 개방성 외에도 성공적인 관계로 이끄는 다른 특성은 표 1-3-3에 요약되어 있습니다.

표 1-3-3 효과적인 멘티의 특성

준비가 되어 있음: 미리 읽고, 의제나 화두를 개발하고, 질문을 공식화함
팀 플레이어: 자신의 과제가 아니더라도 기꺼이 참여하고 돕고자 함
신뢰성: 시간을 지키고, 나타나고, 마감일을 지키고, 양질의 작업을 제공함
창의적: 멘토의 세계에 흥미롭고 신선한 관점을 제공함
소통적: 멘토와 소통합니다: 모든 사람에게 구두 또는 전자적으로 정보를 제공
피드백: 멘토로부터 평가를 받고 멘토에게 피드백을 제공할 수 있음

(5) 멘토링 네트워크

성장하는 영웅에게 홀로 멘토링을 제공하는 영화 스타워즈의 요다와 같은 인물은 매력적이지만, 현실보다는 환상에 가깝습니다. 실제로 의료 분야에서 성공한 리더와 관리자들은 커리어를 쌓는 동안 여러 멘토나 코치의 도움을 받았으며, 이를 통해 다양한 기술과 경험을 습득했다고 언급합니다. 멘티는 각기 다른 분야에서 멘토링 경험을 제공할 수 있는 여러 멘토를 확보하는 것이 중요합니다.

이 접근은 마부가 특정 목적에 맞게 다양한 말을 선택하는 것과 유사합니다. 건강 관리 분야의 멘티는 한 멘토로부터 특정 임상 기술을 배우고, 다른 멘토로부터는 직업 조언을 얻으며, 또 다른 멘토는 전국 회의에서 인맥을 형성하는 데 도움을 받을 수 있습니다. 한 멘토만 활용하려는 접근은 모든 것을 아는 멘토를 요구하기 때문에 비현실적입니다. 따라서, 멘티가 다양한 기술과 지식을 습득하기 위해 여러 명의 공식 또는 비공식 멘토를 두는 것이 가장 효과적인 전략입니다(그림 1-3-2).

멘토링 환경은 시간이 지나면서 자연스럽게 변화합니다. 멘토의 중요성과 참여도는 상황에 따라 달라지며, 새로운 멘토가 팀에 들어오면 기존 멘토의 역할이 변화하거나 전직 멘토로 전환될 수도 있습니다. 미국 국립보건원 (NIH) K 연구비 수혜자를 대상으로 한 연구는 여러 멘토를 두는 **다멘토링** 접근 방식이 널리 사용되며 매우 긍정적으로 평가된다는 점을 보여주었습니다.

수평적 멘토링, 즉 동료 간 멘토링은 시니어 멘토로 발전하기 전에 자신의 수준에서 다른 사람을 멘토링할 기회를 제공하므로 가치 있는 활동으로 간주됩니다. 이러한 동료 멘토

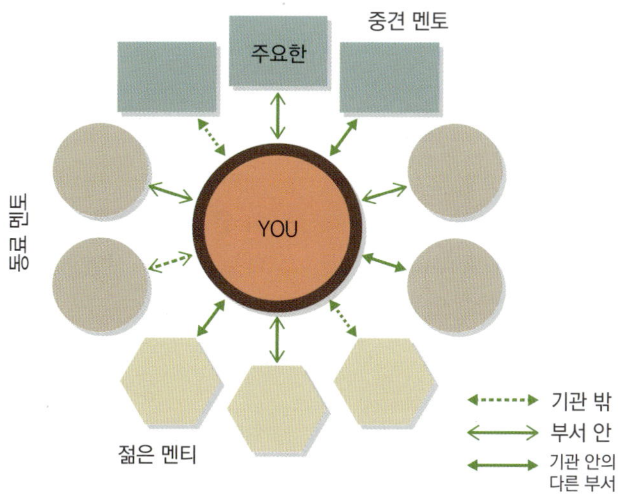

그림 1-3-2 멘토링 네트워크 지도

링은 경험 많은 시니어 멘토를 대체할 수는 없지만, 멘티에게 멘토링의 기본 기술을 익히고 자신의 리더십 능력을 개발할 기회를 제공합니다. 멘티가 다양한 멘토링 경험을 통해 지식을 폭넓게 확장하고, 각 멘토의 강점을 최대한 활용하는 것은 성장과 성공을 위한 중요한 전략입니다.

개발자의 성공에 기여하는 멘토 그룹을 정의하는 한 가지 방법은 멘토링 네트워크 또는 지도를 구성하는 것입니다(그림 1-3-2). 이 프로세스에서는 일부는 선배, 일부는 동료, 일부는 교육기관 내부, 일부는 외부 멘토로 구성된 멘토 모음을 개략적으로 보여줍니다. 이 다이어그램에는 개인의 멘티도 포함되어 멘토와 멘티의 전체 참여 범위가 그려집니다. 이 다이어그램은 멘토와 멘티가 개인의 삶에 들어오고 나갈 때마다 말풍선 안에 기록되어 업데이트되는 살아있는 다이어그램으로 보아야 합니다. 멘토 네트워크 맵을 구성하는 방법의 예는 그림 1-3-2에 나와 있습니다.

(6) 멘토와 코치 찾기 및 선택

멘토나 코치는 인생의 새로운 단계에서 자연스럽게 만나게 될 수 있습니다. 존경하는 교수나 교사, 새로운 관리자, 또는 선배 동료가 멘토가 될 수 있으며, 어떤 회사에서는 후배 직원에게 멘토나 코치를 배정하는 프로그램을 운영하기도 합니다. 그러나 대부분의 경우, 멘토나 코치를 직접 찾아야 합니다.

신입 직원은 자신의 환경을 조사하며, 멘토 역할을 할 수 있는 리더십 위치에 있는 사람을 파악해야 합니다. 직급이 약간 높으면서 동료들로부터 존경받는 사람이 이상적인 멘토가 될 수 있습니다. 각 카테고리에서 한 명 이상의 잠재적 멘토에게 접근할 수 있으며, 명시적인 요청("저에게 멘토가 되어 주실 수 있나요?")과 함께 기대치를 미리 설정하는 것이 중요합니다.

멘토링 관계는 조직 내부뿐만 아니라 외부에서도 형성될 수 있습니다. 기관 외부의 멘토나 과거에 중요한 역할을 했던 사람을 포함시키는 것은 지역 이슈와 문제를 해결하는 데 새로운 관점과 아이디어를 제공할 수 있습니다. 외부 멘토는 멘티의 시야를 넓히고 다양한 해결책을 탐구할 수 있는 기회를 제공합니다.

응급 치료 분야의 리더는 직원들이 좋은 멘토링과 코칭을 받을 수 있도록 환경을 조성하는 책임을 집니다. 강력한 멘토/코치 관계를 구축함으로써 얻을 수 있는 이점은 시간과 비용을 투자할 만한 가치가 있습니다. 한 가지 효과적인 접근법은 신입 직원이 입사 첫해에 주 멘토를 찾고 멘토 네트워크를 구축하도록 돕는 것입니다.

일부 기관에서는 신입 직원이나 연수생에게 멘토나 코치를 배정하기도 합니다. 이는 유익할 수 있지만, 멘티가 직접 선택하지 않은 경우 성격이나 스타일이 맞지 않아 생산적인 관계로 발전하지 않을 가능성도 있습니다. 더 효과적인 접근 방식은 신입 직원이 처음 몇 주 또는 몇 달 동안 관리자로부터 기본적인 안내를 받은 후, 잠재적인 멘토나 코치를 스스로 선정하고, 그들과의 관계를 어떻게 발전시킬 것인지 논의하는 것입니다.

멘토 네트워크를 개발하는 데 초점을 맞춘 시작 프로그램은 신입 사원의 온보딩 프로세스에서 매우 효과적일 수 있습니다. 연례 검토를 통해 리더나 관리자는 직원 또는 연수생의 멘토 네트워크 다이어그램을 검토하여 멘토링과 코칭이 적절한 수준으로 이루어지고 있는지 판단할 수 있습니다(그림 1-3-2). 이러한 방식은 멘티가 올바른 멘토링 환경에서 성장하고, 직업적 성공을 이루도록 돕는 데 큰 기여를 합니다.

5) 오해와 편견

오해는 흔히 발생하며 체계적이지 않은 프로세스에서 흔히 겪는 좌절과 어려움에서 비롯됩니다. 이러한 오해는 때때로 강력한 관계의 발전을 저해하며, 멘토는 이러한 오해가 멘티의 머릿속을 맴돌 때 이를 인식해야 합니다. 이러한 오해 중 일부는 다음과 같습니다.

(1) 오해 1: 멘토/코치는 나와 같아야 한다

멘토와 멘티의 성별, 인종, 개인 스타일 등이 정확히 일치하는 것은 멘티에게 편안함과 바람직한 환경을 제공할 수 있습니다. 하지만 항상 그런 매칭이 가능하지는 않습니다. 멘티가 자신과 비슷한 특성을 가진 사람들만 찾으려고 한다면, 잠재적인 멘토의 범위가 크게 제한될 수 있습니다. 또한, 이러한 접근은 멘티가 더 넓은 관점과 새로운 기술을 개발하기보다는 기존의 신념과 기술만 강화하는 결과를 초래할 가능성이 있습니다.

성공적인 멘토링과 코칭 관계는 서로의 차이를 바탕으로 성장하는 경우가 많습니다. 서로의 관점, 문화, 또는 접근 방식에 대해 더 많이 배우면서 서로를 이해하고 확장하는 관계가 형성됩니다. 이러한 다름은 특히 의료계에서 소외된 사람들 underrepresented in medicine, URiM 에게 중요한 의미를 가집니다. URiM 멘토 또는 코치의 수가 제한되어 있기 때문에,

모든 URiM 멘티가 자신의 인종, 민족, 또는 성 정체성과 일치하는 멘토를 찾는 것은 어려울 수 있습니다.

URiM 멘토는 종종 많은 멘티 요청으로 과부하 상태가 되기도 합니다. 이러한 경우, 멘토는 URiM 멘티를 지지해 온 비 URiM 멘토를 찾아 멘티가 다양한 관점에서 멘토링을 받을 수 있도록 연결해주는 역할을 할 수 있습니다. 이는 멘티에게 새로운 관점을 제공하고 멘토링 관계의 다양성을 확대하는 데 도움을 줄 수 있습니다.

의료계 여성은 여성 멘토를 찾는 데 어려움을 겪을 수 있으며, 이 경우 가까운 직업군을 넘어 여성 멘토를 찾아야 할 수도 있습니다. 또한, 여성 멘토링을 성공적으로 수행한 경험이 있는 남성 멘토와의 협력을 활용할 수도 있습니다. 많은 국가 조직에서는 전문직 여성이 공통적으로 직면하는 문제를 해결하고 멘토링 관계를 형성하기 위해 하위 그룹을 운영하고 있습니다. 이러한 그룹은 멘티가 적합한 멘토를 찾고 관계를 발전시키는 데 중요한 지원을 제공합니다.

멘티와 멘토의 차이는 단점이 아니라 성장과 학습의 기회가 될 수 있습니다. 멘티는 자신의 한계를 확장하고 다양한 관점을 배우며, 멘토는 새로운 경험과 이해를 통해 자신의 역량을 발전시킬 수 있습니다. 다양성과 차이를 포용하는 멘토링 관계는 개인과 조직 모두에게 긍정적인 영향을 미칩니다.

(2) 오해 2: 최고의 멘토는 내 관심 분야의 전문가일 것이다

모든 멘티가 자신의 관심 분야에서 훌륭한 현지 멘토를 찾을 수 있는 것은 아니며, 이는 특히 전문 분야가 좁을수록 더욱 어려운 과제가 됩니다. 이상적으로는 멘티의 전공 분야에 정통한 멘토나 코치를 만나는 것이 바람직하지만, 최고의 멘토 중 일부는 관련 분야가 아니거나 전혀 다른 분야의 전문가일 수 있습니다.

경험이 풍부한 멘토는 자신의 지혜와 통찰력을 다양한 상황에 적용할 수 있으며, 멘티의 전공 분야와 직접적인 연관이 없는 독특한 관점을 제공할 수 있습니다. 이러한 관점은 멘티가 자신의 분야에서 새로운 시각을 얻고, 보다 창의적이고 혁신적인 접근 방식을 개발하는 데 도움을 줄 수 있습니다. 다른 분야에서 활동하는 멘토는 기존의 사고방식을 넘어서는 창의적인 제안을 통해 멘티가 자신의 경력과 기술을 한 단계 더 발전시키도록 도울 수 있습니다.

따라서 멘티는 자신과 전공이 완벽히 일치하는 멘토를 찾으려는 데만 집중하기보다는, 다양한 배경과 경험을 가진 멘토를 통해 폭넓은 시야를 확보하고 성장의 기회를 탐구하는 것이 중요합니다. 이는 멘티의 전문성과 창의성을 동시에 확장하는 효과적인 전략이 될 수 있습니다.

(3) 오해 3: 멘토 또는 코치와 친밀하고 개인적인 관계를 맺어야 한다

가장 만족스러운 멘토와 멘티 관계는 종종 직장을 넘어선 친밀하고 지속적인 개인적 관계로 발전할 수 있습니다. 하지만 이러한 관계는 필수가 아니며, 오히려 예외적인 경우에 해당하는 경우가 더 많습니다.

기대치와 목표가 명확하게 설정된 전문적인 멘토/멘티 관계는 개인적 친밀함으로 발전하지 않더라도 양쪽 모두에게 매우 성공적이고 유익할 수 있습니다. 이러한 관계는 멘티가 성장하고 목표를 달성하는 데 필요한 지도와 지원을 제공하며, 멘토에게도 자신의 경험과 지식을 효과적으로 공유하고 영향력을 확장할 기회를 제공합니다.

중요한 것은, 멘토링 관계가 서로에 대한 존중과 명확한 목표를 바탕으로 구축되었을 때, 개인적 친밀함에 관계없이 만족스럽고 생산적인 관계로 발전할 수 있다는 점입니다.

(4) 오해 4: 멘토나 코치와 많은 시간을 함께 보내야 한다

멘토링 관계에서 상호작용의 **양보다는 질**이 훨씬 더 중요합니다. 의료계의 많은 멘토/멘티 및 코칭 관계는 매일 직접 접촉하고 감독하는 전통적인 견습생 모델과는 다릅니다. 상호작용의 빈도는 관계의 필요에 따라 매주, 매월 또는 그보다 적은 빈도로 설정될 수 있으며, 이는 시간이 지나면서 유연하게 조정될 수 있습니다.

멘티가 멘토 네트워크를 활용할 수 있는 경우, 일부 멘토와는 1년에 두어 번만 소통하거나 전자적 방식으로만 상호작용할 수도 있습니다. 이러한 관계는 대면 접촉이 부족하더라도 충분히 유익할 수 있으며, 적절한 시점에 필요한 조언을 제공받는 데 초점을 맞춥니다.

반면에, 멘토는 긴급한 상황이나 시간에 쫓기는 문제가 발생했을 때 **언제든지 연락할 수 있는 접근 가능성**을 제공해야 합니다. 멘티는 이러한 상황에서 '일정 외'에도 편안하게 멘토에게 연락할 수 있어야 하며, 이는 멘토링 관계의 신뢰와 유연성을 나타냅니다. 이처럼 상호작용의 질을 중심으로 관계를 조정하면, 멘토와 멘티 모두의 시간과 노력을 효율적으로 활용할 수 있습니다.

(5) 오해 5: 마음에 들지 않아도 멘토와 함께해야 한다

멘토링 관계가 항상 성공적으로 이루어지는 것은 아닙니다. **멘토의 헌신 부족, 가용성 부족, 성격 갈등, 또는 부적절한 행동** 등의 이유로 인해 멘토링 관계가 원활하지 않을 수 있으며, 경우에 따라 관계를 종료해야 할 수도 있습니다. 일반적으로, 멘티가 불만족을 느끼고 있다면 멘토 역시 유사한 감정을 느낄 가능성이 높습니다.

문제가 발생했을 때, 관계 초기의 계약서나 합의 내용을 다시 참조하는 것이 중요합니다. 이를 통해 기대가 충족되지 않은 부분을 명확히 기록하고 문제를 객관적으로 파악할 수 있습니다. 만약 화해할 수 없는 문제가 존재한다면, 대면 회의를 통해 **전문적으로 관계를 종료하는 합의**를 이끌어내는 것이 필요합니다.

멘티는 힘의 역학 관계로 인해 소원해진 멘토 관계를 **흐지부지 끝내고 싶은 유혹**을 느낄 수 있습니다. 그러나 이는 멘토에게 부정적인 감정을 초래할 수 있으며, 궁극적으로 멘티의 경력에 부정적인 영향을 미칠 위험이 있습니다. 따라서 멘토링 관계의 종료는 **명확하고 성숙한 방식**으로 이루어져야 합니다.

멘토-멘티 관계는 일반적으로 다음의 단계를 거치며 발전합니다.

- **시작 단계**: 관계의 기대치와 목표를 설정하는 초기 단계입니다.
- **긍정적인 멘토링 단계**: 멘티가 배우고 성장하며, 멘토가 조언과 지원을 제공하는 활발한 상호작용 단계입니다.
- **상호작용 빈도가 줄어드는 단계**: 멘티가 독립성을 키우며 멘토의 지원이 점차 감소하는 단계입니다.
- **관계 종료 단계**: 멘토링 관계가 종료되거나 새로운 형태의 동료 관계로 전환되는 단계입니다.

이러한 관계의 진화는 자연스럽게 이루어질 수 있지만, 관계 중에는 명확히 드러나지 않거나 선언되지 않을 수도 있습니다. 그러나 예상하지 못한 진화나 변화는 문제가 될 수 있으며, 이 경우 멘토와 멘티 간에 관계 조건에 대한 **명시적인 논의**가 필요할 수 있습니다. 이러한 논의를 통해 서로의 기대와 현재 상황을 조정함으로써 관계의 발전을 원활하게 할 수 있습니다.

(6) 오해 6: 의사에게만 멘토링이 필요하다

멘토링 프로그램은 의사의 전문적 발전에 있어 중요한 역할을 하지만, 이러한 프로그램의 혜택은 응급실 팀의 모든 구성원에게 확대될 수 있습니다. **간호사, 고급 진료 제공자, 응급실 기술자, 부서 비서, 필수 서비스 직원(예: 영상 및 검사실 기술자)** 등 응급실의 다양한 구성원들이 멘토링 프로그램을 통해 성장과 발전의 기회를 얻을 수 있습니다.

특히, 많은 대형 응급실에서는 **간호 펠로우십 프로그램**을 개발하여 신입 간호사에게 멘토를 배정하고 있습니다. 이러한 프로그램은 신입 간호사가 새로운 환경에 적응하고 필요한 기술과 지식을 습득하며, 환자 치료에서 자신감을 가질 수 있도록 돕습니다. 멘토는 신입 간호사에게 조언과 지원을 제공하며, 직무와 조직 문화에 대한 이해를 심화시키는 데 중요한 역할을 합니다.

멘토링 프로그램은 팀 구성원 간의 협력을 강화하고, 각자의 역할에 대한 이해를 심화시키며, 결과적으로 응급실의 전반적인 성과와 효율성을 높이는 데 기여합니다. 이를 통해 응급실 팀은 더 나은 환자 치료와 서비스를 제공할 수 있습니다.

6) 결론

강력한 멘토링과 코칭 관계가 개인의 경력 개발과 조직의 성공에 중요하다는 점에 이의를 제기하는 사람은 거의 없지만, 의료 분야에서는 특히 경력 초기와 중간 단계에 있는 사람들이 적절한 멘토링과 코칭을 받지 못하는 경우가 많습니다. 바쁜 응급실과 같은 환경에서는 일상적인 업무에 집중하느라 직원들의 발전 상황을 제대로 살피지 못하는 경우가 많습니다.

각 직원의 멘토링과 코칭 관계가 발전하고 있는지 확인하는 것은 관리자와 리더의 중요한 책임입니다. 이를 위해 의식적인 노력이 필요하며, 직원과의 정기적인 미팅을 통해 멘토링 관계를 평가하고, 효과적인 멘토링을 달성하기 위한 전략과 조언을 제공해야 합니다.

멘토와 코치도 효과적인 역할을 수행하기 위해 교육이 필요합니다. 연구에 따르면, 강력한 멘토링과 코칭 관계를 맺은 사람들은 그렇지 않은 사람들보다 더 나은 성과를 내고, 업무 및 경력에 대한 만족도가 높은 것으로 나타났습니다. 따라서 멘토링과 코칭 관계에 시간을 투자하는 것은 조직과 개인 모두에게 큰 보람을 안겨줄 수 있습니다.

멘티 측면에서도 신중한 접근이 필요합니다. 멘토나 코치를 적극적으로 찾고, 관계를 정의하며, 기대치를 명확히 설정하고, 멘토와 코치를 충분히 활용하기 위해 시간을 할애하는 것이 중요합니다. 이러한 노력을 통해 멘티는 자신의 경력을 발전시키고 목표를 달성할 수 있습니다.

멘토와 멘티가 서로를 찾아 행복하고 생산적이며 역량을 갖춘 응급 의료 제공자와 직원을 만들어내는 관계와 네트워크를 구축한다면, 응급 환자 치료의 미래는 더욱 밝아질 것입니다. 이러한 강력한 멘토링 문화는 개인의 성장뿐 아니라 조직 전체의 발전에도 크게 기여할 것입니다.

REFERENCE

1. Balmer DF, Darden A, Chandran L, et al. How mentor identity evolves: findings from a 10-year follow-up study of a national professional development program. Acad Med. 2018;93(7):1085-90.
2. Carey EC, Weissman DE. Understanding and finding mentorship: a review for junior faculty. J Palliat Med. 2010;13(11):1373-9.
3. Daloz LA. Effective Teaching and Mentorship: Realizing the Transformational Power of Adult Learning Experiences. San Francisco, CA: Jossey-Bass. 1986;209-35.
4. DeCastro R, Sambuco D, Ubel PA, et al. Mentor networks in academic medicine: moving beyond a dyadic conception of mentoring for junior faculty researchers. Acad Med. 2013;88(4):488-96.
5. Healy CC, Welchert AJ. Mentoring relations: a definition to advance research and practice. Educ Res. 1990;19(9):17-21.
6. McAlearney AS. Executive leadership development in U.S. health systems. J Healthc Manag. 2010;55(3):206-22.
7. Ramani S, Gruppen L, Kachur EK. Twelve tips for developing effective mentors. Med Teach. 2006;28(5):404-8
8. Ripley E, Markowitz M, Nichols-Casebolt A, et al. Training NIH K Award recipients: the role of the mentor. Clin Transl Sci. 2012;5(5):386-93.
9. Sambunjak D, Straus SE, Marusic A. Mentoring in academic medicine: a systematic review. JAMA. 2006;296(9):1103-15.
10. Sambunjak D, Straus SE, Marusic A. Systematic review of qualitative research on the meaning and characteristics of mentoring in academic medicine. J Gen Intern Med. 2010;25(1):72-8.
11. Straus SE, Johnson MO, Marquez C, et al. Characteristics of successful and failed mentoring relationships: a qualitative study across two academic health centers. Acad Med. 2013;88(1):82-9.
12. The National Mentoring Partnership [Internet] [cited 2019 Jun 16]. Available from: https://www.mentoring.org/why-mentoring/mentoring-impact/.
13. University of Michigan Medical School [Internet] [cited 2019 Jul 4]. Available from: https://medicine.umich.edu/medschool/education/md-program/m-home.

4.

갈등 관리

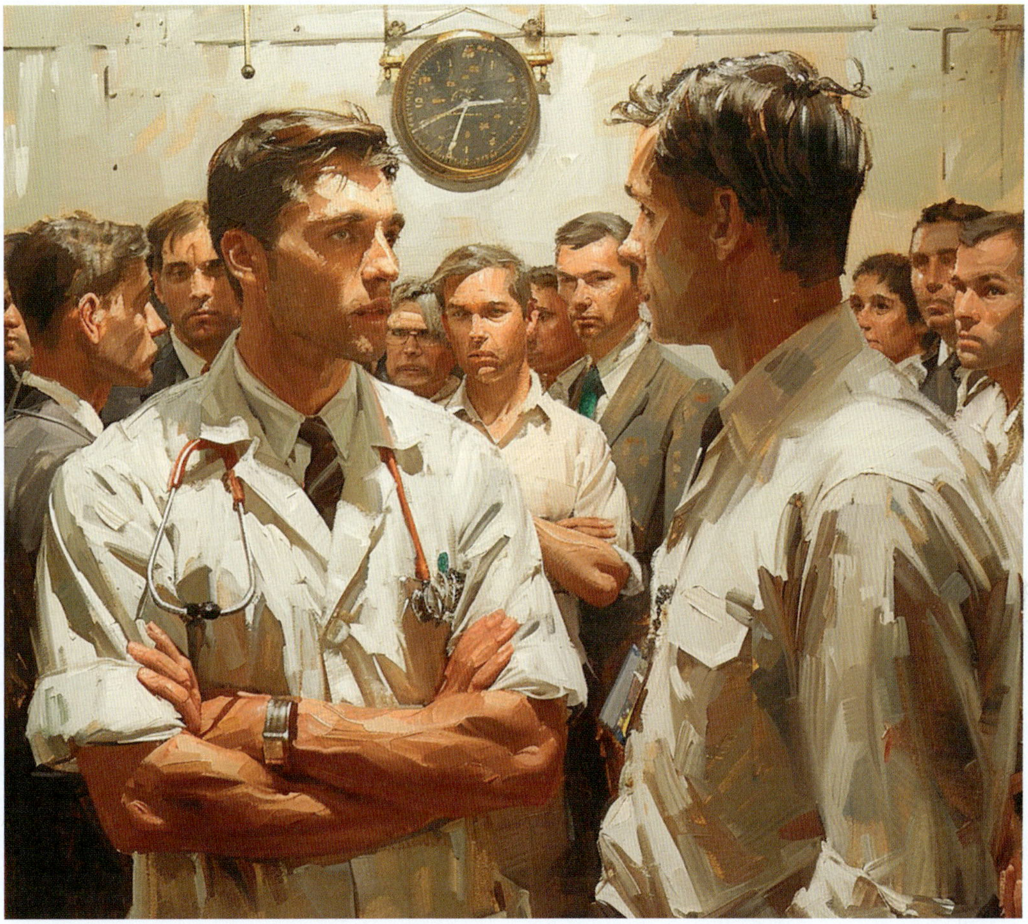

학습목표

1. 응급실에서 발생하는 다양한 갈등 상황을 이해하고, 이러한 갈등이 의료 환경에서 필연적임을 수용하는 것의 중요성을 인식한다.
2. 갈등의 원인을 파악하고, 이를 해결하기 위한 창의적이고 효율적인 접근 방식을 개발하는 능력을 키운다.
3. 갈등 상황에서 효과적인 의사소통을 통해 문제를 해결하고, 의료 팀 내의 협력을 증진시키는 기술을 습득한다.
4. 갈등을 개선의 기회로 활용하여 조직의 기능을 향상시키고, 직원의 사기와 참여를 증진시키는 방법을 배운다.
5. 갈등 상황에서 스트레스를 관리하고 감정을 적절히 조절하는 방법을 배워, 직원의 만족도와 환자 안전을 보장한다.

1) 서론

사람들이 공존하는 곳에서는 갈등이 불가피합니다. 이는 사람들이 원하는 것과 현재 상황 사이에 존재하는 차이에서 비롯됩니다. 이러한 불일치는 특히 응급실과 같은 위기 지향적 환경에서 더욱 두드러집니다. 응급실에서는 개인 간의 신속하고 긴박한 상호작용이 이루어지며, 이는 갈등의 발생을 촉진하는 요소가 될 수 있습니다.

응급실에서의 갈등은 긴급성, 양립할 수 없는 목표의 추구, 높은 스트레스 상태에 놓인 개인, 그리고 충족되지 않은 기대치 등의 요인으로 인해 자연스럽게 심화됩니다. 이러한 환경에서는 상호작용이 빠르고 종종 압박감이 동반되기 때문에, 갈등을 이해하고 이를 효과적으로 관리하는 능력이 응급실 팀의 원활한 운영과 환자 치료의 질을 유지하는 데 핵심적인 요소가 됩니다.

2) 갈등은 피할 수 없습니다

응급실에서의 갈등의 예는 다음과 같습니다.

- 응급 의료 기술자 emergency medical technician, EMT가 환자를 데리고 응급실에 도착하면 직원들이 즉시 새 환자를 정중하게 돌봐 줄 것으로 기대합니다. 하지만 응급구조사는 "우리가 바쁘다는 게 안 보여요?"라고 화를 내며 다소 흥분한 의료진을 발견합니다.
- 만성 요통을 앓고 있는 환자는 즉각적인 치료와 극적인 완화를 기대합니다. 바쁘고 지친 의료진이 30분 후 환자를 진찰하기 위해 도착했는데 "나를 잊은 줄 알았다."라며 비꼬고 경멸하는 환자를 발견합니다.
- 바쁜 사무실에서 퇴근한 심장 전문의가 응급실에 도착해 간호사가 즉시 자신을 돌봐줄 것을 요구합니다.
- 응급의학과 의사는 아무것도 해결되지 않고 환자가 점점 더 쇠약해지는 것 같아 점점 더 좌절감을 느낍니다. 그는 방금 전화를 받은 간호사에게 큰 소리로 외칩니다. "잘됐네요! 환자가 아파서 기다리는데 전화만 받고 있잖아요!"라고 소리칩니다.
- 우는 아이의 엄마가 한 시간 넘게 기다리다 분류 간호사에게 다가가자 "어머님, 아이보다 더 아픈 환자가 있으니 자리로 돌아가서 기다리세요!"라는 말을 듣습니다.
- 응급 간호사가 의사가 지시한 치료가 부적절하다고 판단하여 치료를 거부하는 경우가 있습니다.

3) 갈등의 이점

위의 사례는 갈등의 부정적인 측면을 보여주지만, 갈등은 종종 유익한 측면도 있습니다. 고기능 조직은 갈등이 없는 것이 아니라 갈등을 해결되지 않은 문제를 해결하고 개선할 수 있는 기회로 인식합니다.

갈등의 이점은 다음과 같습니다.

- **개선된 해결책**: 이견이 표출되고 검토되면 문제에 대해 더 깊이 조사할 수 있으며, 미처 고려하지 못했던 관점도 포함될 수 있습니다. 다른 견해에 주의를 기울이면 여러 관점을 아우르는 보다 미묘한 해결책이 나올 수 있습니다.
- **효율성 향상**: 프로세스 변경을 잘못 도입하면 저항에 부딪히고 실행이 지연되며 실패로 이어질 수 있습니다. 효과적인 리더는 변화는 유동적이며 **사후 검토**와 **조정**이 필요하다는 점을 인식합니다. 무엇이 효과가 있었고 무엇이 효과가 없었는지 검토하면 프로세스를 책임지고 영향을 받는 사람들이 프로세스를 미세 조정할 수 있습니다. 프로세스 변경에 대한 갈등을 파악하고 피드백을 장려하면 동의를 얻고 조기 채택을 촉진할 수 있습니다.
- **사기 향상**: 갈등을 제대로 관리하지 않거나 무시하면 현재와 미래의 솔루션에 참여하지 않으려는 분위기가 조성될 수 있습니다. 우려 사항이나 갈등을 조기에 해결하면 새로운 아이디어, 프로그램 및 프로세스에 대한 저항이 줄어들고 새로운 아이디어가 성공적으로 구현될 가능성이 높아집니다. 개인은 자신이 존중받고 있으며 자신의 아이디어가 복잡한 문제를 해결하는 데 기여할 수 있음을 인식합니다. 그룹 내 사람들의 문제를 해결하면 관계가 강화되고 사기가 향상됩니다.

환자, 가족 또는 동료의 불만이 인정되면 간병인은 자신이 서비스를 제공하는 사람들의 요구를 더 잘 충족시키기 위해 변화를 시도할 기회를 갖게 됩니다. 양질의 서비스는 서비스를 제공하는 사람과 서비스를 제공받는 사람을 배려하는 조직에서만 지속될 수 있습니다.

4) 갈등의 비용

앞서 언급한 바와 같이 응급실에서의 갈등은 피할 수 없는 것이지만, 이로 인해 발생하는 비용을 이해하는 것이 중요합니다(특히 갈등이 조기에 생산적으로 처리되지 않을 경우).

해결되지 않은 갈등은 환자 만족도, 처리량, 치료의 질, 환자 안전에 지장을 줍니다. 갈등 수준이 높으면 직원의 사기와 자부심이 저하되어 업무 환경에 대한 불만으로 인한 이직률이 높아질 가능성이 높습니다. 갈등이 높은 응급실에서는 리더가 직원 공석을 채용하고 환자, 의료진 및 다른 병원 부서에서 제기되는 불만을 해결하는 데 더 많은 시간을 할애할 가능성이 높습니다.

응급실에서는 스트레스가 많고 유해한 업무 환경이 직원들에게 부정적인 영향을 미칩니다. 유독한 근무 환경에서는 의사소통이 원활하지 않을 가능성이 높으며, 이는 오류 증가를 통해 환자 치료에 직접적인 영향을 미칩니다. 일부 직원은 병가를 내고 출근을 기피하여 부서의 인력이 부족해질 수 있습니다. 반복되는 갈등과 직업적 불만은 직원들의 좌절감, 분노, 가족 갈등, 약물 남용, 화학 물질 의존으로 이어질 수 있습니다. 또한 환자는 직원 간의 갈등을 인지할 수 있어 만족도가 떨어질 수 있습니다.

5) 응급실 내 스트레스와 갈등의 원인

응급실에서는 의료진, 환자, 가족 구성원 모두에게 스트레스가 만연합니다. 의료진은 긍정적인 해결책이 거의 없거나 전혀 없는 수많은 상황에 직면합니다. 진료를 기다리는 많은 환자들은 자신의 문제가 응급 상황이며 즉각적인 치료가 필요하다고 생각하며, 대부분 불안하고 고통스러워합니다.

환자나 그 가족은 복도나 대기실에 팔짱을 끼고 서서 직원을 노려보며 진료를 기다릴 수 있습니다. 너무 바빠서 환자의 기대에 적절히 대응할 수 없는 의료진은 이러한 사람들을 피하게 되어 갈등이 더욱 커질 수 있습니다.

6) 의료 환경

변화하는 의료 환경을 따라잡고 규제 의무를 확대하는 것은 응급실 리더와 직원들에게 지속적인 스트레스를 유발합니다. 의료 서비스 개혁은 거의 완벽한 치료를 제공하고, 통증을 없애고, 환자의 서비스 요구를 적시에 해결하고, 품질을 보장해야 한다는 압박을 동반합니다. 관리 의료 기관, 보험 제공자, 병원, 책임 의료 기관은 응급실에서의 자원 사용을 비판적으로 검토하고 수행되는 검사 및 시술의 배터리 제한을 옹호합니다.

반대로 전문 교육, 동료 검토 조직, 환자와 그 가족, 의료과실에 대한 두려움은 대중에게 응급 치료를 제공할 때 한 치의 오차도 허용하지 않아야 한다는 압박감을 조성합니다. 또한, 기존 환자 관계에 대한 임상적 관점이 부족하기 때문에 응급 의료진이 추가 자원을 사용하는 경우가 많습니다.

7) 조직 분위기

응급실의 위계적 구조는 본질적으로 추가적인 긴장감을 조성합니다. 의사, 간호사, 기술자, 사무직 직원 간에는 지위와 급여에서 상당한 불평등이 존재하며, 이는 상호작용과 협력에 영향을 미칠 수 있습니다. 의사들은 연공서열, 파트너십, 리더십, 교육 수준 또는 기술적 숙련도 면에서 종종 다른 의료진보다 우위를 점하며, 간호 인력보다도 높은 서열에 위치합니다. 간호사들 간에도 서열 차이가 있으며, 기술자와 사무직 직원은 종종 임상 직원보다 중요도가 낮게 간주되곤 합니다. 이러한 위계는 팀 간의 협력과 의사소통을 방해하고 긴장과 갈등을 심화시킬 수 있습니다.

또한, 한 사람이 모든 환자 치료 결정을 책임져야 한다는 전통적인 **'선장' 사고방식**은 이러한 스트레스를 더욱 가중시킵니다. 위계적 구조에서 발언하는 사람이 듣는 사람보다 우위를 점하는 상황에서는 특히 스트레스가 많은 환경에서 갈등이 발생할 가능성이 훨씬 더 커집니다.

제한된 자원도 응급실에서의 긴장과 갈등을 유발하는 주요 원인 중 하나입니다. 축소된 인력, 시설 및 장비 업그레이드를 위한 제한된 예산, 병상 부족으로 인해 발생하는 환자의 장기 대기는 응급실과 병원 모두에서 직원들에게 부담을 줍니다. 이러한 자원 부족은 최적의 서비스 제공을 어렵게 하고, 차선의 서비스로 대체되는 결과를 초래합니다.

결과적으로, 제한된 자원은 환자의 요구를 충족시키기 위해 노력하는 직원들에게 심각한 어려움을 안겨주며, 이는 응급실 팀의 스트레스와 갈등을 더욱 심화시킵니다. 이러한 환경에서는 상호 존중과 효과적인 의사소통, 문제 해결을 위한 협력이 긴장을 완화하고 팀의 효율성을 유지하는 데 필수적입니다.

8) 건강에 해로운 근무 환경

응급 치료를 제공하면서 받는 스트레스는 많은 의료진에게 우울증, 불안, 스트레스, 분노 등 외상 후 스트레스 장애 post traumatic stress disorder, PTSD의 증상을 유발할 수 있습니다. 응급 의료진은 일반인보다 외상 후 스트레스 장애를 겪을 확률이 2배 이상 높습니다.

2005년에 발표된 한 연구에서는 응급의학과 레지던트 7명이 'PTSD에 대한 DSM-V 기준을 충족하기에 충분한 증상을 보고했다.'고 설명했습니다.

PTSD와 유사한 증상을 보이는 사람들은 이러한 특성을 가진 환경에서 일합니다.

- **집중적**: 업무로 인해 지치게 됩니다.
- **위험하다**: 응급 치료는 종종 삶과 죽음의 문제입니다. 오차 범위가 좁고 불가피한 실수를 최소화해야 합니다. 전염성 질병과 응급실 환경에서의 폭력 증가는 의료진에게도 개인적인 위험을 수반합니다.
- **소송**: 의료 과실에 대한 두려움은 대부분의 응급 의료진 사이에 만연해 있습니다.
- **예측 불가능**: 항상 미지의 세계에 대한 불안감이 존재합니다. 한 순간 응급실이 텅 비었다가 한 시간 뒤에는 부상자나 중환자로 넘쳐날 수 있습니다.
- **충족되지 않은 기대치**: 환자 또는 개인 주치의가 도착하면 응급실 직원의 완벽하고 즉각적인 주의가 필요합니다.
- **통제할 수 없음**: 긴급한 요구에 대처할 수 없는 위기감이 느껴지는 경우가 많습니다.

응급실 직원들은 환경적 스트레스뿐만 아니라 회복이나 휴식의 기회를 거의 제공받지 못하는 상황에서 근무해야 합니다. 교대 근무는 종종 휴식 시간 없이 진행되며, 식사조차 서둘러 해결하거나 거르는 경우가 많습니다. 현대 의학은 수면 습관 변화가 생물학적, 생리적 스트레스에 미치는 영향을 점점 더 잘 이해하고 있지만, 여전히 응급실 직원들은 **교대 근무와 24시간 근무 의무**로 인해 불규칙한 수면 패턴을 유지하고 있습니다. 이러한 생활 방식은 만성적인 피로와 스트레스를 초래합니다.

응급의학과 의사 데브라 로버츠 슬래퍼 Debra Roberts Slapper는 응급의료 제공자들이 겪는 **스트레스와 소진**의 본질을 설명하며, 소진에 취약한 사람들은 대개 높은 성취를 추구하며 자신의 한계를 인정하지 않고 과도한 책임을 스스로 감당하려는 경향이 있다고 지적합니다. 그녀는 이렇게 말합니다.

"나이가 들수록 신체는 신체적 스트레스를 잘 견디지 못합니다. 12시간 교대 근무, 쉴 틈 없는 식사, 휴식 시간 부족, 수면 장애 등으로 인해 35살에 불과한 우리는 70살처럼 느껴집니다."

응급실 직원들의 스트레스는 단순히 신체적 피로에서 그치지 않습니다. **환자 수에 대한 통제력 부족, 고용 불안, 전문가 및 환자와의 관계에서 오는 어려움, 지속적으로 업데이트해야 하는 방대한 지식과 기술, 그리고 일상적인 진료에서 겪는 감정적 롤러코스터**가 모두 결합되어 심리적 부담을 가중시킵니다.

이러한 압박감과 스트레스는 많은 응급 의료진이 풀타임 임상 진료를 지속하는 데 어려움을 느끼게 만듭니다. 응급 의료 환경에서 일하는 직원들은 환자의 생명을 다루는 중대한 책임을 감당하면서도, 자신들의 신체적·정신적 건강을 돌보는 데 필요한 지원과 구조가 부족한 현실에 직면해 있습니다. 이러한 문제를 해결하기 위해서는 보다 효율적인 근무 조건, 스트레스 관리 프로그램, 그리고 응급의료진의 복지와 지속 가능성을 고려한 시스템적 변화가 절실히 필요합니다.

9) The Four Cs

환자는 응급실에 도착할 때 어떤 치료를 받을지에 대해 어느 정도 기대감을 가지고 도착합니다. 이러한 기대는 다양하고 때로는 비현실적이며 달성하기 어려운 경우가 많습니다. Box 1-4-1에는 환자 만족도에 대한 일반적인 기대치인 4C가 나열되어 있습니다.

① 편의성(신속한 치료) convenience (expeditious care)

응급 치료를 원하는 대부분의 환자에게는 편의성과 시간이 매우 중요합니다. 대기 시간이 길수록 환자 만족도가 낮아집니다. 응급 진료에 대한 선택권이 있는 환자는 일반적으로 즉시 진료하고 가장 빨리 퇴원할 수 있는 곳을 선택합니다. 환자들은 특히 진짜 응급상황이 발생했거나 발생했다고 생각하는 경우 응급실 의료진에게 시간적 압박을 가합니다. 결국, 신속한 평가는 응급 치료의 필수 요소입니다.

② 배려(관심과 친절) caring (concern and kindness)

많은 환자에게 똑같이 또는 그보다 더 중요한 것은 의료진의 배려입니다. 관계와 신뢰는 신속하게 구축되어야 합니다.

Box 1-4-1 환자 만족의 4가지 C

- 편의성Convenience
- 배려Caring
- 치료Care
- 비용Cost

처음에 환자들은 치료 수준이 아니라 돌봄의 수준으로 의료진과 의료진의 경험을 판단합니다. 응급실 의료진의 책임은 환자의 신체적, 정서적 필요를 돌보는 것입니다. 배려란 높은 수준의 치료를 제공하는 것 그 이상입니다. 대부분의 환자는 최첨단의 진료만 하는 불친절하고 먼 거리의 의료진보다 따뜻하고 친절하며 '좋은' 진료를 제공하는 의료진을 선호합니다.

③ 치료(품질) care (quality)

실제 치료의 질은 환자가 평가하기 매우 어렵기 때문에 이러한 기대는 일반적으로 호전이 없거나 문제가 발생했을 때만 고려됩니다. 환자들은 응급 치료는 예외적이라고 당연하게 생각합니다.

④ 비용(수용 가능 여부) cost (acceptable or not)

세심한 배려와 양질의 치료를 신속하게 받은 환자는 치료 비용에 대해 다소 덜 걱정하는 경향이 있습니다. 특히 치료 결과가 좋았고 치료 후 기분이 좋아지거나 안심한 경우에는 더욱 그렇습니다. 반대로, 환자가 신속하게 평가, 치료, 퇴원할 수 있지만 고액의 청구서를 받게 되는 환자 내 치료 모델을 경험한 환자에게는 비용이 문제가 될 수 있습니다. 또한 환자가 치료의 어떤 측면이 부재하거나, 표준 이하이거나, 부적절하거나, 기대에 미치지 못한다고 인식하는 경우 비용이 문제가 될 가능성이 더 높습니다.

10) 제공자 커뮤니케이션: 기술, 편견 및 스트레스에 대한 반응

성공하려면 응급실 직원은 상황에 따라 신속하게 움직이며 각 상황에서 효과적으로 의사소통해야 합니다. 예를 들어, 의료진은 중환자를 소생시키고, 꺼려하는 직원에게 환자를 입원시키고, 겁에 질린 어린이를 안심시켜야 할 수 있으며, 각 상황마다 갈등 관리와 관련하여 다른 스킬이 필요할 수 있습니다. 상황에 관계없이 숙련된 커뮤니케이터는 다른 사람을 설득하고 갈등을 관리할 때 말투, 어조, 몸짓의 중요성을 인식하고 있습니다.

(1) 커뮤니케이션의 구성 요소

커뮤니케이션은 세 가지 고전적인 구성 요소로 이루어집니다. **언어적 내용(단어)**, **음성 표현(어조)**, **시각적 단서(바디랭귀지)**입니다. 많은 사람들은 설득 과정에서 언어적 내용이

Box 1-4-2 MEHRABIAN의 설득 요소

구성 요소	비중
언어적 내용	7%
음성 표현	38%
시각적 단서	55%
총계	100%

상대적으로 적은 영향을 미친다는 사실에 놀랄 수 있습니다. 실제로 특정 상황에서는 설득의 10% 미만이 사용된 단어에서 기인할 수 있습니다. **상대방의 의견을 바꾸거나 설득하는 데 성공하는 것은 종종 단어 이외의 요소, 즉 전달자의 어조, 자세, 표정, 움직임**에서 비롯됩니다.

커뮤니케이션 분야의 선구자 중 한 명인 알버트 메흐라비안 Albert Mehrabian은 언어적, 비언어적 커뮤니케이션의 중요성을 입증하기 위한 실험을 수행했습니다(Box 1-4-2). 그는 다른 사람이 현재 믿지 않는 내용을 설득하려 할 때, 언어적 내용, 음성 표현, 시각적 단서가 신빙성과 설득에 어떤 기여를 하는지 조사했습니다.

메흐라비안의 연구 결과, 설득 과정에서 단어가 차지하는 비중은 극히 적으며, 설득의 대부분은 음성 표현(어조)과 시각적 단서(바디랭귀지)에 크게 의존한다는 사실이 밝혀졌습니다. 그러나 긴박하거나 압박감이 높은 환경에서는 단어에만 지나치게 의존하는 의사소통 방식이 흔히 나타납니다.

이러한 단어 중심의 의사소통은 **언어적 부조화**를 초래할 수 있습니다. 메흐라비안은 이를 **말(단어)과 전달 방식(어조와 바디랭귀지) 사이의 부조화**로 설명했습니다. 예를 들어, 전달자가 말로는 긍정적인 메시지를 전달하지만, 어조나 표정에서 부정적인 신호를 보낸다면, 수신자는 의사소통의 신뢰성을 의심할 가능성이 높습니다.

효과적인 커뮤니케이션은 세 가지 구성 요소의 일관성과 조화를 필요로 합니다. 단어, 어조, 바디랭귀지가 일치할 때, 메시지는 설득력과 신뢰성을 갖추게 되며, 특히 스트레스가 많은 환경에서도 원활한 소통이 가능합니다.

다음 예는 언어적 부조화를 설명합니다.

- 입술을 굳게 다물고 긴장된 몸과 위협적인 자세를 취하는 부모가 "화 안 났어!"라고 아이에게 말로 안심시키려고 합니다.
- 입에서 강한 술 냄새를 풍기며 비틀거리며 응급실에 들어온 운동실조증 환자가 "맥주 두어 잔만 마셨어

요."라고 비아냥거립니다.

- 아내의 사망 소식을 듣고 슬픔에 잠긴 남편이 눈물을 흘리며 주체할 수 없이 몸을 떨기 시작합니다. 돌봐주는 의료진이 위로를 건네자 남편은 "난 괜찮아! 정말 괜찮아요!"라고 말합니다.

언어적, 비언어적 의사소통 기술은 갈등의 발생과 해결에 중요한 역할을 합니다. 특히 스트레스가 많고 의사소통이 원활하지 않은 환경에서 제대로 발달되지 않은 기술은 종종 불화와 반목을 심화시킵니다.

(2) 스트레스와 갈등에 대한 개인적 대응

개인은 습관, 즉 학습된 행동 패턴으로 스트레스와 갈등에 대응합니다. 일반적으로 습관은 사람들이 생각 없이 활동과 작업을 수행할 수 있게 해준다는 점에서 유리합니다. 사람들은 매일 수천 가지의 사소한 작업을 의식적인 노력 없이 수행합니다.

예를 들어, 자동차를 운전할 때 운전자는 습관으로 인해 가속을 하고, 핸들을 돌리고, 풍경을 보면서 동시에 라디오를 듣게 됩니다. 평온한 환경에서는 사람들은 일상적인 행동 패턴을 보입니다. 그러나 상당한 스트레스를 받으면 일반적으로 **위기 패턴**이라고 하는 일관되고 개별화된 행동 패턴으로 대응합니다.

어떤 사람들은 도발, 비난, 분노, 철수, 경멸 등 부적응적인 행동 패턴으로 스트레스를 받는 상황에 직면하여 상황을 악화시킵니다. 이러한 행동은 응급실과 같이 단호하고 협력적이며 명확한 의사소통과 대응이 필요한 환경에서는 특히 비효율적일 수 있으며 종종 혼란을 야기할 수 있습니다.

11) 암묵적 편견

차별은 때때로 미묘하지만 병원의 모든 영역, 특히 응급실에 존재합니다. 이는 더 많은 불평등과 갈등을 야기합니다. 대기 시간과 의료진의 돌봄 수준은 환자 만족도의 핵심 요소이므로 대기 시간을 연장하고 의료진의 동정심을 떨어뜨리는 편견은 특히 불공정하고 부적절해 보입니다. 직원들 사이에 존재하는 편견은 치료를 더욱 저해할 수 있습니다. 내재된 편견의 일반적인 유형에는 성별, 세대, 인종, 재정적, 교육적 편견이 포함됩니다. 의료 환경에서는 **불만을 제기하는** 편견도 인식과 연민에 영향을 미칠 수 있습니다.

- **성별 편견**: 심장 질환을 호소하는 여성 환자는 비슷한 불만을 가진 남성 환자보다 덜 공격적으로 접근, 평가, 치료한다는 사실이 잘 알려져 있습니다. 복통이나 만성 통증 증후군을 호소하는 여성도 비슷한 유형의 편견을 경험합니다. 또 다른 형태의 성별 편견은 환자가 평가하는 의사가 같은 성별이어야 한다고 요청할 때 발생합니다.
- **인종 및 문화적 편견**: 백인이 아닌 인종의 환자는 백인 환자보다 간병인의 편견을 인식하고 보고할 가능성이 더 높습니다. 통증에 대응하는 서로 다른 방식과 언어 장벽은 의료진을 좌절시키고 인종적 편견으로 이어질 수 있습니다.
- **재정적 또는 사회경제적 편견**: 응급 의료진은 긴급하거나 지속적인 치료 옵션이 거의 없는 무보험 또는 노숙자 환자에 대해 편견을 보일 수 있습니다. 반대로 응급 의료진은 옷차림이 단정하거나 경제적 여유가 있어 보이는 환자에게 더 큰 예의와 존중으로 대할 수 있습니다.
- **교육적 편견**: 재정적 및 사회경제적 편견과 밀접한 관련이 있는 의료진은 교육 수준이 낮은 환자에 대해 편견을 보일 수 있습니다. 이러한 사람들은 의사 표현 능력이 떨어지고 의료진의 의도에 따라, 서면 또는 구두 지시를 이해하거나 따르지 못할 수 있습니다. 또한 의료진은 '길거리' 문법, 속어 또는 관용구를 사용하는 환자에게 교육 수준을 나타내는 지표로 인식되어 부정적으로 반응할 수 있습니다.
- **불만 제기 편견**: 대부분의 의사는 간단한 불만 사항을 제시하는 것을 선호하며, 평가하기 어려운 모호하거나 혼란스러운 불만 사항을 제시하는 환자를 피하고 '쉬운' 사례를 먼저 보려고 할 수 있습니다. 만성 요통, 섬유근육통, 변비, 전신 쇠약, 혼란, 행동 문제 등이 불만 제시 편향으로 이어지는 일반적인 증상입니다. 불만 제시 편견은 간병인이 평가 전에 환자에 대한 의견을 형성하게 할 수 있습니다.

암묵적 편견은 임상적 판단과 의사 결정에 영향을 미쳐 의료 서비스 불균형을 초래할 수 있습니다. 따라서 응급실 직원은 이러한 고정관념과 편견이 환자 치료에 어떤 영향을 미칠 수 있는지 인식하고 신중하게 반영해야 합니다.

12) 갈등 관리: 일반 원칙 및 프레임워크

갈등을 관리하는 데 유용한 몇 가지 개념적 프레임워크가 있습니다. 여기에는 공유 거버넌스, 리더십 선택, 행동 변화에 대한 개인적 책임감이 포함됩니다.

(1) 공유 거버넌스

공유 거버넌스 프로그램 shared governance programs, SGP을 도입하는 것은 부서 내 갈등을 줄이는 훌륭한 방법입니다. 이 상값에 대한 비난을 강조하는 기존의 품질 프로세스와 달리 SGP는 광범위한 참여를 유도하여 프로세스의 협력적 개선을 강조합니다. 직원들은 시스템 효율성에 대한 전문성과 직접적인 책임을 인정하고 피드백을 요청하면서 의견을 제시하도록 장려됩니다.

공유 거버넌스 프로그램은 부서별 스트레스를 줄이고 책임감을 높여주며, 이 두 가지 요소는 문제 해결을 위한 팀 접근 방식을 만들고 궁극적으로 갈등을 줄이는 데 중요한 요소입니다.

(2) 리더십의 선택

SGP에 전념하는 조직에서 리더는 진화하는 문제를 파악하기 위해 직원들과 정기적으로 일대일 미팅(즉, Studer의 '결과를 위한 라운딩')을 선택할 수 있습니다. 누가 옳고 그른지에 대한 판단은 강조되지 않고, 대신 직원들은 리더와 협력하여 적시에 해결책을 마련할 수 있는 권한을 부여받게 됩니다. **개방적인 환경**을 조성하고, **비판적인 피드백**을 구하고, **비난**을 피하면 스트레스가 줄어들고 갈등이 발생하기 전에 예방할 수 있습니다.

(3) 행동 변화에 대한 개인의 책임

행동 변화의 첫 번째 단계는 개인이 자신의 행동을 제외한 다른 사람의 행동을 통제할 수 없음을 인식하는 것입니다. 어떤 사람들은 '세상에는 분명 어려운 사람들이 많은 것 같다. 나는 그들을 자극할 만한 행동을 하지 않아.'라고 생각합니다.

그러나 가장 어려운 사람들은 자신이 스트레스를 유발하는 상호작용을 유발하고 있다는 사실을 깨닫지 못하는 경우가 많습니다. 스트레스를 받을 때 정기적으로 좌절감을 느끼는 사람은 다른 사람의 좌절감을 크게 유발하여 갈등을 더욱 심화시킬 수 있습니다. 이러한 사람은 자신의 행동과 커뮤니케이션 기술을 검토하고 자기 성찰(예: "여기서 내 역할은 무엇인가?")을 할 필요가 있습니다.

행동 패턴은 바꾸기가 매우 어렵습니다. 사람들은 성공 여부와 관계없이 이전의 행동을 자주 반복하며, 실수로부터 항상 배우지는 않습니다. 심리학자 구쓰리 Guthrie의 실험을 통해 추론해 보면, 자극에 대한 반응은 습관화되는 경향이 있습니다. 따라서 어떤 사람이 스트레스 상황에 대해 비효율적인 반응을 보인다면 비슷한 상황에 직면했을 때 같은 반응이 반복될 가능성이 높습니다. 실제로 대부분의 사람들은 위기 상황에서 **어린 시절에 형성된 개인화되고 일관된 행동 패턴**을 반복하는 경향이 있습니다.

스트레스에 대한 자신의 반응을 되돌아보는 것은 적응과 보다 적절한 대응으로 이어질 수 있습니다.

'화가 나면 말하기 전에 열까지 세어보세요.'라는 훈계를 생각해 보세요. 다소 단순한 개입이지만, 자극과 반응 사이에 '시간과 공간'을 두는 예시입니다. 인간의 자유는 자극과 반응 사이에서 잠시 멈추고, 그 멈춤 속에서 우리가 원하는 반응을 선택할 수 있는 능력을 포함합니다.

- 롤로 메이 Rollo May

13) 갈등 평가 및 대응을 위한 모델

리더는 갈등 관리 틀을 채택함으로써 갈등에 대해 더 넓은 시각을 가질 수 있어 해결이 용이해집니다. 갈등을 바라보는 방법에는 여러 가지가 있으며, 네 가지 방법이 Box 1-4-3에 나와 있습니다.

(1) 토마스-킬만 갈등 모드

토마스 Thomas와 킬만 Kilmann은 두 개의 축을 따라 다섯 가지 협상 스타일(즉, 갈등에 대한 대응)을 보여주는 매트릭스를 정의했습니다(그림 1-4-1).

한 축인 자기주장성은 개인이 자신의 관심사를 충족시키

Box 1-4-3 갈등의 개념적 모델

- 토마스-킬만 갈등 모드
- DISC 성격 프로파일
- 마이어스-브릭스
- 피셔와 우리의 '예'로 가기

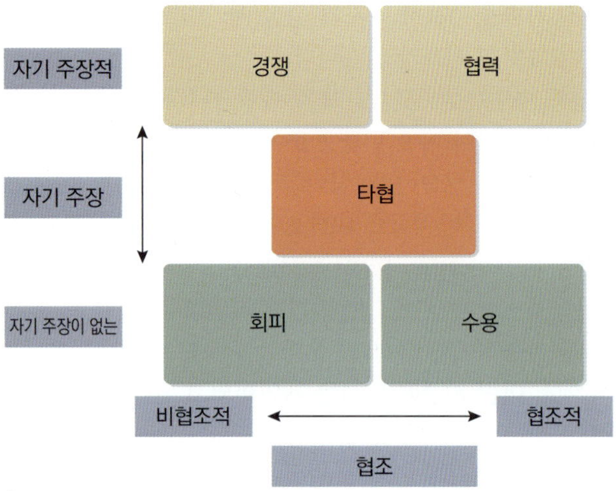

그림 1-4-1 토마스와 킬만의 다섯 가지 갈등 처리 스타일

려는 정도를 나타냅니다.

다른 축인 협력성은 개인이 다른 사람의 우려를 충족시키려고 노력하는 정도를 나타냅니다.

다섯 가지 협상 스타일은 다음과 같습니다.

- **경쟁**: 자기 주장적, 비협조적
- **회피**: 자기 주장이 없는, 비협조적
- **수용**: 자기 주장이 없는, 협조적
- **타협**: 중간 정도의 자기 주장적, 협조적
- **협력**: 자기 주장적, 협조적

각 스타일은 특정 상황에서 유용할 수 있으며, 예를 들어 관계보다 결과가 더 중요한 경우 경쟁이 가장 적합할 수 있습니다. 동시에 특정 스타일은 목표나 결과가 중요할 때는 피해야 하며, 예를 들어 회피 스타일은 결과가 중요할 때는 사용해서는 안 됩니다(표 1-4-1).

협력하는 스타일은 갈등 해결의 가장 복잡한 스타일이지만 **관계가 장기적이고 결과가 양쪽 모두에게 중요할 때** 채택하는 가장 좋은 방법입니다. 이 스타일은 양측이 모두 원하고 수용할 수 있는 결과를 얻는 '윈윈' 목표를 가지고 있습니다.

협업은 높은 자기 주장과 높은 협력성이 특징이며, 다양한 관점을 통합합니다. 문제를 심도 있게 탐구하고 서로 다른 관점에 직면하는 것은 이 전략의 필수적인 요소입니다. 이 스타일은 종종 당사자 간의 약속을 늘리고 관계를 개선하는 결과를 가져옵니다.

(2) DISC 성격 프로필

DISC 성격 프로필은 관찰 가능한 행동에 기반한 모델입니다. 1926년 윌리엄 마스턴William Marston이 처음 소개한 DISC는 지배력(또는 추진력), 영향력, 꾸준함, 준법성이라는 네 가지 행동 특성을 설명합니다.

이 프로파일의 목적은 개인이 자신과 타인의 특성을 이해하여 다른 사람과 함께 일하는 동안 갈등을 피하거나 줄이거나 관리할 수 있도록 돕는 것입니다(표 1-4-2).

표 1-4-1 협상 대응 스타일

반응	자기주장 정도	협력 정도	언제 사용하는가	언제 피하는가
회피	낮음	낮음	관계와 결과가 중요하지 않을 때	관계 또는 결과가 중요할 때
수용	낮음	높음	관계가 결과보다 중요할 때	결과가 중요할 때
경쟁	높음	낮음	결과가 관계보다 중요할 때	관계가 중요할 때
타협	중등도	중등도	결과와 관계가 어느 정도 중요할 때	
협력	높음	높음	결과와 관계가 매우 중요할 때	관계 또는 결과가 중요하지 않을 때

표 1-4-2 DISC 특성

특성	설명
지배적dominance	성취자 및 셀프 스타터. 직접적이고 결단력이 있으며 추진력이 강하고 자신과 타인을 밀어붙입니다.
영향력influence	사람과 관심, 파티의 삶을 즐깁니다. 동기를 부여하고, 재미있고, 설득력이 있습니다.
꾸준함steadiness	이해심 많고, 지지적이며, 경청을 잘합니다. 충성스럽고 꾸준합니다.
규정 준수compliance	깔끔하고 체계적입니다. 분석적이고 체계적이며 세밀하고 정확합니다.

DISC 모델은 개인의 주요 특성을 식별하지만, 사람들은 다양한 역할(예: 부서장, 임상의, 배우자, 부모 등)로 상호작용할 때 추가적인 특성이나 스타일을 보일 수 있습니다.

DISC 프로필 테스트는 온라인으로 이용할 수 있으며, 상세한 성격 평가를 제공하는 즉각적인 결과를 제공합니다.

최신 'Everything DISC' 프로파일링 시스템을 사용하면 응시자가 리커트 척도를 사용하여 여러 문구에 응답하여 해당 문구가 개인을 설명하는 정도를 파악할 수 있습니다. 이 프로파일은 개인이 다른 사람들과 더 효과적으로 일할 수 있도록 돕는 데 사용될 수 있으며, 많은 기업에서 팀워크 강화, 관계 개선, 업무 갈등 감소를 위해 이 프로파일을 사용합니다.

레지던트 교육 프로그램에서 레지던트 및 레지던트 관리자와 함께 이 도구를 사용하여 성공을 거두었습니다.

(3) 마이어스-브릭스 유형 지표

마이어스-브릭스 유형 지표 Myers-Briggs Type Indicator (MBTI)는 융의 성격 유형 이론을 응용한 것입니다. 처음에는 개인이 자신의 성격 유형에 가장 적합한 직업을 결정하는 데 도움을 주기 위해 만들어졌지만, 현재 가장 널리 사용되는 성격 평가 도구가 바로 MBTI입니다.

MBTI는 태도, 기능, 라이프스타일에 따라 사람들을 분류합니다(표 1-4-3). 마이어스-브릭스 Myers-Briggs 테스트는 사람들이 세상을 인식하고 의사 결정을 내리는 방식을 이해하는 데 도움을 주기 위해 고안되었습니다. 이 검사의 장점은 광범위한 사용과 깊이 있는 평가입니다. 하지만 해석이 복잡하고 일상 활동에 적용하기 어렵다는 단점이 있습니다.

Box 1-4-4 피셔 Fisher와 유리 Ury의 예스 솔루션

- 문제에서 사람을 분리하세요.
- 직책이 아닌 이해관계에 집중하세요.
- 상호 이익을 위한 옵션을 창출합니다.
- 객관적인 기준을 고집하세요.

(4) 피셔와 유리의 '예'로 가기

하버드 협상 프로젝트의 공동 창립자인 로저 피셔 Roger Fisher와 윌리엄 유리 William Ury가 쓴 『예로 가기』는 인기 있는 책입니다. 이 책은 토마스-킬만 Thomas-Kilmann의 협업 스타일과 유사한 '윈윈' 해결책을 모색하는 원칙적인 갈등 해결의 개념을 옹호합니다.

원칙적 갈등 해결은 개념에 대해서는 '하드'하고 사람에 대해서는 '소프트'함으로써 문제를 명확히 하고, 감정을 검증하며, 이해관계를 논의하고 탐구하고, 해결책을 위한 객관적

표 1-4-3 마이어스-브릭스 Myers-Briggs 성격 유형 박스

ISTJ **세상의 소금형** 한번 시작한 일은 끝까지 해내는 사람들	ISFJ **임금 뒤편의 권력형** 성실하고 온화하며 협조를 잘하는 사람들	INFJ **예언자형** 사람과 관련된 뛰어난 통찰력을 가지고 있는 사람들	INTJ **과학자형** 전체적인 부분을 조합하여 비전을 제시하는 사람들
ISTP **백과사전형** 논리적이고 뛰어난 상황 적응력을 가지고 있는 사람들	ISFP **성인군자형** 따뜻한 감성을 가지고 있는 겸손한 사람들	INFP **잔다르크형** 이상적인 세상을 만들어 가는 사람들	INTP **아이디어 뱅크형** 비평적인 관점을 가지고 있는 뛰어난 전략가들
ESTP **수완 좋은 활동가형** 친구, 운동, 음식 등 다양한 활동을 선호하는 사람들	ESFP **사교적인 유형** 분위기를 고조시키는 우호적 사람들	ENFP **스파크형** 열정적으로 새로운 관계를 만드는 사람들	ENTP **발명가형** 풍부한 상상력을 가지고 새로운 것에 도전하는 사람들
ESTJ **사업가형** 사무적, 실용적, 현실적으로 일을 많이 하는 사람들	ESFJ **친선도모형** 친절과 현실감을 바탕으로 타인에게 봉사하는 사람들	ENFJ **언변능숙형** 타인의 성장을 도모하고 협동하는 사람들	ENTJ **지도자형** 비전을 가지고 사람들을 활력적으로 이끌어 가는 사람들

(출처: 어세스타 MBTI 결과 보고서)

인 기준을 개발합니다. 이 책에서 설명하는 접근법의 장점은 보편적인 호소력, 개념의 적용 가능성, 다양한 상황에 대한 유용성 등입니다(Box 1-4-4).

14) 갈등 관리: 특정 기술

갈등을 관리하고 해결하는 데에는 다양한 기술이 효과적으로 활용될 수 있습니다. 하지만 아무리 좋은 전략이라도 잘못 적용하면 갈등을 해결하기는커녕 오히려 상황을 악화시킬 수 있습니다. 갈등 관리를 제대로 하기 위해서는 무엇보다도 **신뢰를 쌓고 상대방의 말을 효과적으로 경청하는 것**에서 시작해야 합니다.

신뢰는 갈등 해결의 핵심입니다. 사무엘 존슨 Samuel Johnson이 *"신뢰가 없는 곳에서 협상을 하기는 어렵습니다."* 라고 말했듯이, 신뢰와 존중이 있는 환경에서 의사소통은 가장 원활하게 이루어집니다. 반면, 리더가 직원들에게 비판하거나 새로운 프로그램을 일방적으로 지시하기 위해서만 사무실에 나타난다면, 이는 직원들에게 불안과 불신을 불러일으킬 수 있습니다.

리더는 **직원들과 가까운 관계를 유지하며 문제를 직접 이해하려는 노력**을 보여야 합니다. 예를 들어, 야간이나 주말 근무를 하지 않는 리더가 야간 또는 주말에 근무하는 직원들을 비판한다면, 이는 공감대가 부족하다고 느껴져 직원들이 그 비판을 수용하지 않을 가능성이 높습니다. 반대로, 직원들과 공감대를 형성하고 그들의 입장을 이해하려는 **자비로운 리더**는 더 큰 신뢰를 얻을 수 있으며, 직원들은 그런 리더의 말에 더 귀를 기울이게 됩니다.

경청은 신뢰를 강화하는 중요한 도구입니다. 팀원의 문제를 경청하고 이를 인정하는 리더는 상대방에게 이해심이 많은 사람으로 인식될 가능성이 높아집니다. 이는 리더와 팀원 간의 상호 신뢰를 강화하고, 직원들이 리더의 지시에 더 잘 반응하도록 만듭니다.

예시로 **마쓰다 방식**이 있습니다. 마쓰다 Mazda 방식은 갈등 관리와 신뢰 구축에 있어 훌륭한 사례입니다. 이 방식은 성실성, 완벽한 실행, 지속적인 개선(Kaizen), 도전 정신, 자기 주도성, 서로 배우며 성장하는 문화(Tomoiku), 그리고 하나된 팀 정신(One Mazda)이라는 7가지 기본 원칙에 기반하고 있습니다. 마쓰다 방식은 **사람이 회사의 가장 중요한 자산**이라는 인식을 바탕으로, 직원들의 가치를 존중하고 그들과 협력하며 조직을 발전시키는 접근 방식을 보여줍니다.

결론적으로, 갈등 관리의 핵심은 **신뢰를 바탕으로 한 의사소통과 경청**에 있습니다. 리더가 공감과 존중을 통해 신뢰를 쌓고, 팀원들의 의견과 문제를 진지하게 경청할 때, 조직 내 갈등은 더 원활히 해결될 수 있습니다.

(1) 갈등 관리의 핵심 접근법 및 기법

① 경청 스타일

경청은 갈등 해결의 중요한 첫 단계입니다. 효과적인 경청 스타일에는 성찰적, 공감적 반응이 포함되며, 이들은 화자의 말을 중립적으로 반영하고, 감정을 인정하는 데 중점을 둡니다. 예를 들어, "네 생각에서 벗어나기 어려운 것 같아."와 같은 반응은 화자의 우려를 수용하고 추가적인 대화를 촉진합니다.

② 토마스 고든 The Thomas Gordon 모델

이 모델은 피드백을 제공할 때 사용되며, 개인적인 특성을 묘사하지 않고 문제에 대한 구체적이고 객관적인 표현을 강조합니다. 예를 들어, '당신이 그렇게 행동할 때' 대신 '당신이 나와 논쟁할 때'와 같이 구체적인 상황을 언급하여 갈등을 명확하게 해결할 수 있습니다.

③ CPR (Content, Pattern, Relationship: 내용, 패턴, 관계)

이 기법은 갈등 상황에서 문제의 내용을 파악하고, 비슷한 사건의 패턴을 인식하며, 관계를 개선하는 데 중점을 둡니다. 예를 들어, '우리가 다투었을 때'는 현재 문제를 구체적으로 지적하고, '이전에도 비슷한 상황이 있었다'는 패턴을 통해 이해를 돕습니다.

④ 비판 대신 피드백 제공

갈등 상황에서는 비난과 비판을 피하고, 피드백을 건설적이고 긍정적인 방식으로 제공해야 합니다. 예를 들어, "당신은 항상 너무 논쟁적이에요." 대신 "논쟁을 할 때 내 생각이 존중받지 못하는 것 같아 좌절감을 느낍니다."와 같이 말하는 것이 갈등을 완화하고 상호 이해를 증진시킵니다.

⑤ 갈등과 불만 처리 방식

공개적인 조롱이나 비난을 피하고, 대신 문제 해결에 초점을 맞추는 방법으로 갈등을 관리합니다. 불만이 제기될 때는 상황을 공정하게 평가하고, 문제에 대한 책임을 분명히 하며, 적절한 해결책을 제시하여 갈등을 효과적으로 해결합니다.

이러한 접근법과 기법은 갈등 상황에서 의사소통의 질을

높이고, 갈등을 건설적으로 해결하는 데 중요한 역할을 합니다.

15) 결론

갈등은 인간관계에서 피할 수 없는 부분이며, 이를 통해 이익과 비용이 모두 발생할 수 있습니다. 갈등을 효과적으로 관리하기 위해서는 당사자들이 **서로를 존중하고, 상대방도 중요한 이해관계와 필요를 가지고 있음**을 인식해야 합니다.

적극적인 경청과 공감은 갈등을 만족스럽게 해결하는 데 필요한 가장 중요한 기술일 수 있습니다. 상대방을 극복해야 할 적으로 간주해서는 안 됩니다. 한쪽이 다른 사람을 희생시켜 승리하는 것은 갈등을 더욱 심화시키며, 향후 협업 관계에 부정적인 영향을 미칠 수 있기 때문입니다.

상대방의 요구를 충족시키면서 목표를 달성하는 협업 솔루션을 개발하려면 시간과 기술이 필요합니다. 갈등 관리의 핵심은 상호 존중의 환경을 조성하는 데 있습니다. 이를 통해 모든 당사자가 자신의 관점을 표현하고, 협력을 통해 문제를 해결할 수 있는 분위기를 만들 수 있습니다.

중환자 관리와 같이 갈등을 즉각적이고 일방적으로 해결해야 하는 상황에서도, 실시간으로 의견을 듣고 이를 존중하는 태도가 중요합니다. 이는 신뢰와 협력을 유지하면서 긴급한 문제를 해결하는 데 도움이 됩니다.

갈등을 다룰 때는 자신의 필요를 간과하지 않으면서도 상대방의 필요를 존중해야 합니다. 특히 응급실 환경에서는 갈등 관리가 단순히 문제 해결에 그치는 것이 아니라, 양질의 치료와 돌봄을 제공하기 위한 협업 문화를 구축하는 데 필수적입니다. 협력적이고 상호 존중의 태도를 통해 갈등은 해결될 뿐만 아니라, 팀워크와 환자 중심의 결과를 개선하는 기회가 될 수 있습니다.

REFERENCE

1. Adriaenssens J, De Gucht V, Maes S. Determinants and prevalence of burnout in emergency nurses: A systematic review of 25 years of research. Int J Nurs Stud. 2015;52(2):649-61.
2. Aiken LH, Clarke SP, Sloane DM, Sochalski J, Silber JH. Hospital nurse staffing and patient mortality, nurse burnout, and job dissatisfaction. JAMA. 2002;288(16):1987-93.
3. Anderson RT, Camacho FT, Balkrishan R. Willing to wait?: The influence of patient wait time on satisfaction with primary care. BMC Health Ser Res. 2007.
4. Azoulay E, Timsit JF, Sprung CL, et al. Prevalence and factors of intensive care unit conflicts: the conflicus study. Am J Respir Crit Care Med. 2009;180(9):853-60.
5. Cabana MD, Lara M, Shannon J. Racial and ethnic disparities in the quality of asthma care. Chest. 2007;1329(5):810S-7S.
6. Chen EH. Gender disparity in analgesic treatment of emergency department patients with acute abdominal pain. Acad Emerg Med. 2008;15(5):414-8.
7. Coffey LC, Skipper JK, Jung FD. Nurses and shift work: effects on job performance and job-related stress. J Adv Nurs. 1988;13(2):245-54.
8. Cooke T, Watt D, Wertzler W, et al. Patient expectations of emergency department care: phase II - a cross-sectional survey. CJEM. 2006;8(3):148-57.
9. Delucia J. Rate of post-traumatic stress disorder in emergency medicine physicians. Presented at: Society for Academic Emergency Medicine Meeting. New Orleans, La; 2016.
10. Dutch MJ, Taylor D, Dent AW. Triage presenting complaint descriptions bias emergency department waiting times. Acad Emerg Med. 2008:15(8):731-5.
11. Fisher R, Ury W, Patton B. Getting to Yes: Negotiating Agreement Without Giving In. London, England: Penguin Books; 2011.
12. Garmel GM. Conflict resolution in emergency medicine. In: Adams JG, Barton ED, Collings JL, et al., eds. Emergency Medicine: Clinical Essentials. 2nd ed. Philadelphia, Pa: Elsevier/Saunders; 2013.
13. Hill WF. Learning: A Survey of Psychological Interpretations. New York, NY: Harper & Row; 1990.
14. Huron [Internet]. Thomsen S. 5 Questions to ask when leadership rounding on the front lines. 2015 [cited 2018 Jul 2]. Available from: http://www.myrounding.com/blog/5-questions-to-ask-when-leadership-rounding-on-front-lines
15. Johnson S. Rasselas, Prince of Abyssinina. Chapter 37. London, United Kingdom: Cassell and Company; 1889. Available from: http://www.gutenberg.org/files/652/652-h/652-h.htm
16. Katz JD. Gender bias in diagnosing fibromyalgia. Gend Med. 2010;7(1):19-27.
17. Kaul P. Differences in admission rates and outcomes between men and women presenting to emergency departments with coronary syndromes. Can Med Assoc J. 2007;177(10):1193-9.
18. Kilmanndiagnostics [Internet]. Thomas-Kilmann conflict mode instrument [cited 2011 Apr]. Available from: http://kilmanndiagnostics.com/Library/_notes/TKI_Sample_Report.pdf
19. Knaus WA, Draper EA, Wagner DP, Zimmerman JE. An evaluation of outcome from intensive care in major medical centers. Ann Intern Med. 1986;104(3):410-8.
20. Kuhn G, Goldberg R, Compton S. Tolerance for uncertainty,

burnout, and satisfaction with the career of emergency medicine. Ann Emerg Med. 2009;54(1):106-13.

21. Leape LL, Fromson JA. Problem doctors: is there a system-level solution? Ann Intern Med. 2006;144(2):107-15.
22. Marston WM. Emotions of Normal People. New York, NY: Harcourt, Brace and Co; 1928.
23. May R. The Courage to Create. New York, NY: Norton Paperback, 1975.
24. Mazda [Internet]. Three pillars of Tobiuo, Mazda Sustainability Report. 2017: 93 [cited 2018 Jun 24]. Available from: http://www.mazda.com/globalassets/en/assets/csr/pdf/ pdf_employee.pdf
25. McDonald O. American College of Physician Executives. Disruptive physician behavior. QuantiaMD. 2011.
26. Medscape [Internet]. Lowry F. Emergency department staff not immune to PTSD [cited 2018 Jul 14]. Available from: https://www.medscape.com/viewarticle/840980.
27. Mehrabian A. Non-Verbal Communication. Chicago, Ill: Aldine-Atherton; 1972.
28. Mills LD, Mills TJ. Symptoms of post-traumatic stress disorder among emergency medicine residents. J Emerg Med. 2005;28(1):1-4.
29. Myers-Briggs Foundation [Internet]. The Myers-Briggs Type Indicator. 2019 [cited 2019 Dec 15]. Available from: http://www.myersbriggs.org/
30. Onlinediscprofile [Internet]. Center for Internal Change. How to Determine. DISC Profile. 2019 [cited 2019 Dec 15]. Available from: http://www.onlinediscprofile.com/
31. Perry SJ, Wears RL, Croskerry P, et al. Process improvement and patient safety. In Marx, JA, Hockberger RS, Walls RM, et al. Rosen's Emergency Medicine: Concepts and Clinical Practice. 7th ed. Philadelphia, Pa: Mosby. 2010:2547-53.
32. Puttonen S, Härmä M, Hublin C. Shift work and cardiovascular disease - pathways from circadian stress to morbidity. Scand J Work Environ Health. 2010;36(2):96-108.
33. Safdar P. Impact of physician and patient gender on pain management in the emergency department - a multicenter study. Pain Med. 2009:10(2):364-72.
34. Slapper DR. Emergency medicine is here to stay. What about emergency physicians? American College of Emergency Physicians News. 1991;10:7.
35. Stepanikova I. Effects of poverty and lack of insurance on perceptions of racial and ethnic bias in health care. Health Serv Res. 2008;43(3):915-30.
36. Strauss RW, Garmel GM, Halterman MK. Conflict management. In: Strauss RW, Mayer T, eds. Strauss and Mayer's Emergency Department Management. Philadelphia, Pa: McGraw-Hill; 2013.
37. Studer Q. Hardwiring Excellence. Pensacola, Fla: Fire Starter Publishing; 2003.
38. Thompson DA, Yarnold PR, Williams DR, et al. Effects of actual waiting time, perceived waiting time, information delivery, and expressive quality on patient satisfaction in the emergency department. Ann Emerg Med. 1996;28(6):657-65.
39. Tjosvold D. Learning to Manage Conflict: Getting People to Work Together Productively. New York, NY: Lexington Books; 2000.
40. Toma G, Triner W, McNutt LA. Patient satisfaction as a function of emergency department previsit expectations. Ann Emerg Med. 2009:54(3):360-7.
41. Vanyo L, Sorge R, Chen A, Lakoff D. Posttraumatic stress disorder in emergency medicine residents. Ann Emerg Med. 2017;70(6):898-903.
42. Whitehead DC, Thomas H, Slapper DR. A rational approach to shift work in emergency medicine. Ann Emerg Med. 1992;21(10):1250-8.
43. Wikipedia [Internet]. Myers'-Briggs Type Indicator. 2011 [cited 2011 Feb]. Available from: http://en.wikipedia.org/wiki/Myers-Briggs_Type_Indicator
44. Wikipedia [Internet]. Thomas-Kilmann Conflict Mode Instrument [cited 2019 Dec 15]. Available from: https://en.m.wikipedia.org/wiki/Thomas%E2%80%93Kilmann_Conflict_Mode_Instrument.

5.

위기 상황에서의 리더십

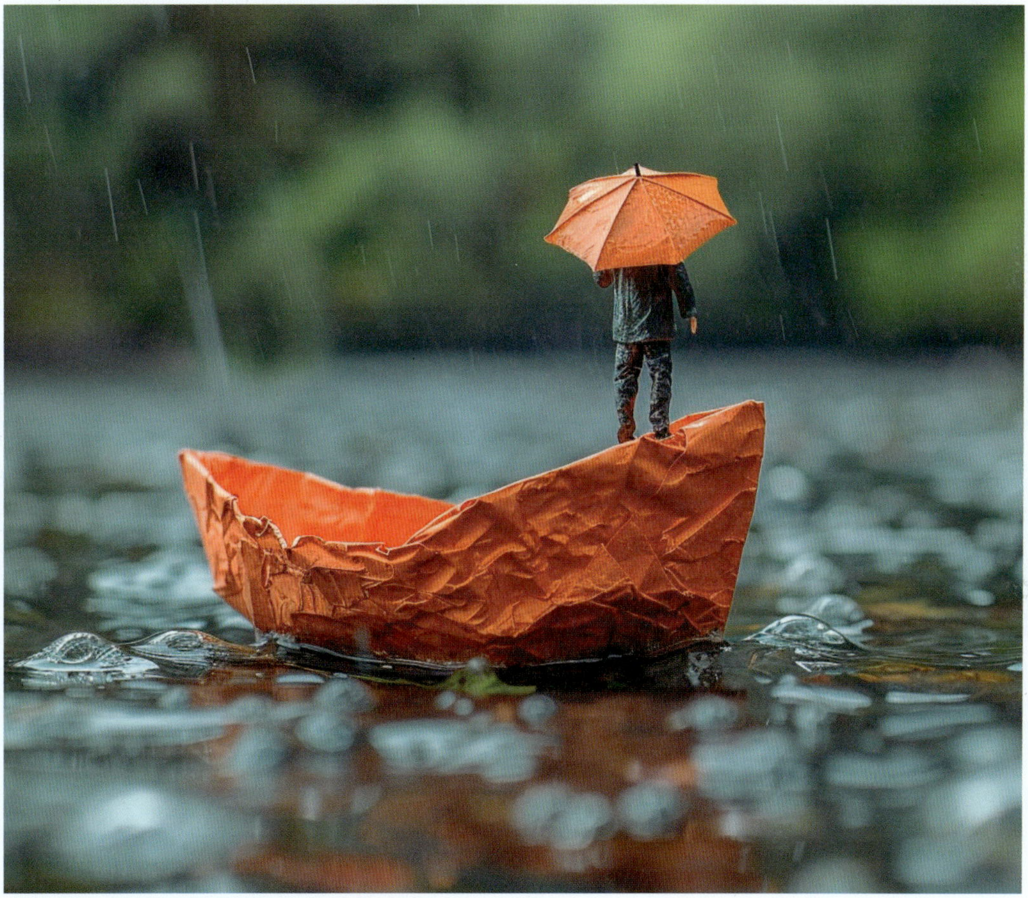

학습목표

1. 위기 상황에서의 리더십의 의미를 알고 실제 상황에 적용할 수 있다.
2. 전략적 낙관주의의 의미를 알고 실제 상황에 적용할 수 있다.
3. 훈련과 준비의 중요성을 이해하고 실제 상황에 적용할 수 있다.
4. 효과적인 커뮤니케이션 스킬을 알고 실제 상황에 적용할 수 있다.
5. 근본적인 가치와 비전의 중요성을 알고 설명할 수 있다.

1) 서론

응급실에서의 생활은 종종 비현실적으로 느껴질 만큼 극한의 상황에서 이루어지며, 이는 일반적인 환경에서 적용되는 리더십 원칙과는 다른 도전을 제시합니다. 이번 챕터에서는 '정상적인' 상황에서의 리더십 원칙을 중심으로 살펴보았지만, 위기 상황에서 요구되는 리더십에 대한 개인적인 관점에도 초점을 맞추고 있습니다.

톰 A. 메이어 Thom A. Mayer는 위기 리더십의 본질을 직접 경험한 인물입니다. 그는 2001년 9월 11일 펜타곤 구조 및 복구 작전의 지휘 의사, 워싱턴 DC에서 발생한 탄저균 흡입 사태의 사고 지휘관, 그리고 내셔널 풋볼 리그 선수 협회 National Football League Players Association, NFLPA의 의료 책임자로 활동하며 수많은 재난 상황에서 조직을 이끌어 왔습니다.

그는 위기 리더십에 대해 다음과 같이 말했습니다.

"평상시의 리더십은 우리가 할 수 있는 일이지만, 위기 상황에서의 리더십은 우리가 반드시 해야 하는 일입니다. 리더십의 실패는 위기와 그 결과를 악화시킬 수 있습니다. 위기 리더십은 단순한 마음가짐이나 태도가 아니라, 앞선 위기 경험을 통해 얻은 지침과 훈련에 의해 형성됩니다."

이 말은 위기 상황에서 리더의 역할이 단순히 상황을 관리하는 것을 넘어, **팀에게 희망을 제시하고 나아갈 방향을 제시하는 것**임을 강조합니다. 그는 또한 이렇게 덧붙였습니다.

"희망은 계획이 아니지만, 절망도 계획이 아닙니다. 위기 상황에서 리더는 전략적 낙관주의를 통해 다른 사람들이 실패의 가능성만 보는 상황에서 성공의 가능성을 제시하며 길을 밝혀야 합니다."

이 말은 위기 리더십의 핵심을 잘 보여줍니다. 위기 상황에서 리더는 절망적인 상황 속에서도 긍정적인 가능성을 발견하고, 이를 기반으로 팀원들에게 용기와 방향성을 제시해야 합니다. 이러한 리더십은 단순히 상황을 통제하는 것이 아니라, 위기를 극복하고 성공적인 결과를 도출하는 데 필수적인 역할을 합니다.

2) 위기는 협상할 수 없다

협상 기술은 리더십의 필수적인 부분이지만 위기와는 협상할 수 없습니다. 예를 들어, 코로나바이러스 COVID-19는 협상의 대상이 아니며, 우리가 대처해야 하는 냉혹한 현실입니다. 위기 리더십은 협상할 수 없으며, 위기가 계속 확대됨에 따라 발휘되어야 합니다. 우리는 재난이 지속되는 동안 우리의 삶과 시스템을 재난에 맞춰야지, 그 반대가 되어서는 안 됩니다. 분명히 말하지만, 위기 상황에서 이해관계자 분석, 경계 관리, 팀을 이끄는 데 있어 협상 기술은 매우 중요하지만 위기 자체의 본질은 협상할 수 없습니다.

3) 위기 상황에서의 리더십: 내재화, 훈련 및 규율

응급실 리더들은 훈련과 경험을 통해 위기 상황에서 침착하고 효율적으로 대응할 수 있는 능력을 길러왔습니다. 일반적으로 사람들은 큰 소음이나 사고를 목격하면 본능적으로 도망칩니다. 이는 수만 년 동안 진화 과정에서 형성된 자기 보호 본능입니다. 그러나 응급 의료진, 군인, 소방관과 같은 사람들은 이 본능과는 반대로 행동하며 위험 속으로 뛰어듭니다.

응급실 간호사와 의사들은 다른 사람들의 본성과는 반대로 행동하는 자신들의 본성을 활용하여 뛰어난 위기 리더가 될 수 있습니다. 이들은 혼란스러운 상황에서도 침착함을 유지하며 문제를 해결하는 데 탁월합니다. 이러한 침착함은 훈련, 증거 기반 규율, 준비, 공감 등 다양한 요인에 뿌리를 두고 있습니다.

(1) 증거 기반 규율

응급 의학은 과학적 증거와 데이터를 기반으로 문제를 해결하는 접근 방식을 사용합니다. 이는 임상 치료뿐 아니라 행정적 문제에서도 마찬가지입니다.

코로나19 팬데믹 당시, 톰 A. 메이어 Thom A. Mayer는 *"우리는 과학이 이끄는 곳이라면 어디든 갈 것입니다."*라고 말하며, 위기 상황에서 증거 기반 접근이 얼마나 중요한지를 강조했습니다. 이 원칙은 응급 의료진의 리더십에서 핵심적인 역할을 합니다.

(2) 준비

응급실 리더는 지역사회의 재난 대비 노력에 깊이 관여하며, 이를 주도하는 경우도 많습니다. 그러나 위기를 완전히 예측하거나 복제할 수는 없습니다. 뛰어난 리더는 이러한 한계를 인식하며, 예상치 못한 상황에 대비할 수 있도록 유연성을 가지고 준비합니다. 이 준비가 위기 상황에서 리더가 침착함을 유지하고 효과적으로 대응할 수 있는 기반이 됩니다.

(3) 깊은 공감

응급실에서 근무하는 의료진은 환자와 가족의 필요에 깊이 공감하며, 이를 실천하는 것이 일상 업무의 핵심입니다. 공감은 환자와 가족의 관점에서 문제를 이해하고, 이를 바탕으로 결정을 내릴 수 있는 능력을 의미합니다. 위기 상황에서도 공감은 리더십의 필수 요소로, 다른 사람들을 이해하고 돕기 위한 결정적 역할을 합니다.

(4) 위기의 정의

위기는 다음과 같은 필수적인 특징을 가지고 있습니다.

① 바람직하지 않음

위기는 일반적으로 우리의 삶에 원치 않는 방식으로 침입합니다. 위기가 긍정적인 상황이라면 이는 기회로 간주될 것입니다. 예를 들어, 고대 중국에서는 위기를 위험과 기회를 결합한 것으로 표현했습니다. 바람직하지 않은 상황이라는 사실은 종종 사람들이 협력하여 문제를 해결하려는 동기를 부여합니다.

② 불안정함

모든 위기는 초기 단계에서 불안정하며, 상황이 빠르게 변화합니다. 리더는 불확실성과 모호함 속에서도 명확한 결정을 내려야 하는 도전에 직면하게 됩니다. 이 과정에서 위기의 불안정성은 관련 결정의 타당성에 의문을 제기할 수 있습니다.

③ 예상치 못함

의료 시스템에는 정해진 재난 계획이 있지만, 각 사건은 고유하며 완전히 예상된 방식으로 진행되지 않습니다. 톰 A. 메이어의 동료인 댄 한플링Dan Hanfling 은 이를 *"재난은 우리의 재난 계획을 읽지 않았다."*라는 말로 설명했습니다. 이는 재난 계획이 불필요하다는 의미가 아니라, 예측할 수 없는 상황에서 체계적이고 유연한 대응이 얼마나 중요한지를 보여줍니다.

④ 긴급함

위기가 발생하면 대응은 **신속하고 긴급하며, 시간에 민감한** 방식으로 이루어져야 합니다. 위기 상황에서는 사태가 더 확산되거나 악화될 가능성을 항상 염두에 두어야 하며, 강력하고 단호한 리더십이 부재할 경우 상황이 더욱 심각해질 수 있습니다.

초기 대응에서는 **즉각적인 행동**이 요구되며, 지속적인 성찰을 위한 시간을 허용하지 않을 때가 많습니다. 그러나 사건이 진행됨에 따라, 리더는 업무 중에도 **성찰할 시간**을 마련하여 상황을 검토하고 대응 전략을 조정할 수 있어야 합니다.

코로나19 팬데믹과 같은 상황에서는 의료계 리더들이 종종 부당한 비난이나 조사에 직면하기도 합니다. 응급실에서는 리더들이 이러한 질문에 자주 직면합니다.

- "이것 봐요, 의사 선생님. 모른다는 게 무슨 말씀이에요?"
- "바이러스인데 얼마나 심각할 수 있겠어요?"
- "확산을 막기 위해 뭔가 할 수 있는 방법이 있을까요?"
- "의사들은 심장과 폐를 이식하는데 어떻게 간단한 바이러스도 막을 수 없나요?"
- "어떻게 심장과 폐를 이식할 수 있나요?"

이러한 질문은 위기의 원인과 책임을 찾으려는 의도를 담고 있지만, 위기 초기에 가장 중요한 것은 **신속하고 효과적인 대응**입니다. 초기에는 논쟁을 피하고, 현재의 문제를 해결하는 데 집중해야 합니다. 이후 성찰의 시간에 이 질문들을 분석하고, 향후 재발 방지와 개선 계획을 수립하는 것이 필요합니다.

위기 상황에서 성공적인 리더십은 **신속한 행동과 사려 깊은 성찰**을 균형 있게 결합하는 데 있습니다. 이는 단순한 문제 해결을 넘어, 장기적인 조직의 안정과 신뢰를 구축하는 기반이 됩니다.

4) 위기의 과도기적 특성

위기의 본질적인 특징 중 하나는 **과도기적**이라는 점입니다. 재난이 발생하면 사람들은 기존의 사실과 가정에서 벗어나, 완전히 새로운 사실과 가정에 적응해야 합니다. 이러한 전환은 혼란스럽지만, 위기 상황에서 성공적인 대응과 회복의 핵심입니다.

커트 르윈 Kurt Lewin의 변화 관리 연구는 이러한 과도기적 특성을 이해하는 데 중요한 통찰을 제공합니다. 그는 변화를 세 단계로 설명하며, 위기 상황에서도 적용할 수 있는 틀을 제시했습니다.

(1) 해동

기존의 운영 방식과 구조는 새로운 현실에 적합하지 않을 수 있습니다. 따라서 시스템, 프로세스, 그리고 팀의 태도가 변화와 적응을 위해 **해동** unfreezing되어야 합니다. 기존의 고정관념과 방식을 유연하게 만드는 것이 첫 단계입니다.

예를 들어, 코로나19 팬데믹 초기에는 기존의 진단 및 치료 프로세스가 새로운 질병에 적합하지 않았습니다. 의료진은 새로운 정보를 수용하고 기존의 접근 방식을 재검토할 필요가 있었습니다.

(2) 이동

이 단계에서는 팀과 조직이 변화된 현실에 신속하고 효율적으로 적응해야 합니다. 이는 다음을 포함합니다.

- 팀원들의 의견을 구하며 적극적으로 참여시키는 것
- 상황을 악화시키지 않으면서 올바른 방향으로 나아가기 위해 강력한 지도력을 발휘하는 것

회복탄력성은 이 과정에서 중요한 역할을 합니다. 팀원들이 변화된 환경에서 효과적으로 움직일 수 있도록 지원하며, 상황에 맞는 새로운 방향을 설정합니다. 예를 들어, NFL 시설을 재개방하기 위한 협상 과정에서는 바이러스 검사 방법이 초기의 침습적인 비인두 면봉에서 현장 타액 검사로 변경되며, 상황에 따른 신속한 적응이 이루어졌습니다.

(3) 재동결

변화를 통해 새로운 표준이 설정되면, 이 표준을 시스템과 프로세스에 통합해야 합니다. 이를 통해 새로운 운영 방식이 조직 내에 정착되며, 팀원들이 이에 대해 상호 책임을 집니다.

위기 상황에서는 이 주기가 한 번으로 끝나지 않을 수 있습니다. 위기의 지속 기간에 따라 **해동** unfreezing - **이동** moving - **재동결** refreezing이 반복될 필요가 있습니다. 팬데믹 상황에서 발생한 빈번한 프로토콜 변경과 같은 사례는 이 주기가 반복적으로 이루어질 수 있음을 보여줍니다.

5) 위기 리더십의 필수 요소

위기 리더십은 일반적인 리더십과는 다른 요구를 받습니다. 위기 상황에서 효과적으로 대응하기 위해 리더는 몇 가지 중요한 원칙과 자세를 갖춰야 합니다. 아래는 위기 리더십에 필요한 필수 요소들을 쉽게 이해할 수 있도록 정리한 내용입니다.

(1) 좌우명이 아닌 규율

위기 상황에서는 이상적인 계획보다 **현실적이고 실행 가능한 계획**이 더 중요합니다.

제2차 세계대전의 위대한 지휘관 중 두 명은 연합군 최고 사령관인 드와이트 아이젠하워 장군과 유럽 주둔 미 제3군 사령관인 조지 패튼 장군으로, 계획에 대해 서로 다른 관점을 가진 절친한 친구였습니다.

- **즉각적인 행동**: 계획이 아무리 훌륭해도 실행되지 않으면 무용지물입니다. 조지 패튼 장군은 다음과 같이 말했습니다. *"지금 실행하는 좋은 계획이 다음 주에 실행하는 완벽한 계획보다 낫다."* 그는 또한 수세기 동안 다른 여러 군사 거장들이 설명했듯이 아무리 좋은 계획도 첫 전투에서 무너진다고 지적했습니다.
- **유연한 사고**: 드와이트 아이젠하워 장군은 *"전쟁에서 계획은 모든 것이지만, 계획 자체는 아무것도 아니다."*라고 말했습니다. 이는 계획보다 변화에 적응할 수 있는 능력이 중요함을 의미합니다.
- **훈련과 준비**: 예상치 못한 상황에 대비하기 위해 팀원들이 모호한 상황에 적응할 수 있도록 훈련시키는 것이 핵심입니다.

(2) 사명, 비전, 가치

위기 상황에서 가장 좋은 나침반은 개인의 사명, 비전, 가치와 조직의 가치입니다.

정직, 겸손, 끈기, 성실성 등 재난을 헤쳐 나가는 데 훌륭한 이정표가 되는 핵심 가치에 대한 언급을 찾을 수 있을 것입니다. 위기 상황은 핵심 이상을 개발하기에 부적절한 시기입니다. 위기가 발생하기 전에 조직과 자신의 가치를 소유하

고 구현해야 합니다.

지구상에서 가장 강력한 스포츠 조직인 NFL에서 2,500명의 현역 선수들의 건강과 안전에 대한 요구를 대변하면서 톰 A 메이어 Thom A. Mayer는 종종 용기가 어디서 나왔냐는 질문을 받곤 합니다. 결국 NFLPA는 선수들의 이익을 대변하지만 NFL은 구단주들의 이익을 대변하기 때문입니다. 톰 A 메이어 Thom A. Mayer는 이에 대해 다음과 같이 말합니다.

"대답은 간단합니다. 제가 내린 모든 결정은 NFLPA의 핵심 건강 및 안전 가치에 따라 이루어졌습니다.

1. *건강과 안전은 타협할 수 없다.*
2. *우리는 과학이 이끄는 곳이라면 어디든 가고 과학이 금지하는 곳이라면 어디든 가지 않을 것입니다.*
3. *전체 선수, 전체의 삶, 전체 가족.*

저의 말과 행동이 이러한 핵심 가치를 반영하는 한, 잘못될 수 없습니다."

(3) 신뢰의 속도

위기 상황에서 가장 중요한 리더십의 기반은 **신뢰**입니다. 신뢰는 리더가 팀과 조직을 효과적으로 이끌기 위한 필수적인 요소이며, 신뢰 없이는 어떤 리더십도 제대로 작동하지 않습니다. 신뢰는 단순히 말로만 쌓이는 것이 아닙니다. 리더가 보여주는 행동과 선택, 그리고 팀원들과의 상호작용을 통해 시간이 지나면서 점진적으로 구축됩니다. 이 신뢰는 위기 상황에서 팀원들이 리더를 따를 수 있게 하고, 조직 전체가 혼란 속에서도 하나로 움직일 수 있게 만드는 강력한 자산이 됩니다.

신뢰의 중요성을 보여주는 사례로, 명예의 전당에 오른 농구 선수 **그랜트 힐**의 이야기가 있습니다. 1991년, 듀크 대학교 농구팀의 코치였던 마이크 크리지쥬스키 Mike Krzyzewski는 팀이 내셔널 챔피언십에서 우승할 것이라고 선언했습니다.

그 후 그는 그랜트에게 이렇게 물었습니다.

"그렇게 믿습니까?"

그랜트는 주저하지 않고 대답했습니다.

"코치님이 말씀하셨으니 믿습니다!"

이 짧은 대화는 신뢰의 본질을 잘 보여줍니다. 팀원들은 리더의 말을 신뢰했기 때문에 그의 비전을 따랐고, 그 신뢰가 팀을 결속시켜 성공으로 이끌었습니다. 리더는 자신의 팀과 조직에게 신뢰받는 존재가 되어야 하며, 이는 평소 행동과 결정에서 꾸준히 쌓아 올려야 합니다.

리더로서 자신을 믿는 것이 무엇보다 중요합니다. 당신이 지금 리더십 위치에 있다는 것은 이미 당신이 강한 사람으로 인정받았다는 의미입니다. 만약 강하지 않았다면 리더로 요청받지 않았을 것입니다. 그러니 스스로를 믿고, 자신의 결정을 신뢰하세요. 그러나 자신을 믿는다는 것은 완벽함을 요구하는 것이 아닙니다. **실수를 인정하고 자신을 용서하는 것**도 중요한 리더십의 일부입니다.

실수는 누구에게나 있을 수 있습니다. 중요한 것은 실수에 집착하거나 죄책감에 빠지지 않고, 그로부터 배워 앞으로 나아가는 것입니다. 위기 상황에서는 비난하거나 후회에 매몰될 시간도 에너지도 없습니다. 매일 잠시 멈춰 서서, 이전의 결정이나 말로 인해 느끼는 죄책감을 떨쳐버리세요. 죄책감은 당신의 주의를 분산시키고, 위기 해결에 필요한 에너지를 소모시킬 뿐입니다.

리더는 자신만 믿어서는 안 됩니다. **팀원을 믿고, 그들에게서 최선을 이끌어내야 합니다.** 다른 사람의 장점을 발견하고 이를 극대화할 수 있도록 돕는다면, 그들도 당신의 장점을 인정하고 협력할 것입니다. 신뢰는 양방향으로 작동합니다. 당신이 팀원을 신뢰하면, 팀원들도 당신을 신뢰하게 됩니다.

더 나아가, 다른 사람들이 함께 일하고 싶어 하는 **이상적인 팀원이 되는 것**을 목표로 삼으세요. 팀원들과의 관계에서 신뢰와 존중을 쌓는다면, 위기 상황에서도 서로를 지지하며 강력한 연대를 형성할 수 있습니다.

위기 상황에서는 언제나 **더 나은 방법**이 있을 수 있다는 점을 기억해야 합니다. 지금의 방식에 만족하거나, 새로운 시도를 두려워하지 마세요. 위기 리더십은 지속적인 성장과 학습을 통해 강화됩니다.

다음 사항을 명심하세요.

- 자신을 믿으세요.
- 팀원을 믿으세요.
- 다른 사람들이 원하는 팀원이 되세요.
- 다른 사람의 장점을 끌어내면 그들도 여러분의 장점을 끌어낼 것입니다.
- 더 잘할 수 있는 방법이 항상 있다는 것을 기억하세요.
- 죄책감은 차 트렁크에 넣어 두고 위기 상황으로 가져가지 마세요.

결론적으로, 위기 리더십은 **신뢰**를 기반으로 구축됩니다.

자신과 팀원을 신뢰하며, 서로의 강점을 극대화하고, 실수에서 배우며 끊임없이 나아갈 때, 리더와 팀은 혼란과 위기 속에서도 성공적인 결과를 만들어낼 수 있습니다.

6) 시스템과 위기

"모든 시스템은 그 결과를 얻도록 완벽하게 설계되어 있습니다."

폴 바탈덴 MD Paul Batalden, MD의 이 말은 시스템의 본질을 이해하는 데 중요한 통찰을 제공합니다. 이 말은 어떤 결과가 나왔든, 그것은 해당 시스템이 의도했든 의도하지 않았든 간에 그 결과를 초래하도록 작동했음을 뜻합니다. 하지만 이 통찰은 종종 제대로 이해되지 않으며, 특히 위기가 발생했을 때 더욱 그렇습니다.

(1) 시스템이 위기의 원인이 될 수 있다

시스템은 종종 간접적으로 위기를 발생시키거나 위기의 배경이 됩니다. 시스템이 만들어지는 목적은 보통 정상적인 상황을 처리하기 위해 설계되지만, 위기 상황에서는 이러한 시스템이 제대로 작동하지 않을 수 있습니다.

예를 들어, Facebook과 같은 플랫폼은 평소 '정상적인' 사용 환경을 기준으로 설계되어 있습니다. 하지만 위기 상황에서 잘못된 정보가 확산되거나, 예상치 못한 방식으로 작동하여 문제를 일으킬 수 있습니다. 이는 시스템 자체가 위기를 부추기고 있다는 것을 보여 줍니다.

(2) 스트레스 상황에서도 시스템이 작동하도록 만드는 방법

위기 상황에서도 시스템이 정상적으로 작동하기 위해서는 몇 가지 단계가 필요합니다.

① 시스템을 자세히 이해하기

위기 상황에서는 시스템이 어떻게 작동하는지, 그리고 어떤 부분이 취약한지를 신속히 파악해야 합니다. 이는 사전에 준비하는 것이 가장 좋지만, 위기 상황에서는 즉각적으로 이루어져야 합니다.

② 시스템 요소에 대한 교육

시스템 내에서 익숙하지 않은 요소가 있다면, 리더와 팀원들은 신속하고 효과적으로 이를 이해하기 위한 교육을 받아야 합니다. 이는 잘못된 사용으로 인한 추가 문제를 예방하는 데 필수적입니다.

③ 지속적인 업데이트 필요성 공유

팀원들에게 시스템이 정적인 것이 아니라, 상황에 따라 업데이트가 필요하다는 점을 명확히 알려야 합니다. 변화하는 상황에 맞춰 시스템을 조정해야만 위기를 극복할 수 있습니다.

④ 책임 떠넘기기 방지

시스템의 어느 부분이 실패했든, 그 부분을 설계한 사람들에게 책임을 묻는 대신, 그들의 전문성을 활용해 문제를 해결하는 데 집중해야 합니다. 이는 팀 내 책임 전가 문화를 방지하고, 협력적인 문제 해결 환경을 조성합니다.

(3) 위기 상황에서 반드시 답해야 할 질문

시스템이 위기에 직면했을 때, 다음과 같은 질문을 통해 문제를 분석하고 해결책을 찾아야 합니다.

① 어떤 요소가 실패했는가?

시스템 내에서 작동하지 않는 부분을 명확히 파악합니다.

② 왜 실패했는가?

실패의 근본 원인을 분석합니다. 이는 단순히 결과를 넘어, 원인까지 이해하려는 노력이 필요합니다.

③ 시스템을 어떻게 조정할 수 있는가?

위기 상황에 맞춰 시스템을 조정하거나 보완하는 방법을 찾습니다.

④ 필요한 정보를 어떻게 확보할 것인가?

시스템 조정을 위해 필요한 데이터를 정확하고 신속하게 확보하는 방법을 계획합니다.

⑤ 어떤 이해관계자가 참여해야 하는가?

시스템 변경을 위해 필요한 전문가, 설계자, 또는 팀원의 참여를 조율합니다.

위기 상황에서 시스템은 문제의 원인이 될 수 있지만, 동시에 문제 해결의 도구로도 활용될 수 있습니다. 중요한 것은 시스템의 실패를 이해하고, 이를 개선하기 위해 팀이 협력하는 것입니다. 책임을 묻기보다는 문제를 해결하기 위해 필요한 정보와 전문성을 활용하고, 상황에 맞게 시스템을 조정하는 유연한 접근이 필요합니다.

이렇게 하면 시스템은 위기를 극복하는 데 있어 리더와 팀의 강력한 동맹이 될 수 있습니다.

7) 통제할 수 있는 것과 통제할 수 없는 것

위기 상황에 직면한 리더는 모든 것을 통제하고 싶어하는 자연스러운 경향을 가질 수 있습니다. 하지만 **우리 삶에서 실제로 통제할 수 있는 부분은 제한적**이라는 사실을 이해하는 것이 중요합니다. 이러한 통찰은 고대 스토아 철학에서부터 현대 심리학에 이르기까지 많은 사상가들에게 반복적으로 강조되어 왔습니다.

(1) 스토아 철학의 통찰: 통제의 본질

스토아 철학자 에픽테투스Epictetus는 *"행복과 자유를 얻는 핵심*은 통제할 수 있는 것과 통제할 수 없는 것을 명확히 구분*하는 것"*이라고 말했습니다. 그는 우리가 통제할 수 없는 것에 집착하면 불행해질 수밖에 없지만, 통제 가능한 부분에 집중하면 내적 평온을 유지할 수 있다고 주장했습니다.

- **통제할 수 없는 것**: 날씨, 타인의 생각과 행동, 과거에 일어난 일, 예기치 못한 재난 등
- **통제할 수 있는 것**: 우리의 태도, 감정, 선택, 그리고 주어진 상황에서 행동하는 방식

위기 상황에서 리더가 이 원칙을 받아들이면 불필요한 스트레스를 줄이고 더 효율적으로 행동할 수 있습니다. 통제할 수 없는 것을 억지로 다루려 하기보다, **통제 가능한 부분**에 에너지를 집중하는 것이 핵심입니다.

(2) 빅터 프랭클의 교훈: 우리의 태도와 행동은 항상 우리의 선택

위대한 심리학자이자 아우슈비츠 생존자인 빅터 프랭클Victor Frankl은 인간의 마지막 자유를 이렇게 정의했습니다.

"인간은 모든 것을 잃을 수 있지만, 주어진 상황에서 자신의 태도와 방식을 선택할 자유만큼은 빼앗길 수 없다."

프랭클의 이 말은 극한 상황에서도 우리가 **어떻게 반응할지, 어떤 태도를 취할지**는 여전히 우리의 선택이라는 점을 강조합니다.

위기 리더십에서도 이 원칙은 매우 중요합니다.

- 리더는 갑작스러운 재난이나 예기치 못한 문제를 막을 수 없지만, **그에 대해 팀을 이끄는 태도와 행동**은 언제나 선택할 수 있습니다.
- 이 선택은 리더 자신뿐만 아니라 팀의 사기와 효율성에도 큰 영향을 미칩니다.

(3) 내적 평화와 외적 효율성의 조화

리더가 통제할 수 있는 것과 통제할 수 없는 것을 명확히 구분하면 **내적 평화와 외적 효율성**을 동시에 얻을 수 있습니다. 내적 평화는 상황에 휘둘리지 않는 정신적 안정감을, 외적 효율성은 필요한 행동에만 에너지를 집중하게 합니다. 이는 위기 상황에서 혼란과 두려움을 줄이고, 더 나은 결과를 도출하는 데 필수적입니다.

(4) 실천 방법: 통제의 경계를 인식하기

① 상황을 평가하세요.

현재 상황에서 통제할 수 있는 것과 통제할 수 없는 것을 분명히 구분합니다.

예: 자연재해는 막을 수 없지만, 이에 대한 대응 계획을 세우는 것은 가능합니다.

② 통제 가능한 부분에 집중하세요.

에너지와 자원을 효율적으로 사용하기 위해, 내가 할 수 있는 행동과 결정에 초점을 맞춥니다.

③ 태도와 감정을 관리하세요.

상황에 대한 감정적 반응은 통제할 수 있습니다. 긍정적인 태도와 냉철한 판단을 유지하려고 노력합니다.

④ 팀에게 모범을 보이세요.

리더의 태도는 팀원들에게 큰 영향을 미칩니다. 자신이 통제 가능한 부분에 집중하는 모습을 보여주세요.

다시 강조하지만, 위기 상황에서 리더는 모든 것을 통제하려는 유혹에 빠질 수 있습니다. 이때 스토아 철학과 프랭클의 교훈은 리더가 어디에 초점을 맞춰야 하는지 분명히 알려줍니다.

- **통제할 수 없는 것을 받아들이세요.**
- **통제 가능한 것에 최선을 다하세요.**

이 원칙을 이해하고 실천하면 리더는 혼란 속에서도 침착함을 유지하고, 팀을 효과적으로 이끌며, 위기를 극복할 수 있는 힘을 갖게 됩니다.

8) 위기 인식과 중복 커뮤니케이션

톰 A 메이어 Thom A. Mayer는 다음과 같이 말합니다.

"저는 신뢰할 수 있는 정보가 위기를 인식하고 극복하는 데 핵심이라는 사실을 발견했습니다. 좋은 정보가 없으면 좋은 의사결정을 내리는 데 필요한 좋은 팀워크를 이끌어내는 좋은 커뮤니케이션이 이루어질 수 없습니다(그림 1-5-1)*."*

신뢰할 수 있는 사실의 필요성은 분명해 보이지만, 위기 상황에서의 정보는 유동적이고 부정확한 경우가 많기 때문에 사람들이 "모르겠다."라고 말하기가 매우 어렵습니다. 격변의 시기에 정보를 모르는 것처럼 보이고 싶은 사람은 거의 없습니다. 윌 로저스는 이 점을 잘 이해하여 *"모르는 것이 문제가 아니라 모른다고 생각하는 것이 문제다."*라고 말했습니다.

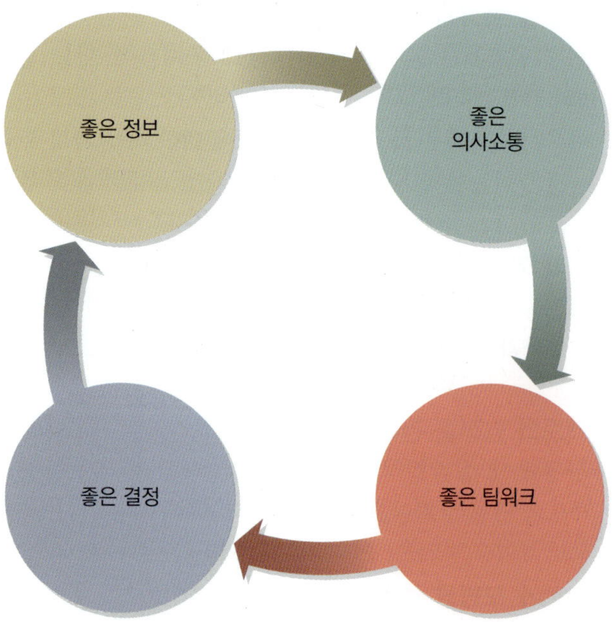

그림 1-5-1 위기 상황에서의 리더십

(1) 위기 상황에서의 효과적인 커뮤니케이션과 정보 관리

위기 상황에서 리더는 **정확하고 시의적절한 정보**가 팀의 성공적인 대응에 있어 가장 중요한 자산 중 하나임을 이해해야 합니다. 정보가 잘못 전달되거나 왜곡될 경우, 그 결과는 혼란과 실패로 이어질 수 있습니다. 따라서 리더는 팀이 정보의 **정확성과 신뢰성**을 이해하고, 중복되거나 불필요한 정보 출처에 의존하지 않도록 해야 합니다.

(2) 커뮤니케이션의 약점과 대비

위기 상황에서는 커뮤니케이션이 종종 가장 약한 고리가 됩니다. 이는 특히 물리적 재난이나 대규모 사고에서 두드러지며, 기존의 커뮤니케이션 수단이 작동하지 않을 가능성이 높습니다. 예를 들어, **2001년 9월 11일 테러 이후 펜타곤 구조 및 복구 작전**에서는 대부분의 네트워크가 다운된 상황에서 휴대폰 통신에 의존할 수밖에 없었습니다. 이 경험은 다음과 같은 교훈을 제공합니다.

① 이중화된 통신 네트워크의 필요성

위기 상황에서는 하나의 시스템이 실패하더라도 다른 대안이 작동하도록 **이중화된 통신 네트워크**를 준비해야 합니다. 이는 비상 계획의 핵심 요소입니다.

② 콜백과 콜다운 사용

- **콜백** callback: 누군가가 남긴 전화나 메시지에 반드시 응답하도록 체계를 마련하는 것
- **콜다운** calldown: 필요한 사람에게 신속히 연락할 수 있도록 구조화된 호출 시스템을 운영하는 것

이러한 체계는 혼란 속에서도 정보가 빠르고 정확하게 전달되도록 보장합니다.

(3) 정보를 평가하는 질문

위기 상황에서 정보를 관리하고 그 정확성을 판단하기 위

해 리더는 다음과 같은 질문을 스스로에게 던져야 합니다.

① 모든 사실을 알고 있는가?

현재 상황에 대한 모든 핵심 정보를 수집했는지 점검합니다.

② 사실을 확인할 수 있는 두 개 이상의 출처가 있는가?

하나의 출처만으로는 정보가 신뢰할 만한지 판단하기 어려울 수 있으므로, 최소한 두 개 이상의 독립적인 출처로 확인해야 합니다.

③ 아직 확보하지 못한 정보는 무엇인가?

내가 모르는 사실이 무엇인지 명확히 하고, 이를 확보하기 위한 구체적인 계획을 세웁니다.

④ 누가 정보를 확인하는 데 도움을 줄 수 있는가?

필요한 정보를 얻기 위해 어떤 전문가, 팀원, 혹은 외부 자원이 도움을 줄 수 있는지 파악합니다.

⑤ 팀원들이 정보의 정확성을 어떻게 판단할 것인가?

팀원들에게 정보를 검토하고 확인할 구체적인 기준과 절차를 알려줍니다.

⑥ 질문하지 않은 중요한 질문은 무엇인가?

아직 묻지 않은 질문이 있는지 스스로 되돌아보고, 이를 통해 놓친 정보를 파악합니다.

⑦ 또 무엇을 알아야 하며, 왜 알아야 하는가?

추가로 필요한 정보를 확인하고, 그 정보가 상황을 해결하는 데 어떤 역할을 하는지 명확히 합니다.

(4) 위기 리더의 커뮤니케이션 전략

위기 상황에서는 **정보의 정확성**과 **효율적인 전달**이 가장 중요합니다. 이를 위해 리더는 다음과 같은 요소를 고려해야 합니다.

- 신뢰할 수 있는 정보 출처를 활용하고, 정보를 교차 확인합니다.
- 커뮤니케이션 수단의 약점을 보완하기 위해 이중화된 네트워크와 체계적인 호출 시스템을 준비합니다.
- 정보를 평가하고 활용하기 위한 명확한 질문을 스스로에게 던집니다.

리더가 이 모든 단계를 충실히 수행하면 팀이 혼란 속에서도 명확한 방향을 잡고 효과적으로 위기를 극복할 수 있을 것입니다.

9) 최고 스토리텔러이자 최고 센스메이커로서의 리더

위기 상황에서 리더는 단순히 상황을 관리하는 역할을 넘어, **이야기를 통해 의미를 전달하고 방향을 제시하는 최고 스토리텔러이자 센스메이커**의 역할을 해야 합니다. 이러한 리더십은 사건의 혼란 속에서 팀과 대중이 상황을 이해하고 받아들이도록 돕는 핵심적인 능력을 요구합니다.

(1) 이야기의 중요성: 인간의 마음에 닿는 방식

위기를 이해하고 극복하는 과정은 단순한 데이터와 사실을 넘어섭니다. 그것은 **인간의 마음에 와닿는 이야기**를 통해 비로소 온전히 이해되고 내면화될 수 있습니다.

응급실에서 의사와 간호사들이 환자에게 증상과 진단을 설명하고, 치료 계획을 제안하는 방식은 리더가 위기 상황에서 이야기를 전달하는 과정과 유사합니다. 리더는 **교육과 경험, 그리고 역사와 문학에서 얻은 지식**을 활용해 사건에 대한 이야기를 구성해야 합니다. 이를 통해 팀과 대중은 상황의 복잡성을 이해하고, 위기에 대한 통찰을 얻을 수 있습니다.

(2) 스토리텔링의 사례: 9/11 펜타곤

톰 A 메이어Thom A. Mayer는 2001년 9월 11일 펜타곤 구조 현장에서의 경험을 다음과 같이 묘사했습니다.

"펜타곤에 도착했을 때 남쪽 벽은 날아가 버렸고, 화염과 연기가 맑은 하늘로 치솟고 있었습니다. 그 순간 단테의『신곡』이 떠올랐습니다. *'내 인생의 길 한가운데서 나는 참된 길이 완전히 사라진 어두운 숲에서 깨어났다. 죽음보다 더 쓰라린 것은 없을 것이다. 그러나 죽음에서 얻은 선을 보여주려면 선 이외의 것들에 대해 이야기해야 한다.'*"

이 이야기는 단순히 사건의 혼란을 묘사하는 데 그치지 않고, **위기를 넘어 의미를 찾는 과정**을 상징합니다. 메이어는 화염 속에서 살아가는 사람들에게 희망을 줄 수 있는 상징적 행동이 필요하다는 것을 직감했습니다.

그는 펜타곤 벽에 **거대한 미국 국기**를 걸 것을 제안했고, 이 국기는 테러의 폭압에 대한 저항과 미국 정신의 승리를 상징했습니다. 대통령과 국방부 장관이 방문했을 때 이 깃발은 전 세계로 방영되며, '우리의 건물은 불태울 수 있고, 국민을 죽일 수는 있어도 우리의 정신은 결코 꺾을 수 없다'는 메시지를 전달했습니다.

(3) 센스메이커로서의 리더: 복잡성에 의미 부여

리더는 단순히 이야기를 전달하는 데 그치지 않고, **복잡한 상황에 의미를 부여하고 방향을 제시하는 역할**을 합니다.

- **이야기를 통해 통찰을 제공**: 위기 상황에서 스토리텔링은 혼란 속에서 팀과 대중이 나아갈 길을 찾도록 돕습니다.
- **상징을 통해 희망과 용기를 전달**: 펜타곤의 깃발처럼, 강력한 상징은 말 이상의 감동을 전달하며, 공동체의 결속과 의지를 강화합니다.

(4) 비전의 전달: 이야기와 상징의 힘

메이어는 *'펜타곤에서 내가 보여준 리더십은 미미했지만, 상징과 이야기의 힘은 그것을 훨씬 초월한 의미를 전달했다.'* 고 회고했습니다. 이는 리더의 비전이 단순한 행동을 넘어, **깊은 의미를 담은 이야기와 상징으로 전해질 때 강력한 영향력을 발휘할 수 있음**을 보여줍니다.

리더는 단순히 데이터를 분석하고 지시를 내리는 관리자 역할을 넘어, **팀과 대중이 상황을 이해하고 희망을 찾도록 돕는 스토리텔러와 센스메이커**가 되어야 합니다.

- 이야기를 통해 **복잡한 상황이 이해되도록** 만듭니다.
- 상징을 통해 **공동체의 정신과 결속을 강화**합니다.
- 이를 바탕으로 팀과 대중이 **혼란 속에서도 방향성을 찾을 수 있도록** 돕습니다.

이것이 진정한 위기 리더십의 본질입니다.

(5) 상징의 힘: 9/11 펜타곤 깃발 이야기

2001년 9월 11일 밤, 펜타곤 헬기장 근처에서 젊은 해병 대원들이 소형 소방차 위에 작은 깃발을 세우는 모습을 본 톰 A. 메이어는 그 장면이 이오지마 전투에서 국기를 게양하는 조 로젠탈 Joe Rosenthal의 상징적인 사진을 떠올리게 했습니다. 그 순간, 그는 *'무엇을 해야 할지 직감적으로 알게 되었다.'*라고 회상합니다.

메이어는 즉각적으로 미 육군 병참 작전 담당 소령에게 무전을 보내, 펜타곤 벽에 걸 가장 큰 깃발을 찾아 걸어달라고 요청했습니다. 그는 깃발이 단순한 장식물이 아니라, 미국 정신의 승리와 테러에 대한 저항의 상징이 될 것이라고 믿었습니다. 이 깃발은 테러의 충격으로 검게 그을린 펜타곤 벽 옆에 걸려, 모든 사람에게 강력한 메시지를 전달했습니다.

"우리 건물은 불태울 수 있고, 국민은 죽일 수 있지만, 미국 정신은 결코 꺾을 수 없다."

다음 날, 조지 W. 부시 대통령과 도널드 럼스펠드 국방부 장관이 펜타곤을 방문했을 때, 깃발은 이미 펜타곤 벽에 걸려 있었습니다. 이 거대한 깃발은 이후 몇 주 동안 그곳에서 휘날리며 전 세계로 방송되었습니다. 그 깃발은 단순히 테러의 잔혹성을 보여주는 이미지가 아니라, 미국 국민의 단결과 저항 정신을 상징하는 이미지로 자리 잡았습니다.

이 깃발은 이후에도 지속적으로 사용되었습니다. 9/11 테러의 1주년, 2주년, 그리고 10주년 기념일에 다시 펄럭이며, 희생자들을 추모하고 미국 정신의 강인함을 보여주는 중요한 상징으로 기억되었습니다.

메이어는 이 행위를 통해 자신이 위대한 리더십을 발휘했

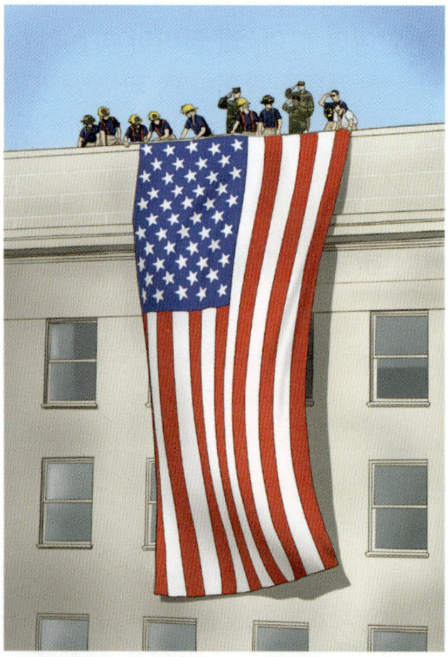

그림 1-5-2 2001년 9월 12일에 게양된 펜타곤 깃발

다고 주장하지 않습니다. 오히려 그는 당시 펜타곤에서 함께 일한 사람들의 리더십에 경외감을 느꼈다고 회고합니다. 그러나 깃발을 걸자는 그의 제안은 단순한 행동 이상의 결과를 낳았습니다. 이는 비전과 상징이 어떻게 단순한 행동을 넘어 깊은 의미를 전달할 수 있는지 보여주는 사례입니다.

9/11 이후 가장 많이 다운로드된 두 장의 사진이 바로 펜타곤 깃발과 세계무역센터 잔해 위에 성조기를 세운 뉴욕 소방관들의 사진이었다는 점은, 상징이 가진 강력한 메시지 전달 능력을 잘 보여줍니다(그림 1-5-2). 이 사진들은 사람들에게 테러의 잔혹성을 넘어, 희망과 저항의 메시지를 전했습니다.

(6) 센스메이킹

위기 상황에서 리더는 단순히 스토리텔링에 그치지 않고, 센스메이킹 sensemaking의 역할을 통해 조직과 대중이 혼란 속에서 방향을 찾도록 도와야 합니다. 스토리텔링이 위기의 다양한 측면을 의미 있는 이야기로 엮는 과정이라면, 센스메이킹은 그 이야기를 더 큰 그림과 맥락 속에서 해석하여 **위기의 의미와 방향성을 제시**하는 역할을 합니다.

톰 A 메이어 Thom A. Mayer는 다음과 같이 이야기합니다.

"둘째 아들 케빈이 9살이었을 때 어느 날 저녁 퇴근하고 집에 돌아와 보니 문학 숙제에 푹 빠져 있었습니다. 아들이 도와줄 수 있냐고 물었고, 저는 그 구절을 주의 깊게 읽고 잠시 생각한 후 간단히 내용을 알려주었습니다. 아들의 대답은 '아빠, 무슨 뜻인지 알아요.'였습니다."

위기 상황에서 이 점을 기억합시다.

- **스토리텔링**은 사건과 해결책을 명확히 전달하는 과정입니다.
- **센스메이킹**은 이 과정을 통해 사람들이 사건의 의미와 큰 맥락을 이해하고, **자신의 역할과 방향**을 발견하게 만드는 과정입니다.

의료진과 대중이 위기의 의미를 알 수 있도록 하려면 스토리텔링에 센스메이킹을 접목해야 합니다. 수석 스토리텔러는 위기가 무엇을 수반하는지, 이러한 가능성을 해결하기 위한 최선의 접근 방식, 이러한 단계가 수행될 프레임워크와 시간 프레임에 대한 세부적인 이야기를 제공합니다.

(7) 센스메이킹의 실천: 나침반으로 방향을 찾기

센스메이킹은 정해진 해답을 따르는 것이 아니라, 상황에 따라 끊임없이 탐색하고 조정하는 **동적인 과정**입니다.

조직이론가인 칼 바이크 Karl Weick는 이를 '감각의 노예가 되는 것'이라고 표현하며, 상황의 변화와 흐름에 민감하게 반응하는 것이 중요하다고 강조합니다.

- 리더는 모든 답을 제공할 필요가 없습니다.
- 대신, 팀원들이 스스로 의미를 찾고 결정할 수 있도록 방향성을 제시하는 **나침반의 역할**을 합니다.

(8) 스토리텔링과 센스메이킹이 가져오는 변화

① 신뢰와 참여를 구축

사람들이 위기의 본질을 이해하고, 자신이 어떻게 기여할 수 있는지 깨닫게 되면, 팀의 신뢰와 참여도가 높아집니다.

② 결정에 대한 공감과 책임감 강화

스토리텔링이 정보와 맥락을 제공하면, 센스메이킹은 사람들이 결정의 의미를 이해하고, 이에 대한 책임감을 느끼도록 돕습니다.

③ 환자와 대중의 삶에 변화를 가져옴

센스메이킹과 스토리텔링은 리더가 통제권을 적절히 행사해, 환자와 대중의 삶에 긍정적인 영향을 미치도록 합니다.

리더가 이 두 가지를 효과적으로 결합하면, 팀과 조직은 위기를 단순히 극복하는 것을 넘어, 새로운 통찰과 성장의 기회를 얻을 수 있습니다. **지도 대신 나침반을 사용하는 리더십**은 변화와 불확실성 속에서도 조직이 강력하게 나아갈 수 있는 길을 열어줍니다.

10) 강력한 지도 연합 구축

위기 리더십은 결코 혼자서 할 수 있는 일이 아닙니다. 위기 상황에서는 리더가 강력한 지도 연합, 즉 **신뢰할 수 있는 핵심 인력으로 구성된 팀**을 만들어야만 성공적으로 상황을 이끌어갈 수 있습니다. 이는 리더가 혼자 모든 결정을 내리며 지쳐가는 것을 방지하고, 팀의 협력을 통해 지속적인 대응을 가능하게 합니다.

위기 리더십에서의 팀워크와 협력의 중요성을 보여주는 사례로, 성경 **출애굽기**에 등장하는 **이스라엘과 아말렉의 르**

비딤 전투를 들 수 있습니다.

① 모세의 역할

이스라엘이 전투를 벌일 때, 모세는 언덕 위에서 전투 상황을 관찰하며 손을 들어 올렸습니다. 그는 손을 들 때 이스라엘이 승리하고, 손을 내릴 때 아말렉이 우세해지는 것을 발견했습니다. 손을 드는 행동은 단순한 상징이 아니라 **리더로서의 역할과 의지의 상징**이었습니다.

② 문제: 혼자서는 지속 불가능

하지만 전투가 길어지자 모세의 팔은 지쳐 더 이상 들 수 없게 되었습니다. 아무리 강력한 의지를 가진 리더라도, 혼자 모든 것을 떠맡으면 결국 한계에 부딪히기 마련입니다.

③ 해결책: 협력과 지원

모세의 형제 **아론**과 동료 **훌**은 양쪽에서 모세의 팔을 들어 올려 주었습니다. 이 협력 덕분에 모세는 끝까지 손을 들 수 있었고, 결과적으로 이스라엘은 전투에서 승리했습니다. 이 이야기는 리더가 혼자 힘으로 모든 것을 감당할 수 없다는 사실을 상징적으로 보여줍니다. **리더십은 팀의 협력 없이는 지속될 수 없습니다.**

11) 위기 상황에서의 지원 시스템

모세의 사례에서 보듯이, 위기 상황에서는 **신뢰할 수 있는 핵심 인력**이 필요합니다. 이러한 지원 시스템은 리더가 지치거나 한계에 다다랐을 때, **리더를 도와 지속 가능하게 만드는 역할**을 합니다.

① 팀 구성의 기준: 신뢰

강력한 지도 연합을 구성할 때 가장 중요한 요소는 **신뢰**입니다. 팀원들이 리더의 결정을 신뢰하고, 리더 역시 팀원들에게 의지할 수 있어야 합니다. 신뢰는 위기 상황에서의 협력과 효율성을 보장하는 가장 중요한 리트머스 시험지입니다.

② 팀의 역할: 리더의 연장선

지도 연합의 팀원들은 단순히 지시를 따르는 것이 아니라, **리더의 역할을 보완**하고 **책임을 나누는 파트너**로서 기능해야 합니다. 모세의 팀에서 아론과 훌이 했던 것처럼, 팀원들은 리더가 넘어지지 않도록 실질적인 지원을 제공합니다.

③ 지속적인 지원과 협력

위기 상황은 단시간에 해결되지 않는 경우가 많기 때문에, 팀은 지속적으로 리더와 서로를 지원하며 협력해야 합니다. 이를 위해 **명확한 역할 분담과 소통**이 중요합니다.

해결책은 무엇일까요? 모세의 동생 아론과 믿을 수 있는 동료 훌이라는 사람이 모세의 양쪽에 서서 각각 팔을 들어주었습니다.

위기 상황에서는 이와 유사한 지원 시스템이 필요합니다. 혼자서는 그 노력을 지속할 수 없습니다. 강력한 지도 연합의 구성원을 신중하게 선택해야 하며, 가장 좋은 리트머스 시험지는 신뢰입니다.

12) 윗사람에게 아부하는 사람들로 가득한 세상에서 아랫사람들로부터 배우기

위기 리더십의 막중한 책임이 주어지면 항상 책임자에게 아부하는 사람들이 있을 것입니다. 위기 상황에서는 아부할 시간이 없지만, 아부를 위한 역할은 있습니다. 그 아이디어를 살펴봅시다.

(1) 아부하기의 정의

우리 모두는 살면서 아부했던 기억을 가지고 있습니다. 그들이 리더십 사다리를 오르는 데 성공했을 때 우리는 놀라움과 불신으로 고개를 절레절레 흔들곤 합니다.

리더십 코치인 마샬 골드스미스 Marshall Goldsmith에 따르면 아부는 단순히 위압적인 방식으로 이루어지는 칭찬이 아닙니다. 그 **본질은 심리적인 문제와 조직 내 권력 구조**에 깊이 뿌리를 두고 있습니다.

- **위계적 믿음**: 아부는 개인이 **성공, 승진, 혹은 문제 해결에 필요한 답이 자신이 아닌 조직 내 권위자들에게 있다고 믿는 심리**에서 비롯됩니다.
- **자기 신뢰 부족**: 아부하는 사람은 종종 자신의 능력이나 판단보다는 **권력자에게 의존**하는 경향을 보입니다.
- **잘못된 탐구**: 이는 본질적으로 우리가 **정답을 엉뚱한 곳에서 찾고 있다는 문제**를 반영합니다. 올바른 질문을 던질지라도, 그 답을 자신 안에서 찾으려 하지 않는 태도가 아부의 근본적인 동기를 형성합니다.

아부 문제를 해결하기 위해서는 개인과 조직 차원에서 다음과 같은 노력이 필요합니다.

① 개인의 자기 신뢰 강화

자신이 **질문과 해답의 원천**이 될 수 있다는 믿음을 키우는 것이 중요합니다. 아부를 통해 답을 구하기보다, 자신의 판단을 믿고 책임을 지는 태도를 기르는 훈련이 필요합니다.

② 리더의 역할 변화

리더는 구성원들에게 아부가 아닌 **정직한 피드백과 독립적 사고를 장려**하는 환경을 만들어야 합니다. 이를 위해, 리더는 자신의 권위를 강조하기보다 팀원들이 스스로 결정하고 학습할 기회를 부여해야 합니다.

③ 조직 문화 개선

조직은 **정답은 누구나 발견할 수 있다는 개방적 문화를 조성**해야 합니다. 성공과 승진의 기준이 리더에게 잘 보이는 행동이 아니라, **실제 성과와 창의적인 기여**라는 점을 명확히 해야 합니다.

(2) 아랫사람으로부터 배우기의 정의

아랫사람으로부터 배우기 sucking down는 리더가 조직 내에서 실제로 일을 수행하는 사람들로부터 힘과 지식, 그리고 의미를 찾아내려는 **의도적이고 적극적인 접근**을 의미합니다. 이는 조직의 아래에서 일어나는 상황을 이해하고, 그들의 관점을 듣고 배우려는 겸손한 자세에서 시작됩니다.

아래를 내려다본다는 것이 조직에서 위를 바라보는 것을 배제하는 것은 아니며, 단지 그렇게 하는 것만을 배제한다는 점에 유의하는 것이 중요합니다. 따라서 아래로 내려다보는 것은 조직 전체의 관점을 포함하지만, 조직을 위로 끌어올리는 것은 그 초점을 위에 두는 것입니다.

톰 A 메이어 Thom A. Mayer는 다음과 같이 이야기합니다.

"아랫사람으로부터 배우기가 리더에게 효과적인 이유는 실제로 업무를 수행하는 사람들과 소통할 수 있기 때문입니다. 우리 세대의 결정적인 날 중 하나가 된 날 펜타곤에서 지휘관 조끼를 입었을 때 제가 배운 교훈은 장군, 내각 장관 및 기타 권력자들의 말을 듣는 것이 아니라 소방관, 구급대원, 의사, 간호사, 법 집행관 등 아래 사람들의 말을 듣는 데서 나왔습니다. 며칠 동안 제 문장의 대부분은 이렇게 시작되는 것 같았습니다. 여러분의 도움이 필요합니다... 이걸 이해하도록 도와주세요. 어떻게 생각하십니까? 어떻게 작동하는지 이해하도록 도와주세요. 어려운 결정을 내려야 하는데, 이에 대한 의견이 필요합니다. 이 문제를 어떻게 처리하시겠습니까? 9월 11일에 아직 불타고 있는 펜타곤에 들어가기 위해 자가 호흡 장치를 착용하는 것은 특히 저처럼 폐쇄공포증이 있는 사람에게는 어느 정도의 용기가 필요했습니다. 하지만 빨아들이며 듣는 것도 노력과 용기가 필요합니다. 이러한 하향식 대화는 직관적이지 않을 뿐만 아니라 우리가 직접 해답을 찾아야 할 것 같은 상황에서 해답을 가진 사람을 찾아 나서야 하기 때문에 노력이 필요합니다."

이러한 용기는 겸손함, 즉 "잘 모르지만 배우고 싶습니다."라고 말할 수 있는 능력에서 비롯됩니다. "도와주시겠습니까?"라고 말하는 겸손함에서 비롯됩니다. 겸손한 리더는 적응력과 회복력이 뛰어나기 때문에 불확실성이 가득한 환경에서 뚜렷한 이점을 가지고 있습니다. 이들은 문제를 더 일찍 감지하고 그에 따라 행동합니다. 따라서 빨아들이는 리더가 있는 조직은 더 유연하며, 위기 팀의 약점을 지적하는 것에 대한 비판을 두려워하지 않고 정기적으로, 자유롭게 문제를 논의합니다.

경청의 힘을 보여주는 예는 2001년 생물테러 위기에서 찾을 수 있습니다. 9/11 테러가 발생한 지 한 달이 채 지나지 않아 워싱턴 DC의 필립 하트 상원 의원 사무실 건물에 탄저균이 든 편지가 배달되었습니다. 며칠 만에 수백 명의 환자(대부분 우체국 직원)가 독극물에 중독되었을지도 모른다는 필사적인 우려로 응급실을 찾아왔습니다.

톰 A 메이어 Thom A. Mayer는 다음과 같이 이야기합니다.

"당시 우리는 대부분의 사람들이 하는 것처럼 전문성이 입증된 권위 있는 기관(이 경우에는 질병통제예방센터CDC였습니다)의 말을 들었습니다. 다시 말해, 우리는 귀 기울여 듣는 연습을 했습니다. 우리가 들은 것은 2001년 10월 15일 오전 9시부터 오후 7시 사이에 하트 빌딩 남동관 5층과 6층에 있지 않았다면 걱정할 것이 전혀 없다는 확신이었습니다."

CDC는 과학적 근거에 따라 편지를 개봉할 당시 특정 층의 특정 건물에 있지 않았다면 탄저균에 감염되었을 가능성은 없다고 선언했습니다. 그러나 며칠 후 워싱턴 DC 브렌트우드 Brentwood 인근의 우편 배달원 르로이 리치몬드 Leroy Richmond라는 사람이 응급실로 찾아와 응급의학과 의사 세실 머피 Cecele Murphy 박사에게 탄저균에 걸린 것 같다고 말했습니다. 머피 박사는 이 환자에게 "전문가들이 괜찮다고 하니 걱정하지 마세요."라고 말할 수도 있었을 것입니다. 다행히도 그녀는 모든 훌륭한 의사가 하는 것처럼 "가슴이 매우 이상합니다." "제 몸은 알겠는데 뭔가 느낌이 이상해요." 라고 말하는 환자의 말에 귀를 기울였습니다.

머피 박사는 환자가 어떤 질병에 걸렸는지보다 어떤 종류의 질병에 걸렸는지 아는 것이 더 중요하다는 오슬러의 지혜를 인정했습니다. 전문가가 아닌 환자의 말에 귀를 기울인 머피 박사는 흉부 엑스레이를 촬영한 후 리치몬드 씨의 흉부를 더 자세히 컴퓨터 단층 촬영 CT한 결과, 치명적인 흡입성 탄저균의 극적인 증거를 발견할 수 있었습니다. 간단히 말해, 급성 증상은 아니었지만 환자의 가슴은 말 그대로 녹아내리고 있었고 시간이 지날수록 상태가 악화되고 있었습니다. (지금도 흉부 CT를 보면 소름이 돋습니다.)

머피 박사의 진단 후 리치몬드 씨는 적극적인 치료를 받고 끔찍한 병을 이겨냈습니다. 열심히 경청하는 것에는 보상이 있습니다. 약 일주일 후, 저는 리치몬드 씨의 병실에 서 있었는데, 그는 병의 심각성에도 불구하고 매우 건강하게 앉아 가족들과 대화를 나누며 CNN을 배경으로 드론을 날리고 있었습니다. 갑자기 워싱턴 DC에서 기자 회견이 열렸고, 한 관계자가 '이노바 페어팩스 병원 환자의 상태가 심각하다.'고 발표했습니다. 회의실에는 완전한 침묵이 흘렀습니다. 리치몬드 씨는 과일 한 조각을 손에 들고 저를 향해 "의사 선생님, 저한테 숨기는 게 있나요?"라고 말했습니다.

재난 상황에서 최상의 커뮤니케이션이 이루어져야 할 때 종종 잘못된 정보가 전달되는 경우가 있습니다. **전략적 경청은 전방위적이며 조직 내부와 조직 전체에 걸쳐 경청을 포함하기 때문에 효과적**입니다. 이는 **경청의 중복성을 생성하여 여러 출처에서 다양한 목소리로 나오는 정보를 듣고, 이를 모두 해석하고 통합**해야 합니다. 전략적 경청을 위해서는 기존의 방식과는 다른 방식으로 잘 알려지지 않은 출처를 경청해야 하며, 대화의 웹을 연결하여 일의 작동 방식과 사람들의 상호 작용 방식에 대한 놀랍고 때로는 충격적인 통찰력을 발견할 수 있어야 합니다. 머피 박사는 질병통제예방센터의 조언을 확실히 이해했지만, 환자의 발표가 탄저균에 대한 교과서적인 설명과 맞지 않았음에도 불구하고 환자의 말에 더 귀를 기울였습니다.

전략적으로 경청하면 우리가 봉사하는 사람들이 우리가 운영하는 시스템의 근본적인 상호의존성을 파악하도록 도와줌으로써 힘과 적응력, 변화의 역량을 키울 수 있습니다. 사람들이 문제(또는 잠재적 문제)를 자유롭게 소통할 수 있기 때문에 어려움을 훨씬 더 일찍 그리고 더 효과적으로 예측할 수 있습니다.

서번트 리더십을 가진 사람은 섬기는 마음을 소유하고 있을 뿐만 아니라, 특히 위기 리더십을 담당할 때 자신의 한계를 명확하게 인식하고 있습니다. 이를 위해서는 많은 사람들이 생각하는 것보다 우리가 통제할 수 있는 범위가 좁다는 사실을 깨달아야 합니다. 우리 자신과 타인의 운명의 주인이 되기보다는 섬김의 사명과 자신의 현실적인 삶의 위치가 일치하기 때문에 빨아들이는 리더는 효과적입니다.

조직을 끌어들이는 리더는 종종 '내가 여기 없었으면 정말 엉망이 되었을 텐데, 내가 있어서 다행이야!'라고 생각합니다. 반면에 아랫사람으로부터 배우는 리더는 자신의 책임을 받아들이면서도 자신의 한계를 이해합니다. 아랫사람으로부터 배우는 리더는 자신이 조직에 무엇을 가져오는지가 아니라 다른 사람들이 무엇을 성취하도록 도울 수 있는지에 초점을 맞춥니다.

13) 위기 상황에서의 전략적 낙관주의

위기 상황에서 낙관주의와 비관주의를 이해하려면, 우리의 관점이 얼마나 중요한지 깨달아야 합니다. 예를 들어, 물잔이 반쯤 차 있는 것을 보고 '반쯤 비었다.'고 생각한다면 비관적으로 볼 수 있고, '반쯤 가득 차 있다.'고 생각한다면 낙관적인 관점이라고 할 수 있습니다. 이 단순한 질문은 우리가 상황을 어떻게 바라보는지, 그리고 그것이 우리의 태도와 결정을 어떻게 형성하는지 보여줍니다. 톰 A 메이어Thom A. Mayer는 아버지께서 돌아가시기 전, 이 질문을 드렸을 때, 그의 아버지는 잠시 고민하시고 웃으시며 *"그건 물을 따르느냐 마느냐에 달렸지."*라고 말씀하셨다고 합니다. 이는 관점이 단지 낙관적이냐 비관적이냐를 넘어 상황의 본질을 어떻게 바라보느냐에 따라 달라진다는 것을 상징적으로 보여줍니다.

몇 년 전 톰 A 메이어Thom A. Mayer는 **전략적 낙관주의라는 개념**을 개발했습니다. 인생의 가장 큰 자산은 상황을 가장 긍정적인 현실적 가능성으로 평가할 수 있는 능력이라는 원칙에서 출발합니다. (다른 많은 정의가 있지만, 이는 톰 A 메이어Thom A. Mayer가 내린 정의입니다.) 전략적 낙관주의는 자산이므로, 우리는 부를 늘리기 위해 투자 수익률return on investment, ROI을 극대화해야 할 의무가 있습니다. 우리 중 누구도 무한한 에너지와 낙관주의를 가지고 있지 않으므로 이러한 자질을 현명하게 사용해야 합니다.

(1) 전략적 낙관주의: 현실을 직시한 긍정적 태도

톰 A. 메이어는 낙관주의가 위기 상황에서 어떻게 작동해야 하는지 설명하며, 이를 **전략적 낙관주의**라고 부릅니다.

이 접근법은 단순히 긍정적으로 생각하는 것에 그치지 않고, 현실을 직시하며 낙관주의를 적절히 활용하는 방법을 강조합니다.

(2) 잔인한 낙관주의와 전략적 낙관주의의 차이

메이어는 **제임스 B. 스톡데일 제독**과 **존 맥케인 상원의원**의 경험을 통해 낙관주의가 어떻게 잘못 사용될 수 있는지 이야기합니다.

- **잔인한 낙관주의**: 맹목적인 믿음으로 현실과 동떨어진 기대를 가지는 것입니다. 예를 들어, '곧 구출될 것이다.'라는 비현실적인 희망에 매달리면, 그 기대가 깨질 때 더 큰 좌절과 패배감을 경험하게 됩니다. 스톡데일은 이를 '현실을 무시한 낙관주의'라고 표현하며, 이런 태도가 포로 수용소에서 먼저 죽어간 사람들의 특징이라고 설명했습니다.
- **전략적 낙관주의**: 이는 현재의 현실을 있는 그대로 받아들이고, 그 상황 속에서 긍정적 결과를 이루기 위해 낙관주의를 전략적으로 활용하는 방식입니다. 스톡데일은 *"결국에는 승리할 것이라는 믿음을 잃지 않았지만, 동시에 냉혹한 현실에 직면할 준비가 되어 있었다."*라고 강조했습니다.

(3) 전략적 낙관주의를 적용하는 방법

① 현실을 있는 그대로 받아들이기

위기 상황에서 가장 먼저 해야 할 일은 **현재 상황을 냉정히 평가**하는 것입니다. 감정적으로 힘들더라도, 상황의 잔인한 현실을 인정하고 이를 문서화하거나 구체적으로 정리해 보는 것이 중요합니다. 현실을 부정하지 않으면, 더 나은 준비와 대응이 가능합니다.

② 결과에 대한 긍정적 믿음 유지

냉혹한 현실을 받아들인 후에는, **결국에는 이 상황을 극복하고 더 나은 결과를 얻을 수 있다는 믿음**을 잃지 않아야 합니다. 이 믿음은 단순히 희망적인 생각이 아니라, 계획과 행동을 통해 이루어질 수 있는 실질적인 목표로 연결됩니다.

③ 낙관주의를 전략적으로 투자하기

낙관주의는 제한된 에너지와 자원을 효과적으로 사용할 수 있도록 **적재적소에 투입**해야 합니다. 막연한 희망과 비현실적인 기대에 낭비하기보다는, **현실적인 목표와 계획**에 에너지를 집중하는 것이 중요합니다. 예를 들어, 팀의 단결을 강화하거나, 새로운 해결책을 모색하는 데 낙관적인 태도를 활용할 수 있습니다.

(4) 전략적 낙관주의의 핵심 질문

낙관주의를 효과적으로 사용하기 위해, 다음과 같은 질문을 스스로에게 던질 수 있습니다.

- 현재 상황의 냉혹한 사실은 무엇인가?
- 이 상황에서 가장 중요한 목표는 무엇인가?
- 낙관적인 태도를 어디에 투자해야 가장 큰 효과를 얻을 수 있는가?
- 비현실적인 희망에 에너지를 낭비하고 있지는 않은가?

전략적 낙관주의는 냉혹한 현실을 직시하면서도, **긍정적 결과에 대한 믿음을 유지**하며 계획적으로 행동하는 것입니다.

- 낙관주의를 단순한 희망의 도구가 아니라, **실제 성과를 내기 위한 에너지와 동기**로 활용해야 합니다.
- 현실을 부정하거나 불가능한 기대에 매달리기보다는, 현재 상황에 맞는 최선의 행동을 통해 **낙관주의의 ROI (투자 대비 성과)를 극대화**할 수 있습니다.

결론적으로, 낙관주의는 전략적으로 사용될 때 비로소 강력한 도구가 됩니다. 현실을 있는 그대로 인정하면서도, 결국 승리할 수 있다는 믿음으로 행동하면, 위기 상황에서 더 나은 결과를 만들어 낼 수 있습니다.

14) 언론 대응하기

언론 대응은 위기를 헤쳐 나가는 데 있어 필수적이고 피할 수 없는 측면입니다. 준비와 팀워크를 통해 메시지를 효과적이고 간결하게 전달할 수 있습니다. 응급실 리더의 책임에는 해결책을 찾기 위한 조직의 노력을 가장 잘 반영하는 방식으로 위기의 스토리와 의미를 전달하는 것이 수반됩니다. 대부분의 병원은 위기 관리를 위한 템플릿뿐만 아니라 언론과의 관계를 선제적으로 구축해 왔으므로 이 과정에서 기관 리더와 긴밀히 협력하는 것이 중요합니다.

커뮤니케이션 책임자는 위기 상황에서 핵심 파트너가 될

것입니다. 이 귀중한 전문가들은 언론인들과 기존 관계를 맺고 있는 경우가 많으며 적절한 미디어 메시지를 개발하는 데 전문가입니다. 가능하면 기자 회견을 열기 전에 커뮤니케이션 책임자와 상의하여 다음 질문에 대해 논의하세요.

- 언론과 대중에게 전달하고자 하는 정보는 무엇인가?
- 이 메시지를 전달하기 위한 가장 좋은 '사운드 바이트'는 무엇인가?
- 가장 어려운 질문은 무엇이며, 누가 그런 질문을 할 가능성이 높은가?
- 그 어려운 질문에 어떻게 대답할 것인가?

15) 사운드 바이트의 현명한 활용

헨리 키신저 전 미국무장관이 대규모 기자회견에서 던진 첫 질문을 기억해 두는 것이 현명합니다. *"제가 대답할 질문이 있으신가요?"* 위기 리더십 팀과 협력하여 원하는 핵심 메시지를 전달할 수 있는 최적의 사운드 바이트를 고민하는 것이 필수적입니다. 코로나19 팬데믹에 대한 NFL의 대응 과정에서 NFLPA의 메시지는 몇 가지 필수적인 사운드 바이트(뉴스 인터뷰나 연설 등의 핵심적 내용이 축약된 문구)를 강조했으며(Box 1-5-1), 이는 조직에 큰 도움이 되었고 언론에 널리 인용되었습니다. 위기 상황마다 가장 간단하고 효과적으로 메시지를 전달할 수 있는 방법을 생각해 보세요.

일반적으로 언론인은 진정으로 설득력 있는 이야기를 전달하고자 하며 다음과 같은 관점에서 상황에 접근합니다.

- '대중의 알 권리'라는 핵심 가치에 충실하기
- 이야기의 모든 측면을 보도하기
- 다른 사람이 가지고 있지 않은 정보 얻기

Box 1-5-1 NFLPA 사운드 바이트

- "이것은 신종 바이러스이자 신종 전염병입니다. 시간이 지남에 따라 이에 대한 사실을 밝혀내야 하며, 알게 되는 대로 여러분께 알려드리겠습니다."
- "우리는 과학이 우리를 인도하는 곳이라면 어디든 갈 것이며, 그렇지 않은 곳이라면 어디도 가지 않을 것입니다."
- "이것은 접촉 스포츠에서 발생하는 접촉성 질병이므로 위험 제거 방정식이 아니라 위험 완화 노력입니다."
- "우리는 바이러스를 미식 축구에 맞출 수 없으며, 미식 축구를 바이러스에 맞출 수 있어야 합니다."
- "이 바이러스의 천적은 단 하나, 바로 전염입니다. 전염을 막으면 바이러스를 죽이는 것입니다."

- 신뢰할 수 있는 현장 목격자(본인 및 팀원 포함)와 대화하기
- 기억에 남을 만한 사운드 바이트 얻기

언론과 소통하기 위한 추가 제안 사항에는 다음이 포함됩니다.

- 가능하면 기자의 이름을 사용하세요.
  예: "안드레아, 훌륭한 질문입니다."
- 한 단어로 답할 수 없는 예/아니오형 질문을 받을 때는 다음과 같이 대답합니다.
  예: "흥미롭고 복잡한 질문이므로 충분한 답변이 필요합니다." 또는 "그런 질문을 받으면 사람들은 이런 세부 사항을 알고 싶어 합니다."
- 팀을 칭찬하세요.
  예: "이 팀이 이 위기를 관리하는 데 있어 얼마나 놀라운 일을 해냈는지 아무리 강조해도 지나치지 않습니다."
- 반복 질문을 받았을 때는 다음과 같이 답하세요.
  예: "명확하지 않은 부분이 있다면 죄송하지만, 지금 우리가 알고 있는 사실은 이렇습니다."

16) 아는 사실과 모르는 사실

먼저, 모든 사실을 알지 못한다고 명확히 말합니다. 둘째, 알고 있는 사실을 말하세요. 모든 해답을 가지고 있지는 않더라도 적어도 사실이 밝혀지면 밝혀질 것이라는 확신을 제공함으로써 희망을 주고 신뢰를 구축할 수 있습니다.

Thom A. Mayer는 다음과 같이 말합니다.

*"2002년 벨트웨이 저격 테러 당시 제가 경찰 헬기 부대를 포함한 전술 및 특수 작전의 운영 의료 책임자로 근무하고 있는 버지니아주 페어팩스 카운티에서 유일한 여성 사망자가 발생했습니다. 총격 사건 당일 밤 인터뷰를 한 경찰서장 톰 맹거*Tom Manger *대령의 답변은 개선할 필요가 없었습니다. 그는 정확하고 스타카토적인 언어로 사건의 알려진 사실을 명확하게 밝혔습니다. 그 후 10일 동안 이 총격 사건의 단서를 통해 9건의 살인을 저지른 두 남자가 체포되고 기소에 성공했습니다."*

마지막으로, 각 상호 작용에서 배우고, 다르게 처리할 수 있었던 사항에 대한 피드백을 요청하고, 진행 중인 **사후 조치 검토** after action report, AAR에 참여할 준비를 하세요. 다음

위기에서 다시 만날 가능성이 매우 높으므로 가능한 한 언론인과 긍정적인 관계를 발전시키세요.

17) 위기에서 배우기

위기 상황이 마무리되기 시작하면 며칠, 몇 주, 심지어 몇 달이 걸릴 수도 있으므로 팀에서 해당 사건을 되돌아보고 배울 시간을 갖도록 하세요. 이를 위한 가장 좋은 방법은 미국 해병대 USMC와 미 육군이 공동으로 개발한 형식인 AAR를 사용하는 것입니다.

AAR의 개념은 훈련 작전에서 전담 부대를 상대 부대의 역할을 하는 오랜 전통의 개념인 '레드팀'이라는 군사적 접근 방식에서 비롯되었습니다. 이 방법은 전쟁 지역에 배치되기 전에 다른 부대가 전투 전략과 전술을 준비할 수 있도록 도와줍니다. 사후 검토는 향후 작전을 개선하기 위해 고안된 특정 질문 세트를 따릅니다. 이러한 질문은 명사(반드시 체크해야 하는 항목이나 상자)가 아닌 동사(행동)로 취급해야 합니다. 위기 리더십에서 AAR은 일일 디브리핑의 일부가 되어야 하지만 위기가 종료된 후에도 사용해야 합니다.

Box 1-5-2에서 AAR을 더 자세히 정의합니다.

18) 위기가 끝나면

위기가 끝나면 공식적으로나 비공식적으로 **팀의 노력을 축하하는 시간**을 가지세요. 위기 속에서 유대감이 형성되어 수년 동안 지속된다는 것을 알게 될 것입니다.

위대한 작가 세바스티안 융거Sebastian Junger가 Tribe에서 언급한 것처럼 말입니다.

"위기의 도전은 사람들을 더 오래되고 유기적인 관계의 방식으로 되돌아가게 합니다."

이러한 유대를 축하하고 강조하는 것은 현명한 일이며, 종종 축하 이벤트를 통해, 그러나 항상 공개적인 감사와 칭찬을 통해 이루어져야 합니다.

또한 위기 리더는 커뮤니티가 가장 필요로 할 때 팀원들의 성실성, 용기, 성과를 칭찬하는 서면 메시지를 보내는 것이 현명합니다.

Box 1-5-2 사후 조치 검토AAR

사후 조치 검토는 다음이 아닙니다.
- 회의
- 보고서
- 구조가 없는 'M&A' 세션
- '체크해야 할 박스'

사후 조치 검토는 다음과 같습니다.
- 위기 상황에서 '무엇을 할 것인가.'가 아니라 '어떻게 생각할 것인가.'를 배울 수 있는 기회
- 긍정적인 점을 강조하면서 앞으로 바꾸지 말아야 할 점을 배울 수 있는 기회
- 조직적 학습을 창출할 수 있는 기회
- 최근의 과거 경험을 미래의 긍정적인 행동과 연결하는 방법

19) 위기 리더십의 시시포스적 특성

위기의 본질은 필연적으로 신들로부터 거대한 돌을 산 정상까지 끊임없이 굴려야 한다는 저주를 받은 고대 그리스 신화의 시시포스를 떠올리게 하는데, 그 과정은 끝없이 다시 밑으로 굴러 내려와야만 합니다. 하지만 호머는 시시포스가 영원한 형벌을 받았음에도 불구하고 그를 인간 중에서 가장 현명하고 신중한 사람이라고 불렀습니다.

코로나19 팬데믹 기간 동안 의료 서비스 제공자와 그 지도자들의 시시포스적 본성이 지적되었습니다. 극복할 수 없을 것 같은 역경에 맞서 끊임없이 노력하는 것은 적절한 비유가 될 수 있습니다. 하지만 이를 슬픈 비유로만 여겨서는 안 됩니다. 이 이야기의 가장 잘 알려진 반복은 아마도 철학자 알베르 카뮈의 에세이『시시포스 신화』에 있을 것입니다. '시시포스가 행복한 모습을 상상해야 한다.'는 말로 끝나는 이 글은 위기 리더십을 담당하는 사람들이 읽고 또 읽을 만한 가치가 있는 훌륭한 해설서입니다.

위기 상황에서 리더의 특권을 가진 사람들은 가장 힘들고 어려운 시기에 다른 사람들에게 봉사하는 것이 가치 있기 때문에 행복한 상상을 할 수 있어야 합니다. 우리의 깊은 기쁨이 세상의 깊은 필요와 교차하는 곳입니다.

20) 결론

보건의료 분야에서의 리더십은 특히 위기 상황에서 필수

적입니다. 위기 상황은 예상치 못한 일들이 빠르게 전개되며, 불안정하고 바람직하지 않은 도전들이 쏟아지는 상황입니다. 이런 상황에서 리더는 단호하고 명확한 결정을 내려야 합니다. 리더는 단순히 문제를 해결하는 것을 넘어, **'무슨 일이 벌어지고 있는가'를 설명하는 스토리텔러** 역할과 **'이 모든 것이 무엇을 의미하는가'를 해석하는 센스메이커** 역할을 동시에 수행해야 합니다. 이를 통해 팀과 대중이 혼란을 넘어서 방향성을 찾도록 도와야 합니다.

모든 위기는 복잡하고 적응이 필요하기 때문에, 리더는 시스템적 접근 방식을 채택해야 합니다. 단순한 위계적 명령 체계에 의존하기보다는, 신뢰를 기반으로 구성된 **강력한 지도자 연합**을 만들어야 합니다. 이는 리더가 모든 것을 스스로 책임지지 않고, 팀의 협력을 통해 위기를 효과적으로 극복할 수 있도록 돕습니다.

또한, 낙관론을 전략적으로 활용하는 것도 중요합니다. 단순히 희망적인 태도에 그치지 않고, **현명한 낙관주의**를 투자하여 최대의 결과를 얻도록 해야 합니다. 이 과정에서 리더는 긍정적이면서도 신중한 태도로 메시지를 작성하고, 언론과의 소통에서도 명확하고 책임감 있는 대응을 해야 합니다. 위기 대응 후에는 사후 조치 검토After Action Review, AAR를 통해 대응 과정을 평가하고 개선점을 도출해야 합니다. 이를 통해 부서와 조직의 위기 대처 능력을 지속적으로 향상시킬 수 있습니다.

결론적으로, 보건의료 분야의 위기 리더십은 부담스럽고 도전적이지만, 이를 잘 수행했을 때 조직과 공동체에 미치는 긍정적인 영향은 매우 큽니다. 리더는 신뢰, 낙관, 시스템적 접근, 그리고 지속적인 개선을 통해 위기를 기회로 바꿀 수 있는 핵심적인 역할을 합니다.

REFERENCE

1. Alighieri D. The Inferno. New York, NY: New American Library; 2003.
2. Batalden P [Internet]. Like Magic (Every system is perfectly designed···). Institute for Healthcare Improvement; 2015 [cited 2020 Jun 19]. Available from: http://www.ihi.org/communities/blogs/origin-of-every-system-is-perfectly-designed-quote.
3. Centers for Disease Control and Prevention. Investigation of bioterrorism-related anthrax and interim guidelines for exposure management and antimicrobial therapy. MMWR Morb Mortal Wkly Rep. 2001;50:909-19.
4. Darling M, Parry C, Moore J. Learning in the thick of it. Harv Bus Rev. 2005;83(7):84-92, 192.
5. Eisenhower DD. Quoted in Ambrose SE. In: Ambrose SE, ed. The Supreme Commander: The War Years of Dwight D. Eisenhower. New York, NY: Anchor Books; 1970.
6. Epictetus. Discourses-3.24: 31-36. London: Penguin Classics; 2008
7. Frankl V. Man's Search for Meaning. Boston, Mass: Beacon Press; 2006.
8. Frankl V. Man's Search for Meaning. Boston, Mass: Beacon Press; 2006.
9. Goldsmith M [Internet]. Are you encouraging suck ups? Huffington Post [cited 2025 Feb 28]. Available from: https://www.marshallgoldsmith.com/articles/are-you-encouraging-suck-ups
10. Homer T. NY: Penguin; 1990. 28. Camus A. The Myth of Sisyphus. New York; New York, NY: Alfred Knopf; 1990.
11. Junger S. Tribe: On Homecoming and Belonging. New York, NY: Hachette; 2016.
12. Kissinger H. World Order. New York, NY: Penguin; 2014.
13. Korzybski A. Science and Sanity: An Introduction to Non-Aristotelian Systems and General Semantics. New York, NY: The International Non-Aristotelian Library; 1933.
14. Lewin K. A Dynamic Theory of Personality: Selected Papers. London: Read Books; 2014.
15. Little B, Howard BC, Handwerk B. Remembering 9/11 in pictures. National geographic [Internet]. 2018 Sep 11 [cited 2025 Feb 28]; Available from: https://www.nationalgeographic.com/history/article/september-11-pictures-remembrance.
16. Mayer T, Cates R. Leadership for Great Customer Service: Satisfied Employees, Satisfied Customers. 2nd ed. Chicago, Ill: Health Administration Press; 2014.
17. Mayer T. Battling Healthcare Burnout: Learning to Love the Job You Have while Creating the Job You Love. San Francisco, Calif: Berrett-Koehler; 2021.
18. Mayer T. Creating Great Patient Experience. Presented at: American College of Emergency Physicians Emergency Department Directors Academy. February. 2020;5.
19. Mayer T. Crisis Management or Crisis Leadership: Lessons from 9/11, the Anthrax Crisis, and Duke Lacrosse: The Colin Rorrie, Jr. Lecture. Presented at: American College of Emergency Physicians Scientific Assembly, 2002, Chicago, Ill.
20. Mayer T. New York Times Quote of the Day. April 26, 2020.
21. Patton GS. War As I Knew It. New York, NY: Houghton Mifflin; 1995.
22. Rogers W. Never Met a Man I Didn't Like: The Life and Writings of Will Rogers. New York, NY: Avon Books; 1991.
23. Stockdale J. A Vietnam Experience: Ten Years of Reflection. Palo Alto, Calif: Hoover Press; 1984.
24. The New York Times [Internet]. Available from: https://www.nytimes.com/1978/04/16/archives/what-will-henry-do-for-an-en-

core-kissinger-kissinger.html

25. UPI [Internet]. Available from: https://www.upi.com/Archives/2002/10/ 15/Ninth-death-tied-to-Washington-area-sniper/7531034654400/
26. Wall Street Journal [Internet]. Beaton A. The doctor and the 'badasses' keeping NFL players safe from the coronavirus [cited 2020 Jun 19]. Available from: https://www.wsj.com/articles/the-doctor-and-the-badasses-keeping-nfl-players-safe-from-the-coronavirus-11590580800
27. Weick KE. Reprinted from The Collapse of Sensemaking in Organizations: The Mann Gulch Disaster by Karl E. Weick published in Administrative. by permission of Administrative Science Quarterly ©1993 by Cornell. 1993;38:628-52.

부록 1

SCH 재난의학센터 응급실 행정 및 리더십 트레이닝 프로그램 강의 chapter 1 대화록

리더십 관리와 동기부여 chapter 대화록

주제: 응급실 행정 및 리더십 트레이닝 - 리더십 관리
일시: 2024년 6월 3일
진행자: 신희준 교수
참석자: 여러 간호사 리더들

대화 시작

진행자: "여러분, 이렇게 클래스에 참여해 주셔서 감사합니다. 오늘 강의는 여러분들의 경험을 함께 공유하는 데 중점을 두고 진행하려 합니다. 부담 갖지 마시고 자유롭게 질문하거나 의견을 말씀해주세요. 특히, 이 과정은 다양한 경험을 공유하며 함께 배우는 기회입니다.
오늘 다룰 주요 주제는 다음과 같습니다.

- 리더십 관리와 동기부여
- 전문가 관리
- 의사와 간호사 리더의 역할
- 멘토링과 코칭
- 갈등 관리 및 위기 상황 리더십

이 주제는 총 100페이지 분량의 자료로 구성되어 있습니다. 중요한 내용은 제가 다시 설명드릴 예정이니 부담 없이 참여해 주세요."

학습 목표

진행자: 우리 학습 목표를 함께 확인해 볼까요? JK 씨, 학습 목표를 한번 읽어 주시겠어요?

간호사 1: 네, 첫째, 효과적인 리더십과 관리의 차이와 상호작용을 이해하는 것입니다. 둘째, 변화 관리의 중요성을 인식하고 변화를 촉진하는 방법을 배웁니다. 셋째, 구성원들의 동기를 부여하는 방법을 학습하고 이를 다양한 상황에서 적용할 수 있도록 합니다. 넷째, 리더십의 윤리적이고 봉사적인 측면을 탐구하며 팀과 조직의 성장을 도모하는 법을 배웁니다. 다섯째, 다학제 팀 내 협업을 통해 목표를 달성하는 법을 익힙니다.

진행자: 좋습니다. 각 목표에 대해 간단히 논의하며 여러분의 의견과 경험을 들어 보겠습니다.

리더십 관리와 동기부여

진행자: 리더십과 관리는 어떤 점에서 다르다고 생각하십니까? TB 씨부터 말씀해 주실래요?

간호사 2: 제 경험에 따르면, 관리는 주어진 시스템을 유지하고 효율적으로 운영하는 데 중점을 둡니다. 반면에 리더십은 시스템의 문제점을 식별하고 이를 개선하기 위한 전략적인 시각을 필요로 합니다.

진행자: 좋은 관점입니다. 그렇다면, 변화 관리의 중요성에 대해 SY 씨는 어떻게 생각하나요?

응급의학과 전문의 1: 변화는 어려운 과정입니다. 하지만 구성원들의 의견을 경청하고 이를 반영하는 방식으로 추진하면 효과적이라고 생각합니다.

진행자: 그렇죠. 특히 응급실처럼 빠르게 변화해야 하는 환경에서는 구성원들의 협조가 필수적입니다. 다른 분들은 어떻게 생각하세요?

간호사 3: 응급실에서는 기존의 시스템이 안정적이어야 변화를 수용하기 쉽다고 생각합니다. 예를 들어, 새로운 프로토콜을 도입할 때 적응 시간이 충분하지 않으면 기존 시스템과 충돌이 발생할 수 있습니다.

진행자: 맞습니다. 안정적인 기반을 바탕으로 혁신적인 변화를 추진해야 하죠.

리더십 관리의 차이점 심화 논의

진행자: 리더십이 시스템을 개선하는 데 중점을 둔다고 했는데, 예를 들어 현재 응급실에서 적용할 수 있는 리더십 전략에는 어떤 것이 있을까요?

간호사 2: 현재의 응급실 시스템에서는 대기 시간을 줄이는 방법을 먼저 고려해야 한다고 생각합니다. 이를 위해 시스템 데이터 분석을 통해 자원 배분을 최적화할 필요가 있습니다.

진행자: 좋은 의견입니다. 그렇다면 이 데이터 분석 결과를 기반으로 어떤 리더십 스타일을 활용하면 좋을까요?

응급의학과 전문의 1: 참여적 리더십이 적합하다고 봅니다. 데이터를 팀과 공유하고 함께 해결책을 논의하며 실행하면 효과적일 것입니다.

진행자: 참여적 리더십, 아주 좋은 접근입니다. 자, 다른 분들 의견은 어떠신가요?

간호사 4: 변화 관리에서는 참여적 리더십 외에도 단호하고 신속한 의사결정을 요구하는 상황이 많습니다. 응급실은 특히 긴급 상황에서 이러한 리더십 스타일을 조화롭게 사용하는 것이 중요합니다.

진행자: 맞습니다. 참여적 리더십과 단호한 리더십을 상황에 맞게 병행해야 한다는 말씀이군요.

간호사 2: 추가적으로, 데이터 기반의 의사결정이 필요합니다. 단순히 경험이나 직관에 의존하는 것이 아니라, 객관적인 데이터를 분석하여 최선의 결정을 내리는 것이 중요하다고 생각합니다.

변화 관리와 적응 사례

진행자: 이제 변화 관리와 관련된 실제 사례를 들어볼까요? SY 씨, 과거에 응급실에서 변화를 성공적으로 이끈 사례가 있나요?

응급의학과 전문의 1: 네, 한 번은 새로운 환자 분류 시스템을 도입했는데, 초기에는 혼란이 많았습니다. 하지만 팀원들과의 지속적인 소통과 교육을 통해 변화에 적응하도록 도왔습니다. 결국 대기 시간이 20% 이상 줄어드는 성과를 얻을 수 있었습니다.

진행자: 훌륭합니다. 소통과 교육의 중요성을 잘 보여주는 사례입니다. 다른 분들도 유사한 경험이 있다면 공유해주세요.

간호사 2: 저는 새로운 의료 장비가 도입되었을 때 어려움을 겪었습니다. 초기에는 사용 방법이 복잡해서 팀원들이 거부감을 느꼈지만, 시뮬레이션 교육을 통해 문제를 해결할 수 있었습니다. 이 과정에서 중요한 것은 구성원들의 불안을 이해하고 이를 해결하기 위한 지원을 아끼지 않는 것이었습니다.

진행자: 좋은 사례이군요. 변화의 과정에서 팀원들의 감정을 이해하고 지원하는 것은 매우 중요한 요소입니다.

동기부여와 리더십 스타일 심화 논의

진행자: JK 씨, 팀원들의 동기를 부여하는 가장 효과적인 방법은 무엇이라고 생각하나요?

간호사 1: 작은 목표를 설정하고 이를 단계적으로 달성하도록 돕는 것이 동기부여에 효과적이라고 생각합니다.

간호사 4: 저는 눈에 보이는 보상, 예를 들어 추가 휴가나 수당 같은 것이 가장 효과적이라고 생각합니다.

진행자: 실제로 여러 방법이 활용될 수 있겠군요. 중요한 것은 팀원들에게 맞는 방식을 찾는 것입니다.

간호사 2: 저는 팀원들의 의견을 경청하고, 그들이 제안한 아이디어를 실행에 옮기는 것도 강력한 동기부여 방법이라고 생각합니다. 구성원이 자신의 의견이 반영된다는 것을 느낄 때 업무에 더 열정을 가지게 됩니다.

리더십의 윤리적 측면과 서번트 리더십

진행자: 서번트 리더십은 팀원과 조직의 성장을 도모하는 리더십입니다. 응급실에서 서번트 리더십의 실례가 있나요?

응급의학과 전문의 1: 우리 병원의 교수님들은 솔선수범하여 야간 근무도 자주 맡으십니다. 이런 모습은 팀원들에게 긍정적인 영향을 미칩니다.

진경: 맞습니다. 저는 특히 리더가 팀원들에게 피드백을 제공할 때 겸손한 태도를 보이는 것이 서번트 리더십의 중요한 요소라고 생각합니다.

진행자: 리더의 겸손과 솔선수범은 팀의 사기를 높이는 데 큰 역할을 합니다.

다학제 팀 내 협업 심화 논의

진행자: 응급실은 다학제 팀이 협업해야 하는 환경입니다. 의사와 간호사가 더 효과적으로 협력하려면 어떻게 해야 할까요?

간호사 1: 명확한 역할 분담과 의사소통이 중요합니다. 서로의 역할과 책임을 명확히 이해하고, 공통 목표를 설정하면 더 나은 협업이 가능할 것입니다.

진행자: 좋은 의견입니다. 앞으로의 교육에서는 이러한 협업 방식을 더 체계적으로 다룰 예정입니다.

간호사 4: 또한, 팀 간 신뢰를 구축하는 것이 중요합니다. 신뢰가 있을 때 비로소 자유로운 의견 교환과 협력이 가능합니다.

진행자: 신뢰는 협업의 기초입니다. 이를 강화하기 위해 우리는 지속적인 대화와 피드백을 통해 관계를 구축해야 합니다.

결론 및 마무리

진행자: 오늘 논의한 내용을 기반으로, 각자 자신의 경험을 돌아보며 리더십 역량을 강화할 방안을 고민해 보세요. 모두 수고 많으셨습니다!

참고 이 대화록은 교육의 목적으로 요약 및 편집되었습니다. 각 참가자는 지역별 직위와 번호로 구분되었고 대화 안의 호칭은 있는 경우 개인 정보 보호를 위한 익명성 부여를 위해 영어 이니셜로 대체하였습니다.

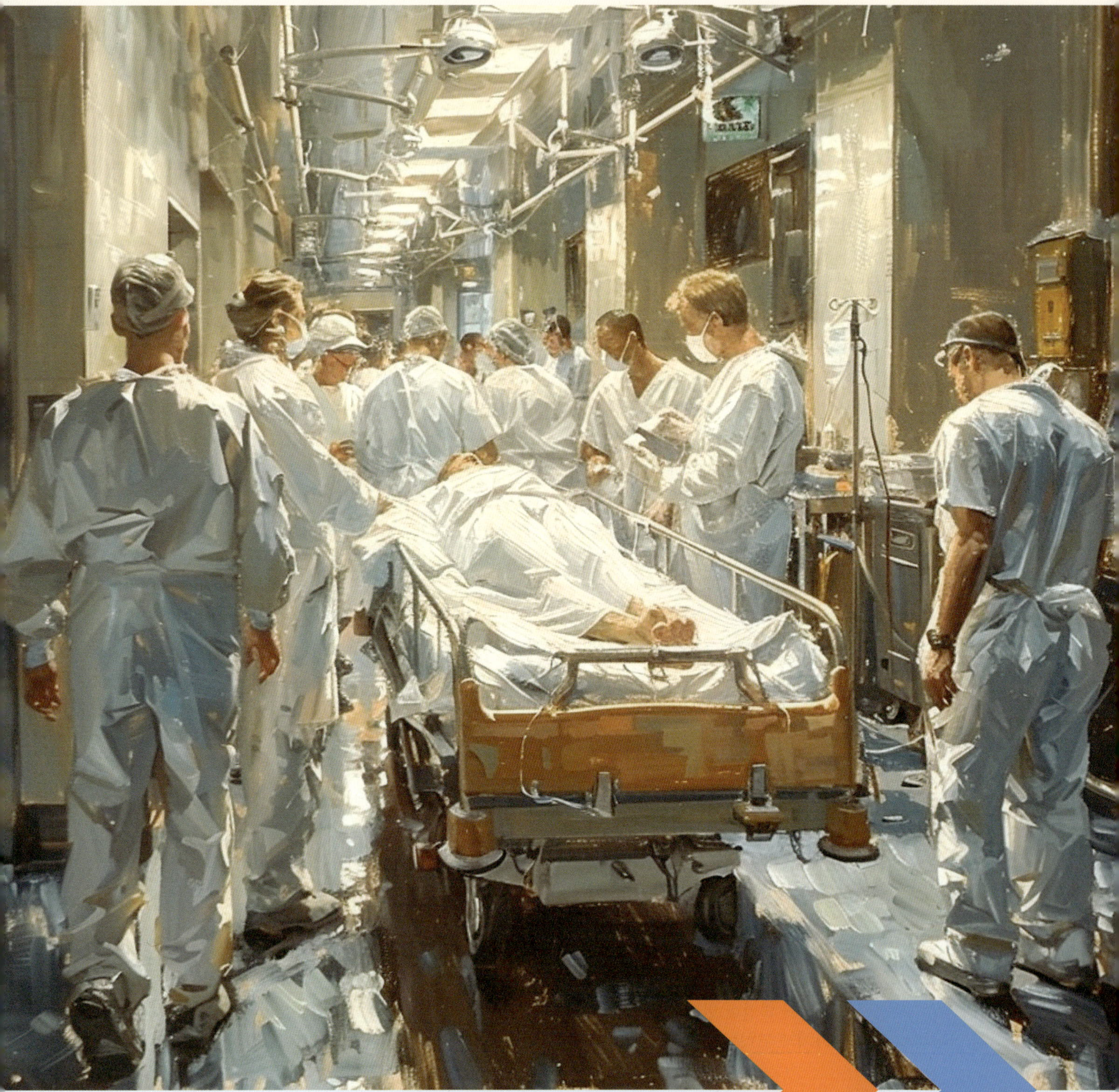

CHAPTER 2

운영 - 일반

Operation - General

1. 의료 책임자 리더십
2. 간호 책임자 리더십
3. 응급실 제공자 인력배치
4. 간호사 인력배치
5. 응급실 관리의 필수요소

[부록 1] 리더십에 대한 국제적인 시각

[부록 2] SCH 재난의학센터 응급실 행정 및 리더십 트레이닝 프로그램 강의 chapter 2 대화록

1.

의료 책임자 리더십

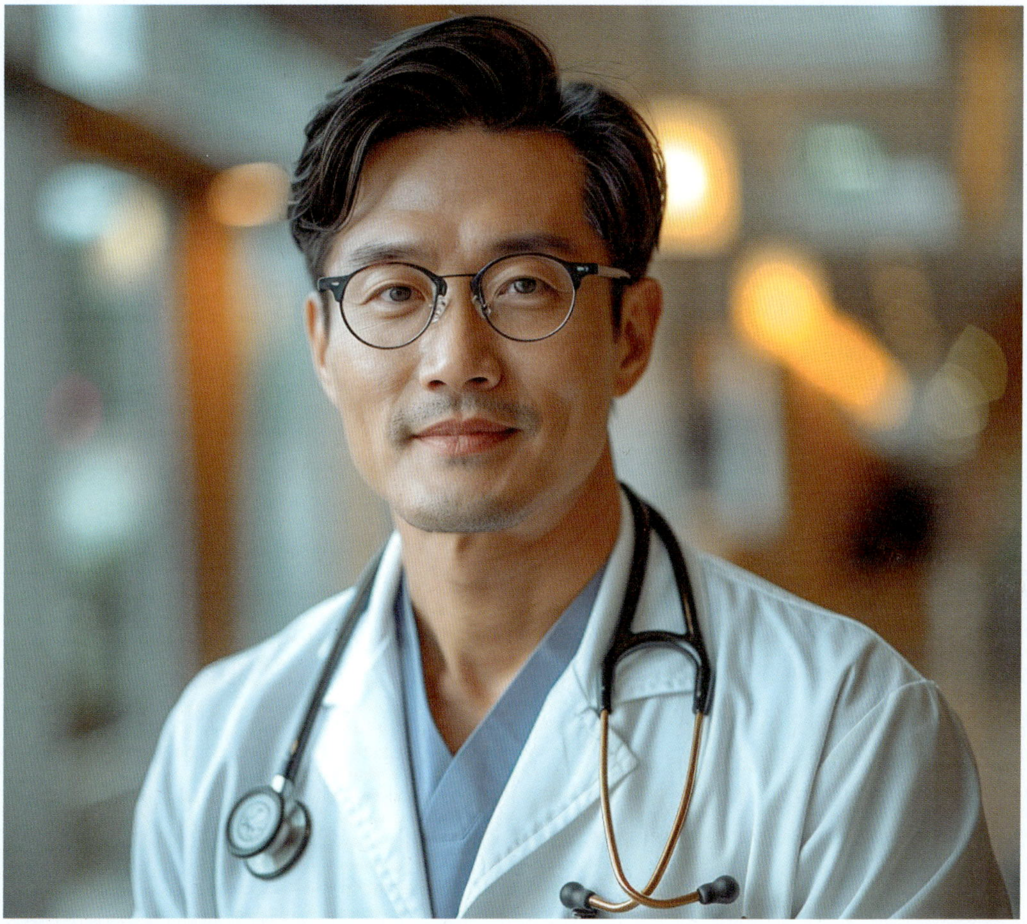

학습목표

1. 응급실 의료 책임자의 다양한 역할과 책임을 이해하고, 효과적인 리더십과 관리 기법을 습득한다.
2. 응급실에서의 기능적 사일로를 이해하고, 이를 극복하기 위한 경계 관리 및 이해관계자 분석 방법을 학습한다.
3. 의료 팀 내에서 의사와 간호사 간의 협력적 관계를 구축하고 유지하는 방법을 익힌다.
4. 환자, 가족, 그리고 의료진 간의 효과적인 의사소통 기술을 개발하고, 이를 통해 환자 만족도와 직원 만족도를 높이는 방법을 배운다.
5. 응급실에서의 임상 우수성과 자원 관리의 중요성을 이해하고, 가치 기반 의료 서비스를 제공하기 위한 전략을 학습한다.

1) 서론

응급실 의료 책임자는 의료 분야에서 가장 중요하면서도 도전적인 역할 중 하나입니다. 응급실은 복잡하고 빠르게 변화하는 환경이기 때문에, 이러한 리더는 다양한 임상의들이 제공하는 서비스를 효과적으로 조정할 수 있는 능력이 요구됩니다. 이번 챕터에서는 응급실 의료 책임자가 가져야 할 리더십 자질과 역할에 대해 자세히 설명합니다.

(1) 응급실 의료 책임자의 역할

- **협업과 리더십**: 응급실 의료 책임자는 강력한 비전을 공유하고, 팀원들에게 지침을 제공하며, 역할 모델로서 팀을 이끕니다.
- **전략적 관리**: 임상 전문성을 바탕으로 표준을 설정하고, 규정 준수를 보장하며, 피드백을 확보하고 제공합니다.
- **혁신과 개선**: 새로운 아이디어를 창출하고, 문제를 창의적으로 해결하여 응급실의 효과를 극대화합니다.

(2) 성공적인 리더십의 필수 요소

- **시스템과 프로세스 개발**: 일관되게 좋은 결과를 제공하는 시스템을 개발하며, 이 시스템은 고위 경영진의 부재 시에도 효과적으로 작동해야 합니다.
- **임상 환자 치료와 의료진의 필요 통합**: 의료진의 스트레스와 번아웃을 줄이기 위해 환자 치료와 의료진의 요구를 모두 고려한 프로세스를 설계합니다.

(3) 리더십 전략과 접근 방식

- **영향력과 권력**: 응급실 의료 책임자는 권력보다는 영향력을 사용하여 다른 사람들과 협력하고 필요한 변화를 주도합니다.
- **서번트 리더십**: Robert Greenleaf의 서번트 리더십 이론에 따라, 리더는 팀원들을 유도하고 지원하는 데 집중해야 합니다.

(4) 의료 리더로서의 전환

- **임상에서 리더십으로**: 임상의에서 의료 리더로 전환하는 과정은 많은 새로운 기술과 역량을 필요로 합니다. 이 전환은 관리적 기능과 리더십 역할의 균형을 요구합니다.

(5) 응급실의 다양한 프로세스

- **함수와 상호 의존성**: 응급실 운영은 여러 상호 의존적 프로세스로 구성되어 있으며, 이러한 프로세스는 복잡한 환자 관리를 가능하게 합니다.

2) 응급실 조직 및 리더십 구조

(1) 응급실 조직

응급실은 다양한 전문 분야와 기능에서 오는 직원들로 구성된 다학제 팀을 포함하고 있습니다. 각 구성원은 환자 치료의 효율성과 질을 높이는 것을 목표로 하지만, 종종 각자 다른 상급 관리자에게 보고하며 그들의 목표가 서로 다를 수 있습니다.

- **응급의사**: 임상 치료 제공 및 의료 자원 조정을 담당하며 응급 의료 책임자에게 직접 보고합니다.
- **응급간호사**: 분류 및 일차 간호 기능을 수행하고, 의사 지시를 이행하며, 비판적 사고 기술을 적용하여 응급 간호 책임자에게 보고합니다.
- **필수 서비스 담당자**: 영상, 실험실 등의 필수 서비스를 제공하며, 각각의 관련 책임자(예: 영상, 실험실 책임자)에게 보고합니다.
- **등록 담당자**: 인구 통계 및 재무 정보를 획득하며 병원 입원 및 병상 관리를 담당, 최고재무책임자에게 보고합니다.

(2) A-팀 프로세스

A-팀 프로세스는 응급실에서 여러 기능적 사일로가 서로 조화롭게 작동하도록 하는 조직적 접근 방식을 의미합니다. 이 접근 방식은 응급실 리더가 여러 서비스 전환을 원활하고 효율적으로 관리할 수 있도록 설계된 시스템입니다. 아래는

A-팀 프로세스의 주요 요소와 그 중요성입니다.

① 주요 요소

- **핸드오프(인계)**
  - 간호(분류)에서 등록으로
  - 간호(평가)에서 의사(평가 및 치료)로
  - 간호(치료)에서 필수 서비스(영상, 실험실, 호흡기 치료 등)로
  - 필수 서비스에서 다시 간호(치료 및 재평가)로
  - 의사(재평가 및 처분)에서 간호(처분)으로
- 이러한 핸드오프는 각 기능 사이의 복잡한 상호작용을 효율적으로 관리하여 환자 치료를 최적화하는 것을 목표로 합니다.
- **경계 없는 전환:** 각 핸드오프는 복잡한 상호작용에 의존하며, 모든 전환이 원활하고 '경계 없는' 방식으로 작동해야 합니다. 이는 고도로 조직화되고 잘 설계된 시스템을 통해 이루어집니다.
- **팀 협력:** 응급실의 여러 기능적 사일로 간의 협력을 촉진하여, 모든 팀원이 환자 치료의 최적화를 위해 협력할 수 있도록 합니다. 이는 리더가 주도하여 간호사, 의사, 기술자 등 모든 관련자가 함께 일할 수 있는 환경을 조성합니다.

② 중요성

- **효율성 향상:** 여러 기능 간의 원활한 전환을 통해 응급실 운영의 효율성을 높이고, 환자 대기 시간을 줄이며, 치료의 질을 향상시킵니다.
- **환자 만족도 증가:** 환자가 응급실에서 경험하는 서비스가 일관되고 고품질로 유지되며, 이는 환자 만족도를 높이는 데 기여합니다.
- **직원 만족도 향상:** 팀 간의 협력을 통해 업무 부담을 분산시키고, 직원 간의 소통과 협력을 증진시켜 작업 환경을 개선합니다.

A-팀 프로세스는 응급실에서의 다학제적 접근 방식을 통해 기능적 사일로 간의 장벽을 허물고, 환자 중심의 통합된 치료를 제공하는 데 중요한 역할을 합니다. 이를 통해 응급실 운영의 효율성과 효과성을 크게 향상시킬 수 있습니다.

3) 리더십 및 협력 구조

응급실 운영은 **A-팀 프로세스**를 통해 효과적으로 관리되어야 하며, 이는 다양한 서비스 간의 원활한 전환을 보장합니다. 응급실 의료 책임자는 간호 책임자와의 긴밀한 협력을 유지하며, 이 두 리더는 응급실의 사명, 비전, 가치 및 리더십 철학을 공유해야 합니다.

- **의사-간호사 책임자 협력:** 의사소통, 협업, 성실성을 바탕으로 상호 합의와 효율적인 의료 서비스 제공을 보장합니다. 이들은 정기적으로 만나 응급실 운영 및 문제 해결을 논의합니다.

4) 의료 책임자 자격 요건 (Box 2-1-1, 2-1-2)

미국의 경우 응급실 의료 책임자로서 성공적인 리더십을 발휘하기 위해서는 다음과 같은 자격이 필요합니다.

- **임상 자격:** 임상 기술 응급의학과에서 보드 인증을 받은 의료 책임자여야 합니다. 전문의 자격을 갖춘 응급의학과 의사의 공급이 수요보다 적지만, 지방에 있는 소규모 병원이라도 응급실을 감독하고 이끌 전문의 자격을 갖춘 의사를 구해야 합니다.

Box 2-1-1 미국 응급의학위원회 American Board of Emergency Medicine (ABEM) 과제 목록

미국의 응급의학과 의사는 환자 관리 방향을 바꿀 수 있는 여러 요소를 동시에 고려합니다.

- 병원 전 치료
- 응급 안정화
- 집중 병력 및 신체 검사 수행
- 수정 요인
- 전문적 문제
- 진단 연구
- 진단
- 치료적 개입
- 약물 요법
- 관찰 및 재평가
- 상담
- 치료 전환
- 예방 및 교육
- 문서화
- 다수 환자 치료
- 팀 관리
- 대량 사상자 및 재난 관리
- 환자 중심 의사소통 기술
- 예후

Box 2-1-2 미국의 의료 책임자의 자격

- 임상적 우수성 입증
- 미국 응급의학위원회 인증 또는 자격
- 성과 지표 제공 능력
- 임상 지침 사용
- 개인 교육 및 전문적 성장에 대한 헌신 개인 자격
- 리더십 기술 및 경험
- 팀 구축 능력
- 의사소통 기술.서면.구두.경청
- 성실성 및 지적 정직

어린이 병원의 경우 응급실 책임자는 미국소아과학회와 미국응급의학위원회(ABEM)가 공동으로 시행하는 시험인 소아응급의학 보드 인증(추가 자격 인증서, CAQ)을 취득해야 합니다. 응급의학 또는 소아응급의학 전문의 자격증은 기본적인 임상 역량을 보장하며, 응급센터장으로서 직면하는 여러 문제를 해결하기 위한 엄격한 교육과 동료 검토를 완료했음을 나타냅니다.

- **개인 자격**: 리더십 기술, 팀 구축 능력, 우수한 의사소통 기술(서면, 구두, 경청) 등이 요구됩니다.

5) 효과적인 커뮤니케이션과 글쓰기 기술

응급실 의료 책임자는 문제를 효과적으로 분석하고 간결하게 요약하는 능력이 필요합니다. 이를 위해 복잡한 문제의 핵심 구성 요소를 파악하고, 잠재적 해결책을 명확하고 간결하게 제시해야 합니다.

- **문서화**: 중요한 구두 대화는 반드시 문서화되어야 하며, 이메일, 메모, 문자 등 다양한 형태로 기록될 수 있습니다.
- **편집 기술**: 모든 커뮤니케이션은 신중하게 편집되어야 하며, 인신공격, 비난, 유해하거나 상처를 줄 수 있는 내용을 피해야 합니다.

(1) 긍정적 vs. 부정적 커뮤니케이션

- **긍정적인 커뮤니케이션**: 사안이 부서 간을 넘나들 때는 해당 부서의 대표자에게 알려 부서 간 협력을 강화해야 합니다.
- **부정적인 커뮤니케이션**: 부정적인 의견은 잘못된 사람에게 전달될 경우 의도하지 않은 심각한 결과를 초래할 수 있습니다. 따라서 모든 커뮤니케이션은 매우 신중하게 처리되어야 합니다.

(2) 언어적 기술과 경청 기술

- **언어적 의사소통**: 의료 책임자는 환자 및 가족과의 커뮤니케이션에서 최고의 전문성을 유지하며, 환자를 비인격화하지 않고 존중을 표현해야 합니다.
- **경청**: 환자와 의료진 사이의 의사소통에서 경청자는 활발하게 참여하고, 확인을 위해 들은 내용을 반복해야 합니다. 이는 효과적인 의사소통이 이루어졌는지를 확실하게 확인하는 데 도움이 됩니다.

(3) 경청 기술 개선

- **능동적 경청**: 환자와 의료진 사이의 대화에서 경청자는 능동적으로 경청하여 상대방의 진정한 의도를 더 잘 파악하고 기억을 강화할 수 있습니다(표 2-1-1, 2-1-2).

(4) 성실성과 지적 정직성

- **성실성**: 의료 책임자는 어려운 결정을 내리고, 복잡한 대인 관계를 평가하며, 기관 내 신뢰와 존중을 쌓기 위해 성실하게 행동해야 합니다.

표 2-1-1 능동적 경청

능동적 경청은 청취자의 유지율을 25%에서 80% 이상으로 높이고 화자의 진정한 의도를 파악할 가능성을 훨씬 더 높입니다. 이를 위한 한 가지 도구는 마지막으로 들은 단어나 구절을 반복하는 것으로, 이를 통해 화자가 말한 내용을 확장하도록 유도할 수 있습니다. 마지막으로 말한 단어나 구절을 반복하세요.	
마지막으로 말한 단어나 구절을 반복하세요.	**환자**: "그리고 최악인 것은 제가 너무 고통스러웠다는 것입니다." **의료진**: "고통?"
그럼 더 들어보세요.	**환자**: "네, 견딜 수 없었고 아무도 신경 쓰지 않는 것 같았어요!" **의료진**: "아무도 신경 쓰지 않았다고요?" **환자**: "아무도 신경 쓰지 않았고, 그게 가장 기분이 나빴어요."

표 2-1-2 5가지 "왜요?"

환자	서비스 회복 리더
"응급실 방문이 매우 불만족스러웠습니다."	"왜요?"
"치료의 질이 끔찍했습니다!"	"왜요?"
"의사소통이 원활하지 않았습니다."	"왜 그렇게 말씀하시나요?"
"적절한 의사에게 연락하지 않았어요."	"왜 그게 문제가 되었나요?"
"Kaiser 의사에게 전화해 달라고 했어요."	"왜요?"
"제 보험에서는 이 당직 의사에 대한 비용을 지불하지 않습니다." (명백한 품질 문제가 이제 지불 문제로 보입니다.)	

- **지적 정직성**: 의료 책임자는 문제의 원인을 정직하게 인정하고, 적절한 해결책을 제공함으로써 의료진과 환자 모두에게 존경을 받아야 합니다.

6) 응급실 의료 책임자의 구체적인 역할과 리더십 전략

(1) 역할 정의 및 경계 설정

응급실 의료 책임자는 응급실의 원활한 운영을 보장하기 위해 책임을 분담하고, 간호 및 기타 리더들과 협력해야 합니다. 이는 다음 네 가지 주요 목표로 구체화됩니다.

① 조직의 경계 설정 및 관리

응급실 의료 책임자는 응급실의 기본 목적과 기능을 명확히 이해하고 정의해야 합니다. 예를 들어, 응급실이 지역사회 병원 자원으로서의 역할, 레벨 1 외상 센터로서의 기능, 소아 응급 자원으로서의 역할 등을 평가해야 합니다.

② 우수성과 품질에 대한 지속적인 노력

지속적인 개선에 중점을 두고, 의료 품질과 관련하여 임상의에게 명확하고 측정 가능한 책임을 부여합니다.

③ 최상의 고객 서비스 보장

환자와 의료진의 요구에 지속적으로 대응하며, 공정하고 합리적인 관리 구조를 유지합니다.

④ 의료진과 직원 개발

직원들의 개발을 지원하여 전문성과 능력을 강화합니다.

(2) 리더십 전략

응급실 의료 책임자는 다음과 같은 전략적 접근 방식을 취해야 합니다.

- **비전과 사명의 명확화**: 응급실의 비전, 사명 및 가치를 평가하고, 이를 통해 조직의 경계를 설정합니다. 이 과정은 의료진 및 병원 거버넌스 구조와의 지속적인 대화를 통해 이루어져야 합니다.
- **자원 파악 및 갭 분석**: 응급실의 운영과 관련된 실질적인 데이터를 수집하고 분석하여, 필요한 재정적, 물리적, 인적 자원을 파악합니다. 이를 통해 현재 자원과 목표 사이의 격차를 식별하고, 이 격차를 해소하기 위한 전략을 수립합니다.
- **단기 목표 설정 및 변화 관리**: 인식된 격차를 해결하기 위해 초기 목표를 설정하고, 필요한 변화의 규모를 결정합니다. 변화 관리 원칙을 이해하고 적용하여, 조직 내에서 변화를 주도합니다.
- **효과적인 이해관계자 참여**: 변화 프로세스의 초기 단계에서부터 이해관계자를 참여시켜, 모든 관련된 개인이 변화를 이해하고 지지하도록 합니다. 이는 조직의 문화와 기존의 접근 방식을 고려하여 신중하게 이루어져야 합니다.

7) 이해관계자 분석과 경계 관리: 응급실 의료 책임자의 전략

응급실 의료 책임자는 조직 내외부의 경계를 효과적으로 관리하고 이해관계자와의 상호 작용을 최적화해야 하는 중대한 역할을 수행합니다. 이를 통해 응급실의 효율성과 혁신이 증진될 수 있습니다.

(1) 이해관계자 분석

이해관계자 분석은 주요 이해관계자들을 식별하고, 그들의 이해관계와 의견을 파악하는 과정입니다. 이 분석을 통해 응급실 의료 책임자는 필요한 프로세스 변경에 대한 지지를 얻고, 조직 내외부의 다양한 이해관계를 조정할 수 있습니다.

- **프로세스 이해**: 응급실의 주요 프로세스와 구성 요소에 대한 깊은 이해가 필요하며, 변화에 대한 저항을 포함한 조직 역학을 인식해야 합니다.
- **이해관계 명확화**: 각 이해관계자의 역할과 기대를 명확히 정의하고, 조직 내에서 그들의 위치와 영향력을 이해합니다.

(2) 경계 관리

경계 관리는 조직의 구조와 기능을 명확하게 설정하고, 유연성을 유지하는 동시에 조직의 효율성과 혁신을 촉진하는 과정입니다.

- **경계 유형**: 기능, 계층, 지리적 영역 등에 따라 구조화된 전통적 경계를 재검토하고, 필요에 따라 더 유연하고 통합적인 경계로 재설계합니다. 구식 또는 '전통적인' 조직의 경계는 기능, 계층, 지리적 영역에 따라 구조화되어 있습니다. 이러한 '고정된' 경계는 경직된 구조를 만들고 혁신을 제한합니다. 이러한 융통성 없는 조직 방식에는 한 가지 장점이 있습니다. 구조 내의 관리자와 직원은 특별한 기능이 없더라도 일반적으로 단순하고 명확하며 비교적 안정적인 역할을 맡게 됩니다. 경계를 없애면 프로그램을 향상시킬 수 있습니다.
- **경계 없는 조직**: 1990년 제너럴 일렉트릭 연례 보고서에서 CEO Jack Welch는 '내부와 외부의 주요 구성원을 구분하는 벽을 허무는 경계 없는 회사'라는 비전을 설명했습니다. Welch는 수직적 계층 구조가 수평적 기능적 네트워크로 대체되고, 공급업체 및 고객과 함께 여러 기능의 팀이 참여하여 서비스를 개선하는 조직이 필요하다는 것을 인식했습니다. '원활한', '경계 없는' 운영이 등장했고, 새로운 유형의 기능적 경계가 기존의 덜 기능적인 오래된 경계를 대체했습니다.

비즈니스 컨설턴트인 Larry Hirschhorn과 Thomas Gilmore는 이러한 새로운 경계를 **권한, 업무, 정체성(지각), 정치적 경계**로 정의합니다.

(3) 효과적 경계 및 이해관계 관리를 위한 핵심 요소

권한 경계: 누가 어떤 결정을 내리고 책임을 질 것인지를 명확히 합니다. 이는 의료진 간의 협력과 정보 공유를 촉진합니다.

업무 경계: 각 팀원의 역할과 책임을 명확히 하여 업무 효율성을 높이고, 팀워크를 강화합니다.

정체성 경계: 팀원들의 충성도와 정체성을 강화하여, 팀 목적과 일치하는 강한 집단 정체성을 형성합니다.

정치적 경계: 조직 내외부 이해관계자와의 권력 관계를 관리하고, 의료진과 환자의 이익을 균형있게 대변합니다.

8) 환자 임상 치료의 우수성을 위한 응급실 리더의 헌신

응급실 리더의 핵심 역할 중 하나는 환자 치료의 질을 지속적으로 향상시키기 위한 헌신입니다. 이는 환자에게 제공되는 서비스의 가치를 최대화하는 데 중점을 둡니다.

(1) 질의 정의와 헌신

- **질의 정의**: 의료 서비스에서 '질'은 환자에게 제공되는 서비스의 가치를 향상시키는 것을 의미합니다. 이는 비용 대비 혜택의 비율을 개선함으로써, 환자에게 더 많은 혜택을 제공하거나, 치료 부담을 줄이는 방식으로 이루어집니다.
- **헌신**: 응급실 리더는 일관되고 열정적인 헌신을 통해 환자 치료의 우수성을 추구해야 합니다. 이는 모든 임상 결정과 관리에서 최상의 기준을 충족하려는 지속적인 노력을 포함합니다.

(2) 가치 기반 의료

- **가치의 개념**: 의료 서비스의 '가치'는 받은 혜택 대비 감내한 부담의 비율로 정의됩니다. 이는 환자 치료의 질적 측면뿐만 아니라, 비용 효율성도 포함합니다.
- **자원 관리**: 응급실 리더는 부서의 재정 및 비재정적 자원을 효과적으로 관리하여, 가치 기반 의료로의 전환을 지원해야 합니다. 이는 의료 시스템이 점차 '양 기반'에서 '가치 기반'으로 전환함에 따라 더욱 중요해집니다(Box 2-1-3).

Box 2-1-3 부가가치 방정식

의료 서비스에서의 가치는 흔히 비용 대비 품질의 비율로 설명됩니다. 그러나 병상 임상의에게는 품질이 전제되고 비용은 알 수 없습니다. 보다 실용적인 정의는 가치를 받은 혜택과 그 혜택을 받기 위해 감내한 부담의 비율로 봅니다.

- 받은 혜택은 무엇인가요?
  - 분명한 경우 재확인합니다.
  - 명확하지 않은 경우 알려주세요.
- 감내하는 부담은 무엇인가요?
  - 필요한 경우 설명합니다.
  - 불필요한 경우 제거합니다.
- 이 비율을 용인할 수 있습니까?

(3) 우수성과 품질 추구

- **임상 우수성**: 응급실 리더는 차트, 결과, 직원의 지식과 역량, 환자 및 직원 만족도 등을 종합적으로 검토하여 임상 우수성의 현재 상태를 평가해야 합니다.
- **프로그램 개발**: 응급실 리더는 신속한 치료, 비용 경쟁력, 및 기타 서비스 목표를 명확히 정의하고, 이를 달성하기 위한 적절한 자원 배치와 프로세스 개선을 계획해야 합니다.

(4) 팀 기반 치료와 환자 중심의 서비스

- **팀워크 강화**: 응급실 리더는 모든 팀원이 효율적이고 자비로운 팀 기반 치료를 제공하도록 동기를 부여하고, 이를 통해 환자와 간병인에게 최적의 결과를 제공합니다.
- **환자 서비스**: 응급실의 모든 활동과 개선 노력은 환자 중심으로 이루어져야 합니다. 이는 환자의 복지, 기대, 그리고 요구를 최우선으로 고려하는 것을 포함합니다.

9) 이해관계자 분석 및 경계 관리: 응급실 의료 책임자의 접근법

응급실 의료 책임자는 복잡한 의료 환경에서 의료진과의 상호작용을 효과적으로 관리하기 위해 이해관계자 분석과 경계 관리 도구를 활용합니다. 이 도구들은 의료진 내에서 갈등을 해결하고, 조화로운 협력 관계를 구축하는 데 중요합니다.

(1) 이해관계자 분석

이해관계자 분석은 의료 책임자가 주요 이해관계자를 식별하고, 그들의 관심사와 영향력을 이해하는 과정입니다. 이 분석을 통해 의료 책임자는 다음과 같은 활동을 수행할 수 있습니다.

- **이해관계자 식별**: 응급실에 영향을 미치는 내부 및 외부 이해관계자들을 파악합니다.
- **이해관계 명확화**: 각 이해관계자의 기대와 요구를 파악하여, 이들과의 협상에서 우선순위를 설정합니다.
- **지지 개발**: 중요한 결정이나 변경 전에 이해관계자와 사전 협의를 통해 지지를 구축합니다.

(2) 경계 관리

경계 관리는 의료 책임자가 부서 간 및 부서 내에서 발생할 수 있는 갈등을 해결하고, 조직 내에서의 협력을 촉진하는 데 중요합니다. 응급실 의료 책임자는 다음과 같은 접근법을 사용합니다.

- **경계 존중**: 의료진 내부의 다양한 역할과 책임을 인식하고, 이를 존중하는 문화를 조성합니다.
- **갈등 해결**: 비공식적이고 공식적인 상호작용을 통해 발생하는 갈등을 신속하게 해결합니다.
- **동맹 개발**: 전략적 동맹을 형성하여, 중요한 사안에 대한 지지를 확보합니다.

10) SBAR 커뮤니케이션 툴

SBAR (Situation, Background, Assessment, Recommendation)는 의료 커뮤니케이션에서 중요한 문제를 명확하게 전달하기 위한 표준화된 방법입니다.

- **Situation**: 문제에 대한 간결한 진술
- **Background**: 문제의 배경이 되는 상황 설명
- **Assessment**: 중요한 평가
- **Recommendation**: 권장되는 조치 사항

(1) 실제적인 적용

응급실 의료 책임자는 SBAR 도구를 사용하여 의료진과의 커뮤니케이션을 효과적으로 관리합니다. 이는 특히 중요한 의사결정이 필요한 상황에서 의료진 간의 명확하고 효율적인 의사소통을 보장합니다.

① S (situation): 상황
현재 문제를 간단히 설명합니다.
예: "환자가 갑작스러운 고혈압 증세를 보이고 있습니다."

② B (background): 배경
문제가 발생한 배경이나 원인을 요약합니다.
예: "환자는 고혈압 병력이 있으며 최근 처방 약을 중단했습니다."

③ A (assessment): 평가
현재 상황에 대한 중요한 평가를 제시합니다.
예: "혈압이 180/120으로 매우 위험한 상태입니다."

④ R (recommendation): 권고
문제 해결을 위한 구체적인 조치를 제안합니다.
예: "즉시 혈압을 낮추기 위해 약물 투여를 시작해야 합니다."

11) 갈등 해결 방안

의료 현장에서 갈등은 여전히 발생할 수 있습니다. 특히 비공식적인 자리에서 논의되는 갈등은 더욱 주의가 필요합니다. 일부 의료진은 응급실 의사를 병원 행정부의 도구로 인식하거나, 의료 책임자가 병원 측 입장만을 대변할 것이라고 오해할 수 있습니다.

하지만 의료 책임자는 병원의 전략적 목표와 조화를 이루는 한편, 환자와 의료진의 이익을 최우선으로 삼아야 합니다. 의견 차이가 발생할 경우, 공개적인 자리보다 비공식적인 자리에서 해결하려고 노력해야 하며, 승패가 분명해지는 상황을 피해야 합니다.

또한, 갈등을 예방하기 위해 직원 간 갈등이 발생할 가능성이 있는 문제를 사전에 파악하고, 대면하여 해결하는 자세가 필요합니다. 의료 책임자는 중요한 갈등 상황에 대해 병원 관리자와 사전 논의를 통해 도움을 받을 수 있습니다. 관리자의 조언은 갈등 해결에 큰 역할을 할 수 있으며, **환자 우선, 간병인 후**라는 원칙에 기반한 결정을 내리는 데 도움이 됩니다.

(1) 갈등 해결에 대한 의료진 성공을 위한 체크리스트

응급실 의료 책임자는 의료진 및 병원 관리자와 협력 관계를 강화하기 위해 다음과 같은 사항을 실천해야 합니다.

- 주치의의 요구를 선제적으로 파악하고, 응급실에 대한 비판적인 시각을 인식합니다.
- 집행위원회, 병원 부서 회의 등 중요한 회의에 적극적으로 참여하여 협력을 도모합니다.
- 문제와 불만 사항에 신속히 대응하고, 정당화하려는 충동을 자제하며 문제를 철저히 조사합니다.
- 의료진을 동료로서 존중하며, 지속적으로 협력 관계를 유지합니다.
- 이해관계자 분석과 병원 내 갈등 관리에 주의를 기울이고, 의료계의 요구에 헌신하는 모습을 보여줍니다.

(2) 우리 팀과 자신에 대한 헌신

의료진 간의 협력과 존중은 응급실의 효과적인 운영에 필수적입니다. 이를 위해 의료진은 다음을 실천해야 합니다.

- 항상 정시에 출근하며, 일할 준비가 된 상태를 유지합니다.
- 업무량이 많거나 스트레스가 심할 때도 적절히 대처하며, 팀원들의 의견을 존중합니다.
- 간호사와 다른 의료진을 존경하며, 감사의 마음을 자주 표현합니다.
- 근무 중 사인아웃 회진을 통해 업무를 명확히 인계하고, 팀의 리더로서 모범을 보입니다.

(3) 응급실 간호사와의 협력

응급실에서 의사와 간호사는 긴밀한 협력 관계를 유지해야 합니다. 이들은 하루 8~12시간 동안 나란히 일하며 환자와 가족의 요구를 충족시키기 위해 노력합니다. 응급실의 문화와 성과는 이 협력 관계의 질에 크게 좌우됩니다. 그러나 이러한 관계의 중요성에도 불구하고, 협력의 질을 높이기 위한 구체적인 노력은 충분히 이루어지지 않는 경우가 많습니다.

이를 개선하기 위해 의료진은 명시적인 의사소통 방법을 활용해야 하며, SBAR와 같은 도구는 의료진 간의 협력과 의사소통을 더욱 효과적으로 만들 수 있습니다.

12) 의사와 간호사의 관점 차이

의사와 간호사는 모두 환자 치료를 최우선으로 하지만, 교육받고 훈련을 받은 방식에서 큰 차이가 있습니다. 이러한 차이는 응급실에서 의사와 간호사가 서로 다른 관점을 가질 수 있음을 보여줍니다.

- **의사의 관점**은 자율적이고 권위주의적이며 위계적인 구조를 기반으로 합니다. 의사들은 짧은 시간 동안 환자와 상호작용하며 결과 중심적으로 문제를 해결하려고 합니다.
- **간호사의 관점**은 팀 기반이고 협력적이며 장기적인 과정에 초점을 맞춥니다. 간호사들은 환자와 더 긴 시간을 보내며, 상호작용과 서비스를 중시하고, 문제를 해결하는 과정 자체를 중요하게 여깁니다.

이러한 관점 차이는 교육과 훈련 방식에서 기인합니다.

(1) 의사와 간호 교육의 차이

① 의사 교육

의학교육은 전통적으로 권위주의적이고 위계적인 구조를 가지고 있습니다. 의과대학과 레지던트 과정을 거치면서 학생, 인턴, 레지던트 등 직위에 따라 명확한 계층이 존재합니다. 이러한 교육 체계는 의사들이 구체적인 진단과 치료를 목표로 삼도록 훈련합니다. 결과적으로 의사들은 진단과 치료 결과를 중심으로 사고하며, 최신 기술과 리소스를 활용해 최상의 결과를 도출하려는 목적 지향적 태도를 가지게 됩니다.

② 간호사 교육

간호사 교육은 협력적이고 과정 중심적입니다. 간호사는 개입의 방식과 환자와의 관계를 중시하며, 환자의 임상 증상뿐 아니라 사회적, 가족적 맥락까지 고려합니다. 간호사의 절차와 정책은 종종 과정에 초점을 맞추고 있으며, 이러한 점에서 의사와 다른 사고방식을 보여줍니다.

(2) 환자와의 상호작용 차이

① 의사와의 상호작용

의사들은 환자와 간헐적이고 짧게 상호작용하며, 증상의 강도, 시간, 지속 시간과 같은 정보에 집중합니다. 이러한 상호작용은 주로 진단과 치료라는 명확한 목표를 달성하기 위해 선형적인 접근 방식으로 이루어집니다.

② 간호사와의 상호작용

간호사들은 환자와 더 긴 시간 동안 상호작용하며, 환자의 신체적 증상뿐 아니라 사회적, 가족적 요소까지 고려합니다. 이러한 접근 방식은 환자를 더 총체적으로 이해하려는 시도를 반영합니다.

(3) 의사와 간호사의 협력 필요성

의사와 간호사는 각자의 역할과 관점이 다르지만, 환자 치료라는 공통의 목표를 달성하기 위해 협력해야 합니다. 의료 책임자와 간호 책임자는 다음과 같은 방법으로 두 집단 간의 유대를 강화할 수 있습니다.

- 서로에 대한 **신뢰를 구축**합니다.
- 일관된 **가치와 태도**를 유지합니다.
- 서로 및 다른 사람들과 **효과적으로 의사소통**합니다.
- **통합된 품질 관리 프로그램**과 공통의 지표를 개발합니다.
- 공통의 교육 및 훈련 프로그램에 참여합니다.
- 불만 사항과 전문적 문제를 함께 관리합니다.
- 차세대 응급실 리더에게 영감을 줍니다.

(4) 효과적인 의사소통의 중요성

응급실에서는 의사와 간호사가 서로 다른 접근 방식을 가질 수 있지만, 공유되고 개방적인 의사소통을 통해 정확하고 완전한 정보 전달이 가능합니다. 이를 통해 가장 적절한 치료가 이루어지며, 효과적인 역할 경계 관리가 가능해집니다.

응급실 의료 책임자는 이러한 차이를 인식하고, 의사와 간호사가 신뢰와 협력을 바탕으로 안전하고 상호 보완적인 관계를 구축하도록 노력해야 합니다. 이러한 노력은 궁극적으로 환자에게 최상의 치료를 제공하는 데 기여합니다.

13) 효과적인 응급의료팀의 구성 요소

효과적인 응급의료팀은 환자 치료와 팀워크를 극대화하기 위해 다음 요소들을 갖춰야 합니다.

(1) 사전 예방적 접근

- **간호사와 의사 간의 경계와 상호작용 이해**: 간호사와 의사 간의 분열을 식별하고 제거하여 응급실에서 발생하는 문제를 '우리의 문제'로 인식하게 만들어야 합니다.

(2) 명확한 의사소통

- **원하는 결과에 대한 명확한 의사소통**: 리더는 팀 내 상호 의존성을 인식하고, 팀 협업을 지속적으로 장려하며, 개인 및 그룹의 성공을 축하해야 합니다.

(3) 열린 커뮤니케이션 라인

- **의사와 간호사 간의 상호작용**: 응급의학과 의사는 병상 응급 간호사로부터 중요한 정보와 통찰을 얻어야 하며, 이 과정은 Argyris의 **지속적인 피드백과 정보 공유의 개념인 '이중 루프 학습'을 강조**합니다.

(4) 조직의 경계 인식

- **간호 동료들과의 협력**: '간호사가 주도하고 의사가 승인한 프로토콜'을 개발하고 실행하여 서로의 차이를 존중하고 경계를 줄이며 여러 분야의 의견을 보장합니다.

(5) 권한 부여 및 관리

- **팀원의 '실시간' 실행 책임**: 리더는 원하는 접근 방식을 정의할 수 있지만, 응급실 팀원들은 실행에 대한 책임을 져야 합니다. 성공은 서로를 존중하고 격려하며 협력하는 문화에서 이루어집니다.

14) 의료 책임자와 간호 책임자의 협력

효율적인 응급실 운영을 위해 **상호 책임감**을 바탕으로, 의료 책임자와 간호 책임자는 의료 팀의 역할과 책임을 명확히 규정하고, 긴밀한 협력을 구축하여 부서를 효과적으로 관리해야 합니다. 이 관계는 직원들의 롤모델이 되어야 하며, 협업 자체가 다른 직원들이 따라야 할 모범이 되어야 합니다. 이들 간의 신뢰와 상호 존중은 강력한 응급실 운영의 필수 구성 요소입니다.

(1) 팀 구축 전략

Katzenbach와 Smith는 팀을 다음과 같이 정의합니다.

"팀이란 상호 보완적인 기술을 가진 소수의 사람들이 공동의 목적, 성과 목표, 접근 방식에 전념하고 상호 책임을 지는 것을 말합니다."

효과적인 응급실 의료 책임자와 간호 책임자는 다음과 같은 실무적 접근 방식을 취할 수 있습니다.

① 사전 예방적 접근

- **경계 이해와 협력 강화**: 의료 책임자와 간호 책임자는 의사와 간호사 간의 경계를 명확히 이해하고, 협력적인 상호작용을 구축해야 합니다. 비생산적인 언어(예: "그건 간호사의 문제야" 또는 "그건 의사의 문제야")는 팀워크를 저해하는 **제로섬 사고방식**을 유발하므로 피해야 합니다. 대신, 응급실의 문제를 모두의 문제로 인식하고, 팀이 협력하여 환자와 서비스 제공자의 요구를 해결해야 합니다.
- **서비스 실패 관리**: 서비스 실패가 발생했을 때, 팀원 간의 분열을 조장하기보다 프로세스 개선과 협력을 통해 문제를 해결해야 합니다.

② 원하는 결과에 대한 명확한 의사소통

- **팀의 목표 공유**: 의료 책임자와 간호 책임자는 환자 치료뿐 아니라 팀원 간의 관계와 상호 의존성을 포함한 명확한 목표를 설정해야 합니다. 예를 들어, 환자로부터 받은 칭찬 편지와 같은 작은 성과를 공유하고 축하함으로써 팀의 협력과 긍정적인 행동을 장려할 수 있습니다.
- **롤모델 육성**: 협력적이고 바람직한 행동을 보이는 직

원들을 부서의 롤모델로 선정하여 팀원들에게 동기를 부여해야 합니다.

③ 열린 커뮤니케이션 라인

- **정보 공유와 피드백**: 의사는 환자와 더 많은 시간을 보내는 간호사의 통찰력, 평가, 판단을 귀담아 들어야 합니다. 간호사는 환자의 임상 증상, 가족 상황, 치료 반응 등 중요한 정보를 제공하며, 이는 환자 치료의 질을 높이는 데 큰 역할을 합니다.
- **이중 루프 학습 활용**: Argyris의 **이중 루프 학습** 개념을 적용하여, 정보를 지속적으로 공유하고 피드백하는 구조를 구축해야 합니다. 예를 들어, 울혈성 심부전 환자를 치료할 때 의사와 간호사는 환자, 가족, EMS 제공자, 의료 기록, 검사 데이터 등 다양한 출처로부터 정보를 얻습니다. 이 정보를 지속적으로 재평가하고 공유하며, 각자의 관점을 통합하여 환자 치료의 최적화를 도모해야 합니다.

④ 조직의 경계 인식

- **협력적 프로토콜 개발**: '간호사가 주도하고 의사가 승인한 프로토콜'과 같은 구조는 의사와 간호사 간의 권한과 책임의 경계를 존중하며 협력을 촉진합니다. 이를 통해 조직 내 경계를 관리하고, 팀워크를 강화할 수 있습니다.
- **팀원의 의견 반영**: 효과적인 응급실 리더는 팀의 의견을 수렴하여 기존 프로세스를 재설계하고, 품질 개선에 반영합니다. 이는 응급실 운영의 효율성을 높이는 데 필수적인 요소입니다.

⑤ 권한 부여 및 관리: 응급실 내 협력적 리더십의 역할

응급실에서 권한 부여와 책임감을 조성하기 위해 의료 책임자와 간호 책임자는 다음과 같은 협력적 리더십 접근 방식을 취해야 합니다.

가. 협력적 리더십의 정의

의료 책임자와 간호 책임자는 응급실 운영에서 **권한 부여**와 **책임감**을 조성하여 팀 내 관계를 강화해야 합니다.

리더는 바람직한 협력적 접근 방식을 제시하면서, 응급실 내 여러 조직적 경계를 존중하고 관리해야 합니다. 이러한 경계란 의사와 간호사의 역할, 권한, 책임을 포함합니다.

나. 문제 해결의 신속성

팀원 간에 반대 의견이나 우려 사항이 발생하면, 리더는 이를 즉시 해결해야 합니다. 중요한 점은 이러한 문제를 **비공개로** 해결해야 한다는 것입니다.

예: 환자나 가족이 문제를 인지하거나 목격하지 않도록 침상 옆에서는 논쟁을 피합니다.

문제가 복잡하거나 민감할 경우, 각 팀원(의사 또는 간호사)은 **자신의 동료들과 논의하여 해결**할 수 있도록 유도해야 합니다. 이를 통해 문제를 효과적으로 해결하고, 팀 내 신뢰와 협력을 유지할 수 있습니다.

다. 권한 부여와 팀의 책임감

리더는 팀원들에게 실질적인 책임감을 부여하여 **자율성을 강조**해야 합니다. 이는 응급실에서 신속하고 효율적인 의사결정을 가능하게 하고, 리더십의 의존도를 줄이는 효과가 있습니다.

팀원 간의 **상호 의존성**을 강화하여, 응급실 운영에 필요한 협력적 문화를 형성할 수 있습니다. 예를 들어, 간호사와 의사가 서로의 전문성을 인정하며 문제를 해결하는 프로세스를 구축하는 것입니다.

라. 권한 부여의 이점

팀원들이 스스로 권한을 가지고 문제를 해결하도록 지원하면, 응급실 내에서 **효율성**과 **책임감**이 강화됩니다. 이는 환자 치료의 질을 향상시키고, 응급실 팀이 빠르게 변화하는 환경에 적응할 수 있도록 돕습니다.

동시에, 리더가 적절한 순간에 개입하여 갈등을 최소화하고 팀 내 불화를 예방함으로써 조직의 안정성을 유지할 수 있습니다.

15) 응급실 의료 제공자 개발 및 관리

효과적인 응급실 의료 책임자는 팀원들이 개인과 전문인으로서 지속적으로 성장할 수 있는 환경을 조성해야 합니다. 이는 팀의 발전과 응급실 운영의 성공을 위해 필수적이며, 다음과 같은 원칙과 전략을 기반으로 합니다.

(1) 제공자 개발 원칙

- **적절한 직원 선발**: 직원 선발 과정에서 응급실의 비전, 사명, 목표를 명확히 전달하고, 이에 헌신할 수 있는 인재를 채용해야 합니다.
- **직원 오리엔테이션**: 신규 제공자가 응급실의 흐름, 인

프라, 의료진과의 협력, 운영 절차 등을 신속히 이해할 수 있도록 체계적인 오리엔테이션을 제공해야 합니다.

- **성과 평가 및 피드백**: 정기적으로 진행 상황을 점검하고, 피드백을 통해 직원의 발전과 조직 목표를 일치시킬 수 있도록 돕습니다.
- **유지 및 개발 프로그램 마련**: 장기적인 직업 안정성과 개인적, 전문적 성장을 지원하기 위한 프로그램을 개발합니다.
- **팀 빌딩 활동 제공**: 팀워크를 강화하고, 협력적이고 긍정적인 업무 환경을 조성합니다.

(2) 직원 선발 및 오리엔테이션

① 직원 선발 과정

신중하고 체계적인 접근을 통해 적합한 인재를 선발해야 합니다. 후보자는 임상적, 대인관계적, 조직 문화와의 적합성을 평가받아야 하며, 면접 과정에서 명확한 기대치가 전달되어야 합니다. 예를 들어, "스케줄에 당신의 이름이 올라간다면 동료들의 반응은 어떨 것 같습니까?"와 같은 질문을 통해 동료와의 상호작용을 평가할 수 있습니다.

② 오리엔테이션

오리엔테이션은 신규 직원이 조직의 문화와 프로세스를 빠르게 이해하고 적응할 수 있도록 돕는 중요한 단계입니다. 신규 직원은 다른 의료진과 함께 근무하며, 응급실의 주요 프로세스와 자원 활용 방법을 익힐 수 있는 기회를 제공받아야 합니다. 이 과정은 체계적이고 명확한 정책에 기반해야 합니다.

가. 구조화된 접근

오리엔테이션은 명확히 수립된 정책과 프로세스에 따라 이루어져야 하며, 신규 의료 제공자는 아래와 같은 핵심 요소를 배우게 됩니다.

- 응급실의 흐름과 인력 배치 패턴
- 의료진과의 관계 형성
- 필수 서비스(영상, 검사실) 사용법
- EMS와의 상호작용
- 백업 계획 및 IT 시스템 활용(EMR 포함)

나. 현장 학습

신규 의료 제공자는 다른 의료진과 함께 1~2교대 근무하며 실질적인 응급실 운영 방식을 익힙니다.

(3) 성과 평가

성과 평가는 신규 직원의 통합과 발전을 지원하며, 개인과 조직의 목표를 정렬시키는 데 중요한 역할을 합니다.

① 성과 평가의 목적

성과 평가는 직원의 개인적, 전문적 목표와 조직의 목표를 일치시키는 데 중점을 둡니다. 전통적인 성과 평가는 한계가 있으므로, 개방적이고 협력적인 피드백 구조를 만들어야 합니다.

② 평가 주기

성과 평가는 초기 적응과 지속적인 발전을 위해 **1개월, 3개월, 6개월, 12개월** 간격으로 이루어져야 합니다.

③ 성과 평가 방식의 변화

전통적인 성과 평가는 사전 설정된 표준 준수 여부를 평가했지만, 이는 제한적이고 비효율적일 수 있습니다. 현대적 성과 평가는 다음 요소를 포함해야 합니다.

- **우수성에 대한 헌신**: 개인의 직업적, 개인적 목표와 조직의 비전을 조화시킵니다.
- **조직의 '부의 공유'**: 평가 결과에 따라 이익 공유, 교차 교육 보상, 주식 옵션 제공합니다.
- **투명성**: 성과 평가의 결과와 피드백을 정기적으로 공유하고 매일 피드백을 제공합니다.

④ 의료 제공자 유지 및 프로그램 개발

직원의 장기적인 성장을 지원하는 프로그램을 통해 조직과 직원 모두가 지속 가능한 성과를 얻을 수 있습니다.

가. 유지 전략

적합한 직원을 선발하고, 공식적인 유지 및 개발 프로그램을 통해 다음을 지원합니다.

- 일상 업무의 스트레스 관리
- 직업 안정성 보장
- 적절한 임금 및 복리후생 제공
- 평등한 참여 기회
- 가족 및 전문가 지원

나. 개별화된 프로그램

직원마다 다른 목표를 반영하는 맞춤형 개발 전략이 필요합니다.

예: 단기 수입 극대화를 원하는 직원에게는 적합한 근무

스케줄을 제공하고, 장기 수익 창출과 직업 안정성을 추구하는 직원에게는 은퇴 계획과 재정적 안정 프로그램을 지원합니다.

(4) 상담, 징계, 해고 관리

응급실 의료 책임자는 팀의 효율성과 안정성을 유지하기 위해 공정하고 체계적인 상담, 징계, 해고 절차를 관리해야 합니다. 이는 조직의 신뢰를 유지하고, 응급실 운영의 원활함을 보장하기 위해 필수적입니다.

① 상담과 징계의 원칙

- **공정성과 기밀 유지**: 모든 상담과 징계는 **전문적이고 공정하며 공평**하게 처리되어야 하며, 기밀을 철저히 유지해야 합니다.
- **문제 해결의 즉시성**: 사소한 문제는 즉시 처리하여 확대되는 것을 방지해야 합니다. **작은 문제를 작게 유지하는 것**이 중요합니다.
  예: 특정 진료 습관이 동료를 짜증나게 하는 경우, 리더는 해당 전문가가 즉시 해결하도록 권장합니다.
- **징계의 일관성:** 징계 절차는 모든 직원에게 동일한 기준으로 적용되어야 하며, 특정 직원에게 편향적이라는 인식을 주어서는 안 됩니다. → 불공정한 징계는 조직 사기에 악영향을 미치고 이직률을 높일 수 있습니다.

② 불만 및 우려 사항 관리

- **즉각적이고 직접적인 해결:** 불만 사항은 발생 시점 또는 그 가까운 시점에 직원에게 통보하고 객관적으로 해결해야 합니다. 직원에게 리더가 지원하고 있다는 신뢰를 줄 수 있습니다.
  예: "방금 귀하와의 상호작용에 대한 불만 사항을 접수했습니다. 이에 대해 논의하고 해결 방법을 찾아봅시다."
- **투명한 의사소통:** 불만 사항의 성격, 유형, 빈도, 비교 데이터 등을 적시에 제공하며, 직원이 문제를 인식하고 개선할 수 있도록 지원합니다.

③ 상담 및 징계 절차

대부분의 병원은 명확히 정의된 징계 절차를 가지고 있으며, 아래 단계를 따릅니다.

가. 구두 경고

문제가 발생했음을 알려 개선할 기회를 제공합니다.

나. 서면 경고

문제를 문서화하고 직원에게 명확히 전달합니다.

다. 상담 및 시정 조치

문제 해결을 위한 구체적인 계획을 세우고, 이행 여부를 확인합니다.

라. 해고

모든 대안이 소진된 경우 최후의 수단으로 계약을 종료합니다.

④ 계약 해지

가. 법적 자문과 문서화

계약 해지 절차를 진행하기 전, 관련 법률 자문을 구하고 모든 과정을 문서화해야 합니다.

나. 계약 해지의 주요 고려사항

- 해지가 **환자 치료, 팀, 병원, 개인**에게 최선인지 검토합니다.
- 해지 외에 해결 가능한 대안이 있는지 확인합니다.
- 결정에 앞서 주요 이해관계자(관리자, 간호 책임자 등)에게 통보합니다.
- 해고가 필요한 경우, 의료 책임자는 해당 직원과의 면담을 통해 상황을 설명하고, 가능한 한 신중하게 절차를 진행합니다. 해고는 마지막 수단으로 고려되며, 모든 대안이 고갈된 후에만 선택됩니다.

다. 해고 전달 방식

계약 해지 통보는 기밀을 유지하며, 필요한 경우 증인과 함께 대면으로 이루어져야 합니다. 문제의 본질에 집중하며 개인 공격을 피해야 합니다.

- **이유 없는 해지**: "계약 7C항에 따라 '이유 없는 해지' 권리를 행사합니다."
- **사유 있는 해지**: 문제를 명확히 설명하고, 행동이나 문서화된 결함을 언급합니다.

라. 해고 후 관리

해고된 직원의 기밀을 보호하면서, 팀 내 혼란을 방지하기 위해 다른 직원에게 적절히 이별 사실을 알립니다.

⑤ 상담, 징계, 해고 시 고려해야 할 점

- **공정성 유지**: 모든 절차가 공정하고 일관되게 이루어져야 합니다.
- 특정 직원에게만 편향적이라는 인식을 주지 않도록 주의합니다.
- **리더십과 신뢰 구축**: 리더는 불만과 징계를 투명하게 처리하여 팀원들의 신뢰를 유지하고, 조직 내 갈등을 최소화해야 합니다.
- **기밀 유지**: 모든 절차는 철저히 비공개로 진행하며, 불필요한 정보가 외부로 노출되지 않도록 관리해야 합니다.

(5) 개인 개발

효과적인 의료 책임자는 응급실 팀이 지속적으로 성장하고 발전할 수 있는 환경을 조성해야 합니다. 이는 응급실의 효율성과 서비스 품질을 높이는 데 핵심적인 역할을 합니다.

① 개인 개발 프로그램

- **응급실 생존 기술 과정**: 예를 들어, Inova Fairfax 병원은 응급실 생존 기술 과정을 통해 고품질 임상 서비스와 의료진의 장기적 생존을 보장하는 데 필요한 기술을 제공합니다.
  이 과정에서는 다음과 같은 내용을 다룹니다.
  - 고객 서비스
  - 스트레스 인식 및 관리
  - 갈등 해결
  - 시간 관리 및 커뮤니케이션 기술
  - 팀 빌딩
- **개발 프로그램의 효과**: 성공적인 프로그램은 환자 불만을 줄이고 고객 만족도, 직원 만족도 및 근속률을 높이는 데 기여합니다. 또한, 이러한 기술은 개인 생활에서도 도움이 될 수 있습니다.
- **개별화된 접근**: 팀원들의 요청이나 필요에 따라 지도, 코칭, 리더십을 제공하며, 각 개인의 경계를 존중하면서 사적이고 전문적인 방식으로 접근해야 합니다.

② 직원 유지 및 개발

- **제공자 유지 프로그램**: 응급실 팀원 각 구성원의 특정 요구 사항을 인식하고 통합하는 개별화된 유지 프로그램을 개발합니다. 이는 의사의 전문성과 개인적 요구에 부합하는 지속적인 지원을 제공합니다.
- **팀원 성장 지원**: 응급실 의료 책임자는 직원이 전문가로서 계속해서 성장하고 발전할 수 있도록 지원하는 환경을 조성합니다. 새로운 직원의 적응을 돕기 위해, 신규 입사자는 경험이 풍부한 동료와 함께 근무하며 응급실의 흐름과 프로토콜을 배웁니다.
- **성과 기반 인센티브**: 조직은 성과 평가 결과에 따라 급여 인상 또는 보너스와 같은 인센티브를 제공하여 우수한 성과를 격려합니다. 이는 직원의 동기 부여를 증진시키고 조직에 대한 헌신을 강화합니다.

③ 비판 처리: 객관적이고 체계적인 접근법

응급실 운영에서 의료 책임자는 때때로 비판을 받을 수 있습니다. 이를 효과적으로 처리하려면 다음과 같은 **비판에 대한 기본 원칙**을 따르는 것이 중요합니다.

- **개인적으로 받아들이지 않기**: 비판이 개인적 공격처럼 느껴지더라도, 감정을 배제하고 객관적으로 접근해야 합니다.
- **방어적 태도 지양**: 불만을 제기한 사람을 비난하지 않고 문제의 근본 원인을 찾는 데 집중합니다. 방어적 반응은 갈등을 키우고 문제 해결을 방해할 수 있습니다.

④ 실행 계획 수립과 문제 해결의 단계

가. 비판 경청

- 비판의 내용과 제기한 사람의 관점을 경청하며, 반박은 나중으로 미룹니다.
- 문제를 명확히 이해했는지 확인하기 위해 다시 언급할 수 있습니다.

나. 우선순위 설정

- 문제 해결을 위한 구체적인 우선순위를 설정하고, 이를 기반으로 실행 계획을 수립합니다.
- 예: 일정 기간 동안 문제를 분석하고 해결책을 제시할 수 있도록 기간을 설정합니다.

다. 구체적인 조치 및 도구 활용

- 근본 원인을 해결하기 위해 필요한 리소스(컨설턴트, 관리자, 태스크포스)와 도구('**5가지 왜요**'*기법, 데이터 분석)를 적극 활용합니다.

라. 지속적인 평가 및 소통

- 문제 해결 과정에서 성공과 실패를 주기적으로 평가하고, 비판 제기자에게 피드백을 제공합니다.

- 정기적인 소통은 개선이 지속적인 과정임을 보여줍니다.

* '5가지 왜요 The Five Whys': '5가지 이유'는 문제의 근본 원인을 파악하기 위해 사용하는 간단하고 효과적인 방법론으로, 한 현상에 대해 '왜?'라는 질문을 다섯 번 반복함으로써 문제의 본질을 파악하는 기법이다. 주로 Lean (린) 및 Six Sigma (식스 시그마)와 같은 품질 관리 및 프로세스 개선 도구에서 사용된다. 이 기법은 도요타 자동차의 창립자 사카이치 도요다 Sakichi Toyoda에 의해 개발되었으며, 시스템적 문제 해결 및 지속적 개선을 위해 활용된다. 이를 통해 겉으로 드러난 문제의 표면적인 원인을 넘어, 더 깊이 있는 근본 원인 root cause에 도달할 수 있다.

5가지 이유의 구체적인 단계의 예시는 다음과 같습니다(표 2-1-2).

- **문제 진술**: 발생한 문제를 명확히 정의합니다.
  - 왜? "고객이 제품을 제시간에 받지 못했다."
- **첫 번째 왜(Why)**: 문제의 직접적인 원인을 묻습니다.
  - 왜? "배송이 지연되었다."
- **두 번째 왜(Why)**: 첫 번째 답에 대해 다시 "왜?"를 묻습니다.
  - 왜? "배송 팀이 물류 정보를 늦게 받았다."
- **세 번째 왜(Why)**: 두 번째 답에 대해 "왜?"를 묻습니다.
  - 왜? "시스템 오류로 인해 정보가 전달되지 않았다."
- **네 번째 왜(Why)**: 세 번째 답에 대해 "왜?"를 묻습니다.
  - 왜? "시스템 업그레이드가 미뤄졌기 때문이다."
- **다섯 번째 왜(Why)**: 네 번째 답에 대해 "왜?"를 묻습니다.
  - 왜? "업그레이드 예산이 승인이 되지 않았다."

⑤ 효율적인 문제 해결의 핵심을 둔 비판 처리 시 고려사항

- **사려 깊은 접근:** 문제를 즉각적으로 해결하려는 유혹을 피하고, 충분한 조사와 분석을 통해 근본적인 해결책을 마련해야 합니다.
- **리더십 강조:** 정기적인 피드백과 소통을 통해 리더십의 책임감을 보여줍니다.
- **끈기와 강인함:** 비판을 처리할 때마다 끈기와 단호한 태도를 유지하며, 부정적인 인식을 긍정적으로 바꿀 수 있다는 의지를 가져야 합니다.

(6) 의료 책임자가 비판에 직면했을 때의 행동 지침

이상의 비판 처리의 내용들을 종합하여 볼 때 의료 책임자가 비판을 받을 경우, 문제를 절제된 자세로 대처함으로써 성공 가능성을 높일 수 있습니다. 이를 종합적으로 요약해 보면 다음과 같은 단계를 따를 수 있습니다.

① 개인적으로 받아들이지 않기

- 문제에서 자신의 감정을 분리하고 객관적으로 접근합니다.

② 문제와 이해관계에 집중하기

- 방어적인 태도를 버리고 적극적으로 경청합니다.
- 문제의 영역을 정의하고, 근본 원인을 분석합니다.
- 경청 후에는 문제를 객관적으로 다시 정리합니다.

③ 실행 계획 및 우선순위 설정

- 문제 해결을 위한 시간 프레임을 만들고, 진행 상황을 평가할 수 있는 기준을 세웁니다.

④ 리소스 활용

- 문제 해결을 위한 가용 리소스를 적극적으로 활용합니다.

⑤ 지지하는 이해관계자 모집

- 문제 해결에 도움을 줄 수 있는 사람들을 찾아 지원을 요청합니다.
- 진행 상황을 문서화하고, 관련 내용을 공유하며 투명성을 유지합니다.

⑥ 품격 있는 접근

- 문제를 다룰 때 격렬함, 평정심, 품격을 유지하며 신뢰를 잃지 않도록 합니다.

(7) 조직 문화와 발전

성과 평가와 징계 절차는 기밀을 유지하면서도 조직의 목표를 명확히 재확인하는 투명성과 책임을 강조하는 방향으로 설계해야 합니다. 장기적인 조직 목표와 개인 목표의 통합을 위해서는 모든 직원이 조직의 비전에 동참할 수 있도록 동기를 부여하고, 직원 만족도를 높이기 위한 프로그램을 정기적으로 개선합니다.

16) 성공적인 커뮤니케이션 기술

성공적인 커뮤니케이션은 환자, 가족, 그리고 의료진 간의 효과적인 의사소통 기술을 개발하고, 이를 통해 환자 만족도와 직원 만족도를 높이는 방법을 배우는 것을 목표로 합니다.

이는 다음을 포함합니다.

- **서면 커뮤니케이션**: 문제를 명확하고 간결하게 문서화합니다.
- **구두 커뮤니케이션**: 환자 및 가족과의 병상 커뮤니케이션을 효과적으로 처리합니다.
- **경청 기술**: 적극적으로 경청하고, 상대방의 말을 반복하여 이해도를 확인합니다.
- **환자 서비스 회복**: 환자의 불만을 처리하고, 문제의 근본 원인을 파악하여 해결합니다.

17) 질 관리 및 자원 관리

응급실 리더는 응급실에서의 임상 우수성과 자원 관리의 중요성을 이해하고, 가치 기반 의료 서비스를 제공하기 위한 전략을 학습하는 것을 목표로 해야 합니다.

이를 위해 다음과 같은 질 관리 및 자원 관리 전략을 개발해야 합니다.

- **임상 우수성**: 환자 진료의 질을 지속적으로 평가하고 개선합니다.
- **자원 관리**: 제한된 자원을 효율적으로 배분하고, 환자 치료의 효과성을 극대화합니다.
- **데이터 기반 의사결정**: 데이터 분석을 통해 의사결정을 내리고, 환자 결과를 개선합니다.
- **지속적 개선**: 지속적으로 프로세스를 개선하고, 혁신적인 해결책을 도입합니다.

18) 결론

응급실 의료 책임자의 역할과 책임은 광범위하고 복잡하며, 때로는 압도적으로 느껴질 수 있습니다. 그들은 환자 치료의 질을 높이고, 성과가 뛰어난 응급실을 만들며, 함께 일하는 팀원들이 개인적 및 전문적으로 성장할 수 있도록 돕는 중요한 임무를 맡고 있습니다. 이들의 노력은 응급실의 생존 가능성을 확보하는 데 기여하며, 응급실을 이용하는 환자들이 적시에 최고 수준의 치료를 받을 수 있도록 하는 데 초점이 맞춰져 있습니다.

성공적인 의료 책임자는 단순히 응급실의 운영을 관리하는 것을 넘어, 조직과 지역사회를 연결하는 중심적인 역할을 합니다. 우선, 환자 치료의 우수성을 위해 헌신하는 자세가 필수적입니다. 이는 환자 중심의 접근 방식을 통해 의료의 질을 지속적으로 개선하고, 응급 상황에서도 환자와 가족이 신뢰할 수 있는 치료를 제공하는 것을 의미합니다.

또한, 조직의 경계를 명확히 설정하고 관리하는 능력이 필요합니다. 응급실은 다양한 부서와 역할이 복잡하게 얽혀 있는 환경이기 때문에, 명확한 역할 분담과 의사소통 체계를 구축해야만 효과적으로 운영할 수 있습니다. 이 과정에서 의료 책임자는 간호 리더십과 긴밀하게 협력하여, 의료진과 간호사 간의 조화를 이루고 팀워크를 강화해야 합니다.

성공적인 의료 책임자는 조직 내부뿐만 아니라 지역사회와도 강력한 파트너십을 형성합니다. 이는 병원 외부의 다양한 이해관계자들과 협력하여 응급실의 자원을 효과적으로 활용하고, 지역사회 보건 시스템의 일부로서 응급실의 가치를 극대화하는 데 중점을 둡니다.

마지막으로, 의료진과 직원의 성장을 지원하고 개발하는 리더십을 발휘해야 합니다. 이는 팀원들이 지속적으로 학습하고 역량을 발전시킬 수 있는 환경을 조성하며, 개별적인 목표와 조직의 목표를 조화롭게 연결시키는 데 중점을 둡니다. 이를 통해 응급실의 전반적인 성과를 높이고, 조직 구성원들이 자신들의 역할에 자부심을 느끼도록 도울 수 있습니다.

결국, 의료 책임자의 성공은 환자 치료, 조직의 성과, 팀원들의 발전을 균형 있게 이루는 데 있습니다. 이는 단순한 관리자의 역할을 넘어, 환자, 직원, 조직, 지역사회를 연결하는 비전 있는 리더로서의 역할을 수행하는 데 달려 있습니다.

REFERENCE

1. ABEM [Internet]. ACS CME Dropped for MOC participants [cited 2018 May 18]. Available from: https://www.abem.org/public/news-events/news/2018/05/14/acs-cme-dropped-for-moc-participants.
2. ABEM [Internet]. Policy on Third Party Standards [cited 2018 May 24]. Available from: https://www.abem.org/public/docs/default-source/policies-faqs/policy-on-third-party-standards.pdf?sfvrsn=4.
3. American Board of Emergency Medicine [Internet]. Physician Tasks [cited 2018 Mar 15]. Available from: https://www.abem.org/PUB-LIC/portal/aliasRainbow/langen-US/tabID4223/DesktopDefault.aspx.
4. Argyrgis C. Double-loop learning in organizations. Harv Bus

Rev. 1977;115-25.
5. Bennis W. On Becoming a Leader. New York, NY: Perseus; 2009.
6. Block P. Stewardship: Choosing Service Over Self-Interest. San Francisco, Calif: Barrett-Koehler; 1993.
7. Counselman FL, Babu K, Edens MA, et al. The 2016 Model of the Clinical Practice of Emergency Medicine. J Emerg Med. 2017:52(6):846-9.
8. Ensor PS. Organizational Renewal—Tearing Down the Functional Silos. Target. 1988:16.
9. Friday night at the ER [Internet]. [cited 2018 Mar 15]. Available from: www.fridaynightattheer.com
10. Greenleaf R. Servant Leadership: A Journey into the Nature of Legitimate Power and Greatness. New York, NY: Paulist Press; 2002.
11. Hirschhorn L, Gilmore T. The new boundaries of the "boundaryless" company. Harv Bus Rev. 1992;70(3):104-15.
12. Hoffer E. The Passionate State of Mind. New York, NY: Doubleday; 1955.
13. Hoppe MH. Active Listening: Improve your Ability to Listen and Lead. Greensboro, NC: Center for Creative Leadership; 2006.
14. Institute for Healthcare Improvement [Internet]. SBAR Tool: Situation-Background-Assessment-Recommendation [cited 2018 may 31]. Available from: http://www.ihi.org/resources/Pages/Tools/SBARToolkit.aspx. Accessed May 31, 2018.
15. Jensen K, Mayer T. The Patient Flow Advantage: How Hardwiring Hospital-Wide Flow Drives Competitive Advantage. Gulf Breeze, Fla: Fire Starter Press; 2014.
16. Katzenbach J, Smith DK. The Wisdom of Teams: Creating the High Performance Organization. Boston, Mass: Harvard Business School Press; 1993.
17. Kohn A. Punished by Rewards: The Trouble with Gold Stars, Incentive Plans, A's, Praise and Other Bribes. Boston, Mass: Houghton-Mifflin; 1999.
18. Maddox KE, Epstein AM, Samson LW, et al. Performance and participation of physicians in year one of Medicare's Value-Based Payment Modifier Program. Health Aff (Millwood). 2017;36(12):2175-84.
19. Mayer T. Leadership for Great Patient Experience. Presented at: the American College of Emergency Physicians' Emergency Department Directors' Academy. Dallas, Tex; 2018.
20. Mayer T. Physician accountability: leading in a world of metrics mania. In: Presented at: the ED Practice Management Association Annual Meeting; Ft. Lauderdale, Fla; 2018.
21. Mayer T. Remarks to the O.W. "Red" Haven Award 50th Anniversary, Anderson, Ind. 2018.
22. Mayer TA, Cates R. Leadership for Great Customer Service: Satisfied Employees, Satisfied Patients. 2nd ed. Chicago, Ill: Health Administration Press; 2014.
23. Mayer TA, Cates RJ. Leadership for Great Customer Service. Chicago, Ill: Health Administration Press; 2007.
24. Mayer TA. Active Listening: The 2nd A Team Behavior. Available from: www.best-practices.com.
25. Shakespeare W. Henry IV, Part I. New York, NY: Washington Square Press; 1994.
26. Stokes C. Presidential Address to the American College of Healthcare Executives. Chicago, Ill; 2018.
27. Studer Q. Results that Last: Hardwiring Behaviors That Will Take Your Company to the Top. Hoboken, NJ: John Wiley; 2008.
28. The Fifth Discipline: The Art and Practice of the Learning Organization. New York, NY: Doubleday; 2006.
29. Toyoda S. 5 Whys (Defining the Root Cause). Available from: https://en.wikipedia.org/wiki/ 5_Whys.
30. Welch J. Annual Report: 1990. General Electric Corporation. Boston, MA.
31. Welch S, Jensen K. The concept of reliability in emergency medicine. Am J Med Qual. 2007;22(1):50-8.

2.

간호 책임자 리더십

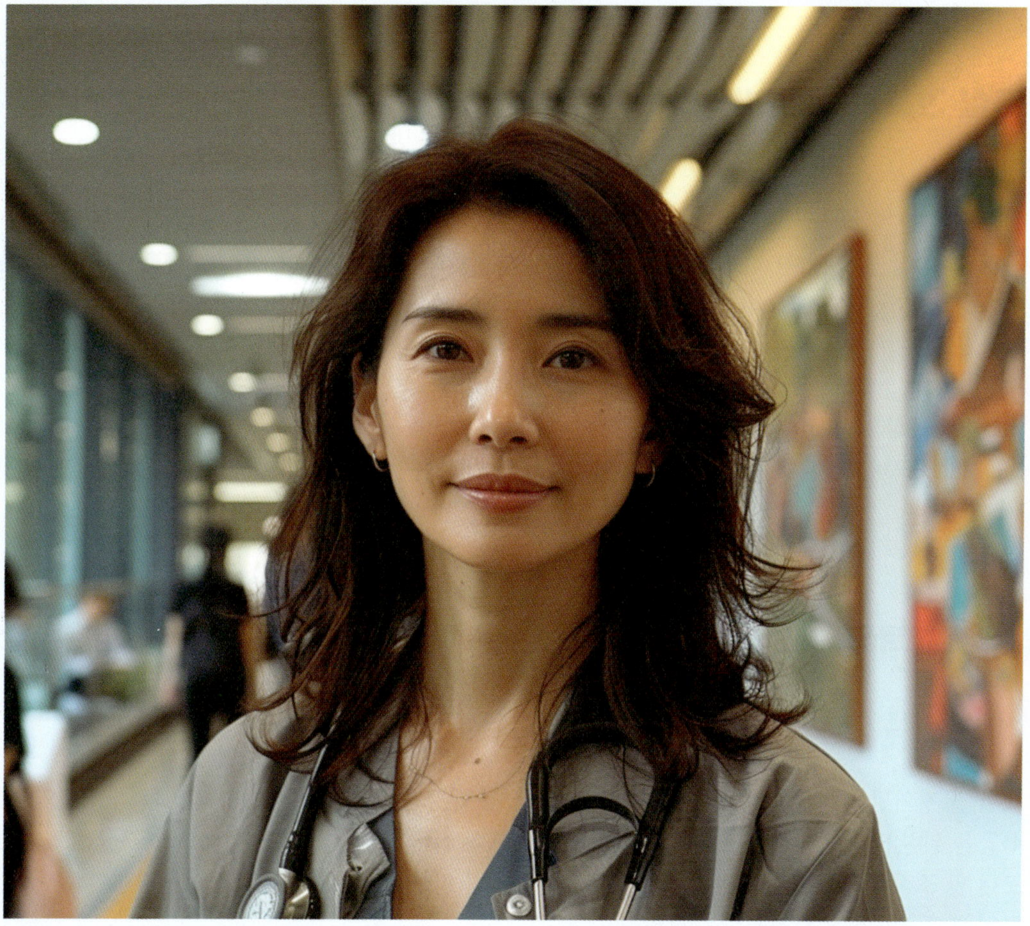

학습목표

1. 응급실 간호사 리더의 명확한 역할 정의와 이에 대한 기대치를 이해한다.
2. 의사 파트너 및 조직 부서와의 협력적인 환경 조성을 통해 효과적인 팀워크를 이루는 방법을 배운다.
3. 리더십 팀의 멘토링을 통해 지속적인 성장을 지원하고 강화하는 법을 배우고 적용한다.
4. 리더십 개발을 위해 전략적 계획과 프로젝트 관리 경험의 중요성을 이해한다.
5. 명확한 의사소통을 통해 조직 내외의 이해관계자와 효과적으로 소통할 수 있는 방법을 배운다.

1) 서론

이 장에서는 간호 책임자, 간호사 관리자 또는 교대 근무 리더의 역할을 수행할 수 있는 응급실 간호사 리더에 초점을 맞추고 있습니다. 특정 응급실(응급실)에서 사용하는 정확한 관리 구조와 직책에 관계없이, 간호 및 의료 리더십 역할을 맡은 사람들은 응급실에서 제공하는 간호의 질에 대해 중요한 책임을 공유한다는 것은 분명합니다.

2) 현대 응급실 간호사 리더의 역할

오늘날의 응급실 간호사 리더는 종종 수익성 있는 사업부이자 외과, 신경과학, 심장 및 영상 서비스와 같이 조직에서 제공하는 다른 중요한 임상 및 수익 창출 서비스로의 포털입니다. 응급실은 인구 건강 관리에서 점점 더 중요해지고 있습니다. 지역 사회 단체가 특정 인구의 치료를 추적하고 육성하기 위한 계획을 개발할 때 응급 서비스의 역할이 반드시 포함되어야 합니다. 또한 응급실은 더 많은 인구에게 다가가는 데 있어 고유한 역할을 수행하며, 더 이상 병원의 정문이 아니라 지역사회를 위한 다양한 통로로 통하는 관문이 되었습니다.

3) 간호 리더십의 핵심 요소

모든 리더가 성공하려면 다음과 같은 특정 요소가 갖추어져야 합니다.

- 역할에 대한 잘 정의된 기대치
- 부서의 성공을 위한 명확한 목표
- 의사 파트너 및 조직 부서를 포함하는 협업 환경
- 리더십 팀의 멘토링과 성장을 지원하는 경영진

4) 응급실 간호 리더의 필수 역량

응급실 간호 리더는 개인적, 직업적 이유로 이 어려운 역할을 맡기로 선택해야 합니다. 각 리더는 현대 의료 환경에서 뛰어난 임상 능력 이상의 기술이 필요합니다. 여기에는 전략적 계획 및 프로젝트 관리 경험, 재정적 지식, 커뮤니케이션 능력이 포함됩니다. 또한, 여러 이해관계자들과 긴밀히 협력해야 하므로 협력적인 팀 기반 환경에서 일할 수 있어야 합니다.

5) 역사적 배경과 변화

역사적으로 '좋은 응급실 간호사'는 조직적이고 항상 기꺼이 도움을 주는 간호사였으며, 그 결과 부서 리더의 역할을 맡는 경우가 많았습니다. 하지만 이러한 직책에 대한 교육은 종종 제한적이었고 역할 개발보다는 주로 업무에 초점을 맞추었습니다. 부적절한 후보자 선발과 부적절한 교육 및 지원은 응급실 수간호사 리더 직책에 대한 불만과 높은 이직률로 이어졌습니다. 이러한 역할의 불안정성이나 잦은 이직은 조직 전체의 불안과 불만을 고조시킬 수 있습니다. 응급실 간호사 리더의 요구로 인해 조직은 사람들이 이 복잡한 역할에 대비하는 방법을 개선해야 했습니다.

6) 리더십 개발 프로그램의 중요성

응급 서비스가 확대되고 응급실 방문이 증가함에 따라 잠재적인 간호 리더가 앞으로의 도전에 대비할 수 있도록 리더십 개발 프로그램이 시작되었습니다. 이러한 책임에는 다음이 포함될 수 있습니다.

- 성과 개선 프로젝트 주도
- 사업 계획 개발
- 생산성 및 재정 성과에 대한 책임감
- 조직의 고위 및 임원진을 대상으로 프레젠테이션 개발 및 전달

이 프로그램은 종종 6~12개월의 기간 동안 멘토와 임원 스폰서를 배정하여 영구적인 ED 리더십 역할에 배치합니다. 이상적인 간호 책임자 후보자는 적절한 리더십 기술 및 교육과 더불어 응급실 임상 및 감독 경험이 있어야 합니다.

7) 일일 책임과 지속적인 리더십 성장

응급실 간호 책임자는 부서의 비전을 명확히 제시하고 직원들이 이를 수용하도록 영감을 줄 수 있어야 합니다. 비전을 달성하고 다양한 환자 집단에 고품질의 치료를 제공하려면 효과적이고 효율적인 프로세스가 마련되어야 합니다. 각 프로세스는 환자, 직원, 의사 만족도, 품질 및 규제 지침, 재정적 영향을 고려해야 합니다. 응급실 간호 책임자의 일일 책임은 다음과 같습니다.

- 환자 치료의 질 관리
- 직원의 업무 만족도 증진

- 부서의 재정 관리
- 규제 지침 준수

8) 간호 리더의 개발

응급실 간호 책임자는 지속적인 리더십 성장과 개발을 위해 다양한 교육 프로그램과 멘토링을 받아야 합니다. 국립의료리더십센터 백서에서는 강력한 학습 경험과 관련된 네 가지 자질을 제시하고 있습니다.

- 실질적인 변화에 대한 강력한 필요성
- 익숙하지 않은 일련의 책임
- 더 큰 책임 또는 의사결정의 자유도
- 중대한 역경, 실패 또는 둘 다에 대처해야 할 필요성

9) 전통적인 응급실 간호 리더십 모델

응급 간호 부장의 광범위한 기능과 리더십 역할은 지속적으로 변화해 왔고 지금도 변화하고 있지만, 새로운 모델이 등장하고 있는 전통적인 역할과 보고 구조를 이해하는 것이 도움이 됩니다.

전통적인 응급실 리더십 팀은 수간호사(통상적으로 간호부장) 및 수간호사 매니저 (통상적으로 간호과장) 와 교대 리더(책임 간호사, 임상 코디네이터 등)로 구성되었습니다. 미국의 경우 최근에는 수간호사와 수간호사 매니저의 역할이 모호해지는 경우가 많습니다. 일부 조직에서는 두 직책 중 하나를 없앴고, 다른 조직에서는 두 직책을 모두 유지하되 명확한 역할 구분 없이 운영하기도 합니다. 응급실이 성장의 주요 전략적 원천으로 부상함에 따라 거버넌스 모델도 변화했습니다. 수간호사와 수간호사 매니저의 업무는 기관마다 다르지만, 역할 명칭과 업무가 더 세분화되고 있습니다.

교대근무 리더는 생산성, 배정, 환자 흐름, 환자 경험 최적화 등 교대근무 운영을 감독하고 고객 문제를 최전선에서 처리하는 역할을 합니다. 수간호사 관리자는 조직 내 다른 중간급 부서장 및 EMS, 행동 건강 기관과 같은 일부 외부 조직과 협력하는 중간 관리자입니다. 대부분의 간호 관리자는 양질의 환자 치료와 임상팀의 건강한 근무 환경을 보장하는 업무에 더 집중합니다. 간호 관리자는 일선 직원과 교대근무 리더를 멘토링할 때 모범을 보여야 합니다.

또한 고위 부서 리더와 일선 직원 간의 양방향 커뮤니케이션을 촉진하는 데 필요한 기술을 갖추고 있어야 합니다. 간호사 관리자의 다른 책임으로는 일상적인 인사 문제, 질 프로그램, 책임 간호사와 일선 직원을 위한 전문적 성장 기회, 부서 규정 준수 등을 감독하는 것이 있습니다.

(1) 응급실 간호 리더의 역할

응급실의 규모와 부서장의 통제 범위에 따라 추가 관리자가 필요할 수 있습니다. 대부분의 의료기관에서 응급실 간호 책임자(통상적으로 수간호사 혹은 간호부장)는 경영진과 직접 협력하여 운영 및 전략 계획을 개발하는 선임된 간호사 리더입니다.

응급실 간호사 리더는 창의적인 기술을 사용하여 조직의 필요를 충족하고 임상 직원이 기꺼이 채택할 수 있는 전략을 설계합니다. 커뮤니케이션 기술에는 체계적인 방식으로 명확한 기대치를 설정하여 이러한 전략 계획을 포용하는 부서 환경을 조성하는 능력이 포함됩니다. 응급실 간호사 리더는 부서의 운영 및 인력 예산의 개발과 관리를 감독하고 다양한 규제 및 규정 준수 표준에 대한 최신 지식을 유지합니다.

미국의 응급간호사협회 Emergency Nurses Association, ENA는 모든 응급실 간호사 리더가 응급간호를 전문적으로 장려하고 모든 응급실 환자에게 양질의 간호와 안전한 환경을 보장하는 혁신 리더가 되어야 한다는 전제를 장려합니다.

(2) 전통적인 보고 구조

그림 2-2-1은 기관의 간호 리더십 조직을 통한 응급실의 전통적인 보고 구조를 보여줍니다. 많은 의료기관에서 이러한 전통적인 구조를 변형하여 사용하고 있으며, 여기에는 독립형 응급실, 소아 응급실 및 응급 서비스 라인에 속하는 기타 전략적 조정이 포함될 수 있습니다.

응급실 서비스 라인을 감독하는 부원장 직책의 수가 증가하고 있습니다. 수많은 응급실 간호사 책임자 또는 관리자가 응급실 부사장에게 보고할 수 있지만, 전통적인 보고 모델은 모든 환자 치료 활동을 지원하는 구조로서 주로 간호 구조 내에 남아 있습니다. 의료 환경의 복잡성이 진화하고 응급실의 전략적 중요성이 증가함에 따라 응급 서비스의 리더십 구조도 계속 진화할 것입니다.

10) 쌍방 리더십 모델

많은 의료 시스템에서 의사와 간호사 리더가 책임을 공유

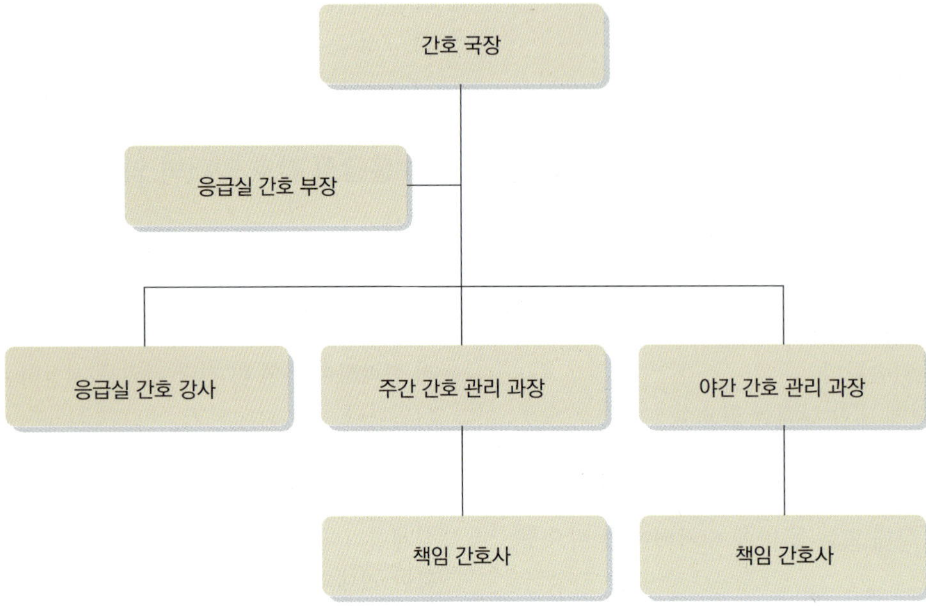

그림 2-2-1 전통적인 응급실 간호 리더 보고 구조

하는 팀 접근 방식인 다이애드 리더십 모델을 시행하고 있습니다. 이 팀 접근 방식은 성공적인 환자 치료를 위한 조정된 접근 방식을 반영하기 때문에 효과적입니다. 응급실 리더십은 통합된 전선을 장려하기 때문에 자연스럽게 쌍방 리더십 모델 dyad leadership model에 기대게 됩니다.

Studer 그룹에 따르면 응급실에서의 성공적인 다학제 모델은 공통의 목표를 공유하고, 간호와 의사의 의사소통을 하나의 일치된 의사소통으로 결합하며, 팀을 함께 인식해야 합니다. 잘 실행된 다이애드 모델에서 발생하는 조정은 전통적인 응급실 리더십 모델에서 종종 발생하는 사일로를 제거할 수 있습니다.

11) 미래의 리더십 모델

미래의 리더십 모델은 의료 서비스의 효율성을 높이고, 환자 케어의 질을 향상시키기 위해 계속해서 변화할 것입니다. 이러한 변화는 의료 시스템 내의 리더들이 더욱 효과적으로 협력하고, 전략적 목표를 달성하는 데 필수적입니다. 응급실 리더들은 이러한 변화에 대비하고, 새로운 리더십 모델을 도입하여 응급실의 운영 효율성을 극대화할 수 있도록 준비해야 합니다. 이에 따라 전통적인 리더십 모델과 다이애드 리더십 모델도 변화할 것입니다.

12) 트라이어드 모델

몇몇 의료 기관에서는 비즈니스 또는 운영 리더가 의료 및 간호 팀에 합류하는 트라이어드 리더십 모델 triad leadership model을 채택하고 있습니다. 이 모델은 리더십 팀 내에서 다양한 전문성을 결합하여 더 효과적인 의사결정을 가능하게 합니다. 또한, 트라이어드 모델은 각 분야의 전문가들이 상호 협력하여 복잡한 문제를 해결하는 데 도움을 줄 수 있습니다.

13) 지원 구조

전통적인 응급실 리더십 지원 구조는 간호 리더가 가장 중요한 일상 업무에 집중할 수 있도록 다양한 업무를 수행하는 부서 서기로 구성됩니다. 또한 많은 중대형 병원에서는 병원에서 치료하는 환자 유형에 맞는 일선 직원을 위한 교육 계획을 개발하는 전담 교육자 또는 임상 전문가의 지원을 받고 있습니다.

몇몇 대형 시설에서는 다양한 품질 지표를 충족하기 위해 응급실 리더십 팀에 간호사 품질 관리자를 추가하기도 합니다. 또한 품질 책임자는 일반적으로 양질의 환자 결과를 생성하는 방법, 열악한 환자 결과의 수를 줄이는 방법, 조직의 위험을 완화하는 방법에 관한 응급실 의료팀의 지식을 높이기 위해 적절한 교육이 개발되도록 합니다.

14) 의료 서비스 변화의 전략적 영향

병원과 더 넓은 지역사회 모두에서 의료 서비스가 제공되고 모니터링되는 방식이 빠르게 변화하는 시대에는 응급실의 기능과 리더십에도 변화가 따를 수밖에 없습니다. 인구 기반 의료 서비스 신규 리더든 노련한 리더든 모든 리더에게 기대하는 바가 있습니다. 이러한 기대에는 성과 측정, 임상 결과 및 고객 경험의 최적화가 포함됩니다. 응급실 리더는 다음과 같은 새로운 과제에 직면하게 됩니다.

- 지역사회 인구 건강에서 응급실의 역할 해결
- 응급실이 다른 접근 지점과 협력하여 의료 서비스를 제공하도록 보장
- 신규 및 기존 환자의 파악과 탐색을 지원하여 올바른 환경에서 올바른 치료를 보장

이러한 의료 서비스 변화가 새로운 현실이 되면서 병원 경영진, 의사, 직원들의 협업이 중요해질 것입니다. 그림 2-2-2는 인구 건강에서 응급실의 잠재적 역할을 보여줍니다.

15) 성과 측정

리더가 부서를 개선하기 위해 이용할 수 있는 자원은 많습니다. 응급실 직원만으로는 성과에 영향을 미칠 수 없습니다. 이러한 변화에는 협업과 소통의 기술이 모두 필요합니다.

응급실은 부서에 고용되어 있거나 자주 교류하는 직원들과의 목적과 프로세스의 단결에 의존하는 **팀 스포츠**입니다. 응급실 리더, 경영진 리더, 간호사 리더, 의사 리더는 모두 목표, 일정, 지표를 달성하는 데 필요한 비용에 대해 의견을 일치시켜야 합니다. 이러한 목표를 추진하기 위해 팀 기반의 위원회 구조를 개발하는 것은 규모가 크고 복잡한 부서의 변화에 영향을 미치는 데 도움이 될 뿐만 아니라 필수적입니다.

모든 팀원이 점진적인 성공을 모니터링하고 부족한 부분을 파악할 수 있도록 스코어카드를 널리 공유해야 하며, 스코어카드는 응급 의료팀을 교육하는 데에도 사용할 수 있습니다. 스코어카드는 전통적인 종이 형식, 간단한 화이트보드, 매일 또는 실시간으로 업데이트할 수 있는 통합 전자 보드 등 다양한 형태로 제공됩니다. 간호사, 의사, 검사실, 영상팀, 리더십 직원을 포함하는 다학제적 팀 교육을 통해 주요 운영 지표에 대한 목표를 달성할 수 있습니다.

향상된 질적 결과를 달성하려면 간호사 리더는 조직의 질 개선 프레임워크와 내부 자원을 이해하고, 필요한 경우 경영진에게 추가 교육과 지원을 요청해야 합니다.

16) 서비스 우수성

많은 조직이 이미 고객 경험 우수성을 위한 프로그램적 접근 방식을 취하고 있으며, 일부 조직은 코칭과 지원을 제공하기 위해 국내 기업에 의뢰하기도 합니다. 일부 의료 기관에서는 내부 리소스와 전문 지식을 활용하여 자체 프로그램을 개발하고 브랜드화하기도 합니다. 모든 응급실 리더는 사용 중인 접근 방식에 대해 교육을 받고 참여해야 하며, 환자 및 직원 라운딩 모두에 익숙해지고 능숙해져야 합니다. 조직은

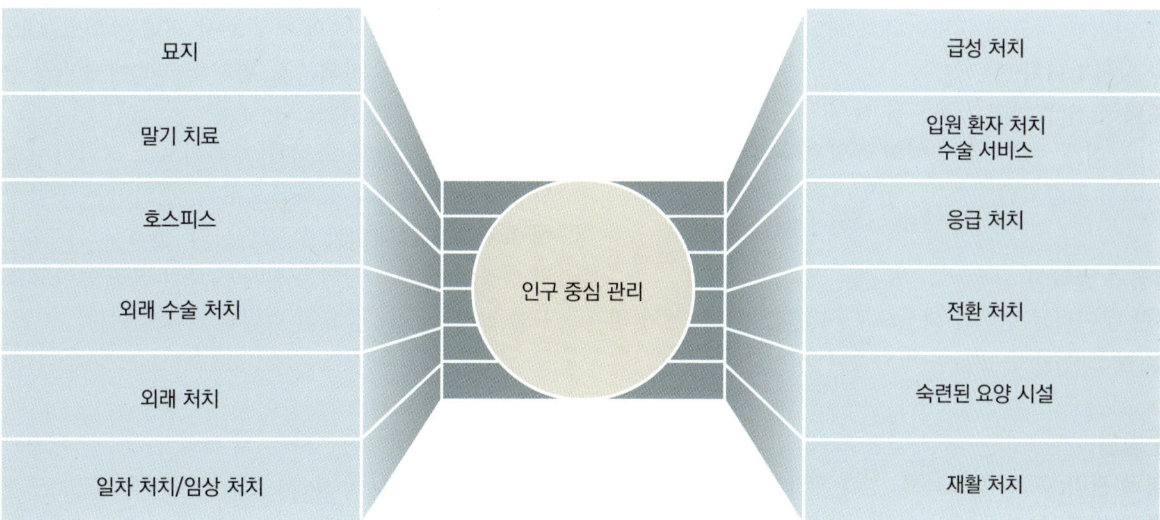

그림 2-2-2 응급실과 인구 건강

고객 우수성과 관련하여 응급실 리더십 팀(교대 근무자 포함)에 대한 일일 및 월간 기대치가 있을 수 있습니다.

일반적인 기대치는 다음과 같습니다.

- 직원 피드백 및 수정 또는 인정과 함께 회진하는 환자의 비율
- 주요 성과 지표를 통합하는 교대 근무 인수인계
- 의료진을 자극하고 참여를 유도하는 의료진 회의 시간
- 스톱라이트 보고서
- 개별 직원 대화

부서의 인적 자본을 관리하는 것은 고객 기대치의 우수성으로 이어지는 것으로 입증된 중요한 기술입니다.

(1) 스톱라이트 보고서

스톱라이트 보고서 stoplight report는 **성과나 상태를 시각적으로 명확히 전달하기 위해 색상 코딩(빨간색, 노란색, 초록색)을 사용하는 보고서**입니다. 이 보고서는 관리나 리더십 상황에서 주로 사용되며, 특정 문제, 프로젝트, 목표 또는 성과 지표의 상태를 신속히 파악할 수 있도록 돕습니다.

① 주요 특징

가. 색상 코딩

- **빨간색:** 심각한 문제를 나타냅니다. 즉, 현재 상태가 기대에 미치지 못하며, 즉각적인 조치가 필요합니다.
- **노란색:** 주의가 필요한 상태를 나타냅니다. 현재 문제가 있거나 목표에서 벗어나기 시작했으나, 개선 가능한 상황입니다.
- **초록색:** 양호하거나 목표를 달성 중인 상태를 나타냅니다. 현재 계획대로 진행되고 있으며, 추가 조치가 필요하지 않습니다.

나. 간결성과 명확성

복잡한 데이터를 간단한 색상으로 시각화하여, 이해와 의사결정을 빠르게 할 수 있도록 도와줍니다.

다. 적용 범위

- **성과 관리:** 프로젝트, 목표, 성과 지표(KPI) 모니터링
- **문제 해결:** 특정 문제의 심각도와 진척 상황 파악
- **리더십 보고:** 관리자나 의사결정권자에게 현황을 신속히 전달

② 스톱라이트 보고서의 구성

- **항목 리스트:** 보고할 대상 항목(예: 프로젝트, 문제, 목표)을 나열합니다.
- **상태 컬럼(stoplight):** 각 항목의 현재 상태를 색상으로 표시합니다(빨간색, 노란색, 초록색).
- **요약 또는 설명:** 각 상태에 대한 간략한 설명을 추가하여, 상태의 이유와 필요한 조치를 명확히 합니다.

③ 스톱라이트 보고서의 예시

항목	상태(색상)	설명
환자 대기 시간 관리	■ 빨간색	대기 시간이 1시간을 초과. 추가 인력이 필요함.
의료진 일정 관리	■ 노란색	일부 일정 충돌 발생. 해결 방안 논의 중.
응급실 IT 시스템 상태	■ 초록색	시스템이 안정적으로 작동 중이며 추가 조치 필요 없음.

17) 결론

의료와 조직 리더십의 지속적인 변화 속에서 응급실은 앞으로도 의료 시스템의 핵심적인 역할을 수행하며, 새로운 도전에 적응해야 할 것입니다. 응급실은 단순히 급성 치료를 제공하는 공간을 넘어 외래 진료소와 응급 치료를 통합하고, 병원 입원과 응급 치료 접근을 조정하는 책임을 맡는 중요한 기능을 수행하게 될 것입니다.

이와 같은 변화 속에서 간호사 리더는 의료 시스템의 전략적 방향을 깊이 이해하고, 환자와 직원에게 가장 중요한 문제에 집중해야 합니다.

또한, 주요 간호 조직과 지속적으로 협력하며 전문성을 확장하고 민첩성을 강화함으로써, 변화하는 응급실의 역할에 효과적으로 대비할 수 있습니다. 응급실의 지속적인 발전과 더불어 간호사 리더는 환자 치료의 질을 높이고 조직의 목표를 달성하는 데 중요한 역할을 할 것입니다.

REFERENCE

1. Agency for Healthcare Research and Quality [Internet]. TeamSTEPPS: Research/ Evidence Base [cited 2019 Dec 14]. Available from: https://www.ahrq.gov/teamstepps/evidence-base/emergen-

cy-care.html

2. Al-Sawai A. Leadership of healthcare professionals: where do we stand? Oman Med J. 2013;28(4):285-7.
3. Dal.ca [Internet]. Department of Emergency Medicine, Dalhousie University. Available from: https://medicine.dal.ca/departments/department-sites/emergency/about/mission-vision.html.
4. Daniel Meltzer MM [Internet]. How dyad leadership sets up emergency departments for success. Studer Group Insights [cited 2018 May 30]. Available from: https:// www.studergroup.com/resources/articles-and-industry-updates/insights/march-2016/how-dyad-leadership-sets-up-emergency-departments
5. Eileen Williamson MR. Nurse manager vs. nurse leader: what's the difference? OnCourse Learning. 2017. Available from: https://www.nurse.com/blog/2017/05/23/nurse-manager-vs-nurse-leader-whats-the-difference/
6. ENA Position Statement Nurse Leaders in Emergency Care Settings [Internet]. Emergency Nurses Association [cited 2018 Jul 9]. Available from: https://www.ena.org/docs/default-source/resource-library/practice-resources/position-statements/nurseleaders.pdf?sfvrsn=316948d8_10.
7. Ena.org [Internet]. Nurse Leaders in Emergency Care Settings(2. E. Committee, Editor). Emergency Nurses Association [cited 2018 May 25]. Available from: https://www.ena.org/docs/default-source/resource-library/practice-resources/position-statements/nurseleaders.pdf?sfvrsn=316948d8.
8. Memberclicks.net [Internet]. Developing Healthcare Leaders: What We Have Learned, and What is Next, National Center for Healthcare Leadership White Paper [cited 2020 Sep 14]. Available from: https://nchl.memberclicks.net/assets/Website/Developing%20Healthcare%20Leaders_What%20we% 20have% 20learned% 20and% 20what% 20is% 20next.pdf
9. Squarespace.com [Internet]. Leadership Development in Healthcare Systems: Toward an Evidence-based Approach, National Center for Healthcare Leadership White Paper [cited 2020 Sep 14]. Available from: https://static1.squarespace.com/static/59a33ae4f14aa15be9df1f78/t/59e26c8d18b27d395c999e65/1508011150861/NCHL_Leadership_Survey_White_Paper_Final_05.14_updf.pdf
10. Studer Group [Internet]. 3 Powerful Ways to Make an Impact in the Emergency Department. Insights Blog [cited 2018 May 30]. Available from: https://www.studergroup.com/ resources/ articles-and-industry-updates/ insights/ march-2018/ 3-ways-to-impact-ed.
11. Taplin SH, Foster MK, Shortell SM. Organizational leadership for building effective health care teams. Ann Fam Med. 2013;11(3):279-81.
12. The Role of the Nurse Manager [Internet]. Rockville, MD: Agency for Healthcare Research and Quality [cited 2018 July]. Available from: http://www.ahrq.gov/professionals/education/curriculum-tools/cusptoolkit/modules/nursing/index.html.
13. Uab.edu [Internet]. Department of Emergency Medicine, School of Medicine, University of Alabama at Birmingham [cited 2018]. Available from: https://www.uab.edu/medicine/em/about/mission-vision.

3.

응급실 제공자 인력배치

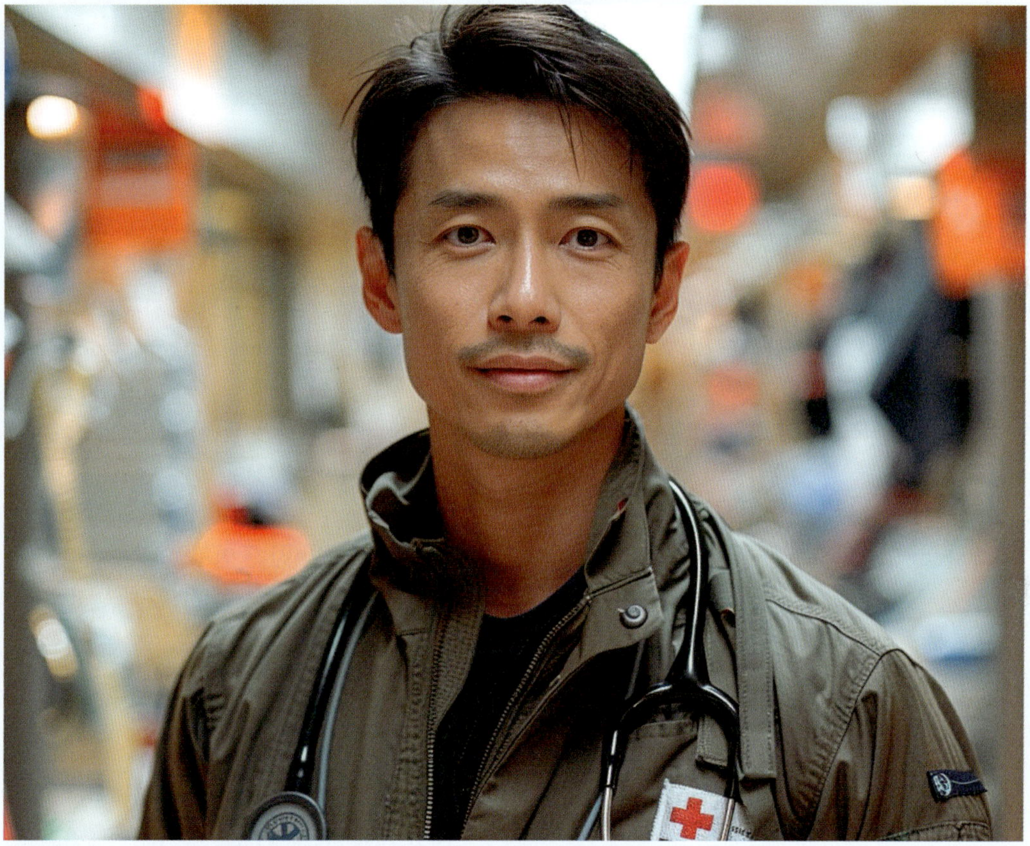

학습목표

1. 응급실에서 의료진 인력 배치의 중요성을 이해하고, 최적의 인력 배치를 위한 학문적 원칙과 최적화 방법을 학습한다.
2. 대기열 이론과 제약 조건 이론의 개념을 이해하고, 이를 통해 응급실 인력 배치의 효율성을 극대화하는 방법을 학습한다.
3. 환자 도착 수와 중증도 등 수요 요소를 정의하고, 시간, 요일, 계절에 따른 수요 변동성을 이해하여 이를 기반으로 인력 배치 계획을 수립한다.
4. 포드 모델의 개념과 이점을 이해하고, 이를 통해 시차 근무의 단점을 보완하며 응급실 워크플로를 최적화하는 방법을 학습한다.
5. 응급실 인력 배치에서 흔히 발생하는 실수를 파악하고, 이러한 실수를 예방하고 해결하기 위한 구체적인 전략과 사례를 학습한다.

1) 서론

응급실에서 의료진을 어떻게 배치하느냐는 병원 리더와 응급의학 전문가들에게 매우 중요한 문제입니다. 이는 의료진 배치가 단순한 행정적 업무를 넘어 응급실의 전반적인 운영과 환자 치료의 질에 직접적인 영향을 미치기 때문입니다. 특히, 의료진(의사와 전문 간호사 및 전문 진료 제공자 advanced practice provider, APP)은 병원의 인력 자원 중에서도 가장 비용이 많이 드는 자원이며, 동시에 매우 희소한 자원으로 간주됩니다. APP의 대표적인 예로는 간호사 실무자 nurse practitioner, NP과 의사 보조 physician assistant, PA를 들 수 있습니다. 여기에 간호 인력까지 포함하면, 이들의 중요성은 더욱 커집니다.

응급실에서의 환자 경험은 첫 번째로 만나는 의료진과의 접촉에 의해 크게 좌우됩니다. 환자가 응급실에 도착했을 때 의료진과 얼마나 빨리, 그리고 얼마나 효과적으로 만나느냐는 환자의 치료 결과, 치료 과정의 원활함, 그리고 환자의 만족도에 직결됩니다. 따라서 응급실 의료진 배치는 환자를 위해 수행해야 할 가장 필수적이고 중요한 작업 중 하나로 볼 수 있습니다.

효과적인 의료진 배치를 위해서는 몇 가지 필수적인 요소를 이해해야 합니다.

(1) 학문적 원칙의 이해

의료진 배치와 관련된 이론적이고 실질적인 원칙을 숙지하는 것이 중요합니다. 이를 통해 효율성을 극대화할 수 있습니다.

(2) 수요 정의

응급실에서 특정 시간대에 얼마나 많은 환자가 의료 서비스를 필요로 하는지, 즉 수요를 정확히 파악해야 합니다.

(3) 수요의 변동성과 용량의 이해

응급실 환자 수요는 시간, 날씨, 계절, 지역 사회의 특정 사건 등 여러 요소에 따라 변동합니다. 이러한 변동성을 이해하고 이에 맞춰 의료진을 배치할 수 있는 능력을 갖추는 것이 핵심입니다. 이러한 배치의 효율성을 높이기 위해서는 수요의 변화를 발생시키는 요인들을 분석하고, 이를 바탕으로 필요한 자원과 용량을 미리 확보하거나 조정해야 합니다. 이러한 작업은 단순히 현재 상황을 유지하는 것을 넘어, 응급실의 운영을 최적화하고 환자들에게 더 나은 의료 경험을 제공하는 데 기여합니다.

이 장에서는 위에서 언급한 핵심 개념들(학문적 원칙, 수요 정의, 변동성 이해 등)을 구체적이고 체계적으로 다루며, 의료진 배치를 효과적으로 관리하기 위한 모범 사례를 제시합니다. 이를 통해 병원 리더와 응급의학 전문가들이 의료진 배치의 효율성을 극대화하고, 환자 치료의 질을 향상시킬 수 있도록 돕는 것을 목표로 하고 있습니다.

2) 학문적 원칙 적용

효율적이고 효과적인 의료진 배치는 대기 이론 queuing theory 과 제약 이론 theory of constraints, TOC 과 같은 중요한 학문적 원칙을 적용하는 데 기반합니다. 또한, 린 lean 원칙과 같은 성과 개선 기법을 활용하여 의료진의 업무 흐름을 분석하고 개선할 수 있습니다.

린 원칙은 가치를 창출하고 낭비를 제거하는 것에 중점을 두며, 다양한 기법(시간 연구, 업무 흐름 분석, 스파게티 다이어그램, 인간 요소 분석 등)을 통해 생산성 저하의 원인을 파악하고 해결 방안을 제시할 수 있습니다.

(1) 대기 이론

대기 이론 queuing theory은 환자 도착률과 서비스 제공률(그리고 이들의 변동성)을 고려하여 근무 교대 설계를 최적화하는 데 도움을 줍니다. 이 이론은 특정 시간 동안 응급실에 환자가 도착하는 평균 도착률과, 의료진이 환자를 진료하는 평균 서비스 제공률이 정의 가능하다고 가정합니다.

- **도착률과 서비스 제공률의 상호작용**: 의료진의 개인적 특성, 시스템 설계 요소, 환경적 요인에 따라 서비스 제공률은 다양합니다. 예를 들어, 의료진이 환자를 얼마나 빨리 볼 수 있는지는 환자의 대기 시간에 직접적인 영향을 미칩니다.
- **평균 조건에서의 반응성**: 환자의 도착률과 서비스 제공률 간의 관계는 응급실 시스템의 반응성, 즉 환자의 대기 시간 길이를 결정합니다. 이를 분석함으로써 근무 시간을 설계하고 시스템의 병목현상을 줄일 수 있습니다.

(2) 제약 이론

제약 이론 theory of constraints, TOC은 환자의 흐름 throughput을 느리게 만드는 제약(병목현상)이 무엇인지 파악하고 이를 해결하는 데 중점을 둡니다. TOC는 다음과 같은 원칙을 제시합니다.

① 제약의 정의

프로세스에서 특정 활동이나 이 활동을 수행하는 제공자가 가장 바쁜 경우, 그 제공자가 시스템의 병목현상이 됩니다.

- 예: 의료진(의사)이나 간호사, 병상 등이 제약이 될 수 있습니다.

② 제약 해결의 중요성

TOC는 의료진(의사와 간호사 등)과 시스템 자원(병상, 장비)의 효율성이 밀접하게 연결되어 있다고 강조합니다.

- 의료진이 병목현상인 경우: 의료진의 부담을 줄이거나 처리 용량을 늘려야 합니다.
- 다른 요소(예: 간호사, 병상)가 병목현상인 경우: 의료진의 생산성을 높이는 것은 전체적인 흐름에 큰 영향을 미치지 않습니다.

③ TOC의 예시

한 응급실의 4개 병상 빠른 진료 구역 fast track을 생각해 봅시다.

- **환자 도착률**: 평균적으로 시간당 3명의 환자가 도착합니다.
- **의사**: 시간당 3명의 환자를 진료(병력 청취, 신체 검진, 절차 수행)합니다.
- **간호사**: 환자 한 명당 30분이 소요(병력 확인, 활력 징후 측정, 간호 신체 검진, 약물 투여, 기록 작성)됩니다.

가. 환자 처리량 계산

- 의사는 시간당 3명을 처리할 수 있지만, 간호사는 시간당 2명만 관리할 수 있습니다.
- **결과**: 간호사가 병목현상이 되어, 시간당 처리량은 **2명**이 됩니다.

나. 해결 방안

- **간호사의 업무 분산:** 간호사가 수행하는 작업 중 부가가치가 없는 작업을 제거하거나, 다른 의료진(의사 등)에게 업무를 분산합니다.
  - 예: 간호사가 초기 평가의 일부를 의사에게 넘긴다, 퇴원 절차를 의사가 담당한다.
- **업무 시간 단축:** 간호사 업무를 환자당 10분 줄이면, 간호사는 시간당 3명의 환자를 처리할 수 있게 됩니다.

다. 효과

- 간호사의 작업 시간이 줄어들면 환자 체류 시간(LOS)이 감소하고, 환자-의료진 간 대기 시간이 단축됩니다.
- 환자의 빠른 처리가 이루어지며, 진료를 받기 전 떠나는 환자 비율도 줄어듭니다.

효과적이고 효율적인 인력 배치를 위해 몇 가지 중요한 학문적 원칙을 적용해야 합니다. 여기에는 대기열 이론과 제약 조건 이론이 포함됩니다.

- **린 원칙** lean principles: 낭비를 제거하고 가치를 추가하는 것을 목표로 합니다. 이를 통해 제공자 워크플로우를 분석하고 개선할 수 있습니다.
- **대기열 이론** queuing theory: 환자 도착 및 서비스 비율을 고려하여 교대 근무 설계를 최적화합니다. 서비스 비율은 의료진마다 다르며, 도착률과 서비스 비율 간의 상호작용에 따라 시스템의 응답성이 결정됩니다.
- **제약 이론** theory of constraints, TOC: 환자의 흐름이나 처리량을 늦추는 병목 현상을 파악하여 이를 해결하는 데 중점을 둡니다. 제공자 수용 능력을 늘리거나 수요를 줄이는 데 집중해야 합니다.

3) 수요 정의 및 변동 이해

응급실 인력 배치를 최적화하려면 수요와 수요의 변동성을 이해해야 합니다.

- **환자 도착 수**: 시간, 요일, 계절별로 예측 가능한 패턴이 있습니다. 예를 들어, 응급실 환자 도착률은 야간에 감소하고 오전에 증가합니다.
- **중증도**: 한국형 응급환자 분류도구 Korean Triage and Acuity Scale, KTAS와 입원율에 따라 달라집니다. 이는 의료진과 간호사의 업무량을 예측하는 데 중요한 요소입니다.

4) 의료진 생산성 최적화

의료진 인력 최적화를 위한 기본 접근 방식에는 세 가지 단계가 포함됩니다.

- **수요 및 수요 변동 정의:** 환자 도착 수와 중증도 등을 분석하여 수요를 예측합니다.
- **제공자 수용 능력 정의:** 의료진의 생산성을 평가하고 이를 기반으로 인력을 배치합니다.
- **서비스 용량에 영향을 미치는 요인 최적화:** 제공자, 운영, 환경적 요인 등을 분석하여 최적의 워크플로를 설계합니다.

5) 일반적인 실수와 해결책

응급실 인력 배치에서 흔히 저지르는 실수와 이를 해결하기 위한 방법을 살펴봅니다.

- **증원 시기의 실수:** 초기 수요를 충족할 수 있는 용량을 제공하지 못해 발생하는 문제를 방지하려면, 환자 도착 흐름에 맞춰 적절한 인력을 배치해야 합니다.
- **잘못된 스킬 혼합:** 저중증 환자와 고중증 환자에 맞는 적절한 APP 와 의사의 조합을 이해하고 배치해야 합니다.
- **비응급 환자 인력 부족:** 중증도가 낮은 환자를 위한 수용 능력을 유지하고, 이를 통해 응급실의 입원 기간 length of stay, LOS을 최적화합니다.
- **의사의 워크플로(업무 흐름) 및 생산성에 대한 잘못된 가정:** 시차 근무를 통해 효율성을 유지하기 어려운 점을 인식하고, 포드 같은 모델을 도입하여 인력 배치의 효율성을 높입니다.

6) 의사의 워크플로 및 생산성에 대한 잘못된 가정

(1) 시차 근무와 그 문제점

시차 근무는 교대 근무 시스템으로, 의료진이 서로 다른 시간대에 교대로 근무를 시작하는 방식을 의미합니다. 이를 통해 병원은 하루 24시간 내내 의료 서비스를 제공할 수 있습니다. 그러나 이 시스템에는 몇 가지 문제점이 있습니다.

- **초기 집중도:** 시차 근무의 첫 몇 시간 동안, 의료진은 매우 활동적이고 집중도가 높습니다. 이 시간 동안 많은 환자를 진료하며 효율성을 유지합니다.
- **교대 인력 도착:** 이후에 새로운 교대 인력이 도착하면, 새로운 의료진이 대부분의 새로운 업무를 맡게 됩니다. 이로 인해 처음 근무를 시작한 의료진은 업무에서 해방되면서 생산성이 떨어집니다.
- **생산성 저하:** 시간이 지남에 따라, 초기 의료진은 새로운 환자 진료를 중단하고 이전에 시작한 업무를 마무리하는 데 집중하게 됩니다. 이로 인해 전체적인 효율성이 저하됩니다.

(2) 포드 모델의 개념과 이점

포드 모델 pod model은 이러한 문제를 해결하기 위해 고안된 인력 배치 방식입니다. 포드 모델에서는 의료진이 특정 시간 동안 고정된 팀으로 구성되어 일관된 환자 진료를 제공하도록 합니다. 포드 모델의 주요 특징과 이점은 다음과 같습니다.

- **고정 팀 구성:** 의료진이 일정 시간 동안 동일한 팀으로 구성되어 환자를 진료합니다. 팀은 의사, 간호사, APP 등으로 구성됩니다.
- **지속적인 환자 관리:** 각 팀은 일정 구역(포드)을 담당하며, 환자들이 이 구역 내에서 진료를 받습니다. 팀 구성원이 고정되어 있어, 환자가 이동하지 않고도 일관된 진료를 받을 수 있습니다.
- **연속적인 교대 근무:** 포드 모델에서는 각 팀이 연속적으로 교대 근무를 하며, 의료진 간의 업무 인수인계가 원활하게 이루어집니다. 이는 초기 의료진의 업무 중단과 생산성 저하를 방지합니다.
- **효율성 증가:** 포드 모델은 의료진이 일관되게 환자를 진료할 수 있도록 하여, 전체적인 워크플로를 최적화하고 생산성을 높입니다. 각 팀이 책임 구역을 명확히 알고 있기 때문에, 의료진 간의 혼란을 줄이고 효율성을 극대화할 수 있습니다.

① 포드 모델의 구체적인 예

예를 들어, 한 병원의 응급실에서 포드 모델을 도입했다고 가정해봅시다. 응급실을 여러 개의 포드로 나누고, 각 포드에 의사, 간호사, APP로 구성된 고정 팀을 배치합니다.

- 포드 A: 오전 8시부터 오후 4시까지 근무
- 포드 B: 오후 4시부터 자정까지 근무
- 포드 C: 자정부터 오전 8시까지 근무

이렇게 팀이 고정되어 있으면, 포드 A는 오전 8시부터 오후 4시까지 지속적으로 환자를 진료하고, 포드 B가 교대할 때 매끄럽게 인수인계가 이루어집니다. 포드 C도 마찬가지로, 자정부터 오전 8시까지 환자를 연속적으로 진료합니다.

포드 모델을 사용하면 각 팀이 자신의 구역에서 일관된 환자 진료를 제공할 수 있어, 환자 흐름이 원활해지고 응급실의 전반적인 효율성이 향상됩니다. 또한, 의료진의 피로도와 스트레스가 줄어들어, 보다 높은 수준의 의료 서비스를 제공할 수 있게 됩니다.

7) 수용 능력 정의

응급실에서 적절한 인력 배치의 중요한 요소 중 하나는 생산성 또는 서비스 수용 능력을 정의하는 것입니다. 이를 위해 다음과 같은 요소를 계산해야 합니다.

(1) 평균 서비스 비율

평균 서비스 비율은 일정 기간 동안 총 환자 도착 수를 같은 기간 동안의 총 직원 배치 시간으로 나누어 계산합니다. 예를 들어, 하루에 48명의 환자가 도착하고 24시간 동안 의료진이 근무하는 응급실은 의료진 시간당 평균 2명의 환자를 진료합니다.

하지만 이는 시간대별로 차이가 있을 수 있습니다. 낮 시간대에는 피크 시간대에 34명의 환자가 도착하고, 야간 시간대에는 1명의 환자가 도착하는 등 도착 환자의 변동이 있을 수 있습니다. 단일 제공자가 응급실을 커버하는 경우, 피크 시간대에 피크 도착률이 피크 서비스 비율을 크게 초과할 수 있어, 이 경우 응급실의 실적이 저조할 수 있습니다.

(2) 피크 서비스 비율

피크 서비스 비율은 환자가 가장 많이 도착하는 시간대, 즉 피크 도착 시간을 정의하여 계산합니다. 보통 오전 10시부터 오후 10시까지의 시간대를 피크 시간대로 설정합니다. 이 시간 동안의 총 환자 도착 수에서 대기실 waiting room, WR에 남아 있는 환자 수를 뺀 순 환자 수를 해당 시간 동안의 제공자 근무 시간 수로 나누어 피크 서비스 비율을 계산합니다.

예를 들어, 오전 10시에 WR에 5명의 환자가 있었고, 이후 12시간 동안 시간당 평균 4명의 환자가 도착하여 총 48명의 환자가 도착했다고 가정합니다. 오후 10시에 WR에 11명의 환자가 남아 있었다면, 48 - 6 = 42명(관리한 환자 수)을 12시간 동안의 직원 근무 시간 수(총 24)로 나누면, 의료진 시간당 환자 수는 1.75명이 됩니다.

(3) 조정된 제공자 시간당 환자 수

조정된 제공자 시간당 환자수 patient per hour, PPH는 의료진의 생산성을 조정하여 계산한 값입니다. 많은 제공자 그룹은 PA 및 NP의 활용도를 고려하여 조정된 제공자 시간당 환자 수를 계산합니다. 예를 들어, PA나 NP가 포함된 경우, 총 제공자 시간을 12 + 12 × 0.5 = 18시간으로 계산하고, 42명의 완료된 환자 수를 18시간으로 나누면, 조정된 PPH는 시간당 2.33명이 됩니다. 이는 적절한 경우, 비용이 저렴하고 생산성이 높은 양질의 APP로 부서에 인력을 배치하도록 인센티브를 제공합니다.

(4) 환자 응급실 체류

환자 응급실 체류는 직접적인 의료진의 생산성에는 큰 영향을 미치지 않지만, 간호사와 병상 같은 귀중한 자원의 소비를 통해 간접적으로 영향을 미칩니다. 응급실 의사 리더십 팀은 간호 리더십 및 관리 팀과 협력하여 환자 응급실 체류 및 과밀 문제를 해결하기 위한 비상 계획 및 운영 모델을 마련해야 합니다.

(5) 벤치마크 제공자 생산성

미국 응급의학회 American College of Emergency Physicians, ACEP는 의료진의 생산성에 관한 입장문을 발표하였지만, 각 시설의 여건과 각 제공자의 역량이 다르기 때문에 구체적인 생산성 목표를 파악하기는 어렵습니다. **대부분의 전문가들은 의료진 시간당 1.6~2.4명의 생산성이 합리적이라는 데 동의합니다.** 2017년 응급실 벤치마킹 연합 Emergency Department Benchmarking Alliance, EDBA의 데이터에 따르면, 평균 조정된 제공자 생산성은 시간당 2.06명의 환자였습니다. 이는 인구 고령화와 응급 치료 센터의 증가로 인해 응급실 환자 수가 증가하고 잠재적 생산성이 낮아지고 있다는 것을 반영합니다.

(6) 실제 수용 능력 확보

의료진이 시간당 진료할 수 있는 최대 환자 수를 결정하는 과학적인 방법은 시간 연구를 통해 평가, 치료, 퇴원, 전원 또는 입원하는 데 필요한 모든 시간 소모적인 활동을 측정하는 것입니다. 이러한 과정은 **시간 연구** time study라고 불립니다. 여러 연구에서 환자 집중도와 특정 유형의 사례를 관리하는 데 필요한 시간 간의 관계를 문서화했으며, 이를 통해 생산성을 최적화할 수 있습니다.

8) 서비스 역량 최적화

의료진의 생산성에는 많은 요소가 기여합니다. 개별 의료진의 특성, 교육, 워크플로 효율성 등이 성과에 큰 영향을 미칩니다. 개인 생산성 향상의 핵심은 처리량을 촉진하는 시스템을 통합하는 것입니다. 문서화 작업, 전자 건강 기록 electronic health record, EHR, 컴퓨터 기반 문서화, 전자 주문 입력 등은 의료진의 시간 소모를 유발하지만, 효율적인 시스템을 통해 이러한 시간 소모를 최소화할 수 있습니다. 마지막으로, 스케줄링 관행은 전체 생산성에 영향을 미칩니다. 예를 들어, 10시간 교대 근무를 선호하는 의료진이 많지만, 이를 유지하면 24시간 커버리지에 어려움이 생길 수 있습니다. 8시간 또는 12시간 교대 근무를 통해 스케줄을 최적화하고, 연간 근무 시간을 조정하여 최대 생산성을 달성할 수 있습니다. 이 모든 요소들을 고려하여 응급실의 실제 수용 능력을 확보하고 최적의 인력 배치를 달성할 수 있습니다.

(1) 현장별 운영 흐름 및 환자의 응급실 체류

응급실의 운영 흐름과 환자의 응급실 체류는 의료진의 생산성에 큰 영향을 미칩니다. 특히, 응급실의 프런트 엔드 접근 방식과 환자를 의료진 앞에 데려오는 능력은 의료진의 성과를 향상시키는 데 중요한 변수입니다.

- **프런트 엔드 접근 방식**: 응급실 운영의 흥미로운 신흥 모델은 한 명 이상의 APP의 지원을 받는 수직 모델에서 담당 의사가 첫 번째 접점이 되는 것을 포함합니다. 이 모델에서 의사의 역할은 모든 환자를 처음으로 보고 평가하는 것이며, APP는 지속적인 치료, 절차, 그리고 궁극적인 환자의 처리를 수행합니다. 이 유망한 접근 방식은 부수적인 검사를 줄이고, 처리량을 증가시키며, 생산성을 향상시키고, 팀워크를 통해 제공자의 만족도를 높입니다.
- **포드 또는 구역 기반 진료**: 메인 응급실에서 의료진 생산성을 높이는 핵심은 포드 또는 구역 기반 진료를 통한 팀워크입니다. 이는 환자의 이동과 이송을 줄이고, 팀원 간의 상호작용을 최소화하여 커뮤니케이션을 향상시킵니다.
  - 포드 모델의 적용
  - 포드 모델은 환자 관리를 더욱 체계적으로 만들며, 의료진과 간호사의 효율성을 극대화합니다.
  - **포드 구성**: 예를 들어, 피크 시간대에 3명의 의료진과 9명의 간호사가 있는 27병상 규모의 응급실에서는 3명의 의료진이 각각 9명의 환자를 무작위로 배정받아 일할 수 있습니다. 그러나 3개의 포드로 나누면, 각 포드에는 9개의 병상, 한 명의 의료진, 세 명의 간호사가 배치됩니다.
  - **포드의 이점**: 포드의 중앙에 위치한 문서 작성 공간은 의료진이 가까운 거리에서 작업할 수 있게 하여 수동적 및 능동적 커뮤니케이션을 크게 향상시킵니다. 이는 팀워크를 장려하고, 간호사는 자신의 구역에 환자가 언제 누워 있는지 파악하여 어떤 의사나 APP가 해당 케이스를 관리할지 쉽게 알 수 있습니다. 이로 인해 검사 및 시술 준비가 원활해져 환자 관리 효율성이 향상됩니다.

(2) 간호사 인력 및 가용성

의료 서비스 제공자의 생산성에서 가장 중요한 변수 중 하나는 간호사 인력 및 가용성입니다.

- **인력 부족과 콜아웃 증가**: 병원과 의료 시스템의 재정 및 인력 가용성 제약이 증가함에 따라 환자를 직접 치료할 수 있는 간호 인력이 줄어들고 있습니다. 인력 부족과 콜아웃이 증가하면서 간호사는 주요 영역에서 환자 치료를 제공하게 됩니다. 이는 중증도가 낮은 환자의 경우 의료진의 역량이 약화되어 떠날 수 있습니다.

(3) APP 배치

응급실 내 인력 배치는 역사적으로 중증도가 낮은 구역에 집중되어 있었으나, 최근에는 APP advanced practice provider 교육 및 역량의 발전으로 인해 중증도 높은 환자 영역에도 배치되고 있습니다.

- **APP의 전문성**: 현장에 배치된 APP의 전문성에 따라 도움이 될 수도, 해가 될 수도 있습니다. 많은 APP가 중증도 높은 환자를 관리하거나 관리를 시작하는 데

능숙할 수 있지만, 일부는 진단 검사가 증가하고 입원 기간 length of stay, LOS이 길어질 수 있습니다.

- **의사 대비 APP 비율**: 의사 대비 APP 비율이 증가하면 의사의 개인 생산성과 전체 처리량이 감소할 수 있습니다. 일부 지역에서는 마취 모델을 따라 마취과 전문의 한 명당 여러 명의 마취 전문 간호사를 배치하는 방식으로 운영하기도 합니다. 이는 복잡도가 높은 환자의 APP 관리에 문제를 일으킬 수 있습니다.

(4) 새로운 모델 도입

응급실 운영을 위한 새로운 모델로는 하나 이상의 APP가 지원하는 수직적 모델에서 주치의가 첫 번째 연락 창구 역할을 하는 모델이 있습니다.

수직적 모델: 의사의 역할은 초기 모든 환자를 보고 평가하는 것이며, APP는 환자의 지속적인 치료, 절차 및 최종 처치를 담당합니다. 이 접근 방식은 보조 검사를 줄이고 처리량을 늘리며, 생산성을 개선하고 팀워크를 통해 의료진의 만족도를 향상시킵니다.

9) 최적의 수요-용량 조정

최적의 수요-용량 조정은 의료진의 흐름과 대응력을 개선하고 생산성을 극대화하는 데 기여합니다.

- **조정**: 제공자 용량은 수요, 부서별 리소스(예: 간호사 및 기술자), 운영 프로세스(예: 분할 흐름 및 슈퍼 트랙)에 맞춰 조정되어야 합니다. 간호 리소스를 적절히 조정하면 심각한 병목 현상이 발생하지 않습니다.

(1) 스케줄링 전략

적절한 리소스 배정이 결정되면, 이를 실현 가능한 스케줄로 전환하는 것이 마지막 단계입니다.

- **스케줄링 효율성**: 교대 근무 시간, 시작 및 종료 시간, 스케줄 교대 등의 요인으로 인해 수요보다 10%에서 20% 더 많은 리소스가 필요한 스케줄이 만들어질 수 있습니다. 예를 들어, 방문 환자 수가 17,000명인 응급실에는 하루 24시간, 주 7일, 8시간의 APP 커버리지로 한 명의 의사가 필요할 수 있습니다. 그러나 사용 가능한 APP가 12시간 교대 근무만 가능하다면 매주 28시간(12.5%)의 초과 근무가 발생하게 됩니다.

계획된 교대 근무 시작 시간과 기간에 유연성을 갖춘 조직은 수요에 맞는 스케줄을 개발하여 낭비되는 초과 근무 시간을 최소화할 수 있습니다. 최신 응급실에서는 정교한 컴퓨터 프로그램을 사용하여 스케줄을 작성하고, 교대 요청, 교대 근무 선호도 및 개별 교대 근무를 수정하는 규칙을 통합하여 운영 효율성을 극대화합니다.

10) 결론

인력 최적화는 응급의료 분야의 리더에게 핵심적인 기술입니다. 의료진은 희소하고 값비싼 자원이기 때문에, 효율적인 인력 배치 설계는 매우 효율적인 처리량으로 안정적인 응급실을 운영하는 데 필수적입니다. 인력 배치가 최적화되지 않으면 흐름, 환자 만족도, 직원 만족도가 크게 떨어질 수 있습니다. 대기열 이론 queuing theory과 제약 조건 이론 theory of constraints, TOC을 숙지하고 운영 개선 전략을 수립하면 성공의 토대를 마련할 수 있습니다. 수요와 그 변동성을 파악하고, 직원 수용 능력을 정의하여 생산성을 최적화해야 합니다.

REFERENCE

1. Anderson CK, Zaric GS, Dreyer JF, et al. Physician workload and the Canadian Emergency Department Triage and Acuity Scale: the Predictors of Workload in the Emergency Room (POWER) Study. CJEM. 2009;11(4):321-9.
2. Crane J, Noon C. The Definitive Guide to Emergency Department Operational Improvement. Boca Raton, Fla: CRC Press; 2011.
3. Fuchtbauer LM, Norgaard B, Mogensen CB. Emergency department physicians spend only 25% of their working time on direct patient care. Dan Med J. 2013;60(1):A4558.
4. Graff LG, Wolf S, Dinwoodie R, et al. Emergency physician workload: a time study. Ann Emerg Med. 1993;22(7):1156-63.
5. Hill RG, Sears LM, Melanson SW. 4000 clicks: a productivity analysis of electronic medical records in a community hospital emergency department. Am J Emerg Med. 2013;31(11):1591-4.
6. Innes GD, Stenstrom R, Grafstein E, et al. Prospective time study derivation of emergency physician workload predictors. CJEM. 2005;7(5):299-308.
7. Noon CE, Hankins CT, Cote MJ. Understanding the impact of variation in the delivery of healthcare services. J Healthc Manag. 2003;48(2):82-97.

8. Valentine MA, Edmondson AC. Team scaffolds: how meso-level structures support role-based coordination in temporary groups. Working Paper Harvard Business School. Harvard Business School, Cambridge, MA. 2014.
9. Vukmir RB, Howell RN. Emergency medicine provider efficiency: the learning curve, equilibration and point of diminishing returns. Emerg Med J. 2010;27(12):916-20.

4.

간호사 인력배치

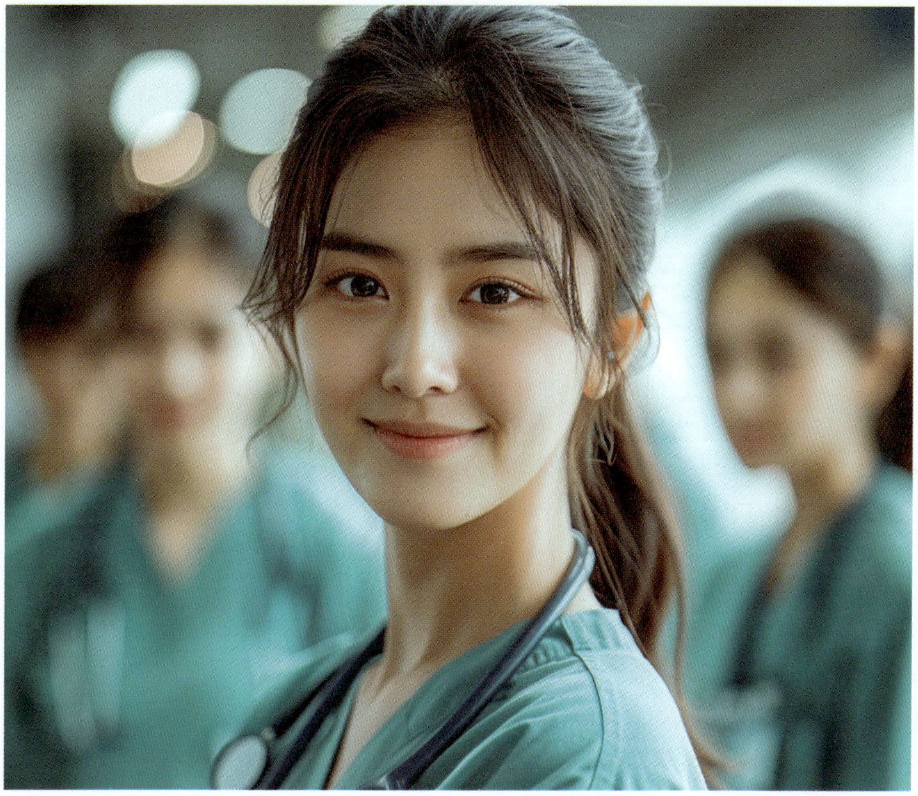

학습목표

1. 응급실 인력 배치가 환자 안전, 사망률, 만족도 등 환자 결과에 미치는 영향을 심층적으로 이해하고, 이를 위해 인력 배치가 왜 중요한지 설명할 수 있다.
2. 환자 안전, 직원 만족, 재정적 필요를 충족하는 인력 배치 계획을 수립하는 방법을 배우고, 이를 실행하여 응급실 운영의 효율성을 높이는 전략을 개발할 수 있다.
3. 연방 및 주 차원의 간호사 인력 배치 법규를 이해하고, 미국간호사협회와 응급간호사협회의 인력 배치 지침을 준수하는 방법을 학습하여 법적 준수와 규제 요구 사항을 충족시킬 수 있다.
4. 재무 모델, 비율 모델, 간호 관리 모델(주 간호, 팀 간호, 기능적 간호) 등 다양한 인력 배치 모델을 이해하고, 각 모델을 응급실 상황에 맞게 적용하는 능력을 배양한다.
5. 인력 배치 계획의 효과를 실시간으로 모니터링하고, 필요 시 이를 조정하는 방법을 학습하여 응급실 운영의 변동성을 관리하고 최적의 인력 배치를 유지할 수 있다.
6. 인력 배치와 관련된 예산을 관리하는 방법을 배우고, 재정 모델을 사용하여 인건비를 분석하며, 예산 내에서 효율적으로 운영할 수 있는 기술을 습득한다.

1) 서론

응급실 emergency department, ED에 적절한 인력을 배치하는 것은 응급실 수간호사의 가장 중요하고 복잡한 임무 중 하나입니다. 인력 배치는 응급실의 모든 측면에 영향을 미치며, 연구에 따르면 인력 배치와 환자 안전, 사망률, 만족도 등 좋은 환자 결과 사이에는 밀접한 상관관계가 있음이 입증되었습니다.

(1) 인력 배치 계획의 중요성

응급실 간호 책임자의 과제는 다음과 같은 목표를 달성하는 인력 배치 계획을 수립하는 것입니다.

- **고품질 환자 치료:** 긍정적인 결과를 가져오는 고품질 환자 치료를 제공합니다.
- **안전하고 효과적인 치료:** 직원 만족과 긍정적인 업무 환경으로 이어지는 안전하고 효과적인 치료를 제공합니다.
- **효율적인 치료:** 고객 서비스 기대치와 조직의 재정적 필요를 모두 충족하는 효율적인 치료를 제공합니다.

이를 위해 수간호사는 응급실 운영에 대한 폭넓은 지식과 인건비와 관련된 인력 배치 모델 및 예산 개념을 적용할 수 있는 능력을 갖춰야 합니다. 응급실 인력 배치와 인건비를 이해하는 것뿐만 아니라 입원 환자 및 중환자실 인건비 이론에 대한 지식도 필요합니다. 간호 책임자는 인력 배치 계획을 수립, 유지, 모니터링 및 관리하면서 향후 예산 및 물량 수요를 예측해야 합니다.

2) 미국의 법률, 규제 및 전문직 표준

미국에서는 주 및 연방 차원에서 간호사 인력 배치를 규제하려는 시도가 많이 있었습니다. 메디케어 및 메디케이드 서비스 센터 Centers for Medicare & Medicaid Services, CMS는 메디케어에 참여하는 병원에 **모든 환자에게 필요에 따라 간호를 제공할 수 있는 면허 간호사** registered nurse, RN**, 면허 실무(직업) 간호사 및 기타 인력을 적절하게 보유**하도록 요구합니다. 이 요건에서 '적절한'이라는 용어는 모호하고 해석의 여지가 있습니다. 2006년부터 연방 차원에서 공인 간호사 안전 인력 배치 법안을 통과시키려는 시도가 있었으나 실패했습니다.

(1) 인력 배치 지침

간호사 책임자는 미국간호사협회 American Nurses Association, ANA와 응급간호사협회 Emergency Nurses Association, ENA의 인력 배치 지침을 참고할 수 있습니다. ANA는 간호사가 자신의 부서에 맞는 유연한 인력 배치 계획을 수립할 수 있는 권한을 부여하는 입법 모델을 지지합니다. 이 접근법은 환자 간호 요구와 인구조사로 인한 '실시간' 변화를 고려하며, 단순한 간호사 대 환자 비율을 넘어선 인력 배치의 필요성을 인식하여 유연하게 인력 배치 수준을 설정하는 데 도움이 됩니다.

(2) 미국 주 기반 법규

표 2-4-1에 따르면, 미국의 일부 주에서는 간호사 인력 배치와 관련된 법안을 개발하여 통과시켰습니다. 예를 들어, 캘

표 2-4-1 간호 인력관련 미국 주 기반의 입법

간호인력입법	인력배치 위원회가 요구됨	간호사 대 환자 비율이 요구됨	인력배치 수준의 공공 알림이 요구됨
California Connecticut Illinois Michigan Minnesota Nevada New York North Carolina Ohio Rhode Island Texas Vermont Washington	Connecticut Illinois Nevada Ohio Oregon Texas Washington	California	Illinois New Jersey New York Rhode Island Vermont

리포니아, 코네티컷, 일리노이, 미시간, 미네소타, 네바다, 뉴욕, 노스캐롤라이나, 오하이오, 로드아일랜드, 텍사스, 버몬트, 워싱턴 주에서는 필수 인력 배치 위원회 및 필수 간호사 대 환자 비율을 규정하고 있습니다.

(3) ENA의 입장

ENA는 응급 간호사들에게 안전하고 효과적인 인력 배치 결정을 위한 도구를 제공하기 위해 노력해 왔습니다. ENA의 입장문에 따르면, 전문간호사는 양질의 비용 효율적인 치료를 제공하는 데 필수적이며, 최소 2명의 전문간호사가 항상 응급실에서 간호를 담당해야 안전한 응급 처치가 가능하다고 명시하고 있습니다.

3) 인력 배치 모델

응급실 수간호사는 다양한 인력 배치 모델을 이해하고 적용할 수 있어야 합니다. 주요 모델에는 **숙련도 기반, 재정 기반, 비율 기반 모델**이 있으며, 대부분의 조직에서는 이 세 가지 모델을 혼합하여 사용합니다. 간호부장은 또한 일차 간호, 팀 간호 또는 기능적 간호 모델을 적용하여 인력 배치를 최적화해야 합니다.

(1) 전문 간호 조직 인력 배치 자료

표 2-4-2에는 전문 간호 조직이 제공하는 인력 배치 자료가 나와 있습니다.

(2) 숙련도 기반 인력 배치 모델

숙련도 기반 인력 배치 모델은 평가된 환자의 질병 중증도와 필요한 간호의 강도를 기반으로 합니다. 환자 집중도에는 평가, 약물 투여, 퇴원 계획과 같은 여러 요소가 포함됩니다. 그러나 현재 응급실에 대한 실시간 중증도 기반 인력 배치 모델은 없습니다.

응급실 환자의 중증도를 대략적으로 추정하기 위해 리더는 부서의 분류 수준과 평가 및 관리 evaluation & management, E&M 청구 수준을 고려할 수 있습니다. 분류 수준은 도착 시 환자의 상태를 기준으로 하며, 이는 급격하게 변할 수 있습니다. E&M 청구 수준은 응급실 입원 기간 동안 환자의 전반적인 상태를 더 잘 나타내는 지표일 수 있지만, 이 요소는 방문이 종료될 때까지 결정되지 않으므로 전향적으로 사용할 수 없습니다.

일정 기간 동안 다양한 환자 분류 및 응급실 진료 수준에 배정된 환자의 비율을 분석하여 이 두 가지 매개변수를 검토하고 고려해야 합니다. 이 정보는 간호 책임자가 부서의 전반적인 적시성을 추정하는 데 도움이 됩니다.

(3) 재무 인력 배치 모델

재무 모델은 널리 사용되며, 역사적으로 응급실 인력 배치 계획이 결정되는 방식입니다. 재무 모델은 환자 방문당 시간 hours per patient visit, HPPV으로 표현되며, 일정 기간의 간호 시간을 같은 기간의 환자 수로 나누어 계산합니다(간호 시간/응급실 방문 환자 수 = HPPV).

이 모델은 부서의 인건비를 설정하며 월별 응급실 재정 보고서에서 모니터링됩니다. 응급실 간호 책임자는 예산된 인건비와의 편차를 분석하고 인건비 예산의 변경을 옹호하는 기술을 입증해야 합니다. 병원은 종종 국가 또는 지역 벤치마크를 사용하여 응급실의 HPPV를 결정합니다.

그러나 간호 시간에 포함되는 항목은 시설마다 다르다는 점을 이해하는 것이 중요합니다. 간호 시간에 포함될 수도 있고 포함되지 않을 수도 있는 요소는 Box 2-4-1에 반영되어 있습니다. 간호 책임자와 인력 배치 코디네이터는 간호 시간 계산에 무엇이 포함되는지 이해해야 합니다. 재무 모델이 환자 중증도의 변화나 응급실의 업무량 증가 및 감소를 모두 설명하지는 못하지만, 그 목적은 달성할 수 있습니다.

처음 인력 배치 예산/계획을 수립할 때, 재무 모델은 응급실 수간호사 책임자가 계산된 HPPV를 비교 가능한 시설과

표 2-4-2 전문 간호 조직이 제공하는 인력 배치 자료

미국 간호사 협회 American Nurses Association (ANA)	응급 간호사 협회 Emergency Nurses Association (ENA)
간호사 인력 배치 101: 간호사 인력 배치 원칙 ANA의 간호사 인력 배치 원칙, 2nd ed.	응급실의 인력 배치 및 생산성 응급실 관리자를 위한 생존 가이드

Box 2-4-1 간호 시간의 요소

- 직접 간호 시간
- 간접 간호 시간
- 관리자
- 원장
- 교육자
- 행정 보조/데이터 분석가
- 비생산적 시간
- 교육
- 오리엔테이션
- 휴가
- 병가
- 휴직
- 회의/내근 시간

벤치마킹할 때 지침이 됩니다. 또한 인력 배치 계획이 수립된 후에는 부서 성과를 예산 계획과 비교하는 데 사용할 수 있습니다. 응급실이 수립된 인력 배치 계획에서 플러스 또는 마이너스로 벗어나는 시점을 파악하는 것이 중요합니다. 예산이 부족하면 환자 결과/치료가 나빠지고, 직원 만족도/사기가 저하되며, 직원 소진이 증가할 수 있습니다. 반대로 예산이 초과되면 인적 자원과 재정 자원을 잘 관리하고 있다고 볼 수 없습니다.

(4) 근무 시간 비율 인력 배치 모델

간호사 인력 배치 비율 모델은 병동의 환자 또는 병상 수와 병상/환자 규모에 따라 필요한 직원 직책 수만을 기준으로 합니다. 이 모델은 간호사 한 명에게 배정할 수 있는 환자 수만을 기준으로 하며 각 사례의 심각도나 간호사의 환자 간호 필요성 판단은 고려하지 않습니다.

이 모델에는 명백한 한계가 있습니다. 응급실은 환자의 중증도나 치료 필요성에 관계없이 간호사 대 환자 비율이 최대가 되면 환자를 응급실 침대에 배치하지 않을 수 있습니다. 이는 미국의 경우에는 연방법에 따라 병원에서 응급실에 내원한 환자에게 의료 서비스 또는 검사를 제공해야 하는 반면, 주법에 따라 병원에서 그렇게 할 수 있는 능력이 제한되는 경우 응급실에서 심각한 문제가 될 수 있습니다.

또한 입원실에 치료를 제공할 직원이 충분하지 않아 환자를 입원시킬 수 없는 경우 **백엔드** back-end 문제가 발생합니다. 응급실은 들어오는 환자의 볼륨과 입원 환자 치료의 필요성을 모두 처리해야 하기 때문에 비율 인력 배치 모델에서의 이러한 백로그(개발해야 할 기능 또는 제품에서 요구하는 기능과 우선순위)는 '너무 많은' 환자 문제를 더욱 악화시킵니다.

(5) 간호 관리 모델

간호 관리 모델은 응급실 환자를 조직하고 관리하는 기초입니다. 이는 필요한 직원의 수와 유형에 영향을 미치며, 조직의 비용에도 영향을 미칩니다. 병원마다 선택하는 간호 모델은 다르며, 모든 병원에 적합한 하나의 모델은 없습니다.

4) 주요 간호 모델

주요 간호 모델은 모든 유형의 환자를 돌보기에 가장 이상적입니다. 이 모델에서는 특정 간호사가 특정 환자에게 배정되어, 해당 환자의 방문 기간 동안 모든 책임을 맡습니다. 주요 간호사는 다른 팀원들과 협력하여 필요에 따라 환자 치료의 일부를 위임할 수 있습니다.

- **장점**: 주요 간호 모델은 환자 만족도, 간호사 만족도, 간호사의 질 지표 결과에 긍정적인 영향을 미치는 것으로 알려져 있습니다.
- **단점**: 이 모델은 이를 지원하는 데 필요한 면허 간호사 registered nurse, RN의 비율이 높기 때문에 비용이 많이 듭니다.
- **적용 사례**: 환자 낙상, 카테터 관련 감염, 정맥 내 침윤, 환자 억제대 사용, 통증 관리, 패혈증 확인, 72시간 내 응급실 복귀 등의 환자 결과를 모니터링하는 데 유용합니다.

5) 팀 간호 모델

팀 간호 모델은 응급실에서 일반적으로 사용됩니다. 이 모델에서는 의료 제공자(RN, 면허 전문 간호사, 응급실 기술자 또는 간호조무사)로 구성된 팀이 지정된 그룹의 모든 환자를 돌보는 책임을 맡습니다.

- **구성**: 환자 그룹의 규모에 따라 한 팀에 한 명 이상의 간호사가 배정될 수 있습니다.
- **장점**: 비용 효율성이 높고, 다양한 방식으로 수행할 수 있습니다.
- **포드 모델**: 많은 응급실에서는 의사를 포함한 팀 간호

모델을 변형한 포드 모델을 사용합니다. 이는 의사 1명, RN 1~2명, 기술자 1명으로 구성된 팀이 특정 수의 병상에 배정되는 방식입니다. 이 모델은 협업을 증진하고, 효율성을 개선하며, 직원과 환자의 만족도를 높입니다.

6) 기능적 간호 모델

기능적 간호의 주요 목표는 특정 교대 근무 또는 방문 기간 동안 환자가 치료의 필수 요소 없이 떠나지 않도록 하는 것입니다.

- **역사적 배경**: 기능적 간호는 대공황 이후, 특히 제2차 세계대전 중 군인 간호를 지원하기 위해 면허가 없는 인력을 활용하면서 시작되었습니다.
- **구성**: 한 명의 간호사가 여러 가지 업무를 수행하는 대신, 여러 명의 간호사가 주어진 시간 내에 한두 가지 임무를 수행합니다. 예를 들어, 한 간호사는 투약만 담당하고, 다른 간호사는 모든 평가나 초기 간호를 수행할 수 있습니다.
- **단점**: 파편화된 간호 시스템을 제공하며, 간호사-환자 관계의 발전을 제한하고, 간호사의 책임과 의무를 약화시킵니다. 기능적 간호 모델은 응급실에서는 일반적으로 사용되지 않습니다.

7) 운영 고려사항

인력 배치 계획을 수립할 때는 응급실의 운영 측면을 고려해야 합니다. 각 부서마다 고유한 요구사항이 있을 수 있지만, 일반적인 측면은 다음과 같습니다:

- 부서 지리
- 담당 간호사 역할
- 분류
- 단위 흐름 패턴
- 지원 직원
- 입원환자의 응급실 체류

(1) 부서 지리

각 응급실에는 고유한 지리적 문제가 있습니다. 많은 부서가 별도의 구역, 포드 또는 팀으로 나뉘어져 있습니다. 한 명의 간호사가 지리적으로 다른 여러 구역의 환자를 관리하는 것은 현실적이거나 안전하지 않습니다. 직원은 효율적으로 간호를 조직하고 모든 환자에게 즉시 접근할 수 있어야 합니다. 예를 들어, 간호사가 4명의 환자를 돌보도록 되어 있고 해당 지역에 6개의 병상이 있는 경우, 이 구역에 2명의 간호사가 필요합니다. 인력 배치 계획을 결정할 때는 각 지역의 병상 수와 해당 병상에 주로 배치되는 환자의 중증도를 파악해야 합니다. 특수 서비스를 제공하는 부서(예: 중증 외상, 화상, 소아, 흉통 또는 뇌졸중 치료)는 응급실 인력 요건을 정의할 때 이러한 특수 환자군의 특별한 요구사항을 고려해야 합니다.

(2) 책임 간호사 역할

책임 간호사는 응급실을 원활하게 관리하는 데 매우 중요합니다. 인력 배치 계획에는 담당 간호사가 일상적으로 환자를 돌볼 것인지 아니면 부서의 운영을 감독하는 데 전념할 것인지 명시해야 합니다. 응급실 전담 책임 간호사는 다음과 같은 역할을 수행하여 부서 운영을 최적화합니다.

- **부서 지표 충족**: 환자 흐름을 유지하고 감독하여 부서 성과 지표를 달성합니다.
- **환자 결과 개선**: 긍정적인 환자 결과를 도출하며, 불필요하거나 피할 수 있는 사건을 줄입니다.
- **부서 운영 관리**: 전반적인 운영을 감독하고, 환자 흐름을 유지합니다.

모든 규모의 응급실에는 환자 흐름을 유지하고 감독하는 데 중점을 두는 전담 책임 간호사가 있어야 합니다. 예외적으로 환자 수가 매우 적은 부서에서는 예외일 수 있습니다.

환자 수가 많고 위급한 에피소드가 발생하는 동안, 담당 간호사는 종종 임상 현장에 뛰어들어 병상 간호사를 지원하려는 유혹을 받지만, 이는 전체 부서 운영과 환자 흐름에 가장 도움이 되지 않습니다. 실제로 여러 명의 간호사가 투입되는 위급 상황에서는 환자 치료와 운영 활동을 조정하는 책임 간호사가 없는 응급실이 최악의 상황입니다. 담당 간호사가 직접 환자를 돌보거나 환자 분류를 담당하려고 하면, 환자 흐름을 효과적으로 이끌거나 나머지 간호 직원에게 임상적이고 전문적인 지침을 제공할 수 없습니다.

(3) 환자 분류

환자 분류는 독립적인 업무입니다. 환자 분류에 배정된

담당 간호사는 두 가지 역할을 동시에 수행할 수 없습니다. 환자 치료 또는 전반적인 부서 조정 업무까지 맡은 분류 담당 간호사는 도착하는 환자에게 신속하게 대응할 수 없습니다.

환자 분류는 신속한 대응을 위한 필수 불가결한 프론트 도어 기능입니다. 제한된 간호 인력으로 24시간 전담 분류 간호사가 근무하는 소규모 응급실에서는 새로 도착한 환자를 즉시 치료 공간에 배치하여 의료 선별 검사가 이루어질 수 있도록 해야 합니다. 또는, 환자 분류 역할을 더 가벼운 환자 케이스를 담당하는 간호사에게 미리 할당하거나 미리 할당된 시간대에 치료 영역 간호사 간에 교대 근무를 할 수 있습니다.

(4) 흐름 패턴

환자 흐름의 변동성은 환자 체류 기간과 응급실 내 리소스 수요에 영향을 미칩니다. 응급실 인력 배치 계획을 수립할 때, 간호부장은 요일별 일일 인구 조사와 시간대별 환자 도착 현황 분석을 완료해야 합니다. 이 데이터를 분석하면, 간호 책임자가 환자 동향에 따라 필요한 인력을 예측하는 데 도움이 될 수 있습니다.

(5) 지원 직원

응급실 인력 배치 계획을 결정할 때는 지원 직원의 사용도 고려해야 합니다. 지원 직원에는 환자 치료 기술자, 정맥 조영사, 약사, 이송 담당자, 사례 관리자, 사회 복지사 및 기타 필수 인력이 포함됩니다. 응급실 지원 직원은 응급실 책임자 또는 주 부서에 보고할 수 있습니다. 어떤 경우든 응급실 책임자는 지원 직원의 주 부서 책임자와 긴밀히 협력하여 적절한 범위, 직원 역량 및 책임을 보장해야 합니다.

(6) 입원 환자의 응급실 체류

응급실에 입원 환자를 체류시키면 공간, 운영 및 직원 배치에 심각한 부담이 발생할 수 있습니다.

응급간호사협회 Emergency Nurses Association, ENA의 입장문 '혼잡, 응급실 체류 및 환자 처리량'에서는 입원 환자의 응급실 체류에 대해 다음과 같이 정의합니다.

- **응급실 체류 환자**: 병원 입원실에 입원했지만 병상이 확보될 때까지 응급실에서 계속 대기하는 환자이다.

응급실에서의 입원 환자 체류는 병상 혼잡의 중요한 원인이며, 병원의 환자 수용력 문제를 반영하므로 병원과 응급실 수준에서 이러한 문제를 해결해야 합니다.

응급 간호사는 입원 병상이 없는 입원 환자에게 중환자 치료를 포함한 지속적인 간호를 제공하는 경우가 많습니다. 이러한 응급실 입원 환자 치료는 간호 인력이 새로 도착한 환자를 계속 관리하는 동안 발생합니다. 이 문제를 해결하기 위해 일부 병원에서는 **순회 입원 간호사와 병원 직원 입원 간호사를 배치**하여 응급실에 입원한 환자를 돌보고 있습니다. 과밀화된 응급실을 완화하기 위한 다른 프로그램으로는 입원실, 임상 결정 부서, 입원실-입원실 복도 프로토콜 등이 있습니다. 입원 환자를 위한 안전한 간호사 인력 배치는 진료 위치에 관계없이 입원 간호사와 동일한 역량을 갖춘 RN이 동일한 인력 수준 또는 간호사 대 환자 비율로 제공해야 합니다.

8) 응급실 인력 배치 계획 수립하기

응급실 간호 책임자는 환자 수와 도착 시간, 환자 중증도, 선택한 간호 모델, 법적으로 의무화된 인력 배치 요건에 대한 과거 데이터를 고려한 후 인력 배치 계획을 수립할 수 있습니다. 처음부터 계획을 수립하든 이미 마련되어 있는 시스템을 단순히 수정하든 단계는 동일합니다.

(1) 풀타임 등가물 이해

첫 번째 단계는 풀타임 등가물 full-time equivalents, FTE의 개념을 이해하는 것입니다. 1명의 FTE는 주당 40시간씩 연간 52주 근무를 기준으로 연간 2,080시간을 근무합니다. 예를 들어, 많은 간호사가 주당 12시간씩 3교대(36시간)로 근무하는 등 의료 분야에서는 직원이 FTE의 일부만 근무하는 것이 일반적입니다. 주당 36시간 또는 2주 급여 기간당 72시간 근무하는 직원은 0.9 FTE입니다.

또한 필요한 FTE를 계산할 때는 유급 휴가(paid time off, PTO)를 고려해야 합니다. 한 부서에 필요한 FTE 수는 해당 부서에 필요한 직원 수와 동일하지 않습니다. 많은 직원이 1.0 FTE 미만으로 근무하기 위해 고용되기 때문에 FTE보다 더 많은 직원이 필요합니다.

따라서 교육팀장은 부서 인력에 필요한 총 FTE(직원이 아닌)를 고용할 수 있으며 부서 예산에서 이를 승인해야 합니다. 직원의 FTE를 계산할 때 0.1의 FTE는 2주 급여 기간에 8시간으로 계산합니다. 표 2-4-3은 급여 기간당 시간을

표 2-4-3 급여 시간 및 FTE 현황

급여시간(2주기간)	80	76	72	68	64	60	56	52	48	44	40	36	32	28	24	20	16
FTE	1	0.95	0.9	0.85	0.8	0.75	0.7	0.65	0.6	0.55	0.5	0.45	0.4	0.35	0.3	0.25	0.2

FTE, 풀타임 등가물 full-time equivalents

FTE 단위로 변환하는 방법을 보여줍니다. 응급실 직원의 경우 교대 근무와 근무 시간이 매우 다양하기 때문에 시간을 FTE로 변환하는 것이 특히 어려울 수 있습니다.

인력 배치 계획을 개발하려면 응급실 간호부장은 하루 중 시간대별로 필요한 직원 수를 결정해야 합니다. 그림 2-4-1에 표시된 워크시트는 하루 종일 필요한 직원의 수와 유형을 문서화하는 방법의 예시입니다. 제공된 샘플에서 응급실에는 면허 간호사 registered nurse, RN 직원 234시간, 테크니션 96시간, 유닛 비서 24시간이 필요합니다. 이 워크시트는 일일 스케줄 필요 시간을 계산하기 위한 템플릿으로도 사용됩니다. 각 직원 유형에 필요한 시간을 결정한 후, 하루 필요 시간에 14(급여 기간의 일수, 미국은 평균 2주마다 급여를 받음)를 곱하여 필요한 풀타임 등가물FTE 수를 계산한 다음 이 수를 80(급여 기간에 FTE가 근무하는 시간 수)으로 나눕니다(Box 2-4-2).

이 계산은 단위 일정을 충당하는 데 필요한 FTE 수를 알려주며, 비생산적인 시간을 충당하는 데 필요한 FTE 수는 포함하지 않습니다. 비생산적인 시간에는 유급 휴가paid time off, PTO, 병가 및 개인 시간, 교육/오리엔테이션 시간, 회의 및

Registered Nurses																								Total	FTE'S
700	800	900	1000	1100	1200	1300	1400	1500	1600	1700	1800	1900	2000	2100	2200	2300	2400	100	200	300	400	500	600		
RN	RN	RN	RN	RN	RN	RN	RN	RN	RN	RN	RN	RN	RN	RN	RN	RN	RN	RN	RN	RN	RN	RN			
RN	RN	RN	RN	RN	RN	RN	RN	RN	RN	RN	RN	RN	RN	RN	RN	RN	RN	RN	RN	RN	RN	RN	RN		
RN	RN	RN	RN	RN	RN	RN	RN	RN	RN	RN	RN	RN	RN	RN	RN	RN	RN	RN	RN	RN	RN	RN	RN		
RN	RN	RN	RN	RN	RN	RN	RN	RN	RN	RN	RN	RN	RN	RN	RN	RN	RN	RN	RN	RN	RN	RN	RN		
RN	RN	RN	RN	RN	RN	RN	RN	RN	RN	RN	RN	RN	RN	RN	RN	RN	RN	RN	RN	RN	RN	RN	RN		
RN	RN	RN	RN	RN	RN	RN	RN	RN	RN	RN	RN	RN	RN	RN	RN	RN	RN	RN	RN	RN	RN	RN	RN		
		RN	RN	RN	RN	RN	RN	RN	RN	RN	RN	RN	RN	RN	RN	RN	RN	RN	RN	RN	RN	RN	RN		
				RN	RN	RN	RN	RN	RN	RN	RN	RN	RN	RN	RN	RN	RN	RN	RN						
				RN	RN	RN	RN	RN	RN	RN	RN	RN	RN	RN	RN	RN	RN	RN	RN						
				RN	RN	RN	RN	RN	RN	RN	RN	RN	RN	RN	RN										
				RN	RN	RN	RN	RN	RN	RN	RN	RN	RN	RN	RN										
								RN	RN	RN	RN	RN	RN	RN	RN										
												RN	RN	RN	RN										
6	6	7	7	11	11	11	11	12	12	12	12	13	13	13	13	9	9	9	9	7	7	7	7	234	40.95
1	1	1	1	1	1	1	1	1	1	1	1	1	1	1	1	1	1	1	1	1	1	1	1		
1	1	1	1	1	1	1	1	1	1	1	1	1	1	1	1	1	1	1	1	1	1	1	1		
4	4	5	4	5	5	5	5	6	6	6	6	7	7	7	2	5	5	5	5	5	5	5	5		
				2	2	2	2	2	2	2	2	2	2	2	2	2	2	2	2						
			1	1	1	1	1	1	1	1	1	1	1	1	1										
				1	1	1	1	1	1	1	1	1	1	1	1										
Emergency Technicians																									
700	800	900	1000	1100	1200	1300	1400	1500	1600	1700	1800	1900	2000	2100	2200	2300	2400	100	200	300	400	500	600		
TECH	TECH	TECH	TECH	TECH	TECH	TECH	TECH	TECH	TECH	TECH	TECH	TECH	TECH	TECH	TECH	TECH	TECH	TECH	TECH	TECH	TECH	TECH	TECH		
TECH	TECH	TECH	TECH	TECH	TECH	TECH	TECH	TECH	TECH	TECH	TECH	TECH	TECH	TECH	TECH	TECH	TECH	TECH	TECH	TECH	TECH	TECH	TECH		
TECH	TECH	TECH	TECH	TECH	TECH	TECH	TECH	TECH	TECH	TECH	TECH	TECH	TECH	TECH	TECH	TECH	TECH	TECH	TECH	TECH	TECH	TECH	TECH		
TECH	TECH	TECH	TECH	TECH	TECH	TECH	TECH	TECH	TECH	TECH	TECH	TECH	TECH	TECH	TECH	TECH	TECH	TECH	TECH	TECH	TECH	TECH	TECH		
4	4	4	4	4	4	4	4	4	4	4	4	4	4	4	4	4	4	4	4	4	4	4	4	96	16.8
Unit Secretary																									
US	US	US	US	US	US	US	US	US	US	US	US	US	US	US	US	US	US	US	US	US	US	US	US		
1	1	1	1	1	1	1	1	1	1	1	1	1	1	1	1	1	1	1	1	1	1	1	1	24	4.2

그림 2-4-1 일일 필요 인력(샘플)

Box 2-4-2 RN FTE 계산

하루 234시간 × 급여 기간당 14일 =
급여 기간당 3,276시간 / 80시간(급여 기간당 1 FTE) = 40.95 FTE

기타 직원이 급여를 받지만 직접 환자 치료를 수행하지 않는 모든 시간이 포함됩니다. 일부 시설에서는 비생산적인 시간을 계산하는 표준 비율(예: 부서 전체 FTE의 10%, 15% 또는 20%)이 있습니다. 그러나 시설에 정해진 기준이 없는 경우, 비생산적 시간을 충당하는 데 필요한 FTE 수는 해당 부서의 1년 동안 사용한 총 비생산적 시간을 2,080으로 나누어 계산할 수 있으며, 이 계산을 통해 부서에 추가해야 하는 추가 FTE 수를 알 수 있습니다. 비생산적 시간의 총 시간은 급여 시스템을 통해 응급실 수간호사 책임자가 확인할 수 있어야 합니다.

(2) 환자 방문당 시간

다음 단계는 환자 방문당 시간을 계산하는 것입니다. 일반적으로 응급실에서는 재정적 책임을 보장하기 위해 환자 방문당 시간을 재정 목표로 사용합니다. 환자 방문당 시간을 계산하려면 24시간 동안의 총 직원 근무 시간을 같은 24시간 동안의 방문 횟수로 나눕니다. 이 예에서 응급실은 하루에 234시간의 RN 시간, 96시간의 응급실 기술자 emergency department technician, ED Tech 시간, 24개 부서의 비서 시간을 총합하여 하루에 총 354명의 인력 시간에 해당하는 인력배정으로 근무하고 있습니다.

이 시점에서 예산이 책정된 환자 방문당 시간에 무엇이 포함되는지 파악하는 것이 매우 중요한데, 이는 시설마다 다릅니다. 직접 환자를 돌보는 시간만 포함되는지, 아니면 부서장, 관리자, 교육자, 행정 보조원이 근무하는 시간 등 간접적인 환자 돌봄 시간도 포함되는지 파악해야 합니다. 대부분의 재무 부서는 비용 센터에서 급여를 받는 모든 직책을 포함하고자 하므로 직접 및 간접 환자 케어 직책을 모두 포함합니다. 간접 치료 직책은 일일 생산성 계산을 위해 예정된 시간을 14일의 급여 기간에 걸쳐 분산시켜야 합니다.

실제 또는 유급 환자 방문당 시간이 생산성 표준으로 사용되며, 종종 예산 환자 방문당 시간 준수 비율로 표현되거나 언급됩니다. 인력 배치 계획을 수립하고 하루에 필요한 인력 배치 시간을 환자 방문당 시간으로 환산한 후에는 이를 예산으로 책정된 환자 방문당 시간과 비교해야 합니다. 재정적 책임을 달성하려면 이 두 가지가 일치해야 합니다. 필요 인건비가 예산 책정된 인건비보다 높으면 예산 초과로 간주되며, 예산과 필요 인건비를 일치시키기 위해 경영진/재무 부서와 논의해야 합니다. 하루 필요한 직원 근무 시간을 변경하거나 하루 환자 방문 횟수를 변경하여 환자 방문당 시간을 조정합니다. 필요한 변경 사항을 협상하고 균형 잡힌 인력 예산을 수립하는 것은 응급실 책임자의 역할입니다.

환자 방문당 시간 준수 여부를 매일 모니터링해야 합니다. 그림 2-4-2에 표시된 도구를 사용하여 부서장의 일일 모니터링을 지원할 수 있습니다. 이 샘플에서는 응급실이 지속적으로 예산을 초과하여 운영되고 있습니다. 이 응급실의 예산을 맞추려면 일일 인력을 줄이거나 일일 전수조사 횟수를 늘려야 합니다.

Unit	Emergency
Month	Feb-12
Budgeted Productive Stat	2.85
Budgeted Daily Visits	135

			2/1	2/2	2/3	2/4	2/5	2/6	2/7	2/8	2/9	2/10	2/11	2/12	2/13	2/14
			wed	thu	fri	sat	sun	mon	tue	wed	thu	fri	sat	sun	mon	tue
		Daily Visits	97	106	87	100	128	116	101	118	98	94	108	107	116	96
Daily budgeted HR																
234		RN	230	227	222	229	227	231	234	225	227	227	233	228	234	227
96		ED Tech	87.5	85.5	102	94	96	108	93.5	75	79	102	96	95	95	88
24		US	24	24	24	24	24	24	24	24	24	24	24	24	24	24
22		Admin	22	22	22	22	22	22	22	22	22	22	22	22	22	22
		Total hours	363	359	370	369	369	385	374	346	352	375	375	369	375	361
		Productive Stat	3.74	3.38	4.25	3.69	2.88	3.32	3.7	2.93	3.59	3.99	3.47	3.45	3.23	3.76

그림 2-4-2 환자 방문당 시간 준수 모니터링 도구

RN: registered nurse (면허 간호사), ED Tech: emergency department technician (응급실 기술자), US: unit secretary (부서 비서), Admin: administrator (행정 직원)

표 2-4-4 샘플 면허 간호사(RN) 직책 관리

직원 번호	성 이름	FTE	교대 근무 시간	직책
1	홍길동	0.9	주간	책임 간호사
2	김철수	0.9	야간	책임 간호사
3	공석	0.9	주간	Staff RN
4	이영희	0.9	주간	Staff RN
5	박민새	0.9	야간	Staff RN
6	최지훈	0.9	주간	Staff RN
7	정다은	0.9	주간	Staff RN
8	유재석	0.9	야간	Staff RN
9	공석	0.9	야간	Staff RN
10	강호동	0.9	주간	Staff RN
11	이수근	0.9	주간	Staff RN
12	김종국	0.9	주간	Staff RN
13	송지효	0.9	주간	Staff RN
14	조규새	0.75	주간	Staff RN
15	양세찬	0.75	주간	Staff RN
16	전소민	0.75	주간	Staff RN
17	지석진	0.75	주간	Staff RN
18	이광수	0.75	주간	Staff RN
19	서현진	0.5	주간	Staff RN
20	서준호	0.5	주간	Staff RN
21	공석	0.01	주간	Flex Per diem RN
22	공석	0.01	주간	Flex Per diem RN
총 FTE		15.5		
예산 FTE		15.5		

- **담당 간호사**: 부서 활동에 따라 일일 인력 배치를 늘리거나 줄여야 하는 시점을 가장 잘 알 수 있는 위치에 있습니다.
- **교육**: 예산과의 변동에 대해 필요한 정보를 제공하기 위해 생산성/환자 방문당 시간 표준의 역학에 대한 교육을 받아야 합니다.
- **참여**: 도구 작성 및 부서 일일 성과 모니터링에 참여해야 합니다.

오리엔테이션 및 응급실 체류 중인 직원, 추가 인력이 필요한 중증 환자 등 변동이 발생하는 원인은 다양합니다. 성공적인 인력 배치의 핵심은 병동이 어떻게 운영되고 있는지, 예산이 초과 또는 부족한지 파악하는 것입니다. 이를 통해 응급실 수간호사 책임자는 변동이 발생하는 원인에 대해 효과적으로 이야기할 수 있습니다.

(3) 포지션 관리

포지션 관리는 충원 및 공석의 정확한 목록을 제공하고 단위 인력 배치 계획에 따라 일정이 균형을 이루도록 하기 위해 고안된 관리 도구입니다. 또한, 포지션 관리는 공석을 파악하여 채용 수요를 파악하는 데 도움이 됩니다. 일부 시설에는 재무 부서에서 사용하는 표준 직위 관리 프로세스가 있습니다. 시설에 해당 문서가 있는 경우 사본을 요청하세요. 직위 관리가 없는 경우 교육 담당자가 해당 부서를 위해 직위 관리 프로세스를 만들어야 합니다.

모든 직위 관리 워크시트에 포함되어야 하는 기본 데이터 요소에는 다음 목록이 포함됩니다:

- 교대 근무별 모든 직원, FTE 상태 및 직원 유형(예: 면허 간호사, 기술직)
- 단위 인력 배치 계획에 따라 각 교대 근무에 필요한 FTE 수
- 예산이 책정된 FTE 수

직위 관리 스프레드시트는 Excel에서 쉽게 만들 수 있습니다.

9) 결론

적절한 인력 배치는 모든 간호 부서의 기초입니다. 적절한 인력 배치가 없으면 응급실은 필요하고 기대하는 임상적 또는 재정적 성과를 달성할 수 없습니다. 부적절한 인력 배치 모델은 환자 치료 결과 저하, 과도한 초과 근무, 직원 소진과 불만 증가로 이어집니다. 이러한 '퍼펙트 스톰'이 발생하면 부서의 성과가 저조해집니다. 성공의 첫 번째 단계는 응급실 수간호사와 응급실 책임자가 부서별 인력 예산과 인력 배치 계획을 철저히 파악하고 결원 및 채용을 엄격하게 통제하는 것입니다.

REFERENCE

1. American Nurses Association [Internet]. Optimal nurse staffing to improve quality of care and patient outcomes: executive summary. Available from: https://www.nursingworld.org/~4ae116/globalassets/practiceandpolicy/advocacy/ana_optimal-nurse-staffing_white-paper-es_2015sep.pdf
2. American Nurses Association [Internet]. Workforce Management, PCAS, and The RFP Process. (n.d.) [cited 2020 Aug 19]. Available from: https://www.nursingworld.org/practice-policy/work-environment/nurse-staffing/workforce-management-pcas-and-the-rfp-process/
3. ANA's Principles of Nurse Staffing. 2nd ed. American Nurses Association; 2012.
4. Centers for Medicare and Medicaid [Internet]. Conditions of participation: nursing services [cited 2020 Aug 19]. Available from: https://www.cms.gov/Regulations-and-Guidance/Guidance/Manuals/downloads/ som107ap_a_hospitals.pdf
5. DailyNures [Internet]. New safe staffing legislation introduced to congress [cited 2020 Aug 19]. Available from: https://dailynurse.com/new-safe-staffing-legislation-introduced-to-congress/
6. Emergency Department Manager's Survival Guide. Des Plains, Ill: Emergency Nurses Association; 2017.
7. Emergency Nurses Association [Internet]. Crowding, boarding, and patient throughput [cited 2020 Aug 19]. Available from: https://ena.org/docs/default-source/resource-library/practice-resources/position-statements/crowdingboardingandpatientthroughput.pdf?sfvrsn=5fb4e79f_4
8. Emergency Nurses Association [Internet]. Position statement: staffing and productivity in the emergency department [cited 2020 Aug 19]. Available from: https://www.ena.org/practice-research/Practice/Position/Pages/StaffingandProductivityEmergencyDepartment.aspx.
9. Envision Physician Services [Internet]. Staffing your emergency department efficiently, effectively and safely: core concepts [cited 2020 Aug 19]. Available from: https://www.envisionphysicianservices.com/campaigns/breakthrough-series/presentation-materials/ presentations/09-staffing-your-ed-core-concepts.pdf.
10. Kirby K. Hours per patient day: not the problem, nor the solu-

tion. Nurs Econ. 2015;33(1):64-6.

11. Kusk KH, Groenkjaer M. Effectiveness of primary nursing in the care and satisfaction of adult inpatients. JBI Database System Rev Implement Rep. 2016;14(6):14-22.
12. Mensik J. The Nurse Managers Guide to Innovative Staffing. 2nd ed. Indianapolis, Ind: Sigma Theta Tau International; 2017.
13. Molin AD, Gatta C, Gilot CB, et al. The impact of primary nursing care pattern: results from a before-after study. J Clin Nurs. 2018;27(5-6):1094-102.
14. Nambiar KM, Nedungalaparambil N, Aslesh O. Studying the variability in patient inflow and staffing trends on Sundays versus other days in the academic emergency department. J Emerg Trauma Shock. 2017;10(3):121.
15. Powell K. Staffing and scheduling. In: ED Manager's Survival Guide. 1st ed. Emergency Nurses Association, Schaumburg, IL; 2017:66-9.

5.

응급실 관리의 필수요소

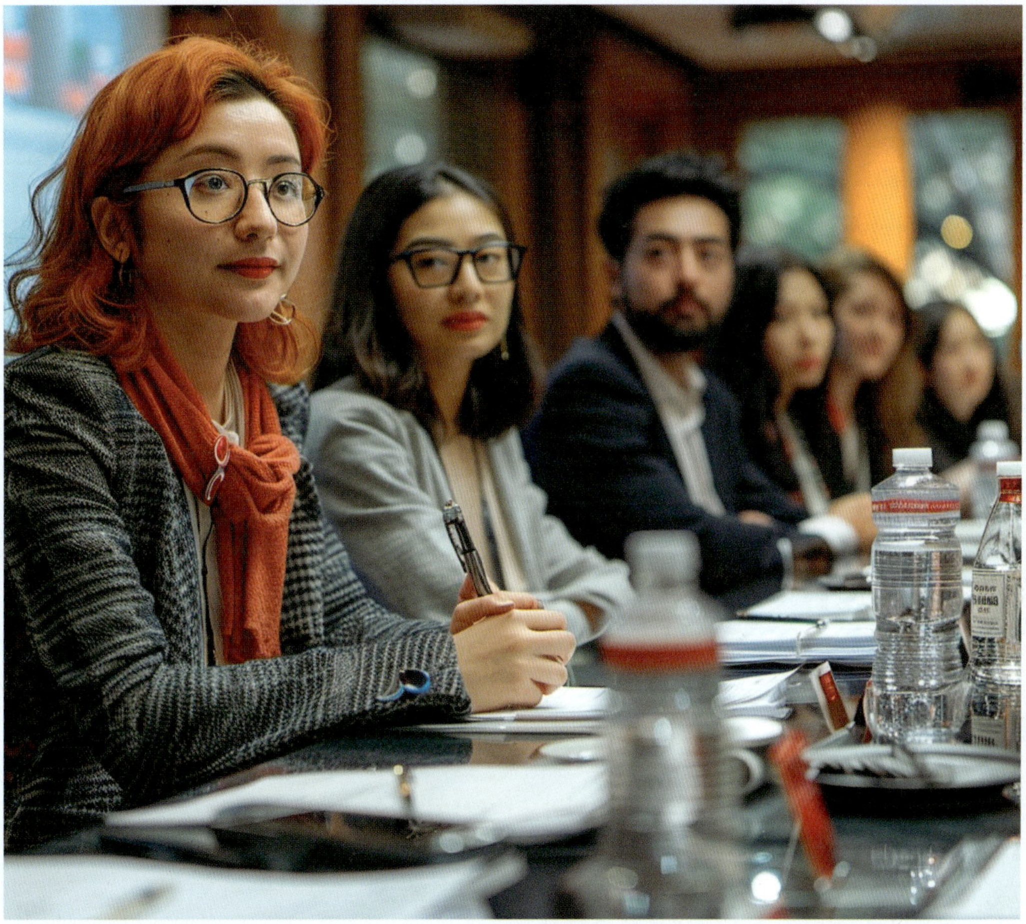

학습목표

1. 응급실의 구체적인 목표를 설정하고, 세부 계획을 수립하며, 정기적으로 평가하고 수정하여 목표를 달성한다.
2. 직원 만족도 조사와 피드백 시스템을 통해 협력과 상호 존중을 기반으로 긍정적인 조직 문화를 조성한다.
3. 프로세스 준수율, 업무 처리 시간, 오류 발생률을 평가하여 표준화된 임상 및 행정 프로세스를 개발해 업무 효율성을 극대화한다.
4. 품질 성과 지표를 모니터링하고 분석하여 개선 계획을 실행하고, 지속적인 품질 성과를 측정한다.
5. 학습 프로그램 참여율과 혁신 아이디어 실행을 통해 성과를 개선하고, 지속적인 학습과 혁신을 촉진하는 시스템을 구축하여 부서의 경쟁력을 강화한다.

1) 서론

응급실 emergency department, ED은 고도로 규제되고 예측할 수 없는 환경에서 일관되게 모범적인 결과를 제공해야 합니다. 부서 리더는 규범적이고 예측 가능하며 신뢰할 수 있는 서비스를 제공하는 동시에 표준 워크플로우를 벗어난 상황에 대한 민첩성과 대응력을 입증하며 생산성을 높여야 합니다. 이러한 목표를 달성하기 위해 리더는 다음을 촉진하고 개발해야 합니다.

- 강력한 전략 계획
- 긍정적인 부서 문화와 정체성
- 강력한 임상 및 행정 프로세스
- 품질 성과 측정 및 개선
- 효과적인 학습 및 혁신 시스템

효과적인 응급실 리더는 소속 기관 및 서비스 라인의 조직 인프라(회의, 프로세스, 관계 및 도구 통합) 내에서 업무를 수행합니다. 성공적인 교육 리더는 부서 프로세스를 능동적으로 정의하고 조직화합니다. 그렇지 않으면 부서는 단순히 유기적, 엔트로피적으로 매일매일 진화하고 변화할 수 있습니다. 조직 문화, 규모, 사명, 과거 성과, 리더십 스타일, 소속, 의사 및 간호사의 참여도, 고유한 인센티브 등 다양한 요인이 응급실 인프라에 영향을 미칩니다.

2) 리더십과 정렬

평범함을 열망하는 조직은 드물지만, 많은 조직이 평범함이 목표인 것처럼 기능합니다. 정체성, 전략적 방향, 실행 기준, 책임감이 없으면 복잡한 시스템을 특별한 목적을 향해 효율적으로 움직일 수 없습니다. 이러한 요소는 반드시 응급실 리더가 개발하고 관리해야 합니다. 보고 관계가 정의된 명확한 조직도는 매우 중요합니다.

(1) 응집력 있는 리더십

환자들은 파편화된 사일로화된 (혹은 부서 이기주의에 빠진) 구획을 인식하지 못합니다. 대신, 환자들은 입원부터 퇴원까지 연속적인 과정 안에서 치료를 경험합니다. 응급실 직원은 환자와 가족이 치료를 받을 수 있는 사회적 구조를 짜고, 그 구조는 환자가 갖는 근본적인 질문에 대한 답을 제공합니다. "여기는 안전한가? 모두가 나를 돕기 위해 함께 노력하고 있는가?" 시스템에서 각 요원의 행동은 임상 치료와 환자의 경험에 영향을 미치며, 한 사람만 잘못해도 그 구조가 파열될 수 있습니다.

최고의 응급실은 완벽하고 원활한 시스템으로 간주됩니다. 이러한 고성과 응급실은 간호, 의료, 진단, 비즈니스 부서 간에 상충되는 인센티브와 방향성을 가진 고정관념적인 분업을 극복합니다. 오히려 이러한 응급실은 통합된 부서의 비전을 만들고 공유하는 응집력 있고 조율된 리더십이 이끌고 있습니다. 리더로 지정된 디렉터 그룹이 있는 경우, 이들은 부서를 안내할 명확하고 일관된 계획을 개발하고 전달해야 합니다. 이를 흔히 '쌍방 Diad' 또는 '삼자 Triad' 리더십이라고 하며, 의료 책임자, 간호 책임자, 행정 책임자가 한 목소리로 말하는 것을 의미합니다.

응급실 의료 책임자와 응급실 간호 책임자의 관계는 결혼과 같다는 말이 있습니다. 잘되면 정말 좋을 수 있지만, 역기능이 발생하면 모두가 고통받습니다. 합의된 목표, 상호 인정, 많은 주고받기, 지속적인 커뮤니케이션을 통해 서로 협력하고 방향을 명확히 해야 합니다. 의료 및 간호 리더십은 이 글의 다른 곳에서 더 자세히 다루지만, 조직 인프라에 대해 논의할 때는 효과적이고 명확한 리더십을 바탕으로 인프라가 구축되어야 한다는 점을 인식해야 합니다.

비공개적으로 의견 차이가 발생할 수 있고 앞으로도 그럴 가능성이 있지만, 의료 책임자와 간호 책임자는 합의를 위해 지속적으로 노력해야 하며 합의가 이루어지면 모든 직원에게 하나의 메시지를 전달해야 합니다.

(2) 리더십 주의 사항

응급실의 우수성을 위해 필요한 도구에 대해 논의하기 전에 몇 가지 주의 사항을 언급해야 합니다. 이러한 주의 사항은 의사와 간호사 리더십, 담당 의사 및 담당 간호사와 관련이 있습니다.

3) 의사 및 간호사 리더십

먼저, 부서의 의사 및 간호사 리더에게 성공할 수 있는 리소스를 제공해야 합니다. 인력 배치 모델에 관계없이 의료 책임자 역할을 하는 의사는 임상 책임뿐만 아니라 리더십 업무를 수행하는 데 필요한 시간을 보호받아야 합니다. 의사가 한 달에 12~16교대 근무로 임상 업무를 모두 소화하면서도 회의 참석, 직원 개발, 운영 및 임상 개선 참여, 다른 기관 리더와의 소통, 불만 관리, 부서 방향에 대한 세심한 주의를 기울일 시간을 갖는다는 것은 불가능합니다.

의료 책임자뿐만 아니라 간호 책임자도 여러 가지 책임을 수행해야 합니다. 너무 자주 간호 책임자/관리자는 '모든 것을 다 해야 한다.'는 기대를 받으며, 응급실 간호 책임자보다 더 잘하기 어려운 직업은 없을지도 모릅니다. 리더의 업무 중 일부는 위임될 수 있지만, 많은 업무는 직접 관여해야 합니다. 의료 및 간호 책임자는 단순한 수장이 되어서는 안 됩니다. 부서 운영의 모든 측면과 모든 주요 결정, 혁신 및 프로세스 변경에 밀접하게 관여해야 합니다.

많은 사람들은 이러한 리더가 계속해서 부서에 임상적 존재감을 가져야 한다고 생각합니다. 또한 조직은 리더십, 관리, 교육, 인력 배치, 예산 책정, 동시 문제 해결 등의 업무를 지원할 수 있는 적절한 보조 인력과 시스템을 갖추고 있어야 합니다. 의료 책임자나 간호 책임자가 24시간 연중무휴로 병동에 상주할 수 없으므로 당직 책임 의사와 책임 간호사가 부서를 지속적으로 실시간 관리하는 것이 중요합니다.

4) 책임 의사

한 번에 두 명 이상의 의사가 근무하는 경우 담당 의사를 지정하는 것이 적절합니다. '담당 의사'의 역할은 다음과 같습니다.

- **환자 및 정보 흐름 유지**: 담당 간호사와 협력하여 응급실 환자 및 정보 흐름을 효율적으로 유지합니다.
- **문제 해결**: 환자 불만, 치료 또는 퇴원에 관한 질문이 있는 간호사 등 환자 문제에 대한 지휘계통의 연락 담당자가 됩니다.
- **환자 동선 조정**: 대기 시간이 정해진 임계치를 초과하는 경우 환자 동선을 조정하는 데 도움을 줍니다.
- **환자 배정**: 의사가 곧 교대 근무를 끝낼 때 다음 중환자 또는 환자를 볼 의사를 지정합니다.
- **추가 분류 명령**: 분류/플로트 간호사 float nurse가 필요한 경우 환자를 병실에 배치하기 전에 추가 분류 명령을 내립니다. 참고로 플로트 풀링 간호사는 인력 부족을 충당하기 위해 병원의 정규 직원 및 여행 간호사가 될 수 있으며, 시설에 환자 수가 많은 경우 근무하도록 호출될 수 있습니다. 때때로 이러한 간호사를 PRN이라고 부르는데, 이는 pro re nata(라틴어로 '필요에 따라')를 의미합니다.

담당 의사의 역할이 정의되어 있지 않으면 응급실 담당 간호사가 응급실 환자 흐름에 대한 부담을 부당하게 짊어지게 됩니다. 협력하는 담당 의사가 없으면 의료진은 환자가 의료 평가를 위해 검사실에 배치될 때까지 수동적으로 기다릴 수 있습니다.

5) 책임 간호사

책임 간호사의 리더십도 중요합니다. 간호 책임자와 응급실 직원은 수간호사에게 의존하여 흐름과 직원 행동에 대한 기대치를 일관되게 충족할 수 있어야 합니다. 이러한 책임에는 다음과 같은 프로세스가 포함될 수 있습니다.

- **신속한 등록**: 환자가 도착하면 신속하게 등록 절차를 밟습니다.
- **신속한 환자 분류**: 도착한 환자를 빠르게 분류하여 우선순위를 정합니다.
- **즉각적인 침상 배치**: 응급실 공간이 확보되면 신속하게 환자를 침상에 배치합니다.
- **정기적인 라운딩**: 30~60분마다 환자를 라운딩하여 지연에 대한 정보를 제공하고 환자의 편의 조치를 취합니다.
- **신속한 이송**: 병상이 배정되면 입원 환자를 신속하게 이송합니다.

여러 간호사가 돌아가며 담당 업무를 맡으면 일관된 방향성이 없고 다른 사람에게 책임을 물을 수 있는 권한이 있는

Box 2-5-1 책임 의사 및 간호사의 리더십 원칙

이제 모든 간호부서와 응급실 관리에 필수적인 리더십 원칙을 명확히 하여 책임 있는 간호사와 의사들이 이를 실천할 수 있도록 합니다. 부서의 성공은 명확한 목표와 계획, 그리고 그 계획을 일관되게 실행하는 리더십에 달려 있습니다.

- 나는 긍정적인 태도를 선택하겠습니다.
- 나는 문제가 발생하면(1:1 또는 그룹으로) 해결하고 갈등을 중재하겠습니다.
- 나는 동료와 고객의 말을 경청하는 기술을 실천하겠습니다.
- 나는 기대치를 받아들이고, 설정하고, 장려하는 책임을 질 것이며 임상관리 코디네이터 clinical care coordinator, CCC 동료들이 책임을 지도록 도울 것입니다.
- 나는 상호 존중을 보여줄 것입니다.
- 나는 CCC 동료들을 하나의 그룹으로 지지할 것입니다.
- 나는 내 역할의 모든 측면에서 기밀을 유지할 것입니다.
- 나는 지속적인 리더십 교육과 학습에 전념할 것입니다.

사람도 없습니다. 한 응급실에서는 담당 의사와 담당 간호사를 위한 일련의 리더십 원칙을 공표하고 지원함으로써 극적인 개선을 이루었습니다(Box 2-5-1). 이 목록은 책임자가 작성한 후 서명을 받아 약속으로 제공했습니다.

6) 효과적인 회의

최적의 교육 결과를 얻기 위해서는 시스템과 사람 모두에 대한 관심이 필요합니다. 성공에 대한 기득권을 가진 사람들은 임상 결과와 ED 경험에 대한 환자의 인식을 개선하는 데 초점을 맞춘 정기적인 회의를 가져야 합니다. 이러한 회의는 성과 프로세스를 최적화하고, 의료진이 일하고 싶어 하고 환자가 치료를 받고 싶어 하는 환경을 조성하는 데 초점을 맞춰야 합니다. 의료진이 참여하면 환자 및 직원 만족도뿐만 아니라 임상적 우수성에 맞게 인력을 조정하는 데 성공할 수 있습니다. 그러나 아무리 훌륭하고 효율적인 시스템도 의료진의 **동의**가 없으면 실패하며, 시스템은 사용되지 않거나 혼란에 빠지게 됩니다. 반대로 훌륭한 시스템이 뒷받침되지 않는다면 훌륭한 인재는 좌절하고 떠나게 될 것입니다.

(1) 기본 규칙

열역학 제2법칙은 엔트로피와 관련된 것으로, 어떤 시스템이라도 질서를 향한 지속적인 압력이 없으면 무질서와 혼돈을 향해 나아간다는 것을 의미합니다. 이 법칙은 응급실 시스템에도 적용됩니다. 지속적으로 성과를 개선하고 질서를 유지하려면 특정 회의가 중요합니다. 이러한 모임의 유형과 내용에 대해 논의하기 전에 효과적인 회의의 규칙을 살펴봅시다.

- **의제**: 참석자들이 회의 내용, 회의 목표, 참석자 각자의 책임에 대해 명확히 알 수 있도록 '실행' 안건을 미리 보내야 합니다. 안건은 해결해야 할 중요한 문제에 대한 논의의 초점을 맞추는 로드맵입니다.
- **정시에 시작하기**: 정시에 시작하세요. 참가자가 늦게 도착하면 일부 리더는 이를 따라잡기 위해 회의를 방해하여 정시에 도착한 사람들의 시간을 낭비하고 부적절한 행동에 대한 보상을 받게 됩니다. 회의가 끝난 후 리더는 늦게 도착한 팀원에게 개인적으로 정시에 시작하겠다는 약속을 상기시켜야 합니다. 각 팀원은 정시 도착을 약속하거나 지각 또는 결석할 경우 리더에게 미리 알려야 합니다.
- **긍정적인 오리엔테이션으로 시작하기**: 최근 일어난 긍정적인 일(예: 환자의 칭찬, 특정 개인에 대한 표창, 훌륭한 환자 결과)이나 그룹의 목적과 연결되는 성찰로 회의를 시작할 수 있습니다. 그런 다음 참가자들에게 현재 의제의 목적을 안내합니다. 성공적인 결론이 응급실의 중요한 측면, 운영, 환자 또는 의료진의 경험을 개선하는 데 어떻게 도움이 되는지 설명하여 참석자들에게 달성해야 할 작업의 중요성을 알리면서 그룹을 참여시킵니다.
- **실행 항목 확인**: 각 항목에 대한 책임자와 해당 항목의 완료 시기를 포함하여 다음 단계 또는 조치 항목을 검토한 후 항상 회의를 종료합니다. 책임을 명확히 하고 각 참가자의 개인적 헌신을 얻음으로써 책임감이 확립되고 리더와 다른 구성원들이 업무 완수를 기대하는 법을 배우게 됩니다.
- **정시에 종료하기**: 1시간으로 예정된 회의는 50분 이내에 주요 안건을 마무리하고 마지막 10분 동안 회의를 평가하고 후속 회의나 책임의 필요성을 논의하며 중요한 의제 외 또는 '주차장' 문제를 해결하는 것이 이상적입니다. 몇 분 일찍 종료하면 참석자들은 추가 시간이라는 '선물'에 만족할 것입니다. 회의가 늦게 끝나면 참석자들은 리더의 부실한 관리와 자신의 시간 침해에 대해 불만을 품게 될 것입니다.

7) 회의 마지막 5분

어떤 리더는 회의 마지막 5분을 활용하여 참석자들이 회의의 효과를 평가하도록 합니다. 참석자들은 1에서 5까지 점수를 매기는데, 5는 회의가 원활하게 진행되었고 모든 사람의 의견을 수렴했으며 목표를 달성한 훌륭한 세션이라는 의미입니다. 이 마지막 피드백은 장기적인 성공에 매우 중요합니다. 회의를 마친 후 사람들이 '시간 낭비였어!'라고 생각하며 떠나는 경우가 너무 흔합니다. 세션 리더와 참석자 모두에게 즉각적인 피드백을 제공하면 회의 결과가 개선되고, 모든 사람의 시간을 보다 효율적으로 사용할 수 있습니다.

(1) 중요한 회의의 유형

ED 리더십이 참여하는 몇 가지 중요한 유형의 회의를 정기적으로 개최할 필요가 있습니다.

8) 분기별 (혹은 달별) 미팅

- 경영진 리더십 회의
  - **목적:** 최고 경영진(CEO: 최고 경영자, COO: 최고 운영 책임자, CNO: 최고 간호 책임자, CMO: 최고 의료 책임자)이 응급실에 대해 정기적으로 정보를 얻는 자리입니다. 주로 불행한 결과나 환자 불만, 실적 저하가 있을 때만 정보를 듣는 것을 방지하기 위해 정기적인 회의가 필수적입니다.
  - **목표:** 응급실의 전략과 성과를 비판적으로 분석하고, 병원 전체의 전략과 연계하는 것입니다. 응급실 리더는 중요한 지표와 리소스를 제시하며, 긍정적인 결과와 성과를 강조함으로써 경영진에게 부서의 가치를 알릴 수 있습니다.
  - **운영:** 리더는 회의 시작 시 경영진의 인식을 경청하고, 부정적인 문제에 대해 해결 방법을 제시하며, 장애물을 극복하기 위한 노력을 설명합니다. 이러한 회의는 적어도 분기별로 개최되어야 하며, 급격한 변화나 주요 프로그램 개발 시 월별 회의가 필요할 수 있습니다.
- 고위 리더와의 정기적 커뮤니케이션 프로토콜
  - **순회 방문:** 비정기적인 방문을 통해 병원 리더와 소통할 기회를 제공합니다.
  - **이메일 업데이트:** 정기적인 이메일 업데이트를 통해 진행 상황을 공유합니다.
  - **전화 통화:** 중요한 정보를 신속히 전달하는 방법으로 사용됩니다.
  - **엘리베이터 연설:** 예상치 못한 짧은 대화에 대비하여 준비합니다.
- 응급 성과 개선 위원회 emergency performance improvement committee, EPIC 회의
  - **목적:** 응급실 환자 경험을 개선하기 위해 모든 시스템과 부서를 검토하고 개선하는 운영 회의입니다. 이 회의는 응급실 리더십이 주도하며, 다양한 다학제 팀의 대표자가 참여합니다.
  - **목표:** 환자 중심의 목표를 설정하고, 효율적으로 운영되는 업무 환경을 조성합니다. 각 서비스가 응급실과의 관계 및 상호작용에 대해 발표하고, 최고 경영진이 참석하여 협업을 장려합니다. 이 회의는 ED 리더십이 주도하는 것이 중요하며 이상적으로는 다음을 포함하여 환자 치료를 담당하는 다학제 팀의 대표가 포함되어야 합니다:
  - 입원 환자 부서
  - 검사실 서비스
  - 진단 영상 서비스
  - 입원 및 등록 직원
  - 입원전담전문의 hospitalist
  - 집중 치료사(별도 서비스인 경우)
  - 정보 기술(IT) / 정보학 서비스
  - 가사/환경 서비스
  - 레지던시 프로그램(학술 센터인 경우)
- 서비스 우수 팀 회의
  - **목적:** 응급실을 환자와 직원 모두에게 더 나은 곳으로 만들기 위한 노력에 참여합니다. 서비스 우수 팀은 주로 업무 환경과 환자 경험에 중점을 둡니다.
  - **협업:** 팀원들이 환자에게 제공되는 서비스의 품질을 높이기 위해 무엇을 할 수 있는지 논의합니다. 팀은 브레인스토밍을 통해 효율적이고 배려하는 업무 환경을 조성할 수 있는 방안을 모색합니다.
- 직원 회의
  - **목적:** 모든 환자를 위한 일관된 환경과 프로세스를 만들고, 우수한 인재를 유지하기 위한 공간을 만드는 것입니다.
  - **운영:** 일관된 프로세스, 결과 및 행동에 대해 정기적으로 논의합니다. 성과 데이터를 공유하여 직원들이 개별 행동이 부서 성과에 미치는 영향을 이해하도록 돕습니다. 회의는 사전에 안건을 발송하고, 정기적으로 간호사와 의사가 함께 모여 회의를 진행합니다.

(1) 주간 회의

응급실 관리팀 회의는 매주 또는 격주로 열리며, 이는 문제와 기회에 대한 효과적인 관리와 대응을 보장하기 위한 것입니다. 이러한 회의는 '의료진/간호 책임자가 환자를 진료하는 동안 즉흥적으로 만나는' 비공식 모임이 아닙니다. 이 회의는 공식적인 회의로, 의제를 정의하고 회의록을 작성하여 책임감을 부여하고 다음 주에 필요한 조치 단계를 정의합니다. 주로 응급실 의료 책임자나 간호 책임자가 주도하며, 간호 및 의사 리더십, 응급실의 사무/등록 감독자, 때로는 병원 고위 경영진이 참석합니다. 응급실의 규모와 복잡성에 따라 회의 빈도는 최소 격주 또는 주 단위로 진행될 수 있습니다.

이 회의의 목적은 부서 프로세스를 사전 예방적으로 관리하는 것입니다. 주요 주제는 다음과 같습니다.

- 임상 품질과 서비스 결과를 포함한 스코어카드 검토
- 인력 배치, 소모품, 도구, 장비 재고 등 부서 내 문제
- 회진이나 직원 회의에서 확인된 기회
- 사기, 팀원 간의 관계, 고성과자에 대한 인정 및 보상
- 부서 간 주제(예: 입원 환자 수용)
- 검사실 또는 영상, 처리 시간, 환자 흐름과 관련된 흐름 문제
- 동시 및 후향적 환자 데이터에 대한 정보 기술의 지원

(2) 일일 회의

일부 회의는 매일 진행해야 합니다. 여기에는 직원 허들 staff huddles, '메디컬 미닛 medical minute', 응급실 입원 대기 환자 추적 회진, 간호 감독자 회진 등이 포함됩니다.

① 직원 허들 staff huddles

- **개요:** 교대 근무가 시작될 때 응급실에서 열리는 스탠드업 회의입니다. 허들에서는 응급실과 병원의 현재 운영 상태와 일일 중점 분야를 검토합니다.
- **목표:** 직원 허들은 운동 팀이 경기 전에 코치를 많이 만나는 것처럼, ED 팀이 주기적으로 현재 상황을 평가하고, 경기 계획을 검토하며, 격려의 말을 나눕니다. 이를 통해 팀은 하나가 되고 기대치를 공고히 할 수 있습니다.
- **운영:** 의사, 간호사 관리자 또는 임상 감독자가 회의를 주재할 수 있습니다. 정기적인 의제를 통해 직원들에게 정보를 제공하고 동기를 부여합니다.
- **표준화된 안건**
  - 응급실 현황: 환자 수 및 중증도, 입원 병상 배정을 기다리는 환자 수, 당일 인력 배치
  - 병원 입원 환자 서비스 현황: 사용 가능한 병상 수, 점유율 및 인력 배치 문제
  - 현재 또는 예상되는 우려 사항: IT 중단, 예정된 유지보수, 지역 사회 행사
  - 현재 메트릭 검토: 환자 만족도, 병상 배정 시간 등
  - 환자 결과: 치료 및 퇴원한 환자들의 피드백
  - 현재 초점: 프로세스 및 행동(스크립트, 빠른 분류, 30분마다 환자 라운딩 등)
  - 기타 정보: 훌륭한 교대 근무를 위해 알아야 할 간단한 정보

② 메디컬 미닛 medical minute

- **개요:** 의사와 간호사의 협업을 강조하는 스탠드업 회의입니다. 어텐딩 또는 선임 레지던트가 60초 동안 '강의'를 합니다.
- **목표:** 신약, 폐색전증의 배제 기준, 일과성 허혈 발작과 뇌졸중 등 다양한 주제에 대해 짧고 집중적인 교육을 제공합니다.
- **효과:** 직원들은 의료 과학이 끊임없이 변화하고 있음을 인식하고, 동료를 스승이자 전문가로 인식하게 됩니다. 한 의사는 다음과 같은 글을 썼습니다.

"메디컬 미닛은 또한 직원들을 긍정적인 방식으로 부드럽게 안내할 수 있는 좋은 기회입니다. 예를 들어, 의료 시간 동안 골반 염증성 질환에 대해 논의한 후 간호사가 즉시 골반 검사를 완료하라는 메시지를 표시했습니다(피하는 대신!). 간호사와 기술자는 의학 교육을 받는 것을 좋아합니다. 그들은 다양하고 흥미로운 환자 집단과 병리학에 자연스럽게 끌리기 때문에 응급실에서 일하지만, 그들은 우리가 가지고 있는 수년간의 학문적 연구를 하지 않았습니다. 우리가 알고 있는 것과 우리가 생각하는 방식을 공유하는 것이 사기에 도움이 되며 우리가 제공하는 진료의 질을 높일 것이라고 믿습니다."

③ 응급실 입원 대기환자 추적 회진

- **개요:** 응급실의 수용 능력, 환자 수요, 환자 흐름 상태를 주기적으로 평가합니다.
- **목표:** 환자 이동을 적극적으로 유도하여 대기 시간을 줄이고 효율적인 응급실 운영을 달성합니다.
- **운영:** 담당 간호사와 응급의학과 의사가 환자 상태를 주기적으로 점검합니다.

④ 간호 감독자 회진

- **개요:** 입원실과의 인력 배치 불일치 문제를 해결하기 위해 정기적으로 보드 회진을 실시합니다.
- **목표:** 잠재적인 입원 환자 수요를 파악하고, 입원환자 간호 리더십에게 필요성을 알립니다.
- **운영:** 최소 3시간마다, 교대 근무 변경 2시간 30분 전에 실시합니다.

9) 측정 시스템

응급실의 운영 개선을 위해서는 구체적인 스코어카드나

대시보드를 만드는 것이 필요합니다. 이는 목표를 명확히 하고 성과를 지속적으로 평가하여 개선점을 찾는 데 중요한 역할을 합니다.

(1) 응급실에서의 볼링

볼링이라는 스포츠는 이를 이해하는 데 훌륭한 비유가 될 수 있습니다. 볼링에서 공을 굴려 골목 끝의 핀을 쓰러뜨리는 것이 목표입니다. 만약 핀이 없다면 볼링을 치러 가지 않을 것입니다. 누군가 "볼링은 치되 점수는 내지 말자."라고 하면 재미도 없고 실력 향상도 느끼지 못할 것입니다. 핀을 모두 쓰러뜨리지 못하면 다음 프레임에서 '이번에는 어떻게 하면 다르게 던져서 더 많은 핀을 쓰러뜨리고 점수를 올릴 수 있을까?'라고 생각하게 됩니다.

하지만 건강 관리에서는 자주 목표가 명확하지 않거나 성과를 기록하지 않는 경우가 많습니다. 우리는 공을 골목에 던지고 그 과정을 반복하지만 목표로 하는 핀(목표)이 명확하지 않으며, 점수를 기록하지 않고 지표를 유지하고 평가하지 않습니다. 이는 변화와 개선을 가로막는 요인이 됩니다.

(2) 변화와 개선을 위한 리더의 역할

변화를 원할 때 리더는 다음을 수행해야 합니다.

- **목표 설정:** 대상과 목표를 명확히 정의합니다.
- **점수 유지:** 주요 지표를 검토하여 성공 여부를 측정합니다.
- **현재 점수 확인:** 기준선을 결정합니다.
- **피드백 제공:** 적시에 피드백 결과를 제공합니다.
- **개선 장려:** 개선에 필요한 도구를 공유하여 더 높은 점수를 받도록 장려합니다.

(3) 균형 성과표

균형 성과표 balanced scorecard는 목표를 명확하고 이해하기 쉬운 프레임워크로 정리하는 방법입니다. Robert S. Kaplan과 David P. Norton의 '균형성과표-성과를 이끄는 측정'에서는 다음 네 가지 관점을 정의합니다.

- **고객 관점:** 고객이 우리를 어떻게 보는가?
- **혁신 및 학습 관점:** 지속적으로 개선하고 가치를 창출할 수 있는가?
- **내부 비즈니스 관점:** 우리는 무엇을 잘해야 하는가?
- **재무적 관점:** 주주에게 어떻게 보일 것인가?

(4) Quint Studer의 5가지 기둥

Quint Studer는 그의 저서 『하드와이어링 엑설런스Hardwiring Excellence』에서 다음과 같은 5가지 기둥을 정의합니다.

- 서비스
- 품질
- 사람
- 재정
- 성장

일부 병원에서는 지역사회와 의료진이라는 기둥을 추가하여 사용합니다. 이러한 프레임워크는 조직의 모든 계층에서 일관되게 사용되며, 응급실 스코어카드에도 적용될 수 있습니다. 병원에는 품질, 재무, 환자 만족도, 환자 안전 등 여러 개의 독립적인 스코어카드가 있을 수 있습니다. 하지만 응급실의 모든 주요 지표를 추적할 수 있는 단일 경영진 스코어카드를 작성하는 것이 좋습니다. 모든 지표보다는 핵심 지표에 집중하도록 해야 합니다. 효과적인 실행 계획은 다음과 같은 SMART 특성을 포함해야 합니다.

- **구체적** specific: 명확하고 구체적인 목표 설정
- **측정 가능** measurable: 성과를 측정할 수 있는 지표 포함
- **달성 가능** achievable: 현실적으로 달성 가능한 목표 설정
- **관련성** relevant: 조직의 목표와 일치하는 계획 수립
- **시간 제한** time-bound: 명확한 기한 설정

(5) 추가 커뮤니케이션 도구

추가적으로 사용할 수 있는 커뮤니케이션 도구는 다음과 같습니다.

- **미니 인시던트 케어 편차 보고서:** 응급실에서 훌륭한 근무를 하는 데 방해가 되는 사소한 사항을 문서화하는 도구입니다(그림 2-5-1).
- **신호등 보고서:** 이미 해결한 것은 녹색, 진행 중인 것은 노란색, 현재 할 수 없는 것은 빨간색으로 표시하고 그 이유를 설명하여 문제 해결 상황을 정의합니다.
- **커뮤니케이션 게시판:** 직원 휴게실에 균형성과표의 현재 결과를 게시합니다.

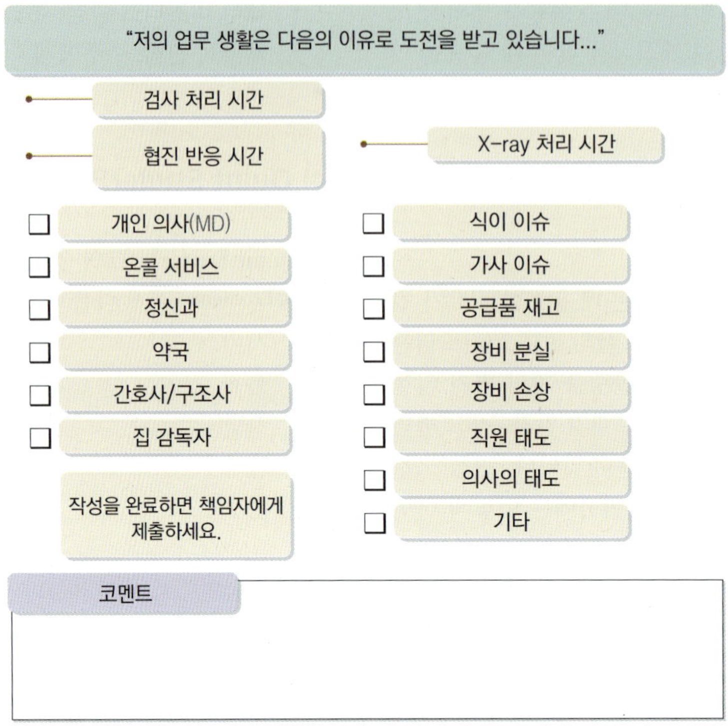

그림 2-5-1 미니 인시던트 케어 편차 예시

- **뉴스레터**: 부서별 이슈와 교육 및 사회 정보를 전달하는 월간 문서입니다.

10) 결론

급변하는 의료 환경에서는 헌신적이고 지식이 풍부한 리더십과 탄탄한 조직 인프라가 필수입니다. 응급실은 병원의 정문으로서 그 중요성을 인식하고 있는 병원 고위 경영진이 면밀히 살펴야 합니다. 응급 치료 리더와 관리자는 일관된 고품질의 세심한 임상 환경을 조성하는 데 도움이 되는 시스템과 방법론을 유지해야 합니다. 이 장에서 공유한 프로세스는 시작에 불과합니다. 저자 Tom Peters는 그의 저서 『혁신의 순환』에서 *"다른 사람이 나아지고 있다면, 다른 사람이 나아지는 속도보다 더 빨리 나아지는 것이 좋으며, 그렇지 않으면 더 나빠지는 것입니다."*라고 말합니다.

REFERENCE

1. Hbr.org [Internet]. The balanced scorecard — measures that drive performance. Harvard Business Review. January to February 1992. Available from: https://hbr.org/1992/01/the-balanced-scorecard-measures-that-drive-performance-2.
2. Peters T. The Circle of Innovation. New York, NY: Vintage Books; 2010.
3. Studer Q. Hardwiring Excellence. Pensacola, Fla: Fire Starter Publishing; 2014.

부록 1

리더십에 대한 국제적인 시각

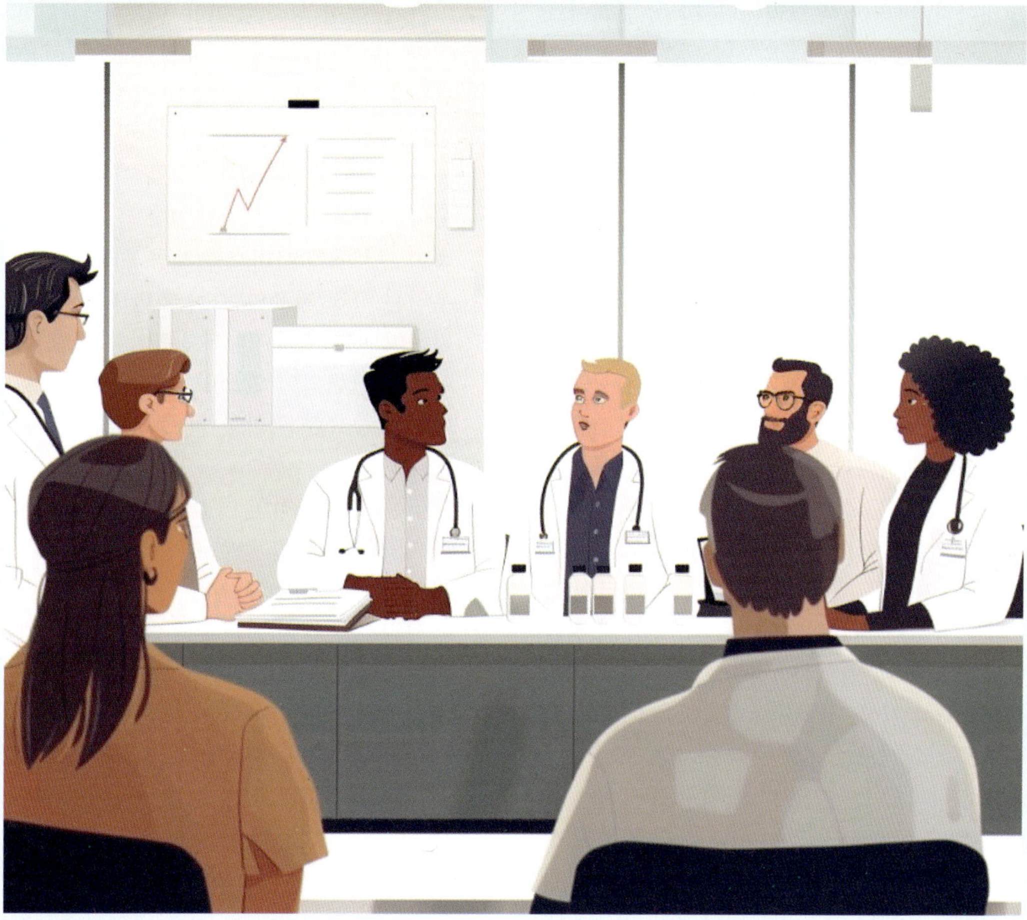

안내

본 문서는 2023년 저자 신희준이 하버드 의과대학 병원에서 이수했던 '응급의학 행정 및 리더십 트레이닝 프로그램'에서 미국의 응급실 운영을 위한 Mentoring and Coaching, Conflict Management, Conducting Meetings, Leading Change, Teams and Teamwork, Work/Life Balance and Burnout, Leadership in Crisis, Medical Director Leadership을 주제로 미국, 캐나다, 바하마, 우크라이나, 한국, 쿠웨이트 등 다양한 국가에서 온 동료들과 각국의 시스템을 다룬 토론 과정을 독자들의 이해를 돕기위해 대화형식으로 요약 및 편집 제작한 글입니다.

강사인 게리 쉴린 교수님 외에 저자(신희준)를 포함한 나머지 클래스 동료들은 참석자로 표현하였습니다.

게리: 원칙에 대해서 말하자면, 여러분 모두가 이미 많은 작업에서 리더로 활동하고 있으며 앞으로도 계속 리더가 될 것이라는 것을 알고 있습니다. 제가 여러분에게 제공한 장은 위기 관리에 관한 것이었는데, 이는 물론 여러분의 연수 과정의 핵심 주제입니다. 이 내용을 더 깊이 다룰 수 있을지는 모르겠지만, 최소한 세션의 일부로서 중요한 자료를 계속 제공하고 논의할 것입니다.

배경이나 기초적인 내용을 제공하려는 이유는, 리더십 활동으로 간주되는 중요한 자료와 개념을 여러분에게 전달하고자 하기 때문입니다. 여러분이 리더로서 무엇을 해야 하는지, BIDMC에서 임상 시스템을 개발하는 데 있어서 여러분이 한 일들을 살펴보는 것이 중요합니다.

여러분이 자신의 나라로 돌아가거나 집에서 다시 활동할 때도 유용할 수 있습니다. 여기 있는 여러분 중 일부는 시스템 혁신이나 모델 혁신을 통해 창의적 인센티브나 자금 조달 방안을 개발하기 위해 여기 있습니다.

기타 케어 모델과 케어 디자인을 혁신하려는 목적도 있습니다. 제가 여러분과 공유할 수 있는 가장 중요한 부분은 우리가 무엇을 했고, 왜 했으며, 어떻게 전달했는지에 대한 것입니다. 이것이 제가 여러분에게 책의 내용을 넘어서 더 많은 가치를 제공하려는 이유입니다.

책에는 매우 가치 있는 장들이 많이 있지만, 적용되지 않거나 잘 알지 못하는 내용은 생략하고 있습니다. 제가 다루는 내용은 좋은 리더가 되기 위한 중요한 요소들입니다. 응급의료뿐만 아니라 모든 산업에 걸쳐 적용되는 리더십의 기본 원칙들입니다.

책에는 자동차 산업과 관련된 예시도 많이 나옵니다. 이는 원칙들이 다양한 산업에 어떻게 적용되는지를 보여줍니다. 앞으로 몇 주 동안의 계획을 여러분과 공유하고 싶습니다.

그렇지만 궁극적으로 그 세션이 어떻게 진행되는지 보겠습니다. 그리고 아마도 컴퓨터 중심의 프레젠테이션과 같은 것을 하게 될 것입니다. 따라서 저나 다른 사람이 ZOOM에서 프레젠테이션을 하는 것이나 다를 바 없을 것입니다. 그게 제 계획입니다.

시작하기 전에 여러분이 많은 산업에서 듣게 될 공통적인 이야기, 특히 성공을 이야기할 때 의료 산업에서 듣게 될 이야기는 우리가 높은 품질과 낮은 비용을 목표로 해야 한다는 것입니다. 여러분은 협력과 조정, 의료 제공자들 간의 통합된 시스템을 구축해야 한다는 이야기를 계속 듣게 될 것입니다. 통합된 의료 시스템이나 수직적 시스템을 구축하는 것은 모든 서비스를 하나의 에피소드로 연결하여 환자에게 서비스를 제공하려는 것입니다.

우리는 측정 지표와 증거 기반의 임상 실습을 자주 이야기하며, 이는 모든 의료 모델의 기본입니다. 모든 것이 데이터와 관련되어 있으며, 우리는 앞으로 모든 일에서 데이터가 중요한 역할을 할 것이라는 것을 알게 될 것입니다.

우리는 또한 조직의 미션, 비전, 가치 진술과 관련된 내용을 계속 이야기할 것입니다. 모든 활동은 조직의 핵심 가치와 연관되어야 합니다. 지난 주 회의에서 말했듯이, 각 부서의 미션과 비전은 병원이나 네트워크 자체의 미션과 비전과 일치해야 합니다.

책의 장에서는 리더십의 기초인 사람, 재정, 품질과 안전, 성장 전략, 환자 경험 등의 요소들을 강조하고 있습니다. 성공적인 리더가 되기 위해서는 이 모든 요소를 균형 있게 고려해야 합니다.

리더십에 있어서 중요한 것은 단순히 한 가지 요소에만 집중하는 것이 아니라 모든 이해관계자의 필요를 고려하는 것입니다. 예를 들어, 환자 경험에만 집중하고 재정을 무시할 수는 없습니다.

규모가 크고 편안한 개인실을 모든 환자에게 제공할 수 있으면 좋겠지만, 이는 재정적으로나 다른 이해관계자의 요구와 맞지 않을 수 있습니다. 리더로서 모든 요소를 균형 있게 관리하는 것이 중요합니다.

리더십에서 중요한 개념 중 하나는 동적 리더십입니다. 리더는 단독으로 활동하지 않으며, 의사와 간호사 간의 관계와 같이 팀워크가 중요합니다.

팀 내에서 각 리더는 자신의 강점을 살려 책임을 다하고, 때로는 단독 리더가 아닌 리더들 간의 협력으로 결정이 이루어지기도 합니다.

팀워크와 협력은 성공적인 리더십의 핵심입니다.

책에서 다루는 또 다른 중요한 개념은 데이터 기반의 접근 방식입니다. 데이터 분석 능력은 매우 중요하며, 데이터를 어디서 찾고 어떻게 해석하는지가 중요합니다. 또한 코칭과 멘토링, 협상 능력도 리더십의 중요한 요소입니다.

리더로서 변화의 문화를 만들고, 변화를 실행하는 것이 중요합니다. 조직 내에서 변화를 주도하고, 실행하는 과정에서의 경험을 통해 조직 문화를 이해하고, 필요한 정보를 수집하여 정책을 수립하는 것이 중요합니다.

임상가에서 리더로의 전환은 많은 기술을 필요로 합니다. 전략, 재정, 비즈니스 원칙 등을 이해하고 관리하는 능력이 필요합니다. 이는 시간이 지남에 따라 개발되는 능력입니다.

책에서 다루는 리더십 기술 중 중요한 것은 팀 빌딩, 협력적 의사 결정, 증거 기반 접근 방식의 개발, 강력한 분석 능력, 데이터 코칭, 멘토링 및 협상 능력입니다.

리더십은 단순한 관리가 아니라 사람들과의 관계를 맺고, 그들을 이끌어 나가는 것입니다. 조직의 목표와 비전을 달성하기 위해 모든 이해관계자와 협력하여 최선의 결과를 이끌어내는 것이 중요합니다.

어떤 것을 구체적으로 찾고 있는지 명확히 아는 것이 중요합니다. 지시를 내리는 것은 매우 중요하며, 사실 리더로서 저는 이 부분이 더 중요하다고 생각합니다. 현장에 나가서 직접 상황을 파악하고, 그것을 전달하는 것이 중요합니다.

또한 규칙을 만드는 것은 중요합니다. 상위에서 내려오는 지시에 대해 어떤 것을 따르고 무엇을 따르지 않을지를 결정해야 합니다. 리더로서 20가지 지시를 들었을 때 그 중 몇 가지를 선택해서 상위 리더십에 전달해야 합니다. 모든 것을 다 받아들일 수는 없기 때문입니다.

변화를 주도하고, 그 변화를 실행하는 과정에서 리더로서 영향을 받고 또 영향을 미치는 것이 중요합니다. 리더는 상황을 이해하고, 무엇이 가장 중요한지 파악하여 그 정보를 전달해야 합니다.

또한, 리더는 반응적이기보다는 능동적으로 행동해야 합니다. 물론 이상적인 세상에서는 항상 능동적으로 행동할 수 있겠지만, 현실에서는 항상 그렇게 할 수는 없습니다. 특히 응급의료에서는 더더욱 그렇습니다. 하지만 우리가 가능한 한 많은 데이터를 수집하고 분석하여 예측할 수 있는 부분을 최대한 활용해야 합니다.

책에서는 응급실의 패턴에 대해 이야기합니다. 대부분의 응급실은 아침 시간대가 한가하고, 점심 즈음에 피크를 찍고, 저녁에 다시 줄어드는 패턴을 보입니다. 이러한 데이터와 지식을 바탕으로 정책과 절차를 사전에 마련하여 대응할 수 있습니다.

데이터를 최대한 활용하여 일관성과 예측 가능성을 높이는 것이 중요합니다. 이를 통해 운영을 원활하게 하고 성과를 향상시킬 수 있습니다.

조직 내에서 변화를 일으키는 문화를 조성하는 것도 중요합니다. 리더로서 변화를 주도하고, 실행하는 과정에서 영향을 받는 것이 중요합니다.

정보를 수집하고, 그 정보를 바탕으로 정책을 수립하는 능력도 중요합니다. 리더는 직원들의 의견을 듣고, 그 정보를 활용하여 시스템을 개선할 수 있어야 합니다.

임상가에서 리더로 전환하는 과정은 많은 기술을 필요로 합니다. 전략, 재정, 비즈니스 원칙 등을 이해하고 관리하는 능력이 필요합니다. 이는 시간이 지나면서 개발되는 능력입니다.

리더십 기술 중 중요한 것은 팀 빌딩, 협력적 의사 결정, 증거 기반 접근 방식의 개발, 강력한 분석 능력, 데이터 코칭, 멘토링 및 협상 능력입니다.

리더는 단순히 관리하는 것이 아니라 사람들과 관계를 맺고, 그들을 이끌어 나가는 것입니다. 조직의 목표와 비전을 달성하기 위해 모든 이해관계자와 협력하여 최선의 결과를 이끌어내는 것이 중요합니다.

참석자 2: 분석 능력은 솔직히 매우 중요합니다.

참석자 3: 여러분에게 아마도 가장 중요한 가치일 것입니다.

참석자 2: 가장 중요한 기술이기도 합니다.

게리: 관리자 또는 단순한 임상가로서가 아닌 일반 운영 사고를 가진 리더가 되기 위해서는 데이터를 해석하고, 데이터를 사람들이 이해할 수 있는 방식으로 제시할 수 있는 능력이 필요합니다.

참석자 2: 제가 여기에서 했던 일 중 하나는 데이터를 얻고 해석하여 개별 의사 보고서를 작성하는 능력이었습니다.

참석자 3: 그 전에는 그런 것이 없었습니다.

게리: 우리는 처음으로 데이터를 기반으로 한 보고서를 제공하여 각자의 성과를 비교할 수 있게 되었습니다.

참석자 3: 저는 초기 시절을 아직도 기억합니다.

참석자 2: 교수 회의에서 보고서를 나눠주곤 했습니다. 평균 이하의 성과를 보인 사람들은 보고서를 뒤집어 보았습니다.

참석자 3: 그들은 그것을 처음 보고 자신의 성과를 비교했습니다. 그들의 경력에서 처음으로 실제로 평가받는다는 것을 깨달았습니다.

게리: 이는 매우 강력한 방법입니다.

참석자 2: 성과를 개선하기 위해서는 항상 무언가와 비교해야 합니다.

참석자 3: 이제 우리는 국가적 벤치마크나 주요 성과 지표(KPIs)와 비교할 수 있습니다. 저는 KPI를 싫어합니다.

게리: 주요 성과 지표(KPIs)는 현재 조직 효율성을 위해 많이 사용되고 있습니다.

참석자 3: 하지만 문제는 국가적, 지역적 KPIs가 많다는 것입니다. 그러나 어떤 조직도 똑같지 않습니다.

참석자 2: 두 조직이 똑같지 않습니다. 응급실은 응급 치료를 제공합니다.

게리: 그리고 보는 것들은 매우 비슷합니다.

참석자 3: 이 나라나 다른 나라에서의 응급 치료는 매우 비슷합니다.

참석자 2: 질병 관리에는 차이가 있을 수 있지만, 많은 응급 상황은 전반적으로 비슷합니다.

참석자 3: 하지만 간호사 비율은 다를 수 있습니다.

게리: 어떤 곳은 5:1, 어떤 곳은 2:1, 또 어떤 곳은 10:1일 수 있습니다.

참석자 3: 이 모든 것이 우리의 업무에 큰 영향을 미칩니다.

게리: 외부와 비교할 때 데이터 세트를 최대한 제거할 수 있지만, 우리가 가장 중요한 비교는 우리끼리의 비교입니다.

참석자 3: 가장 강력한 비교는 동료들 간의 비교입니다.

게리: 왜냐하면 그것이 변명거리를 없애기 때문입니다.

참석자 2: 그것은 변명을 없애고,

게리: 우리는 모두 같은 상황에 처해 있기 때문입니다.

참석자 2: 같은 환경에서, 같은 부서에서 일하고 있습니다.

게리: 그래서 서로 비교할 때 가장 큰 가치를 얻을 수 있습니다.

참석자 3: 그것이 제 경력에서 가장 강력한 방법이었습니다.

참석자 2: 처음으로 의사들에게 성과 보고서를 제공할 수 있었습니다. 목표는 사람들을 비난하거나 처벌하는 것이 아니라, 성과가 낮은 사람들을 끌어올리는 것이었습니다.

참석자 2: 인간의 본성상, 성과가 낮은 사람들은 자연스럽게 평균으로 이동하려고 합니다.

참석자 3: 너무 많은 관리 없이도 사람들은 자연스럽게 중간으로 이동합니다.

참석자 2: 이제 문제는 '높은 성과를 보이는 사람들이 계속 성장할 수 있을지'입니다.

게리: 평균이나 중앙값이 무엇이든 간에,

참석자 3: 높은 성과를 보이는 사람들이 이동함에 따라 평균이 올라갑니다.

참석자 2: 그렇기 때문에 높은 성과를 보이는 사람들도 자신이 이전보다 낮아졌다고 느낄 수 있습니다.

참석자 4: 이는 순환적인 문화를 만듭니다.

참석자 3: 평균 이상의 성과를 보이는 사람들이 자신이 하락했다고 느끼게 됩니다.

참석자 2: 긍정적 강화가 중요하지만, 모든 사람에게 적용되지 않습니다.

게리: 긍정적 강화를 통해 성과를 개선하려고 하지만, 모든 사람이 이에 반응하는 것은 아닙니다.

참석자 2: 긍정적 강화에도 한계가 있으며, 모든 사람이 이를 긍정적으로 받아들이는 것은 아닙니다.

게리: 다양한 사람들에게 긍정적 강화가 다르게 작용합니다.

참석자 3: 대부분의 사람들에게는 긍정적인 변화가 충분할 수 있지만, 그렇지 않은 사람들도 있습니다.

참석자 2: 어느 시점에서는, 긍정적 강화만으로는 충분하지 않습니다.

게리: 결국 모든 사람이 긍정적 강화에 반응하는 것은 아닙니다.

참석자 2: 저희는 아침 회의에서 이 문제를 논의했습니다.

게리: 이제 저는 조직에서 성과 압박을 받고 있습니다.

참석자 3: 모든 45명이 아니라 일부 7~10명에게 문제가 있습니다.

게리: 이것은 시스템의 문제가 아니라 개인의 문제입니다.

참석자 2: 다른 사람들은 할 수 있는데 일부만 할 수 없다면, 그것은 표준의 문제가 아니라 그 개인의 문제입니다.

게리: 오늘 회의에서 이 보고서를 봤을 때, 5명이 문제가 있다면 이는 개인의 문제입니다.

참석자 2: 그 사람들의 이름을 보고 다음 보고서에서 제외할 것입니다.

게리: 이는 모든 사람에게 적용되는 방법은 아니며, 각자의 상황에 맞는 접근 방식을 찾아야 합니다.

참석자 3: 우리는 20년 동안 이러한 문제를 방치해 왔고, 이를 변화시키는 것은 어렵습니다.

참석자 2: 이제 우리는 이 문제를 드러내고 해결해야 합니다.

게리: 이를 위해 20년이 걸렸지만, 이제는 변화가 필요합니다. 이를 위해 데이터를 활용하고, 부정적 강화를 사용할 필요가 있습니다.

참석자 3: 부정적 강화는 필요할 때 사용해야 합니다.

참석자 2: 데이터의 가치는 이를 통해 문제를 이해하고, 이를 바탕으로 변화를 이끌어내는 것입니다.

게리: 데이터를 통해 성과를 개선하고, 조직의 변화를 이끌어낼 수 있습니다.

참석자 3: 비교를 통해 문제를 파악하고, 이를 해결할 수 있습니다.

게리: 조직 내에서 비교를 통해 성과를 개선할 수 있습니다.

참석자 3: 우리는 항상 비교를 통해 성과를 평가합니다.

게리: 입원율, CT 및 MRI 사용률 등을 비교합니다.

참석자 3: 여러분도 이러한 시스템을 개발하고 있을 것입니다.

게리: 이를 통해 문제를 파악하고, 해결할 수 있습니다.

참석자 3: 입원율을 비교할 때, 높은 사람과 낮은 사람 간의 차이가 적다면 문제는 없습니다.

게리: 하지만 차이가 크다면, 이는 문제가 될 수 있습니다.

참석자 3: 표준 편차가 큰 경우, 이는 문제입니다.

게리: 과잉 입원이나 부족 입원 모두 문제가 될 수 있습니다.

참석자 2: 응급의료에서는 이러한 문제가 특히 중요합니다.

게리: 데이터를 통해 문제를 파악하고, 해결책을 찾을 수 있습니다.

참석자 3: 동료들과의 비교를 통해 문제를 해결할 수 있습니다. 이 점을 강조하고 싶습니다.

게리: 리더는 자신이 좋은 성과를 냈을 때, 자신이 필요 없을 때 좋은 리더라는 것을 알아야 합니다.

참석자 3: 리더는 조직이 자신이 없을 때도 잘 운영될 수 있도록 시스템을 만들어야 합니다.

게리: 이는 효과적인 리더의 중요한 특징입니다.

참석자 3: 조직이 리더가 없을 때도 잘 운영될 수 있어야 합니다.

게리: 조직이 리더가 없을 때도 잘 운영될 수 있도록 해야 합니다.

참석자 3: 이는 중요한 성과 지표입니다.

게리: 조직이 리더가 없을 때도 잘 운영될 수 있도록 해야 합니다.

참석자 3: 이 점을 강조하고 싶습니다.

게리: 조직 인식을 높이는 것도 중요합니다. 조직의 큰 그림을 이해하고, 이를 직원들에게 전달하는 것이 중요합니다.

참석자 3: 오늘 회의에서도 이 점을 논의할 것입니다.

게리: 임상가에서 관리자 또는 동료에서 관리자로 전환하는 것은 어렵습니다.

참석자 2: 우정이 권위로 바뀌는 것은 어려운 일입니다.

참석자 3: 리더십 역량에 관한 작은 문구가 있습니다.

게리: 6장 마지막 페이지에는 중요한 내용이 있습니다.

참석자 3: 전략적 계획 등 우리가 이미 논의한 많은 내용을 다룹니다.

게리: 이 장을 마무리하면서, 질문이 있으면 받겠습니다.

참석자 3: 2초 동안 쉬고 다시 시작하겠습니다.

게리: 다들 깨어 있나요?

참석자 2: 지난번보다 더 재미있게 하려고 노력했습니다.

게리: 저는 제 목소리를 듣는 것을 싫어합니다.

참석자 3: 하지만 어쩔 수 없습니다. 세 시간 동안 제 이야기를 듣는 것은 힘든 일입니다.

참석자 2: 여러분의 의견을 듣고 싶습니다.

참석자 3: 여러분의 의견을 듣고 싶습니다.

참석자 2: 좋은 KPI를 선택하는 방법에 대한 규칙이 있나요, 아니면 그룹에 맡기나요?

참석자 3: 저도 동의합니다.

참석자 2: 가장 좋은 KPI는 내부에서 협력적으로 개발된 것입니다.

참석자 3: 이것이 지시적인 것보다 더 효과적입니다.

게리: 제 경험으로는 대부분의 KPI는 상위에서 내려옵니다.

참석자 3: 우리는 일반적으로 KPI를 선택하지 않습니다.

참석자 2: 우리에게 지시되는 경우가 많습니다.

게리: 병원 측에서 어떤 지표에 집중하고 있는지에 따라 다릅니다.

참석자 2: 여러분도 이 경험을 하고 있을 것입니다.

참석자 3: 어떤 의료 분야이든 간에

참석자 2: 모두 이 문제를 겪고 있을 것입니다.

게리: 제 CFO는 의사들의 청구 제출 기간에 매우 민감합니다. 의사들이 서비스를 제공한 날부터 청구서를 제출하는 데 걸리는 평균 일수를 중요하게 생각합니다.

참석자 2: 청구서 제출 후 평균 35-48일 정도 걸립니다.

참석자 3: 이는 산업 표준보다 길다고 생각합니다.

참석자 2: 여러분의 청구 회사는 왜 이렇게 성과가 낮은 건가요?

게리: 청구 회사가 성과가 낮아 수익에 영향을 미치고 있습니다.

참석자 2: 우리는 청구 시스템을 구축했습니다.

게리: 우리는 청구 회사에 차트를 보내기 전에 8일을 기다립니다.

참석자 2: 완성된 차트가 10% 정도이고, 나머지 90%는 불완전합니다.

참석자 3: 차트가 완성되지 않으면 코더가 작업을 할 수 없습니다.

참석자 2: 결국 차트가 청구 회사에 도착하지 않습니다.

참석자 3: 제가 하고 싶은 말은, 우리가 시스템을 구축했다는 것입니다.

게리: 모든 관련된 의사들과 청구 회사가 포함됩니다. 하지만 만약 그 사실을 모른다면, 청구 회사가 나를 도와주는 것처럼 보일 것입니다.

참석자 2: 산업에서 다른 사람들처럼요.

참석자 3: 제가 그것을 구축한 방식입니다.

게리: 회사 ABC로 이전하더라도 여전히 8일을 지연시킨다면, 결국 같은 상황이 될 것입니다. 그 결과, 우리는 오늘과 같은 상태에 다시 도달할 것입니다.

참석자 3: 이 예를 드는 이유는 산업에서의 비교가 단순히 길 건너편과의 비교가 아니라는 점을 강조하기 위해서입니다.

참석자 3: 전체적인 범위 내에서 비교해야 합니다.

참석자 2: 적어도 지역적으로는 매사추세츠와 같은 특정 지역을 예로 들 수 있습니다.

게리: 간호사 비율과 같은 세부 사항들이 다른 지역에서는 다를 수 있습니다.

참석자 2: 따라서 유사한 그룹과 비교하는 것이 중요합니다.

게리: 두 조직이 똑같지 않기 때문입니다.

참석자 2: 좋은 예로 청구 회사를 들 수 있습니다.

참석자 3: Prescany SS를 들어보셨을 것입니다. 우리는 모두 환자 만족도를 살펴봅니다.

게리: 모르는 사람들을 위해 설명하자면, 이는 대부분의 병원에서 사용하는 전국적인 벤더입니다.

참석자 2: 거의 모든 병원에서 환자 만족도를 조사합니다.

참석자 3: 환자 각각을 별도로 조사하여 다양한 요소를 평가합니다.

참석자 2: 제가 말하고자 하는 요점은, BIDMC가 병원 연속체에서 어디에 위치하는지입니다.

참석자 3: 병원 연속체는 매우 다양합니다.

참석자 2: 지역 비교를 통해 변화를 살펴볼 수 있습니다.

참석자 3: 그러나 많은 경우, 사람들이 데이터를 제대로 이해하지 못합니다. 여기에서 모두가 동일한 환경을 비교하는 것이 중요합니다.

참석자 2: API에 대한 논의로 돌아가서, 이러한 것들이 종종

게리: 리더십에서 충분히 이해하거나 감상하지 못할 수 있습니다. 이는 리더로서의 역할을 두 배로 어렵게 만듭니다.

참석자 3: 회사의 지시를 따를 뿐만 아니라, 그룹을 움직이고 향상시키는 일을 해야 합니다.

게리: 예를 들어, 의사 대 의사 시간을 측정하는 동시에

참석자 2: 경영진과 협력하여

게리: 그 지표가 왜 유효한지 설명해야 합니다. 저는 지난 6~8개월 동안 CFO와 청구 회사의 성과에 대해 논쟁을 벌였습니다.

참석자 3: 이중적인 요소들이 많아서 단순히 숫자만으로는 설명할 수 없습니다.

게리: 특정 보험사 두 곳이 많은 청구를 거부하고 있으며, 우리는 하나씩 항소하고 있습니다.

참석자 2: 그러나 이는 문제가 아닙니다.

게리: 청구가 지연된 것은 수익에 영향을 미칩니다.

참석자 2: 하지만 이 사실을 모르면, 왜 수익이 산업 표준에 미치지 못하는지 궁금할 것입니다.

게리: 질문을 받겠습니다. 조지나, 의미 있는 지표를 찾는 것이 중요합니다.

참석자 3: 우리가 실제로 통제할 수 있는 지표를 찾는 것이 항상 가장 좋습니다.

참석자 2: 하지만 대부분의 경우, KPI는 상위 리더십에서 내려오는 지시입니다.

참석자 4: 많은 한국 병원들이 이 표준을 사용합니다. JCI와 KPI의 차이점은 무엇인가요?

참석자 3: 좋습니다.

참석자 2: 국제 공동 위원회(JCI)는 우리가 가지고 있는 것과 매우 유사합니다.

게리: 동일한 엔티티를 측정하려고 합니다. 국제적인 범위와 미국 범위가 있습니다.

참석자 2: 그리고 미국 범위가 있습니다.

참석자 3: 이는 실제로 표준을 살펴보는 것입니다.

게리: 절차와 정책을 살펴봅니다.

참석자 3: 저는 건강 관리에서 그것이 중요하다고 생각합니다.

참석자 2: 문제는 '우리가 그것을 실행하고 있는가'입니다.

참석자 3: 예를 들어, 제한 사용과 같은 것에서 공동 위원회는 다섯 개의 차트를 검토합니다.

참석자 2: 정책을 살펴보고, 그것이 잘 적용되고 있는지를 평가합니다.

참석자 3: 따라서 KPI는 중요한 성과 지표로서 매우 다릅니다.

게리: 여러분이 하려고 하는 것에 부합하는지 평가합니다.

참석자 2: 이 수준에서, 문지방에서 의사까지의 시간을 측정하는 지표는 유용합니다.

참석자 3: 그리고 모든 병원에서 이를 높이 평가합니다.

참석자 2: 다른 병원들은 어떻게 하고 있습니까?

참석자 3: 그들이 30분이고 여러분이 30분이라면, 리더로서

참석자 2: 잘하고 있다고 느낄 수 있습니다. 하지만 데이터가 다른 병원들이 15분이라는 것을 보여준다면

게리: 그리고 여러분이 30분이라면, 이는 개선이 필요하다는 지표입니다.

참석자 3: 이것은 성공의 지표입니다.

게리: 리더들은 이를 해결하기 위해 노력해야 합니다.

게리: 또한, 이를 통해 우리는 내부 경쟁력을 높일 수 있습니다.

참석자 2: 내부 경쟁력은 중요합니다.

참석자 3: 의사들은 끊임없이 학습하고 개선하려고 노력합니다.

게리: 이는 여러분이 선택한 직업에서 중요한 부분입니다.

참석자 3: 의사들은 항상 더 나은 성과를 내기 위해 노력합니다.

참석자 2: 성과를 개선하고, 질병 관리를 개선합니다.

참석자 3: 연구를 통해 제공하는 치료 유형을 개선합니다. 이제 코칭과 멘토링으로 넘어가겠습니다. 이는 또한 중요한 주제입니다.

참석자 2: 코칭과 멘토링은 우리가 이전에 논의한 내용과 매우 유사합니다.

게리: 멘토링 관계는 주니어와 시니어 간의 1:1 지원 관계입니다.

참석자 2: 반면 코칭은 팀을 대상으로 하는 교육입니다.

참석자 3: 코치는 경험을 넓은 그룹과 공유합니다.

게리: 멘토와 멘티 간의 관계는 목표와 기대치를 설정하는 것이 중요합니다.

참석자 2: 멘토는 낙관주의, 신뢰성, 접근성을 가져야 합니다.

참석자 3: 책의 72장에는 효과적인 멘토의 특성이 나와 있습니다.

참석자 2: SWOT 분석과 유사한 다이어그램이 있습니다.

참석자 3: '지원과 도전을 어떻게 제공하느냐'에 따라 성장이 결정됩니다.

게리: 지원이 많지만 도전이 적다면, 성장하지 못할 것입니다.

참석자 3: 반대로, 도전이 많지만 지원이 적다면, 좌절할 수 있습니다.

게리: 지원과 도전이 모두 부족하다면, 현재 상태를 유지할 뿐입니다.

참석자 2: SWOT 분석처럼, 이는 네 가지 박스로 구성된 다이어그램입니다.

참석자 3: 지원과 도전의 균형을 맞추는 것이 중요합니다.

게리: 멘토링은 중요한 개념입니다.

참석자 3: 시니어 멘토뿐만 아니라 멘토 커뮤니티도 중요합니다.

참석자 2: 멘토는 영감을 주고 가르칠 수 있어야 합니다.

참석자 3: 문화적 인식을 가져올 수 있어야 합니다. 책에서 다루고 있는 공식 멘토링에 대해서는 생략하겠습니다.

참석자 2: 여러 리더들이 연례 평가를 기다리기도 합니다.

게리: 평가를 통해 멘토링과 조언을 제공합니다.

참석자 2: 이것은 중요한 과정입니다.

게리: 저는 직원들에게 항상 말합니다.

참석자 3: 평가에서 놀랄 일은 없어야 합니다.

참석자 2: 부정적인 피드백이 있다면, 이는 리더로서의 저의 문제입니다.

참석자 3: 연간 평가에서 부정적인 피드백을 받는 것은 옳지 않습니다.

게리: 리더의 역할은 직원들을 코칭하고 멘토링하는 것입니다.

참석자 3: 성과를 높이는 데 도움을 주어야 합니다. 직원의 성취를 논의하는 것이 중요합니다.

게리: 직원이 최고의 성과를 내지 못하더라도, 부정적인 평가가 필요하지는 않습니다.

참석자 2: 제 의견으로는, 부정적인 평가를 작성한 적이 거의 없습니다.

참석자 3: 단 한 번, 정말로 개선의 여지가 없었던 경우를 제외하고는요.

참석자 2: 이 직원은 피드백을 받아들이지 않았습니다.

게리: 일관된 피드백과 평가의 중요성을 강조하고 싶습니다.

참석자 2: 지속적인 피드백과 평가가 중요합니다.

게리: 이것은 큰 투자이지만, 중요한 과정입니다.

참석자 2: 하루하루 많은 일을 처리해야 하지만, 이는 중요한 리더십의 기둥 중 하나입니다.

참석자 3: 좋은 리더십의 기둥 중 하나는 인적 자원 관리입니다.

게리: 이는 직원들을 개발하고 영감을 주는 과정입니다.

참석자 2: 직원이 승진할 때 가장 큰 보람을 느낍니다.

게리: 직원이 승진하면, 이는 큰 성취입니다.

참석자 2: 승진은 훌륭한 일입니다.

게리: 특정 인물을 키워서 그들이 기술이나 기술 세트를 습득하도록 도와주고, 그것이 그들을 다음 직장으로 이끌었든 내 부서에 있든 다른 부서에 있든, 또는 내 조직 밖의 다른 직장에서 일하든, 그들이 발전할 수 있도록 도왔다는 것은 매우 중요한 일입니다. 아무도 자신의 직원이 떠나는 것을 보고 싶어 하지 않지만, 동시에 그것은 매우 큰 영광입니다. 내가 직원들을 잘 키웠다는 증거이기 때문입니다. 나는 여러분이 그 장을 한번 읽어보길 권장합니다. 그 장에는 중요한 몇 가지 포인트가 있으며, 그것들을 여러분의 업무와 관리 스타일에 적용해 보시기 바랍니다. 질문이 있나요? 우리가 빠르게 지나갔지만, 그 부분에서 오래 머무를 필요는 없다고 생각했습니다.

참석자 2: 없습니다.

게리: 내 요점은 내가 여러분에게 중요한 피드백을 받고 있는지 확인하는 것입니다. 우리는 관리자 피드백을 이야기

하지만, 나 역시 피드백이 필요합니다. 나는 그것을 원하고 갈망합니다. 내가 여러분에게 최고의 시간을 제공하고, 유익한 내용을 제공할 수 있도록 노력합니다. 여러분이 기억할 수 있는 금덩어리 같은 작은 조언이나 지혜를 가져가기를 바랍니다. 여러분이 리더십 상황에 직면했을 때나 재난 의학에서 배운 것을 적용할 때 도움이 되기를 바랍니다. 그리고 나는 여러분에게 리더십과 행정에 대한 작은 부분이라도 남기기를 바랍니다.

참석자 2: 그래서, 게리, 당신의 프로그램에서는 멘토가 자발적으로 결정되나요? 아니면 신입사원을 위한 건가요? 그리고 코칭은 문제가 있는 사람에게 제공되나요? 어떻게 운영되나요?

게리: 안타깝게도, 대부분의 경우 신입 직원들을 위해 멘토십이 운영됩니다. 그들은 배경이 없기 때문에 멘토가 필요합니다. 이는 일관성을 빨리 확보하기 위한 것입니다. 대부분의 비즈니스에서 일관성은 매우 중요합니다. 맥도날드의 햄버거가 매번 동일한 맛을 내는 것처럼, 의료 분야에서도 동일한 일관성이 필요합니다. 멘토십은 주로 신입 직원들을 위한 것이며, 코칭은 매우 다릅니다. 코칭은 특정 분야에 더 큰 전문 지식을 가진 사람이 주로 담당합니다.

게리: 코칭은 단순히 누군가를 가르치는 것이 아니라, 그 사람의 특성을 변화시키는 것입니다. 개인 갈등에서 벗어나도록 도와주는 것입니다. 반면에, 멘토십은 주로 누군가에게 기본적인 것을 가르치는 것입니다.

참석자 3: 네, 우선 감사합니다. 두 가지 포인트가 있습니다. 하나는, 멘토십과 코칭이 중요하다는 것입니다. 우리는 모두 레지던시를 거쳤습니다.

참석자 4: 네, 맞아요.

참석자 3: 그 시절을 돌아보면, 프로그램이나 훈련을 받을 때 교수 멘토나 멘토가 배정되었습니다. 그것은 매우 공식적인 절차의 일환이었으며, ACGME (미국 공인 의학교육 인증기관) 단계의 일부로 레지던시를 개선하기 위한 노력이었습니다. 멘토십은 기본적인 것을 배우는 것이라고 말씀하셨는데, 많은 경우 멘토들은 연구로 안내하려고 합니다. 그러나 실제로는 레지던시를 갓 마친 사람들이 더 나은 멘토가 될 수 있습니다.

그러나 갓 레지던시를 마친 사람들은 여전히 자신들의 일을 하느라 바쁩니다. 이상적인 멘토를 찾는 것은 어렵습니다. 그들은 여전히 적응하고 있기 때문입니다. 하지만 이 점은 중요한 관찰이라고 생각합니다.

게리: 좋은 지적입니다. 솔직히 말해서, 우리는 종종 멘토십을 이상적으로 보지 않습니다. 멘토십은 주니어와 시니어의 관계로, 멘토는 오래전 레지던시를 마친 사람이 아닌, 레지던시를 막 마친 사람이 되어야 합니다. 멘토는 그들의 경험을 통해 주니어를 돕는 것이 중요합니다.

멘토십은 주로 주치의와 레지던트의 관계로 이루어지며, 이는 반드시 이상적이지 않습니다. 레지던트를 갓 마친 사람이 더 나은 멘토가 될 수 있습니다. 초기 경력에는 많은 시간이 필요하기 때문에 어려울 수 있습니다.

참석자 3: 맞습니다. 레지던트 시절, 주치의가 아닌, 레지던트가 멘토가 되어야 합니다. 하지만 초기 경력에는 많은 시간이 필요하기 때문에 어려울 수 있습니다.

게리: 이 점은 흥미로운 지적입니다. 우리는 초기 경력에는 멘토십과 코칭이 어렵다는 것을 이해해야 합니다.

참석자 3: 다른 질문이 있습니다.

게리: 좋습니다. 질문하세요.

참석자 3: 아카데믹 환경에서의 멘토십은 특정 방향으로 안내하려 합니다. 이는 주로 평가와 관련이 있습니다. 주치의가 레지던트를 평가하며, 이는 주로 평가와 관련이 있습니다. 제 아버지는 콜롬비아 대학에서 오랫동안 근무하셨고, 7월에 새로운 인턴들을 가르치는 것을 좋아하셨습니다. 그는 인턴들에게 당신의 경력에서 무엇을 하든지 상관없다고 말씀하셨습니다. 중요한 것은 당신이 자신의 길을 찾는 것입니다.

멘토는 평가를 위해 존재하는 것이 아니라, 단지 도움을 주기 위해 존재해야 합니다.

참석자 4: 멘토는 평가와 분리되어야 합니다.

게리: 좋은 지적입니다. 우리는 평가와 멘토십을 분리하는 것이 중요하다는 것을 이해해야 합니다. 예를 들어, IMC에서는 채용과 해고, 관리를 결정하는 사람이 멘토링을 하지 않습니다. 아카데믹 측면에서, 우리는 전문성을 가진 사람이 멘토 역할을 합니다. 예를 들어, Dr. Edl는 응급 의학과 의학 아트의 교수로 승진했고, 그는 멘토가 되어 주니어를 학문적으로 발전시키는 역할을 합니다.

서비스의 책임자는 1년에 한 번 만나 학문적 성과를 검토합니다. 그리고 성과가 좋지 않으면, 연구 상태를 개선하라고 요청할 수 있습니다. 그러나 그와의 대화는 주로 성과 지표, 재정 상태, 운영 상태 등에 집중됩니다. 우리는 그 논의를 멀리하고, 친구나 동료로서의 멘토가 더 나은 관계를 형성할 수 있도록 합니다.

이러한 관계를 분리하는 것이 중요합니다. 채용, 해고를 결정하는 사람이 멘토 역할을 할 수 없습니다. 대신, 더 나은 관계를 형성할 수 있는 사람을 멘토로 지정하는 것이 중요합니다. 이는 초기 경력에 큰 도움이 됩니다.

우리는 종종 사람들에게 멘토를 선택하게 합니다. 그러나 이를 개선하기 위해 멘티가 멘토를 선택할 수 있도록 하는 것이 더 나을지에 대한 연구가 필요합니다. 이는 흥미로운 주제입니다.

참석자 4: 네, 흥미로운 주제입니다. 죄송하지만, 제가 마지막으로 한 가지 더 말씀드리고 싶습니다.

게리: 신입 멘토, 즉 새로운 직업을 시작하는 사람들에게 멘토를 배정할 때 주로 그들의 경력 관심사에 따라 배정합니다. 예를 들어, "당신이 개를 좋아하면 이 사람에게, 고양이를 좋아하면 저 사람에게, 야구를 좋아하면 이 사람에게 배정합니다."라고 하면 전문적인 연결보다 개인적인 연결이 이루어져서 더 좋은 관계를 형성할 수 있을 것입니다.

게리: 다시 말하지만, 구조화하고 제도화하려고 하면 문제가 생길 수 있지만, 초기 멘토십에서 어떻게 하면 새로운 직책에 있는 사람들이 편안하게 이야기할 수 있을지 고민해봐야 합니다.

참석자 2: 그건 정말 좋은 지적입니다. 아마도 우리가 그런 종류의 연구를 해볼 수 있을 것입니다.

참석자 3: 관계는 기본적인 요소이며, 만약 다른 것보다 연결될 수 있는 무언가가 있다면...

참석자 2: 맞아요, 즉시 신뢰와 편안함을 창출할 수 있는 공통점을 찾는 것입니다. 그것은 흥미로운 연구 주제입니다. 우리 중 한 명이 앞으로 그런 연구를 진행할 수 있을 것입니다. 그것은 관점을 바꾸는 것입니다. 일반적으로 임상적 측면에 의해 설계됩니다.

게리: 우리가 태어난 시점과 관련해서 그 오래된 건물의 배관을 고치지 않았기 때문에 천장과 벽이 여전히 노랗게 변색된 것입니다.

참석자 2: 그리고 다른 것들도요. 저는 아마도 일곱 명의 다른 아이들과 함께 방에 있었을 것입니다. 왜냐하면 제가 일곱 살이었기 때문입니다. 우리는 개인 방에 있지 않았습니다. 소아과에서 창가에 있었고, 워싱턴 브리지를 볼 수 있었습니다.

게리: 맞아요, 그 다리를 보면서... 뉴욕시는 교외에 사는 사람들에게는 먼 곳이었죠.

참석자 2: 수 년이 지나도 그 기억은 머릿속에 선명합니다. 냄새와 풍경, 그림이 우리에게 가장 강력하게 남아 있습니다.

게리: 네, 감사합니다. 저도 그 기억이 납니다. 계속 진행하지 않으면 추억에 빠져들어 다시 돌아오지 못할 것입니다.

참석자 3: 맞아요, 맞습니다. 계속 진행해야죠.

게리: 오늘의 주제 중 하나는 갈등 관리입니다. 우리는 일상적으로 갈등을 경험합니다. 갈등은 피할 수 없으며, 이는 개인적인 삶에서도 마찬가지입니다. 의료 환경에서는 갈등이 품질과 환자 만족도에 큰 영향을 미칠 수 있습니다. 갈등을 피하거나 무시해서는 안 되며, 리더로서 갈등을 해결하는 능력은 중요합니다. 리더로서 갈등을 해결하는 기술을 습득하는 것이 중요합니다. 이 장에서는 의사소통의 중요성과 갈등을 해결하는 몇 가지 기술을 다룹니다.

의사소통에서 중요한 것은 단어 그 자체보다는 몸짓, 자세, 목소리 톤 등입니다. 나는 종종 상사나 다른 사람들에게서 "너는 말을 너무 단조롭게 해"라는 말을 듣습니다. 내가 화가 나거나 긴장할 때 특히 그렇습니다.

지난주에 있었던 일을 예로 들면, 내가 어떤 사람에게 무언가를 설명하려고 했을 때, 내 말투가 너무 엄격하고 단호하게 들렸습니다. 단어 자체는 적절했지만, 그것을 전달하는 방식이 문제가 되었습니다. 목소리 톤과 얼굴 표정이 중요한 역할을 합니다.

리더로서 의사소통 방식이 다른 사람에게 미치는 영향을 이해하는 것이 중요합니다. 이는 나 자신에게도 지속적인 도전 과제입니다. 갈등을 피하는 핵심은 의사소통의 정도입니다. 기대치와 관련된 갈등이 발생하는 경우가 많습니다.

환자 대기 시간에 대해 이야기해보겠습니다. 응급실에서 환자가 오래 기다리면 불만과 갈등이 증가합니다. 우리는 환자에게 대기 시간을 알리고, 그 이유를 설명해야 합니다.

의사소통을 통해 갈등을 예방할 수 있습니다. 예를 들어, 환자가 대기하면서 의료진이 웃고 떠드는 모습을 보면, 환자는 자신이 무시당하고 있다고 느낄 수 있습니다. 이러한 갈등을 예방하기 위해 환자에게 상황을 설명하고, 그들의 불안을 줄이는 것이 중요합니다.

예를 들어, 한 의사가 응급실을 잘못 이용하는 환자에게 "여기 올 필요가 없습니다."라고 말하는 것은 갈등을 일으킵니다. 우리는 이러한 접근 방식을 피해야 합니다. 그 의사는 결국 그 병원에서 다른 곳으로 옮겨졌습니다. 이는 우리가 환자에게 접근하는 방식이 얼마나 중요한지를 보여줍니다. 시스템을 구축하려고 노력하지만…

참석자 2: 소통을 중심으로 하여 갈등을 줄이려 합니다.

참석자 3: 소통이 모든 갈등을 해결해주지는 않습니다.

참석자 2: 일부 환자는 모든 정보를 제공해도 만족하지 않을 것입니다.

게리: 모두를 만족시킬 수는 없습니다. 하지만 우리는 역사를 통해 소통이 갈등 해소와 관계 구축에서 중요한 역할을 한다는 것을 알게 되었습니다.

참석자 2: 갈등을 피하고 개선하는 데 중요한 요소는 소통의 도구입니다.

게리: 이해를 돕기 위해 소통하고 도구를 사용하는 것이 갈등을 피하고 개선하는 데 중요합니다.

참석자 3: 협상에 관한 책인『Getting to Yes』를 언급합니다.

참석자 2: 협상은 소통의 중요한 부분입니다. 이 책은 협상의 가치와 기술에 대해 다룹니다.

참석자 3: 이 책을 강력히 추천합니다. 협상 기술을 향상시키는 데 도움이 됩니다.

참석자 2: 협상은 갈등을 피하고 개선하는 기술입니다.

게리: 갈등을 성장의 기회로 삼을 수 있습니다.

참석자 2: 다른 책인『The Art of War』도 언급합니다. 이 책은 전쟁이 아니라 언제 싸울지, 언제 싸우지 않을지에 대해 다룹니다.

참석자 3: 상대가 강할 때 싸워야 합니다.

참석자 2: 상대가 약할 때 싸워야 합니다. 동등할 때는 재평가해야 합니다.

게리: 협상에서도 같은 원리가 적용됩니다.

참석자 3: 상대의 강점을 알고 협상에 임해야 합니다.

참석자 2: 가장 중요한 협상은 동등한 상황이 아닐 때입니다.

게리: 비즈니스에서 협상은 중요합니다.

참석자 3: 협상 스타일 중 하나는 협력 스타일입니다. 이 스타일은 복잡하지만 가장 효과적입니다.

참석자 2: 장기적인 관계를 구축하고 최선의 결과를 원할 때 협력 스타일이 필요합니다.

게리: 협력 스타일은 갈등 관리에서 중요한 역할을 합니다.

참석자 3: 협력은 모두에게 이익이 되는 결과를 창출하는 것을 목표로 합니다.

참석자 2: 주장성과 협력성을 높여야 합니다.

게리: 중간 수준의 주장성과 협력성은 타협 스타일을 의미합니다.

참석자 3: 타협은 모두에게 최선이 아닐 수 있습니다.

참석자 2: 타협은 이기고 지는 결과를 낳을 수 있습니다.

게리: 진정한 협력은 모두가 이익을 얻는 것입니다.

참석자 3: 표준을 설정하고 갈등을 피하는 것이 중요합니다.

참석자 2: 신뢰는 중요한 요소입니다. 사람들은 당신을 신뢰해야 합니다.

게리: 현장 직원의 의견을 듣고 시스템을 재설계하는 것이 중요합니다.

참석자 3: 신뢰는 중요한 기술입니다.

게리: 조지나, 의견 있으신가요?

조지나: 사람들이 듣는 방식에 따라 다릅니다. 예를 들어, 어떤 의사는 슬픈 소식을 전할 때 웃는 얼굴로 전달하여 가족들이 불만을 가졌습니다. 또 다른 예로, 어떤 사람은 시끄럽게 말해 간호사들이 불만을 가졌습니다.

참석자 2: 맞습니다. 때로는 그룹 피드백이 더 효과적일 수 있습니다.

게리: 조지나, 말씀 감사합니다. 로드완, 의견 있으신가요?

로드완: 리버풀에서 온 가정의학과 의사입니다. 문화적 인식과 소통 기술이 중요합니다. 예를 들어, 급여를 비교하는 대화가 환자들 앞에서 이루어졌습니다. 문화적 인식과 종교적 인식이 중요합니다.

게리: 의견 감사합니다. 조지나가 언급한 예처럼, 표정이 말보다 더 큰 영향을 미칠 수 있습니다.

참석자 2: 문화적 인식이 갈등을 피하는 데 중요합니다.

게리: 문화적 인식과 종교적 인식을 가지고 환자에게 접근해야 합니다. 응급실 수준에서의 관리가 조금 특이한데, 이는 다른 치료에도 영향을 미칠 것입니다.

참석자 2: 건강의 결정 요소에 대해 말하자면, 감정이 혼합되어 있습니다.

참석자 3: 정책을 만드는 사람들, 특히 공중 보건에 대해 이해하지 못하는 경우가 많습니다. 이들은 정책을 만드는 위치에 있지만 실제로 그 상황을 겪어보지 않았습니다. 이는 큰 문제입니다.

참석자 2: 갈등 해결과는 관련이 없지만, 중요한 문제입니다. 우리는 현재의 상황을 개선하기 위해 많은 노력이 필요합니다.

게리: 응급실에서는 해결하기 어려운 문제들이 많습니다. 이는 다른 부서, 특히 1차 진료 부서가 더 잘 처리할 수 있을 것입니다.

참석자 2: 응급실이 아닌 다른 부서가 이러한 문제를 해결해야 합니다.

게리: 응급실은 모든 환자에게 열려 있으며, 이는 부담이 될 수 있습니다. 우리는 사람들이 집으로 돌아가지 않도록 노력하고, 보호소와 같은 곳으로 연결하려고 노력합니다.

참석자 3: 이 문제는 병원 기반의 문제를 넘어 사회적 환경의 문제입니다. 이를 해결하려면 다른 접근이 필요합니다. 병원에만 부담을 주는 것은 적절한 첫 단계가 아닙니다.

참석자 2: 이러한 문제는 병원의 재정에도 영향을 미칩니다. 우리는 어떻게 하면 시스템에 추가 비용을 들이지 않고 이를 해결할 수 있을지 고민해야 합니다.

게리: 이런 문제는 의료 제공자에게 많은 스트레스를 줄 수 있습니다. 이는 번아웃을 증가시킬 수 있습니다.

참석자 2: 이는 제공자들에게 더 많은 비판과 대립을 초래할 수 있습니다. 이는 결과적으로 재정적인 영향을 미칠 수 있습니다.

게리: 재정적인 압박은 인력 감축을 초래할 수 있습니다. 이

는 부정적인 영향을 미칠 수 있습니다. 모든 부서에 동일한 비율로 예산을 삭감하는 것은 공평하지 않을 수 있습니다.

참석자 3: 이는 더 많은 문제를 일으킬 수 있습니다. 재정적으로 긍정적인 부서에서 예산을 삭감하면 전체 수익에 부정적인 영향을 미칠 수 있습니다.

참석자 2: 이는 관리의 문제입니다. 모든 부서에 동일한 접근 방식을 적용하는 것은 적절하지 않을 수 있습니다.

게리: 개별 부서의 상황에 맞게 접근하는 것이 더 나은 결과를 낳을 수 있습니다.

참석자 3: 갈등을 피하고 개선하는 데 필요한 기술은 신뢰, 효과적인 경청, 아이 컨택, 이해 기반의 접근 방식입니다.

참석자 2: 이해 기반의 접근 방식은 상대방의 기대를 이해하고 이에 맞춰 소통하는 것입니다.

게리: 갈등을 피하고 개선하는 데 있어 중요한 기술은 침묵의 힘입니다. 때로는 반응하지 않는 것이 도움이 됩니다. 좋은 청취자가 되는 것이 중요합니다.

참석자 3: '나' 또는 '우리'라는 표현을 사용하는 것이 효과적입니다. 이는 긍정적인 결과를 가져올 수 있습니다.

게리: 다음 주에 우리는 팀워크와 고성능 회의에 대해 논의할 것입니다. 고성능 회의를 위한 중요한 요소는 테이블의 위치와 배치입니다.

참석자 3: 회의에서의 위치는 중요한 영향을 미칩니다. 테이블의 중앙이나 구석에 앉는 것은 덜 효과적일 수 있습니다.

게리: 반응이 빠르고 대립적인 사람을 중립화하거나 비활성화시키기 위해 좌석 배치를 고려할 수 있습니다. 이는 회의의 전체적인 역학에 큰 영향을 미칠 수 있습니다.

참석자 2: 각기 다른 설정은 각기 다른 영향력을 가질 수 있으며, 이는 상황에 맞게 사용해야 합니다. 500명의 청중에게 발표할 때와 소규모 팀을 이끌 때의 접근 방식은 다릅니다.

참석자 3: 이를 요약하여 여러분과 공유하겠습니다. 이는 중요한 내용이며, 간과해서는 안 됩니다.

게리: 당신이 반드시 생각하지 않을 수도 있지만, 그들이 그것에 대해 상당히 많은 시간을 할애한 철저한 장을 썼다는 것입니다. 요약은 괜찮을 것이고, 그 장은 항상 모든 배경 자료에 대한 열쇠가 될 것입니다. 각 장을 줄 때마다 항상 해왔듯이, 무엇을 부르는지, 글로스... 아니, 용어집이 아니라 참조 문헌이라고 합니다. 감사합니다.

왜냐하면 저는 여러분이 제가 이 회의에서 공유하는 장에 있는 논의를 만드는 데 사용된 다른 연구와 다른 책을 탐구할 수 있기를 원하기 때문입니다. 그래서 제가 그것에 대해 빠르게 언급했지만, 저는 또한 우리의 시간을 인식하고 있습니다. 저는 우리를 약 두 시간 반, 최대 세 시간으로 유지하려고 합니다. 왜냐하면 그것이 이상적인 시간이라고 생각하기 때문입니다. 시간이 지나면 우리가 모두 배고파지기 시작하고, 서로를 조금씩 잃기 시작하거나 다른 회의로 가야 할 사람들이 생기기 때문입니다. 그래서 저는 존중하고 싶고, 주제를 시작해서 5-10분 밖에 주지 않는 것이 공평하지 않다고 생각합니다.

저는 여기서 거의 모든 말을 하고 있다는 것을 자주 느낍니다. 이는 그렇게 될 것이고, 저는 그것에 만족합니다. 그것이 여러분에게도 잘 맞기를 바랍니다. 오늘 주신 상호작용을 항상 사랑합니다. 오늘 방에 있는 사람들과 줌에 있는 사람들 모두에게 몇 가지 세션을 더 가질 것입니다. 저는 중요한 원칙들을 제공할 것입니다. 하지만 저는 또한 제가 일상적으로 하고 있는 일들, 제 실무, 환자 치료를 위한 다양한 접근 방식을 개발한 방법에 대해서도 다룰 것입니다. 예를 들어, 긴급 치료, 관찰 경로, 품질 지표, 인적 자원 브랜딩, 마케팅 등 책에서 직접 나오지 않을 것들입니다.

참석자 2: 개인적으로, 제 소원일 뿐이니 불편해하지 않으셨으면 좋겠습니다. 개인적으로는 의사들의 성과에 따라 급여를 분배하는 방법에 대해 알고 싶습니다. 그 결정을 어떻게 규제할 수 있나요? 저는 정말 그런 프로젝트에 대해 알고 싶습니다.

게리: 인센티브 기반 접근 방식의 관리는 우리가 이 실무를 구축한 방식입니다. 다시 말하지만, 우리에게는 돈이 문제입니다. 우리는 이 논의를 했다는 것을 알고 있습니다. 항상 그렇지는 않지만, 당신이 묻는 요점은 당신의 그룹을 위한 동기 부여 요소를 찾아야 한다는 것입니다. 제 그룹은 돈이 동기입니다. 그래서 저는 그것을 알고 있습니다. 그리고 당신의 그룹도 돈이 동기입니다. 알겠습니다. 우리는 공통점이 있습니다.

그것은 모든 사람에게 해당되는 것은 아닙니다. 또는 항상 가능한 것은 아닙니다. 그것이 공정하다는 것을 명확히 해야 했습니다. 우리가 구축한 모델은 정말로 효과적입니다. 그리고 저는 그것을 공유할 것입니다. 실제로 의사들의 이름을 제거한 후 공유할 것입니다. 우리가 사용하는 하나의 PNL을 드리겠습니다.

우리는 의사가 하는 모든 수준의 작업이 그 또는 그녀에게 재정적 영향을 미친다고 결정했습니다. 환자 치료, 교육, 품질, 행정 업무에 대한 스티펜드가 있으며, 각각은 하위 성과 영향이 있습니다. 예를 들어, 임상 치료는 문서화의 정확도, 얼마나 많은 환자를 보는지, 고객 서비스 및 환자 만족도와 같은 것을 포함합니다.

어떤 것들은 당신이 통제할 수 없습니다. 예를 들어, 환자가 보험에 가입했는지 여부는 당신이 통제할 수 없습니다. 그러나 각각의 접근 방식에 인센티브를 생성할 수 있는 방법이 있습니다. 우리는 교육에 대해 돈을 주는 것뿐만 아니라, 교육 점수에 따라 그 돈을 조정합니다. 그래서 교육을 담당하는 사람들의 점수를 기반으로 돈을 지급합니다.

참석자 2: 예를 들어, 만약 제가 LLC와 같은 회사를 설립하고 전문가들과 계약을 맺으면, 그들의 전문성을 어떻게 규제하거나 평가할 수 있나요?

게리: 예를 들어 드리겠습니다. 우리는 종종 다른 전문의와 상담을 합니다. 정형외과나 신경과 등 높은 수준의 전문성을 요구하는 상담은 그 작업에 대해 보상을 받습니다. 당신의 모델에서는 그들이 자신의 재정적 능력을 가지고 있나요? 아니면 그들이 당신의 나라의 건강 관리 재정 시스템의 일부인가요?

참석자 2: 저에게서 지불됩니다.

게리: 사실은, 당신은 여러 가지 다른 모델을 생각해 낼 수 있습니다. 참여 유형에 따라 다르게 할 수 있습니다. 예를 들어, 심장학은 정형외과보다 높은 수준입니다. 또는 의학과 외과의 차이에 따라 다르게 할 수 있습니다. 결과에 따라 보상을 받을 수도 있습니다. 예를 들어, 이 전문가가 환자를 평가하여 그 또는 그녀가 집에 갈 수 있다고 말하면, 입원을 피할 수 있으면 추가 보상을 받을 수 있습니까?

참석자 2: 저는 전직 비영리 조직의 화학적 손상 연구 회장이었습니다. 대부분의 회원들은 한국 응급 의학과 교수들입니다. 하지만 요즘은 그 운영 방식이 자발적이어서 기여가 매우 달랐습니다.

게리: 많은 회사들이 사람들에게 참여에 대해 소액의 수당을 제공합니다. 참여하면 소액의 수당을 받을 수 있습니까? 사람들은 돈에 의해 동기가 부여됩니다. 따라서 자문 위원회를 구성하고, 그 위원회가 유급 서비스가 되도록 할 수 있습니다.

우리는 과학의 일부가 되고 싶어하고, 질병 관리를 돕고 싶어하지만, 결국 가족과 떨어져 있는 시간을 보상받아야 합니다. 그 유일한 방법은 재정적 보상입니다. 그래서 가족과 함께 좋은 일을 할 수 있습니다. 프로젝트에 시간을 할애했기 때문에 가족과 함께 저녁 식사를 할 수 있습니다.

참석자 2: 감사합니다. 그것은 저에게 큰 도움이 되었습니다.

부록 2

SCH 재난의학센터 응급실 행정 및 리더십 트레이닝 프로그램 강의 chapter 2 대화록

의료 책임자 리더십과 응급실 운영 chapter 대화록

주제: 응급실 행정 및 리더십 트레이닝 - 책임자 리더십 및 응급실 운영 필수 요소
일시: 2024년 6월 13일
진행자: 신희준 교수
참석자: 여러 리더십 후보 및 경력 간호사들

서론

신희준: 오늘 교육의 핵심 주제는 '응급실 운영과 행정 리더십'입니다. chapter 2에서는 다음과 같은 다섯 가지 세부 주제를 다룰 예정입니다.

1. 의료 책임자의 리더십
2. 간호 책임자의 역할
3. 인력 배치 전략
4. 환자 중심 행정 개선
5. 응급실 운영의 필수 요소

이번 chapter에서는 실질적인 실행 방안을 논의하는 데 중점을 둘 것입니다.

세션 1: 의료 책임자의 리더십

신희준: 우리 교육 과정의 첫 번째 질문은 다음과 같습니다. 새로운 응급실 팀 리더가 되었을 때, 효율적인 팀워크와 환자 만족도를 높이기 위해 어떤 접근법을 사용할 수 있을까요?

참석자 1: 리더십의 핵심은 명확한 의사소통과 업무 분담입니다. 환자 대기 시간을 줄이기 위해 직원 간의 협력 체계를 강화해야 합니다.

참석자 2: 중증 환자와 경증 환자를 신속히 분류할 수 있는 시스템이 필요합니다. 또한, 데이터 기반으로 팀원들의 업무 성과를 정기적으로 평가하는 것도 중요합니다.

신희준: 맞습니다. 의료 책임자의 역할은 팀원들이 자신의 역량을 최대한 발휘할 수 있는 환경을 조성하는 것입니다. 이를 위해 다음의 세 가지를 기억하세요.

1. 협업 중심 리더십 구축
2. 전략적 관리 능력 배양
3. 혁신과 개선을 통한 지속적인 발전

이제, 사례를 들어 자세히 논의해봅시다.

세션 2: 간호 책임자의 역할

신희준: 다음은 간호 책임자의 역할에 대한 질문입니다. 간호사 팀의 동기부여를 높이고, 업무 효율성을 극대화하기 위해 어떤 접근법을 사용할 수 있을까요?

참석자 3: 동기부여를 위해 인센티브 프로그램을 도입하는 것이 좋습니다. 예를 들어, 우수한 성과를 낸 팀원들에게 추가 휴가나 보너스를 제공하는 방법이 있습니다.

참석자 4: 명확한 기대치를 설정하고, 정기적으로 피드백을 제공하는 것도 중요합니다. 간호사들이 자신의 역할과 목표를 명확히 이해하면, 동기부여가 더욱 쉬워집니다.

신희준: 간호 책임자의 주요 역할은 팀원 간의 신뢰를 구축하고, 업무의 효율성을 극대화하는 것입니다. 이를 위해 신뢰를 구축하는 방법에 대해 더 구체적으로 논의해 봅시다.

세션 3: 인력 배치 전략

신희준: 다음은 응급실 인력 배치에 관한 주제입니다. 과도한 환자 수와 제한된 인력을 효과적으로 관리하기 위해 어떤 전략이 필요할까요?

참석자 5: 시간대별로 인력 수요를 분석하고, 이에 따라 인력을 재배치해야 합니다. 예를 들어, 환자가 몰리는 시간대에는 추가 인력을 배치하고, 조용한 시간대에는 인력을 줄일 수 있습니다.

참석자 6: 경험 많은 간호사를 주요 구역에 배치하고, 신입 간호사는 경증 환자 구역에서 경험을 쌓게 하는 것도 좋은 방법입니다.

신희준: 인력 배치는 데이터 기반으로 이루어져야 합니다. 또한, 팀원 간 협력과 상호 지원 체계를 구축하는 것이 필수적입니다.

세션 4: 환자 중심 행정 개선

신희준: 환자 경험을 개선하고 대기 시간을 줄이기 위해 어떤 행정적 개선 방안을 제안할 수 있을까요?

참석자 7: 환자 대기 상황을 실시간으로 제공하는 디지털 디스플레이를 활용하면 보호자와 환자의 불만을 줄일 수 있습니다.

참석자 8: 환자와 보호자를 대상으로 교육 프로그램을 운영하여 응급실 절차에 대한 이해도를 높이는 것도 좋은 방법입니다.

신희준: 환자 중심 행정의 핵심은 투명성과 효율성입니다. 정보를 투명하게 공유하고, 환자와 보호자가 체감할 수 있는 변화를 만드는 것이 중요합니다.

세션 5: 응급실 운영의 필수 요소

신희준: 응급실 운영의 성공을 위해 반드시 고려해야 할 요소는 무엇일까요?

참석자 9: 효율적인 프로세스와 명확한 지침이 필요합니다. 예를 들어, 환자 분류 시스템(KTAS)을 강화하고, 이에 따라 신속히 대처할 수 있는 시스템을 마련해야 합니다.

참석자 10: 지속적인 교육과 훈련을 통해 직원들의 역량을 강화하는 것도 필수적입니다.

신희준: 맞습니다. 성공적인 운영은 명확한 프로세스와 지속적인 교육에 달려 있습니다. 여러분이 제안한 아이디어를 바탕으로 구체적인 실행 계획을 세워보세요.

결론 및 마무리

신희준: 오늘 논의한 다섯 가지 주제는 응급실 운영과 리더십에서 핵심적인 요소들입니다. 각자의 조직에서 이를 어떻게 구현할지 고민해보시고, 다음 챕터에서 다시 논의하겠습니다.

참석자들: 감사합니다, 교수님. 많은 것을 배웠습니다.

신희준: 저도 여러분과 함께할 수 있어 기뻤습니다. 다음 세션에서 더 깊이 있는 논의를 이어가길 기대합니다.

참고 이 대화록은 교육의 목적으로 요약 및 편집되었습니다. 각 참가자는 직역별 직위와 번호로 구분되었고 대화 안의 호칭은 있는 경우 개인 정보 보호를 위한 익명성 부여를 위해 영어 이니셜로 대체하였습니다.

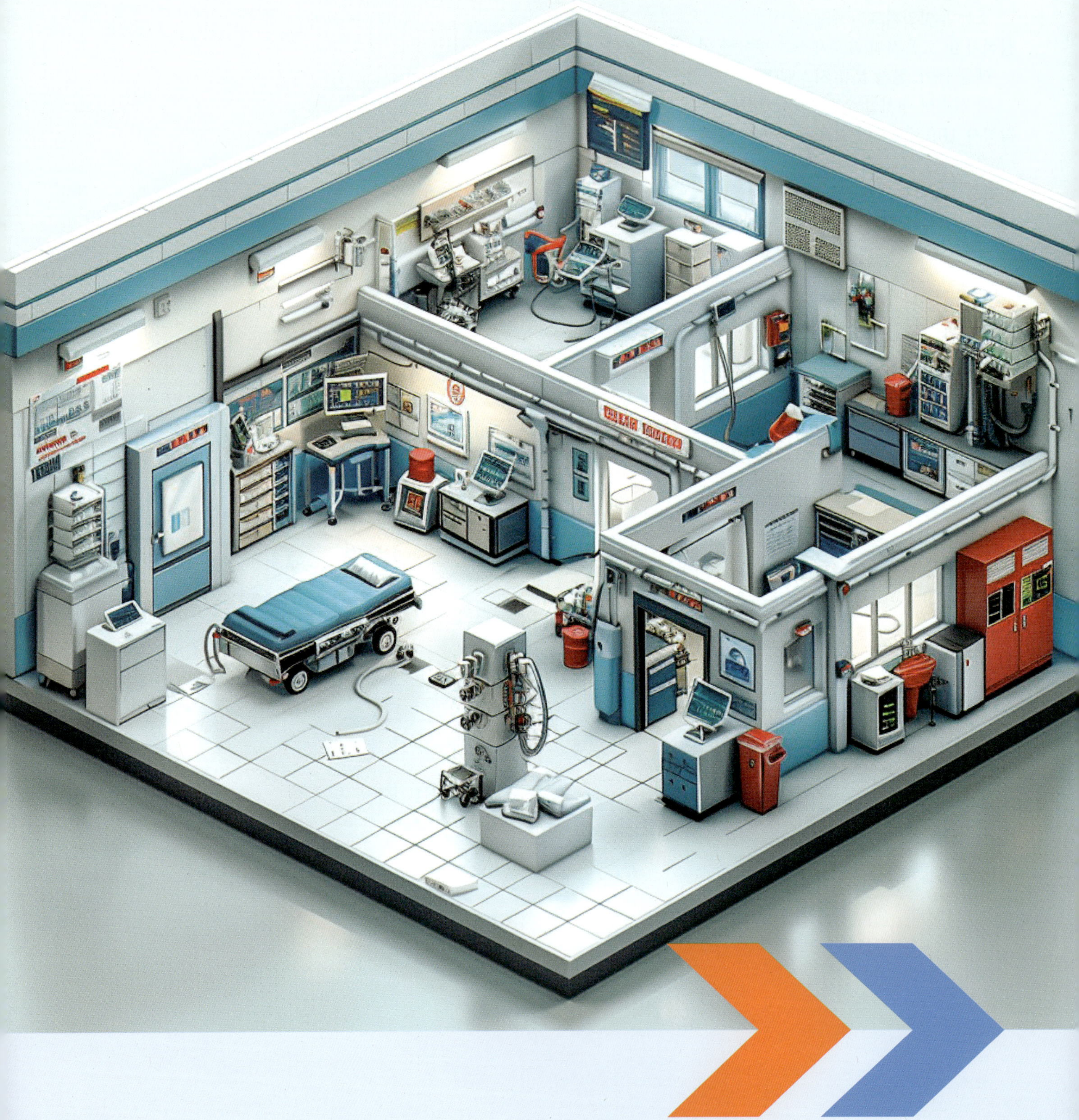

CHAPTER 3

운영 - 흐름

Operation - Flow

1. 환자 처리량: 왜 중요한가? 어떻게 수행되는가?
2. 환자 흐름 원칙
3. 환자 처리 과정 최적화하기
4. 대기관리: 기다림의 심리학
5. 최대 수용 능력에 대한 효과적인 대응
6. 흐름을 개선하기 위한 혁신적인 전략

[부록 1] SCH 재난의학센터 응급실 행정 및 리더십 트레이닝 프로그램 강의 chapter 3 대화록

1.

환자 처리량: 왜 중요한가? 어떻게 수행되는가?

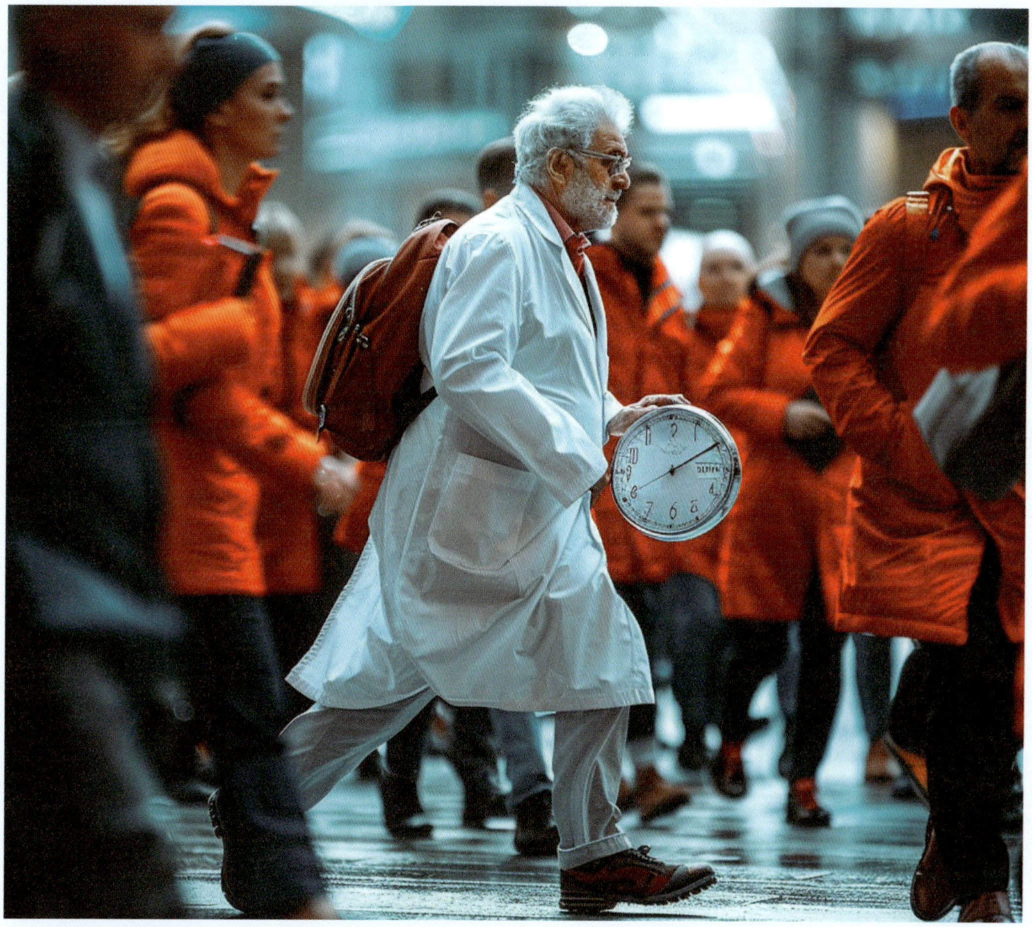

학습목표

1. 의료 서비스에서의 흐름 개념을 이해하고, 환자와 직원의 만족도를 높이는 방법을 학습한다.
2. 수요와 용량을 효율적으로 관리하여 지연을 줄이고 서비스 품질을 향상시킨다.
3. 대기 시간의 심리학적 원리를 이해하고 이를 통해 환자의 불안을 완화하는 방법을 학습한다.
4. 효과적인 팀워크와 협업을 통해 응급실 운영의 효율성을 높이는 방법을 학습한다.
5. 린 관리 기법을 적용하여 의료 서비스에서 낭비를 줄이고 가치를 더하는 방법을 학습한다.

1) 개요

흐름은 병원의 프로세스, 인력, 장소, 성과를 보다 효율적이고 효과적으로 만들어 환자와 직원 모두의 만족도를 높이고 더 나은 결과를 도출하는 데 중요한 개념입니다. 이 장에서는 '흐름'의 주요 개념을 소개하고, 이를 이해하기 위한 기본적인 운영 관리 원칙을 강조합니다.

2) 흐름의 이해

흐름의 개념은 여러 산업에서 중요하지만 특히 의료, 레스토랑, 호텔과 같은 서비스 운영에서 중요합니다. 일본 제조업에서 시작된 방법인 의료 운영 및 서비스에 대한 **린** Lean 접근 방식에서 출발한 흐름은 항상 고객의 요구에 초점을 맞추면서 프로세스를 간소화하고 생산성을 향상시키는 방법입니다.

3) 응급 의학에서의 흐름

응급의학에서의 흐름은 환자가 도착부터 평가, 진단, 치료, 퇴원 또는 입원까지의 모든 단계가 고도로 조정되어 연속적으로 진행되도록 하는 서비스 네트워크를 통해 환자가 효율적으로 이동하면서 가치를 더하고 낭비를 없애는 것으로 정의할 수 있습니다.

의료 서비스 운영과 관련된 흐름의 본질은 프로세스의 모든 단계가 고도로 조정되고 조율되어 환자가 치료의 연속성을 통해 원활하게 진행될 수 있도록 하는 것입니다. 강물이 흐르는 것처럼 환자는 의료 서비스 프로세스를 통해 원하는 결과와 종착점을 향해 지속적으로 이동해야 합니다.

비효율적이거나 조정되지 않은 프로세스는 환자의 이동을 방해하여 불필요한 지연을 초래합니다. 흐름을 개선하면 낭비를 줄이고 가치를 더할 수 있으며, 적절한 진단과 치료를 위한 시간이 더 많이 확보될 수 있습니다.

흐름은 오해하기 쉽습니다. 예를 들어 응급실 관리자는 프로세스를 매핑하고 "여기 우리의 흐름이 있습니다."라고 선언하고 싶은 유혹을 받을 수 있습니다. 프로세스가 있다고 해서 흐름이 있는 것은 아니며, 실제로 프로세스를 세밀하게 조정하려면 많은 작업과 노력이 필요합니다.

흐름 이니셔티브는 효율성을 강조하기 때문에 흐름이 단순히 중요한 프로세스에서 시간을 단축하는 것이라고 생각하기 쉽습니다. 업무 흐름을 개선하기 위한 조치를 취하는 것은 종종 프로세스를 더 효율적으로 만드는 것을 포함하지만, 이러한 조치는 더 나은 환자 치료로 이어지는 경우에만 취해야 합니다.

- 01 명확한 목표: 기대와 목표가 구별되고, 목표는 성취할 수 있고 개인의 스킬 셋과 능력들과 함께 적절히 배치한다.
- 02 집중: 활동은 높은 수준의 참여와 집중을 요한다
- 03 자의식 없음: 행동과 인식의 결합
- 04 시간 왜곡: 사람의 주관적인 시간 경험은 변화된다.
- 05 직접적이고 주관적인 피드백: 활동 동안의 성공과 실패는 명확하고, 행동은 필요에 따라 교정할 수 있다.
- 06 균형: 활동이 너무 쉽지도 또는 너무 어렵지도 않게 한다.
- 07 조절: 사람은 상황이나 활동에 대해서 개인적인 조절감을 갖고 있다.
- 08 내적인 보상: 활동이 수행하기에 쉽다.
- 09 신체적인 몰입: 활동 동안에, 개인만의 신체적 요구가 무시되고, 심지어는 엄청난 배고픔이나 피로의 지점까지 도달하게 한다.
- 10 흡수: 인식의 초점은 활동 자체로 좁아져 가는 것이다.

그림 3-1-1 칙센트미하이 Mihaly Csikszentmihalyi 흐름

간단히 말해, 흐름을 개선하면 낭비를 줄이고 가치를 더할 수 있습니다. 일부 환자와 질환의 경우 이러한 개선은 적절한 진단과 치료에 더 많은 시간을 할애하는 것을 의미합니다.

(1) 흐름의 심리학

흐름의 심리학적 개념은 미할리 칙센트미하이 Mihaly Csikszentmihalyi의 연구에서 비롯되었으며, 이는 사람들이 과제나 행동에 깊이 몰입하여 최상의 성과를 내는 상태를 의미합니다. 그는 이를 **플로우** flow라고 정의하며, 다음과 같은 특징이 있다고 설명합니다(그림 3-1-1).

- 즉각적이고 명확한 피드백
- 과제와 기술의 일치
- 강렬한 집중력
- 자의식의 소멸
- 시간이 변화된 것처럼 느껴짐
- 매우 높은 수준의 성과

즉, 흐름이 존재할 때 사람들은 활기찬 집중력과 깊은 성취감으로 자신의 역할을 수행할 수 있습니다. 부서별 흐름을 최적화하기 위해 노력할 때 응급실 리더와 직원이 얻고자 하는 것은 바로 이러한 **영역에 있는 느낌**입니다.

4) 흐름의 7가지 '권리'

효과적이고 효율적인 흐름은 7가지 '권리'에 기반하여 발생합니다.

- **올바른 자원** right resources: 임상적이든 행정적이든 문제에 필요한 비용만 적용되도록 보장합니다.
- **올바른 환자** right patient: 이 환자의 성공을 측정하기 위해 어떤 조치를 사용할 것인지 정의하는 데 핵심 측정이 사용되도록 보장합니다.
- **올바른 환경** right environment: 병상을 최대한 활용하고 병상이 가치를 창출하는 한도 내에서만 사용하는 것을 의미합니다.
- **올바른 이유** right reason: 근거 기반 프로토콜에 따라 진행하고 추가 증거가 발전함에 따라 변경할 수 있는 개방적인 프로토콜입니다.
- **올바른 팀** right team: 환자 치료에 관여하는 모든 사람이 자신의 면허를 최대한 활용하고 가치를 더할 수 있도록 배치됩니다.
- **적절한 시기** right timing: 흐름 지표를 마련하고 시간이 지남에 따라 모니터링하여 흐름과 효율성을 극대화합니다.
- **모든 환자, 모든 시간, 모든 사람** all patients, all time, all people: 환자 안전과 고신뢰성 조직에 대한 헌신을 나타냅니다.

5) 흐름의 중요성

미국의 한 응급실의 사례를 통해 흐름 개선이 환자 처리량과 병원의 경제적 수익에 얼마나 큰 영향을 미칠 수 있는지 설명합니다.

예를 들어, 매년 평균 40,000명의 환자가 방문하는 한 응급실에서는 흐름 개선 이니셔티브를 통해 평균 체류 시간을 2~3시간에서 1시간으로 단축했습니다. 이를 통해 해당 부서에서는 40,000시간의 서비스 수용 용량을 추가로 확보할 수 있었습니다. 평균 체류 시간을 2~3시간에서 1시간으로 단축한 결과 연간 20,000명의 추가 환자를 진료할 수 있게 되었습니다.

환자당 전문의 진료비가 100달러, 시설비가 400달러인 경우 이러한 흐름 개선으로 인해 의사 그룹은 200만 달러, 시설비는 800만 달러의 순 수익이 증가하고 입원 환자당 3,000달러에서 7,500달러의 순 수익이 증가하게 됩니다.

이 예는 흐름과 처리량에 대한 중요한 관찰을 보여줍니다. 흐름은 부서를 통과하는 환자 수의 작은 변화나 서비스 수용 용량의 작은 변화에 의해 긍정적으로 또는 부정적으로 영향을 받을 수 있습니다.

프로세스의 특정 지점에서 이러한 역량을 변경하면 지연을 통해 응급실에 부정적인 영향을 미칠 수도 있고, 흐름을 원활하게 하고 병목 현상을 줄임으로써 긍정적으로 개선할 수도 있습니다. 프로세스는 환자가 만족스러운 진료 경험을 하는지 아니면 불만스러운 지연을 경험하는지, 직원이 활기차고 집중하며 몰입하는지 아니면 서두르며 실수할 위험이 있는지를 결정할 수 있습니다.

물량이나 용량의 작은 변화가 파급 효과를 가져올 수 있는 이유는 수학적으로 설명할 수 있습니다. 이러한 변수가 변화함에 따라 시스템에 선형적으로 영향을 미치는 것이 아니라 기하급수적으로 영향을 미치기 때문입니다. 수학자들은 이론을 설명하고 그 효과를 증명할 수 있지만, 원활한 흐름을 달성하기 위한 중요한 함의는 작은 변화가 큰 영향을 미칠 수 있다는 것입니다.

Box 3-1-1 흐름의 원리

- 시스템 사고와 인식: 공통의 목표를 달성하기 위해 함께 작동하는 구성 요소의 네트워크
- 지식 이론: 응급실, 병원 및 해당 프로세스에 대한 이해
- 시스템 성능의 주요 동인:
  - 수요-용량 관리 demand-capacity management
  - 대기열 queuing
  - 변형 variation
- 높은 수준의 개입: 제약 이론
- 개선 방법: 린, 식스 시그마 등
- 대기Queuing가 존재하는 경우: 대기줄의 심리학 적용

6) 흐름의 원리

지난 반세기 동안 서비스 조직이 흐름에 대해 배운 교훈은 시스템 사고와 인식, 지식 이론, 주요 동인(수요-용량 관리, 대기열, 변형), 제약 이론, 개선 방법(린, 식스 시그마 등)으로 요약될 수 있습니다(Box 3-1-1).

수요 demand와 **수용 능력** capacity은 흐름에서 중요한 개념입니다. '수요'는 조직이 제공하는 서비스를 원하거나 필요로 하는 사람(잠재 고객 또는 의료 서비스에서는 환자)의 수를 의미합니다. 의료 서비스에서의 수요는 환자가 필요로 하는 리소스의 양으로 볼 수도 있습니다.

이에 따라 '수용 능력'은 환자를 평가, 진단, 치료 및 서비스를 제공하는 데 사용할 수 있는 리소스의 양을 의미합니다. 이러한 변수 간의 상호 작용에 따라 프로세스가 얼마나 원활하게 진행되는지가 결정됩니다.

(1) 시스템 사고와 인식

시스템 사고는 공통의 목표를 달성하기 위해 함께 작동하는 구성 요소의 네트워크를 이해하는 것입니다.

(2) 지식 이론

응급실, 병원 및 해당 프로세스에 대한 이해를 바탕으로 지식 이론을 적용합니다.

(3) 시스템 성능의 주요 동인

- **수요-용량 관리** demand-capacity management: 환자 수요와 이를 충족할 수 있는 리소스의 양을 조절합니다.
- **대기열** queue: 서비스(또는 제품)를 기다리는 사람들의 그룹을 관리합니다.
- **변형** variation: 프로세스의 변동성을 관리합니다.

(4) 제약 이론

제약 이론 theory of constraints 은 조직의 목표 달성을 방해하는 성능 저해 요소를 식별하고 개선하는 방법을 제공합니다.

(5) 개선 방법

린 lean과 식스 시그마 six sigma 등의 개선 방법론을 활용하여 프로세스를 간소화하고 낭비를 제거합니다.

7) 수요와 수용 능력

'수요'는 조직이 제공하는 서비스를 원하거나 필요로 하는 사람(잠재 고객 또는 의료 서비스에서는 환자)의 수를 의미합니다. 의료 서비스에서의 수요는 환자가 필요로 하는 리소스의 양으로 볼 수도 있습니다. 이에 따라 '수용 능력'은 환자를 평가, 진단, 치료 및 서비스를 제공하는 데 사용할 수 있는 리소스의 양을 의미합니다. 이러한 변수 간의 상호작용에 따라 프로세스가 얼마나 원활하게 진행되는지가 결정됩니다.

(1) 수요 측정 및 예측

수요를 측정하고 서비스 필요성을 예측하는 것은 혁신적인 사고 방식입니다. 얼마나 많은 환자가 내원할까요? 언제 올까요? 무엇이 필요할까요? 이러한 수요를 충족할 수 있는 역량이 있는가? 이러한 질문에 대한 답변이 유용하려면 적절한 간격으로 구성되어야 합니다.

예를 들어 시간당 도착 및 중증도 비율은 해당 시간에 얼마나 많은 의사, APP, 간호사, 기술자 및 병상이 필요한지를 나타냅니다. 일일 도착률은 24시간 동안 얼마나 많은 인력과

병상이 필요한지를 나타내는 지표입니다.

미국의 특정 지역에서는 자원의 필요성을 파악할 때 계절별 규모도 도움이 됩니다. 대시보드를 사용하여 물량과 케이스 복잡성을 추적해야 합니다. 시간이 지남에 따라 충분한 데이터가 수집되면 의사 결정을 내릴 수 있는 패턴이 분명해집니다.

구체적인 수치는 변동이 있을 수 있지만 일반적인 패턴은 예측 가능하고 유용하게 유지되어야 합니다. 6월의 패턴이 11월의 패턴과 다를 수 있는 것처럼 한 요일의 패턴이 다른 요일의 패턴과 같지 않을 수 있습니다.

8) 실시간 흐름 관리

실시간 대시보드를 통해 병원의 수요와 수용 능력을 모니터링하고 예측 가능한 패턴을 파악하여 효율성을 높일 수 있습니다. 예측 방법을 사용하면 환자의 도착 시간과 필요한 서비스를 미리 파악하여 흐름을 효과적으로 관리할 수 있습니다.

(1) 실시간 흐름 모니터링

대시보드를 통해 과거 데이터를 분석할 수 있을 뿐만 아니라 직원들이 현재 어떤 일이 일어나고 있는지 확인할 수 있습니다. 과거 패턴을 통해 일반적으로 신뢰할 수 있는 예측을 할 수 있지만 수요의 예측 불가능한 특성으로 인해 ED 수요가 예측을 초과하거나 미달하는 기간이 분명히 존재합니다.

실시간 대시보드 특히 부서 전체 직원이 널리 볼 수 있는 전자 대시보드를 사용하면 그날 아침 예상되는 환자 12명을 초과하는 시점을 빠르게 파악할 수 있으므로 이러한 급증에 맞춰 수용 인원을 조정해야 할 필요성을 알릴 수 있습니다.

이러한 급증에 대한 투명성 덕분에 더 나은 반응과 대응이 가능해집니다. 전자식 대시보드가 아닌 간단한 대시보드라도 환자 명단과 진단 및 치료 과정의 진행 상황만 표시되어 있다면 효과가 있습니다.

여러 모니터를 통해 액세스할 수 있는 전자 대시보드는 운영 효율을 높이는 데 매우 유용한 추가 정보와 인사이트를 제공할 수 있습니다.

9) 대기열 관리 및 병목 현상 완화

병목 현상은 시간이 지남에 따라 나타나고 변화할 수 있습니다. 예를 들어 아침에 병상이나 직원으로 인해 중요한 병목 현상이 저녁에는 중요한 병목 현상이 아닐 수도 있습니다. 실시간 모니터링과 패턴 분석을 통해 병목 현상이 언제 어디서 왜 발생하는지 분석하고 유용한 대응 계획을 실행에 옮길 수 있습니다.

(1) 대기열 관리

대기열 queue은 서비스(또는 제품)를 기다리는 사람들의 그룹을 말합니다. 일반적으로 대기열이라고 하면 줄을 떠올리지만 응급실 대기실의 의자에 앉아 있는 환자, 응급실 침대에서 의사의 진료를 기다리는 환자, 진단 검사 결과를 기다리는 의사, 입원 병상을 기다리는 입원 환자 등이 모두 대기열에 해당합니다. 모든 주요 서버(예: 의사, 간호사, 기술자, 병상 등)는 주어진 순간에 대기열에 포함될 수 있습니다.

(2) 병목 현상 관리

병목 현상 bottleneck은 조직의 목표 달성을 방해할 만큼 성능을 저해하는 요소입니다. 특정 서버(예: 의사, APP, 간호사, 병상)에서 용량이 수요를 초과할 때 대기열/대기 행렬이 형성됩니다. 이런 일이 발생하면 병목 현상이 발생하기 시작합니다. 병목 현상은 속도를 정의하고 시스템을 통과하는 엔티티(예: 환자)의 흐름을 제한합니다. 리소스에 용량을 초과하는 수요가 있는 경우 이는 시스템에 대한 제약이 됩니다.

(3) 변동 관리

ED와 같이 예정되지 않은 무작위 흐름이 있는 시스템에서는 필연적으로 **변동** variation이 발생합니다. 가장 명백한 형태는 환자 수의 변동입니다. 그러나 변동은 다른 여러 형태로도 나타납니다. 전체 환자 수가 많지 않더라도 복잡한 증상을 가진 여러 환자가 동시에 도착하면 흐름에 지연과 변동이 발생할 수 있습니다. 시술과 질병에 따라 다양한 의료진이 각기 다른 시간과 자원을 필요로 합니다. 의사, 간호사, 기술자는 응급실 환자에게 각기 다른 기술과 접근 방식을 제공합니다. 같은 전문 자격증을 가진 임상의라도 교육, 경험, 기술 수준이 다를 수 있으며 환자를 진단하고 치료하는 데 걸리는 시간도 다를 수 있습니다.

10) 흐름 세분화 및 패스트 트래킹

환자 상태를 중증도에 따라 분류하여 유사한 상태의 환자 그룹을 형성하고, 패스트 트래킹을 통해 자원이 적게 필요한 환자를 효율적으로 치료할 수 있습니다. 이를 통해 응급실의 전체적인 흐름을 개선할 수 있습니다.

(1) 환자 흐름 세분화

환자 상태를 중증도에 따라 서비스 또는 운영 흐름으로 분류하여 유사한 상태 또는 리소스 요구 사항을 하나의 흐름으로 그룹화하고 프로세스를 표준화하면 환자 흐름의 효율성과 치료의 효과를 개선할 수 있습니다. 세분화 또는 스트리밍에는 여러 가지 접근 방식이 있습니다. 대부분의 응급실에서는 두세 개의 환자 흐름 스트림을 사용하며 일부에서는 네 개의 스트림을 사용하기도 합니다.

많은 기존 응급실에서는 두 가지 기본 스트림(저중증과 고중증)을 사용하지만 규모가 큰 응급실에서 흔히 볼 수 있는 고급 접근 방식에서는 중간 중증의 흐름도 통합합니다.

네 번째 흐름은 외상 및 중환자 치료입니다. 응급 중증도 지수인 캐나다 분류 및 시력 척도, 호주 국가 분류 척도, 및 영국 맨체스터 분류 시스템과 같은 5단계 분류 시스템도 환자를 분류하는 데 사용할 수 있습니다. 효과적인 분류 프로세스는 흐름 세분화 작업에 도움이 됩니다.

(2) 패스트 트래킹

패스트 트래킹 fast-tracking은 자원이 거의 필요하지 않고 비교적 치료가 쉬운 환자를 진단하고 치료하기 위해 고안된 기법입니다. **패스트 트랙**은 명사가 아닌 동사로 사용하는 것이 가장 좋다는 점을 강조하는 것이 중요합니다.

응급실은 중증도가 낮은 환자를 가장 효과적으로 치료하기 위한 접근 방식이자 일련의 과정이며 반드시 치료를 받아야 하는 곳이 아닙니다. 여기에 설명된 기준에 맞는 환자를 효율적으로 평가, 치료, 퇴원시킴으로써 응급실의 흐름을 원활하게 하는 프로세스입니다. 실제로 효과적인 세분화, 분류 및 패스트트랙 프로세스를 통해 응급실은 환자의 40%까지 이러한 방식으로 치료할 수 있습니다.

11) 대기의 심리학

대기 시간이 불가피한 경우, 환자에게 기다림의 이유와 다음 단계를 지속적으로 알려주는 것이 중요합니다. 이렇게 하면 환자들의 불안을 줄이고 만족도를 높일 수 있습니다.

(1) 대기 시간 관리

기다림의 심리를 이해하면 지연이 발생하더라도 환자의 전반적인 방문 만족도를 유지할 수 있습니다. 환자가 대기하는 동안 주의를 집중할 수 있는 무언가를 제공하면 대기 중이라는 사실에 집중할 수 있습니다. 환자가 기다리는 동안 등록을 하게 하는 것만으로도 이 목표를 달성할 수 있습니다. 대기 중인 환자와 자주 소통하고 회진하면서 환자에게 최신 정보를 제공하는 것도 효과적인 전략 중 하나입니다. 환자에게 처리 시간, 지연 사유, 다음 단계에 대해 계속 알려주면 일반적으로 더 기꺼이 기다릴 의향이 생깁니다.

12) 성과 개선 방법론

린 Lean, 식스 시그마 Six Sigma와 같은 성과 개선 방법론을 활용하여 프로세스를 간소화하고 낭비를 제거하면 조직의 흐름이 원활해집니다.

(1) 린 방법론

린 lean 방법론은 프로세스에 가치를 더하고 낭비를 없애는 데 중점을 둡니다. 모든 단계를 검토하여 가치를 창출하는지 여부를 판단하고, 가치를 창출하지 않는 단계를 제거함으로써 프로세스를 간소화할 수 있습니다.

예시: 버지니아 메이슨 의료 센터 Virginia Mason Medical Center

- **문제점:** 진료 대기 시간이 길고 환자 만족도가 낮음
- **적용한 방법:**
  - 린 방법론을 도입하여 프로세스를 재설계하고 표준화
  - 각 프로세스 단계에서 가치를 창출하지 않는 활동을 제거
  - 의료진과 직원들에게 린 원칙에 대한 교육을 실시하고 지속적인 개선 문화를 장려
  - 환자 이동 경로를 최적화하고 대기 시간을 줄이기

위한 새로운 프로세스 도입

- **결과:**
  - 진료 대기 시간이 크게 단축됨
  - 환자 만족도가 향상
  - 의료진의 업무 효율성이 증가
  - 비용 절감과 함께 서비스 품질 개선

(2) 식스 시그마

식스 시그마 six sigma는 결함을 줄이고 품질을 개선하기 위해 통계적 방법을 사용하는 성과 개선 방법론입니다. 이를 통해 프로세스의 일관성을 높이고 효율성을 극대화할 수 있습니다.

예시: 뉴욕 프레스비테리언 병원 NewYork-Presbyterian Hospital

- **문제점:** 수술 준비 과정에서의 비효율성과 안전 문제
- **적용한 방법:**
  - 식스 시그마 프로젝트 팀 구성
  - DMAIC define, measure, analyze, improve, and control 방법론을 적용하여 문제 정의 및 원인 분석
  - 데이터 수집 및 분석을 통해 주요 문제점 식별
  - 해결책 도출 및 실행
  - 새로운 프로세스 도입 후 지속적인 모니터링 및 통제
- **결과:**
  - 수술 준비 과정의 효율성 향상
  - 환자 안전 증대
  - 수술 일정 준수율 향상
  - 의료 오류 감소

(3) 린 식스 시그마

린과 식스 시그마를 결합한 린 식스 시그마 lean six sigma는 두 방법론의 장점을 결합하여 더욱 효과적인 성과 개선을 추구합니다.

예시: 미국 보스턴 아동병원 Boston Children's Hospital

- **문제점:** 응급실 병목 현상과 긴 대기 시간
- **적용한 방법:**
  - 린 식스 시그마 프로젝트 팀 구성
  - 린 원칙을 적용하여 낭비를 제거하고, 식스 시그마 기법을 통해 변동성을 줄임
  - 프로세스 매핑 및 분석을 통해 병목 현상 원인 식별
  - 개선 아이디어 도출 및 실행 (예: 패스트 트랙 시스템 도입)
  - 지속적인 모니터링과 개선 활동 수행
- **결과:**
  - 환자 대기 시간이 단축
  - 응급실 흐름 개선
  - 의료 서비스의 질 향상
  - 환자 및 직원 만족도 증가

13) 팀워크의 중요성

팀워크는 지속적인 성과 개선의 초점이 되어야 합니다. 효과적인 팀워크는 시스템 전반의 낭비를 줄이고 프로세스에 가치를 더합니다. 또한, 직원들에게 적절한 교육과 멘토링을 제공하여 팀의 역량을 극대화해야 합니다.

(1) 팀워크와 코칭

팀으로 함께 일하는 ED 직원은 동기화되지 않은 방식으로 일하는 개인 그룹보다 더 효과적입니다. 팀워크는 지속적인 성과 개선의 초점이 되어야 합니다. 성공 가능성을 극대화하기 위해서는 팀으로 효과적으로 일하는 방법에 대한 직원 교육이 필수적입니다. 구체적인 프로그램과 예시는 다음과 같습니다.

TeamSTEPPS team strategies and tools to enhance performance and patient safety

- **설명:** TeamSTEPPS는 팀워크와 커뮤니케이션을 개선하여 환자 안전을 증진시키기 위한 프로그램입니다. 이 프로그램은 미국 보건복지부 HHS와 국립환자안전재단 NPSF이 개발했습니다.
- **구성 요소:**
  - **리더십** leadership: 팀의 명확한 목표 설정과 역할 분담을 통해 효율적인 운영을 도모합니다.
  - **상황 모니터링** situation monitoring: 팀원들이 상황을 지속적으로 파악하고 변화에 신속하게 대응할 수 있도록 합니다.
  - **상호 지원** mutual support: 팀원 간의 협력과 지원을 강조하여 업무의 부담을 나누고 효과적인 문제 해결을 촉진합니다.
  - **커뮤니케이션** communication: 명확하고 효율적인 의사소통을 통해 오류를 줄이고 업무 효율성을 높

입니다.

- **예시:** 워싱턴 DC의 베스 이스라엘 병원 Beth Israel Deaconess Medical Center 에서는 TeamSTEPPS를 도입하여 응급실 팀의 커뮤니케이션과 협업 능력을 향상시켰습니다. 이로 인해 의료 오류가 감소하고 환자 만족도가 향상되었습니다.

Crew Resource Management CRM

- **설명:** CRM은 항공 산업에서 시작된 교육 프로그램으로, 팀워크와 의사소통을 통해 안전성을 높이는 데 중점을 둡니다. 의료 분야에서는 수술실, 응급실 등 고위험 환경에서 효과적으로 적용됩니다.
- **구성 요소:**
  - **브리핑** briefing: 작업 시작 전 팀원들과 함께 계획을 검토하고 목표를 설정합니다.
  - **디브리핑** debriefing: 작업 종료 후 팀원들과 함께 수행한 작업을 평가하고 개선점을 논의합니다.
  - **확인** checklists: 중요한 절차를 잊지 않도록 체크리스트를 사용합니다.
  - **피드백** feedback: 실시간으로 피드백을 주고받아 개선 사항을 즉시 반영합니다.
- **예시**: 애틀랜타의 그레이디 메모리얼 병원 Grady Memorial Hospital 에서는 CRM을 도입하여 수술실 팀의 협업과 의사소통을 강화했습니다. 이로 인해 수술 중 합병증 발생률이 감소하고, 수술 성공률이 증가했습니다.

(2) 인재 채용 및 유지

애초에 적합한 인재를 채용하는 것이 근본적으로 중요합니다. 우수한 임상 및 비임상 직원으로 구성된 강력한 팀은 흐름 개선을 위한 조치를 성공적으로 구현하는 데 큰 도움이 됩니다.

① 인재 채용 전략

- **역량 기반 면접** competency-based interviews: 지원자의 기술과 경험을 평가하는 면접 방식을 도입합니다. 예를 들어, 실제 상황에서의 문제 해결 능력과 팀 협업 능력을 평가합니다.
- **직무 적합성 평가** job fit assessment: 지원자가 해당 직무에 적합한지 평가하기 위해 심리 검사와 직무 적합성 테스트를 실시합니다.

② 인재 유지 전략

- **지속적인 교육 및 개발** continuous education and development: 직원들이 최신 의료 지식과 기술을 습득할 수 있도록 정기적인 교육 프로그램을 제공합니다.
- **경력 개발 경로** career development pathways: 직원들이 장기적인 경력을 계획하고 성장할 수 있도록 지원합니다.
- **직원 복지 프로그램** employee wellness programs: 직원들의 신체적, 정신적 건강을 지원하기 위한 복지 프로그램을 운영합니다.

예시: 메이요 클리닉 Mayo Clinic

메이요 클리닉은 인재 채용과 유지에 중점을 두고 있습니다. 이 병원은 역량 기반 면접을 통해 우수한 인재를 선발하고, 직원들이 지속적으로 성장할 수 있도록 다양한 교육 프로그램과 복지 혜택을 제공합니다. 이를 통해 메이요 클리닉은 높은 직원 만족도와 낮은 이직률을 유지하고 있습니다.

14) 결론

운영 관리의 과학과 의료 시스템의 원활한 흐름을 주도하는 요인을 이해하면, 병원은 성공적인 환자 흐름을 실현할 수 있습니다.

데이터 분석을 통해 환자 수요와 리소스를 예측하고, 실시간으로 흐름을 모니터링하여 최적의 결과를 도출할 수 있습니다. 이는 환자와 직원 모두의 만족도를 높이고, 병원을 방문하고 일하기 좋은 곳으로 만들 것입니다.

교육과 팀워크 향상을 위한 구체적인 프로그램과 인재 채용 및 유지 전략을 통해 병원의 운영 효율성을 극대화할 수 있습니다. 이러한 노력을 통해 병원은 지속적으로 성장하고 발전할 수 있을 것입니다.

REFERENCE

1. ABEM News [Internet]. ACS CME Dropped for MOC participants [cited 2018 May 14]. Available from: https://www.abem.org/public/news-events/news/2018/05/14/acs-cme-dropped-for-moc-participants.
2. ABEM Policy on Third Party Standards [Internet]. [cited 2018 May 24]. Available from: https://www.abem.org/public/docs/default-source/policies-faqs/policy-on-third-party-standards.pdf?sfvrsn=4.

3. American Board of Emergency Medicine [Internet]. Physician Tasks [cited 2018 Mar 15]. Available from: https://www.abem.org/PUB-LIC/portal/aliasRainbow/langen-US/tabID4223/DesktopDefault.aspx.
4. Argyrgis C. Double-loop learning in organizations. Harv Bus Rev. 1977;115-25.
5. Bennis W. On Becoming a Leader. New York, NY: Perseus; 2009.
6. Best Practices [Internet] Active Listening: The 2nd A Team Behavior [cited 2018 Mar 15]. Available from: www.best-practices.com
7. Block P. Stewardship: Choosing Service Over Self-Interest. San Francisco, Calif: Barrett-Koehler; 1993.
8. Counselman FL, Babu K, Edens MA, et al. The 2016 Model of the Clinical Practice of Emergency Medicine. J Emerg Med. 2017:52(6):846-9.
9. Ensor PS. Organizational Renewal—Tearing Down the Functional Silos. Target. 1988: 16.
10. Friday night at the ER [Internet]. [cited 2018 Mar 15]. Available from: www.fridaynightattheer.com.
11. Greenleaf R. Servant Leadership: A Journey into the Nature of Legitimate Power and Greatness. New York, NY: Paulist Press; 2002.
12. Hirschhorn L, Gilmore T. The new boundaries of the "boundaryless" company. Harv Bus Rev. 1992;70(3):104-15.
13. Hoffer E. The Passionate State of Mind. New York, NY: Doubleday; 1955.
14. Hoppe MH. Active Listening: Improve your Ability to Listen and Lead. Greensboro, NC: Center for Creative Leadership; 2006.
15. Institute for Healthcare Improvement [Internet]. SBAR Tool: Situation-Background-Assessment-Recommendation [cited 2018 May 31]. Available from: http://www.ihi.org/resources/Pages/Tools/SBARToolkit.aspx.
16. Jensen K, Mayer T. The Patient Flow Advantage: How Hardwiring Hospital-Wide Flow Drives Competitive Advantage. Gulf Breeze, Fla: Fire Starter Press; 2014.
17. Katzenbach J, Smith DK. The Wisdom of Teams: Creating the High Performance Organization. Boston, Mass: Harvard Business School Press; 1993.
18. Kohn A. Punished by Rewards: The Trouble with Gold Stars, Incentive Plans, A's, Praise and Other Bribes. Boston, Mass: Houghton-Mifflin; 1999.
19. Maddox KE, Epstein AM, Samson LW, et al. Performance and participation of physicians in year one of Medicare's Value-Based Payment Modifier Program. Health Aff (Millwood). 2017;36(12):2175-84.
20. Mayer T. Leadership for Great Patient Experience. Presented at: the American College of Emergency Physicians' Emergency Department Directors' Academy; Dallas, Tex; 2018.
21. Mayer T. Physician accountability: leading in a world of metrics mania. Presented at: the ED Practice Management Association Annual Meeting; Ft. Lauderdale, Fla; 2018.
22. Mayer T. Remarks to the O.W. "Red" Haven Award 50th Anniversary, Anderson, Ind. 2018.
23. Mayer TA, Cates R. Leadership for Great Customer Service: Satisfied Employees, Satisfied Patients. 2nd ed. Chicago, Ill: Health Administration Press; 2014.
24. Mayer TA, Cates RJ. Leadership for Great Customer Service. Chicago, Ill: Health Administration Press; 2007.
25. Shakespeare W. Henry IV, Part I. New York, NY: Washington Square Press; 1994.
26. Stokes C. Presidential Address to the American College of Healthcare Executives. Chicago, Ill, March 24, 2018.
27. Studer Q. Results that Last: Hardwiring Behaviors That Will Take Your Company to the Top. Hoboken, NJ: John Wiley; 2008.
28. The Fifth Discipline: The Art and Practice of the Learning Organization. New York, NY: Doubleday; 2006.
29. Welch J. Annual Report: 1990. General Electric Corporation. Boston, MA.
30. Welch S, Jensen K. The concept of reliability in emergency medicine. Am J Med Qual. 2007;22(1):50-8.
31. Wikipedia [Internet]. Toyoda S. 5 Whys (Defining the Root Cause) [cited 2018 Jun 1]. Available from: https://en.wikipedia.org/wiki/5_Whys

2.

환자 흐름 원칙

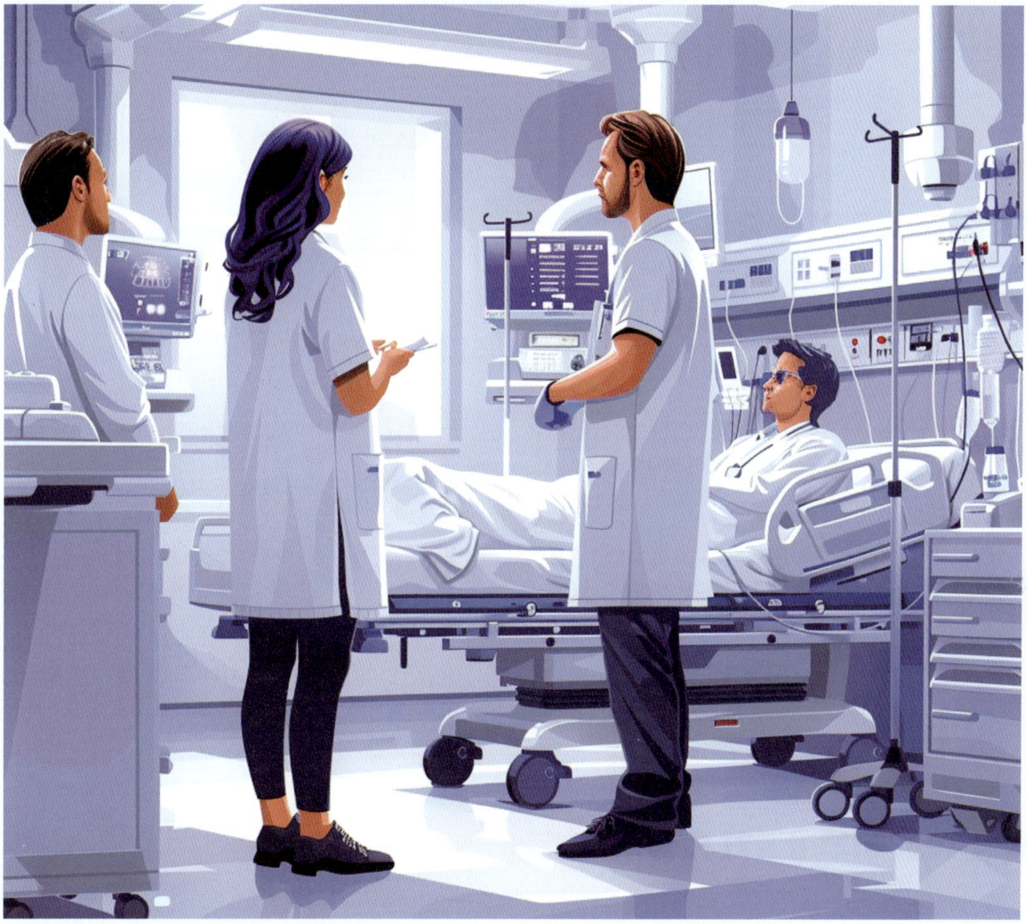

학습목표

1. 린 플로우와 대기열(큐잉) 이론을 통해 환자의 입원과 치료 흐름을 최적화하는 방법을 배운다.
2. 병원 내 다양한 낭비 요소를 식별하고 제거하여 효율성을 높이는 방법을 학습한다.
3. 서비스 시간과 도착률의 변동을 줄여 대기 시간을 최소화하는 방법을 익힌다.
4. 병원의 인력과 시설을 효과적으로 배치하여 사용률을 최적화하는 기술을 습득한다.
5. 빠르고 일관된 의료 서비스를 제공하여 환자의 만족도를 높이는 전략을 학습한다.

1) 개요

물리적 제품을 산출물로 하는 재화 생산 작업과 달리 의료 서비스는 서비스 작업으로 간주됩니다. 서비스 운영은 고객을 위한 물리적 재화를 생산하기보다는 고객의 요구를 충족하도록 설계됩니다.

서비스 운영의 예로는 고객을 한 장소에서 다른 장소로 이동시키는 항공사나 금융 상품 교환을 지원하는 투자 회사 등을 들 수 있습니다. 건강 관리 분야에서는 고객이 질병에서 건강 상태로 전환되거나 많은 경우 생리적 문제를 알리고 건강 개선에 대한 지침을 제공합니다.

2) 린 운동과 의료 흐름의 중요성

가치 창출 활동을 통해 고속 흐름을 달성한다는 개념은 1980년대에 처음 제조업 manufacturing과 서비스업 services에서 시작된 린 운동 lean movement의 한 축이 되었습니다.

의료 분야에서 개선된 흐름은 모든 주요 이해관계자에게 혜택을 줍니다. 환자는 즉시 치료를 받을 수 있어 더 나은 서비스를 받을 수 있습니다.

간병인은 자신이 가장 잘하는 일, 즉 시스템 흐름 저하로 인한 방해 없이 고품질의 치료를 제공함으로써 이익을 얻습니다.

의료 기관은 시설이나 인력을 추가하지 않고도 더 많은 고객에게 서비스를 제공함으로써 이익을 얻을 수 있습니다.

3) 부가가치 활동과 비부가가치 활동

의료 서비스에서 부가가치 활동 value-added activities이란 환자가 의료적 요구를 해결하는 데 더 가까이 다가갈 수 있도록 하는 모든 활동을 말합니다. 부가가치가 있는 활동의 예로는 의사 physician 또는 간호사 nurse의 진찰, 시술 또는 필요한 진단 테스트 등이 있습니다. 이러한 활동이 손상되면 치료의 질이 떨어집니다.

이러한 관점에 따라 환자에게 도움이 되지 않는 모든 프로세스는 **부가가치가 없는** non-value-added 것으로 간주됩니다. 비부가가치 활동에는 교통, 등록, 대기 등이 포함됩니다.

린 관리 방법론에서 파생된 **린 플로우** lean flow의 개념은 환자를 한 부가가치 활동에서 다음 부가가치 활동으로 최소한의 지연으로 이동시키는 것을 의미합니다.

4) 린 플로우와 관련된 이점

린 플로우와 관련된 이점은 환자와 직원 모두에게 분명합니다. 신속한 평가와 치료는 부작용이나 추가 악화의 위험을 최소화할 수 있습니다.

예를 들어, 통증 관리는 환자 방문 초기에 시작하면 더 쉽고 효과적입니다. 마찬가지로, 의료 전문가가 조기에 평가하면 환자 전환이 더 빨라집니다.

예를 들어, 열이 나는 영아의 부모는 의사가 아이를 평가하고 진단을 내릴 때까지 계속 불안해할 것입니다. 요컨대, 린 플로우 기법으로 인한 동일한 효율성으로 환자의 입원 기간을 최소화하고 더 빠른 치료를 보장하며 불안과 고통의 지속 시간을 줄이고 관련된 모든 사람의 만족도를 높일 수 있습니다.

5) 낭비 감소

응급실 emergency department, ED 직원과 의사의 경우 린 환자 흐름은 낭비를 줄여줍니다. 예를 들어, 환자가 치료를 완료하기까지 기다려야 하는 시간이 길어질수록 간호 직원이 더 많은 서비스와 평가를 해야 합니다. 검사실 검사, 영상 촬영 및 기타 서비스 제공업체의 처리 시간이 길어지면 의사의 근무 시간이 불필요하게 연장될 수 있습니다. 의료진이 유휴 상태일 때마다 또 다른 형태의 낭비가 발생합니다. 재고를 쌓아 작업자를 바쁘게 유지할 수 있는 제조업과 달리 서비스업은 관성으로 인해 손실된 생산적인 시간을 복구할 수 없습니다.

진단 결과, 입원 또는 의료진의 도움을 기다리는 8명의 환자를 관리하는 의사를 생각해 보십시오. 대기실에 환자가 있어도 의사는 린 플로우 부족으로 인해 환자를 치료할 수 없습니다. 린 플로우는 치료 공간이 더 적게 필요하다는 장점도 있습니다. 흐름이 원활하지 않은 응급실에서는 치료 공간이 '대기' 공간으로 사용되는 경우가 너무 많습니다.

따라서 흐름이 원활하지 않고 이로 인한 지연은 **세 가지 부정적인 영향**을 미칠 수 있습니다:

- **첫째**, 실제로는 흐름 문제인데도 '공간 제약'으로 잘못 인식되어 비용이 많이 드는 설비 확장을 초래할 수 있습니다.
- **둘째**, 필요 이상으로 많은 치료 공간을 요구하면 직원이 더 넓은 면적에 걸쳐 더 많은 병실을 커버해야 하므로 이동 낭비가 발생하거나, 의무 비율의 경우 같은 수의 환자를 돌보는 데 더 많은 직원이 필요하게 됩니다.

- **셋째,** 넓은 치료 구역을 커버하면 간호사와 의사가 응급실의 다른 구역에서 환자를 치료하거나 물품을 받거나 이송을 준비할 가능성이 커지기 때문에 간호사와 의사 소통에 악영향을 미칩니다.

6) 환자 흐름의 방해 요인

린 플로우는 여러 가지 이유로 자연적으로 발생하지 않습니다. 흐름 장애의 원인은 때때로 미묘하여 보고 이해하기 어려울 수 있습니다. 응급실 치료에는 여러 가지 '서버 server'가 있으며 모두 역할을 합니다. 넓은 범위와 서비스 특성으로 인한 높은 수준의 변동으로 인해 혼잡 지점이 고정되어 있는 경우가 드물기 때문에 흐름 관리가 어렵습니다.

흐름 개선을 위한 조치에는 일반적으로 직원 프로세스 설계, 업무 할당, 교대 근무 일정 및 참여도에 변화가 필요합니다. 응급실과 같이 역동적이고 복잡한 시스템 내에서 이러한 변화는 결코 쉽지 않습니다. 흐름을 촉진하고 방해하는 프로세스에 대한 사전 예방적 접근 방식이 중요합니다.

7) 비부가가치 활동

의사가 환자에게 엑스레이 검사를 지시하는 행위는 부가가치가 없는 활동으로 간주됩니다. 다음 부가가치 활동은 엑스레이를 촬영하는 것입니다. 그러나 그 전에 환자는 방사선과로 이송되는 동안 약간의 유휴 대기 시간을 경험하게 될 것입니다. 부가가치가 없는 활동(이송)을 파악하여 제거하거나 (휴대용 엑스레이를 통해) 더 컴팩트한 레이아웃으로 줄이도록 노력해야 합니다.

유휴 대기 지연의 또 다른 원인인 유휴 대기는 여러 가지 이유로 발생할 수 있습니다.

- **첫째,** 서비스를 기다리는 환자가 있다는 신호가 서버에 명확하게 전달되지 않을 수 있습니다. 이는 작업 관리를 위한 더 나은 신호를 설정하여 해결할 수 있습니다.
- **둘째,** 서비스가 시작되기 전에 서비스 요청이 일괄 처리되는 경우가 있습니다. 예를 들어, 이는 종종 실험실의 관행이며 프로세스를 변경하거나 배치 집약적인 기술을 줄임으로써 해결할 수 있습니다.
- **셋째,** 사용량이 많은 서버 앞에서 대기열이 발생하는 경우에 발생할 수 있습니다.

8) 대기열 이론

대기열 이론 queuing theory은 대기열을 연구하는 학문으로 그 뿌리는 20세기 초로 거슬러 올라갑니다. 대기열 이론을 이해하면 흐름과 관련된 개선 노력을 목표로 삼을 때 상당한 차이를 만들 수 있습니다. 기본적인 대기열 시스템은 '고객 customer'에게 서비스를 제공하는 '서버 server'로 구성됩니다. 분류 간호사 triage nurse가 서버의 예이고 응급실 ED에 도착한 환자가 고객의 예입니다.

분류 간호사가 다른 환자를 분류하느라 바쁘다면 도착한 환자는 기본적으로 서비스 시간이 될 때까지 대기열에서 대기하게 됩니다. 대기열 이론은 대기 원인을 정의하고 응급실 책임자가 특정 조건에서 시스템의 성능을 추정하는 데 도움이 됩니다.

9) 대기열 시스템의 동작을 추정하기 위한 매개 변수

대기열 시스템의 동작을 추정하기 위한 두 가지 주요 매개 변수는 도착률 arrival rate과 서비스 속도 service rate입니다. 도착률은 들어오는 서비스 요청에 해당합니다. 이 예의 경우 분류 도착률은 시간당 6명의 환자일 수 있습니다. 서비스 속도 역시 시간당 요청 수로 측정되며, 서비스를 기다리는 요청이 지속적으로 백업되는 경우 서버가 요청을 처리할 수 있는 속도를 반영합니다.

예를 들어, 의자간 이동으로 분류 간호사가 분류 서비스를 수행하는 데 평균 12분이 걸린다고 가정합니다. 따라서 분류 속도(또는 서비스 속도)는 시간당 환자 5명입니다. 이전 분류 예의 경우 도착률 6명이 서비스 비율 5명을 초과하므로 대기열은 시간당 환자 1명씩 증가할 가능성이 높습니다.

도착률이 계속해서 서비스 속도를 초과하면 서버 앞에 대기열이 생길 것이 분명합니다. 도착률이 서비스 비율을 초과하는 경우에만 대기열이 발생한다고 생각할 수 있지만, 도착률이 서비스 비율과 같거나 그보다 낮은 경우에도 대기열이 형성될 수 있습니다.

10) 도착률과 서비스 비율의 관계

예를 들어, 평균 도착률이 시간당 4명에 불과하지만 서비스 비율은 시간당 5건이라고 가정해 보겠습니다. 환자가 15분마다 도착하고 분류에 정확히 12분이 걸리면 대기 시간이 발생하지 않습니다. 이 경우 분류 간호사는 15분 중 12분 동안 분류를 하느라 바쁘게 움직이게 되므로 가동률은 80%가 됩니다. 효율적이라고 생각할 수 있지만 이는 완전히 비현실적인 상황입니다. 환자가 완벽하게 고정된 간격으로 도착하는 것도 아니며 각 사례를 분류하는 데 걸리는 시간은 종종 상당히 다양합니다.

좀 더 현실적인 시나리오를 생각해 보세요. 평균 도착 환자 수는 여전히 시간당 4명이지만 환자가 무작위 패턴으로 도착한다고 가정해 보겠습니다. 이를 '푸아송 poisson 도착 프로세스'라고 합니다. (프랑스 수학자 시몽-드니 푸아송 Siméon-Denis Poisson은 대규모 인구에서 독립적이고 무작위로 도착하는 것을 특징짓는 이론을 개발했습니다.) 이러한 경우 연속적인 도착은 서로 가깝게 또는 매우 멀리 떨어져 발생할 수 있습니다.

11) 도착 시간 변화

ED에 대한 도착은 대규모 인구 내에서 개인에게 발생하는 무작위적이고 독립적인 사건의 결과입니다. 그림 3-2-1은 시간당 평균 4명의 환자가 도착하는 예시 도착 타임라인을 변동이 있는 경우와 없는 경우로 보여줍니다.

이제 두 명의 환자가 매우 가까운 시간에 도착하면 그중 한 명은 어느 정도 대기 시간이 발생한다는 것을 분명히 알 수 있습니다. 평균 도착 비율은 여전히 시간당 4명일 수 있지만 특정 시간 동안의 정확한 도착 시간과 환자 수는 상당한 변동이 있을 수 있습니다.

12) 서비스 시간 변동

서비스 시간의 변동은 환자나 시술이 모두 같은 시간이 걸리지 않는다는 사실에서 비롯됩니다. 예를 들어, 정신과적 문제가 있는 환자는 분류하는 데 20분이 걸리는 반면 약을 리필해야 하는 환자는 몇 분밖에 걸리지 않을 수 있습니다.

앞의 예에서처럼 정확히 12분이라고 가정하는 것보다는 분류 서비스를 제공하는 데 걸리는 시간이 가변적이며 지수분포 exponential distribution를 사용하여 특성화할 수 있다고 가정하는 것이 더 현실적입니다. 지수 분포는 시간 범위가 넓은 서비스의 경우 좋은 근사치입니다.

13) 대기열 시스템의 변동 요소

단순 큐잉 시스템 내에서 대기 시간에 영향을 미치는 세 가지 주요 요소는 변동 variability, 사용률 utilization, 서버 공유 정도 degree of server sharing입니다. 대기열 시스템에서 변동의 역할은 분명합니다(그림 3-2-2).

변동이 없는 시스템에서 변동이 많은 시스템으로 바뀌면 대기 시간이 증가합니다. 도착 프로세스의 경우, 도착 간(간격) 시간 또는 연속 도착 사이의 경과 시간을 살펴봄으로써 변동을 측정합니다.

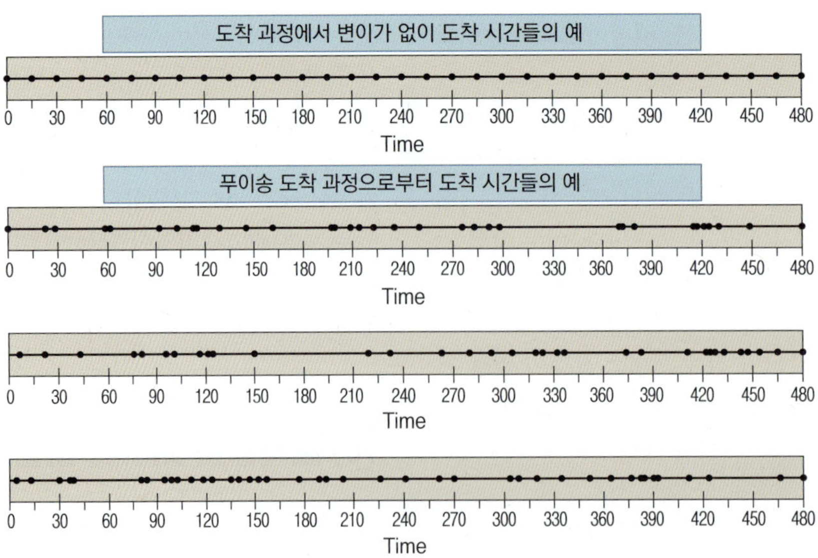

그림 3-2-1 변이가 있거나 없는 도착 시간들

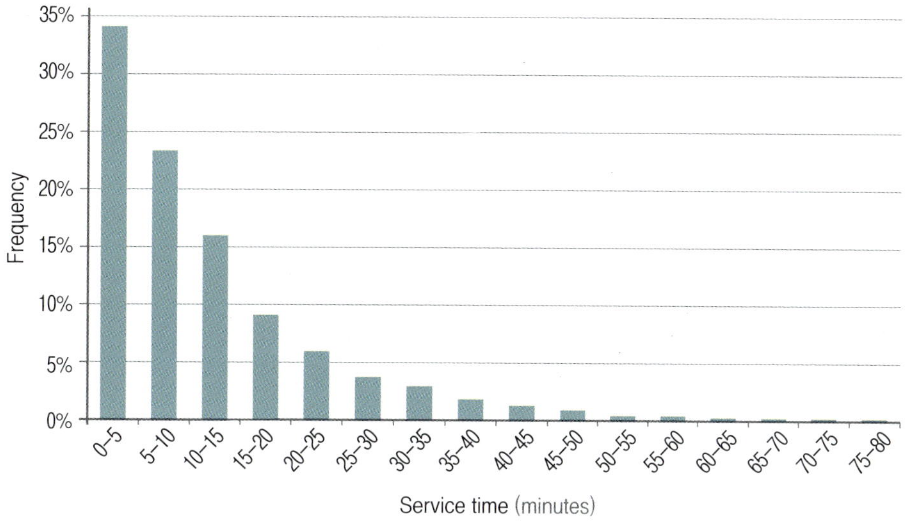

그림 3-2-2 서비스 시간의 지수 분포 exponential distribution

15분마다 새로운 환자가 도착하는 경우 도착 간 시간은 모두 정확히 15분입니다. 이러한 시스템의 도착 데이터를 관찰하고 수집하면 도착 간 시간이 평균 15분 표준편차 0의 분포로 나타납니다.

그러나 푸아송 도착의 경우 도착 간 시간은 상당히 다양하며 평균 15분 표준편차 15분의 지수 분포로 특징지어질 것입니다.

일반적으로 프로세스의 변동에 대한 좋은 척도는 표준 편차를 평균으로 나눈 값으로 계산되는 변동 계수 coefficient of variation, CoV입니다. 후자의 경우 도착 프로세스의 CoV는 1.0으로 높은 수준의 변동을 의미합니다(그림 3-2-3).

14) 서비스 프로세스의 변동

서비스 프로세스의 변동도 비슷하게 측정됩니다. 변동이 없다면 각 분류 회의는 정확히 12분이 소요됩니다. 변동이 심한 서비스 시간의 경우 평균 분류 시간은 12분이고 표준편차는 0입니다. 지수 분포의 정의에 따라 표준편차도 12분이므로 서비스 시간 분포의 CoV는 1.0이 됩니다.

예시에서 알 수 있듯이 도착 및 서비스 프로세스는 변동이 전혀 없거나 변동 수준이 매우 높을 가능성은 거의 없습니다. 대기열 시스템은 CoV로 측정한 각각의 변동이 0과 1.0 사이입니다.

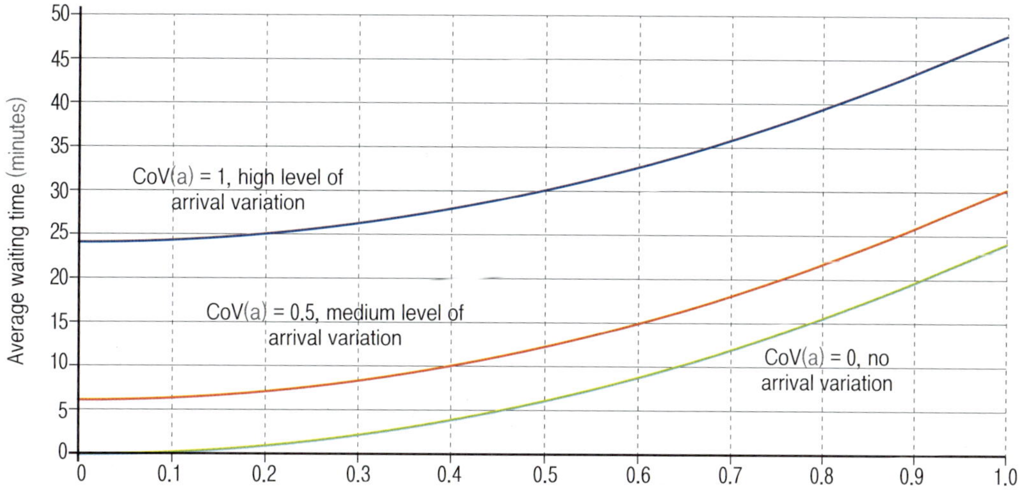

그림 3-2-3 도착과 서비스 시간에 대한 변동 계수 coefficient of variation, CoV

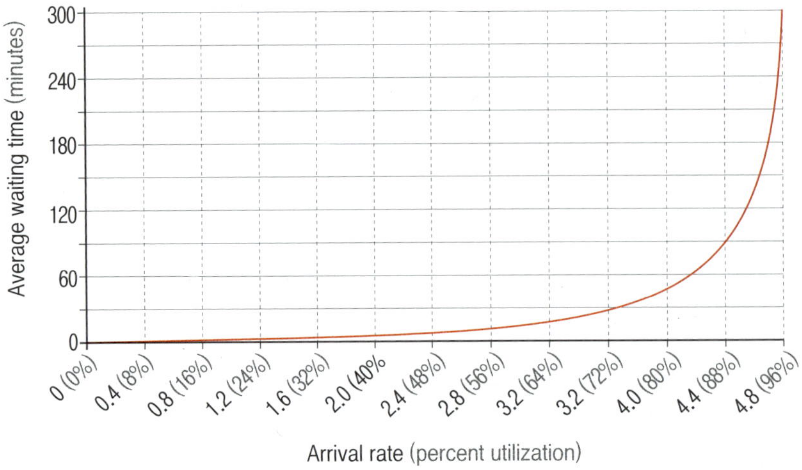

그림 3-2-4 이용 그래프

15) 이용률

다음 세 가지 값을 사용하여 이용률을 추정할 수 있습니다: 평균 도착 환자 비율 average arrival rate, 평균 서비스 시간 average service time, 사용 가능한 서버 용량 available server capacity. 평균 도착 환자 비율에 평균 서비스 시간을 곱한 값은 시간당 도착 업무량을 나타냅니다(그림 3-2-4).

사용 가능한 서버 용량은 단순히 서버 수에 60분을 곱한 값입니다. 1.0의 소수점인 사용률은 단순히 도착한 작업량을 사용 가능한 서버 용량으로 나눈 값입니다. 앞의 분류 예(시간당 환자 4명 각각 12분의 분류 서버 시간이 필요함)에서 도착 업무량은 시간당 48분입니다. 분류 간호사가 한 명뿐인 경우 사용 가능한 서버 용량은 60분입니다.

이를 종합하면 사용률 추정치는 0.80 즉 48을 60으로 나눈 80%입니다. 근무 중인 분류 간호사가 두 명인 경우 사용 가능한 서버 용량은 시간당 120분이 됩니다. 도착 업무량이 48분으로 유지되는 경우 서버의 사용률은 48분을 120으로 나누어 계산한 0.40 즉 40%가 됩니다.

16) 서버 공유 정도

이 장의 예제에서는 서버 한 대를 사용하는 큐잉 시스템을 설명했지만, 실제로는 많은 큐잉 시스템이 서버 '풀 pool'에 의존하여 서버 중 하나를 사용하여 요청된 서비스를 제공할 수 있습니다(표 3-2-1).

하루 중 바쁜 시간대에 시간당 8명의 환자가 도착한다고 가정해 보겠습니다. 분류 간호사당 서비스 속도가 여전히 시간당 5건에 불과하다면 최소 2명의 분류 간호사가 있어야 수요를 따라잡을 수 있습니다.

해당 시간 동안 두 명의 간호사가 환자를 분류할 수 있는 경우 현재 도착 시간이 96분이고 가용 인력이 120분이므로 간호사 활용률은 80%가 됩니다. 두 명의 분류 간호사 모두 바쁜 경우 환자는 한 대기열에서 대기하게 됩니다.

17) 서버 풀링

서버 풀링 server pooling은 결합된 작업 스트림을 처리하기 위해 둘 이상의 서버를 사용할 수 있도록 하는 개념입니

표 3-2-1 평균 대기 시간 vs 서버 및 이용 수

		Utilization of Servers									
Number of servers		50%	55%	60%	65%	70%	75%	80%	85%	90%	95%
1	Average waiting time in minutes	12	15	18	22	28	36	48	68	108	228
2		4	6	7	9	12	16	22	32	52	111
3		2	3	4	5	7	9	13	20	33	73
4		1	2	2	3	5	6	9	14	24	54

각 서버는 시간당 5명의 환자에 대한 서비스 속도를 가지며, 도착 속도는 주어진 활용도를 생성하도록 설정됩니다. 도착 과정과 서비스 분포는 각각 포아송과 지수함수로 가정됩니다.

다. 풀링은 서버 활용도를 높여 평균 대기 시간을 줄이거나 더 많은 환자를 수용하는 데 사용할 수 있습니다.

예를 들어, 두 명의 분류 간호사가 있는 경우, 두 대의 서버와 높은 수준의 도착 및 서비스 변동률을 가정하면 평균 대기 시간은 약 22분임을 알 수 있습니다. 이는 서버 사용률과 관련하여 양호한 수치입니다.

18) 흐름 개선을 위한 전략

흐름을 개선하기 위한 전략으로는 서비스 요청(대기 환자)과 관련하여 서버에 명확하고 모호하지 않은 신호(시각적 신호)를 제공하는 것이 중요합니다.

서버에 즉각적이고 지속적인 신호가 없으면 환자가 불필요하게 기다리게 되고 의료진의 생산성이 저하될 수 있습니다. 시각적 관리를 위한 린 방식을 의료 서비스에 직접 적용하면 큰 성과를 거둘 수 있습니다.

19) 변동 감소

대기 인터페이스의 도착 또는 서비스 프로세스의 변동이 대기의 주요 원인인 것은 분명합니다. 워크인 서비스 운영의 경우 도착이 예정되어 있지 않는 한 정문에서 변동을 줄이기 위해 할 수 있는 일이 많지 않습니다.

응급 치료에 대한 고전적인 관점에 반하는 것처럼 들릴 수 있지만 이제는 환자가 응급실 예약을 미리 예약할 수 있는 온라인 서비스가 있습니다.

일상적인 활동을 주의 깊게 연구하고 불안정한 원인을 파악하면 서비스 시간의 편차를 줄일 수 있습니다. 예를 들어, 간병인이 물품을 구하는 데 걸리는 시간은 최소한으로만 달라져야 합니다.

이는 신뢰할 수 있는 수량의 소모품이 알려진 위치에 있는지 확인하고 소모품 구입 절차가 직원에게 적절히 전달되도록 함으로써 달성할 수 있습니다.

프로세스 매핑 process mapping, 업무 공간 구성, 표준 작업 등의 린 도구를 사용하여 모범 사례를 식별하고 배포할 수 있습니다. 변수를 줄이는 데 중점을 둔 6시그마 Six Sigma 방법론과 도구를 사용하여 프로세스 내에서 비표준 발생을 측정하고 줄일 수 있습니다. 한 대기열의 변동을 줄이면 다음 대기열의 시간 격차를 완화할 수 있습니다.

20) 서버 사용률 감소

응급실 ED과 같이 변동이 심한 환경에서는 서버 사용률이 증가함에 따라 대기 시간이 증가합니다. 앞서 언급했듯이 서버가 이미 다른 케이스로 바쁜 경우 증가율(대기)이 특히 높습니다. 하지만 사용률을 조금만 줄여도 대기 시간이 크게 줄어들 수 있습니다. 주요 서버의 용량을 이해하면 리더가 효과적으로 목표를 설정하는 데 도움이 될 수 있습니다.

21) 도착 비율 감소

서버에 도착하는 비율은 애초에 발생하지 말았어야 할 일부 도착을 판단하거나 일부 환자를 다른 서버로 돌림으로써 줄일 수 있습니다. 예를 들어, 일부 ED 사례는 전통적인 의미에서 전체 환자 분류가 필요하지 않습니다.

중증도가 낮은 외래 환자는 간단한 검사만으로 충분할 수 있습니다. 이러한 관행은 분류 간호사가 진료하는 환자 수를 효과적으로 줄여줍니다. 의료진이 처음에 저중증 환자를 진료한다고 가정해 보겠습니다.

혈액 샘플을 채취한 의료진은 환자를 침대로 보내는 대신 편안한 의자가 여러 개 있는 '결과 대기실 result waiting area'로 환자를 안내합니다. 이렇게 하면 도착 환자를 의자(서버)로 돌리면 침대(서버)에 도착하는 비율이 줄어듭니다.

22) 서비스 시간 단축

프로세스를 주의 깊게 연구하고 최대한 많은 낭비를 제거하면 서비스 시간을 줄일 수 있습니다. ED 운영에서 가장 흔한 낭비 유형은 **이동**과 **과잉 처리** over-processing입니다.

이동으로 인한 낭비는 물품, 장비, 정보, 다른 직원 또는 단순히 다음 환자를 보기 위해 의료진이 응급실 내에서 한 위치에서 다른 위치로 이동할 때마다 발생합니다.

과잉 처리는 환자에게 안전하고 양질의 치료를 제공하는 데 필요한 것보다 더 많은 활동이 수행될 때 발생합니나. 시나치게 많은 핸드오프(인계), 중복 정보 수집, 과도한 검사 등이 모두 과잉 처리의 예입니다.

가치 흐름 매핑 value stream mapping, 프로세스 순서 매핑, 스파게티 다이어그램 spaghetti diagrams, 표준 작업을 포함한 고전적인 린 도구를 사용하여 낭비를 식별하고 이를 줄이거나 제거할 수 있습니다.

23) 서버 추가

서버를 추가하면 서버 사용률을 줄일 수 있지만 이 단계는 다른 접근 방식을 적용한 후에만 수행해야 합니다. 예를 들어, 분류 간호사 한 명, 도착률 4명, 서비스 비율 5명, 도착 및 서비스 변동 CoV 1의 경우 평균 대기 시간은 48분으로 추정되었습니다.

두 번째 분류 간호사가 추가되면 서버 사용률이 40%로 감소하고 평균 대기 시간은 3분 미만으로 떨어집니다. 두 번째 분류 간호사를 추가하면 환자 대기 시간은 크게 개선되지만 분류를 수행하는 데 드는 비용은 사실상 두 배가 됩니다.

24) 정렬 확인

단순히 서버를 추가하기 전에 시간 경과에 따른 수요와 용량의 정렬을 신중하게 평가하는 것이 중요합니다. 대기 인터페이스가 특정 시간대에는 일상적으로 잘 작동하고 다른

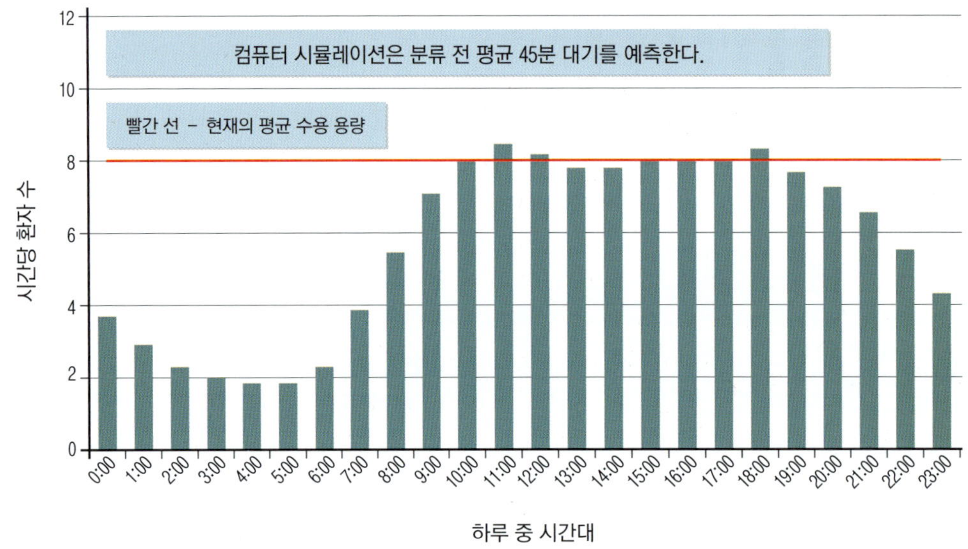

그림 3-2-5 시간당 평균 도착률과 인력 수준

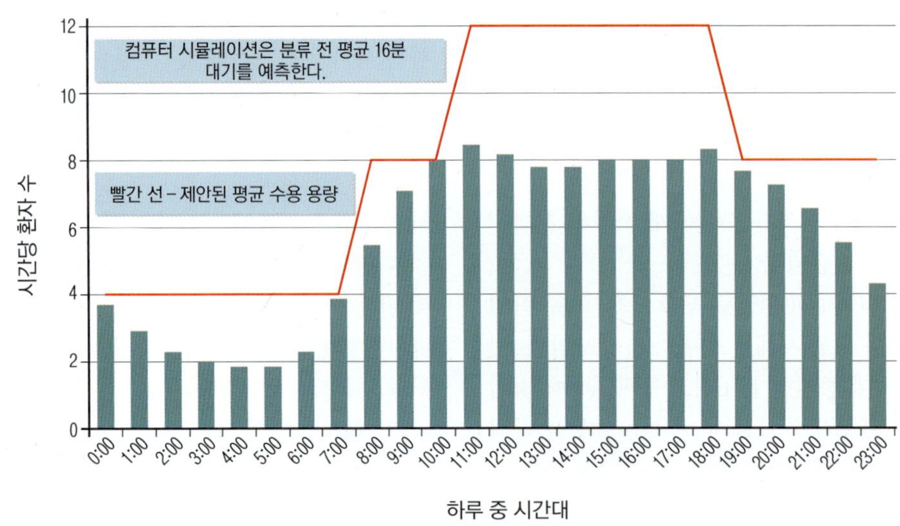

그림 3-2-6 재조정된 서버 용량

시간대에는 상대적으로 성능이 떨어지는 경우 용량 불일치가 분명합니다.

푸아송이 언급한 것처럼 ED 도착 프로세스는 무작위적이지만 시간대별 평균 도착률은 상당히 예측 가능합니다. 즉, 올해 오후 3시에서 4시 사이에 도착한 환자 수가 평균 4명이었다면 팬데믹과 같은 전염병으로 인한 전반적인 시장 변화나 역학적인 이유로 인한 환자 수 변화가 없는 한 내년에도 평균 4명이 될 가능성이 높습니다. 그러나 모든 변화는 하루 중 모든 시간대에 걸쳐 비례적인 증가 또는 감소로 반영될 가능성이 높습니다.

25) 수용 능력 조정

수용 능력 조정의 개념을 설명하기 위해 시간대별 평균 도착률이 그림 3-2-2에 표시된 것과 같다고 가정합니다.

이 응급실에는 시간당 4명의 환자를 담당하는 두 명의 분류 간호사가 배치되어 있습니다. 이러한 방식으로 볼 때 바쁜 시간대에는 분류 간호사의 활용도가 100%에 가깝거나 그 이상으로 상승하지만 야간 시간대에는 생산성이 25%까지 떨어집니다.

컴퓨터 시뮬레이션은 이러한 시스템이 높은 수준의 변동에 따라 어떻게 작동하는지 보여줄 수 있습니다. 정확한 측정을 위한 충분한 시간이 주어졌을 때 결과적으로 모든 환자의 분류 전 평균 대기 시간은 45분입니다. 오후 7시에서 9시 사이에 도착하는 환자의 평균 대기 시간은 70분 이상인 반면 오전 5시에서 7시 사이에 도착하는 환자의 평균 대기 시간은 5분 미만입니다. 이 경우 어느 정도 예측 가능한 양호(대기 시간 최소화)와 불량(대기 시간 상당)의 대기열 성능은 수용 능력의 불균형을 나타냅니다.

26) 인력 배치 패턴

야간 근무 시 간호사 한 명으로 줄이고 피크 시간대에 최대 3명의 간호사를 배치하는 방식으로 분류 인력 배치 패턴을 변경하면 24시간 동안 보다 고른 사용률 패턴이 나타납니다. 이 인력 배치 계획으로 컴퓨터 시뮬레이션을 실행한 결과 분류 전 평균 대기 시간이 16분으로 나타났습니다. 여기서 얻을 수 있는 메시지는 간병인을 추가하기 전에 항상 수용 능력(인력 배치)의 조정을 확인해야 한다는 것입니다(그림 3-2-3).

이 예에서는 서버 시간을 추가하지 않고도 평균 대기 시간을 64% 단축할 수 있었습니다. 의사, 중간급 제공자 mid-level provider, 간호사, 기술자, 심지어 호스피탈리스트 hospitalist 및 지원 인력을 포함한 모든 주요 서버의 정렬을 분석하는 것이 유용합니다. 분석 시에는 호출, 점심시간, 개인 간 서비스 비율 차이와 같은 요소를 포함하는 것이 중요합니다.

27) 재조정된 서버 용량

예를 들어, 피크 기간 동안 ED에 10명의 간호사가 배치되어 있지만 일반적으로 2명이 병가를 내는 경우 실제 유효 정원은 8명에 불과합니다. 그리고 간호사들이 2시간 동안 30분씩 짝을 지어 점심시간을 갖는다면 점심시간 동안의 유효 수용 인원은 6명이 됩니다. 이를 종합하면 응급실은 점심 시간 동안 간호 정원의 약 40%가 손실됩니다.

이 시스템은 간호 서비스를 받기 위한 대기열이 몇 시간 동안 지속될 가능성이 매우 높습니다. 직원 간의 생산성 차이도 고려해야 합니다. 대부분의 응급의학과 의사가 시간당 2명의 환자를 치료할 수 있지만 한 명의 의사가 시간당 1.2명의 환자만 치료할 수 있다고 가정해 보겠습니다. 느린 의사가 교대 근무를 한다면(다른 의사 한두 명이 함께 근무하더라도) 예측 가능한 대기열이 발생할 정도로 전체 의사 수용 능력에 부정적인 영향을 미칠 수 있습니다.

28) 풀링 촉진

풀링의 기회는 유휴 서버가 제공할 수 있는 서비스를 환자가 기다리고 있음에도 불구하고 서버가 유휴 상태로 남아 있을 때 발생합니다. 예를 들어, 검사를 위해 혈액을 채취하는 것이 응급실 기술자의 업무라고 가정해 보겠습니다. 일반적으로 도착 및 서비스 시간이 다양하기 때문에 기술자의 업무가 밀려서 환자가 채혈을 기다리는 경우가 있을 수 있습니다.

이러한 상황에서는 환자가 진단을 기다리는 동안 일부 간호사가 유휴 상태가 될 수 있습니다.

풀링은 기술자가 밀릴 때마다 유휴 간호사가 채혈하도록 하는 방식으로 구현할 수 있습니다. 이 방법은 쉬워 보이지만 많은 어려움이 있습니다.

- **첫째**, 특정 활동이 '모두의 일'이라는 문화를 심어줘야 합니다. 이는 잘 정의된 직무를 갖고자 하는 자연스러운 욕구 또는 경우에 따라서는 노조가 정한 업무 규칙과 충돌할 수 있습니다.

- **둘째**, 임상의들은 종종 자신의 독립성을 중시하기 때문에 풀링이 저성과자에게만 보상을 주고 다른 사람들에게는 더 많은 일을 맡길 것이라고 생각할 수 있습니다.
- **셋째**, 전문화는 일반적으로 '제너럴리스트 generalist' 접근 방식에서는 떨어질 수 있는 품질과 생산성 향상을 촉진합니다.

하지만 이러한 어려움에도 불구하고 풀링 작업을 체계적으로 진행할 수 있는 방법이 있습니다.

29) 시각적 제어

대기 중인 작업이 있음을 나타내는 명확한 신호를 사용하면 엄청난 이점이 있습니다. 예를 들어, 간호사 스테이션에 '채혈 대기 환자 blood draw waiting'라고 적힌 선반을 배치하고 이 선반에 주문이 있을 때마다 적절한 교육을 받은 팀원이라면 누구나 채혈을 할 수 있도록 할 수 있습니다. 이 과정을 최대한 간단하게 진행하려면 필요한 물품이 가까이에 있어야 어시스턴트의 시간과 번거로움을 최소화할 수 있습니다.

이 예에서는 대기열에 채혈 대기자가 있을 경우 간호사가 서 있어서는 안 된다는 작업 규칙을 정할 수 있습니다. 시각적 제어 visual control는 작업 수행 방식을 지시하는 고전적인 린 방식입니다. 풀링을 촉진하는 데 사용하면 효율성 향상, 낭비 감소, 대기 시간 감소라는 린 원칙에 부합하는 강력한 결과를 얻을 수 있습니다.

30) 대기열 네트워크

해당 활동이 부가가치가 있는 활동인지 여부에 관계없이 ED에서 서비스를 제공하는 모든 개인은 서버입니다. 의사는 언제든지 새로운 케이스, 시술 대기 환자(예: 열상 치료), 검사 결과를 기다리는 환자 등으로 구성된 대기열을 가질 수 있습니다. 분류 간호사와 달리 의사는 각 환자로부터 여러 가지 서비스 요청을 받게 됩니다. 이러한 순환 책임으로 인해 의사는 지속적으로 초점을 전환할 수 있기 때문에 시간 연구를 수행하기가 어렵습니다. 주 치료 영역의 간호사도 치료 과정이 진행됨에 따라 환자로부터 여러 건의 서비스 요청을 받을 수 있습니다. 응급실 기술자는 채혈이나 이송과 같이 환자 치료와 직접적으로 관련된 서비스 요청부터 보급 카트 재입고나 병실 회전과 같이 간접적으로 관련된 요청까지 더 다양한 서비스 요청을 받을 수 있습니다.

31) 인적 서버와 장비

ED의 인력 외에도 침대, 스캐너, 모니터, 들것 등 장비도 서비스의 관점에서 볼 수 있으며 모두 환자에게 서비스를 제공합니다. 보조 서비스, 운송, 하우스키핑 housekeeping, 상담 의사, 입원실 및 기타 유형의 지원도 환자 치료에 대한 이러한 확장된 관점에서 서버로 간주할 수 있습니다.

또한 환자가 대기하는 모든 간격은 대기열의 존재를 의미하므로 서버가 존재한다는 점을 염두에 두는 것도 도움이 됩니다. 예를 들어, 조영제를 사용한 CT 스캔을 주문한 환자는 이송, 스캔 및 이미지 판독과 관련된 대기 간격이 발생할 수 있습니다. 이러한 간격에는 간호사, 이송 담당자, 스캐너가 있는 CT 기술자, 방사선 전문의 등의 인적 서버가 포함됩니다.

32) 병목 현상 파악과 해결

ED의 일반적인 하루를 생각해 보세요. 의사가 간호 활동이 완료되기를 기다리는 예측 가능한 시간이 있고 그 반대의 시간대가 있나요? 그렇다면 환자 흐름은 항상 상대적인 병목 현상이 가장 큰 시간대(예: 시간대에 따라 간호사 또는 의사)에 의해 제한될 것입니다.

병목 현상을 지속적으로 파악하고 해결하는 관행은 제약 이론 theory of constraints에 그 뿌리를 두고 있습니다. 치료 활동의 통합적 특성은 또한 응급실 직원과 병원 내 다른 영역의 직원 간의 계몽된 협업의 중요성을 부각시킵니다.

33) 큐잉(대기) 렌즈를 통한 응급실 관리

'큐잉(대기) 렌즈 queuing lens'를 통해 자신의 ED를 바라볼 때 반드시 해결해야 할 주요 고려 사항이 있습니다. 그 중에서도 가장 중요한 것은 서버 사용률과 환자 도착 및 서비스 시간의 변동 수준에 대한 우려입니다. 특정 서버의 경우 다음과 같은 질문을 통해 교대 근무 시간 동안의 서비스 요청을 파악할 필요가 있습니다.

- 요청의 다양한 범주는 무엇인가?
- 요청이 꾸준히 도착하는가 아니면 도착 패턴에 다발성 또는 공백이 있는가?

- 특정 작업을 수행하는 데 걸리는 시간(작업 시작부터 다음 대기 작업 시작까지)은 얼마나 걸리며 작업 시간은 얼마나 차이가 나는가?

34) 대기열 네트워크의 백로그

이러한 질문에 대한 답변과 도착률 및 서비스 시간에 대한 객관적인 지원 데이터는 대기 인터페이스의 특성을 파악하고 개선 기회를 파악하는 데 도움이 됩니다. 환자 치료가 대기열 네트워크를 통해 매핑되므로 ED 리더는 환자 진행을 지연시킬 수 있는 백로그 backlogs (완료되지 않는 일이 쌓이는 것)의 수를 염두에 두어야 합니다. 시뮬레이션에 따르면 단순히 불필요한 단계와 활동을 제거하는 것 외에도 대기열 수를 줄이면 전반적인 흐름을 촉진할 수 있습니다. 예를 들어, 환자 분류, 등록, 병상 배치로 구성된 일련의 대기열 대신 환자가 부수적인 결과를 기다리는 동안 병상 등록이 이루어질 수 있습니다.

또 다른 흐름 개선 접근 방식은 핸드오프(인계) hand-off 횟수를 줄이는 것입니다. 서비스 시간은 변하지 않더라도 단계가 적은 프로세스는 더 나은 흐름을 제공합니다. 대기열을 줄이면 프로세스가 진행되는 동안 환자를 **대기**시키는 데 필요한 공간의 수가 줄어들고 한 서버가 다른 서버에서 유휴 상태로 대기할 가능성도 줄어듭니다.

35) 대기열 네트워크 세분화

대기열 네트워크에 대한 또 다른 해결책인 세분화 segmentation는 환자 스트림을 분할하여 다른 치료 영역으로 보낼 때 발생합니다. 세분화의 대표적인 예는 메인 응급실 main emergency department (main ED)에서 **패스트트랙** fast track 환자를 분리하는 것입니다. 중증도에 따라 환자는 적절한 진료 구역으로 안내됩니다.

일반적으로 세분화는 안티풀링 anti-pooling의 한 형태입니다. 제대로 계획되지 않고 경직된 세분화는 한 진료 구역은 극도로 밀려 있고 나른 구역은 사실상 비어 있는 상황을 만들 수 있습니다. 이러한 안티풀링 효과를 극복하려면 세분화를 통해 각 케어 영역과 관련 프로세스를 간소화하는 데 집중해야 합니다.

이 '패스트 트랙' 예시에서는 중증도가 낮은 환자의 개별 도착률을 연구하고 그에 따라 중증도가 낮은 영역의 개장 및 마감 시간을 조정하는 것이 중요합니다. 생산성을 높이고 편차를 줄이면 세분화된 시스템을 통한 흐름이 세분화되지 않은 시스템보다 더 나아질 것입니다.

36) 결론

대기열의 수학은 중력의 법칙과 같습니다. 높은 변동성과 높은 사용률과 같은 특정 조건이 존재하면 대기열은 반드시 발생합니다. 문제는 '대기열의 법칙'에 대응하기 위해 올바른 도구를 올바른 방식으로 적용하는 것입니다. 대기열 개선의 요소는 이 책의 나머지 부분 곳곳에 포함되어 있습니다. 모범 사례를 구현하려면 큐잉 이론과 린 플로우 방법론에 대한 탄탄한 기초가 필요합니다. 큐잉의 기술적 요소를 숙달하는 것은 솔루션의 일부일 뿐입니다.

효율적인 흐름은 작업자 스스로가 린 흐름의 가치를 인정하고 이를 실현하는 데 있어 자신의 역할을 이해해야만 달성할 수 있습니다. 기본적으로 린 방식은 고객을 중심에 두고 가치 창출 프로세스에 초점을 맞춥니다. 린 관리는 가시성, 책임감, 프로세스 세부 사항에 대한 끊임없는 관심을 통해 흐름을 실현하는 데 중점을 둡니다.

REFERENCE

1. Agency for Healthcare Research and Quality [Internet]. TeamSTEPPS: Research/ Evidence Base [cited 2019 Dec 14]. Available from: https://www.ahrq.gov/teamstepps/evidence-base/emergency-care.html
2. Al-Sawai A. Leadership of healthcare professionals: where do we stand? Oman Med J. 2013;28(4):285-7.
3. Dalhousie University [Internet]. Department of Emergency Medicine [cited 2018 Jul 9]. Available from: https://medicine.dal.ca/departments/department-sites/emergency/about/mission-vision.html
4. Emergency Nurses Association [Internet]. ENA Position Statement Nurse Leaders in Emergency Care Settings [cited 2018 Jul 9]. Available from: https://www.ena.org/docs/default-source/resource-library/practice-resources/position-statements/nurseleaders.pdf?sfvrsn=316948d8_10
5. Emergency Nurses Association [Internet]. Melanie Crowley MR. Nurse Leaders in Emergency Care Settings (2. E. Committee, Editor) [cited 2018 May 25]. Available from: https://www.ena.org/docs/default-source/resource-library/practice-resources/position-statements/nurseleaders.pdf?sfvrsn=316948d8
6. National Center for Healthcare Leadership White Paper [Internet]. Developing Healthcare Leaders: What We Have Learned,

and What is Next [cited 2020 Sep 14]. https://nchl.memberclicks.net/assets/Website/Developing%20Healthcare%20Leaders_What% 20we%20have%20learned%20and%20what%20is%20next.pdf

7. National Center for Healthcare Leadership White Paper [Internet]. Leadership Development in Healthcare Systems: Toward an Evidence-based Approach [cited 2020 Sep 14]. https://static1.squarespace.com/static/59a33ae4f14aa15be9df1f78/t/59e26c8d18b27d395c999e65/1508011150861/NCHL_Leadership_Survey_White_Paper_Final_05.14_updf.pdf

8. OnCourse Learning [Internet]. Nurse manager vs. nurse leader: what's the difference?. Available from: https://www.nurse.com/blog/2017/05/23/nurse-manager-vs-nurse-leader-whats-the-difference/

9. Studer Group Insights [Internet]. 3 Powerful Ways to Make an Impact in the Emergency Department [cited 2018 May 30]. Available from: https://www.studergroup.com/resources/articles-and-industry-updates/insights/march-2018/3-ways-to-impact-ed.

10. Studer Group Insights [Internet]. How dyad leadership sets up emergency departments for success [cited 2018 May 30]. Available from: https://www.studergroup.com/resources/articles-and-industry-updates/insights/march-2016/how-dyad-leadership-sets-up-emergency-departments

11. Taplin SH, Foster MK, Shortell SM. Organizational leadership for building effective health care teams. Ann Fam Med. 2013;11(3):279-81.

12. The Role of the Nurse Manager [Internet]. Rockville, MD: Agency for Healthcare Research and Quality [cited 2018 Jul]. Available from: http://www.ahrq.gov/professionals/education/curriculum-tools/cusptoolkit/modules/nursing/index.html.

13. University of Alabama at Birmingham [Internet]. Department of Emergency Medicine, School of Medicine [cited 2018]. Available from: https://www.uab.edu/medicine/em/about/mission-vision.

3.

환자 처리 과정 최적화하기

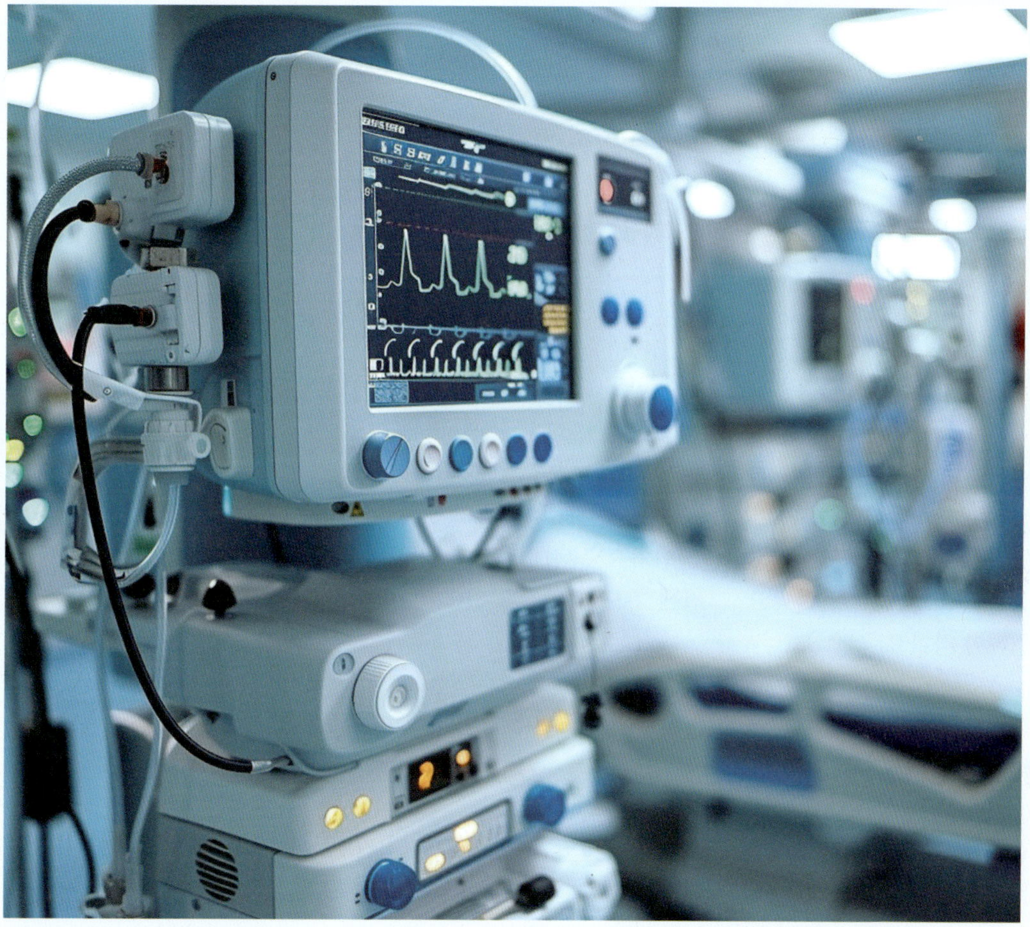

학습목표

1. 응급실 환자 처리 과정을 이해하고 개선하기 위한 방법을 학습한다.
2. 의료 제공자와 지원 인력 간의 효율적인 협력 모델을 탐구한다.
3. 병목 현상과 제약 요인을 식별하고 해결하는 방법을 익힌다.
4. 의료 서비스의 질과 환자 만족도를 높이기 위한 전략을 개발한다.
5. 응급실의 처리 속도를 최적화하여 환자 대기 시간을 줄이는 방법을 학습한다.

1) 중요성

최초 의사 접촉부터 처치 결정까지의 시간은 응급실 emergency department, ED을 통과하는 환자의 흐름에서 중요한 간격입니다. 환자 흐름은 고전적인 서비스 운영 모델로 설명할 수 있습니다(그림 3-3-1).

2) 환자 흐름 모델

- **입력** input: 도착부터 의료진 평가(의사에게 전달)
- **처리량** throughput: 의사에서 진단 및 처분 결정(의사에서 결정)
- **산출** output: 처분 결정에서 실제 처분까지(처분 결정)

3) 처리량 간격

의사 접촉에서 환자 입실까지의 처리량 간격은 환자가 평가, 진단, 검사, 치료적 중재, 진단 및 처분 결정을 받는 방문 구간을 나타냅니다. 또한 환자와 그 가족이 가장 중요한 질문에 대한 답변을 얻는 시간입니다. "무엇이 문제인가요?" "심각한 상태인가요?" "어떻게 해야 하나요?" "집에 가도 되나요, 아니면 입원해야 하나요?"

4) 입력 간격과 출력 간격

입력 간격과 출력 간격은 환자 방문에서 등록 및 간호 직원이 중요한 역할을 하는 두 가지 구간입니다.

(1) 입력 간격

입력 간격은 환자가 병원에 도착하여 임상의를 만나는 시간으로 정의됩니다.

(2) 출력 간격

출력 간격은 환자의 처치 이후 퇴원까지의 시간으로 정의됩니다.

5) 주요 역할

(1) 의사 및 전문 진료 제공자

의사-처치 결정 간격 동안에는 의사와 전문 진료 제공자 advanced practice provider, APP가 주요 역할을 맡습니다. 간호사가 시작한 주문과 분류 프로토콜이 이 처리 간격 동안 치료를 신속하게 처리할 수 있지만 주로 의사 또는 APP가 처리 과정을 지휘합니다. 이들은 평가 및 검사를 시작하고 필요한 모든 진단 검사 결과 상담 및 치료가 완료되면 처분을 내립니다.

(2) 간호 직원

간호 직원 nursing staff은 간호사 면허를 소지한 실무 간호사 및 면허가 없는 보조 인력을 지칭합니다.

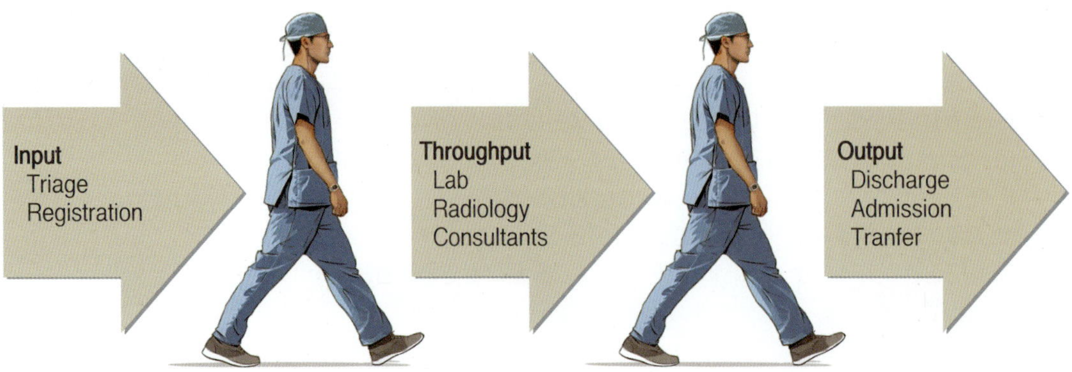

그림 3-3-1 입력 input - 처리량 throughput - 산출 output 환자 흐름 모델

6) 병상 관리

병상 bed은 초기 평가 및 치료를 위해 또는 검사 결과를 기다리는 동안 사용할 수 있는 복도 들것과 의자를 포함한 모든 유형의 치료 공간을 의미합니다.

7) 효과적인 환자 흐름을 위한 필수 요소

(1) 수요와 수용 능력의 맞춤

효과적인 환자 흐름을 위해서는 수요와 수용 능력을 맞추는 것이 필수적입니다. 모든 응급실에는 병상, 간호 인력, 의사/APP의 세 가지 주요 핵심 자원이 있습니다. 이 세 가지 핵심 자원 또는 서버(즉, 의사/APP, 간호 인력, 병상) 중 하나라도 부족하면 나머지 두 자원의 효율성과 생산성이 크게 저하됩니다.

8) 제약 이론 적용

(1) TOC의 중요성

이러한 관찰은 응급실 운영 및 서비스에 제약 이론 theory of constraints, TOC을 적용하면 더욱 명확해집니다. TOC를 적용하면 환자 치료 및 흐름의 여러 병목 현상을 파악하는 데 도움이 됩니다(그림 3-3-2).

(2) 병목 현상의 식별 및 개선

일부 제약 조건이나 병목 현상은 다른 제약 조건보다 더 중요하여 전체 프로세스 또는 시스템 전체의 흐름을 방해합니다. 이러한 중요한 제약이 확인되면 이를 완화(TOC 용어로 '개선')하거나 제거하는 것이 필수적입니다. 가장 심각하거나 중요한 병목 현상을 효과적으로 해결하지 못하면 시스템 흐름을 개선하려는 노력은 성공에 한계가 있습니다.

9) 병상 관리와 환자 흐름

(1) 병상 부족 문제

병상 부족 문제가 완전히 사라질 가능성은 거의 없으며 단순히 병상 수를 늘리는 것만으로는 해결책이 될 수 없습니다.

(2) 응급실내 체류하는 입원환자의 부정적 영향

환자 흐름의 관점에서 볼 때 응급실 내 체류하는 입원환자는 두 가지 바람직하지 않은 결과를 낳습니다. 간호 인력을 소모하고 병상을 점유하여 응급실의 중요한 서버 3개 중 2개의 기능 용량을 감소시키고 세 번째 서버에는 하향 압력을 가합니다.

병원 관리에서 절대로 응급실에 입원환자를 수용할 수 없다는 접근 방식은 성공적인 관리 전략이 될 가능성이 높지 않습니다. 대신 환자 치료, 흐름 및 안전에 부정적인 영향을 미치지 않으면서 해당 부서에서 어느 정도의 기숙사를 허용할 수 있는지 결정해야 합니다.

아주 작은 규모의 응급실을 제외하고는 중요하지 않은 하숙인 한 명을 몇 시간 동안 관리해도 처리량이나 대기 시간에 큰 영향을 미치지 않습니다. 하지만 응급실 체류 입원환자가 2명 또는 3명 이상일 경우 처리량에 어떤 영향을 미칠까요? 어느 시점에 이르면 환자와 의료진 모두에게 더 이상 탑승이 불가능한 임계점을 넘기게 됩니다.

이 임계값은 시설과 수용 능력에 따라 다르지만 데이터를

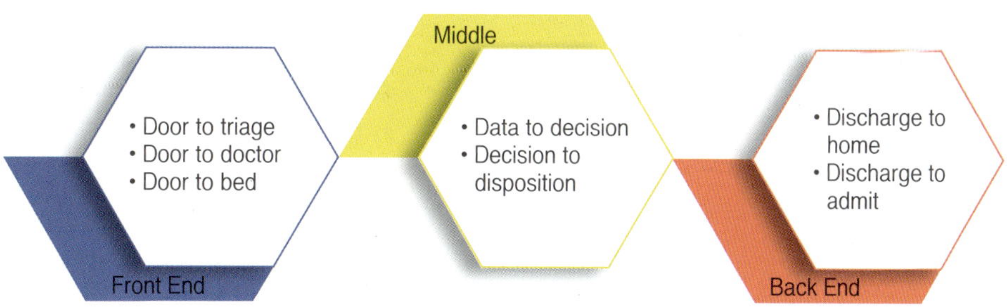

그림 3-3-2 환자 방문의 라이프 사이클 life cycle

사용하여 파악할 수 있습니다. 일일 응급실 체류 입원환자 수와 일일 체류 기간 length of stay, LOS을 연구하면 패턴이 나타납니다.

이 '응급실 체류 입원환자 임계값'은 응급실이 효율적이고 안전하게 계속 기능하기 위해 추가 침대와 간호사가 필요한 시점인 '응급실 체류 입원환자 완화'에 대해 병원 경영진과 논의를 시작할 수 있는 곳입니다.

이는 다양한 솔루션이 가능합니다.

입원 간호사가 응급실로 내려와 환자를 관리할 수 있습니다. 임시 대기 장소나 신속 입원실로 환자를 옮길 수 있습니다. 응급실 직원이 입원 환자를 치료하기 위해 인근 구역을 추가할 수 있습니다. 해결책은 주로 가용 자원과 공간에 따라 달라집니다.

(3) 대기실의 역할

모든 응급실에는 치료 구역으로의 환자 유입을 완충하는 역할을 하는 대기실이 있습니다. 성능이 우수한 응급실에서도 환자 도착과 복잡성의 자연스러운 변화로 인해 때때로 대기실에 환자가 대기합니다.

10) 응급실 생산성의 도전 과제

다음은 처리량 단계에서 종종 의료팀에 도전하고 중요 서버의 성능과 생산성에 영향을 미치는 일반적인 상황을 나열합니다(Box 3-3-1).

11) 병상 내 체류 시간이 길지 않은 수직 환자

Box 3-3-1 응급실 생산성에 도전을 주는 요소들

- 응급실 내 입원환자
- 서버 불일치: 중요 리소스 할당 및 배치
- 주요 리소스 오용
- 미충원 교대 근무
- 공사 또는 리노베이션으로 인한 병상 폐쇄
- 단일 서버 병목 현상
- 사용률 곡선의 사용
- 계획 목적으로 평균 볼륨 사용

(1) 수직 환자와 수평 환자 구분

최근 미국의 응급실에서는 비급성 환자(수직 환자)를 입원 기간 내내 침대에 눕히지 않고 신속하게 평가(주로 의자나 침대에서)한 다음 '결과 대기' 환경으로 이동하여 관리하는 수직 환자 개념을 사용하기 시작했습니다.

(2) ESI 3 환자의 세분화 계획

환자별 전용 병상이라는 전통적인 모델은 증가하는 미국 응급실 중증선별도구인 ESI Emergency Severity Index 3 환자 규모에 부합하지 않습니다. ESI 3 범주 내에서 환자는 병상을 포함한 자원의 필요성에 따라 '수직 3' 또는 '수평 3'이 될 수 있습니다.

ESI는 실제로 5단계로 구성되어 있습니다. Emergency Severity Index ESI라는 분류 체계는 환자의 중증도와 필요한 자원의 양을 기준으로 1에서 5까지 등급을 매깁니다.

① ESI의 5단계

- **ESI 1:** 가장 긴급한 상태로, 즉각적인 생명 위협이 있는 환자. 즉시 치료가 필요합니다.
- **ESI 2:** 중증 상태로, 잠재적인 생명 위협이 있는 환자. 빠른 평가와 치료가 필요합니다.
- **ESI 3:** 중간 정도의 중증도로, 여러 가지 검사가 필요할 수 있는 환자. 생명 위협은 없지만, 상태가 불안정할 수 있습니다.
- **ESI 4:** 덜 긴급한 상태로, 몇 가지 검사나 처치만 필요할 수 있는 환자. 생명 위협은 거의 없습니다.
- **ESI 5:** 가장 덜 긴급한 상태로, 간단한 처치만 필요할 수 있는 환자. 생명 위협이 전혀 없습니다.

② 새로운 접근 방식: 수직 환자와 수평 환자

ESI 3 환자를 더 효율적으로 관리하기 위해, 병상에서 얼마나 오래 머무를 필요가 있는지에 따라 수직 환자와 수평 환자로 구분합니다.

- **수직 3 환자** vertical 3 patients: 병상에 오래 머무를 필요가 없는 환자들입니다. 이들은 빠르게 평가를 받고, 검사 결과를 기다리는 동안 병상 대신 의자나 대기실에서 대기할 수 있습니다. 예를 들어, 가벼운 통증이나 단순한 검사만 필요한 환자들입니다.
- **수평 3 환자** horizontal 3 patients: 병상에서 오랜 시간 머무를 필요가 있는 환자들입니다. 이들은 상태가 더 복

잡하거나 입원 가능성이 높아 병상에서 지속적인 관리가 필요합니다. 예를 들어, 많은 검사가 필요하거나 복잡한 치료가 필요한 환자들입니다.

12) 중요 자원의 할당 및 배치

(1) 할당0 불일치의 문제

병상, 간호사, 의사가 적절히 매칭되지 않을 경우 응급실의 효율성이 저하됩니다. 예를 들어, 환자 수가 증가하는 낮에는 추가 인력이 배치되지만, 의사와 간호사의 일정이 동기화되지 않을 경우 자원 낭비와 병목 현상이 발생합니다. 오전 10시에 환자가 급증해도 추가 간호사가 오전 11시에 도착하면, 그 전까지는 적절한 간호 지원 없이 의사만 증가한 상태로 운영됩니다. 이처럼 일정 불일치는 주요 자원의 비효율적인 활용으로 이어집니다.

(2) 환자 수 증가와 중증도 변화

미국에서는 응급실을 찾는 환자 수는 지속적으로 증가하고 있으며, 환자의 중증도와 구성에도 큰 변화가 나타나고 있습니다. 외상 환자는 줄어드는 반면, 복합적인 질환을 가진 환자가 늘어나고 있습니다. 특히, 응급 중증도 지수 ESI 3등급 환자가 증가했으며, 고령화로 인해 만성 질환과 정신 건강 문제를 가진 고령 환자들이 응급실을 찾는 비율이 높아졌습니다.

이러한 변화는 비단 미국뿐만 아니라 대한민국에서도 흔히 벌어지고 있는 현상입니다. 이러한 환자들은 1차 의료 서비스를 받지 못하는 경우가 많아 응급실이 사실상 유일한 의료 안전망으로 기능하고 있습니다.

(3) 수직 환자와 수평 환자

응급실에서 환자에게 전용 병상을 배정하는 기존 모델은 증가하는 ESI 3등급 환자에게 적합하지 않습니다. 최근에는 비급성 환자를 대상으로 병상을 사용하지 않고 신속하게 평가 후 관리하는 '수직 환자' 개념이 도입되었습니다. 이 모델은 환자를 수직으로 유지함으로써 복잡하거나 신규 환자를 위한 병상을 확보할 수 있습니다. 병상이 필요한 '수평 환자'와 구분하여 관리하면 병상 수용 능력을 극대화할 수 있습니다.

(4) ESI 3 환자의 세분화

ESI 3 환자는 자원 사용 방식에 따라 '수직 3'과 '수평 3'으로 나뉩니다. 수직 환자는 심각한 불편함이 없고 검사나 시술이 짧게 끝나는 환자로, 병상 없이 관리할 수 있습니다. 반면, 수평 환자는 복잡한 처치나 입원이 필요한 환자입니다. 이러한 구분은 환자 흐름을 최적화하는 데 필수적이지만, ESI 기준만으로는 정확히 구분하기 어려운 경우가 많아 명확한 지침 개발이 필요합니다.

(5) 개선 방향

응급실의 자원을 효율적으로 사용하기 위해 다음과 같은 조치가 필요합니다.

- 병상 배치, 평가, 핸드오프에 대한 명확한 지침을 마련합니다.
- 의사와 간호사의 일정과 업무를 동기화하여 자원 낭비를 방지합니다.
- 수직 환자와 수평 환자를 효과적으로 구분하여 병상을 최적화합니다.
- 데이터를 기반으로 자원의 사용 현황을 지속적으로 분석하고 조정합니다.
- 증가하는 환자 수와 변화하는 환자 구성에 대비해 유연한 워크플로를 설계합니다.
- 효율적인 자원 배치와 관리로 응급실의 수용력을 극대화하고 환자에게 최상의 진료를 제공할 수 있습니다.

13) 인력 배치 및 관리

(1) 미충원된 교대 근무

인력 부족 또는 예상치 못한 질병으로 인해 스케줄에 미충원된 교대 근무는 처리량에 부정적인 영향을 미칩니다. 환자 도착은 자연스러운 편차를 나타내며, 환자 수는 예측 가능하게 아침에 증가하고 밤 늦게 감소합니다. 이러한 예측 가능한 변동에 따라 인력 배치를 조정할 수 있습니다. 채워지지 않은 교대 근무는 인위적인 변동을 나타냅니다. 예측할 수 없고 계획되지 않은 경우 미충원 교대 근무는 환자 치료에 해가 됩니다. 환자 수와 수요에 맞는 이상적인 인력 배치 계획도 스케줄을 채운 간호 인력이나 제공자가 충분하지 않으면 소용이 없으므로 스케줄의 공석이나 병가는 적극적으로 관리해야 합니다.

(2) 단기 및 장기 솔루션

단기적으로는 추가 근무에 대한 인센티브, 의무 초과 근무, 여행자/임시 대진을 통해 인력 부족을 관리할 수 있습니다. 병가 공백을 해결하기 위해 백업 콜 시스템을 사용할 수 있습니다(과도한 병가는 종종 인적 자원 관리 및 정책의 변경이 필요합니다).

장기적으로는 채용, 유지, 참여가 모범 사례입니다.

(3) 병상 폐쇄

공사나 리노베이션으로 인한 병상 폐쇄는 대개 사전에 미리 알 수 있습니다. 가장 좋은 전략은 이러한 병상을 임시로 대체할 수 있는 방법을 찾는 것입니다. 사용하지 않는 복도 공간 등 다른 공간을 임시로 추가하면 이 목표를 달성할 수 있습니다. 임상팀이 조금 더 열심히 더 빨리 일하면 부족한 병상을 보충할 수 있다고 생각하는 것은 운영상, 수학적으로 건전하지 않으므로 유혹적이지만 결함이 있는 추론의 예입니다.

14) 단일 서버 병목 현상

(1) 단일 서버 병목 현상의 발생

단일 서버 병목 현상은 한 개인이 한 가지 작업을 담당할 때 언제든지 발생할 수 있으며, 수요가 해당 서버의 용량을 크게 초과할 때 발생합니다.

어떤 시스템에서든 단일 서버는 때때로 과부하가 걸릴 수 있고 또 그렇게 될 것입니다. 중환자가 한 명만 발생해도 케이스가 밀려 업무 흐름에 큰 영향을 미칠 수 있기 때문에, 과부하가 걸린 의료진은 교대 근무 시간 내내 이를 따라잡기 위해 노력할 수 있습니다.

단일 서버 병목 현상은 의사 한 명이 진료하는 곳뿐만 아니라 많은 응급실 환경에서 널리 퍼져 있습니다. 분류 간호사가 한 명뿐인 부서, 패스트 트랙에 한 명의 의료진이 있는 부서, 응급실에 한 명의 정맥천자 전문의가 있어 업무가 과중하여 처리 시간이 길어질 수 있는 부서를 생각해 보십시오.

소아 또는 노인 환자를 위한 패스트트랙 또는 전용 구역을 배치하는 등 공간과 리소스를 세분화하면 단일 서버가 존재할 수 있는 다른 구역이나 프로세스를 만들 수 있습니다.

평균적인 환자 수요를 고려하면 한 사람으로 인력을 배치하는 것이 정당화될 수 있지만, 단일 서버 라인에서 심각하고 긴 병목 현상을 방치하는 것은 용납할 수 없습니다.

(2) 단일 서버 병목 현상 해결

수요가 용량을 압도할 때 단일 서버를 버퍼링하는 프로세스를 개발하고, 수요-용량 계획을 세워야 합니다.

예를 들어 시간당 평균 환자 분류량이 4~5명이라면 간호사 한 명만 배치해도 충분할 수 있습니다. 하지만 10분 안에 5명 또는 10명의 환자가 도착하면 가장 경험이 많은 분류 간호사도 완전히 압도당할 수 있습니다.

한 명의 분류 간호사는 밀려드는 환자를 관리하기 위해 즉각적인 지원이 필요하며, 이 중 일부는 심각한 상태일 수 있습니다. 이러한 상황에 대비해 다른 간호사 한 명 또는 두 명을 지원하도록 미리 계획할 수 있습니다. 또 다른 옵션은 일부 환자를 직접 침상에 눕혀서 분류 간호사의 부담을 덜어주는 것입니다(따라서 제약에 대한 압박을 완화할 수 있습니다).

부서의 규모가 커질수록 환자 흐름과 처리량을 세분화하는 것이 유용하거나 필요한 경우가 많습니다. 하나의 큰 직사각형 진료 구역에서 연간 10만 명의 환자를 치료하는 부서를 생각해 보겠습니다. 환자를 보기 위해 한쪽 끝에서 다른 쪽 끝으로 걸어 다니면 매일 상당한 시간 낭비가 발생하고 양쪽 끝의 직원과 의사소통이 어려울 수 있습니다.

이러한 환경과 유사한 환경에서는 포드, 전문 영역 등과 같은 환자 치료 접근 방식을 개발하여 공간, 직원, 서비스, 물품 등 전담 자원을 서로 가깝게 배치하는 동시에 강력하고 효과적인 커뮤니케이션이 가능하도록 시각적으로 명확한 시야를 확보해야 합니다.

또 다른 문제는 여러 구역을 세분화하면 대기열 관리가 기하급수적으로 복잡해지며, 특히 환자 집단이 세분화되면 대기열 관리가 더욱 복잡해진다는 것입니다.

예를 들어, 중증도가 낮은 영역과 중증도가 높은 영역, 그리고 환자 분류를 담당하는 의료진이 두 곳만 있는 부서를 생각해 보겠습니다. 어떤 날은 중증도가 낮은 환자가 넘쳐날 수 있습니다. 다른 날에는 중증도가 높은 환자가 넘쳐날 수도 있습니다. 지정된 환자 구역 중 하나가 만원이 되어 환자가 해당 구역에서 병상을 기다려야 하는 경우, 의사의 진료 시간이 늘어납니다. 간호 직원과 의사가 민첩하고 유연해야 하는 것처럼, 병상도 당일 환자의 다양한 중증도를 충족할 수 있도록 유연해야 합니다.

저중환자실과 고중환자실이 인접해 있다고 가정할 때, 일부 병상을 고중환자실과 저중환자실 사이에 유연하게 배치할 수 있다면 도움이 될 수 있습니다.

① 사용률 곡선 대기열 이론의 시사점

특정 서버의 사용률이 용량에 도달하기 시작하면 해당 서버의 대기 시간은 필연적으로 증가할 것이라고 예측합니다. 병상이 가득 차면 환자는 다음 사용 가능한 병상을 기다리는 시간이 길어집니다. 한 임상팀이 더 많은 환자를 돌볼수록 해당 팀의 서비스 대기열은 더 길어집니다. 어느 순간 팀원들은 너무 바빠서 다음 환자를 보거나 기존 환자를 재평가할 시간조차 갖지 못하게 됩니다.

모든 환자, 특히 사전 평가를 받고 있는 환자는 대기 시간이 더 길어집니다. 모든 시스템에는 제한된 리소스가 있기 때문에 필요한 시기에 중요한 리소스를 효과적으로 배치하기 위해 어떤 프로세스가 마련되어 있는지 파악하는 것이 필수적입니다.

계획 목적으로 평균 볼륨 사용 환자의 도착은 무작위적이고 '자연스러운 변동'의 예이기 때문에 일정 범위 내에서 예측이 가능합니다.

인력 배치를 잘못 판단하는 한 가지 명백한 방법은 시간당 평균 도착 인원을 기준으로 하는 것입니다. 50% 이상의 경우, 시간대별 평균 도착자 수가 특정 시간의 실제 도착자 수와 일치하지 않을 가능성이 높습니다. 최적의 수요 용량 계획을 세우려면 환자 도착의 변동(평균치와의 차이)을 파악하는 것이 중요합니다. 많은 인력 배치 계획은 피크 기간 동안 거의 100%에 가까운 직원 활용도를 기반으로 합니다. 그러나 대기열 이론과 경험에 따르면 85% 이상의 일관된 사용률은 종종 직원 리소스를 압도하고 시스템 장애를 일으킵니다.

응급실에 리소스가 부족하고 사용률 곡선의 최상단에서 운영되면 중요 서버의 대기 시간과 체류 시간이 과도하게 길어집니다. 복잡성을 더하는 것은 순전히 평균 환자 도착 수에 기반한 인력 배치 계획은 환자 중증도를 거의 고려하지 않는다는 점입니다. 데이터 관리 및 통계적 지원을 통해 환자 수와 중증도를 기반으로 정교한 수요-용량 곡선을 개발할 수 있는 부서는 거의 없습니다. 이러한 모델링 시스템이 없으면 대부분의 리더는 현재 인력을 재배치하여 기존 시스템을 개선하려고 시도하는데, 이는 대개 부정확하고 부적절한 프로세스입니다.

분석을 수행할 때 주요 질문은 다음과 같습니다.

- 백업 또는 대기 시간은 언제 발생하는가?
- 흐름에 가장 큰 병목 현상이 발생하는 중요 리소스는 무엇인가?
- 리소스에 어떤 변경 또는 조정을 적용할 수 있는가?

15) 테스트 가속화

모든 ED에 고유한 복잡한 테스트 절차에서 많은 병목 현상이 발생합니다. 그러나 혁신적인 계획을 통해 검사 절차를 신속하게 진행할 수 있는 경우가 많습니다.

(1) 실험실 테스트

미국의 대부분의 응급실 사례에는 거의 모든 ESI 1, 2, 3 환자를 포함하여 실험실 테스트가 필요합니다. 직관적으로는 검사실 처리 시간이 빨라지면 전체 처리량과 LOS가 개선될 것으로 보입니다. 이러한 가정에는 실험실 검사가 입원 또는 퇴원 결정에 있어 속도를 제한하는 요인이라는 가정이 내포되어 있습니다.

실제로 이는 실험실 검사를 지시받은 일부 환자에게는 해당되지만 모든 환자에게 해당되는 것은 아닙니다. 모든 입원 또는 퇴원 결정이 검사실 결과에 의존하는 것은 아니므로 평균 검사실 처리 시간이 점진적으로 줄어든다고 해서 LOS가 크게 감소하는 경우는 드뭅니다.

현장 검사(POCT)를 제외한 모든 검사실 검사 결과가 0인 경우와 그렇지 않은 경우의 결정은 환자 LOS를 결정하는 훨씬 더 큰 요인입니다. 검사실 이상값(즉, 검사 시간이 비정상적으로 긴 검사)의 비율은 LOS를 결정하는 데 있어 평균 검사실 처리 시간보다 더 중요한 것으로 나타났습니다. 11개 지역 병원을 대상으로 한 한 연구에서는 평균 검사실 처리 시간과 이상값 비율을 응급실 LOS와 비교했습니다. 도움이 되긴 했지만, 일부 검사의 빠른 처리 시간은 느린 검사로 인한 지연을 상쇄하지 못했습니다.

이러한 이상값 검사는 환자 LOS에 가장 큰 영향을 미치므로 평균이 아닌 가장 긴 검사 시간을 다루는 것이 유리합니다. 또한 모든 검사실 작업 처리 시간을 검사실로 돌리는 것은 응급실의 영향을 가장 많이 받는 프로세스 측면을 무시하는 것입니다.

검사실 프로세스는 세 단계로 구성됩니다.

- 사전 분석(주문 입력부터 실험실 가입까지)
- 분석(처리)

- 사후 분석(검증 및 릴리스)

분석(처리) 및 사후 분석(검증 및 릴리스) 단계는 고도로 자동화되어 있으며 일반적으로 매우 일관적입니다. 현저하게 비정상적인 실험실 테스트 결과는 결과 확인을 위한 일반적인 프로세스로 인해 정상 결과보다 다소 오래 걸릴 수 있습니다.

실험실 처리 시간을 개선할 수 있는 가장 큰 기회는 다음 단계로 구성된 사전 분석 단계에 있습니다.

- 주문 입력
- 주문 승인 또는 접수
- 시료 채취
- 실험실로 검체 운송
- 실험실 가입

(2) 효율적인 실험실 POCT

효율적인 실험실 POCT point of care testing는 표준 벤치 실험실 테스트와 비교할 때 상당한 시간을 절약할 수 있습니다.

이러한 방법에는 다음이 포함됩니다.

- **분석 전 시간**: 검체가 환자로부터 분석가에게 직접 전달됩니다.
- **검사 시간**: 혈청을 분리하기 위한 원심분리 과정을 거치지 않고 전혈에서 직접 분석이 이루어집니다.
- **분석기 시간**: 분석기 시간은 일반적으로 1~5분에 불과합니다.

하지만 POCT가 실제로 환자의 LOS를 줄일 수 있을까요? POCT는 엔드포인트 검사, 즉 의사 결정으로 직접 연결되고 환자를 처리 프로세스에 따라 이동시키는 검사가 포함될 때 가장 유용합니다.

예를 들면 다음과 같습니다.

- **연쇄상구균 검사:** 항생제 투여 여부에 따라 퇴원 여부 결정
- **임신 검사 음성**: 방사선 검사 실시 여부 결정 처리량 측면에서 보면 많은 POCT는 엔드포인트 검사가 아닙니다.

예를 들어, 다기관 임상시험에서 볼 수 있듯이 트로포닌 결과가 LOS를 단축하는 경우는 거의 없습니다. 환자를 심장 도관 삽입 검사실로 보내는 결정이 반드시 트로포닌에 의존하는 것은 아닙니다.

입원 결정은 일반적으로 단일 트로포닌에 의해 결정되지는 않지만 입원 장소에 영향을 미칠 수 있습니다. 일반적으로 입원 또는 퇴원 결정은 모든 실험실 검사 결과를 종합적으로 검토해야 합니다.

따라서 간 기능 검사나 혈청 약물 수치와 같은 일부 검사를 중앙 실험실로 보내야 하는 경우 대부분의 임상의는 모든 실험실 검사 결과가 나올 때까지 기다렸다가 입원 또는 퇴원 결정을 내립니다.

이는 현장 진료 실험실 검사의 가치를 최소화하기 위한 것이 아닙니다. 고칼륨혈증, 저칼륨혈증, 고혈당증의 조기 진단, 비ST분절 상승 심근경색 또는 패혈증의 확인 등 현장 검사실의 초기 정보는 환자 치료에 중대한 영향을 미칠 수 있습니다. 그리고 경우에 따라서는 이러한 결과가 즉각적인 처분 결정으로 이어지기도 합니다.

16) EMR 및 주문 세트 개선

효과적인 전자의무기록 electronic medical record, EMR과 주문 세트는 주문 입력 시간을 단축하여 프로세스의 첫 단계를 간소화할 수 있습니다. 반대로 EMR이나 주문 세트가 제대로 구성되어 있지 않으면 특히 의사가 올바른 검사를 검색하는 데 시간을 소비해야 하는 경우 지연이 발생할 수 있습니다. 흉부 CT 혈관 조영술 대신 흉부 컴퓨터 단층 촬영을 주문하는 등 잘못된 검사를 주문하면 재작업과 시간 낭비로 이어집니다.

또한 구두 주문은 점점 더 눈살을 찌푸리게 하고 있으며 일반적으로 그럴 만한 이유가 있습니다. 특히 시끄럽고 바쁜 응급실 환경에서는 구두로 주문을 전달할 때 오류가 발생할 위험이 항상 존재합니다. 응급실의 바쁜 환경과 일관되지 않은 프로세스는 종종 의사 전용 주문 입력의 변형으로 이어집니다.

예를 들어, 급성 뇌졸중이나 주요 외상에 대한 시간에 민감한 치료의 경우 의사가 환자를 평가하면서 간호사에게 구두로 지시를 내려야 하는 경우가 많습니다. 의사가 가까운 워크스테이션을 찾아 로그인한 후 중환자를 위한 주문을 입력하는 것은 효율성이 떨어집니다. 주문 입력부터 주문 승인까지 걸리는 시간은 종종 지연의 원인이 됩니다.

환자 대 간호사 비율이 4:1인 응급실에서 근무하는 간호사를 가정해 보겠습니다.

환자 1은 패혈증으로 즉각적인 검사, 흉부 엑스레이, 수액 주입, 항생제 투여가 필요합니다. **환자 2(신규)**는 흉통이 있어 신속한 평가가 필요합니다. 간호사는 이러한 긴급한 작업을 완료한 후 이전에 평가한 다른 두 환자에게 10분과 25분

전에 내려진 지시를 확인합니다.

환자 3은 복통이 있으며 소변 검사, 정맥 수액, 진통제, 복부/골반 CT 스캔을 포함한 검사실 작업 주문이 있습니다.

환자 4는 쇠약감을 호소하는 고령 여성입니다. 검사실 작업, 정맥 수액, 소변 검사에 대한 지시가 있습니다.

이 특정 응급실 시나리오에서는 혈액을 채취하고 정맥주사를 시작할 수 있는 환자 치료 기술자가 있습니다.

그러나 간호사는 이 기술자에게 3번과 4번 환자를 도와달라고 요청할 수 있고, 이 기술자는 세 명의 간호사가 나누어 맡고 있으며, 요청하는 간호사도 모르는 사이에 기술자는 혼란스럽고 전투적인 환자를 긴급하게 도와야 합니다.

약 30분 후, 직원은 '어려운 막대기'로 판명된 3번 환자에게 정맥주사를 설치하고 혈액 검사를 실시할 수 있게 됩니다. 그런 다음 3번 환자에 대한 작업을 완료한 후 기술자는 4번 환자에게 혈액 검사를 하고 정맥주사를 놓습니다.

주문이 입력된 후 60분 이상 지나면 혈액 검체가 공기 튜브를 통해 실험실로 보내지고, 그곳에서 15분 동안 더 기다린 후 정맥주사를 놓습니다.

주문 입력 후 90분이 지나면 의사가 검사실에 전화하여 결과를 받는 데 왜 이렇게 오래 걸리는지 궁금해합니다.

실험실 기술자는 검체가 실험실에 있으며 곧 결과가 나올 것이라고 확인합니다. 실험실 검사는 가입 후 45분 후에 처리되고 완료됩니다. 소요 시간은 2시간이었습니다. 의사가 간호사에게 "오늘 검사실이 정말 느립니다."라고 말합니다.

이 시나리오에서는 사전 분석 단계에 최소 75분이 걸렸고 분석 및 사후 분석 단계에는 45분이 걸렸습니다. 분석 전 단계 중 60분은 응급실에서 관리하고 15분은 검사실에서 담당했습니다.

이러한 환경의 기회 관점에서 볼 때, ED에서 일관되고 신뢰할 수 있는 프로세스를 개발하면 실험실의 사소한 지연을 해결하는 것보다 훨씬 더 많은 시간을 절약할 수 있습니다. 예를 들어 검사실에서 2시간이 걸렸다는 원시적인 글로벌 수치보다는 심층적인 분석을 통해 프로세스의 각 부문별 처리 시간을 살펴보는 것이 가장 큰 결과를 가져오는 경우가 많습니다.

이미징 서비스 방사선과 처리 시간 프로세스는 다음과 같이 구성됩니다.

- 사전 검사 단계
  - 방사선과로 이송하기 위한 환자 안정
  - 필요한 경우 예비 혈액 검사 완료
  - 환자 이송
- **검사 실시**
- 응급실로 다시 이송된 환자
- 검사 결과 열람 가능-응급실 제공자 검토
- 방사선 전문의 판독 가능-응급실 제공자 검토

실험실 서비스와 마찬가지로 분석 전 사전 검사 단계가 있습니다. 그러나 검사실 서비스와 달리 직원이 환자를 검사 장소로 직접 이송해야 하는 경우가 많습니다. 일부 기관에서는 환자 이송으로 인해 방사선과 처리 시간이 상당히 지연될 수 있습니다. 또한 분석 후 단계는 자동화되어 있지 않아 방사선 전문의가 이미지를 해석해야 할 수도 있습니다.

일부 연구는 EMR을 자동으로 채우는 반면, 다른 연구는 해석 판독이 수행되었는지 확인하기 위해 적극적으로 추적해야 합니다. 병원에서 야간 원격 방사선 시스템을 사용하는 경우 해당 서비스가 병원 EMR에 연결되지 않을 수 있으며, 이 경우 판독 결과를 얻거나 방사선 전문의에게 문의하는 것이 훨씬 더 복잡해집니다.

관리 관점에서 볼 때, '집' 영상의학과에서 사전 분석, 분석, 분석 후 단계 등 전체 프로세스를 소유할 때 책임 소재가 가장 명확해집니다. 운송, 테스트 및 결과 보고는 모두 영상의학과에서 담당합니다. 메트릭과 성능을 모니터링할 때는 세 단계 모두에 대한 분석을 보고하여 투명성을 확보하고 이상값을 식별하는 것이 중요합니다.

이송 프로세스는 영상의학과와 응급실에서 공유하거나 전용 운송업체를 사용할 수 있습니다. 어느 쪽이든, 직원이 바쁜 경우를 포함하여 상상할 수 있는 대부분의 상황에서 누가 이송을 책임지는지를 정의하는 명확한 책임 라인이 존재해야 합니다.

환자를 다른 부서로 이송하기 위해 이송요원을 투입할 수도 있습니다. 효과적인 프로세스 개선을 위해서는 사전 분석 단계에 대한 모니터링과 명확한 책임 및 책임 소재가 필요합니다.

17) 의사 진료 신속화

의사들은 특히 시간당 환자 수나 의사별 LOS와 같은 지표에 대한 관심이 높아지면서 환자 처리 속도가 느리다는 이유로 비난을 받는 경우가 많습니다. 환자 평가는 의료진으로부터 시작하여 의료진으로부터 끝나기 때문에 메트릭 시계는 의료 평가에서 시작하여 임상의의 처분 결정으로 끝납니다. 의사는 중요한 서버 중 하나이며 시스템에서 가장 비용이 많이 드는 구성 요소이므로 의사와 앱의 사용을 최적화하는 것이 가장 중요합니다.

경제적인 관점에서 볼 때, 모든 임상 팀원은 자신만이 수행할 수 있는 활동이나 업무에 집중하여 '면허의 최고 수준'에서 일하는 것이 바람직합니다. 임상 팀원이 비임상 업무를 수행하는 것은 시간 활용의 효율성이 떨어지며, 대신 직접 환자를 치료하는 활동에 집중하는 것이 시간을 더 효과적으로 사용하는 방법입니다.

(1) EMR 개선

EMR은 종이 기록의 많은 단점을 해결했지만 여전히 여러 단점을 가지고 있습니다. 사용 중인 시스템에 따라 화면 탐색이 직관적이지 않고 불편할 수 있습니다. 드물게 주문한 검사를 수행할 때 정확한 영상 검사나 실험실 결과를 찾는 것이 어려울 수 있습니다. 차트 문서에는 상당한 키보드 입력이 필요하거나 음성 받아쓰기를 사용하는 경우 필사 오류를 방지하기 위해 차트를 신중하게 교정해야 할 수 있습니다.

업그레이드나 새로운 기관에서 일하게 되어 기존 시스템에서 새로운 시스템으로 이동하면 이러한 모든 비효율성이 동시에 발생할 수 있습니다. 효율적인 EMR 운영을 위해서는 일반적으로 사용자 지정이 필요합니다. 화면은 최대한 직관적으로 설계되어야 하며, 작업을 완료하기 위해 이동하는 화면의 수는 최소한으로 유지되어야 합니다.

컴퓨터 클릭은 1초밖에 걸리지 않지만 여러 화면을 거치면 몇 분이 걸리고, 교대 근무 중에 수백 번 반복하면 몇 시간이 걸립니다. 팀원들을 위한 전용 컴퓨터 워크스테이션이 필요합니다. 이동식 워크스테이션은 워크스테이션으로 반복해서 돌아갈 필요 없이 EMR에 액세스할 수 있어 효율성을 더욱 최적화할 수 있으므로 유용할 수 있습니다.

(2) 서기 사용과 역할

EMR의 사용으로 의료 서기의 수요가 크게 증가했습니다. 서기는 의사의 생산성을 높이는 데 기여합니다. 바쁜 응급실에서 서기는 근무 교대당 환자 수만큼 의사의 생산성을 높일 수 있습니다. 하루에 최대 환자가 12시간 동안 발생한다고 가정할 때, 의사가 두 배 또는 세 배로 근무한다면 생산성 증가는 12명, 18명 또는 그 이상의 환자를 추가로 진료하는 것으로 이어질 수 있습니다. 미국의 일부 현장에서는 평균 시간당 20달러 이상의 비용이 들지만, 일반적으로 투자한 만큼의 성과를 거둘 수 있습니다.

적절하게 훈련된 서기는 검사 결과가 나오면 의사에게 프롬프터 역할을 할 수 있습니다. 교대 근무 중에 한 명의 의사와 함께 일하는 경우, 서기는 일반적으로 의사의 시간 요구사항과 환자가 언제 처치할 준비가 되었는지를 알고 있습니다. 예를 들어, 환자에 대한 시술을 마치고 다음에 해야 할 일(예: 위급하지 않은 새 환자를 보거나 기존 환자를 재평가)을 결정하는 의사를 생각해 보겠습니다.

흐름에 대한 인식을 유지함으로써 서기는 행동 방침을 추천할 수 있습니다. 예를 들면 다음과 같습니다. 특정 환자에 대한 모든 검사 결과가 나오면 다음 단계로 처분을 내릴 수 있습니다.

또는 기존 환자에 대한 일부 검사가 아직 보류 중인 경우 새 환자를 보는 것이 가장 효율적일 수 있습니다. 또한, 속기사는 의사에게 정보를 전달하면서 방해, 산만함, 시간 낭비 등 오류로 이어질 수 있는 요소를 최소화할 수 있습니다.

일부 의사는 자신의 업무가 완료될 때까지 중요하지 않은 정보(즉, 임상적 지시가 아닌)를 전달하기 위해 서기를 사용하기도 합니다. 의사 보조 및 전문간호사와 함께 서기를 사용하는 경우는 흔하지 않습니다.

(3) 서기와 APP의 협업

의사 보조 및 전문간호사와 함께 서기를 사용하는 경우는 흔하지 않습니다. 이는 일반적으로 의사와 앱 간의 비용 차이 때문입니다. 하지만 처리량 측면에서 보면 서기를 앱과 짝을 이루는 것이 운영 및 흐름 측면에서 합리적일 수 있습니다.

특히 앱의 속도를 제한하는 요소가 EMR 문서이고 앱이 의사와 동일한 속도로 환자를 관리할 수 있는 경우 서기를 활용하는 것이 유리할 수 있습니다.

18) 개인 성과 향상

의사의 생산성과 속도에는 항상 약간의 변동성이 있습니다. 모든 의사가 환자를 평가하거나 시술을 수행하는 데 동일한 시간이 걸리는 것은 아닙니다. 하지만 응급실을 효율적으로 운영하려면 정해진 최소한의 성과 기준을 충족해야 합니다.

어떤 의사는 다음 환자를 보고 싶어 하는 반면, 어떤 의사는 다른 환자를 맡기 전에 현재 업무량을 처리하는 것을 선호할 수 있습니다. 심지어 교대 근무가 끝날 때까지 느긋하게 앉아서 다른 사람들이 '여유를 갖고' 일할 수 있도록 기다리는 데 만족하는 의사도 있을 수 있습니다.

다행히도 의사와 앱은 대부분 자신이 통제할 수 있는 성과와 순위에 관해서는 경쟁적인 집단입니다. 평균 이상이 되고 싶다는 자기 인식은 적절하고 정중하게 사용될 때 행동을 수정하고 그룹 성과를 높은 수준으로 좁은 범위 내에서 유지하는 데 도움이 될 수 있습니다.

(1) 의사의 성과 지표

의사의 표준 성과 지표는 시간당 환자 수 또는 시간당 상대가치 단위 Relative Value Unit (RVU) 이며, RVU는 환자 중증도의 차이를 어느 정도 고려한 수치입니다. 모든 의사와 앱을 서로 비교하면 생산성이 높은 의사와 낮은 의사를 식별할 수 있습니다.

이 정보를 개인과 공유하는 것만으로도 생산성이 평균 이하인 의료진에게 경고를 보내 성과(생산성)를 개선할 수 있습니다. 자신의 이름이 종 곡선의 왼쪽에 있는 것을 보면 본능적인 반응을 일으킬 수 있으며, 그룹 내에서 이러한 정보가 공개되면 압력이 높아질 수 있습니다.

(2) 인센티브 기반 지불 시스템

인센티브 기반 지불 시스템은 일반적으로 인센티브를 조정하고 의사가 효율적이고 효과적으로 일하도록 동기를 부여하는 데 사용됩니다.

19) 간호 업무의 신속성

의사의 업무 흐름에 비해 간호 업무는 업무 중심적일 수 있습니다. 간호 효율성은 여러 가지 제약 조건에 의해 크게 영향을 받을 수 있습니다.

(1) 물리적 레이아웃의 영향

간호 효율성은 부서의 물리적 레이아웃에 크게 영향을 받습니다.

(2) 린 방법론

린 관점에서 보면 장비나 소모품을 찾기 위해 이리저리 이동하는 것은 시간과 에너지를 낭비하는 일입니다. 주요 직원에게 만보계를 부착하고 그 결과를 검토하는 것은 놀라운 일이 될 수 있습니다.

① '5S' ED

낭비되는 이동은 의사, 앱, 그리고 최전선에서 치료를 제공하는 모든 사람에게도 해당됩니다. 5S는 이하에 열거된 린 용어입니다.

- 정렬 sort
- 정리 straighten
- 간결화 shine
- 표준화 standardize

효율성 efficiency 은 다음을 요구합니다.

- 지속적 효율성 sustain이 필요합니다: 부서에서 불필요한 물품 제거
- 자주 사용하는 물품은 필요한 곳에, 서비스 시점에 보관
- 가끔씩만 필요한 물품은 중앙의 편리한 위치로 이동 환자실과 공급실을 일관된 방식으로 정리하여 효율성을 높입니다.

소모품이 떨어지지 않도록 충분히 규칙적으로 재입고해야 합니다. 장비는 항상 완전히 작동하고 지정된 장소로 반납해야 합니다. 요컨대, 효율성은 항상 준비된 상태의 업무 환경에 달려 있습니다.

이러한 개념은 모두 직관적이고 기본적인 것처럼 보이지만, 다음은 일반적으로 발견되는 운영 비효율성의 목록입니다.

- 병실에 작동하지 않는 이경 또는 검안경
- 작동하는 이경은 있지만 병실에 귓속경이 없음
- 프린터에 처방 용지가 부족함
- 프린터에 일반 용지가 부족함
- 혈진 카드 또는 혀 압출기를 찾아야 함
- 병실에 적절한 크기의 검사 장갑이 없음
- 치료 공간에 가까운 피엑스 약품 디스펜서가 없음
- 진료실 내에 피엑스 약품 디스펜서가 없음, 필요한 약을 구하기 위해 간호사가 다른 구역까지 걸어가야 하는 경우
- 일상적인 소모품이 병실마다 다른 위치에 있는 경우 이러한 문제들은 사소하고 단순히 불편을 가중시키는 문제처럼 보일 수 있지만, 무언가를 구하거나 찾기 위해 침대 옆을 떠나야 하는 것은 소중한 시간, 주의, 에

너지를 낭비하는 일입니다.

교대 근무 중에 이런 일을 수십 번 반복하면 비효율성, 추가 대기, 불필요한 좌절감, 즉 린의 용어로 상당한 **부가가치가 없는 시간**이 발생하게 됩니다.

효율적인 조직은 임상의 생산성 극대화의 핵심입니다. 5S와 같은 린 방법론을 적용하여 효율성을 높일 수 있습니다.

20) 단일 서버 병목 현상 제거

간호사 대 환자 비율 4:1 또는 지리적 할당과 같이 간호사가 고정된 환자(병상)를 배정받는 것이 일반적입니다. 이러한 환자 배정은 **단일 서버 병목 현상**을 일으킬 수 있습니다.

(1) 간호사 대 환자 비율

고정된 환자 배정은 단일 서버 병목 현상을 일으킬 수 있으며, 이를 피하기 위해 **팀 간호** 등의 접근 방식을 사용할 수 있습니다.

예 1: 한 간호사가 고정된 구역 내에서 4명의 환자를 관리하고 있습니다. 최근에 두 명의 환자가 입원하여 새로운 오더를 받았고, 나머지 두 명의 환자는 퇴원하여 새로운 환자 두 명으로 대체되었습니다.

예 2: 의사가 두 명의 신규 환자를 보고 정맥주사, 약물, 실험실 검사, 엑스레이 촬영을 위한 주문을 입력합니다.

간호사는 이제 4명의 환자에게 동시에 여러 가지 업무를 처리해야 합니다.

- 환자 A와 B: 환자 평가, 주문 확인, 약물 투여, 정맥 주사 시작, 혈액 채취, 검체 라벨링, 검사실 보내기
- 환자 C와 D: 환자 재평가, 추가 지시사항 처리, 보고, 이송 요청, 환자 이송 준비

이 특정 병원에서는 입원 지시가 내려지면 간호사가 환자를 위층으로 이송하는 데 1시간이 주어집니다.

따라서 간호사는 새로운 응급실 케이스에 집중하기보다는 입원 환자를 위층으로 이송하는 데 우선순위를 두게 됩니다. 백업이나 실행 가능한 계획이 없으면 이 특정 시나리오에서 간호사는 의도치 않게 단일 서버 병목 현상을 일으키고 처리 시간이 저하될 것입니다.

이 문제를 관리하는 방법에는 여러 가지가 있습니다. 두 명의 간호사가 함께 두 배의 환자를 돌보는 팀 간호가 효과적일 수 있습니다. 이 접근 방식을 사용하면 시간이 더 많고 즉각적인 요구가 적은 간호사가 할 일이 더 많은 간호사를 도울 수 있습니다.

팀 간호의 또 다른 형태는 **분할 및 정복** 접근 방식을 활용합니다. 한 명 이상의 간호사가 초기 환자 평가를 지원하는 동안 다른 간호사는 밀려드는 초기 주문을 처리하기 위해 1차 간호를 제공할 수 있습니다.

환자를 배정받지 않은 담당 간호사 또는 유동 간호사는 개별 간호사가 과중한 업무에 시달릴 때 자원 역할을 할 수도 있습니다. 어떤 시스템을 사용하든 목표는 고정된 환자 또는 지리적 할당과 관련된 단일 서버 병목 현상을 피하는 것입니다.

(2) 주문부터 실행까지의 시간 모니터링

지연이 감지되면 리소스를 재할당하여 환자 흐름을 개선해야 합니다. 심각한 지연이 감지되면 리소스를 재할당하여 환자 흐름을 개선하고 LOS를 줄여야 합니다. 수요와 공급의 불일치, 환자 복잡성과 워크플로우의 변동성이 지연 발생의 가장 흔한 원인입니다.

때때로 개별 간호사에 대해 흐름 지표를 계산하는 경우 이상값이 개별 성과와 상관관계가 있을 수 있습니다.

간호 직원은 의사 직원보다 훨씬 더 많은 경향이 있기 때문에, 특히 간호사가 교대근무마다 다른 업무를 맡거나 교대근무 중에 업무가 변경되는 경우 이러한 데이터의 관리가 복잡할 수 있습니다.

21) 인식 검증 및 변화 유도

데이터를 활용하여 인식을 검증하고 변화를 유도하는 것은 간단하면서도 효과적인 접근법입니다. 예를 들어, 대부분의 응급실 간호사들은 빠르게 업무를 처리하는 의사와 그렇지 않은 의사를 쉽게 구분할 수 있습니다.

마찬가지로, 간호사와 의사는 동료 중에서 이상 징후를 보이는 인력을 알아챌 수 있습니다. 이러한 인식을 데이터와 비교하여 검증하는 과정은 매우 유용할 수 있습니다. 느리게 움직이는 것으로 평가된 직원의 데이터를 평균치와 비교하면 인식이 정확한지 판단할 수 있으며, 이를 바탕으로 개선 방안을 마련할 수 있습니다.

이러한 데이터를 해당 직원과 공유하는 것은 강력한 변화의 도구가 될 수 있습니다. 직원이 자신의 성과를 객관적으로 확인하고 개선할 방향을 스스로 찾을 수 있도록 돕는 역할을

하기 때문입니다.

한편, 간호사의 인센티브 기반 급여 시스템은 병원 내에서 널리 활용되지 않는 경우가 많습니다. 현재 대부분의 병원에서는 간호사 급여가 비교적 좁은 범위 내에서 책정되고 있어, 부서 간 큰 급여 차이가 발생하는 상황을 방지하고 있습니다. 그러나 만약 특정 부서의 급여가 현저히 높아진다면, 간호사들이 급여가 높은 부서로 이동하거나 불평등에 대해 불만을 제기하며 노동 불안을 초래할 가능성이 있습니다.

반대로 의사의 급여는 주로 생산성과 같은 측정 가능한 단위에 따라 책정되며, 전문 분야에 따라 다르게 설정되는 경우가 많습니다. 이러한 이유로 의사에게 재정적 인센티브 시스템을 도입하는 것은 간호사에 비해 기술적, 문화적으로 더 쉽게 구현할 수 있습니다.

데이터 기반의 접근은 이러한 차이를 고려하면서도, 효율성과 공정성을 높이는 데 도움을 줄 수 있습니다.

22) 결론

최초로 환자와 의사가 접촉한 순간부터 환자 처치가 결정되기까지의 시간은 응급실의 효율성을 평가할 수 있는 중요한 구간입니다. 이 시간 간격은 의사와/또는 APP (Advanced Practice Provider)로 시작하여 다시 의사와/또는 APP로 끝나는 흐름을 가집니다.

응급실과 병원 리더는 성과와 워크플로 효율성을 지속적으로 평가하고 개선하기 위해 노력해야 합니다. 이를 위해, 현실적이고 달성 가능한 목표를 설정하고, 최적의 근무 환경을 조성하며, 그룹 및 개인에 대한 피드백을 통해 유용한 지표를 제공해야 합니다. 현재 워크플로를 면밀히 분석하고 필요한 경우 이를 개선하기 위한 조치를 취하는 것이 중요합니다.

최적의 워크플로를 구축하기 위해서는 병상, 간호 인력, 의사/APP라는 세 가지 핵심 자원을 환자의 수요와 상황에 맞게 적절히 배치해야 합니다. 이러한 자원의 최적화가 이루어지면 응급실 경영진은 사전 분석 단계에서 특히 보조적인 서비스 시간을 조정하는 데 집중할 수 있습니다.

효율성을 높이기 위해 필요한 또 다른 중요한 요소는 개별 성과를 검토하고, 실적이 저조한 경우 원인을 분석하여 해결책을 마련하는 것입니다. 처리량 분석을 통해 응급실이 병원 내 다른 부서(예: 실험실, 영상 서비스, 정보기술)와 얼마나 유기적으로 협력하고 있는지도 평가할 수 있습니다. 응급실의 성공은 다른 병원 부서의 지원에 크게 의존하므로, 처리량 개선을 위해서는 부서 간 협력과 변화를 이끌어내는 노력이 필수적입니다.

이와 같은 이유로 응급실 리더는 의사-처치 결정 처리량 간격을 최적화하기 위해 부서 간 신뢰와 협력 관계를 구축해야 합니다. 성공적인 변화를 이루기 위해, 리더는 설득력 있는 비전을 제시하고, 이 비전이 실현되었을 때의 가치를 명확히 밑어야 합니다. 이러한 비전은 일선 직원과 고위 경영진 모두가 공감할 수 있는 방식으로 전달되어야 합니다.

구체적인 목표를 설정하고, 이를 측정할 수 있는 기준 지표를 제공함으로써, 응급실 리더는 다학제적 팀이 프로세스를 분석하고 워크플로를 재설계하며 개선 방안을 마련하도록 독려하고 지원할 수 있습니다. 또한 변화의 효과를 측정하고 이를 지속하기 위한 도구와 자원을 제공하는 데에도 적극적으로 나서야 합니다.

REFERENCE

1. Anderson CK, Zaric GS, Dreyer JF, et al. Physician workload and the Canadian Emergency Department Triage and Acuity Scale: the Predictors of Workload in the Emergency Room (POWER) Study. CJEM. 2009;11(4):321-9.
2. Crane J, Noon C. The Definitive Guide to Emergency Department Operational Improvement. Boca Raton, Fla: CRC Press; 2011.
3. Fuchtbauer LM, Norgaard B, Mogensen CB. Emergency department physicians spend only 25% of their working time on direct patient care. Dan Med J. 2013;60(1):A4558.
4. Graff LG, Wolf S, Dinwoodie R, et al. Emergency physician workload: a time study. Ann Emerg Med. 1993;22(7):1156-63.
5. Hill RG, Sears LM, Melanson SW. 4000 clicks: a productivity analysis of electronic medical records in a community hospital emergency department. Am J Emerg Med. 2013;31(11):1591-4.
6. Innes GD, Stenstrom R, Grafstein E, et al. Prospective time study derivation of emergency physician workload predictors. CJEM. 2005;7(5):299-308.
7. Noon CE, Hankins CT, Cote MJ. Understanding the impact of variation in the delivery of healthcare services. J Healthc Manag. 2003;48(2):82-97.
8. Valentine MA, Edmondson AC. Team scaffolds: how meso-level structures support role-based coordination in temporary groups. Working Paper Harvard Business School. Harvard Business School, Cambridge, MA. 2014.
9. Vukmir RB, Howell RN. Emergency medicine provider efficiency: the learning curve, equilibration and point of diminishing returns. Emerg Med J. 2010;27(12):916-20.

4.

대기관리: 기다림의 심리학

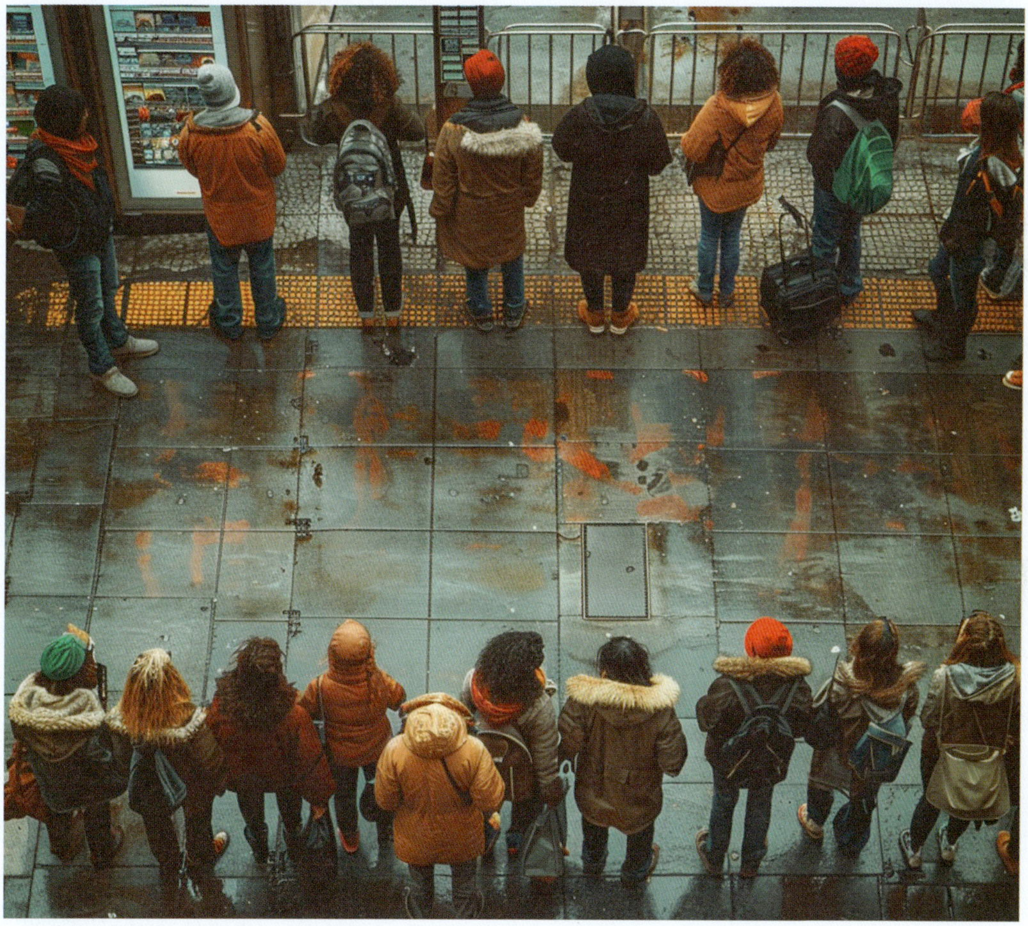

학습목표

1. 대기 관리의 심리학을 이해하고 환자의 대기 경험을 개선하는 방법을 학습한다.
2. 응급실 대기 시간과 환자 만족도 간의 상관관계를 분석하고 개선 전략을 개발한다.
3. 의료 서비스 제공 시 대기 시간 관리 원칙을 적용하여 환자 경험을 최적화한다.
4. 불안과 불확실성을 줄이기 위한 환자와의 효과적인 의사소통 방법을 탐구한다.
5. 공정한 대기 관리와 환자 흐름 개선을 통해 응급실 효율성을 높이는 방안을 연구한다.

1) 서론

기다림은 인생의 중요한 부분입니다. 세계 최고의 대기열 전문가로 널리 알려진 MIT 운영 연구원 Richard Larson은 미국인들이 매년 370억 시간을 줄을 서서 기다리는 데 소비한다고 추산합니다. 미국인들은 평균적으로 6개월 동안 신호등에 앉아 대기하고 평생 동안 5년을 줄을 서서 기다린다고 하니 그중 일부는 귀찮은 일로 인식되지 않을 수도 있습니다. 하지만 사람들은 다양한 유형의 기다림을 경험하고 짜증을 냅니다.

NCR Corporation의 설문조사에 따르면 가장 짜증나는 9가지 기다림은 다음과 같습니다. 자동차 등록이나 운전면허증 갱신이 1위를 차지했고 소매점에서 계산할 때가 그 뒤를 이었습니다. 3위는 병원이나 클리닉에 등록할 때였습니다. 이 순위는 응급 의료 서비스 제공자에게 환자 경험과 관련하여 응급실 ED에서의 대기 시간을 이해하고 관리하는 것이 얼마나 중요한지 알려줍니다.

2) 환자의 관점 이해하기

(1) 대기 환자의 경험과 우려

응급 의료 서비스 제공자는 대기 환자의 경험과 우려에 대해 무감각해질 수 있습니다. 기다리는 것은 정상적인 과정의 일부로 보입니다. 의료진은 바쁩니다. 진료 중단이 잦습니다. 분류 과정과 수용 능력의 제약으로 인해 치료를 원하는 환자 중 일부는 기다리게 되고 일부 환자는 다른 환자보다 더 오래 기다리게 됩니다.

(2) 환자의 대기 시간과 경험 결과

환자들은 기다리는 것에 무관심하지 않으며 대기 시간은 환자 경험 결과와 직접적인 상관관계가 있습니다. 환자가 오래 기다려야 할수록 불만족스러워하며 환자 경험 점수는 이러한 현실을 반영합니다.

(3) 치료의 적시성

특히 환자가 의사의 치료를 받기 위해 기다리는 시간은 환자의 전반적인 치료 경험에 대한 인식과 밀접한 상관관계가 있습니다. 그러나 대기 시간만이 응급실 환자 경험의 핵심 요인은 아닙니다.

(4) 의료진과의 관계 및 커뮤니케이션의 중요성

대기 시간도 중요하지만 응급실에 대한 환자 인식에 가장 큰 영향을 미치는 것은 의료진과의 관계, 방문 중 제공받은 정보, 대기 및 치료 중 받은 커뮤니케이션의 질입니다. 인구통계학적 차이와 결과 측정의 차이에도 불구하고 전 세계 응급실 경험에 대한 환자들의 인식은 전반적으로 긴 치료 대기에 대한 불만을 보여줍니다. 대기 시간에 대한 이러한 부정적인 인식은 의료 서비스 제공, 환급, 의료진 행동에 큰 변화를 가져왔습니다.

예를 들어, 영국의 연구에 따르면 '환자가 느끼는 대기 시간은 전반적인 만족도와 지속적으로 연관이 있다.'는 사실이 밝혀졌습니다. 또한, '대기 시간에 대한 불만족은 진료를 받지 않고 병원을 떠나는 환자 수 증가로 이어졌다.'고 보고되었습니다. 실제로 영국 응급실에서는 진료를 받은 환자 2.8명당 1명이 진료를 받지 않고 퇴실한 것으로 나타났습니다.

3) 대기 심리의 요소

대기 심리의 핵심 요소는 환자가 대기를 과도하다고 인식하는 이유입니다.

(1) 긴 대기의 정의

의료 연구자들은 '긴 대기'에 대한 다양한 측정 기준을 정립했습니다. 영국에서는 국민보건서비스에서 응급실에서 4시간 이상(도착부터 퇴실까지) 대기하는 것을 과도한 대기라

Box 3-4-1 과도한 대기에 대한 미국의 다섯 가지 정의

- 의사를 만나기 위해 60분 이상 기다리는 환자
- 모든 응급실 병상이 하루 6시간 이상 가득 찬 경우
- 하루에 6시간 이상 복도에 대기하는 환자
- 응급실 의사가 하루에 6시간 이상 서두른다고 느끼는 환자
- 대기실이 하루 6시간 이상 꽉 찬 느낌

고 정의합니다. 캐나다에서는 '서비스 수요가 합리적인 시간 내에 치료를 제공할 수 있는 능력을 초과하여 의사와 간호사가 양질의 치료를 제공할 수 없는 상황'으로 정의하고 있습니다. 미국에서는 한 설문조사에서 과도한 대기에 대한 다섯 가지 정의가 제시되었습니다(Box 3-4-1).

(2) 환자의 대기 시간 인식

어떤 정의를 사용하든 의료진은 대기 시간에 대한 환자의 인식을 이해해야 합니다. 환자의 관점은 의료 서비스 제공자의 관점과 다른 경우가 많기 때문에 중요합니다. 여기서 지각이 강조되는 이유는 실제 경험과 다를 수 있기 때문입니다. 응급실 대기실이나 검사실에서 보내는 시간이나 의사의 진료를 기다리는 시간을 추정할 때 환자의 시간 인식이 정확하지 않을 수 있습니다.

부정확성의 정도는 크지 않을 수 있지만 그 영향은 클 수 있습니다.

펜실베니아의 한 병원에서 1년간 진행된 연구에서는 환자 경험 설문조사와 함께 실시간 '수동 위치 추적 시스템'을 사용하여 응급실에서의 실제 시간을 측정했습니다. 이 연구에서는 환자가 스스로 보고한 시간과 실제 응급실 체류 시간 간의 상관관계를 확인했습니다.

평균적으로 환자들은 자신의 체류 시간을 약 20분 정도 과대평가했습니다. 시간을 과대평가한 환자들은 모든 경험 영역에서 과소평가한 환자들에 비해 경험 점수가 현저히 낮았습니다.

과대평가한 환자가 과소평가한 환자보다 2.2배 더 많았기 때문에 전반적으로 응급실 경험 점수가 낮았습니다. (고객이 실제 서비스 대기 시간을 과대평가하는 현상은 여러 서비스 산업과 환경에서 흔히 볼 수 있는 관찰 결과입니다.)

대기 심리를 이해하는 데 있어 펜실베니아 연구의 중요한 발견은 과대평가한 환자와 과소평가한 환자의 실제 응급실 체류 시간 사이에 큰 차이가 없었다는 점입니다. 이 연구 결과는 환자 경험을 결정할 때 인식이 얼마나 중요한지를 강조합니다.

또한 환자 치료 경험을 개선하기 위해 대기에 대처하는 방법을 제시합니다. 펜실베니아 연구에서 가장 강력한 상관관계를 보인 것은 환자를 치료 공간이나 의사에게 데려다주는 것과 관련된 것이었습니다. 즉, 환자들은 대기실에서 기다리는 것만큼 실제 치료 공간에서 기다리는 것을 신경 쓰지 않는 것으로 나타났습니다.

이 연구의 또 다른 결과는 연구자들이 각 의료 서비스 제공자와의 상호작용에 대한 환자의 인식을 분석했을 때 나타났습니다.

Box 3-4-2 사람들이 기다림을 경험하는 방법

- 불안은 기다림을 더 길게 만든다.
- 불확실한 기다림은 알려진 유한한 기다림보다 더 길게 느껴진다.
- 설명할 수 없는 기다림은 설명할 수 있는 기다림보다 더 길게 느껴진다.
- 불공평한 기다림이 공평한 기다림보다 더 길게 느껴진다.
- 서비스의 가치가 높을수록 고객이 더 오래 기다린다.
- 혼자 기다리는 것이 여럿이 기다리는 것보다 더 길게 느껴진다.

4) 대기 시간 관리 원칙

(1) 비어 있는 시간 vs. 점유된 시간

비어 있는 시간이 있는 시간보다 더 길게 느껴집니다. 누군가가 할 일이 있으면 시간이 더 빨리 지나가는 것처럼 느껴집니다. 이 원리는 디즈니 월드나 디즈니랜드에서 쉽게 확인할 수 있는데 디즈니 파크는 고객의 시간을 능숙하게 점유하고 있기 때문입니다(Box 3-4-2).

(2) 환자 소통 및 정보 제공

불안은 기다림을 더 길게 만듭니다. 환자나 가족이 검사나 진료가 얼마나 더 걸릴지 물어볼 때 "최대한 빨리!" 또는 "오늘은 정말 바쁩니다."라고 대답하면 의도치 않게 길고 불확실한 기다림의 인상을 심어줄 수 있습니다. 환자와 정기적으로 소통하여 대기 시간을 줄이고, 환자와 가족에게 명확하고 구체적인 정보를 제공하여 불안감을 완화할 수 있습니다.

표 3-4-1는 응급실 환자의 상위 5가지 우선순위를 설명합니다. 이 순위는 응급실의 시설과 장비의 질보다 인간으로서 대우받는 것이 환자에게 더 중요하다는 것을 보여줍니다.

실제로 환자들은 '대기 시간에 대한 정보를 제공받는다면' 치료를 기다릴 의향이 있다고 응답했습니다.

지연에 대한 정보를 '좋음' 또는 '매우 좋음'으로 받았다고 답한 환자들은 응급실에서 4시간 이상 머물렀든 1시간 미만이든 진료 경험에 대한 전반적인 인식이 거의 동일하다고 답

표 3-4-1 미국 전국 응급실 우선순위 지수 조사 항목

순위 랭킹	우선 순위 정보	평균	상관관계
1	지연에 대한 정보를 얼마나 잘 받았는지	71.3	0.726
2	통증이 얼마나 잘 조절되었는지	77.9	0.72
3	직원이 환자를 인간적으로 배려한 정도	82.0	0.795
4	방문 중 받은 치료의 전반적인 평가	83. 0	0.897
5	치료에 대한 정보를 제공하려는 간호사의 관심도	83.1	0.702

했습니다. 이러한 조사 결과가 시사하는 바는 모든 대기가 부정적으로 인식되는 것은 아니라는 것입니다.

5) 대기 관리의 성공 사례

응급실에서 제공되는 치료에는 테마파크 놀이기구나 마법 체험이 포함되지는 않지만 응급실 리더가 고려해야 할 비즈니스에서 얻을 수 있는 교훈이 있습니다.

다음 시나리오를 예로 들어 설명해 보겠습니다. 유리문이 있는 오븐 옆에서 쿠키가 굽는 모습을 보고 냄새를 맡으며 결과를 기대하며 기다리는 어린이의 경험을 관찰해 보세요. 고급 레스토랑의 테이블에서 대화를 나누며 다가올 식사를 기대하며 기다리는 어른의 경험을 생각해 보세요.

응급실에서 기다리는 심리에 적용할 수 있는 중요한 관찰은 환자가 기다림을 경험하는 방식을 **재구성**하는 것입니다. 이러한 심리를 연구한 연구자들은 이 장의 나머지 부분에서 설명하는 바와 같이 일련의 원칙을 개발했습니다.

다른 많은 흐름의 원칙과 마찬가지로, 성공적인 기업들이 어떻게 기다림의 심리학을 운영에 적용했는지 관찰하는 것에서 많은 것을 배울 수 있습니다. 응급실에서 제공되는 진료와 가장 유사한 비유는 유형의 제품(소비재)이 아닌 서비스(경험)를 제공하는 비즈니스입니다.

의료 서비스는 사람들이 사용하는 기기나 집에 가져가서 소비하는 피자 등 물건을 만드는 소비재 비즈니스가 아니라 서비스 비즈니스입니다. 서비스 산업에서 소비자(환자)의 경험은 해당 서비스를 어떻게 인식하는지에 따라 크게 영향을 받습니다(대기 시간, 간병인과의 관계, 제공되는 치료).

(1) 디즈니 리조트의 대기 시간 관리

업계 최고 수준의 대기 시간 관리를 보여주는 서비스를 제공하는 기업의 예로는 디즈니 리조트(엔터테인먼트 체험 경제 등), 일류 호텔(리츠칼튼 등), 스타벅스와 같은 모범적인 대중 시장 체인점 등이 있습니다.

응급실에서 제공되는 치료에는 테마파크 놀이기구나 마법 체험이 포함되지는 않지만, 응급실 리더가 고려해야 할 이러한 비즈니스에서 얻을 수 있는 교훈이 있습니다.

두 가지 서비스 원칙에 주목할 필요가 있습니다.

- 서비스가 기대치를 초과하면 고객은 만족하고, 기대에 미치지 못하면 고객은 불만족한다.
- 서비스가 좋지 않다는 초기 인식은 회복하기 어렵다.

서비스가 고객의 기대에 미치지 못한다면 서비스 제공자는 고객의 인식을 바꾸기 위해 각별히 노력해야 합니다. 디즈니와 다른 기업들은 고객이 한 번의 나쁜 만남이나 경험으로 인한 부정적인 영향을 극복하기 위해 서비스 제공업체와 12번 정도의 긍정적인 경험을 해야 한다고 주장합니다. 따라서 방문 초기에 서비스 문제가 발생하면 상당한 보완 노력이 필요합니다. 많은 응급실에서 프런트 엔드에 병목 현상이 발생하여 예기치 않거나 원치 않는 대기 시간이 발생합니다.

응급실에서의 서비스 경험이 기대에 미치지 못한 상태에서 시작되면 나중에 환자의 서비스 인식을 개선하기 어려울 수 있습니다. 실제로 입원실에 입원한 환자의 경우 응급실에서의 경험이 전체 입원 기간에 대한 인식에 영향을 미칩니다. 대기 심리에 대한 연구의 기초가 되는 문서 중 하나는 데이비드 마스터의 연구입니다. Maister는 사람들이 기다림을 경험하는 방식을 설명하는 8가지 원칙을 확인했으며, 이는 Box 3-4-3에 나열되어 있습니다.

리더는 이러한 원칙을 이해함으로써 환자 경험을 관리하고 개선하기 위해 응급실의 변화를 구현할 수 있습니다. 비어 있는 시간이 있는 시간보다 더 길게 느껴진다 누군가가 할 일이 있으면 시간이 더 빨리 지나가는 것처럼 느껴집니다. 성공적인 기업들이 어떻게 기다림의 심리학을 운영에 적용했는지 관찰하는 것에서 많은 것을 배울 수 있습니다. 예를 들어,

Box 3-4-3 사람들이 기다림을 경험하는 방법

- 비어 있는 시간이 있는 시간보다 길게 느껴집니다.
- 대기 전 대기 시간이 대기 중 대기 시간보다 길어 보입니다.
- 불안은 기다림을 더 길게 만듭니다.
- 불확실한 기다림은 알려진 유한한 기다림보다 더 길게 느껴집니다.
- 설명할 수 없는 기다림은 설명할 수 있는 기다림보다 더 길게 느껴집니다.
- 불공평한 기다림이 공평한 기다림보다 더 길게 느껴집니다.
- 서비스의 가치가 높을수록 고객이 더 오래 기다립니다.
- 혼자 기다리는 것이 여럿이 기다리는 것보다 더 길게 느껴집니다.

디즈니 리조트는 '대기 시간에 대한 정보를 제공'함으로써 고객의 시간을 점유하는 다양한 방법을 통해 대기 시간을 관리합니다.

(2) 병원의 대기 시간 관리 사례

응급실에서는 대기실에서 Wi-Fi와 TV를 사용할 수 있으며 최신 잡지 및 관련 건강 정보를 구비하고 있습니다. 환자는 다음 단계를 기다리는 동안 대기실에서 등록 양식을 작성할 수 있으므로 시간을 채우고 절차를 단축할 수 있습니다. 또한 응급실은 친구와 가족이 환자와 함께 대기할 수 있는 공간을 확보해야 합니다. 또한 직원이 대기실 전체를 정기적으로 '순회'하며 환자와 가족에게 최신 정보를 제공하면 대기 중인 환자에게 중요한 정보를 제공하고 진행 상황을 파악하는 데 도움이 됩니다.

6) 처리 전 대기 시간은 처리 중 대기 시간보다 길게 느껴짐

이 개념은 점유된 시간이 비어 있는 시간보다 짧게 느껴진다는 이전 개념과 관련이 있습니나. 이 원칙은 '점유된' 시간이나 프로세스를 가능한 한 빨리 시작해야 한다는 생각을 뒷받침합니다. 환자가 도착한 직후 프로세스가 시작될 때, 즉 환자가 즉시 진료 프로세스를 시작할 때 대기 시간이 더 짧게 느껴집니다.

좋은 식당이 고객을 대하는 방식은 교훈이 됩니다. 메뉴가 즉시 제공되면 고객은 프로세스에 참여하게 됩니다. 웨이터는 다른 테이블에 묶여 있을 수 있지만, 고객이 앉자마자 누군가 물을 가져다주고, 메뉴를 건네고, 마실 것이 있는지 묻고, '스페셜 메뉴'를 설명하는 등 고객과의 소통은 바로 시작됩니다.

이러한 모든 작은 상호 작용이 프로세스를 진행시키고 고객에게 자신이 원하는 경험이 펼쳐지고 있다는 느낌을 줍니다. 레스토랑에서도 이 원칙을 적용하여 고객이 테이블을 기다리는 동안 즉시 이용 가능한 좌석이 있는 바를 제공함으로써 완전히 새로운 서비스 라인을 발견했습니다. (레스토랑의 바는 원래 고객의 대기 시간을 관리하기 위한 장치로만 활용되었습니다.)

서비스 제공과 임무는 다를 수 있지만 응급실에도 비슷한 교훈이 있습니다. 잘 운영되는 응급실에서는 환자가 순차적으로 이동합니다. 잘 운영되지 않는 응급실에서는 간호사나 의사가 준비될 때까지 환자가 대기실에서 비어 있는 상태로 대기하게 되는데, 이는 비생산적입니다.

분류 간호사가 환자를 신속하게 만나 정보를 수집한 다음 환자를 치료 공간이나 병실로 이동시키면 환자가 치료 과정에 참여하게 되고 대기 시간이 더 짧아집니다. 환자가 치료 시스템을 통해 이동하고 있다는 느낌을 받으면 기다림이 더 견딜 만하게 느껴집니다.

팀 분류를 사용하는 것도 응급 치료 프로세스를 신속하게 도입하는 또 다른 효과적인 방법입니다.

또한, 결과 대기 라운지나 신속 진단 유닛은 환자가 대기실에서 다른 공간으로 이동하는 데 도움이 되며, 이는 환자가 대기실에서 기다리거나 분류 또는 진단 검사 후 같은 대기실로 돌아가는 것보다 프로세스를 진행하는 것으로 인식됩니다.

불안은 기다림을 더 길게 만듭니다 뉴욕에서 로스앤젤레스로 비행기를 타고 시카고에서 비행기를 갈아타는 여행객이 첫 비행기가 연착되었다는 소식을 들었다고 가정해 보겠습니다.

이 승객은 즉시 시카고에서 환승하는 항공편에 대해 걱정합니다. 승객은 비행기에 탑승하는 동안과 이륙하는 동안에도 계속 걱정합니다.

하지만 승무원이 연착으로 인해 시카고에서 연결 항공편이 있다는 간단한 안내 방송을 하면 승객은 연결 항공편을 놓칠까 봐 걱정하지 않고 편안하게 비행을 즐길 수 있습니다. 승객이 계속해서 연결편을 놓칠까 걱정할 때보다 시간이 더 빨리, 더 기분 좋게 지나가는 것 같습니다.

실제로 많은 수의 환자가 응급실에 도착하기도 전에 불안감을 느낍니다. 아프거나 다칠 것을 계획하거나 희망하며 하루를 시작하는 사람은 거의 없습니다. 일단 응급 치료를 받을 수밖에 없는 상황이 되면 오랜 기다림으로 인한 스트레스가 더해져 불안감이 커집니다.

정기적으로 연락하여 왜 기다려야 하는지, 얼마나 기다려야 하는지, 기다림이 끝나면 무엇을 기대할 수 있는지 알려주면 불안감이 완화되고 기다리는 시간이 짧아집니다.

일반적인 질문과 일반적인 시나리오에 대해 신중하고 성의 있게 '스크립트'를 작성하여 전달하면 불안감을 완화하는 데 효과적일 수 있습니다.

7) 환자와 의료진 간 의사소통과 대기 경험 개선 방안

(1) 환자와 의료진의 기대 차이

- 의료진은 환자와 1시간에 한 번 연락하는 것이 충분하다고 생각하지만, 환자들은 20~30분 간격의 연락을 선호합니다.
- 환자가 대기 중 불안을 느끼지 않도록 정기적인 연락과 정보를 제공하는 것이 중요합니다.

(2) 불안 완화와 대기 시간 관리

의료진은 응급실 환자에게 대기 이유를 설명해야 합니다.

- 대기하게 하는 부서에서 어떤 일이 일어나고 있는지 알려주기
- 다음에 어떤 일이 일어날지 설명하기
- 해당 단계의 대기 시간이 얼마나 될지 구체적으로 알려주기

예를 들어, 응급실에서 여러 외상 사례를 처리하는 경우 의료진은 대기실에 있는 환자에게 현재 진행 상황과 해당 사례 처리가 치료 전에 환자가 기다려야 하는 시간에 어떤 영향을 미칠 수 있는지 알려줄 수 있습니다.

- 대기 시간에 대한 불확실성은 환자의 불안을 증폭시키며, 이는 치료 순응도와 이해력에 영향을 미칠 수 있습니다.
- 환자에게 예상 대기 시간과 치료 과정의 다음 단계를 구체적으로 설명하면 불안을 줄이고 대기 경험을 개선할 수 있습니다.
    - 예: "CT 촬영에는 약 45분이 소요됩니다."와 같이 구체적이고 현실적인 시간을 안내하기

(3) 환자 경험과 안전 향상을 위한 라운딩

불안, 불확실성, 설명할 수 없는 대기는 서로 관련이 있습니다. 이 세 가지 문제를 모두 해결할 수 있는 기법 중 하나가 바로 환자 라운딩입니다.

응급실 라운딩의 영향에 대한 Studer Group의 연구에 따르면 진료를 받지 않고 떠나는 환자 수가 23.4% 감소하고 응급실 내 낙상이 60% 감소했으며 호출등 사용이 34% 감소하고 간호 스테이션에 대한 접근이 40% 감소한 것으로 나타났습니다.

라운딩은 대기 시간을 단축하고 환자 경험 점수를 높이며 환자 안전까지 개선합니다.

연구에서 라운딩에 구체적인 질문을 추가한 것이 환자 경험 평가에 상당한 영향을 미쳤습니다

- 오늘 진료에서 무엇이 중요한지 말해 주세요.
- 오늘 좋은 방문은 어떤 모습일지 말씀해 주세요.
- 응급실에 있지 않을 때는 무엇을 하고 싶으신가요?

환자가 응급실에 온 이유와 무관하게 환자와 소통할 수 있는 방법을 찾아보세요. 환자와 개인적인 차원에서 소통하면 환자에게 단순한 치료가 아닌 보살핌을 받고 있다는 느낌을 주고, 규정 준수와 안전에 대한 인식에 필요한 신뢰를 쌓기 시작할 수 있습니다.

응급실 방문에 대한 정보를 받은 환자들은 자신의 경험을 더 높게 평가합니다. 한 연구에서는 응급실 도착 시 환자에게 배포된 응급실 운영 및 평가 시간을 설명하는 정보가 미치는 영향을 조사했습니다. 정보를 받은 환자들은 의사의 기술과 역량, 의사의 관심과 배려, 같은 응급실을 다시 이용할 가능성 등의 속성을 대조군보다 더 높게 평가했습니다.

의사와의 의사소통은 환자의 진단 및 치료 계획 준수와도 높은 상관관계가 있습니다. 의사와의 의사소통이 원활하지 않은 환자는 의사와의 의사소통이 원활한 환자보다 치료 계획 미준수 위험이 19% 더 높습니다. 의사가 교육을 받은 경우, 의사가 교육을 받지 않은 경우보다 환자가 치료 계획을 준수할 확률이 1.62배 높았습니다.

- 정기적인 환자 라운딩은 환자의 만족도를 높이고, 불만족으로 인해 진료를 받지 않고 떠나는 환자의 비율을 줄입니다.
- 환자와의 대화에서 "오늘 방문에서 가장 중요한 것은 무엇인가요?"와 같은 개방형 질문을 통해 신뢰와 공감을 형성할 수 있습니다.

(4) 불공정한 대기의 인식

불공정한 대기와 공평한 대기라는 개념은 추상적으로 들릴 수 있지만 사람들은 일상 생활에서 이 개념을 자주 접합니다.

미국인들은 사회적으로 형평성 이론에 대해 고도로 세련된 감각을 가지고 있습니다. 사람들이 제품이나 서비스를 받기 위해 줄을 섰는데 나중에 도착한 사람이 먼저 서비스를 받는다면 기다리던 사람들은 분개할 가능성이 높습니다.

이는 마치 다른 사람이 줄을 서는 것을 지켜보는 것과 비슷한 느낌입니다. 기다림에 대한 인식과 서비스 수준이 저하됩니다. 이러한 불공정성 때문에 대부분의 서비스 업계에서는 여러 줄이 여러 서비스 스테이션으로 이어지는 것보다 하나의 줄이 여러 서비스 스테이션으로 이어지는 **스네이크 라인**을 선호합니다. 서비스 제공업체와 고객은 스네이크 라인이 공정하다는 것을 알고 있습니다. 누구도 먼저 도착한 사람보다 먼저 갈 수 없기 때문입니다.

또한 여러 서버로 이어지는 단일 대기열은 서비스 대기열에 있는 고객의 자연적 또는 인위적 변동 수준을 완화하고 **대기열 혼잡**을 방지합니다. 실제로는 여러 서버로 이어지는 단일 대기열이 가장 효율적이지만, 미국에서는 사람들이 **줄 서기**와 통제감을 선호하여 더 빨리 움직이는 것 같은 대기열을 찾아서 합류하는 경우가 많기 때문에 여러 서버에 여러 줄을 공급하는 경우가 종종 있습니다.

반면 영국에서는 사람들이 본능적으로 대기열 규율을 유지하여 서비스 업계와 고객이 여러 서버에 고객을 전달하는 단일 대기열의 운영 효율성을 활용할 수 있습니다. 이 원칙과 그 실질적인 효과는 환자 경험뿐만 아니라 환자 흐름에도 영향을 미칩니다.

응급실 패스트 트랙은 제대로 설계 및 구현되지 않으면 불공평하다는 느낌을 줄 수 있습니다. 입구와 대기 공간이 동일하다면, 더 일찍 도착했을 수도 있는 중증 환자는 더 오래 기다렸을 수도 있는 아픈 환자들보다 먼저 환자를 관찰하고 **대기열을 뛰어넘는** 것에 대해 분개할 수 있습니다. 이러한 과정은 진료 경험에 대한 부정적인 인식으로 이어집니다. 서비스 대기 시간이 명백하게 불균등한 서비스 대기열(예: 패스트 트랙과 메인 응급실)은 가능하면 별도의 대기 공간을 마련하여 응급실 내 서비스 운영에 대한 인식을 용이하게 해야 합니다.

여러 서비스 스테이션으로 이어지는 여러 서비스 레인이 합당한 시간과 상황이 분명히 있습니다. 이에 대한 친숙한 운영 사례로는 환자 흐름을 패스트트랙 또는 임상의사 동승 모델로 적절히 세분화하는 것이 있습니다.

메인 응급실 외에 서비스 라인을 배치하면 다양한 서비스 제공 시스템을 활용하여 운영과 효율성을 개선할 수 있습니다.

- 환자들은 대기 시간이 공정하지 않다고 느낄 경우 불만이 증가합니다.
  - 예: 패스트 트랙 시스템이 제대로 설계되지 않으면, 더 일찍 온 환자가 후순위로 밀릴 경우 불만이 생길 수 있습니다.
- 이를 해결하기 위해 서비스 대기 공간을 분리하거나, 대기 순서를 명확히 안내해야 합니다.

(5) 서비스 가치와 대기 시간

서비스의 가치가 높을수록 고객은 더 오래 기다리게 됩니다. 예를 들어, 대학생은 늦게 도착하는 조교를 위해 일정 시간(5분 또는 10분)을 기다립니다. 같은 학생이라도 지각한 **서비스의 가치**가 더 크다면 지각한 교수를 훨씬 더 오래 기다릴 수 있습니다. 따라서 **고객**(이 경우 학생)은 기꺼이 더 오래 기다릴 것입니다.

이 원칙은 유명 밴드의 록 콘서트에서 실제로 작동하는 것을 볼 수 있습니다. 보통 밴드는 공연 시작에 앞서 잘 알려지지 않은(때로는 잘 알려지지 않은) 워밍업 공연이 먼저 진행됩니다. 하지만 팬들은 이후 제공되는 서비스(경험)를 가치 있는 것으로 인식하기 때문에 기꺼이 기다립니다. 의료 및 응급 의료 분야에서도 같은 원리가 적용됩니다.

- 환자들은 높은 수준의 치료를 제공받을 것이라고 믿을 때 더 긴 대기 시간을 감내할 가능성이 높습니다.
- 응급실은 의료진의 자격과 경험을 홍보하며, 병원의 역량과 품질을 강조하는 정보를 제공해야 합니다.

(6) 대기 환경의 중요성

불행은 함께하는 것을 좋아한다는 옛 속담처럼, 사람들이 서비스를 기다릴 때는 혼자 기다리는 것보다 친구나 가족과 함께 기다리는 것이 더 쉽습니다. 시간이 더 기분 좋게 흘러갑니다. 상황을 공유하고 경험을 공유하면서 공동체 의식이 형성됩니다. 친구, 가족, 중요한 사람들이 대기 상황을 바꿀 수 있습니다. 이 원칙은 단체 활동에 도움이 되는 대기 공간을 조성함으로써 시설의 이점으로 전환할 수 있습니다.

첫 번째 단계는 환자에게 가족과 친구가 함께 대기하도록 권장하는 것입니다. 또한 대기실은 충분한 공간과 따뜻하고

Box 3-4-4 노먼의 8가지 대기 원칙

- 감정이 지배합니다.
- 혼란을 없애고 개념적 모델, 피드백, 설명을 제공합니다.
- 기다림은 적절해야 합니다.
- 기대치를 설정하고 그 기대치를 충족하거나 초과합니다.
- 채워진 시간은 채워지지 않은 시간보다 더 빨리 지나갑니다.
- 공평하게 하셔야 합니다.
- 강하게 끝내고 강하게 시작하세요.
- 경험보다 사건에 대한 기억이 더 중요합니다.

친근한 환경(깨끗하고 편안하며 쾌적한 환경)을 제공하여 공동체 의식을 촉진하도록 설계할 수 있습니다. 이러한 이니셔티브는 환자 경험 결과에 큰 도움이 됩니다.

(7) 대안적 접근으로서의 디자인과 감정의 역할

미국의 디자인 연구자인 Donald Norman은 디자인이 행동에 미치는 영향과 사람들이 환경과 상호작용하는 방식을 연구하여 David Maister의 원칙을 미묘하게 개선하여 기다림의 심리에 접근했습니다. Maister와 마찬가지로 노먼은 상자 Box 3-4-4에 표시된 8가지 원칙을 제안했습니다.

노먼이 강조하는 감정에 대한 강조("감정이 지배한다.")는 환자와의 정기적인 접촉과 환자의 필요에 대한 다음의 관심 표현의 중요성을 지적합니다.

환자의 감정을 고려한 디자인은 대기 시간을 더 긍정적으로 느끼게 만듭니다.

환자와 정기적으로 접촉하고 그들의 필요를 반영하려는 노력이 환자 경험의 핵심입니다.

표 3-4-1의 우선순위(환자 관점에서)는 프로세스 설계에 정보를 제공해야 합니다. 환자(및 환자의 중요한 타인)는 의료진이 자신을 인간으로서 관심을 갖고 있다는 사실을 알고 싶어 합니다. 환자는 계속 정보를 받기를 원합니다. 이러한 욕구에 반복적으로 응답하면 환자와 가족 구성원이 만족할 가능성이 크게 높아집니다.

의료진은 환자와 가족이 어디로 가야 하는지, 무엇을 해야 하는지, 어떤 일이 일어날지 즉시 명확히 알려서 혼란을 없애야 합니다. 진료실의 레이아웃은 환자와 가족에게 시각적으로 혼란스러운 미로를 제시하기보다는 이러한 명확성을 강화해야 합니다.

강하게 시작하고 강하게 끝내자는 것은 모든 서비스의 기본 원칙입니다. 사람들은 서비스 만남이 어떻게 시작되고 어떻게 마무리되는지 **처음과 마지막**을 기억합니다. 이 개념은 모든 인간관계, 개인 비즈니스, 서비스 만남에 적용됩니다.

응급실 방문의 앞뒤 경험이 잘 정리되어 있고 친절하다면 환자들은 병원에 대해 더 좋은 인상을 갖게 될 것입니다. 이벤트에 대한 기억은 경험 자체보다 더 중요한 경우가 많습니다. 사람들이 자신의 경험에 대해 어떻게 느끼는지 실제 일어난 일과 비교하는 실시간 이벤트 일기를 보면 가장 중요한 것은 이벤트에 대한 기억이라는 것을 알 수 있습니다. 의료진이 환자와의 만남에서 강력하고 긍정적인 기억을 더 많이 만들어낼수록 환자는 서비스를 호의적으로 인식하고 평가할 가능성이 높아집니다.

성공의 기회 대기 시간에 대한 환자 경험을 개선할 수 있는 다양한 방법이 있습니다. 여기에는 환자 흐름 원칙 구현, 환자 심리 활용, 함정 피하기 등이 포함됩니다.

8) 환자 흐름과 대기 경험 개선의 원칙

(1) 환자 흐름이 환자 경험에 미치는 영향

환자들이 응급실에서 느끼는 경험은 방문 시간대와 밀접한 관련이 있습니다. 예를 들어, 오전 7시부터 오후 3시 사이에 응급실에 도착한 환자들은 상대적으로 덜 혼잡한 환경에서 치료를 받게 되어 응급실 경험을 더 긍정적으로 평가하는 경향이 있습니다. 반면, 늦은 저녁이나 밤 시간대에는 응급실이 더 바쁘고, 환자와의 소통이 줄어들 수 있어 경험 점수가 낮아질 가능성이 높습니다.

미국 질병통제예방센터 CDC의 자료에 따르면, 성인 응급실 방문의 62.9%는 정규 업무 시간 이후에 발생합니다. 즉, 많은 환자가 병원이 가장 바쁜 시간대에 방문하게 되는 것입니다. 따라서 덜 혼잡한 시간대에 응급실을 방문한 환자가 더 나은 경험을 한다는 점은 자연스러운 결과입니다. 응급실의 혼잡도를 줄이고 효율적인 흐름을 유지하는 것이 환자 만족도를 높이는 데 중요한 요소로 작용합니다.

(2) 요일에 따른 환자 경험의 차이

환자 경험은 방문 요일에 따라서도 달라집니다. **월요일**은 보통 응급실이 가장 바쁜 날로, 환자 경험 점수가 가장 낮게 나타나는 경향이 있습니다. 그러나 한 주가 진행될수록 혼잡도가 감소하고, **주말**에 가까워질수록 환자 경험 점수는 점점 더 높아집니다. 이는 응급실의 업무량과 혼잡도가 환자 경험에 큰 영향을 미친다는 점을 보여줍니다.

(3) 효율적인 환자 흐름을 위한 주요 원칙

환자 흐름을 효율적으로 관리하는 것은 대기 시간을 줄이고 환자 경험을 개선하는 핵심입니다. 이를 위해 다음과 같은 원칙이 중요합니다.

- **분류는 장소가 아니라 과정이다**: 환자를 빠르고 정확하게 분류하는 과정 자체가 중요하며, 이를 통해 적절한 치료 우선순위를 설정할 수 있습니다.
- **패스트 트랙은 명사가 아니라 동사이다**: 패스트 트랙 시스템은 단순히 이름뿐인 시스템이 아니라, 실제로 환자를 신속히 평가하고 적합한 치료를 제공하는 데 초점이 맞춰져야 합니다.
- **빠른 진찰과 평가**: 환자가 응급실에 도착한 즉시 의사나 간호사와 만나 초기 평가를 받을 수 있도록 해야 합니다.

응급실 리더와 관리자가 이러한 흐름 원칙을 적극적으로 실행하면, 환자 대기 시간은 물론 전체적인 치료 경험이 크게 개선될 수 있습니다.

(4) 심리학을 활용한 대기 경험 개선

응급실의 운영과 환자 경험을 개선하기 위해 다음과 같은 심리적 원칙을 적용할 수 있습니다.

- **환자에게 시간을 보낼 수 있는 활동 제공**: 대기 시간을 덜 지루하게 느끼게 하기 위해 잡지, TV, 무료 와이파이 등의 활동을 제공할 수 있습니다.
- **환자와 정기적인 소통 유지**: 환자들에게 현재 상황과 다음 치료 단계에 대한 정보를 정기적으로 전달하면 불안과 불만을 줄일 수 있습니다.
- **공정한 대기 환경 조성**: 환자들이 대기 순서가 공정하다고 느끼게 해야 하며, 필요 시 대기 순서와 이유를 명확히 설명해야 합니다.
- **가족과 함께 대기 권장**: 혼자 대기하는 환자보다 가족이나 친구와 함께 대기하는 환자가 더 안정감을 느낍니다. 이를 위해 대기실 환경을 따뜻하고 편안하게 조성하는 것이 중요합니다.

(5) 주의할 점

의료진이 환자에게 진심으로 다가가는 것이 중요합니다. 환자는 의료진의 감정과 태도를 매우 예민하게 느낍니다. 의료진이 피곤하거나 불만족스러워 보이면, 환자들은 자신이 소외되었다고 느끼며 부정적인 경험을 하게 됩니다. 따라서 환자와 소통할 때는 진정성과 친절함을 바탕으로 해야 하며, 이를 통해 신뢰를 쌓아야 합니다.

또한, 대기 시간을 개선하는 심리적 원칙들은 효과적인 운영과 관리 체계가 뒷받침될 때 비로소 성공할 수 있습니다. 환자 흐름을 효율적으로 관리하고, 각 과정에서 환자의 경험을 세심히 살피는 노력이 병행되어야만 환자 만족도를 극대화할 수 있습니다.

9) 결론

현대 사회에서 기다림은 삶의 일부일 수밖에 없지만, 응급실에서 환자가 무력하게 앉아 기다리도록 내버려 두는 것은 바람직하지 않습니다. 환자의 대기 경험을 관리하고 개선하기 위해 오랜 시간 동안 테스트되고 검증된 도구와 원칙들이 있습니다. 응급실 책임자는 이러한 원칙을 활용하여 대기 시간을 덜 불확실하고 덜 불안하게 만들며, 더 역동적으로 느껴지도록 개선할 수 있습니다.

환자가 대기하는 동안 의료진은 환자들에게 현재 상황에 대한 정보를 제공하고, 앞으로 진행될 절차와 예상 대기 시간에 대해 구체적으로 설명해야 합니다. 이러한 소통은 환자의 불안을 완화하고, 대기 시간을 더 수용 가능하게 만듭니다. 대기 시간이 단순한 기다림으로 끝나지 않도록, 환자들이 시간을 의미 있게 보낼 수 있는 활동을 제공하는 것도 중요합니다. 이를 위해 책자, TV, 디지털 콘텐츠 등 다양한 옵션을 마련할 수 있습니다.

모든 의료진은 환자를 단순한 숫자가 아닌 한 사람으로서 존중해야 하며, 진심으로 환자를 소중히 여기고 있음을 느끼게 해야 합니다. 이를 통해 환자는 자신이 중요한 존재라는 인식을 가지게 되고, 더 나은 의료 경험을 할 수 있습니다. 의료진이 가능한 최고의 서비스를 제공하려고 노력할 때, 응급실은 양질의 치료와 우수한 서비스를 제공하는 곳으로 명성을 얻게 될 것입니다.

비록 환자들은 어디에서나 대기를 경험할 수밖에 없지만, 응급실이 대기 시간과 관련된 불필요한 고통을 최소화하고, 환자의 경험을 향상시키기 위해 노력한다면, 모범적인 의료 서비스를 제공하는 곳으로 자리매김할 수 있을 것입니다.

REFERENCE

1. Bateson JEG. Managing Services Marketing: Text and Readings. Fort Worth, Tex: Dryden Press; 1995.
2. Boudreaux ED, D'Autremont S, Wood K, et al. Predictors of emergency department patient satisfaction: stability over 17 months. Acad Emerg Med. 2004;11(1):51-8.
3. Bursch B, Beezy J, Shaw R. Emergency department satisfaction: what matters most? Ann Emerg Med. 1993;22(3):586-91.
4. Cooke M, Fisher J, Dale J, et al. Reducing Attendances and Waits in Emergency Departments: A Systematic Review of Present Innovations. London, UK: National Co-Ordinating Centre for NHS Service Delivery and Organisation R&D; 2004.
5. Derlet RW, Weiss SJ, Ernst AA, et al. Development of an emergency department overcrowding scale: results of the National ED Overcrowding Study (NEDOCS). Acad Emerg Med. 2002;9:366.
6. Drummond AJ. No room at the inn: overcrowding in Ontario's emergency departments. Can J Emerg Med. 2002;4(2):91-7.
7. Fulton B, Baxley L. Wait times and satisfaction in the ED: a new high-tech perspective. Partners. 2011;15:4-10.
8. Hornik J. Subjective vs. objective time measures: a note on the perception of time in consumer behavior. J Cons Res. 1984;11(1):615-8.
9. Krishel S, Baraff LJ. Effect of emergency department information on patient satisfaction. Ann Emerg Med. 1993;22(3):568-72.
10. Maister D. The psychology of waiting lines. In: Czepiel JA, Solomon MR, Suprenant CF, eds. The Service Encounter: Managing Employee/Customer Interaction in Service Business. Lexington, Mass: Lexington Books. 1985;113-23.
11. Meade CM, Kennedy J, Kaplan J. The effects of emergency department staff rounding on patient safety and satisfaction. J Emerg Med. 2010;38(5):666-74.
12. Norman DA. Designing waits that work. MIT Sloan Management Rev. 2009;50(4):23-8.
13. Press Ganey Associates Inc. Emergency Department Pulse Report. South Bend, Ind: Press Ganey; 2010.
14. Stone A. Why waiting is torture: gray matter. New York Times. 2012;.
15. The wait we hate the most: Consumers driven to frustration. Atlanta (Business Wire). 2007.
16. Thompson DA, Yarnold PR, Williams DR, et al. Effects of actual waiting time, perceived waiting time, information delivery, and expressive quality on patient satisfaction in the emergency department. Ann Emerg Med. 1996;28(6):657-65.
17. Zemke R, Schaaf D. The Service Edge: 101 Companies That Profit From Customer Care. New York, NY: New American Library; 1989.
18. Zolnierek KB, Dimatteo MR. Physician communication and patient adherence to treatment: a meta-analysis. Med Care. 2009;47(8):826-34.

5.

최대 수용 능력에 대한 효과적인 대응

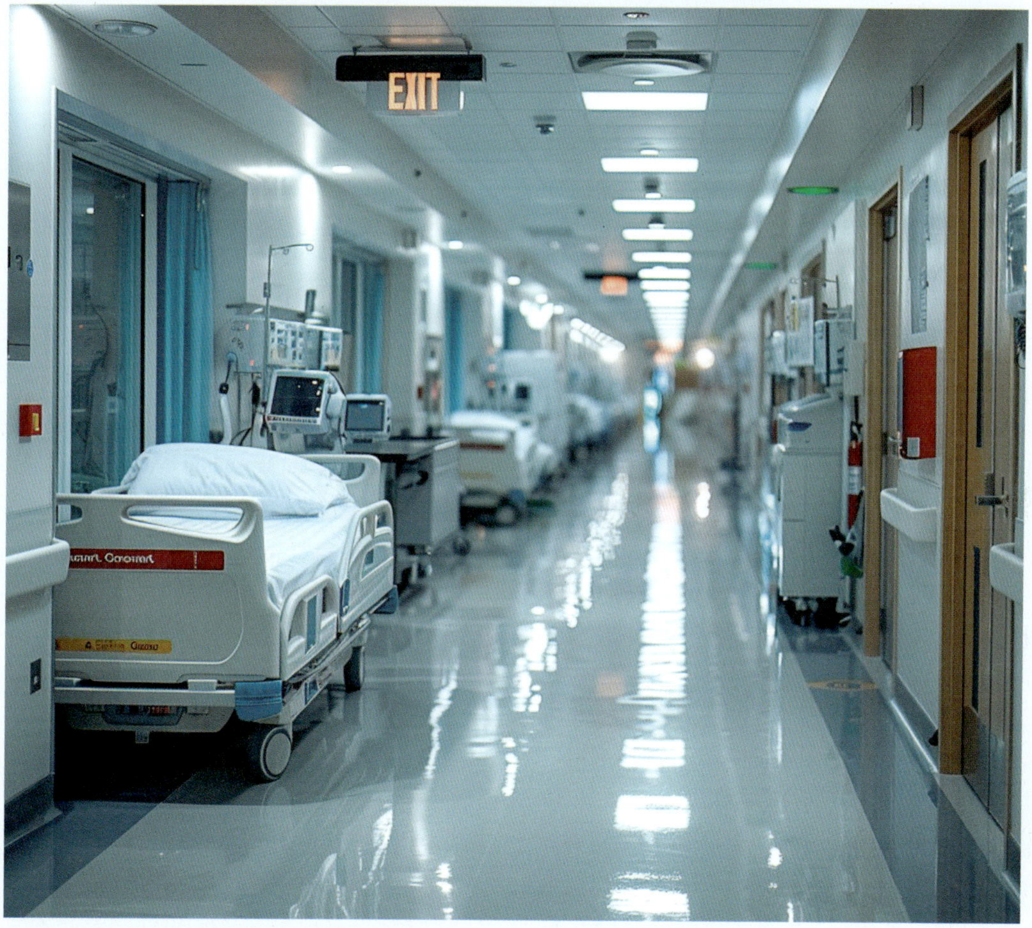

학습목표

1. 응급실 혼잡 문제를 이해하고 이를 해결하기 위한 다양한 전략을 학습한다.
2. 환자 안전과 만족도를 높이기 위해 입원실로의 환자 이동 프로토콜을 효과적으로 관리한다.
3. 응급실의 효율성을 향상시키기 위한 관찰 유닛의 활용 방법을 연구한다.
4. 선택적 수술 일정의 최적화를 통해 병원의 수용 능력을 개선하는 방법을 배운다.
5. 의료진과 환자 간의 의사소통을 강화하여 응급실 대기 시간을 줄이는 방안을 학습한다.

1) 서론

미국 및 해외 응급실 emergency department, ED의 혼잡은 심각한 문제입니다. 많은 응급의학과 의사들은 시술 시간 초과, 손씻기, 폐렴에 대한 항생제 투여 시기, 전문의 진료를 받을 수 없는 상황보다 더 큰 환자 안전 위험 요인으로 꼽고 있습니다.

여러 연구와 미국 회계감사원은 미국에서 병상 혼잡의 주요 원인이 이미 병원에 입원한 환자를 응급실에 대기시키는 **탑승** boarding 관행이라는 데 동의합니다. 이러한 관행은 오류, 비용, 이환율 및 사망률의 증가, 치료 지연, 중증 패혈증 및 패혈성 쇼크 환자의 프로토콜화된 치료 시작 감소와 관련이 있는 것으로 나타났습니다.

2) 크라우딩(혼잡) 발생의 원인

병원은 입원실 병상이나 간호사가 부족할 때 응급실에 환자를 수용합니다. 병원이 충분한 입원 환자 수용 능력을 예측하고 계획하지 못하면 응급실이 이러한 초과 환자의 저장소가 될 수 있습니다. 입원이 필요한 환자 수가 증가함에 따라 혼잡도는 증가합니다.

동시에 이전에 입원한 환자들은 입원 병상이 확보될 때까지 과도한 시간 동안 응급실에 머물러야 합니다. 이러한 환자들은 간호 및 기타 자원을 놓고 경쟁하게 되어 치료 지연을 더욱 가중시킵니다.

안타깝게도 응급실에서 환자를 입원시키는 관행이 널리 퍼져 있으며, 환자의 입원 시간이 길어지면서 의료진 간의 업무 인계(의사-의사, 간호사-간호사 간)가 여러 번 발생하고 있습니다. 일부 병원은 응급실 입원 환자를 관리하는 데 더 많은 비용이 들고, 환급이 줄어들 수 있다는 사실을 인식하고 있습니다. 응급실 입원의 대부분은 의료적 이유에서 발생하지만, 수술 환자는 병원 수익에 더 크게 기여하는 경향이 있습니다. 이 때문에 병원은 '일반적인' 응급실 입원보다는 선택적인 수술 입원을 우선시할 가능성이 있습니다.

일부 교육 병원은 국내외에서 의뢰 환자를 유치하고 있지만, 저소득층 지역에 위치한 경우가 많습니다. 이런 병원들은 입원 병상의 수가 제한되어 있을 때, 보험 조건이 더 좋은 의뢰 환자에게 병상을 우선 배정함으로써 응급실 환자의 입원을 제한할 수 있습니다.

더 나아가, 일부 병원은 특정 전문 분야(일명 '우수 센터')에 병상을 집중적으로 배치하여, 수익성이 낮다고 여겨지는 환자들에게 필요한 자원을 제한하는 경우도 있습니다.

3) 응급실 혼잡의 결과

(1) 입원 기간 연장 및 비용 증가

응급실 혼잡의 결과에는 입원 기간이 길어지고 병원에 더 많은 비용이 발생합니다. 여러 연구에 따르면 응급실에 입원한 환자의 전체 입원 기간이 더 긴 것으로 나타났습니다. 다른 연구에 따르면 응급실에 입원한 환자의 병원 비용이 훨씬 더 큰 것으로 나타났습니다.

최근 미국 매사추세츠 주에서는 구급차 탑승을 줄이고 구급차 전환을 종식시키기 위한 주 전체 계획을 개발했습니다. 탑승을 줄인 병원의 예비 데이터에 따르면 수익 마진이 증가한 것으로 나타났습니다.

(2) 진료 전 검사 대기율 LPMSE 증가

응급실의 병상 가용성이 감소하면 치료하고 퇴원할 수 있는 환자 수가 줄어듭니다. 응급실 검사실에서 너무 오래 기다려야 하는 환자들은 진료를 받기 전에 퇴실하는 경우가 많아 응급실 수익이 감소합니다. 일부에서는 진료 전 검사 대기율 leave prior to medical screening examination, LPMSE을 혼잡도를 측정하는 지표로 간주하기도 합니다.

이 현상의 원인은 밝혀지지 않았지만, 응급실 환자뿐만 아니라 방문객으로 붐비는 대기실 때문에 일부 외래 환자가 등록하기 전에 자리를 뜨는 것으로 추정됩니다. 마지막으로, 응급실 혼잡은 LPMSE 비율에 지속적으로 부정적인 영향을 미칠 수 있습니다.

(3) 지역사회에 미치는 영향

응급실 혼잡과 탑승으로 인한 비용은 지역사회로 확장됩니다. 구급차 우회는 응급실이 부서로의 유입을 줄이려고 시도하기 때문에 혼잡으로 인한 일반적인 결과입니다. 검사의 중복, 정보 전달, 그리고 많은 경우 환자를 '원래' 병원으로 다시 이송하는 과정에서 비용과 비효율이 증가합니다. 구급차가 추가 및 장기 이송을 위해 운행이 중단되면 구급차 대응 및 처리 시간이 증가하여 환자를 신속하게 이송하지 못하고 지역사회가 부담하는 비용이 더욱 증가합니다.

미국의 한 사례에서는 우회로로 인해 연간 100만 달러 이상의 비용이 추가되는 것으로 추정되었습니다.

(4) 만족도 감소 및 오류 증가

혼잡과 탑승은 환자 만족도를 떨어뜨리고 환자가 향후 치료를 위해 해당 병원을 선택할 가능성을 낮춥니다. 이러한 미래 고객 충성도의 손실은 장기적으로 중요한 문제가 될 수 있습니다. 응급실에 한 번에 많은 환자가 몰리면 간호사 대 환자 비율이 높아지고, 각 간호사와 의사에게 배정된 환자 수가 많을수록 오류가 발생할 가능성도 커집니다.

미국에서 의료 개혁이 계속 발전함에 따라 환자 경험은 공개적으로 보고되고 병원 환급에 영향을 미치는 요소가 될 것입니다. 앞서 언급했듯이 혼잡한 병실은 의료 사고의 증가와 관련이 있습니다.

4) 혼잡을 해결하기 위한 옵션

응급실에 한 번에 많은 환자가 몰리면 간호사 대 환자 비율이 높아집니다. 각 간호사와 의사에게 배정된 환자 수가 많을수록 오류가 발생할 가능성도 커집니다. 약국 감독 및 단위 투약과 같이 병원 전체에서 오류를 줄이기 위해 사용되는 많은 절차가 응급실에 수용된 입원 환자에게는 적용되지 않는 경우가 많습니다.

다른 환경에서는 높은 스트레스, 방해, 소음, 주의 산만 등이 오류를 증가시키는 것으로 알려져 있습니다. 최근 연구에 따르면 과밀한 응급실에서 근무하는 것은 간호사들에게 긴장과 좌절감을 유발하는 것으로 나타났습니다. 환자에게는 불리하게도, 탑승 환자를 돌보는 전문가는 종종 원거리에서 환자를 돌보는 경우가 많습니다. 또는 일부 응급실에서는 응급의학과 전문의가 입원 환자를 진료하는 경우도 있지만, 이는 응급의학과 전문의의 진료 범위에 속하는 경우는 드뭅니다.

이 두 가지 방법 모두 환자에게 최선의 이익이 되지 않습니다. 한 연구에 따르면 다른 응급실 환자가 사망할 가능성이 높다는 인식이 급성 관상동맥 증후군으로 치료받은 응급실 환자의 외상 후 스트레스 장애를 증가시킨다는 사실이 밝혀졌습니다.

(1) 병원 수용 능력 확대

일부에서는 고질적인 병상 부족은 병원 수용 능력을 확대해야 한다는 것을 의미한다고 주장합니다. 그러나 경제가 어려운 시기에는 필요한 자본을 확보하고 인건비를 조달하는 것이 불가능할 수 있습니다. 또한 응급실 수용 능력의 확장은 종종 입원 환자 서비스에 대한 부서의 부담을 줄여 입원 환자 재원을 연장하고 아이러니하게도 더 많은 응급실 병상이 기숙 입원 환자로 채워지고 응급실 체류기간 length of stay, LOS이 길어지며 혼잡도가 악화되는 결과를 초래합니다.

한 연구에 따르면 응급실 확장은 구급차 전환에 영향을 미치지 않았으며 오히려 LOS와 탑승 시간을 증가시킨 것으로 나타났습니다. 더 최근의 연구에서는 응급실 확장이 LPMSE 비율에는 영향을 미치지 않았지만 탑승 시간에는 부정적인 영향을 미친다는 사실이 밝혀졌습니다. 확장만으로는 환자 만족도가 감소하고 병원 방문 시간, 입원 기간 및 환자의 LPMSE가 증가하는 것으로 나타났습니다. 두 연구 모두 수용 인원을 늘리면 이미 과부하가 걸린 응급실에 입원 환자의 부담이 가중된다는 것을 보여줍니다.

이상적으로 응급실에서 운영하는 관찰실은 예외일 수 있습니다. 관찰 유닛은 특정 환자군에 대한 입원환자 LOS를 줄임으로써 응급실과 입원실 모두의 부담을 덜어줄 수 있으며, 24시간 연중무휴로 운영되기 때문에 환자를 보다 신속하고 효율적으로 이동시킬 수 있습니다.

(2) 최대 용량 프로토콜

최대 용량 프로토콜 full capacity protocol, FCP은 안전하고 효과적인 것으로 입증된 혼잡에 대한 간단한 솔루션입니다. 이 프로토콜에 따라 응급실과 병원의 수용 인원이 초과되면 적절한(중환자실이 아닌) 환자를 입원실 층으로 보내 병상이 확보될 때까지 기다리게 합니다. 환자는 응급실에서 대기(탑승)하는 대신 입원실 층에서 대기합니다. 환자가 병원 전체에 분산되어 있는 입원 층보다 혼잡한 응급실의 간호 비율이 더 나쁜 경우가 많습니다. 또한 환자들은 혼잡한 응급실에 머무르는 것보다 입원실 층의 복도에서 대기하는 것을 더 선호하는 것으로 나타났습니다.

최근 연구에서는 FCP와 다양한 응급실 성과 측정의 효과를 평가했습니다. 이 특정 FCP는 장벽을 제거하고 환자가 층으로 이동할 수 있도록 돕기 위해 비응급실 직원이 응급실에 모이도록 요구합니다. 이 FCP는 연구 기간 동안 환자 수와 입원이 증가했음에도 불구하고 LPMSE와 구급차 전환율에 긍정적인 영향을 미쳤습니다.

(3) 선택적 입원의 원활화

선택적 입원, 특히 선택적 수술이 원활해지면서 수용 능력이 가장 크게 개선된 것으로 나타났습니다. 병원의 많은 서비스가 월요일부터 금요일까지만 제공되기 때문에 대부분의 선택적 환자가 주 초반에 입원하는 관행이 장려되었습니다. 선택적 수술 서비스가 전체 5일(또는 7일) 일정에 걸쳐 더 고르게 분산되면 입원 환자 및 중환자실 수용 능력이 증가하고 전반적인 처리량이 개선되며 응급실 입실이 눈에 띄게 감소합니다. 이러한 흐름의 비대칭성으로 인해 주 초반에는 수용 능력이 부족하고 주 후반과 주말에는 수용 능력이 초과됩니다.

(4) 조기 및 주말 입원 환자 퇴원

병원은 다음 환자를 위한 병상 회전율 등 일부 측면에서 호텔과 같은 기능을 합니다. 층에서 퇴원이 지연되면 응급실과 응급실 환자의 접근 차단으로 인한 LOS가 증가합니다. 한 연구에서는 입원 환자의 평균 퇴원 시간을 4시간 앞당기면 응급실 입실이 사라졌다고 합니다.

퇴원 과정의 비효율성은 주말에 자주 발생합니다. 한 시뮬레이션 기반 연구에서는 입원 환자 퇴원 시간을 단축하면 응급실 체류 시간 및 탑승자 수에 극적인 영향을 미쳤다고 합니다.

(5) 응급실 프로세스 개선

응급실은 자체 프로세스를 개선하여 환자 흐름과 접근성을 높일 수 있습니다. 환자 분류, 병상 등록 및 분류 우회부터 시작하여 귀중한 시간을 절약하고 흐름을 개선할 수 있습니다. 비응급 환자를 패스트 트랙으로 이동시키거나 **분할 흐름** 프로세스를 활용하면 중증도가 낮고 자원 집약적인 환자를 혼잡한 상황으로부터 격리할 수 있습니다.

이러한 검사의 처리 시간에 대한 명확한 기대치를 정하고 성과를 모니터링하면 대기 시간을 줄일 수 있습니다. 종종 환자 분류에서 시작되는 프로토콜과 주문 세트는 결과를 기다리는 데 소요되는 시간을 줄일 수 있습니다.

(6) 전자의무기록 EMR 작업

응급실 의사는 근무 시간의 44%를 EMR에서 보내고 환자와 직접 접촉하는 시간은 28%에 불과했습니다. 서기를 사용하면 메모 작성, 검사실 정보 수집, 의료 기록 입수를 통해 이러한 부담을 줄일 수 있습니다. 최근 무작위 시험에 따르면 호주의 한 응급실에서 서기를 사용하면 의사의 생산성이 15.9% 향상되고 평균 LOS가 19분 단축되는 것으로 나타났습니다.

서기는 의사가 아닌 의료진에게도 유용할 수 있습니다.

5) 혼잡 문제 해결을 위한 국제적 노력

(1) 워크업 '포장' 완료

환자는 종종 응급실에서 비결정적 검사를 완료해야 하며, 이 중 상당수는 입원실에서 수행할 수 있습니다. 응급실에서의 상담은 가치가 있을 수 있지만, 교육 및 개인 환경 모두에서 전문가에 대한 요구로 인해 대응이 지연되어 환자가 사용 가능한 병상에 입원하는 것이 지연될 수 있습니다.

응급실에서의 전문의 진찰을 우회하여 바로 입원하는 프로토콜을 사용하면 몇 분에서 몇 시간을 절약하고 병상 가용성을 높일 수 있습니다. 컨설턴트의 응답 시간을 모니터링하면 대기 시간을 더욱 줄일 수 있습니다.

환자 분류에 참여하는 의료진 혼잡이 심할 경우 일부 시설에서는 의사 또는 전문의가 환자 분류 구역으로 이동합니다. 이 프로세스는 응급실 내 LPMSE 환자 수를 줄이고, 대기 시간을 줄이며, LOS를 줄이는 것으로 나타났습니다. 이러한 프로그램의 효과는 미미할 수 있으며, 훈련된 응급의료 제공자를 분류 provider in triage, PIT에 투입하는 비용과 비교해야 한다는 점에 유의해야 합니다. 또한 PIT 전략의 결과로 환자 수가 증가하면 탑승률이 악화되어 응급실 병상 수용 인원이 더 줄어들 수 있다는 점도 중요합니다.

따라서 입원 환자 탑승의 근본 원인을 줄이기 위한 노력과 함께 프런트 엔드 전략을 사용하여 다운스트림 병목 현상을 확실하게 완화해야 합니다.

(2) 환자 분류

일부 병원에서는 초기 선별 검사 후 응급실이 아닌 다른 환경으로 환자 치료를 연기합니다. 이러한 프로그램에는 의료 선별 검사를 실시하고 '응급 의료 상태'가 아닌 환자에게 다른 곳에서 치료를 받도록 권장하는 것이 포함됩니다. 이러한 노력은 주로 보험에 가입하지 않은 환자를 대상으로 이루어지고 있으며, 이러한 관행의 안전성은 명확하게 입증되지 않았습니다.

이러한 환자들은 특정 진료 의뢰 기관이 없다면 치료를 받지 못한 채 방치될 수 있으며, 궁극적으로 병이 진행되어 환자에게는 고통과 고통을 주고 사회적으로는 비용 부담을 가중시킬 수 있습니다.

(3) 변화 만들기

미국의 메디케어 및 메디케이드 서비스 센터 The Centers for Medicare and Medicaid Services, CMS는 환자 밀집도가 환자 치료에 미치는 부정적인 영향을 인식하고 있습니다. 그 결과 CMS는 병원이 책임져야 할 네 가지 처리량 지표를 개발했습니다. 지표는 다음과 같습니다:

- 자격을 갖춘 의료 전문가에 의한 진단 평가까지의 시간
- 치료 후 퇴원 환자의 입원부터 퇴원까지 응급실 체류 시간
- 입원 환자의 입원부터 퇴원까지 응급실 체류 시간
- 입원 환자의 입원 결정부터 퇴원까지의 시간

이러한 필수 지표 외에도 응급실 내외부의 특정 요인을 모니터링하는 것이 유용할 수 있습니다(표 4-5-1).

변화에는 모든 당사자의 동의가 필요하지만, 안타깝게도 이해관계자의 관심을 끌고 행동에 옮기도록 동기를 부여하기 위해서는 때때로 위기가 필요합니다. 너무 자주, '불필요한' 방문이나 응급실의 비효율성을 탓하는 경우가 많습니다.

미국의 많은 지역에서 응급실 입원 환자 수용은 **일탈의 정상화**의 부산물이 되었습니다. 이는 용납할 수 없는 관행과 상태가 일상화될 때 발생합니다. 이 용어는 챌린저 왕복선 고장을 설명하는 데 사용되었습니다. O링의 결함은 수년 동안 알려져 있었지만 대안이 뚜렷하지 않았기 때문에 정상으로 받아들여졌습니다. O링 문제에 대한 해결책은 더 이상 모색되지 않았습니다.

이와 유사한 방식으로 많은 기관에서 탑승이 표준이 되었습니다. 병원 경영진이 문제를 인식하고 변화가 필요하다고 판단한 다음 응급실 리더들과 함께 문제를 해결하기 전까지는 지역 차원에서 변화가 일어나지 않습니다.

(4) 효과적인 변화의 예

① 뉴욕 Stony Brook 병원

뉴욕 Stony Brook 병원 2001년에는 응급실 정원이 초과된 경우 각 입원실 홀에 최대 2명의 입원 환자를 배치할 수 있는 FCP를 시행했습니다. 이 프로토콜은 뉴욕주 보건국장이 2000년에 승인했습니다. 그 이후로 FCP는 일상적인 관행이 되었습니다.

Stony Brook 프로토콜은 입원실에 입원한 환자의 재원일수를 6.2일에서 5.4일로 단축하는 결과를 가져왔습니다. 입원실 병실로 이송된 환자 중 25%는 즉시 병상에 배치되고, 나머지 25%는 1시간 이내에 병상을 배정받기 위해 대기합니다. 나머지는 8~10시간, 30명 중 1명은 하루를 기다립니다.

표 4-5-1 응급실 흐름에 대한 지표

조직 구성요소	지표
응급실 성과	• 환자/시간/의사 • 문에서 제공자까지 시간 (응급실 진입 후 제공자와 첫 만남까지 시간) • 폐렴 항생제 투여 시간 • 혈전용해제 또는 풍선 투여 시간 • 응급실에 도착한 환자들 중 의사의 진료를 받기 전에 스스로 떠난 환자의 비율 left-without-being-seen rate, LWBS • 심전도까지 시간 (응급실 진입 후 심전도 판독까지 시간) • 치료 후 퇴원 환자의 퇴원까지 시간
보조 서비스	• CT 결과까지 주문 시간 • CBC 결과까지 주문 시간 • 흉부 엑스레이 검사까지 주문시간 • 흉부 엑스레이 검사까지 주문 시간 • 방사선 결과 주문부터 상담 완료까지 걸린 시간
병원 실적	• 정오 이전에 퇴원한 퇴원 환자의 비율 • 탑승 시간(응급실 대기 환자 수 × 대기 시간) • 입원 결정 후 2시간 이상 응급실 입원 환자의 비율 탑승 환자 수/빈 병상 수 • 입원 결정부터 퇴원 환자까지 걸린 시간

다른 연구에 따르면 이 관행은 안전하고, 응급실 복도에서 대기하는 것보다 병실의 수용 인원을 늘리며, 환자들이 선호하는 것으로 나타났습니다.

이 관행은 합동 위원회에서 벤치마크 관행으로 강조되었으며 다른 지역에서도 시행되고 있습니다.

② 매사추세츠주의 응급실 혼잡 문제 해결 노력

매사추세츠주 응급의학과 의사들은 응급실 ED 혼잡, 입원환자 대기 boarding, 그리고 구급차 우회 ambulance diversion 문제를 해결하기 위해 매사추세츠 의사회 Massachusetts Medical Society 내에서 활동했습니다.

주 내 응급실들은 구급차 우회를 폐지하기로 결정했습니다. 동시에 병원들은 **코드 헬프** Code Help 정책을 수립해야 했으며, 이 정책은 병원이 2시간 이내에 응급실 혼잡을 완화하거나 내부 재난 계획을 활성화하도록 요구하는 규정을 마련했습니다.

이러한 노력의 결과로 병원들은 환자 흐름을 개선하고, 환자 만족도를 높였으며, 수익률을 증가시킬 수 있었습니다.

③ 정신건강 환자: 특별한 우려

정신건강 환자의 입원을 기다리는 과정에서 발생하는 문제는 특별히 우려되는 부분입니다. 이 환자들은 정상적인 활력 징후 vital signs를 보이며 겉으로 드러나는 질병의 징후가 없을 수 있지만, 행동 건강 병상 behavioral health beds의 제한된 수와 환자 이송과 관련된 관료적 절차로 인해 종종 매우 오랜 시간을 기다려야 합니다.

미국의 일부 지역에서는 행동 건강 이송을 완료하기 위해 같은 날 법원 명령을 받아야 합니다. 법원 명령은 월요일부터 금요일 오후 4시까지만 발급될 수 있습니다. 정신건강 입원 환자는 일반적으로 오후 5시 이후에 퇴원하기 때문에 잠재적으로 사용 가능한 병상이 16시간 이상 비어 있는 상황이 발생합니다. 7일에서 8일까지 대기하는 경우도 드물지 않습니다.

이러한 비효율적인 관리 방식은 응급실에서 정신건강 환자에게 진정제 이상의 약물 치료가 거의 시작되지 않는 상황을 초래합니다. 미국의 **CMS 1지구**는 EMTALA (Emergency Medical Treatment and Labor Act)를 정신과 병원으로 확대하여, 지불 여부와 상관없이 환자를 입원시키는 방안을 고려 중입니다.

많은 정신건강 환자들이 자신에게 맞는 치료를 받지 못하는 이유는 응급의학과 의사가 새로운 약물 투여를 불편하게 여긴다거나, 적합한 약물을 결정하기 위해 정신과 의사와 상담할 수 없거나, 환자가 평가받기 전까지 약물 투여를 보류하라는 요청을 받았기 때문일 수 있습니다. 대부분의 병원은 연중무휴 24시간 정신과 전문의와의 접근이 불가능하며, 비의사 non-physician가 정신건강 평가를 담당하는 경우가 많습니다.

입원 대기 시간이 길어질수록, 응급의학과 의사가 환자의 기존 정신과 약물 치료를 재개하거나 지속하는 것이 환자에게 최선의 선택이 될 수 있습니다. 가능하다면, 응급의학과 의사들은 지역 정신과 의사와 협력하여 응급실에서 흔히 발생하는 정신과 질환에 대해 치료를 시작할 수 있는 프로토콜을 개발해야 합니다.

국제적으로 응급실의 혼잡과 장시간 대기 문제를 해결하기 위한 시도가 있었습니다. 영국과 호주에서는 응급실 혼잡에 대해 **접근 차단**이라는 용어를 사용합니다. 호주 응급의학회 Australasian College for Emergency Medicine (ACEM)는 접근 차단을 '입원해 병상이 필요한 환자가 입원 병상 부족으로 인해 응급실 퇴원이 지연되는 상황'으로 정의합니다. ACEM은 이어서 접근 차단을 '환자에게 안전하고 시기적절하며 양질의 의료 서비스를 제공하는 데 부정적인 영향을 미치기 때문에 호주 응급실이 직면한 가장 심각한 문제'라고 설명합니다.

6) 당근과 채찍: 영국의 4시간 대기 목표

2004년 영국 국민보건서비스부에서는 환자가 응급실을 떠나는 데 걸리는 시간을 4시간으로 설정하고 이 성과를 병원에 대한 인센티브와 페널티로 연계했습니다. 안타깝게도 이 프로그램은 지출 증가와 입원 증가를 초래했지만 사망률 감소 효과는 뚜렷하지 않았습니다.

또한 병원 직원들은 업무량 증가에 대한 압박과 목표 부과에 대한 분노를 호소했습니다. 응급실에 동일한 자원으로 더 많은 일을 하기를 기대하는 것은 합리적이지 않습니다. 위에 나열된 다른 제도적 개선이 있었다면 더 큰 영향을 미쳤을 가능성이 높습니다.

7) 결론

미국에서는 응급실에서 환자 수용 관행을 없애기 위해 입법자, 규제 당국, 대중이 협력하여 지속적으로 노력하고 있습니다. 최근 미국의 메디케어 및 메디케이드 서비스 센터 CMS가 마련한 처리량 측정 기준은 이러한 노력의 첫걸음이라 할 수 있습니다.

병원에 변화를 압박할 수 있는 다른 기관으로는 합동 위원회 Joint Commission와 보건복지부 HHS가 있습니다. 그러나 응급실의 환자 수용과 혼잡 문제는 단순히 파편화되고 비효율적인 의료 시스템의 결과일 뿐입니다.

규제 기관의 압력은 변화의 필요성을 깨닫게 하고 환경을 조성하는 데 도움이 될 수 있지만, 근본적인 변화는 병원 의료진과 보험 제공자들이 협력해 의료 서비스 전달 체계를 근본적으로 재구성할 때만 가능할 것입니다.

REFERENCE

1. Abdulwahid MA, Booth A, Kuczawski M, et al. The impact of senior doctor assessment at triage on emergency department performance measures: systematic review and meta-analysis of comparative studies. Emerg Med J. 2016;33(7):504-13.
2. ACEM. Statement on Access Block. 2014.
3. Ay D, Akkas M, Sivri B. Patient population and factors determining length of stay in adult ED of a Turkish University Medical Center. Am J Emerg Med. 2010;28(3):325-30.
4. Bair AE, Song WT, Chen YC, et al. The impact of inpatient boarding on ED efficiency: a discrete-event simulation study. J Med Syst. 2010;34(5):919-29.
5. Banja J. The normalization of deviance in healthcare delivery. Bus Horiz. 2010;53(2):139.
6. Bartlett S, Fatovich DM. Emergency department patient preferences for waiting for a bed. Emerg Med Australas. 2009;21(1):25–30.
7. Bernstein SL, Aronsky D, Duseja R, et al. The effect of emergency department crowding on clinically oriented outcomes. Acad Emerg Med. 2009;16(1):1-10.
8. Bittencourt RJ, Hortale VA. Interventions to solve overcrowding in hospital emergency services: a systematic review. Cad Saude Publica. 2009;25(7):1439-54.
9. Canadian Health Services Research F. Myth: Emergency room overcrowding is caused by non-urgent cases. J Health Serv Res Policy. 2010;15(3):188-9.
10. Carr BG, Hollander JE, Baxt WG, et al. Trends in boarding of admitted patients in US Emergency Departments 2003-2005. J Emerg Med. 2010;39(4):506-11.
11. Carr BG, Kaye AJ, Wiebe DJ, et al. Emergency department length of stay: a major risk factor for pneumonia in intubated blunt trauma patients. J Trauma. 2007;63(1):9-12.
12. Carter EJ, Pouch SM, Larson EL. The relationship between emergency department crowding and patient outcomes: a systematic review. J Nurs Scholarsh. 2014;46(2):106-15.
13. Case Study: Reducing Overcrowding in the ED with the Full Capacity Protocol. In: The Joint Commission Benchmark. 2009. p. 3–4.
14. Cha WC, Shin SD, Song KJ, et al. Effect of an independent-capacity protocol on overcrowding in an urban emergency department. Acad Emerg Med. 2009;16(12):1277-83.
15. Chen LC, Lin CC, Han CY, et al. An interpretative study on nurses' perspectives of working in an overcrowded emergency department in Taiwan. Asian Nurs Res (Korean Soc Nurs Sci). 2018;12(1):62-8.
16. CMS. Hospital Outpatient Quality Reporting Program. 2018.
17. Collis J. Adverse effects of overcrowding on patient experience and care. Emerg Nurse. 2010;18(8):34-9.
18. Falvo T, Grove L, Stachura R, et al. The financial impact of ambulance diversions and patient elopements. Acad Emerg Med. 2007;14(1):58-62.
19. Gaieski DF, Agarwal AK, Mikkelsen ME, et al. The impact of ED crowding on early interventions and mortality in patients with severe sepsis. Am J Emerg Med. 2017;35(7):953-60.
20. Garson C, Hollander JE, Rhodes KV, et al. Emergency department patient preferences for boarding locations when hospitals are at full capacity. Ann Emerg Med. 2008;51(1):9-12, 12.e11-e13.
21. Guthrie BD, King WD, Monroe KW. Parental preferences for boarding locations when a children's hospital exceeds capacity. Ann Emerg Med. 2009;53(6):762-6.
22. Han JH, Zhou C, France DJ, et al. The effect of emergency department expansion on emergency department overcrowding. Acad Emerg Med. 2007;14(4):338-43.
23. Handel DA, Hilton JA, Ward MJ, et al. Emergency department throughput, crowding, and financial outcomes for hospitals. Acad Emerg Med. 2010;17(8):840-7.
24. Henneman PL, Nathanson BH, Li H, et al. Emergency department patients who stay more than 6 hours contribute to crowding. J Emerg Med. 2010;39(1):105-12.
25. Hickey F. Casualty overcrowding and increased mortality: is it time to say no? Ir Med J. 2006;99(8):248–9; author reply 249.
26. Hill RG Jr, Sears LM, Melanson SW. 4000 clicks: a productivity analysis of electronic medical records in a community hospital ED. Am J Emerg Med. 2013;31(11):1591-4.
27. Hospital Emergency Departments: Crowded Conditions Vary Among Hospitals and Communities. General Accounting Office. 2003;
28. Hung GR, Kissoon N. Impact of an observation unit and an emergency department-admitted patient transfer mandate in decreasing overcrowding in a pediatric emergency department: a discrete event simulation exercise. Pediatr Emerg Care. 2009;25(3):160-3.
29. Hwang U, Richardson LD, Sonuyi TO, et al. The effect of emergency department crowding on the management of pain in older adults with hip fracture. J Am Geriatr Soc. 2006;54(2):270-5.

30. Jones P, Schimanski K. The four hour target to reduce emergency department "waiting time": a systematic review of clinical outcomes. Emerg Med Australas. 2010;22(5):391-8.
31. Kelen GD, Scheulen JJ, Hill PM. Effect of an emergency department (ED) managed acute care unit on ED overcrowding and emergency medical services diversion. Acad Emerg Med. 2001;8(11):1095-100.
32. Khanna S, Boyle J, Good N, et al. Early discharge and its effect on ED length of stay and access block. Stud Health Technol Inform. 2012;178:92-8.
33. Konrad B, Hiti D, Chang BP, et al. Cardiac patients' perceptions of neighboring patients' risk: influence on psychological stress in the ED and subsequent posttraumatic stress. BMC Emerg Med. 2017;17(1):33.
34. Krochmal P, Riley TA. Increased health care costs associated with ED overcrowding. Am J Emerg Med. 1994;12(3):265-6.
35. Kulstad EB, Sikka R, Sweis RT, et al. ED overcrowding is associated with an increased frequency of medication errors. Am J Emerg Med. 2010;28(3):304-9.
36. Liew D, Liew D, Kennedy MP. Emergency department length of stay independently predicts excess inpatient length of stay. Med J Aust. 2003;179(10):524-6.
37. Lowthian JA, Cameron PA. Emergency demand access block and patient safety: a call for national leadership. Emerg Med Australas. 2009;21(6):435-9.
38. Lucas R, Farley H, Twanmoh J, et al. Emergency department patient flow: the influence of hospital census variables on emergency department length of stay. Acad Emerg Med. 2009;16(7):597-602.
39. McGowan H, Gopeesingh K, O'Kelly P, et al. Emergency department overcrowding and the full capacity protocol crossover study: what patients who have experienced both think about being an extra patient in the emergency department or on a ward. Ir Med J. 2018;111(7):788.
40. McHugh M, Regenstein M, Siegel B. The profitability of Medicare admissions based on source of admission. Acad Emerg Med. 2008;15(10):900-7.
41. Mills AM, Shofer FS, Chen EH, et al. The association between emergency department crowding and analgesia administration in acute abdominal pain patients. Acad Emerg Med. 2009;16(7):603-8.
42. Mortimore A, Cooper S. The "4-hour target": emergency nurses' views. Emerg Med J. 2007;24(6):402-4.
43. Mumma BE, McCue JY, Li CS, et al. Effects of emergency department expansion on emergency department patient flow. Acad Emerg Med. 2014;21(5):504-9.
44. Pines JM, Hollander JE, Localio AR, et al. The association between emergency department crowding and hospital performance on antibiotic timing for pneumonia and percutaneous intervention for myocardial infarction. Acad Emerg Med. 2006;13(8):873-8.
45. Pines JM, Iyer S, Disbot M, et al. The effect of emergency department crowding on patient satisfaction for admitted patients. Acad Emerg Med. 2008;15(9):825-31.
46. Pines JM, Pollack CV Jr, Diercks DB, et al. The association between emergency department crowding and adverse cardiovascular outcomes in patients with chest pain. Acad Emerg Med. 2009;16(7):617-25.
47. Pines JM, Shofer FS, Isserman JA, et al. The effect of emergency department crowding on analgesia in patients with back pain in two hospitals. Acad Emerg Med. 2010;17(3):276-83.
48. Powell ES, Khare RK, Venkatesh AK, et al. The relationship between inpatient discharge timing and emergency department boarding. J Emerg Med. 2012;42(2):186-96.
49. Richards JR, Ozery G, Notash M, et al. Patients prefer boarding in inpatient hallways: correlation with the national emergency department overcrowding score. Emerg Med Int. 2011;2011:840459.
50. Richardson D, Kelly AM, Kerr D. Prevalence of access block in Australia 2004–2008. Emerg Med Australas. 2009;21(6):472-8.
51. Richardson DB. Increase in patient mortality at 10 days associated with emergency department overcrowding. Med J Aust. 2006;184(5):213-6.
52. Richardson DB. The access-block effect: relationship between delay to reaching an inpatient bed and inpatient length of stay. Med J Aust. 2002;177(9):492-5.
53. Sayah A, Lai-Becker M, Kingsley-Rocker L, et al. Emergency department expansion versus patient flow improvement: impact on patient experience of care. J Emerg Med. 2016;50(2):339-48.
54. Schneider S, Zwemer F, Doniger A, et al. New York: a decade of emergency department overcrowding. Acad Emerg Med. 2001;8(11):1044-50.
55. Schneider SM, Asplin BR. Form follows finance: emergency department admissions and hospital operating margins. Acad Emerg Med. 2008;15(10):959-60.
56. Schull MJ, Morrison LJ, Vermeulen M, et al. Emergency department gridlock and out-of-hospital delays for cardiac patients. Acad Emerg Med. 2003;10(7):709-16.
57. Sikka R, Mehta S, Kaucky C, et al. ED crowding is associated with an increased time to pneumonia treatment. Am J Emerg Med. 2010;28(7):809-12.
58. Sklar DP, Crandall CS, Zola T, et al. Emergency physician perceptions of patient safety risks. Ann Emerg Med. 2010;55(4):336-40.
59. Sprivulis PC, Da Silva JA, Jacobs IG, et al. The association between hospital overcrowding and mortality among patients ad-

mitted via Western Australian emergency departments. Med J Aust. 2006;184(5):208-12.

60. Viccellio A, Santora C, Singer AJ, et al. The association between transfer of emergency department boarders to inpatient hallways and mortality: a 4-year experience. Ann Emerg Med. 2009;54(4):487-91.

61. Viccellio P, Zito JA, Sayage V, et al. Patients overwhelmingly prefer inpatient boarding to emergency department boarding. J Emerg Med. 2013;45(6):942-6.

62. Walker K, Ben-Meir M, Dunlop W, et al. Impact of scribes on emergency medicine doctors' productivity and patient throughput: multicentre randomised trial. BMJ. 2019;364:l121.

63. Walsh P, Cortez V, Bhakta H. Patients would prefer ward to emergency department boarding while awaiting an inpatient bed. J Emerg Med. 2008;34(2):221-6.

64. Weiss SJ, Ernst AA, Derlet R, et al. Relationship between the National ED Overcrowding Scale and the number of patients who leave without being seen in an academic ED. Am J Emerg Med. 2005;23(3):288-94.

65. Weissman JS, Rothschild JM, Bendavid E, et al. Hospital workload and adverse events. Med Care. 2007;45(5):448-55.

66. Willard E, Carlton EF, Moffat L, et al. A full-capacity protocol allows for increased emergency patient volume and hospital admissions. J Emerg Nurs. 2017;43(5):413-8.

67. Wong HJ, Wu RC, Caesar M, et al. Smoothing inpatient discharges decreases emergency department congestion: a system dynamics simulation model. Emerg Med J. 2010;27(8):593-8.

6.

흐름을 개선하기 위한 혁신적인 전략

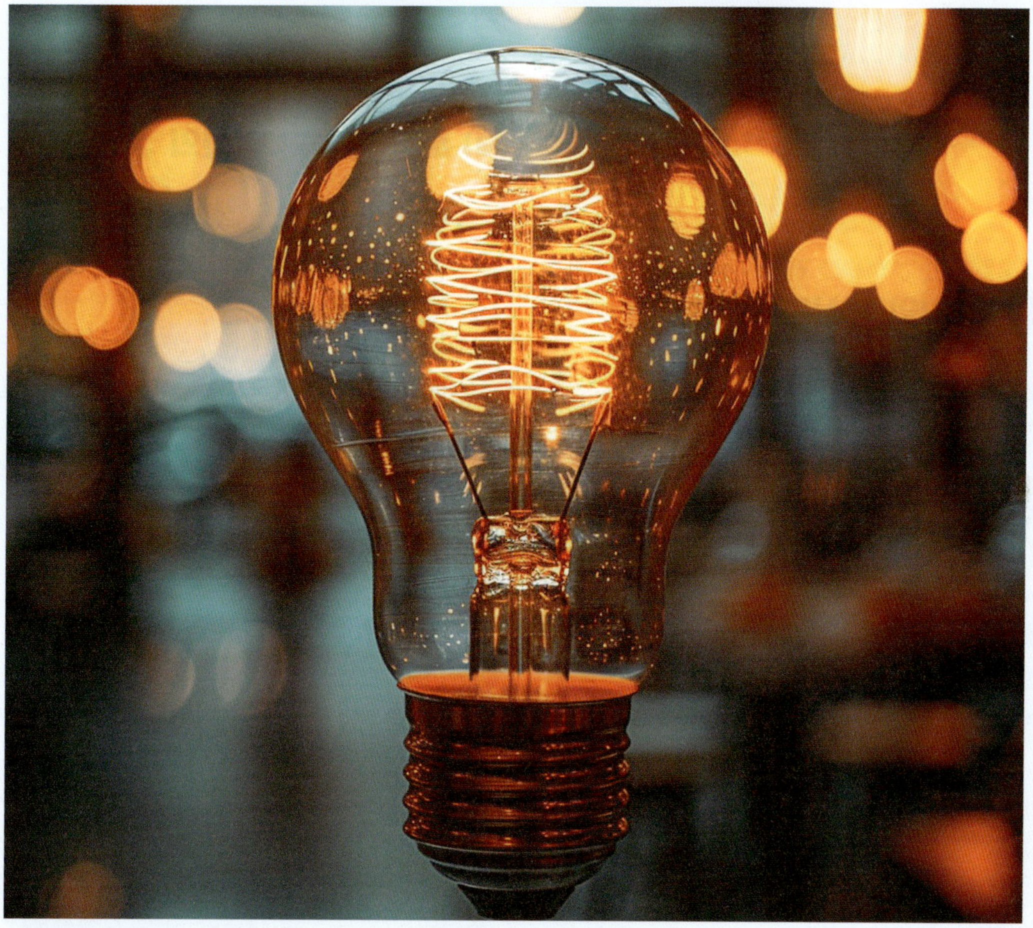

학습목표

1. 혁신적인 전략을 통해 의료 서비스의 환자 흐름을 개선하는 방법을 학습한다.
2. 의료 서비스 환경에서 리소스의 최적화를 통해 효율성을 높이는 방법을 탐구한다.
3. 병원 내 다양한 팀과의 협업을 통해 환자 만족도를 향상시키는 방안을 연구한다.
4. 제약 조건과 병목 현상을 식별하고 이를 해결하는 전략을 습득한다.
5. 의료 서비스 제공 프로세스를 재설계하여 비용을 절감하고 품질을 높이는 방법을 학습한다.

1) 서론

의료 서비스는 '대격변'의 변화의 한가운데에 있습니다. 그러나 변화는 변화를 요구하는 사람들에게는 항상 대격변입니다. 직원의 업무 공간, 리소스 resource 지표, 일상적인 프로세스 process의 변화는 특히 과학적으로 측정 가능한 결과를 제공하는 서비스 지향 비즈니스에서 심각한 혼란을 야기할 수 있습니다. 의료 연구소가 환자 흐름을 정의할 때 언급했듯이 '적은 자원으로 더 많은 일을 해야 한다.'는 요구를 추가하면 적절한 도구가 없다면 실제로 진료 외 업무에 종사하는 사람들에게는 가혹한 처방이 될 수 있습니다. 이러한 도구 중 하나는 병원 전체의 흐름을 하드와이어링 hardwiring 하는 기능입니다. 고품질의 저비용 의료 서비스를 제공하는 것은 모든 의료 서비스 리더와 관리자에게 끊임없는 도전 과제입니다.

2) 병원 성과 관리와 혁신의 필요성

(1) 병원 성과의 현재 상태

병원 성과 전문가 Paul Batalden은 의료계의 현재 딜레마를 다음과 같이 요약합니다. "모든 시스템 system은 정확히 원하는 결과를 얻도록 완벽하게 설계되어 있습니다." 응급실 emergency department, ED이 이직률, 환자 경험 점수, 환자 안전 지표, 임상 지침 준수 등에서 목표한 결과를 달성하고 있나요? 그렇다면 이러한 결과를 얻기 위해 훌륭한 시스템이 '완벽하게 설계'된 것입니다. 그러나 대부분의 경우 목표 지표, 현재 성과, 성과 달성에 필요한 리소스 resource 배치 사이에는 상당한 차이가 있습니다.

(2) 시스템의 본질과 구조 변화

다른 결과를 기대하려면 시스템 구성 요소뿐만 아니라 시스템 자체의 본질과 구조가 바뀌어야 한다는 것이 Batalden의 근본적인 통찰입니다. 그러나 안타깝게도 모두가 열망하는 더 나은 결과를 얻기 위해 의료 서비스 제공 프로세스를 완전히 바꿀 준비가 되어 있는 의료계 리더와 관리자가 너무 적다는 사실이 안타깝습니다. 이러한 딜레마의 한 가지 이유는 의료 서비스가 매우 복잡하기 때문입니다.

(3) 복잡성의 관리

Peter Drucker는 '병원은 지금까지 고안된 가장 복잡한 인간 조직'이라고 지적했습니다. 그의 말이 맞지만 이 점을 생각해 보세요: 핵 항공모함의 비행 갑판에서 이루어지는 미 해군과 해병대의 작전에는 어지럽고 복잡하며 혼란스러운 인원과 항공기의 움직임이 수반됩니다. 그러나 자세히 살펴보면 이러한 작전은 다양한 수준의 교육과 훈련을 받은 사람들이 세부적이고 일관성 있는 프로세스를 통해 수행하지만 모든 변수가 예측 가능한 안전하고 효율적인 비행으로 이어진다는 것을 알 수 있습니다.

3) 환자 흐름과 혁신의 정의

(1) 혁신의 필요성

혁신은 고장 나거나 성과 목표를 달성하지 못하는 시스템을 고쳐야 할 필요성 때문에 필요합니다. 혁신의 간단한 정의는 **새로운 아이디어, 프로세스, 장치 또는 방법**입니다. 현재의 의료 서비스 환경에서 혁신은 새로운 요구사항, 명시되지 않은 요구사항, 급변하는 여러 목표가 있는 환경에서 더 나은 솔루션을 적용하는 것으로 간주되는 경우가 많습니다.

(2) 혁신의 도전

혁신은 시스템 내부의 변화보다는 훨씬 더 어렵고 도전적인 시스템의 변화와 더 관련이 있습니다. 더 나은 결과를 얻기 위해 시스템 자체의 근본적인 변화가 필요하다면 혁신에는 위험, 즉 실패의 위험을 감내할 수 있는 능력이 필요합니다. 혁신팀이 실패를 용인할 수 있는 능력이 없다면 진정한 혁신이 아닐 수도 있습니다. 대신 경쟁사보다 조금 더 일찍, 조금 더 빠른 속도로 '모범 사례'를 채택할 수 있습니다. 이러한 접근 방식은 지표가 약간 개선될 수는 있지만 진정한 혁신이라고 보기에는 부족합니다.

(3) 흐름의 정의

의료 서비스에서의 환자 흐름은 '서비스 전환과 대기열을 통해 환자의 이동에 따른 혜택을 늘리고 부담을 줄임으로써 프로세스, 서비스 또는 행동에서 가치를 추가하고 낭비를 제거하는 것'으로 정의할 수 있습니다. 이 정의는 린 경영 lean management 철학에 기반을 두고 있으며, 가치를 더하지 않는 모든 것을 낭비로 간주하여 프로세스에서 제거하는 것을 목표로 합니다.

4) 흐름 개선의 필요성

(1) 의료진의 참여

시스템과 프로세스를 변경하려면 실제로 서비스를 제공하는 사람들의 의견이 필요하며 재설계의 모든 단계에서 그들의 목소리를 들어야 합니다. 직원의 적극적인 의견을 포함하지 않는 흐름 이니셔티브 initiative는 효과가 없을 것입니다. 반대로 직원들이 자신이 재설계된 프로세스와 시스템의 저자라고 느끼면 훨씬 더 열정적으로 참여하게 됩니다.

(2) 변화의 필요성 인식

직원들이 지금과 같은 업무 방식이 ED 팀이나 환자에게 적합하지 않다는 것을 깨닫는 것도 중요합니다. 의료진에게 흐름 기반 프로세스로 전환해야 하는 이유를 전달하려면 두 가지 근본적인 인사이트 insight가 필요합니다. 첫째, 시스템과 프로세스를 변경하려면 실제로 서비스를 제공하는 사람들의 의견이 필요하며 재설계의 모든 단계에서 그들의 목소리를 들어야 합니다. 둘째, 변화에 대한 저항이 없다면 의미 있는 변화는 없을 것입니다.

5) 주요 흐름 도구 및 인사이트

(1) 수요-용량 관리

수용 능력이 제한된 환경에서 ED 리더와 관리자는 5가지 핵심 질문에 초점을 맞춘 수요-용량 관리 demand-capacity management, DCM의 개념을 활용해야 합니다.

- 누가 오는가?
- 언제 오는가?
- 무엇을 필요로 하는가?
- 우리는 그것을 가질 수 있는가?
- 보유하지 못하면 어떻게 할 것인가?

이러한 각 질문에 대한 답은 의견이나 개인적인 경험이 아니라 오랜 시간 동안 엄격하게 수집되고 분석된 데이터 대시보드 data dashboard를 기반으로 해야 합니다.

(2) '풀' 시스템과 '푸시' 시스템

대부분의 병원은 환자를 이송하거나 입원시키려는 부서에서 환자를 다음 단계의 치료로 옮기기 위해 최대한 밀어붙이는 **푸시** push 시스템으로 운영되어 왔습니다. 이는 입원팀 전체가 수용 능력이 있을 때마다 적극적으로 환자를 자신이 담당하는 병동으로 '끌어당기도록' 동기를 부여하는 **풀** pull 시스템과는 완전히 대조적입니다. 병원이 푸시 push 시스템인지 풀 pull 시스템인지 어떻게 판단할 수 있을까요? 가장 좋은 진단 방법 중 하나는 직원의 말과 행동을 모니터링하는 것입니다.

6) 흐름을 개선하기 위한 구체적인 전략

(1) 제약과 병목현상의 이론

간단히 정의하자면 제약 constraint 또는 병목 현상 bottle-neck은 목표를 향해 나아가는 조직이나 프로세스의 성과를 크게 제한하는 모든 것을 말합니다. 이를 식별하고 제거하는 것은 ED 리더의 몫입니다. 제약 이론 theory of constraints, TOC은 제품이나 서비스의 원활한 흐름을 개선하기 위해 병목 현상을 제거하는 데 초점을 맞춘 경영 철학입니다.

(2) 병상 관리

의료 서비스에서 '테이블 회전율'은 침대에 따라 달라집니다. 병상은 우리 시스템의 MVP입니다. 적은 자원으로 더 많은 일을 해야 하는 시스템에서는 병상 수뿐만 아니라 병상을 지능적으로 사용하고 배치하여 가치를 더하고 낭비를 줄이는 것이 중요합니다. 효과적인 **베드 턴** bed turn을 제공하는 능력은 여러 가지 요인에 따라 달라지며, 그 중 일부는 우리가 통제할 수 없는 것처럼 보이지만 일부는 조정이 가능합니다.

(3) 신속 입원실 및 응급실 대기 구역

데이터에서 병상 배치가 지연되는 것으로 예측되는 병

원의 경우, 응급실 대기 구역(신속 입원실 Emergency Assessment Unit, EAU)을 만드는 것이 하나의 전략이 될 수 있습니다. EAU의 목적은 '정체'가 발생하기 전에 탑승자 부담을 완화하는 것입니다. EAU는 검사실, 영상 및 임상 평가를 통해 정확하고 적절한 병상 배치를 결정하는 동안 안정된 환자에게 쾌적한 대기 공간을 제공하기 위한 것입니다.

(4) 전환 명령

환자가 ED에서 입원 치료로 전환할 때 중요한 문제 중 하나는 환자의 치료를 안내할 책임과 명령의 공백입니다. 전환 명령('GAP' 브리지 또는 보류 명령)은 입원 시간과 응급실 체류 기간을 크게 단축하는 동시에 도착 환자를 위한 응급실 병상을 확보할 수 있습니다.

(5) 중환자실 패스트트랙

중환자실 Critical Care Unit, CCU 환자는 상당한 간호 및 의사 리소스를 소비하고 부서의 다른 환자들의 모니터링과 치료를 방해합니다. 응급실 환자의 최대 5~10%가 중환자실 CCU에 입원하기 때문에 이로 인해 치료가 지연되고 결과가 나빠질 수 있습니다. 이러한 이유로 몇몇 선제적인 병원에서는 특정 응급실 emergency department, ED 환자가 의심할 여지없이 중환자실 CCU에 입원할 것임을 인지하고 적절한 자원을 배치하여 환자의 필요를 충족하는 **중환자실 패스트트랙** critical care unit fast track이라는 개념을 개발했습니다.

7) 결론

병원 전체의 흐름을 강화하고 건강한 혁신 정신을 장려함으로써 ED은 고품질의 저비용 진료를 제공할 수 있습니다. 이러한 중요한 프로세스 개선에 임상의를 참여시키면 환자의 삶이 개선될 뿐만 아니라 우리의 삶도 더 편해질 수 있습니다. 흐름 개선에는 항상 경계를 넘나드는 부서 간 협업이 수반되므로 이러한 필수 기술은 의료 팀이 관련된 모든 사람의 개선을 위해 협력하는 데 도움이 됩니다.

REFERENCE

1. Batalden P. In a speech at Dartmouth College. Available from: IHI Open School Blogs.
2. Chalfin DB, Trzeciak S, Likourezos A, Baumann BM, Dellinger RP; DELAY-ED Study Group. Impact of delayed transfer of critically ill patients from the emergency department to the intensive care unit. Crit Care Med. 2007;35:1477-83.
3. Drucker P. Managing in the Next Society. New York, NY: St. Martin's Press; 2002: 119.
4. Emergency Department Benchmarking Alliance [Internet]. EDBA 2015 Report [cited 2020 Jan 1]. Available from: EDBenchmarking.
5. Gawande A. Big Med. New Yorker Magazine. August 12, 2012. Available from: New Yorker. Accessed January 1, 2020.
6. Goldratt E, Cox J. The Goal: A Process of Ongoing Improvement. 3rd ed. New York, NY: Routledge; 2016.
7. Jensen K, Mayer T, eds. Advanced emergency department. In: The Patient Flow Advantage: How Hardwiring Hospital-Wide Flow Drives Competitive Performance. Gulf Breeze, Fla: Fire Starter Press; 2015.
8. Jensen K, Mayer T, eds. Emergency department solutions to flow: fundamental principles. In: The Patient Flow Advantage: How Hardwiring Hospital-Wide Flow Drives Competitive Performance. Gulf Breeze, Fla: Fire Starter Press; 2015.
9. Johnson M, Sensie L, Capasso V. Improving patient flow through a better discharge process. J Healthc Manag. 2012;57(2):89-93.
10. Litvak E, Fineberg HV. Smoothing the way to safety, high quality, and economy. N Engl J Med. 2013;369:1581-3.
11. Litvak E. Don't get your operation on a Thursday. Wall Street Journal. December 2, 2013. Available from: WSJ. Accessed January 1, 2020.
12. Mayer T, Jensen K. Hardwiring Flow: Systems and Processes for Seamless Patient Care. Gulf Breeze, Fla: Fire Starter Press; 2009.
13. Mayer T. Learning to love the job you have while creating the job you love—burnout and resiliency. The James Mills, Jr Lecture, American College of Emergency Physicians Scientific Assembly, Las Vegas, Nev; 2016.
14. Mayer TA, Cates RJ. Leadership for Great Customer Service: Satisfied Employees, Satisfied Patients. Chicago, Ill: Health Administration Press; 2014.
15. Nietzsche F. Basic Writings of Nietzsche. Kaufmann W, trans. New York, NY: The Modern Library; 2000.
16. Optimizing Patient Flow: Moving Patients Smoothly Through Acute Care Settings. In: Institute for Healthcare Improvement; 2003 Available from: IHI White Papers. Boston, Mass;
17. Weick KE, Sutcliffe KM. Managing the Unexpected: Assuring High Performance in an Age of Complexity. San Francisco, Calif: Jossey-Bass; 2001.

부록 1

SCH 재난의학센터 응급실 행정 및 리더십 트레이닝 프로그램 강의 chapter 3 대화록

응급실 흐름 및 환자 처리 과정 chapter 대화록

주제: 응급실 행정 및 리더십 트레이닝 - 응급실 리더십과 운영 흐름 최적화
일시: 2024년 6월 18일
진행자: 신희준 교수
참석자: 다양한 의료진과 간호사 리더

서론

신희준: 여러분, 오늘은 챕터 3 교육입니다. 응급실의 리더십 운영과 효율적인 흐름 관리에 대해 다룰 예정입니다. 이번 주제는 다음과 같습니다.

- 응급실 병목현상 관리
- 트리아지 과정 최적화
- 대기시간 관리 방안
- 환자 흐름 개선을 위한 혁신적 접근
- 의료진 간의 협력 강화
- 의료 자원의 효과적인 분배

각 주제는 실제 응급 상황에서 적용할 수 있는 실용적 방법론을 중점적으로 논의하겠습니다.

세션 1: 응급실 병목현상 관리

신희준: 응급실의 병목현상 문제는 항상 해결이 필요한 중요한 과제입니다. 오늘은 여러분이 작성한 사전 과제를 바탕으로 토론을 진행하겠습니다. 사례를 살펴볼까요?

참석자 1: 교통사고와 독감 유행으로 응급실이 과부하 상태입니다. 환자 분류와 진단 검사 대기 시간이 주요 병목현상으로 나타났습니다. 이를 해결하려면 린Lean 방법론을 적용한 개선 전략이 필요합니다.

참석자 2: 저는 트리아지 과정을 우선적으로 개선해야 한다고 생각합니다. 중증도 분류의 신속성을 높이기 위해 경력직 간호사나 의사를 배치해야 합니다. 경증 환자는 다른 병원으로 안내하거나 대기 시간을 조정해야 합니다.

참석자 3: 진단 검사 대기 시간을 줄이기 위해 POCT (point-of-care testing)를 더 적극적으로 활용해야 합니다. 본원에서도 이를 통해 검사 결과 확인 시간이 크게 단축되었습니다.

신희준: 좋습니다. 지금 제안된 방식들은 실제 현장에서 적용할 수 있는 현실적인 방안들입니다. 여러분이 말한 POCT 도입 효과에 대해 좀 더 구체적인 사례를 추가해 주시겠습니까?

세션 2: 트리아지 과정 최적화

참석자 4: 트리아지 과정에서 경력직 간호사가 중증 환자와 경증 환자를 정확히 분류하는 것이 중요합니다. 신규 간호사는 경험 부족으로 재확인 과정에서 시간이 지체될 수 있기 때문에 경력직 배치가 필수적입니다.

참석자 5: 환자에게 우선순위 기준을 안내하는 시스템도 필요합니다. 예를 들어, 대기실에 디지털 현황판을 설치하여 실시간으로 대기 상태를 알리면 환자와 보호자의 불만을 줄일 수 있습니다.

신희준: 트리아지 과정의 최적화는 병목현상을 해결하는 첫걸음입니다. 이를 위해 의료진의 역할을 명확히 분배하고, 환자들에게도 정보를 투명하게 제공하는 것이 중요합니다.

세션 3: 대기시간 관리 방안

신희준: 다음으로, 대기시간을 관리하기 위한 혁신적인 방법에 대해 이야기해 봅시다.

참석자 6: 대기실의 공간을 재배치하거나 확대하여 환자 밀집도를 낮추는 것도 한 가지 방법입니다.

참석자 7: 환자에게 진료 대기 예상 시간을 제공하는 것도 효과적일 수 있습니다. 이를 통해 환자와 보호자가 상황을 더 잘 이해하고 기다릴 수 있게 됩니다.

신희준: 대기시간 관리는 환자 경험에 직접적인 영향을 미칩니다. 이런 혁신적인 방안을 통해 응급실 전체의 운영 효율성을 높일 수 있습니다.

세션 4: 환자 흐름 개선을 위한 접근

신희준: 응급실의 환자 흐름을 개선하기 위해 무엇을 할 수 있을까요?

참석자 8: 저는 환자의 이동 경로를 최적화하기 위해 프로세스 맵을 작성하는 것이 필요하다고 생각합니다.

참석자 9: 진단 검사와 처방을 신속하게 연결할 수 있는 통합 시스템을 구축하면 환자 이동 시간이 줄어들 것입니다.

신희준: 환자 흐름을 개선하려면 프로세스 전반의 효율성을 높이는 것이 핵심입니다. 이를 위해 모든 절차를 시각화하고, 개선할 여지를 찾아야 합니다.

세션 5: 의료진 간의 협력 강화

신희준: 의료진 간 협력은 응급실 운영의 성공에 필수적인 요소입니다. 어떻게 협력을 강화할 수 있을까요?

참석자 10: 정기적인 팀 미팅을 통해 서로의 역할과 기대치를 명확히 하면 협력이 원활해질 것입니다.

참석자 11: 팀워크를 향상시키기 위해 시뮬레이션 훈련을 도입하는 것도 효과적입니다. 이를 통해 실제 응급 상황에서의 역할 분담과 협력을 연습할 수 있습니다.

신희준: 의료진 간의 협력은 환자의 결과를 좌우할 수 있습니다. 이를 위해 서로의 강점을 이해하고, 명확한 소통 체계를 구축해야 합니다.

세션 6: 의료 자원의 효과적 분배

신희준: 마지막으로, 의료 자원을 효과적으로 분배하기 위한 전략에 대해 논의해 보겠습니다.

참석자 12: 자원 배분을 데이터 기반으로 수행해야 합니다. 예를 들어, 시간대별 환자 수요를 분석하여 필요한 인력을 배치할 수 있습니다.

참석자 13: 간호사와 의료진의 근무 스케줄을 유연하게 조정하는 것도 자원 활용도를 높이는 데 도움이 됩니다.

신희준: 효과적인 자원 배분은 응급실 운영의 지속 가능성을 보장합니다. 데이터를 적극적으로 활용하여 자원을 효율적으로 활용하는 것이 중요합니다.

결론 및 마무리

신희준: 오늘 논의한 주제들은 응급실 운영의 필수적인 요소들입니다. 각자의 조직에서 이를 어떻게 적용할 수 있을지 고민해 보시기 바랍니다. 다음 챕터에서 다시 만나요.

참석자들: 감사합니다, 교수님. 많은 것을 배웠습니다.

신희준: 여러분과 함께할 수 있어 기뻤습니다. 다음 챕터에서 더 심도 있는 논의를 이어가길 기대합니다.

참고 이 대화록은 교육의 목적으로 요약 및 편집되었습니다. 각 참가자는 직역별 직위와 번호로 구분되었고 대화 안의 호칭은 있는 경우 개인 정보 보호를 위한 익명성 부여를 위해 영어 이니셜로 대체하였습니다.

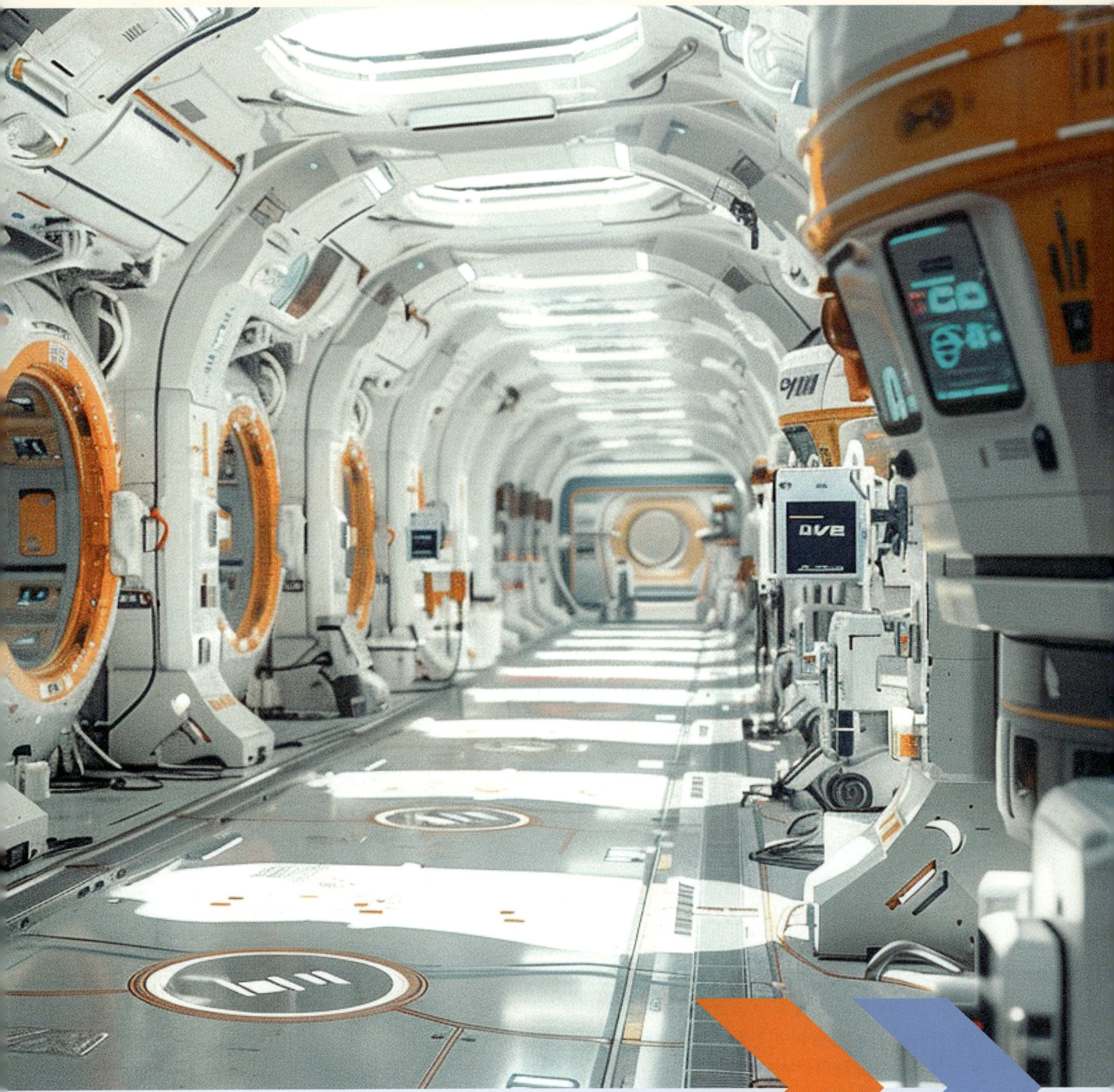

CHAPTER 4

운영 - 응급실 다양화

Operation - Emergency Department Diversification

1.

중독 관리 센터 및 의료 독성학

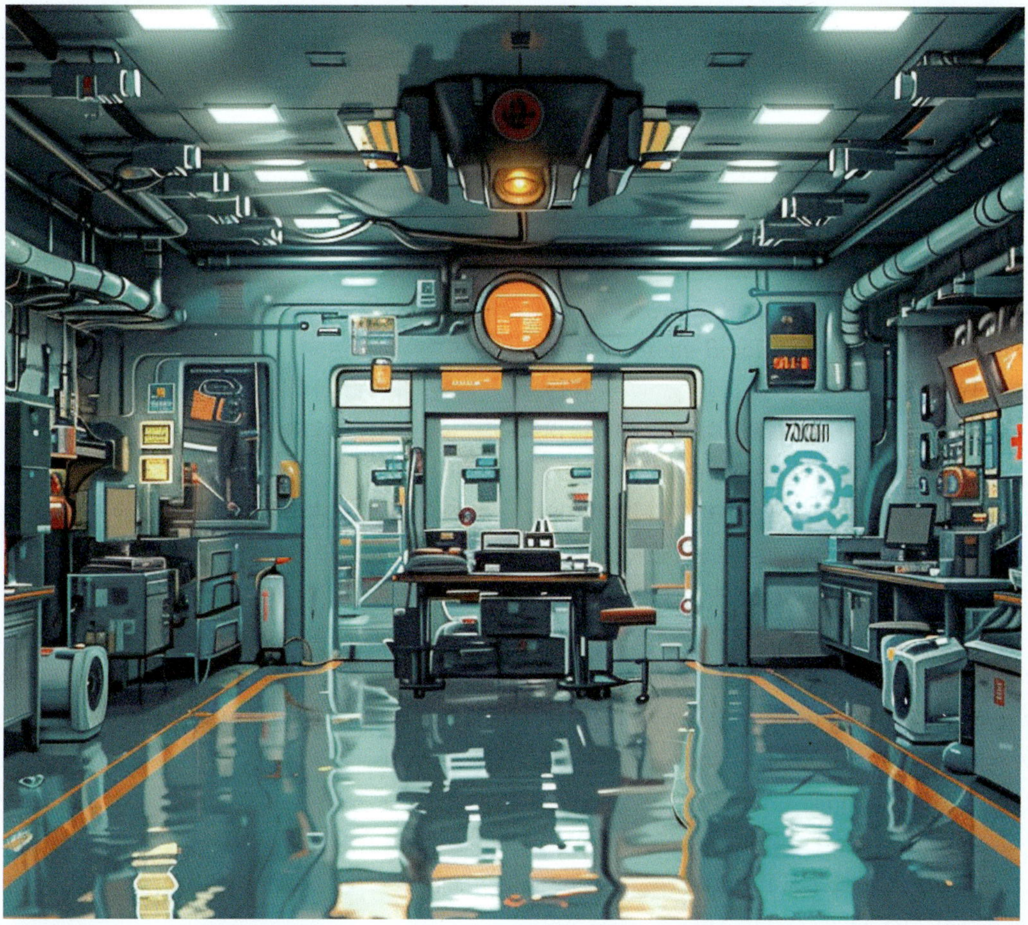

학습목표

1. 미국 중독 관리 센터의 발전과 독성 노출 관리에서의 주요 역할을 이해한다.
2. 응급 의학에서 의료 독성학자의 책임과 기능을 파악한다.
3. 중독 관리 센터의 효과를 향상시키기 위한 표준화된 프로토콜의 중요성을 배운다.
4. 응급 의학 진료에 의료 독성학을 통합하는 방법을 탐구한다.

1) 서론: 미국 의료 독성학의 발전

미국에서는 지난 20년 동안 점점 더 많은 응급의학과 의사들이 의료독성학 medical toxicology 전문 분야를 개발해 왔습니다. 응급의학 emergency medicine, EM은 의료독성학의 하위 전문 분야가 성장하는 데 크게 기여하고 있으며 현재 응급의학과 의사가 보드 인증 의료독성학자의 80% 이상을 차지하고 있습니다.

응급의학 전문의/의료독성학자는 일반적으로 응급의학과 의료독성학 진료 사이에 시간을 나누는데, 후자는 임상 접촉 기회가 제한적이고 특히 중독 관리 관리 센터 Poison Control Center, PCC의 오랜 지역화 추세를 고려할 때 보수가 제대로 지급되지 않는 경향이 있기 때문입니다.

(1) 의료 독성학 실무

의료 독성학 실무에는 다음이 포함됩니다.

- 의대생, 응급의학과 및 기타 병원 직원(예: 소아과, 내과) 및 기타 의료 전문가(예: 약사, 간호사, 임상 약리학자)에게 의료 독성학 및 관련 주제(예: 임상 약리학)를 가르치는 것
- 임상 및 기초 과학의 의료 독성학 연구
- 중독 관리 센터의 의료 방향 또는 자문
- 병상 상담 및/또는 입원 환자 의료 독성학 서비스 외래/원격 의료 환자 관리
- 정부 기관의 지원 또는 고용(질병통제예방센터(CDC) 및 식품의약국(FDA) 등)
- 법의학 및 의료 법률 문제에 관한 자문

의료 독성학으로의 진료 다각화는 응급의학과 전문의가 다양한 응급의학 진료의 도전에 계속 직면하면서 하위 전문 분야를 개발할 수 있는 기회를 제공합니다.

2) 미국 중독 관리 관리 센터의 발전

중독 관리 센터는 1950년대 초에 잠재적으로 독성이 있는 약물과 화학물질에 대한 정보를 중앙 집중화하기 위한 수단으로 발전했습니다.

제2차 세계대전 이후 사용 가능한 약물과 화학물질의 수가 증가함에 따라 개별 의사들은 가정과 직장에서 사용할 수 있는 잠재적 독성 물질의 증가에 대한 제품 정보와 치료 권장 사항을 완벽하게 파악하기가 점점 더 어려워졌습니다. 동시에 가정 내 중독 관리, 특히 어린 아이들의 중독 관리이 점점 더 큰 문제로 인식되기 시작했습니다.

1952년에 발표된 한 연구에 따르면 잠재적 독성 물질 섭취가 어린이 사고의 50% 이상을 차지하는 것으로 나타났습니다. 이러한 상황에 대응하여 1953년 일리노이주 시카고에 지역 소아과 의사들의 정보 수요를 충족하기 위해 여러 지역 소아과가 협력하여 최초의 중독 관리 센터가 문을 열었습니다. 이후 몇 년 동안 중독 관리 센터 개념은 미국 전역으로 빠르게 확산되었습니다.

(1) 중독 관리 센터의 역할

이 최초의 센터는 약물과 가정용품에 대한 독성 정보를 제공하고 의료 전문가에게 관리 권장 사항을 제공했습니다. 1957년에 설립된 국립중독 관리관리센터정보센터 National Clearinghouse for Poison Control Centers는 중독 관리 정보가 담긴 5인치 × 8인치 색인 카드를 여러 센터에 배포하여 중독 관리 센터 정보 자원의 표준화를 도왔습니다. 그 결과 중독 관리 센터는 중독 관리 노출에 대한 인구통계학적 데이터를 수집하여 클리어링하우스에서 표로 만들었습니다.

더 많은 센터가 문을 열면서 중독 관리 센터 서비스가 대중에게 유용하다는 것이 분명해졌고 시간이 지나면서 대중은 많은 센터에서 가장 빈번한 사용자가 되었습니다. 1978년까지 미국에는 661개의 중독 관리 센터가 있었습니다. 이러한 센터의 대부분은 응급실 emergency department, ED이나 약국 뒤편에 위치한 파트타임 전화 서비스로 구성되었으며, 다른 업무에서 자유로운 사람이 직원을 배치하는 경우가 많았습니다.

(2) 중독 관리 센터의 표준화

이러한 미국의 다양한 중독 관리 센터에 대한 1970년 조사에 따르면 치료 수준, 문서화, 접근성, 활용도, 실험실 역량 및 공공 교육에서 큰 격차가 있는 것으로 나타났습니다.

1978년 미국중독 관리관리센터협회 American Association of Poison Control Centers, AAPCC는 중독 관리 센터 운영을 개선하고 전국적인 서비스 표준을 제공하기 위해 지역 중독 관리 센터 지정 기준을 도입했습니다. 이 지정을 받으려면 중독 관리 센터에 24시간 중독 관리 센터 활동만을 전담하는 풀타임 중독 관리 전문가가 상주해야 했습니다. 또한 중독 관리 센터

는 의료 독성학자를 의료 책임자로 두고 100만~1000만 명의 인구가 거주하는 지역에 서비스를 제공해야 했습니다.

중독 관리 센터에 대한 이러한 엄격한 지침에 따라 센터 간 통합이 빠르게 이루어졌습니다. 2002년까지 미국 전체 인구는 AAPCC의 인증을 받은 64개의 중독 관리 센터에서 치료를 받았습니다. 최근에는 연방 및 주 예산 부족으로 인해 AAPCC 기준을 충족했음에도 불구하고 몇몇 중독 관리 센터가 폐쇄되었습니다. 2020년 미국에는 55개의 중독 관리 센터가 있으며, 50개 주와 푸에르토리코와 같은 자치령에 서비스를 제공하고 있습니다.

3) 미국의 중독 관리 센터 운영

(1) 중독 관리 센터의 현황

AAPCC의 2018년 보고서에 따르면 중독 관리 센터는 연간 2백만 건 이상의 노출 사례를 관리하며, 하루 평균 5723건의 인체 노출 사례(센터당 평균 104건)를 관리하고 있습니다. 이 보고서에 따르면 미국 중독 관리 센터에서는 15초마다(센터당 14분마다) 새로운 인체 중독 관리 노출 사례를 경험하는 것으로 추정됩니다.

(2) 중독 관리 센터에 연락하기

초기에는 각 센터가 자체 전화 시스템을 유지했으며 장거리 통화를 용이하게 하기 위해 지역 전화와 수신자 부담 전화를 함께 사용하는 경우가 많았습니다. 1999년에 미국에서 전국 무료 전화번호(1-800-222-1222)가 도입되어 중독 관리 센터에 대한 접근을 표준화하고 미국 전역에 서비스를 제공할 수 있게 되었습니다. 이 전국 번호는 지리적 위치에 따라 발신자를 해당 지역 중독 관리 센터로 라우팅합니다. 휴대폰 기술의 도입으로 의도하지 않은 결과 중 하나는 현재 사용 위치가 아닌 휴대폰의 등록된 지역 번호가 전화를 어느 중독 관리 센터로 라우팅할지 결정한다는 것입니다.

최근에는 중독 관리 센터가 문자 메시지와 페이스북 및 트위터와 같은 소셜 미디어를 포함하도록 접근 수단을 확장했으며, 많은 센터가 집수 지역 밖의 지리적 위치에도 불구하고 특정 센터에 연락하고자 하는 발신자를 위해 추가 전화번호를 유지하고 센터 간의 행정적 커뮤니케이션을 위해 전화번호를 관리하고 있습니다.

(3) 전문 인력

중독 관리 센터의 초기에는 독성학에 대한 특별한 교육을 거의 받지 않은 직원이 인력을 제공하는 경우가 많았습니다. 일부 직원은 간호사나 약사로 구성되었으며, 이들은 본연의 업무에서 잠시 자리를 비울 때 중독 관리 전화를 받도록 지정되었습니다. 다른 직원들은 정식으로 건강 관련 교육을 받지 않았고 전화 위기 핫라인의 일부로 중독 관리 전화를 받았을 수도 있습니다. 직원들의 전문화는 중독 관리 센터의 성장과 발전의 일환으로 이루어졌습니다.

현재 중독 관리 센터에서 전화를 받는 직원을 중독 관리 정보 전문가 specialist in poison information, SPI라고 부릅니다. 이러한 직책의 자격 요건은 간호 bachelor of science in nursing, BSN / nurse practitioner, NP, 약학 registered pharmacist, RPh / doctor of pharmacy, PharmD 또는 의학 doctor of medicine, MD / doctor of osteopathic medicine, DO / physician assistant, PA 학위를 소지해야 합니다.

1994년 SPI를 대상으로 한 설문조사에 따르면 56.3%가 간호사, 36.1%가 약사, 7.6%가 기타로 분류된 것으로 나타났습니다. 새로 채용된 SPI는 광범위한 교육과 면밀한 감독을 받는 인턴십 스타일의 교육을 받습니다. 1983년부터 AAPCC는 중독 관리 센터의 엄격성과 기준을 강화하기 위해 SPI 자격 인증 시험을 제공해 왔습니다. 인증 시험 응시자는 최소 2,000건의 중독 관리 노출 신고를 처리한 경력이 있어야 합니다. 정규직 SPI는 평균적으로 연간 3,500~5,000건의 인체 노출 신고를 처리합니다.

중독 관리 센터는 의사인 의료 독성학자의 의료 지휘 하에 운영됩니다. 초기 의료 책임자는 주로 소아과 의사였으며, 의도하지 않은 어린 시절의 섭취에 중점을 두었습니다. 수년에 걸쳐 더 많은 응급의학과 의사들이 중독 관리 센터에서 지도자 역할을 맡게 되었습니다.

1989년에는 의료 책임자의 30%만이 응급의학 전문의 자격증을 보유하고 있었습니다. 2009년 기준으로는 응급의학과 의사가 절반 이상을 차지합니다. 지역 중독 관리 센터의 의료 책임자들은 평균적으로 업무 시간의 45%를 중독 관리 센터 활동에 할애합니다.

또한 중독 관리 센터는 행정(관리) 책임자와 한 명 이상의 공중보건 교육자를 고용합니다. 관리 책임자는 일반적으로 약학, 약리학 또는 간호학 학위를 소지하고 있습니다. 일반적으로 예산, 일정, 품질, 홍보 등의 업무를 담당합니다. 미국응용독성학회에서 제공하는 엄격한 자격 인증 시험은 의사가 아닌 매니징 디렉터도 응시할 수 있습니다.

중독 관리 센터에서 일하는 공중보건 교육자는 교육 관련 고급 학위를 소지한 경우가 많습니다. 교육자의 대부분의 시간은 중독 관리 센터를 벗어나 중독 관리 센터가 서비스를 제공하는 지역 전체에서 프레젠테이션을 진행하고 교육 자료를 제공하는 데 소비됩니다.

교육 프로그램의 목적은 중독 관리를 예방하고 안전한 약물 사용을 장려하며, 중독 관리 센터에 대한 대중의 인식과 활용도를 높이는 것입니다. 고령자나 비영어권 사용자 등 건강 문해력이 낮고 인구통계학적으로 복잡한 사람들에게 효과적으로 다가가야 하며, 이해하기 쉬운 용어와 다양한 언어를 사용하여 일관된 메시지를 전달해야 한다는 과제가 있습니다.

4) 정보 및 관리 지침

(1) 정보 제공

미국의 중독 관리 센터의 일상적인 운영에는 다음이 포함됩니다.

- 보건 전문가(의사, 간호사, 구급대원, 약사, 위험 물질 대응팀 등) 및 일반 대중에게 24시간 정교한 정보 및 최신 치료 조언 제공
- 데이터 수집 및 공중 보건 감시
- 전문 교육 및 훈련
- 대중 교육

전화 및 기타 연락은 SPI가 처음에 기본적인 인구통계 및 독성 노출 데이터를 수집합니다. 대부분의 정보 문의에 대해 SPI는 발신자의 질문에 능숙하게 답변할 수 있습니다.

중독 관리 정보 저장 및 검색의 주요 발전으로 중독 관리 전문가는 의사와 소비자가 사용하는 대부분의 독성 또는 잠재적 독성 제품에 대한 데이터에 즉시 액세스할 수 있습니다. 여기에는 POISINDEX 데이터베이스(Micromedex IBM), 안전보건자료, 국립의학도서관의 독성학 자료, 다양한 독성학 교과서 및 저널이 포함됩니다.

또한 중독 관리 센터는 생명을 위협하는 독성 사례 또는 신고자가 특별히 컨설턴트를 요청하는 경우와 같이 선별적인 상황에서 다양한 컨설턴트를 활용합니다.

(2) 컨설턴트 활용

AAPCC 기준에 따라 지속적으로 이용할 수 있어야 하는 1차 컨설턴트는 의료 독성학자로, 의료 책임자, 부의료 책임자 또는 중독 관리 센터와 관련된 기타 교수진이 될 수 있습니다.

의료 독성학 펠로우십이 있는 중독 관리 센터에서는 의료 독성학 펠로우가 전화 상담과 부속 병원에서 병상 상담에 적극적으로 참여합니다. 펠로우를 위한 자격을 갖춘 의료 독성학자의 지원은 항상 제공됩니다. 비의료 컨설턴트로는 식물학자, 진균학자, 동물학자, 파충류학자, 곤충학자, 해양생물학자 등이 있으며, 이들은 독성 곰팡이, 식물, 동물의 식별에 도움을 줄 수 있습니다.

지역 고압산소 전문가와 긴밀히 협력하면 고압산소 치료가 신속하게 제공될 수 있습니다. 중독 관리 센터는 특히 문제가 되는 사례에 대해 신경과 전문의, 신장 전문의, 심장 전문의와 같은 다른 의료 전문가에게 도움을 요청할 수도 있습니다. 잠재적인 화학 테러, 생물 테러 또는 기타 공중 보건 위험과 관련된 경우에는 위험 물질 전문가, CDC 및 보건부와의 연락도 필요할 수 있습니다.

(3) 관리 권장 사항

중독 관리 센터의 가장 중요한 결정 중 하나는 환자를 집에서 치료할지 병원으로 이송할지 여부입니다. 이러한 권장 사항은 종종 증거 또는 합의에 기반한 가이드라인에서 도출됩니다. 2018년에는 중독 관리 센터로 걸려온 전화의 약 65%가 비의료 시설(주로 가정)에서 발생했으며, 이 중 31%는 관리를 위해 의료 시설로 의뢰되었습니다. 이러한 통계는 최근 몇 년 동안 중독 관리 신고의 복잡성이 증가함에 따라 의료 시설에서 관리되는 환자가 늘어나는 추세를 반영하여 변경되었습니다. 다행히도 나머지는 응급실 방문에 비해 적은 사회적 비용으로 가정에서 안전하게 치료할 수 있습니다.

따라서 중독 관리 센터는 의료 시스템에 막대한 비용을 절감할 수 있는 잠재력을 가지고 있습니다. 이미 입원한 환자에게는 감별 진단 지원, 적절한 검사 활용 결정, 검사 결과 분석, 치료 방식에 대한 조언 등이 권장됩니다.

잠재적으로 치명적이거나 복잡한 노출에 대해 가정이나 병원에 후속 전화를 거는 것도 중독 관리 센터 운영의 중요한 측면입니다. 후속 전화 통화에서 중독 관리 전문가 또는 의료 독성학자는 권고 사항이 제대로 준수되었는지 확인하고 그 영향을 평가하며 적절한 치료 전략에 대해 상담합니다.

또한 중독 관리 직후 몇 시간과 며칠은 환자와 가족이 중독 관리 예방 전략을 수립하는 데 가장 효과적인 시기입니다.

(4) 데이터 수집

신고자에게 정보를 제공하는 것 외에도 미국의 중독 관리 센터의 중요한 기능은 중독 관리 노출에 대한 역학 데이터를 수집하는 것입니다.

AAPCC에서 개발한 국가 중독 관리 데이터 시스템 National Poison Data System, NPDS은 거의 실시간으로 지속적인 업데이트를 제공하며, 공중보건부 및 CDC와 연결되어 역학적 이상 징후에 대한 자동 경고를 제공합니다. 2018년에는 55개 참여 중독 관리 센터에서 250만 건의 전화(노출 포함)가 NPDS 데이터베이스에 보고되었습니다. 여기에는 인간 노출 사례뿐만 아니라 정보 요청 및 동물 노출 사례도 포함되었습니다. 수집된 데이터는 독소별 인구 통계와 이환율 및 사망률 정보를 제공합니다. 또한 의인성 약물 오류 및 시판 제품, 약물 및 기타 화학 물질로 인한 부작용에 대한 감시도 제공하지만, 이러한 사례는 분명히 과소 보고되고 있습니다. 규제 기관과 업계에서는 이러한 정보를 사용하여 제품 안전을 모니터링합니다. 공중 보건 기관은 이러한 데이터를 사용하여 증후군 분석과 제품 노출을 통해 급증하는 인구 기반 질병의 독성 감시를 수행합니다(예: 기침약 노출 증가는 인플루엔자 발병을 예고).

데이터베이스를 분석하면 중요한 새로운 독성학 동향을 발견할 수 있을 뿐만 아니라 더 자주 발생하는 고독성 문제에 대한 예방 및 치료 전략에 초점을 맞출 수 있습니다. 데이터베이스의 무결성을 위해서는 특히 환자를 처음 평가할 수 있는 응급실 환경에서 의료 전문가가 접한 사례에 대한 일상적인 보고가 필요합니다. 응급실과 지역 중독 관리 센터 간의 긴밀한 관계는 중독 관리 센터와 응급실 간의 최적의 정보 흐름을 상호적으로 유지하는 데 필수적입니다.

두 기관에 위치한 응급 의료진 간의 협력 노력은 최적의 환자 치료를 제공하기 위한 팀 접근 방식의 모범입니다. 일부 주와 대도시에서는 중독 관리, 특히 규제 약물과 관련된 중독 관리에 대한 보고를 의무화하는 데까지 나아갔습니다.

(5) 교육

미국의 중독 관리 센터는 의료 전문가와 일반 대중을 위한 중요한 교육 자원의 역할도 합니다. 이러한 기관은 학교 수련 및/또는 실습 중에 의사, 약사 및 간호사에게 의료 독성학 및 임상 약리학 및 약물 사용과 같은 관련 측면을 가르칠 수 있는 독특한 교육 환경을 제공합니다.

다양한 임상 사례, 방대한 정보 자료, 보드 인증 의료 독성학자의 존재, 지속적인 연구 노력은 학습을 위한 풍부한 환경을 제공합니다. 이러한 로테이션 기간 동안 레지던트와 학생은 보통 중독 관리 센터 후속 전화, 중독 관리 센터 전화의 감독 처리, 교육 컨퍼런스, 병상 독성학 교육 및 연구 프로젝트에 참여합니다.

또한 중독 관리 센터는 지역 의사, 약사, 간호사 및 기타 보건 전문가를 위한 평생 교육 프로그램을 제공할 수도 있습니다. 대부분의 의료 독성학 펠로우십 프로그램은 지역 중독 관리 센터와 긴밀히 연계되어 있습니다.

대중 교육은 중독 관리 센터의 또 다른 중요한 책임입니다. AAPCC에서 요구하는 대로 중독 관리 센터는 학교, 종교 단체 및 다양한 지원 단체와 광범위하게 협력하여 중독 관리 예방 문제를 해결하고 사람들에게 중독 관리 센터의 기능을 안내하는 교육자를 고용합니다.

대상 그룹은 의도치 않은 중독 관리의 위험이 가장 높거나 과거에 중독 관리 센터 서비스를 이용하지 않았던 사람들로, 6세 미만의 자녀를 둔 가족, 최근 이민자 및 난민, 고령자, 농촌 지역 사회, 약물 사용자와 건강 문해력이 낮은 사람들을 포함하여 의료 서비스에 대한 접근성이 떨어지는 사회경제적 그룹을 대상으로 합니다. 중점 교육 분야에는 약물 및 가정용 화학물질의 취급 및 보관, 안전 포장 이해, 응급처치 수행, 중독 관리 예방 서비스 이용에 관한 교육이 포함됩니다.

기존 및 소셜 미디어와의 긴밀한 협력과 지역사회 건강 박람회 참여도 공공 교육 운영의 중요한 요소입니다. 팜플렛, 스티커, 자석, 교과서 표지, 교사 교육 프로그램, 광고, 교육용 동영상, 대화형 미디어, 스마트폰 앱 등 다양한 기법과 형식이 그 효과를 입증했습니다.

5) 미국의 중독 관리 센터 기금

(1) 자금 출처

미국에서는 중독 관리로 인한 건강 부담이 증가하고 있습니다. 2008년 미국의 중독은 35세에서 54세 사이의 비의도적 사망의 가장 흔한 원인으로 자동차 충돌을 제치고 모든 연령대에서 비의도적 사망의 가장 흔한 원인으로 나타났습니다.

이러한 통계는 미국에서 지난 20년 동안 중독 관리 센터가 겪어온 자금 조달의 어려움과는 극명한 대조를 이룹니다. 안정적인 자금 자원을 유지하는 것은 문제가 되어 왔으며, 최첨단 의료 서비스를 제공하던 중독 관리 센터가 문을 닫는 데 기여했습니다.

중독 관리 센터의 자금 출처는 센터마다 상당히 다양합니다. 대중을 대상으로 하는 중독 관리 센터 서비스는 비급여이기 때문에 운영은 공공 및 민간 부문의 다양한 후원자에 의존하는 경향이 있습니다.

일부 중독 관리 센터는 비메디케이드 연방 지원금, 메디케이드 지원금, 주, 카운티 또는 시 정부 지원금, 민간 병원 지원금 등 다양한 자금 출처로부터 지원을 받기도 합니다.

기타 지원 유형으로는 기업 기부(센터의 24%), 보험사/HMO(4%), 업계 계약(27%), 보조금(50%), 호스트 기관의 지원(센터의 50%)이 있었습니다.

(2) 비용 효율성

미국의 중독 관리 센터의 비용 효율성을 추정하는 한 가지 방법은 통화당 비용을 지표로 평가하는 것입니다. 이 지표는 주관적인 성격과 다양한 의료 서비스 제공 모델에 의존하기 때문에 전국적인 규모로 보고되지는 않습니다. 그러나 중독 관리 센터에 전화를 걸면 불필요한 의료 방문 및 기타 비용을 줄일 수 있다는 점에서 비용을 절감할 수 있다는 것은 분명합니다. 한 연구에 따르면 중독 관리 센터에 전화할 때마다 175달러를 절약한 것으로 간주할 수 있다고 합니다.

주정부 자금 지원 메커니즘에는 주 입법부 예산, 주 보건부 블록 보조금, 주거 및 업무용 전화 사용에 대한 소비세 및 중독 관리 센터의 모병원, 응급실 및/또는 입원 환자 입원에 대한 할증료가 포함됩니다. 민간 자금원에는 자선 단체, 중독 관리 센터 이용자의 직접 우편 기부 권유, 민간 업체와의 계약, 체인 약국, 기업과의 파트너십, 병원 및 대학교의 인수 등이 포함됩니다. 일부 중독 관리 센터는 필요한 수익을 창출하기 위해 회원 병원에는 연회비를, 비회원 병원에는 중독 관리 서비스에 대해 서비스당 수수료를 부과하는 제휴 회원 병원 프로그램을 조직했습니다.

미국의 의학 연구소 Institute of Medicine, IOM는 2004년에 미국 의회에 미국 중독 관리 센터가 제공하는 핵심 서비스에 매년 1억 달러를 지원할 것을 권고했습니다. 2020년 현재 제안된 2021년 재정 예산은 2280만 달러입니다. 중독 관리 센터에 자금을 지원하는 근거는 부분적으로는 무독성 및/또는 최소독성 물질에 대한 의도치 않은 노출로 인한 불필요한 응급실 방문을 방지함으로써 의료 비용을 절감하는 중독 관리 센터의 능력에서 비롯됩니다. 중독 관리 센터에서는 독성이 크지 않다고 생각되는 경우 자녀를 집에 두도록 부모에게 일상적으로 조언합니다. 중독 관리 센터로 걸려오는 전화 문의의 약 87%가 무독성 또는 최소독성 노출과 관련된 것입니다.

SPI는 기본적인 오염 제거 전략을 감독하거나, 전화로 노출이 최소한의 독성이 있다고 판단되는 경우 치료가 필요하지 않다고 결정하는 데 매우 능숙합니다. 희석이나 안심만 필요한 노출 환자에게 중독 관리 관리 센터를 이용하면 전체 의료 비용을 75~80%까지 줄일 수 있습니다. 불필요한 병원 입원과 응급 의료 서비스 emergency medical service, EMS 시스템의 불필요한 사용을 줄이면 비용을 더 절감할 수 있습니다. 뉴저지, 켄터키, 브라질 등 서로 다른 지역에서 실시한 최근 연구에 따르면 중독 관리 센터 상담을 통해 입원 중인 중독 관리 환자의 입원 기간이 평균 13일 단축된 것으로 나타났습니다. 텍사스주 오스틴의 한 연구에 따르면 EMS 제공업체가 중독 관리 센터에 인체 노출에 대해 상담했을 때 이송률이 16%로 감소했습니다.

지역 중독 관리 센터는 불필요한 응급실 방문을 줄입니다. 집에서 관리되고 의료 시설로 이송되지 않은 단일 PCC 전화자를 대상으로 한 대규모 횡단면 조사에 따르면 상당수가 PCC를 이용할 수 없는 경우 911에 전화하거나 응급실을 방문하거나 담당 의사에게 전화했을 것으로 나타났습니다. 저자들은 연구 기간 동안 144,168천 건의 응급실 방문을 예방하여 연간 16,602,440만 달러의 의료 비용을 절감할 수 있었다고 추정합니다.

중독 관리 센터의 비용 영향에 대한 가장 유익한 연구 중 하나는 Louisiana주 전체에 서비스를 제공하던 Baton Rouge 중독 관리 센터의 안타까운 폐쇄로 인한 결과였습니다. 중독 관리 센터가 폐쇄된 후 의료 시설로의 자가 의뢰로 인한 불필요한 외래 환자 서비스 비용이 크게 증가했습니다. 이 기간 동안 중독 관리 노출 사례를 의료 시설에 자진 의뢰하는 건수가 4배로 증가했습니다. 비용 분석에 따르면 불필요한 외래 환자 이용으로 인한 연간 지출은 140만 달러로 추정되며, 이는 주정부가 이전에 중독 관리 센터에 지원했던 금액의 세 배 이상입니다.

중독 관리 센터의 책임자 또는 컨설턴트로서 중독 관리 센터에 참여하는 응급의학과 의사는 응급실의 적절한 환자 이용을 개선하는 데 상당한 영향을 미칠 수 있습니다. 이러한 의사는 응급의학과와 환자의 필요에 대한 중요한 관점을 중독 관리 센터에 제공합니다. 불필요한 응급실 방문을 줄이는 데는 다음과 같은 역할이 있을 수 있습니다.

- 응급실 대기 시간 감소
- 중증 환자 및 부상 환자의 이송을 위한 EMS 이용률 증가
- 응급 서비스가 필요한 환자에 대한 응급실 치료의 질 향상

여러 주에서 실시한 연구에 따르면 중독 관리 센터에 지출되는 1달러당 7-36달러의 의료비 절감 효과가 있는 것으로 나타났습니다. 앞서 언급한 바와 같이 2004년 IOM 보고서는 중독 관리 센터의 잠재적 절감 효과를 충분히 활용하기 위해 연방 기금을 1억 달러로 늘릴 것을 권고했습니다.

안타깝게도 지속적인 재정 문제로 인해 많은 중독 관리 센터가 재정적 위험에 처해 있습니다. 대부분의 주에서 중독 관리 센터 운영 비용의 대부분을 지원하는 주 정부 지원금도 마찬가지로 축소되었습니다. 따라서 경기 침체기에 다른 많은 공중 보건 프로그램과 마찬가지로 중독 관리 센터는 더 적은 자원으로 더 많은 서비스를 계속 제공해야 합니다.

6) 미국 응급의학에서의 중독 관리 관리

(1) 미국 의료 독성학의 발전

미국에서는 응급의학과 유사하게, 의료 독성학은 의학의 최신 하위 전문 분야 중 하나입니다. 이 전문 분야는 중독 관리 및 중독 관리 중독 관리 환자의 평가와 치료를 전담합니다. 핵심 내용에는 약물 및 약물의 비의도적 및 의도적 과다복용 환자 관리, 약물 사용 및 금단, 산업 및 기타 유해 화학물질 노출, 중독 관리 및 천연 물질 노출, 물질 노출의 공중 보건 측면에 대한 의학적 전문 지식이 포함됩니다.

미국에서 의료 독성학에 관심을 갖게 된 최초의 의사는 소아과 의사로, 조직화된 응급 의학의 기원 이전인 1950년대와 1960년대에 소아 중독 관리 문제 해결에 적극적으로 나섰습니다. 응급의학이라는 전문 분야가 발전함에 따라 소아 응급의학 전문의를 포함한 응급의학과 의사들은 의료 독성학의 발전에서 점점 더 눈에 띄고 중요한 역할을 담당해 왔습니다. 미국의 의료 독성학자를 대상으로 한 설문 조사에 따르면 82%가 응급의학 전문의, 8%가 소아과 전문의, 10%가 예방의학 전문의 자격증을 취득한 것으로 나타났습니다. 1968년 미국 임상독성학회 American Academy of Clinical Toxicology, AACT는 중독 관리 환자 치료의 국가적 표준을 개선하기 위해 임상독성학자 그룹에 의해 설립되었습니다. 임상 독성학자는 의사와 약사 및 간호사와 같은 비의사 모두를 포함합니다.

(2) 미국 의학 독성학 위원회

의료 독성학은 1974년 AACT가 미국 의료 독성학 위원회 American Board of Medical Toxicology, ABMT를 설립하면서 의학의 하위 전문 분야로 처음 자리 잡았습니다. 이 위원회는 의료 독성학 전문의를 인정하기 위해 설립되었습니다. 인증 시험이 시행되었고, 1992년까지 212명의 의사가 ABMT의 인증을 받았습니다. ABMT는 미국 의학분과위원회 American Board of Medical Specialties, ABMS의 관할권 밖에서 발전했기 때문에 1990년대 초에 이 전문 분야에 대한 ABMS의 공식 인정을 받으려는 시도가 있었습니다. 상대적으로 적은 수의 의료 독성학자임에도 불구하고 ABMS는 1992년에 의료 독성학에 대한 정식 하위 전문 분야를 인정했습니다. 현재 의학 독성학 보드 인증은 미국 응급의학, 소아과 및 예방의학 보드의 공동 노력인 의학 독성학 서브보드를 통해 제공됩니다. 1994년 말부터 하위 위원회가 후원하는 의료 독성학 인증 시험은 자격을 갖춘 응시자에게 제공되었습니다. 현재는 의학 독성학 분야에서 의학 교육 인증 위원회가 인증하는 펠로우십을 이수한 사람만 응시할 수 있습니다. 미국 응급의학위원회는 주 전공과목에 관계없이 모든 응시자에게 서브 보드 시험을 시행하며, 소아과 또는 예방의학 전문의 자격증이 없는 응시자에게도 인증서를 제공합니다.

(3) 교육 프로그램

의료 독성학 분야가 발전함에 따라 전 세계적으로 교육 프로그램이 발전했습니다. 현재 미국에는 28개의 의료 독성학 펠로우십 프로그램이 있습니다. 이러한 프로그램의 대부분은 학술 부서 또는 응급의학과 부서의 후원으로 운영됩니다. 의학 전문 분야의 전문의 자격이 기본 전제 조건이며, 펠로우십 프로그램을 이수하는 데 최소 2년이 걸립니다. 많은 지원자가 응급의학과에서 수련을 받았지만, 의료 독성학의 광범위한 범위를 고려할 때 소아과, 직업의학, 내과, 신경과, 정신과, 병리학 및 기타 레지던트 프로그램 졸업생도 의료 독성학 펠로우십 교육에 참여했습니다.

(4) 업무 범위

의료 독성학자의 약 79%가 중독 관리 센터에 소속되어 있으며, 대부분은 주로 응급실에서 계속 근무하고 있습니다. 그러나 의료 독성학자의 기술은 매우 실용적이며, 다양한 진료 환경에 적용될 수 있습니다.

미국에서는 의료 독성학자를 대상으로 한 설문조사를 통해 업무 범위를 더 잘 정의하려고 시도했습니다. 이 설문조사에 따르면 응답자들은 연구, 교육 및 상담(주로 중독 관리 센터의 전화를 통한 상담) 환경에서 가장 자주 의료 독성학을 실천했습니다. 또는 주 전문 분야를 진료하면서 환자를 직접 진료하는 경우가 더 많았습니다.

대부분의 다른 하위 전문 분야와 달리, 현재 개별 의료진이 의료 독성학 진료로 완전히 전환하는 데 대한 인센티브는 거의 없습니다. 환자에게 높은 가치를 제공함에도 불구하고, 대부분의 외래 진료는 규모가 작고, 의뢰 패턴이 일관되지 않으며, 독성학적인 문제가 아닐 가능성이 높은 문제를 다루는 경우가 많습니다.

입원 환자 상담도 마찬가지로 가치가 높지만, 응급실 의사의 교대 근무 일정에 잘 맞지 않는 경우가 많고, 환급도 제대로 이루어지지 않는 경우가 많습니다. 의료 독성학이 독립된 하위 전문 분야로 발전하기 위해서는 이러한 장벽을 해결해야 합니다.

일부 의료 독성학자들은 뱀 물림 관리, 고압 의학, 의료 심사관 등 특정 틈새 분야에서 전문성을 발전시켜 왔으며, 다른 의료 독성학자들은 의료 안전 및 품질 또는 보건 정책 문제에 집중해 왔습니다. 특히 오피오이드 사용 장애 및 알코올 금단 관리와 관련하여 중독 관리 의학의 측면이 전문 분야에 광범위하게 채택되었습니다.

또한 많은 의료 독성학자들은 전문 분야와 관련된 문제와 관련하여 규제 기관 및 정부 기관뿐만 아니라 민사 및 형사 소송에서 변호사와 법률 당국을 적극적으로 지원하고 있습니다.

7) 결론

의료 독성학과 응급의학을 결합한 경력은 하위 전문 분야를 찾는 응급의학과 의사에게 흥미로운 직업적 대안이 될 수 있습니다. 의료 독성학은 전통적인 의료 전문 분야의 한계를 벗어난 기초 과학에 확고하게 뿌리를 둔 잘 정의된 분야의 전문성을 개발할 수 있는 기회를 제공합니다.

응급의학과 의사는 수많은 독성학적 문제를 가장 먼저 인지하기 때문에 의료 독성학으로 진료과목을 다양화하는 것은 작은 단계에 불과합니다. 의학 하위 전문 분야로서의 의료 독성학은 아직 초기 단계에 있습니다. 이 분야에 종사하는 상당수의 응급의학과 의사를 포함한 다양한 전문가들의 육성은 앞으로 몇 년 동안 이 분야의 성장과 발전에 큰 영향을 미칠 것입니다.

REFERENCE

1. American Association of Poison Control Centers launches smartphone application to celebrate poison prevention week [press release]. Alexandria, VA. 2011.
2. American College of Medical Toxicology [Internet]. About Medical Toxicology [cited 2020 Jun 17]. Available from: https://www.acmt.net/overview.html
3. American College of Medical Toxicology [Internet]. Center for Poison Treatment Facility Assessment Guidelines [cited 2020 Jun 17]. Available from: https://www.acmt.net/resources_guidelines.html
4. Baraff LJ, Guterman JJ, Bayer MJ. The relationship of poison center contact and injury in children 2 to 6 years old. Ann Emerg Med. 1992;21(2):153-7.
5. Belson M, Kieszak S, Watson W, et al. Childhood pesticide exposures on the Texas-Mexico border: clinical manifestations and poison center use. Am J Public Health. 2003;93(8):1310-5.
6. Bier SA, Borys DJ. Emergency medical services' use of poison control centers for unintentional drug ingestions. Am J Emerg Med. 2010;28(8):911-4.
7. Blanc PD, Kearney TE, Olson KR. Underreporting of fatal cases to a regional poison control center. West J Med. 1995;162(6):505-9.
8. Blizzard JC, Michels JE, Richardson WH, et al. Cost benefit analysis of a regional poison center. Clin Toxicol. 2008;46(5):450-6.
9. Bobbink S. Consolidating a poison network via total state funding [abstract]. Vet Hum Toxicol. 1993;35:324.
10. Bonfiglio F, Rainey Seger D. Health care reform-managed care or managed chaos: what's in store for poison centers? Vet Hum Toxicol. 1994;36:354.
11. Bunn TL, Slavova S, Spiller HA, et al. The effect of poison control center consultation on accidental poisoning inpatient hospitalizations with preexisting medical conditions. J Toxicol Environ Health A. 2008;71(4):283-8.
12. Caravati EM, McElwee NE. Use of clinical toxicology resources by emergency physicians and its impact on poison control centers. Ann Emerg Med. 1991;20:147-50.
13. Chafee-Bahamon C, Lovejoy FH. Member hospital network for poison control. Vet Hum Toxicol. 1984;26:20-3.
14. Chafee-Bahamon C. Poison center outreach to hospitals through area conferences. Vet Hum Toxicol. 1985;27(6):481-3.
15. Chyka PA, Butler AY. Utilization of expert consultants by poison centers in the United States. Vet Hum Toxicol. 1995;37:369-70.
16. Chyka PA, McCommon SW. Reporting of adverse drug reactions by poison control centers in the US. Drug Saf. 2000;23:87-93.
17. Cimino JA. New York City's Poison Control Center. Public

Health Rep. 1968;83(5):396-8.

18. Crotty JJ, Verhulst HL. Organization and delivery of poison information in the United States. Pediatr Clin North Am. 1970;17:741-7.

19. Davis CO, Cobaugh DJ, Leahey NF, et al. Toxicology training of paramedic students in the United States. Am J Emerg Med. 1999;17(2):138-40.

20. Dean BS, Tibbs IS, Krenzelok EP. Toxicology consultation fees to health care facilities: a successful revenue generating program for poison centers. Vet Hum Toxicol. 1992;34:166-7.

21. Demorest RA, Posner JC, Osterhoudt KC, Henretig FM. Poisoning prevention education during emergency department visits for childhood poisoning. Pediatr Emerg Care. 2004;20:281-4.

22. Department of Health and Human Services Health Resources and Services Administration [Internet]. Fiscal Year 2021 [cited 2020 May 31]. Available from: https://www.hhs.gov/about/budget/index.html

23. Donovan JW, Goldfrank LR. Medical toxicologist practice characteristics, specialty certifications, and manpower needs [abstract]. Vet Hum Toxicol. 1992;34:336.

24. Donovan JW, Martin TG. Regional poison systems-roles and titles [editorial]. J Toxicol Clin Toxicol. 1993;31:221-2.

25. Galvão TF, Silva MT, Silva CD, et al. Impact of a poison control center on the length of hospital stay of poisoned patients: retrospective cohort. Sao Paulo Med J. 2011;129:23-9.

26. Giffin S, Heard SE. Budget cuts and U.S. Poison Centers—regional challenges create a nationwide problem. Clin Toxicol. 2009;47(8):790-1.

27. Goldfrank LR. Data, epidemiology, and the future strength of emergency medicine [editorial]. Ann Emerg Med. 1993;22:1859-960.

28. Gryzlak BM, Wallace RB, Zimmerman MB, Nisly NL. National surveillance of herbal dietary supplement exposures: the poison control center experience. Pharmacoepidemiol Drug Saf. 2007;16:947-57.

29. Gummin DD, Mowry JB, Spyker DA, et al. 2018 Annual Report of the American Association of Poison Control Centers' National Poison Data System (NPDS): 36th Annual Report. Clin Toxicol. 2019;57:1220-413.

30. Hantsche CE, Mullins ME, Pledger D, et al. Medical toxicology experience during emergency medicine residency. Acad Emerg Med. 2000;7(10):1170.

31. Institute of Medicine Committee on Poison Prevention and Control Board on Health Promotion and Disease Prevention. Forging a Poison Prevention and Control System. Washington DC: National Academies Press; 2004.

32. Kearney TE, Olson KR, Bero LA, et al. Health care cost effects of public use of a regional poison control center. West J Med. 1995;162(6):499-504.

33. Kelly NR, Groff JY. Exploring barriers to utilization of poison centers: a qualitative study of mothers attending an urban Women, Infants, and Children (WIC) clinic. Pediatrics. 2000;106:199-204.

34. King WD, Palmisano PA. Poison control centers: can their value be measured? South Med J. 1991;84:722-6.

35. Krenzelok E, Mrvos R, Mazo E. Combined primary and secondary poison prevention in one initiative. Clin Toxicol. 2008;46(2):101-4.

36. Krenzelok EP, Allswede MP, Mrvos R. The poison center role in biological and chemical terrorism. Vet Hum Toxicol. 2000;42:297-300.

37. Krenzelok EP, Dean BS. A program of poison center services to business and industry. Vet Hum Toxicol. 1987;29(2):172-3.

38. Krenzelok EP, Klick RN, Burke TV, Mrvos R. Capitalizing on a current fad to promote poison help: (1-800-222-1222). Clin Toxicol. 2007;45:787-90.

39. Krenzelok EP. The use of poison prevention and education strategies to enhance the awareness of the poison information center and to prevent accidental pediatric poisonings. J Toxicol Clin Toxicol. 1995;33:663-7.

40. Kroner BA, Scott RB, Waring ER, et al. Poisoning in the elderly: characterization of exposures reported to a poison control center. J Am Geriatr Soc. 1993;41(8):842-6.

41. Laes JR. The integration of medical toxicology and addiction medicine: a new era in patient care. J Med Toxicol. 2016;12:79-81.

42. Linakis JG, Frederick KA. Poisoning deaths not reported to the regional poison control center. Ann Emerg Med. 1993;22:1822-8.

43. Litovitz T, Benson BE, Youniss J, et al. Determinants of U.S. poison center utilization. Clin Toxicol. 2010;48:449-57.

44. Litovitz TL, Elshami JE. Poison center operations: the necessity of follow-up. Ann Emerg Med. 1982;11:348-52.

45. LoVecchio F, Curry S, Waszolek K, et al. Poison control centers decrease emergency healthcare utilization costs. J Med Toxicol. 2008;4(4):221-4.

46. LoVecchio F, Katz K, Watts D, et al. Media influence on Poison Center call volume after 11 September 2001. Prehosp Disaster Med. 2004;19(2):185.

47. Lovejoy FH Jr, Alpert JJ. A future direction for poison centers. A critique. Pediatr Clin North Am. 1970;17(3):747-53.

48. Lovejoy FH, Edlin AL, Goldman P. Utilization of the poison center for teaching of clinical toxicology to medical and pharmacy students, housestaff and health care professionals. Clin Toxicol. 1979;15:393-400.

49. Manoguerra AS, Temple AR. Observations on the current status of poison control centers in the United States. Emerg Med Clin North Am. 1983;2:185-97.
50. Manoguerra AS. The status of poison control centers in the United States 1989: a report from the American Association of Poison Control Centers. Vet Hum Toxicol. 1991;33:131-50.
51. McGuigan MA. Guideline for the out-of-hospital management of human exposures to minimally toxic substances. J Toxicol Clin Toxicol. 2003;41:907-17.
52. McIntire MS, Angle CR. Regional poison-control centers improve patient care [editorial]. N Engl J Med. 1983;308:219-20.
53. Miller TR, Lestina DC. Costs of poisoning in the United States and savings from poison control centers: a benefit-cost analysis. Ann Emerg Med. 1997;29(2):239-45.
54. Misra S, Haulman J, Robertson WO. Washington ER physicians' perceptions of poison centers. Vet Hum Toxicol. 1993;35:164-5.
55. Mrvos R, Dean BS, Krenzelok E, et al. A demographic profile of the specialist in poison information. Vet Hum Toxicol. 1994;36(4):330-1.
56. Mrvos R, Dean BS, Krenzelok EP. Poison center funding—who should pay? J Toxicol Clin Toxicol. 1994;32(5):503-8.
57. Nelson LS, Baker BA, Osterhoudt KC, et al. The 2012 core content of medical toxicology. J Med Toxicol. 2012;8:183-91.
58. Olaisen RH, Rossen LM, Warner M, et al. Unintentional injury death rates in rural and urban areas: United States, 1999–2017. NCHS Data Brief No 343. 2019.
59. Poison centers federal appropriations cut by nearly 25 percent in proposed FY 2011 continuing resolution: damaging impact to states' ability to help citizens [press release]. Alexandria, VA. April 13, 2011.
60. Polivka BJ, Casavant M, Baker SD. Factors associated with healthcare visits by young children for nontoxic poisoning exposures. J Community Health. 2010;35(6):572-8.
61. Poynton MR, Bennett HK, Ellington L, et al. Specialist discrimination of toxic exposure severity at a poison control center. Clin Toxicol. 2009;47:678-82.
62. Robertson WO, Caffrey A. Washington Poison Center as perceived by our state's emergency physicians. J Med Toxicol. 2008;4(1):16-7.
63. Robertson WO. National organizations and agencies in poison control programs: a commentary. Clin Toxicol. 1978;12:297-302.
64. Rumack B, Ford P, Sbarbaro J, et al. Regionalization of poison centers: a rational role model. Clin Toxicol. 1978;12:367-75.
65. Scalise JA, Harchelroad F, Krenzelok EP. Poison center utilization in nosocomial toxicologic exposures: a prospective study. Vet Hum Toxicol. 1989;31:584-7.
66. Scherz RG, Robertson WO. The history of poison control centers in the United States. Clin Toxicol. 1978;12:291-6.
67. Schier JG, Rubin C, Schwartz MD, et al. Public health partnerships in medical toxicology education and practice. Am J Prev Med. 2010;38:667-74.
68. Schwartz L, Howland MA, Mercurio-Zappala M, et al. The use of focus groups to plan poison prevention education programs for low-income populations. Health Promot Pract. 2003;4(3):340-6.
69. Spiller HA, Mowry JB. Evaluation of the effect of a public educator on calls and poisonings reported to a regional poison center. Vet Hum Toxicol. 2004;46(4):206-8.
70. Spiller HA, Singleton MD. Comparison of incidence of hospital utilization for poisoning and other injury types. Public Health Rep. 2011;126(1):94-9.
71. Tak CR, Malheiro MC, Bennett HKW, et al. The value of a poison control center in preventing unnecessary ED visits and hospital charges: a multi-year analysis. Am J Emerg Med. 2017;35(3):438-43.
72. Texas Constitution and Statutes [Internet]. Texas Controlled Substances Act [cited 2020 Jun 17]. Available from: http://www.statutes.legis.state.tx.us/docs/hs/htm/hs.481.htm.
73. Timpe EM, Wuller WR, Karpinski JP. A regional poison prevention education service learning project. Am J Pharm Educ. 2008;72(4):87.
74. Trestrail JH, McCoy FJ. Direct mail solicitation of contributions from poison center users—success or failure? Vet Hum Toxicol. 1985;27:506.
75. Vassilev ZP, Marcus S, Jennis T, et al. Rapid communication: sociodemographic differences between counties with high and low utilization of a regional poison control center. J Toxicol Environ Health A. 2003;66(20):1905-8.
76. Vassilev ZP, Marcus SM. The impact of a poison control center on the length of hospital stay for patients with poisoning. J Toxicol Environ Health A. 2007;70(2):107-10.
77. Vassilev ZP, Shiel M, Lewis MJ, et al. Assessment of barriers to utilization of poison centers by Hispanic/Latino populations. J Toxicol Environ Health A. 2006;69(18):1711-8.
78. Watson W, Litovitz T, Rodgers G, et al. 2002 annual report of the American Association of Poison Control Centers Toxicologic Exposure Surveillance System. Am J Emerg Med. 2003;21:353-421.
79. Wax PM, Rodewald L, Lawrence R. The arrival of emergency department based POISONDEX: perceived impact on poison control center utilization. Am J Emerg Med. 1994;12:537-40.
80. White SR, Baker B, Baum CR, et al. 2007 survey of medical toxicology practice. J Med Toxicol. 2010;6(3):281-5.
81. Wolkin AF, Patel M, Watson W, et al. Early detection of illness associated with poisoning of public health significance. Ann Emerg Med. 2006;47:170-6.

82. Woolf AD, Karnes DK, Kirrane BM. Preserving the United States' Poison Control System. Clin Toxicol. 2011;49:284-6.
83. Youniss J, Litovitz T, Villanueva P. Characterization of US poison centers: a 1998 survey conducted by the American Association of Poison Control Centers. Vet Hum Toxicol. 2000;42(1):43-53.
84. Yudizky M, Grisemer P, Shepherd G, et al. Can textbook covers be used to increase poison center utilization? Vet Hum Toxicol. 2004;46(5):285-6.
85. Zaloshnja E, Miller T, Jones P, et al. The impact of poison control centers on poisoning related visits to EDs—United States, 2003. Am J Emerg Med. 2008;26(3):310-5.
86. Zaloshnja E, Miller T, Jones P, et al. The potential impact of poison control centers on rural hospitalization rates for poisoning. Pediatrics. 2006;118(5):2094-100.

2.

소아응급의료: 질과 준비성 향상

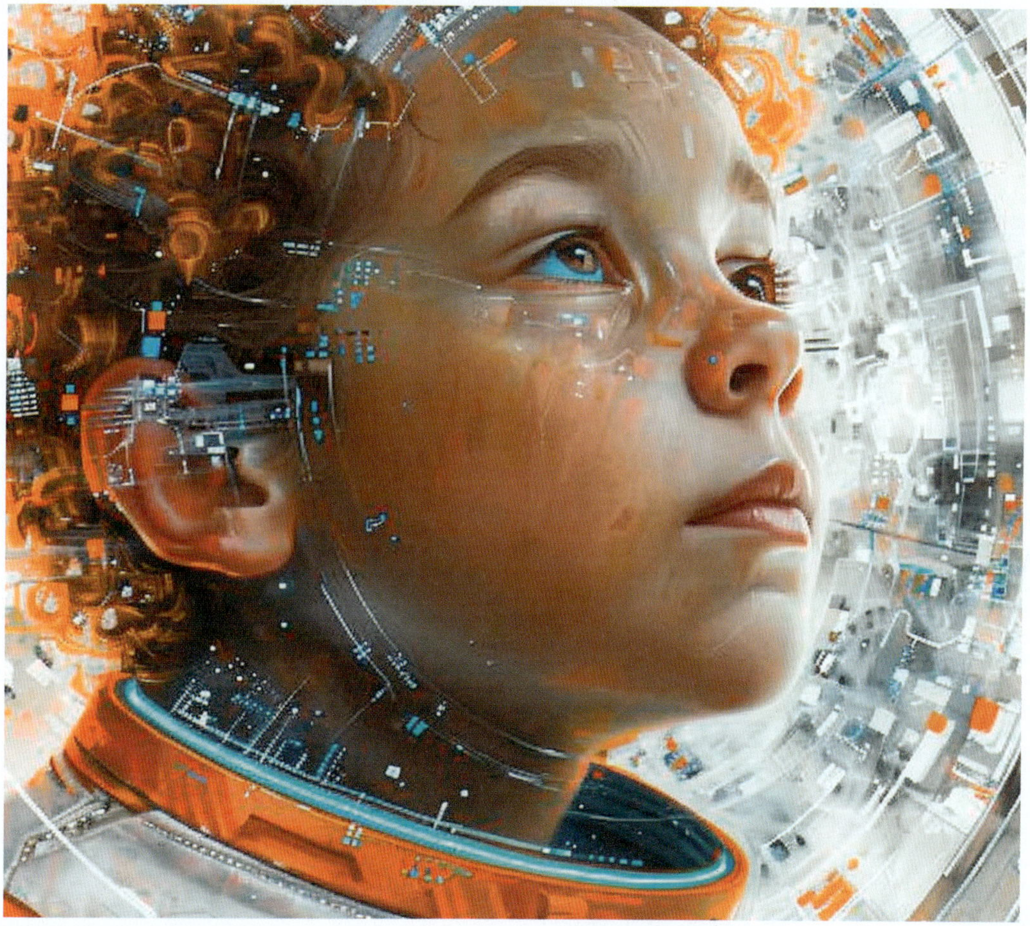

학습목표

1. 미국 내 응급실의 소아 준비 상태를 분석한다.
2. 소아 응급 치료 코디네이터의 역할이 소아 진료 향상에 미치는 영향을 이해한다.
3. 소아 응급 진료에서 품질 개선 및 과정 개선 전략을 이해하고 실행할 수 있다.
4. 소아 응급 의료 서비스를 향상시키기 위한 효과적인 교육 계획을 개발하고 활용할 수 있다.

1) 서론

소아과 방문은 미국 내 전체 응급실 ED 방문의 약 20%를 차지합니다. 이러한 환자의 대부분(83%)이 일반 응급실에서 진료를 받지만, 응급실의 약 69%는 하루에 15명 미만의 어린이를 관리한다고 보고합니다. 응급실 방문 환자 중 소아가 차지하는 비율이 상대적으로 적기 때문에 소아에 특화된 요구 사항이 간과되기 쉽습니다. 호흡기 질환, 부상, 중독이 전체 소아 급성 응급실 방문의 약 60%를 차지하며, 5세 미만 어린이의 경우 신경계 장애와 위장관 질환이 가장 많은 비율(40%)을 차지합니다.

2) 미국 응급실의 소아 진료 기준 및 평가

(1) 정책 성명서 및 지침

미국 소아과학회 American Academy of Pediatrics, AAP와 미국 응급의학회 American College of Emergency Physicians, ACEP는 2009년에 '공동 정책 성명서-응급실에서의 소아 진료 지침'을 발표했습니다. 2013년에 국가 소아 응급 의료 서비스 emergency medical services for children, EMSC 프로그램은 AAP, ACEP, 응급 간호사 협회 Emergency Nurses Association, ENA와 협력하여 전국 응급실의 소아 진료 역량을 평가했습니다.

(2) 평가 결과

4146개 응급실(83%)의 응답을 바탕으로 한 이 평가 결과, 소아과 준비도 가중치 중앙값은 69점이었습니다. 소아의 94%가 응급실에 30분 이내에 도착하는 반면, 소아 환자의 55%만이 응급실에 30분 이내에 도착할 수 있는 소아 준비 상태(100점 척도 기준 90점 이상)를 갖추고 있는 것으로 나타났습니다.

3) 소아 검증 프로그램

(1) 소아 검증 프로그램의 필요성

소아 검증 프로그램은 소아 응급 치료의 질을 높이고 사망률을 감소시키는 데 중요한 역할을 합니다. 2009년 정책 성명서는 소아 응급실 검증을 위한 개요로 보편적으로 사용되고 있습니다.

Box 4-2-1 PECC의 책임

- **책임**
  - 다른 위원회 및 부서와의 연락 담당자 역할
  - 직원을 위한 소아과 역량 교육 및 평가 수립
  - 소아를 위한 임상 품질 및 성과 개선 노력 감독
  - 소아 장비, 용품, 약품의 가용성 확보 및 사용법과 위치에 대한 직원 교육
  - 부서 정책에 소아과 관련 요소가 포함되도록 보장
  - 소아 관련 안전 조치에 대한 직원 교육
  - 의사 또는 간호사 PECC와 협력하여 노력 촉진
- **대형 응급실에 대한 PECC 역할 고려**
  - 의료 커뮤니티 outreach (예: EMS 기관, 소아과 의사)
  - 가족 및 지역사회 교육 프로그램
  - 지역 재난 계획
  - 의뢰 및 이송 사이트를 통한 시스템 기반 품질 개선 프로그램

(2) 소아 검증 프로그램의 현황

현재 다음 11개 주에서 소아 확인/인정 프로그램을 제공하고 있습니다: 알래스카, 애리조나, 캘리포니아, 델라웨어, 일리노이, 몬태나, 뉴저지, 오하이오, 테네시, 유타, 웨스트버지니아. 추가로 13개 주와 컬럼비아 특별구에서 프로그램을 개발 중입니다.

4) 소아과 프로그램의 구성 요소

(1) 관리 및 조정

소아 응급 치료 코디네이터 pediatric emergency care coordinator, PECC는 의사 또는 간호사 리더로서 응급실이 모든 연령대의 아동의 요구를 충족할 수 있도록 준비할 수 있습니다(Box 4-2-1). PECC가 있다고 보고하는 부서의 소아과 준비 수준이 더 높은 것으로 나타났습니다.

(2) 인력

PECC에 필요한 인력에는 의사, PA나 Nurse Practitioner와 같은 전문 진료 제공자 advanced practice provider, APP 간호사 및 아동 생명 전문가가 포함됩니다.

(3) 소아 생활 전문가

소아 생활 프로그램은 환자 경험과 소아 치료의 질을 향상시키는 데 도움이 됩니다. 공인 소아 생활 전문가 certified child life specialist, CCLS는 학사 또는 석사 학위를 취득한 전문가로, 아동 생활에 관한 대학 수준의 교과 과정, 최소 600시간의 감독 임상 인턴십, 인증 시험 등 엄격한 교육 과정을 거쳤습니다.

이러한 전문가는 발달에 적합한 수준으로 아동과 관계를 맺고, 질문에 답하고, 시술과 진단을 설명하고, 불안과 고통을 완화하기 위해 주의 분산 기술을 사용하여 의료진에 대한 신뢰를 조성합니다. 예를 들어, 응급실에서 열상 치료를 받는 아동에게 CCLS가 참여하면 정서적 고통이 줄어드는 것으로 나타났습니다.

아동 생활 서비스 제공은 당일 수술, 방사선과 및 기타 임상 환경과 관련하여 환자 경험에서 유사한 개선 효과를 입증했습니다.

2014년 AAP 정책 성명서에 따르면 '아동 생활 서비스 제공은 환자 및 가족 중심의 통합 의료 시스템의 품질 벤치마크이자 의학교육의 권장 요소이며 소아과 치료의 우수성을 나타내는 지표'라고 합니다.

현재 미국에는 소아과 진료를 제공하는 병원에 400개 이상의 아동 생명 프로그램이 있는 것으로 추정됩니다. AAP는 병원 환경에서 소아 입원 환자 15명당 한 명의 풀타임 CCLS를 제공할 것을 권장하며, 이상적으로는 주 7일 내내 아동 생활 서비스를 이용할 수 있어야 합니다.

소아 환자 수가 적은 병원에서는 한 명의 CCLS가 응급실, 입원실, 외래를 포함한 모든 병동을 커버할 수 있습니다. 규모가 큰 병원의 경우, 매일 커버리지를 보장하기 위해 각 유닛마다 두 개 이상의 CCLS가 필요할 수 있습니다.

소아 생명 서비스는 응급실을 경쟁 병원과 차별화할 수 있으며, 연간 최소 15,000~20,000명의 소아 환자를 진료하는 부서에서 고려해야 한다고 제안되었습니다.

5) 품질 및 프로세스 개선

(1) 소아과 모범 사례

소아과 모범 사례를 효과적으로 구현하기 위해서는 QI (quality improvement) 및 PI (process improvement)가 필수적입니다. 일반 응급실에서 지속 가능한 소아과 QI 프로세스는 기존 부서별 지표에 통합되어야 하며, 지역 및 국가 기관의 증거와 지원에 의존하고, 지역 소아과 소아과 진료의 구조, 과정, 결과 측정을 통해 전체 소아과 경험을 반영하는 의미 있는 지표를 선택할 수 있습니다.

(2) 구조/과정/결과 측정

미국의 국가 전문가들은 일반 응급실의 초점을 안내하는 데 사용할 수 있는 소아과 품질 측정을 제안했습니다. 이는 지역 소아과 병원 및 전문의의 노력과 통합되어야 합니다. 구조/과정/결과 측정의 Donabedian 프레임워크는 전체 소아과 경험을 반영하는 의미 있는 지표를 선택하는 데 좋은 참고자료가 됩니다. 예를 들어 소아용 장비 및 소모품 목록(구조), 골절로 인한 통증 치료 시간 또는 천식으로 인한 스테로이드 치료(과정), 어린이의 회복 또는 이동 속도(결과) 등이 있습니다.

미국의 전문가들은 일반 응급실의 초점을 안내하는 데 사용할 수 있는 제안된 소아 품질 측정 방법을 개발했습니다. 국가 자금 지원을 받는 EMSC 프로그램을 통해 각 주에는 온라인에서 찾을 수 있는 전담 프로그램 관리자가 있어 소아 치료 개선을 안내하고 3차 아동 병원, 지역사회 응급실 및 병원 밖 응급 서비스 간의 관계를 강화하는 데 도움을 줍니다.

추천 소아과 진료소 및 지역 소아과 센터와의 의사소통은 품질 보증 과정의 필수적인 부분입니다. 대부분의 아동 병원에서는 이송된 사례에 대한 피드백을 제공할 수 있는 코디네이터 또는 연락 담당자를 고용하고 있으며, 모든 레벨 I 소아외상 센터에는 지역사회 지원 및 교육을 전담하는 코디네이터 및 교육자가 있습니다.

대부분의 소아 환자는 응급실에서 집으로 퇴원하므로, 안전한 추적 관찰을 위해서는 외래 소아과 의사와의 신뢰할 수 있는 의사소통 시스템이 필수적입니다. 정기적인 차트 검토, 연간 직원 역량 및 지역 소아 전문 병원의 현장 교육은 모두 직원 지식을 보장하고 품질을 유지하는 데 중요한 부분입니다. 현지 소아과 전문의의 현장 교육은 진정, 부목, 통증 및 불안 조절, 열상과 같은 일반적인 시술 및 상태에서 필수 직원 역량을 보완하는 데 도움이 될 수 있습니다.

(3) 정책 및 절차

소아 환자가 최고 수준의 치료를 지속적으로 받을 수 있도록 응급실은 표준 정책과 절차를 준수해야 합니다. 소아과에 대한 표준 분류 정책, 의료진의 기대치, 임상 프로토콜이 필요하지만 모든 부서가 처음부터 이를 만들 필요는 없습니다. 모든 주요 소아 질환에 대해 3차 어린이 병원의 증거 기반 임상 결정 도구와 정책이 존재합니다(부록 4-2-2 참조).

모든 지역 정책에 소아 관련 요구사항이 포함되어 있는지 검토하는 것은 일반 응급실의 책임입니다. 또한 보호자 미동반 미성년자, 가족 중심 치료 최적화, 아동 학대 인식 및 평가와 같은 특정 환자 상황을 관리하기 위한 고유한 지역 지침을 개발해야 할 수도 있습니다.

소아 환자의 요구 사항을 현지 정책과 절차에 완전히 통합하지 못하면 안전 위험과 불필요한 치료의 편차가 증가합니다. 자원이 부족한 현장의 경우, 아동이 적시에 적절한 치료를 받을 수 있도록 하기 위해서는 시설 간 이송 지침과 협약이 필수적입니다. 2013년 NPRP 평가 결과에 따르면, 응급실의 70%만이 확립된 시설 간 이송 가이드라인을 사용하고 있습니다.

지역 자원을 이용할 수 없는 경우 원격 의료를 사용하여 비용이 많이 들고 불필요한 이송을 피할 수도 있습니다.

마지막으로, 재난은 항상 대비해야 하지만 지역 재난 대비 계획에 소아과 관련 요구 사항을 포함했다고 보고한 응급실은 50% 미만입니다.

이제 병원 재난 대비 계획에 소아과 관련 요구사항을 통합할 수 있는 리소스를 온라인으로 이용할 수 있습니다(부록 4-2-2 참조).

(4) 환자안전

의료진은 소아 환자를 돌볼 때 체중에 따른 약물 투여, 다양한 발달 단계, 제한된 의료진 경험 등의 위험 요인으로 인해 치료가 지연되거나 위험에 처한 아동을 인지하지 못할 수 있는 의료 실수를 범할 위험이 더 높습니다.

2006년에 미국의학협회는 다음과 같은 일상적인 인프라의 격차가 아동의 위험을 높인다고 강조했습니다. **대부분의 일반 응급실과 응급의료기관은 의료진에게 소아과 전문 교육을 요구하지 않습니다.** 대부분의 응급실에는 소아용 장비, 약품 및 소모품이 제대로 갖춰져 있지 않습니다. 소아를 위한 모범 사례, 임상 결과 및 환자 안전에 대한 연구가 부족합니다. 소아 체중 추정, 체중 기반 용량 계산, 투여 전 용량 밀리그램에서 밀리리터로 변환과 관련된 인지적 부담은 오류 위험 증가와 관련이 있습니다.

소아 소생술과 같이 스트레스가 많은 상황은 오류 발생률이 25%에 육박하는 것과 관련이 있습니다. 표준화된 투약 순서를 설정하고 투약 과정의 투여 단계에 대한 인식(예: 타임아웃)을 높이면 투약 오류를 줄이는 데 도움이 될 수 있습니다. 체중을 저울로 정확하게 측정하는 것이 가장 바람직하지만, 색상으로 구분된 투약 안전 시스템은 어린이의 투약 오류를 줄이는 데 도움이 될 수 있습니다. 2013년 미국의 소아 응급실 준비도 평가에 따르면, 응급실의 1/3이 소아 환자의 체중을 킬로그램 단위로 측정하고 기록하는 표준 프로세스를 갖추지 않은 것으로 나타났습니다.

(5) 물리적 시설

소아과 전용 구역이 포함된 응급실을 설계할 때는 몇 가지 요소를 고려하는 것이 중요합니다.

첫째, 가장 비용 효율적인 방식으로 높은 수준의 치료를 제공할 수 있도록 시설을 설계해야 합니다. 소아 환자를 돌보기 위해 독립된 구역이 반드시 필요한 것은 아니지만, 흥분하거나 학대할 수 있는 성인 환자와 어린이를 분리하는 것이 가장 중요하며, 어린 아이에게는 심폐소생술을 목격하는 것이 충격적인 경험이 될 수 있습니다. 이러한 분리는 소아 진료실을 한 공간에 모으거나 지정된 소아 진료실 복도를 사용하는 방식으로 이루어질 수 있습니다.

치료 공간은 커튼이 아닌 벽으로 분리하고, 외부 소음과 시각적 자극으로부터 차단해야 합니다. 근처의 어린이가 두려움에 떨거나 우는 소리를 내면 다른 어린이가 쉽게 겁을 먹을 수 있습니다. 또한, 치료실 밖에서 기다리는 가족들이 아이의 울음소리를 들으면 당황하여 아이를 위로할 수 없는 상황에 처하게 됩니다.

어린이를 치료하는 데 사용되는 각 방에는 기저귀, 어린이용 가운, 물티슈 등 일상적인 소아과 검사를 수행하는 데 필요한 물품이 필요합니다. 아픈 어린이를 돌보는 데 사용되는 방에는 특히 어린이용 기도 관리 용품과 모니터링 장비가 필요합니다. 환자의 안전을 위해 방을 어린이 보호구역으로 만들고, 적절한 경우 콘센트 덮개를 사용하며, 잠재적으로 위험한 의료용품이나 장비를 낮은 서랍이나 선반에 보관하지 않도록 주의를 기울여야 합니다.

검사실은 밝은 색상, 디자인, 그림으로 장식하여 멸균된 의료 공간으로 위장해야 합니다. 소아 소생실 또는 외상실에는 소아를 위한 주요 소생실 또는 외상실을 마련하고 비축해야 합니다. 소아용 장비가 별도로 보관되어 있고 빠르게 접근할 수 있다면 성인 환자에게 사용되는 소생실과 동일한 소생실이 될 수 있습니다.

소아 소생술에서 중요한 고려 사항은 열 환경의 제어입니다. 신생아나 유아를 소생시켜야 할 때 사용할 수 있는 머리 위 손난로나 온열 램프가 준비되어 있어야 할 수도 있습니다.

응급실에는 성인 환자가 사용하는 공간과 분리된 소아 대기실도 마련하는 것이 이상적입니다. 소아 대기실은 폭력적인 행동을 보이는 성인 환자로부터 어린이를 격리할 수 있어야 하며 동시에 보호자의 관찰 또는 감독이 가능해야 합니다. 대기실 입구에는 가능하면 보안 카메라가 있는 눈에 잘 띄고 안전한 현관이 있어야 합니다. 또한 어린이들이 즐겁게 놀 수 있도록 동화책, 컬러링북, 활동 블록 등을 비치해야 합니다. 또한 소아 대기실에는 어린이에게 적합한 프로그램을 시청할 수 있는 자체 텔레비전이 있는 것이 좋습니다. 이러한 설정을 통해 응급실 직원이 일반적인 소아 문제에 대한 교육용 비디오를 보여줄 수도 있습니다.

(6) 장비, 소모품, 의약품

어린이 전용 크기의 응급 및 소생술 장비가 구비되어 있어야 하며, 라벨이 명확하게 부착되어 있고 쉽게 접근할 수 있어야 합니다. 소아 장비는 매일 사용하지 않더라도 응급실 내 눈에 잘 띄는 곳에 비치하고 신속하게 찾을 수 있어야 하며, 중요한 장비나 소모품이 필요한데 찾을 수 없는 경우 소아 소생술에 대한 직원의 불안감이 가중될 수 있습니다.

보관소를 신중하게 관리하려면 전체 팀(특히 간호 및 기술 직원)이 장비의 위치, 작동 순서, 유효기간을 인지하고 지속적으로 모니터링해야 합니다. 교대 근무가 시작될 때마다 한 명의 직원을 지정하여 장비를 점검해야 합니다.

작은 귀 표본, 분유 및 구강 수분 공급액, 소형 게이지 카테터, 주입 펌프 등 모든 일반적인 소아 용품은 항상 준비되어 있어야 합니다. 소아 환자를 진료할 수 있는 모든 공간으로 이동할 수 있는 소아용 의약품 카트를 준비해야 합니다.

카트의 내용물은 기관마다 다를 수 있지만 기본적인 물품은 표 4-2-1에 요약되어 있습니다. 길이 기반 시스템(예: 브로셀로우 테이프), 의료 소프트웨어 또는 기타 소아용 투약 시스템을 일상적으로 사용하여 어린이에게 정확한 용량을 안전하게 투여해야 합니다(부록 4-2-1 참조).

표 4-2-1 응급실에서 소아 환자에게 사용되는 약물

- 아트로핀
- 아데노신
- 아미오다론
- 항구토제
- 염화칼슘
- 덱스트로스(D10W, D50W)
- 에피네프린(1: 1,000, 1: 10,000 용액)
- 리도카인
- 황산 마그네슘
- 염산 날록손
- 프로카인아마이드
- 중탄산 나트륨(4.2%, 8. 4%)
- 국소, 경구 및 비경구 진통제
- 경구 자당
- 활성탄
- 항균제 (비경구 및 경구)
- 항경련제
- 해독제(일반적인 해독제는 응급실에 접근 가능해야 합니다.)
- 해열제
- 기관지 확장제
- 코르티코스테로이드
- 이노 트로픽 제제
- 신경근 차단제
- 진정제
- 백신
- 혈관 확장제

6) 인력 개발 및 부서별 표준

응급 의학의 발전과 진화는 수요를 충족할 수 있는 응급의사의 충분한 공급을 보장하기 위해 노력해 왔지만 여전히 응급의학과 전문의가 부족하다는 충분한 증거가 있습니다. 또한 최소 세 가지 추가적인 요인으로 인해 소아 응급환자의 요구를 충족하기 어렵습니다.

첫째, 응급의학과 레지던트 과정은 3~4년이지만 전체 응급실 환자의 약 34%가 소아 환자임에도 불구하고 대부분의 수련의가 소아과에 수련 시간의 13% 이하를 할애합니다.

둘째, 소아 응급의학과 전문의 자격증이 시행된 지 20년이 넘었지만 미국 내 전문의 자격증을 취득한 소아 응급의학과 의사는 약 1,900명에 불과하며 이 중 40%가 50세 이상입니다. 현재 펠로우십 교육 프로그램에서는 매년 약 160명의 새로운 소아응급의학 펠로우십 교육 졸업생만 배출하고 있습니다. 이는 모든 응급실에 24시간 연중무휴로 자격을 갖춘 PEM 의사를 배치하는 데 엄청난 제약이 됩니다.

셋째, 응급실의 50%는 하루에 10명 미만의 소아 환자를 돌보기 때문에 계획과 준비가 더욱 어렵지만 더욱 필수적입니다.

광범위한 소아과 관련 교육과 경험을 갖춘 직원의 가용성은 항상 제한적이지만, 이러한 자원을 활용하고 인력 역량을 개선하기 위한 PECC를 개발하려는 노력은 부서 리더십의 집중에 의해서만 제한될 수 있습니다.

(1) 소아응급의학의 발전

미국의 소아응급의학 pediatric emergency medicine, PEM은 1980년대 초 ACEP와 AAP가 PEM 섹션을 설립하면서 진정한 하위 전문 분야로 발전했습니다. 동시에 PEM의 공식적인 펠로우십 교육 프로그램이 개발되었는데, 처음에는 주로 독립형 어린이 병원에서 1~2년 동안 진행되었으며 소아과 레지던트 졸업생에게만 거의 독점적으로 제공되던 펠로우십이 점차 확대되었습니다.

하위 전문의 자격증은 1992년 미국 소아과학회 ABP 또는 미국 응급의학위원회 ABEM를 통해 취득할 수 있게 되었습니다. 펠로우십 교육 프로그램은 이제 응급의학과(2년) 또는 소아과(3년) 레지던트 교육 프로그램 졸업생을 위한 특정 트랙으로 구성됩니다.

제공자를 확대하기 위해 많은 병원에서 PEM 프로토콜에 대한 집중적인 교육을 받고 PEM 자격을 갖춘 의사와 긴밀히 협력한 일반의 또는 고급 소아과 전문간호사를 고용했습니다.

소아 환자를 직접 돌보는 독립적인 의료 제공자를 확대하려면 진료의 다양성과 자원 활용도를 분석할 필요가 있습니다. 이러한 발전의 자연스러운 결과로서 소아 전용 응급실을 만들 것인지에 대한 질문이 흔히 발생합니다. 이러한 유형의 진료 다각화에 대한 투자를 시작하기 전에 몇 가지 요소를 고려할 필요가 있습니다.

(2) 소아과 진료 다각화의 장점

소아과 진료 다각화의 장점은 품질 개선, 파트너십 기회, EMS와의 관계 개선, 지역사회 관계 개선 등이 있습니다.

- **품질 개선**: 연구에 따르면 프로토콜, 장비, 직원 교육을 개선하기 위한 집중적인 이니셔티브가 제대로 설계되고 실행될 경우 더 나은 소아과 진료 결과로 이어진다고 합니다. 이는 직원 만족도뿐만 아니라 전체 응급실 인구에 엄청난 영향을 미칠 수 있습니다.
- **파트너십을 위한 기회**: 미국의 많은 지역에는 운 좋게도 대형 3차 진료 어린이 병원이 있습니다. 시장 경쟁자로 보일 수 있지만, 이러한 센터의 대부분은 인프라를 갖추고 있으며 직원 교육과 소아과 모범 사례에 대한 지역사회의 지식을 개선하기 위해 노력하고 있습니다. 지역사회 응급실의 경우 전문가로부터 무료 교육, 프로토콜에 대한 액세스, 환자 의뢰를 위한 간소화된 시스템을 제공하는 경우가 많습니다.
- **EMS와의 관계 개선**: 소아과 치료를 개선하기 위한 기관의 노력은 외상이나 중증도가 높은 환자가 아닌 어린이를 위한 적절한 목적지를 결정해야 하는 병원 밖 의사의 스트레스를 완화하는 데 도움이 될 수 있습니다.
- **지역사회 관계 개선**: 지역사회 소아과 의사와 가족은 어린이가 단순히 작은 성인이 아니라는 점을 분명히 인식합니다. 부서별 개선 사항, 직원 교육, 소아 전용 물품, 외래 환자 제공자와의 원활한 커뮤니케이션 계획에 대해 설명하는 데 중점을 두면 소아 환자의 시장 점유율을 높이는 데 큰 도움이 될 수 있습니다.

(3) 소아과 진료 다각화의 장벽

많은 응급실의 환자 인구는 30%가 소아로 구성되어 있지만, 다른 시설에서는 겨울철 호흡기 질환이 유행하는 시기에는 소아 진료량이 많고 나머지 기간에는 부족할 수 있습니다. 지속 가능한 소아 전용 응급실을 운영하려면 프로토콜을 강화하고, 교육을 검증 및 테스트하며, 비용에 상응하는 재무 모델을 만들 수 있는 충분한 규모가 필요합니다.

- **변화에 대한 저항**: 변화 관리의 과학은 이 책의 다른 곳에서 다루고 있지만, 변화에 대한 인간의 자연스러운 저항이 가장 흔한 장벽입니다. 대부분의 간호사와 의사는 아동과 함께 일한 경험이 있기 때문에 치료의 공백을 인지하지 못할 수 있습니다. 추가 교육, 새로운 프로토콜, 다른 문화는 소아과 진료의 변화와 스트레스를 줄이고 경우에 따라서는 의료진의 업무량을 줄일 수 있는 기회로 제공되어야 합니다.
- **투자 비용**: 소아 전용 용품, 교육, 브랜딩, 진료실 미관 변경에 대한 투자 비용은 모두 합쳐서 상당한 초기 비용이 소요됩니다. 이 비용은 시장의 힘과 해당 지역의 소아과 커뮤니티의 성장, 지역 EMS 제공업체 및 일반 소아과 의사에 대한 평판 개선, 가족을 한 시설에 집중

시키고 묶어두는 마케팅 이점과 균형을 맞춰야 합니다. 이러한 이점에 대한 측정은 진료 라인 다각화에 투자하기 훨씬 전에 병원 경영진과 논의해야 합니다.

7) 교육

교육은 소아과 표준을 개선하는 데 필수적인 요소이지만, 효과적인 교육 계획은 다음과 같습니다.

소아과 지식을 테스트하는 임상 빈도를 통합합니다.

지역 자원과 전문 지식을 활용합니다.

임상 업무 공간의 공백을 메우고 임상의 교육이 연중 유지될 수 있도록 챔피언을 지정해야 합니다.

(1) 효과적인 교육 계획

교육은 소아과 표준을 개선하는 데 필수적인 요소입니다. 모든 직원을 위한 최소 교육 기준에는 전문소아소생술 Advanced Pediatric Life Support, APLS, 소아 응급 간호 과정 등 일반적인 소아 소생술 프로그램에 대한 자격증이 포함됩니다.

그러나 최근 미국 지역 아동병원의 교육 지원 활동에는 지역 병원에서의 현장 시뮬레이션이 포함되어 임상 성과 격차를 보다 의미 있게 분석하고 직원 성과와 소아 준비성을 개선하기 위한 실행 계획을 개발하는 데 기여하고 있습니다.

이러한 유형의 작업은 지역사회 응급실이 지역 아동 병원과 주 차원의 교육 도구를 활용해야 할 필요성을 강조합니다.

(2) 맞춤형 교육 활용

응급실은 소생술 및 절차에 대한 일상적인 교육 외에도 비사고성 외상, 정신과적 응급상황, 기술 의존성 소아 등 의료진이 관리하기 어려운 상황에 대한 맞춤형 교육을 활용할 수 있어야 합니다. 아동 학대 징후를 실시간으로 지역사회 서비스 제공자에게 교육하는 데 도움이 되는 아동 보호자 앱의 개발은 이러한 작업의 좋은 예입니다(부록 4-2-2 참조).

연방 EMSC 프로그램은 주 파트너십 관리자를 통해 소아 중심 교육을 조직하고 주도합니다. 각 주마다 이니셔티브는 다르지만, 소아과 진료의 질을 개선하기 위한 전반적인 임무는 지역사회 응급실 파트너의 참여에 달려 있습니다. 리소스에는 병원 외 인력 교육, 증거 기반 프로토콜, 기술에 의존하는 소아에 초점을 맞춘 교육 등이 포함됩니다.

부서별 교육에는 불필요한 변수를 줄이고, 근거 기반 치료 제공을 개선하며, 의뢰 아동 병원으로의 이송을 용이하게 하기 위한 근거 기반 프로토콜의 실행도 포함되어야 합니다. 이러한 자료는 온라인에서 무료로 이용할 수 있지만, 응급실은 지역 의뢰 병원의 선호도와 관행에 따라 채택하는 것을 고려할 수 있습니다(부록 4-2-2 참조). 또한 프로토콜의 실행은 다학제적 교육, 현재 워크플로우 분석, 선호 표준과 연계된 프로세스 조치에 대한 의미 있는 감사를 통해서만 달성할 수 있습니다.

마지막으로, 소아 교육은 아동과 그 가족을 돌보는 일의 미묘한 차이와 측정하기 어렵지만 그럼에도 불구하고 실행하는 것이 중요한 인적 요소에 대해 다루어야 합니다. 여기에는 이정표에 따른 소아 언어 교육, 연령에 따른 적절한 주의 분산 기술, 아동의 통증에 대한 적절한 평가 및 치료, 가족 교육 등이 포함됩니다. 한 가족 및 지역 어린이 병원에서 개발한 Simply Sayin' 앱은 의료 용어와 시술을 적절한 언어로 설명하고 어린이가 시술을 준비하는 방법을 직원에게 교육하는 데 널리 사용되고 있습니다(부록 4-2-2 참조).

8) 결론

지역사회 응급실의 소아과 진료에 대한 자원과 경험은 매우 다양하지만 대부분의 어린이가 치료를 위해 응급실을 방문합니다. 소아과 진료 준비, 온라인 교육, 표준 근거 기반 가이드라인의 발전으로 소아과 진료 경험 부족과 전문성 사이의 격차를 해소하기가 쉬워졌습니다. 부서의 리더십, 직원의 동의와 지원, 지속 가능한 PECC의 개발이 중요합니다.

부록

부록 4-2-1 소아 준비 체크리스트

일반 장비

- 환자 온열 시스템
- IV 혈액/액체 가온기
- 구속 장치
- 킬로그램(kg) 단위의 체중 저울
- 장비 크기 및 정확한 약물 투여 용량을 결정하기 위한 체중(kg) 및 길이를 통합하는 도구 또는 차트
- 연령에 적합한 통증 척도 평가 도구

모니터링 장비

- 혈압 커프: 신생아, 유아, 아동, 성인 팔, 성인 허벅지
- 도플러 초음파 장치
- 소아 및 성인용 패드/패들이 포함된 ECG 모니터/제세동기
- 저체온증 온도계
- 소아 및 성인용 탐침이 있는 맥박산소측정기
- 지속적인 이산화탄소 모니터링 장치

혈관 접근

- 팔 보드: 유아, 아동, 성인
- 바늘 위 카테터 게이지: 14, 16, 18, 20, 22, 24
- 소아 및 성인용 골수내 주입 바늘 또는 장치
- IV 관리 세트(교정된 챔버 및 연장 튜빙 포함) 및 주입 장치
- 제대 정맥 카테터: 3.5 F, 5.0 F
- 중심 정맥 카테터(두 가지 크기): 4.0 F, 5.0 F, 6.0 F, 7.0 F
- IV 용액: 생리식염수, 생리식염수 5% 포도당, 물 10% 포도당

골절 관리 장치

- 팔다리 부목: 대퇴골 부목(소아 및 성인용)
- 모든 연령대의 소아를 위한 척추 안정화 장치

호흡기 장치

- 기관내 튜브: 비커프형 2.5 mm, 3.0 mm; 커프형/비커프형 3.5 mm, 4.0 mm, 4.5 mm, 5.0 mm, 5.5 mm; 커프형 6.0 mm, 6.5 mm, 7.0 mm, 7.5 mm, 8.0 mm
- 영양 튜브: 5F, 8F
- 후두경 블레이드: 직선형 0, 1, 2, 3; 곡선형 2, 3
- 후두경 핸들
- Magill 겸자: 소아용, 성인용
- 비인두 기도: 유아용, 소아용, 성인용
- 구강 기도: 0, 1, 2, 3, 4, 5
- 기관내 튜브용 스타일렛: 소아용, 성인용
- 흡인 카테터: 유아용, 소아용, 성인용
- 기관절개 튜브: 2.5 mm, 3.0 mm, 3.5 mm, 4.0 mm, 4.5 mm, 5.0 mm, 5.5 mm
- Yankauer 흡인 팁
- 자기팽창식 백-마스크 장치: 유아용 450 mL, 성인용 1000 mL
- 백-마스크 장치 어댑터에 맞는 마스크: 신생아용, 유아용, 소아용, 성인용
- 투명 산소 마스크: 표준형 신생아용, 유아용, 성인용; 부분 비재호흡형 유아용; 비재호흡형 소아용, 성인용
- 비강 캐뉼라: 유아용, 소아용, 성인용
- 비위관: 유아용 8F, 소아용 10F, 성인용 14-18F
- 후두 마스크 기도: 1, 1.5, 2, 2.5, 3, 4, 5

소아 전용 트레이 및 키트

- 요추 천자 트레이(유아/소아용 22 G 및 성인용 18-21 G 바늘 포함)
- 어려운 기도 환자를 위한 용품/키트(모든 크기의 상기도 기도, 후두 마스크 기도, 바늘 윤상 갑상절개술 용품, 수술용 갑상절개술 키트 포함)
- 흉곽 절개술 트레이
- 흉관: 유아용 10-12 F, 소아용 16-24 F, 성인용 28-40 F
- 신생아 출산 키트(제대 클램프, 가위, 흡인기, 수건, 모자 등 신생아 소생 장비 포함)
- 요도 카테터 삽입 키트 및 요도 카테터: 6 F-22 F

부록 4-2-2 온라인 소아 자원

온라인 자원

카테고리	제목/설명	위치
Pediatric Readiness	Pediatric Readiness Project—Survey and resources	https://www.pedsready.org/
Pediatric Readiness	National Pediatric Readiness Toolkit—Package of improvement tools and resources	https://emscimprovement.center/domains/pediatric-readiness-project/readiness-toolkit/
Pediatric Disaster Planning	Pediatric Disaster Preparedness Toolbox	https://emscimprovement.center/education-and-resources/toolkits/pediatric-disaster-preparedness-toolbox/
Pediatric State Partnerships	EMSC State Partnership Coordinators	https://emscimprovement.center/categories/state-partnerships/
Pediatric State Partnerships	EMSC Regionalization of Care	https://emscimprovement.center/ programs/sproc/
Evidence-Based Pathways	Dell Children's Medical Center	https://emscimprovement.center/ programs/sproc/
Evidence-Based Pathways	Texas Children's Hospital	https://www.texaschildrens.org/departments/safety-outcomes/clinical-standards
Evidence-Based Pathways	Cincinnati Children's Hospital	https://www.cincinnatichildrens.org/service/j/anderson-center/evidence-based-care/recommendations
Prehospital Pediatric Protocols	Texas EMSC State Partnership	https://www.bcm.edu/ departments/pediatrics/sections-divisions-centers/texasemsc/resources/ppr-toolkit/eb-prehospital-protocols
Simulation	IMPACTs Project—Community outreach onsite pediatric simulation education	https://medicine.yale.edu/ lab/impacts/
Smartphone Apps	Simply Sayin' Medical Jargon	https://itunes.apple.com/us/ app/simply-sayin-medical-jargon-for-families/id645810680? mt = 8
Smartphone Apps	Child Protector—Assists in the evaluation of children with potential abuse	https://itunes.apple.com/us/app/child-protector/id1019023917?mt = 8
Smartphone Apps	Pedi STAT—Rapid reference for pediatric medications and resuscitation guidelines	https://itunes.apple.com/us/app/pedi-stat/id327963391?mt=8
Free Open Access Med-education (FOAM) Podcasts	Pediatric Emergency Playbook podcast	http:// pemplaybook.org/
FOAM Podcasts	EM podcast	https://www.emrap.org/hd/playlist/pediatricsPL
FOAM Blogs	PEMBLOG—Online blog from Cincinnati Children's ED	http:/pemcincinnati.com/blog/

REFERENCE

1. Alessandrini E, Varadarajan K, Alpern ER, et al. Emergency department quality: an analysis of existing pediatric measures. Acad Emerg Med. 2011;18(5):519-26.
2. Althouse LA, Stockman JA. Pediatric workforce: a look at pediatric emergency medicine data from the American Board of Pediatrics. J Pediatr. 2006;149(5):600-2.e1.
3. American Academy of Pediatrics Committee on Pediatric Emergency Medicine, American College of Emergency Physicians Pediatric Committee, Emergency Nurses Association Pediatric Committee. Joint policy statement—guidelines for care of children in the emergency department. Pediatrics. 2009;124(4):1233-43.
4. App Store [Internet]. Simply Sayin'—Medical Jargon for Families [cited 2018 Aug 27]. Available from: https://apps.apple.com/us/app/simply-sayin-medical-jargon/id645810680
5. Auerbach M, Whitfill T, Gawel M, et al. Differences in the quality of pediatric resuscitative care across a spectrum of emergency departments. JAMA Pediatr. 2016;170(10):987-94.
6. Barr RG, Barr M, Rajabali F, et al. Eight-year outcome of implementation of abusive head trauma prevention. Child Abuse Negl. 2018;84:106-14.
7. Begaz T, Elashoff D, Grogan TR, et al. Differences in test ordering between nurse practitioners and attending emergency physicians when acting as provider in triage. Am J Emerg Med. 2017;35(10):1426-9.
8. Brewer S, Gleditsch SL, Syblik D, et al. Pediatric anxiety: child life intervention in day surgery. J Pediatr Nurs. 2006;21(1):13-22.
9. Chang Y-C, Ng C-J, Chen Y-C, et al. Practice variation in the management for nontraumatic pediatric patients in the ED. Am J Emerg Med. 2010;28(3):275-83.
10. Child life services can provide competitive edge. ED Manag Mon Update Emerg Dep Manag. 2004;16(10):115-7.
11. Children's Mercy Kansas City [Internet]. Child Protector App [cited 2018 Aug 27]. Available from: https://www.childrensmercy.org/health-care-providers/refer-or-manage-a-patient/provider-resources/apps-for-providers/child-protector-app/
12. Committee on Hospital Care and Child Life Council. Child life services. Pediatrics. 2014;133(5).
13. Committee on Pediatric Workforce, Marcin JP, Rimsza ME, Moskowitz WB. The use of telemedicine to address access and physician workforce shortages. Pediatrics. 2015;136(1):202-9.
14. Doherty C, McDonnell C. Tenfold medication errors: 5 years' experience at a university-affiliated pediatric hospital. Pediatrics. 2012;129(5):916-24.
15. EMSC State Partnership Grants [Internet]. State Partnership Grants [cited 2018 Aug 1]. Available from: https://emscimprovement.center/programs/partnerships/
16. Feleke R, Kalynych CJ, Lundblom B, et al. Color coded medication safety system reduces community pediatric emergency nursing medication errors. J Patient Saf. 2009;5(2):79-85.
17. Gausche-Hill M, Ely M, Schmuhl P, et al. A national assessment of pediatric readiness of emergency departments. JAMA Pediatr. 2015;169(6):527-34.
18. Gausche-Hill M, Ely M, Schmuhl P, et al. A national assessment of pediatric readiness of emergency departments. JAMA Pediatr. 2015;169(6):527.
19. Hall JE, Patel DP, Thomas JW, et al. Certified child life specialists lessen emotional distress of children undergoing laceration repair in the emergency department. Pediatr Emerg Care. 2018;34(9):603-6.
20. Jennings N, Gardner G, O'Reilly G, et al. Evaluating emergency nurse practitioner service effectiveness on achieving timely analgesia: a pragmatic randomized controlled trial. Acad Emerg Med Off J Soc Acad Emerg Med. 2015;22(6):676-84.
21. Kessler DO, Walsh B, Whitfill T, et al. Disparities in adherence to pediatric sepsis guidelines across a spectrum of emergency departments: a multicenter cross-sectional observational in situ simulation study. J Emerg Med. 2016;50(3):403-15.e1-3.
22. Liu H, Robbins M, Mehrotra A, et al. The impact of using mid-level providers in face-to-face primary care on health care utilization. Med Care. 2017;55(1):12-8.
23. Love RA, Murphy JA, Lietz TE, et al. The effectiveness of a provider in triage in the emergency department: a quality improvement initiative to improve patient flow. Adv Emerg Nurs J. 2012;34(1):65-74.
24. Luten R, Wears RL, Broselow J, et al. Managing the unique size-related issues of pediatric resuscitation: reducing cognitive load with resuscitation aids. Acad Emerg Med. 2002;9(8):840-47.
25. Luten R. Error and time delay in pediatric trauma resuscitation: addressing the problem with color-coded resuscitation aids. Surg Clin North Am. 2002;82(2):303-14, vi.
26. Macias CG. Quality improvement in pediatric emergency medicine. Acad Pediatr. 2013;13(6suppl).
27. McDonnell WM, Carpenter P, Jacobsen K, et al. Relative productivity of nurse practitioner and resident physician care models in the pediatric emergency department. Pediatr Emerg Care. 2015;31(2):101-6.
28. McGee K. The role of a child life specialist in a pediatric radiology department. Pediatr Radiol. 2003;33(7):467-74.
29. Moore BJ, Stocks C, Owens PL. Trends in emergency department visits 2006-2014. HCUP Statistical Brief. 2017;227.
30. Muller K, Chee Z, Doan Q. Using nurse practitioners to optimize patient flow in a pediatric emergency department. Pediatr

Emerg Care. 2018;34(6):396-9.
31. Pavlik D, Sacchetti A, Seymour A, et al. Physician assistant management of pediatric patients in a general community emergency department: a real-world analysis. Pediatr Emerg Care. 2017;33(1):26-30.
32. Pirret AM, Neville SJ, La Grow SJ. Nurse practitioners versus doctors diagnostic reasoning in a complex case presentation to an acute tertiary hospital: a comparative study. Int J Nurs Stud. 2015;52(3):716-26.
33. Pitts SR, Niska RW, Xu J, et al. National hospital ambulatory medical care survey: 2006 emergency department summary. Natl Health Stat Rep. 2008;(7):1-38.
34. Ray KN, Olson LM, Edgerton EA, et al. Access to high pediatric-readiness emergency care in the United States. J Pediatr. 2018;194:225-32.e1.
35. Remick K, Kaji AH, Olson L, et al. Pediatric readiness and facility verification. Ann Emerg Med. 2016;67(3):320-8.e1.
36. Rice A, Dudek J, Gross T, et al. The impact of a pediatric emergency department facility verification system on pediatric mortality rates in Arizona. J Emerg Med. 2017;52(6):894-901.
37. Schlechter JA, Avik AL, DeMello S. Is there a role for a child life specialist during orthopedic cast room procedures? A prospective-randomized assessment. J Pediatr Orthop Part B. 2017;26(6):575-9.
38. Seow V-K, Lin AC-M, Lin I-Y, et al. Comparing different patterns for managing febrile children in the ED between emergency and pediatric physicians: impact on patient outcome. Am J Emerg Med. 2007;25(9):1004-8.
39. Tamariz VP, Fuchs S, Baren JM, et al. Pediatric emergency medicine education in emergency medicine training programs. SAEM Pediatric Education Training Task Force. Society for Academic Emergency Medicine. Acad Emerg Med. 2000;7(7):774-8.
40. The National Academies of Sciences, Engineering, and Medicine [Internet]. Emergency Care for Children: Growing Pains [cited 2018 Sep 6]. Available from: https://nap.nationalacademies.org/catalog/11655/emergency-care-for-children-growing-pains
41. Walls TA, Hughes NT, Mullan PC, et al. Improving pediatric asthma outcomes in a community emergency department. Pediatrics. 2017;139(1).
42. Whitfill T, Auerbach M, Scherzer DJ, et al. Emergency care for children in the United States: epidemiology and trends over time. J Emerg Med. 2018;55(3):423-34.
43. Whitfill T, Gawel M, Auerbach M. A simulation-based quality improvement initiative improves pediatric readiness in community hospitals. Pediatr Emerg Care. 2018;34(6):431-5.

3.

해저 및 고압 의학

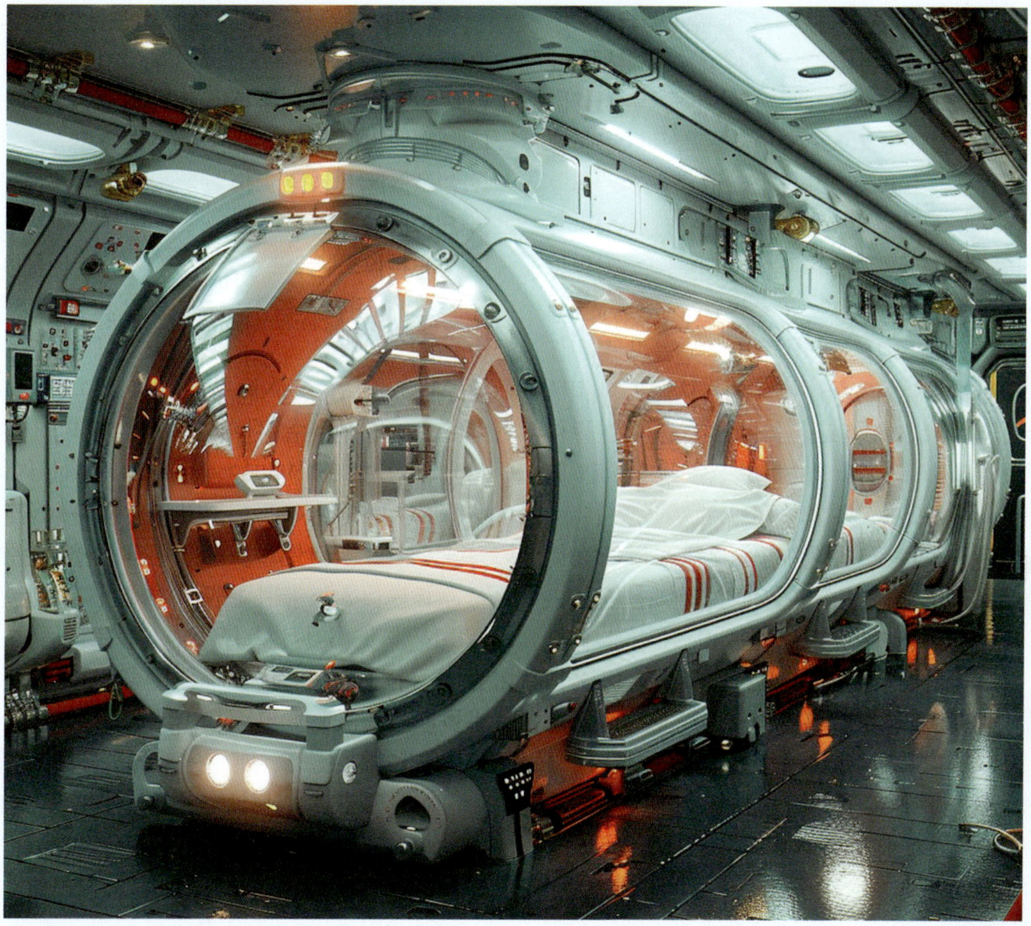

학습목표

1. 응급 의학에서 고압 산소 치료의 원리와 적용을 이해한다.
2. 잠수 관련 부상을 포함한 수중 의학 개입의 적응증을 인식한다.
3. 고압 의학 시설 운영의 요구 사항을 학습한다.
4. 수중 및 고압 의학을 보다 넓은 응급 의학 관행에 통합하는 방법을 탐구한다.

1) 수중 및 고압 의학의 역사

수중 및 고압 의학 UHM은 응급 의학의 최신 하위 전문 분야 중 하나이지만, 고압 치료의 기원은 훨씬 더 오래되었습니다. 고압 의학의 임상적 사용의 역사는 다이빙과 밀접한 관련이 있습니다.

고대로 거슬러 올라가면 히포크라테스가 그의 저서에서 다이빙 사고의 효과를 언급했다는 증거가 있습니다. 아리스토텔레스는 기원전 332년 알렉산더 대왕이 Tyre 공성전에서 유인 가압 잠수정을 사용한 것을 언급했습니다. 17세기 중반 영국의 의사 Nathaniel Henshaw는 다양한 질병을 치료하기 위해 가압을 사용했으며, 1662년에는 '도미실리움 Domicilium'이라고 부르는 가압실을 만들었습니다. 1834년 프랑스 의사 Junod는 가압이 어떻게 내부 장기의 순환을 증가시킬 수 있는지 처음으로 관찰했습니다.

몇 년 후인 1837년, 정형외과 의사인 Charles Gabriel Pravaz는 폐 질환 및 기타 질환을 치료하는 데 이 기술을 사용하기 시작했습니다. 그로부터 거의 40년 후, 뉴욕의 의사 앤드류 스미스는 브루클린 다리를 건설하는 동안 겪은 감압병 DCS 사례를 설명하기 위해 '케이슨병 caisson disease'과 '압축 공기 질환'이라는 용어를 사용했습니다. '구부정한 자세'라는 별명은 브루클린 다리를 건설하는 현장에서 나온 근로자들의 구부정한 자세를 묘사하기 위해 사용되었습니다.

2) 고압 의학의 발전

1877년 탈장 치료를 위한 최초의 고압 수술실이 건설되면서 고압 의학이 수술실에 도입되었습니다. 1878년 프랑스의 생리학자 Paul Bert는 감압 중 또는 감압 후에 조직과 혈액에서 방출되는 질소 가스 기포가 DCS를 유발한다는 사실을 발견하고 고압 치료 환경에서 공기 대신 산소를 사용할 때의 이점을 보여주었습니다. 1885년 뉴욕의 허드슨강 터널 건설 당시 케이슨병 치료에 의료용 잠금장치를 성공적으로 사용했는데, 이 치료법이 개발되기 전에는 이 환자의 25%가 사망했습니다. 고압 산소 치료를 설치하고 시작한 후 사망률은 한 달에 한 명에서 15개월 만에 두 명으로 감소했습니다. 1912년, 프랑스와 스틸슨이 미 해군USN 건설 및 수리국을 위해 최초의 미 해군USN 감압 테이블을 개발했습니다. 감압 테이블은 DCS 발생 확률을 줄이기 위해 제정되었습니다. 그 이후로 여러 세대의 감압 테이블이 개발되었습니다.

1920년대에 의사 Orval Cunningham은 스페인 인플루엔자와 심장 질환을 치료하기 위해 고압산소요법HBOT을 사용했습니다. 그는 고지대에 있는 환자들의 사망률이 더 높은 것을 관찰했습니다. 특히 로키산맥에 사는 환자에 비해 해수면에 사는 환자의 생존율이 더 높았습니다. 이러한 차이가 산소의 분압에 따른 차이 때문이라고 가정한 그는 다양한 질병과 질환을 가진 환자들을 치료하기 위해 점점 더 큰 규모의 고압 시설을 차례로 건설했고, 마침내 오하이오주 클리블랜드에 5층 규모의 가압 공기 환자 수용 및 치료 시설을 완공했습니다. 그러나 커닝햄은 치료에 대한 열의에도 불구하고 자신의 주장을 문서화하려는 의학 연구자들의 협조를 거부했습니다. 이후 그의 시설과 방법은 불신을 받게 되었고, 1937년 그의 챔버 시설은 해체되었습니다.

3) 고압 의학의 현대적 응용

같은 해, Behnke와 Shaw는 질소가 공기 다이버들의 DCS의 원인이라는 것을 결정적으로 보여주었습니다. 그들은 이 질환을 성공적으로 치료하기 위해 최초로 HBOT를 사용했습니다. 그럼에도 불구하고 20세기 중반에 고압산소치료가 널리 알려지기 전까지는 HBOT를 제공할 수 있는 가압 시설이 눈에 띄게 사용되지 않았습니다.

1956년 네덜란드의 외과의사 Ite Boerema는 청색증 선천성 심장병을 앓는 소아 환자를 치료하기 위해 가압 산소를 사용하기 시작했고 가압 챔버에서 심장 수술을 시행했습니다. 그는 또한 1961년 HBOT로 클로스트리디움 근괴사증을 성공적으로 치료한 최초의 사람이었습니다. 1962년 Smith와 Sharp는 일산화탄소 중독 환자를 치료하는 데 HBOT를 성공적으로 사용했습니다. 1964년 굿맨과 워크맨은 산소를 활용한 DCS에 대한 USN의 업데이트된 치료 표를 발표했습니다.

감압 다이빙 사고를 치료하기 위해 고압산소 치료가 널리 사용되면서 가압산소 치료가 더욱 광범위하게 확장되었습니다. 상승 시 증상이 나타난 스쿠버 다이버들은 대기압이 높은 치료 챔버에서 100% 산소로 치료를 받았습니다. 이 치료는 매우 성공적이었을 뿐만 아니라, 가장 널리 알려진 기관인 다이버 얼러트 네트워크(http://www.dan.org)를 포함하여 DCS를 가진 다이버들을 가장 가까운 HBOT 시설로 안내하는 네트워크가 구축되었습니다.

4) 고압 의학 트레이닝

해저 및 고압 의학은 다양한 전문 분야로, 치료 효과가 입

Box 4-3-1 UHM의 진료 다각화를 추구하는 이유

- 응급의사의 진료 및 지식 기반 확대
- 고압산소 치료에 적합한 특정 임상 개체를 다루기
- 개인 또는 진료에 대체/추가 수입원 제공
- 의뢰 서비스로서 응급의사 그룹 개발
- 임상 진료 대안 제공
- 의료진 및 병원 구조에 그룹 통합

증된 많은 영역에서 기회를 제공하고 있습니다. 현재 소생술, 패혈증, 외상성 뇌손상TBI, 혈관 질환 등 추가적인 연구 분야를 탐색하기 위한 노력이 진행 중입니다.

고압산소치료가 가압 질환 치료를 넘어 다양한 급성 질환 치료에 대한 유용성을 평가하기 위한 많은 노력이 있었습니다. 이러한 이유로 적어도 부분적으로는 초기의 고압산소 서비스 중 상당수가 학술 기관의 마취, 중환자 치료 및 외상 서비스 범주에 속했습니다.

현재 미국과 캐나다의 500개 이상의 의료 센터에서 임상용 고압산소 챔버를 운영하고 있습니다. 다수의 공인된 대형 고압산소 시설에서는 응급의학과 전문의가 고압산소 프로그램에 대한 의학적 지시를 내립니다.

고압산소 치료는 DCS 이외의 질환에도 널리 사용되며 14개의 개별 적응증에 대해 Medicare의 승인을 받았습니다. 많은 질환이 응급의학과 의사에 의해 진단되고 치료되므로 UHM은 진료 다각화를 위한 인기 있고 논리적인 옵션이 될 수 있습니다.

UHM에서 진료 다각화를 추구해야 하는 몇 가지 이유는 Box 4-3-1에 나열되어 있습니다.

5) 펠로우십 프로그램

2020년 현재 UHM에는 미국의학전문대학원교육인증위원회 ACGME의 승인을 받은 11개의 펠로우십 교육 프로그램이 있으며, 각 프로그램은 12개월 기간입니다(Box 4-3-2). Tracy LeGros 박사의 지휘 아래 뉴올리언스에 있는 루이지애나 주립대학교는 미국에서 가장 큰 규모의 ACGME UHM 펠로우십을 운영하고 있으며, 5개 직위를 보유하고 있습니다. UHM 프로그램 입학을 위한 전제 조건은 ACGME가 인증한 레지던트 프로그램을 이수해야 합니다. 펠로우들은 응급의학과, 외과, 마취과, 예방의학과, 내과, 가정의학과, 소아과, 신경과 등 다양한 배경을 가지고 있습니다. 1년의 펠로우

Box 4-3-2 미국의 ACGME 승인 UHM 펠로우십 교육 프로그램

- 듀크대학교 의료센터
- 헤네핀 카운티 의료센터
- 루이지애나주립대학교 뉴올리언스
- 뉴욕주립대학교 업스테이트 의료센터
- 캘리포니아대학교 샌디에이고
- 펜실베니아대학교 의료센터
- 텍사스대학교 사우스웨스턴 의과대학
- USAF 항공우주 의과 대학, 로드아일랜드 주 워릭에 위치한 켄트 병원(오스테오페틱 전용)

십 프로그램을 마친 졸업생은 UHM의 하위 전문과목 자격증 시험에 응시할 수 있는 자격을 얻게 됩니다. 이 시험은 미국응급의학위원회 ABEM와 미국예방의학위원회 ABPM가 공동 후원하며, 후자가 시험을 개발하고 시행합니다.

UHM의 펠로우십 교육 및 이사회 인증은 아직 고압산소 프로그램을 감독하기 위한 요건은 아니지만, 특히 12일 과정의 의사 다이빙 의학 트레이닝HBOT 프로그램 의료 책임자에게 이러한 교육은 매우 요구되고 있습니다.

미국에서 고압산소치료를 시행하는 대부분의 의사는 현재 해당 하위 전문분야에서 보드 인증을 받지 않았습니다. 인증에 대한 **할아버지 경로*** Grandfather path는 2010년에 단계적으로 폐지되었습니다.

* 특정 직업이나 분야에서 과거에 활동했던 전문가들이 새로운 자격 기준이 도입되기 전, 또는 자격 요건이 강화되기 전에 일정한 경험이나 경력을 인정받아 자동으로 자격을 부여받는 절차를 말한다. 이 방식은 보통 새로운 인증 시스템이 도입될 때 이미 그 분야에서 활동 중인 전문가들이 새로운 자격 기준을 충족하지 않아도 기존의 경력과 경험을 바탕으로 자격을 획득할 수 있도록 한 것이다.

펠로우십 교육과 보드 인증은 UHM과 그 모든 것을 포괄하는 모든 지식과 이해를 얻을 수 있는 가장 포괄적이고 적절한 방법입니다. 여러 병원과 학술 의료 센터에서 **미니 펠로우십** 교육 세션과 고압산소 의학 과학 과정을 제공합니다.

6) 국립 해양 및 대기 협회 교육

국립 해양 및 대기 협회 The National Oceanic and Atmospheric Association, NOAA는 다양한 다이빙 응급 상황에서 의사를 교

육하는 프로그램을 제공합니다.

NOAA 코스를 이수한 의사는 다이빙 응급 상황을 관리하고 고압산소 챔버를 안전하게 운영할 수 있는 지식을 갖추고 있어야 합니다.

7) 해저 및 고압 의학 학회

해저 및 고압 의학 학회 The Undersea and Hyperbaric Medical Society, UHMS는 50개국 이상에서 2,400명 이상의 회원을 보유한 국제적인 비영리 단체입니다. UHMS는 전 세계적으로 다이빙 및 고압 의학 생리학에 대한 전문 과학 정보의 출처로 인정받고 있습니다. 이 단체는 치료 가이드라인, 입장문, 임상 고압산소 시설 인증을 통해 진료 표준을 옹호하고, 워크숍과 교육 과정을 진행하며, 연례 과학 회의를 개최하고, 격월간 과학 저널인 Undersea and Hyperbaric Medicine 저널을 발행하는 등 다양한 분야에서 활동하고 있습니다.

8) 고압 의학의 인증 및 운영

고압산소 시설 관리와 관련된 사람들은 인증 절차, 보조 인력 배치 및 교육, 장비 설치, 운영 및 유지보수, 시설 및 환자 안전, 치료 표준에 대해 잘 알고 있어야 합니다.

미국에서 치료의 감독과 관련 환급은 최근 변화와 논란이 있는 분야입니다. 지난 몇 년 동안 보험사들은 치료 중 의사의 감독과 즉각적인 가용성에 관한 엄격한 가이드라인을 설정했습니다. 이러한 근접 감독은 이전에 의무화되었던 덜 엄격한 프로토콜과 대조를 이룹니다.

또한 비감독 의사의 청구 및 환급을 제한하는 방안도 논의 중입니다. 특히, 치료 의사가 ABEM 또는 ABPM에 의해 UHM에 탑승하지 않는 한 고압산소 치료 서비스에 대한 지불을 금지하려는 움직임이 보험사들에 의해 심각하게 검토되고 있습니다.

응급실이 고압산소 서비스를 확장하고 개발함에 따라 환자 치료와 결과에 대한 종단적 평가는 철저한 조사가 필요합니다. 일부 질환은 몇 번의 치료만으로 응급으로 관리할 수 있지만, 다른 질환은 몇 주간의 치료와 후속 조치가 필요합니다.

치료의 의학적 필요성에 관한 적절한 차트 작성과 문서화는 중요한 고려 사항입니다.

HBOT 서비스에는 다음 두 가지 부분이 있습니다.

- 병원 측인 시설 요소(일반적으로 간호 및 기술 직원을 고용하고 치료실을 구매 및 유지 관리)
- 의사 측인 전문 요소(환자 치료 감독)

두 주체는 효과적으로 협력하고 활동과 문서화를 조율해야 합니다. 응급의학과 의사가 고압산소치료실을 관리할 수 있지만 관리, 정책 및 운영 구성 요소는 표준 응급실 진료와 크게 다릅니다.

9) 작용 메커니즘 및 적응증

고압산소 치료는 다양한 질병을 관리하는 데 사용되는 치료 방식입니다. 이 치료의 작용 메커니즘은 처음에는 단순히 높은 압력에서 산소 조직 관류를 증가시키는 것으로 가정되었습니다. 그러나 현재는 그 작용 메커니즘이 훨씬 더 복잡하며 일련의 세포 신호 이벤트에 의존하는 것으로 알려져 있습니다. 치료 프로토콜은 각 사례의 특정 UHM 적응증에 따라 달라집니다.

동맥 가스 색전증과 DCS는 통칭하여 **감압 질환**으로 알려져 있습니다. 동맥 가스 색전증 치료의 근거는 가스 기포를 압축하여 순환을 차단하고 혈류를 회복하며 허혈 조직을 과산소화시키는 것입니다. 일산화탄소 중독, 골괴사, 불응성 상처(예: 당뇨병 환자, 피부 이식), 말초 허혈, 열 화상, 괴사성 근막염과 같은 혼합 또는 혐기성 감염 등 다른 UHM 적응증에 대한 치료의 작용 메커니즘은 복잡하며 이 장의 범위를 넘어선 것입니다. 그러나 HBOT가 부종 감소, 상피화 및 이식편 흡수 증가, 독소 생성 억제, 호중구 기능 및 항생제 강화, 신생혈관 형성 증가, 허혈성 재관류 손상 개선, 골 형성 증가, 콜라겐 침착 증가, 염증 감소 및 과립화 증가에 효과가 있다는 사실은 잘 알려져 있습니다.

현재 UHM 치료는 각 특정 질병 과정에 대한 증거 기반 가이드라인에 따라 결정됩니다. 일산화탄소 독성과 같은 응급 증상에 대한 치료는 13회의 치료가 필요하며, 골괴사증과 같은 만성 질환의 경우 4060회의 치료가 필요할 수 있습니다. 치료 프로토콜은 모든 고압산소 센터에서 표준화되어 있지 않습니다. 일반적으로 고압산소 치료는 일반 대기압(14.7기압)의 23배, 즉 절대 기압 23기압에서 다양한 시간 동안 이루어집니다.

미국의 메디케어 및 메디케이드 서비스 센터는 메디케어의 환급을 위해 특정 의학적 상태를 승인합니다. 민간 보험사는 일반적으로 나열된 조건을 인정합니다(구체적인 환급 여부는 지역/지방 검토가 필요합니다.). 고압산소치료에 대한 국가 보장 결정은 현재 보장되는 상태를 나타냅니다.

UHMS 위원회 보고서에는 이러한 사용을 뒷받침할 수 있는 충분한 데이터가 있는 HBOT의 적응증이 약간의 차이가 있지만 나열되어 있습니다(Box 4-3-3).

10) 고압산소 치료의 적응증 (Box 4-3-3)

Box 4-3-3 HBOT 치료의 적응증

- 급성 일산화탄소 중독
- 감압 질환
- 가스 색전증
- 가스 괴저
- 급성 외상성 말초 허혈
- 분쇄 부상 및 절단된 사지 봉합
- 진행성 괴사 감염
- 급성 말초 동맥 기능 부전
- 손상된 사인 이식 준비 및 보존
- 만성 불응성 골수염, 기존 의학적 및 외과적 관리에 반응하지 않는 경우
- 기존 치료의 보조제로서 골괴사증
- 기존 치료의 보조제로서 연조직 방사선 괴사증
- 시안화합물 중독
- 방선균, 질병 과정이 항생제 및 외과적 치료에 불응할 때만 기존 치료의 보조제로 사용
- 이 모든 항목에 해당하는 경우 하지의 당뇨병성 상처:
  - 제1형 또는 제2형 당뇨병이 있고 당뇨병으로 인한 하지 상처가 있는 경우
  - 와그너 3등급 이상으로 분류된 상처가 있는 경우
  - 적절한 표준 상처 치료 과정에 실패한 경우
- 공기 또는 가스 색전증
- 일산화탄소 중독
- 클로스트리디움 근염 및 근괴사증(가스 괴저)
- 분쇄 손상, 구획증후군, 및 기타 급성 외상성 허혈
- 감압병
- 동맥 기능 부전
- 중증 빈혈
- 두개강 내 농양
- 괴사성 연부 조직 감염
- 골수염(불응성)
- 지연성 방사선 손상(연조직 및 뼈 괴사)
- 손상된 이식편 및 피판
- 급성 열 화상 손상
- 특발성 돌발성 감각신경성 난청

11) UHM 서비스 요구 기반 공식 수립

특정 지역 또는 서비스 영역 내에서 필요한 고압산소 프로그램의 수를 추정하는 데 다양한 모델과 공식이 사용됩니다. Perry Baromedical Services (플로리다주 리비에라 비치)에서 개발한 한 모델은 의뢰 지역(예: 도시 대도시 지역)에서 인구 100,000명당 하루에 하나의 HBOT가 필요하다고 추정합니다. 고압 산소 치료 시스템(HOTS, 캘리포니아주 샌디에이고)에서 개발한 또 다른 모델에서는 1,000명당 연간 4.25회의 치료가 필요하다고 추정합니다. 예를 들어, 인구 100만 명이 거주하는 대도시의 경우, 페리 모델을 사용하면 하루에 10개의 HBOT가 필요할 것으로 추정됩니다. HOTS 모델은 연간 약 4,250건, 즉 하루에 12건의 치료가 필요합니다.

경험상 두 모델 모두 지역사회에서 HBOT의 잠재적 수요를 매우 보수적으로 추정합니다. 이 공식은 고압산소 서비스의 환자 흐름과 재정적 실행 가능성을 결정하기 위한 '최악의 시나리오'(낮은 기준 활용도)를 제공하는 데 유용할 수 있습니다. 환자 흐름은 효과적인 마케팅 시스템, 긍정적인 임상적 상호 작용, 긍정적인 환자 결과(최상의 마케팅 기법)에 의해 긍정적인 영향을 받을 수 있습니다. 지역 의료 커뮤니티에 HBOT의 임상적 이점에 대해 교육하고 강력한 협력 관계를 구축하면 이 귀중한 치료 방식의 사용을 향상시키는 데 큰 도움이 될 것입니다.

12) 모노플레이스와 멀티플레이스 챔버

모노플레이스와 멀티플레이스 챔버 대부분의 경우, 새로

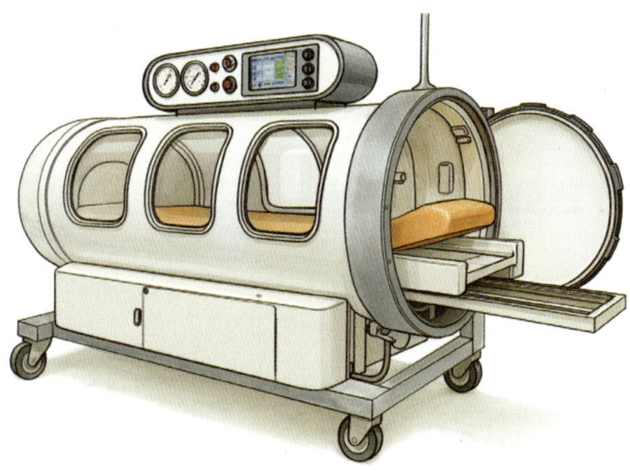

그림 4-3-1 모노플레이스 하드 쉘드 챔버 Monoplace Hard-Shelled Chamber

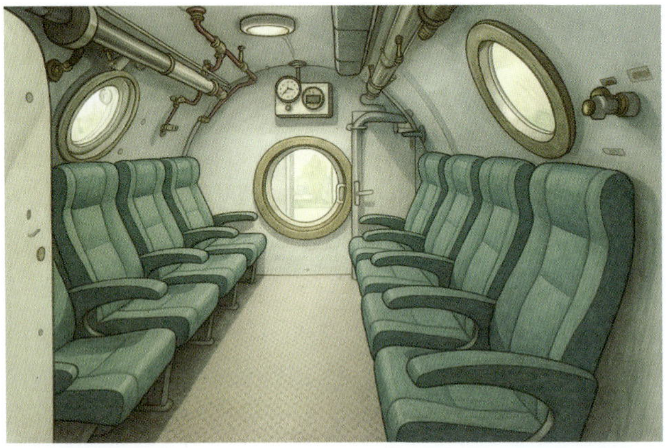

그림 4-3-2 멀티플레이스 고압 챔버 Multiplace Hyperbaric Chamber

운 고압산소 프로그램을 시작하려면 한 명의 환자를 치료할 수 있는 하나 이상의 **모노플레이스** 챔버를 구입하고 실행해야 합니다.

미국에서 하드쉘 모노플레이스 챔버의 가격은 175,000달러에서 250,000달러 사이입니다(그림 4-3-1). 또는 새로운 멀티플레이스 챔버는 한 번에 치료할 환자 수에 따라 일반적으로 수백만 달러의 비용이 듭니다.

또한 모노플레이스 챔버에는 일반적으로 더 적은 수의 임상 직원(의료 책임자, 고압산소 치료사, 상처 치료/HBOT 간호사, 간호 책임자)이 배치될 수 있습니다.

반면에 멀티플레이스 유닛에는 앞서 설명한 추가 직원과 환자를 모니터링하는 내부 관찰자(일반적으로 간호사 또는 응급구조사)가 필요합니다(그림 4-3-2).

많은 프로그램이 두 개의 모노플레이스 챔버로 서비스를 시작하는데, 이는 동일한 직원이 두 개의 챔버에서 근무하고 모니터링할 수 있기 때문에 치료 용량을 두 배 이상 늘리고 더 많은 환자를 치료하는 동안 인건비를 상각할 수 있기 때문입니다.

13) 프로그램 마케팅

효과적이고 포괄적인 마케팅 프로그램은 성공적인 고압산소 치료 서비스를 구축하는 데 결정적인 요소가 될 수 있습니다. 마케팅은 지속적인 과정이어야 합니다. 기관 내에서 마케팅을 시작한 다음 지역 및 지역 단위로 프로그램을 확대하는 것이 합리적입니다.

주요 마케팅 대상은 앞서 나열한 임상 적응증에 근거하여 잠재적인 의뢰 의사입니다. 따라서 일반외과, 혈관외과, 성형외과, 악안면외과, 이비인후과, 정형외과, 방사선 종양학과 전문의가 추천할 가능성이 가장 높습니다. 의료진에게 강의를 제공하는 것은 추천을 유도하기 위한 오랜 전통의 기법입니다.

가장 성공적인 마케팅 도구는 고품질의 서비스를 제공하고 성공적으로 치료받은 환자를 의뢰 의사에게 돌려보내는 것입니다. 치료 결과에 대한 긍정적인 피드백(사진 및 구체적인 결과 포함)은 진료소를 성장시키는 데 중요한 도구입니다.

지역 및 지역 마케팅에는 타겟 전문가와의 직접적인 접촉도 포함될 수 있습니다. 뉴스레터와 다이렉트 메일도 생산적인 방법이 될 수 있습니다. 지역 마케팅에는 다른 응급실, 중독 관리 센터, 소방관, 화상 치료 센터 및 상처 치료 센터와의 직접적인 접촉이 포함되어야 합니다. 병원이 다이빙 활동이 활발한 지역 근처에 위치한 경우 프로그램 디렉터는 구조 다이빙 팀, 다이빙 샵, 다이빙 클럽 또는 다이빙 계약업체와 관계를 발전시킬 수 있습니다. 가능하면 현지 및 지역 언론과 텔레비전 소스에 대한 접근성도 키워야 합니다.

이러한 노력에 있어 높은 수준의 전문성을 갖추고 과학적 증거와 인정된 임상 관행에 의해 뒷받침되는 것 외의 주장을 하지 않는다는 원칙을 엄격하게 준수해야 합니다. 가능하면 임상 연구 시험에 참여하는 것이 좋습니다.

14) 결론

수중 및 고압 의학은 응급 의학의 성장하고 떠오르는 하위 전문 분야입니다. 현재 연구 결과에 따르면 치료 적응증은 계속 증가하고 있습니다. 이 하위 전문 분야의 수명과 생존을 위해서는 동료 및 다른 전문 분야 간의 교육이 필수적입니다. 고압산소 치료는 특정 질병 과정의 이환율과 사망률을 감소시키는 것으로 나타났으며, 일부 환자에게는 생명을 구하는 보조 요법입니다.

현재 거의 모든 전문 분야의 의사들이 고압산소 치료를 시행하고 있습니다. 이러한 다양성의 강점은 모든 분야에서 수중 및 고압산소 의학에 대한 지식이 축적되어 있다는 점입니다. 고압산소 의학은 의사의 입장에서 독특한 관점을 제공합니다. 이 의학 분야는 여전히 발전 중이며, 고압산소수중치료의 혜택을 받을 수 있는 환자 치료에 전념하는 사람들에게 많은 이점을 제공합니다. 이러한 서비스를 개발하거나 확장하는 데는 자본, 지적, 시간적 비용이 들지만 응급실 다각화를 위한 효과적인 전략입니다.

REFERENCE

1. Boerema I Kroll JA Meijnem E et al. High atmospheric pressure as an aid to cardiac surgery. Arch Chir Neerl. 1956;8:193-211.
2. Cunningham OJ. Oxygen therapy by means of compressed air. Anesth Analg. 1927;6(2):64-6
3. Fontaine JA. Emploi chirurgical de l'air comprimé. Union Med. 1879;28:445-51.
4. Gill AL Bell CNA. Hyperbaric oxygen: its uses mechanisms of action and outcomes. QJM. 2004;97(7):385-95.
5. Henshaw N. Aero-Chalinos. Dancer; 1664.
6. Ling G. Personal correspondence with the author (TM). 2018.
7. National Oceanic and Atmospheric Administration [Internet]. Physicians training in diving medicine course [cited 2020 Jul 19]. Available from: https://www.omao.noaa.gov/learn/ diving-program/diving/noaa-diving-medicine.
8. Thom SR, Bhopale VM, Mancini JD, et al. Actin S-nitrosylation inhibits neutrophil beta2 integrin function. J Biol Chem. 2008;283(16):10822-34.
9. Tibbles PM Edelsberg JS. Hyperbaric oxygen therapy. N Engl J Med. 1996;334(25):1642-8.
10. Undersea and Hyperbaric Medial Society [Internet]. Fellowships in Undersea in Hyperbaric Medicine [cited 2020 Jul 19]. Available from: https://www.uhms.org/education/credentialing/fellowship-programs.html.
11. Undersea and Hyperbaric Medicine Society [Internet]. Hyperbaric oxygen therapy indications 14th ed [cited 2020 Jul 19]. Available from: https://www.uhms.org/images/UHMS-Reference-Material.pdf.
12. Wilkie R. Under Secretary of Defense for Personnel and Readiness letters to The Honorable John McCain and the Honorable William Thornberry. 2018.
13. Yarbrough OD Behnke AR. Treatment of compressed air illness utilizing oxygen. J Indust Hyg Toxicol. 1939;21:213-8.

4.

응급 치료에서의 행동 건강

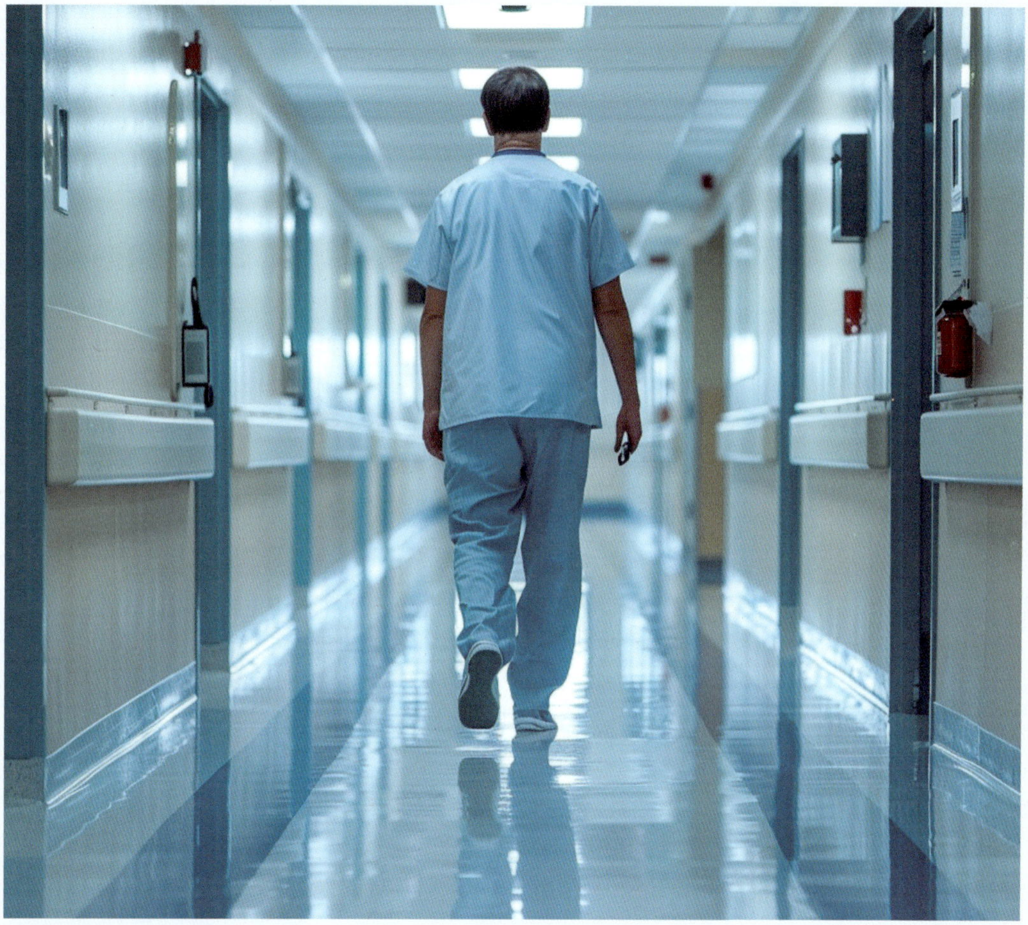

학습목표

1. 응급실에서의 행동 건강 위기 관리의 독특한 도전 과제를 파악한다.
2. 응급 진료에 행동 건강 서비스를 통합하는 전략을 개발한다.
3. 행동 건강 환자 치료에서의 학제 간 협력의 중요성을 이해한다.
4. 급성 정신 건강 상태의 평가와 치료를 위한 모범 사례를 이해하고 적용한다.

1) 서문

미국에서는 1963년 지역사회 정신건강법 Community Mental Health Act이 통과되면서 정신질환 환자의 탈원화가 촉발되었습니다. 이러한 추세로 인해 입원 환자 및 거주 정신과 병상의 수가 크게 감소했습니다. 이 법안은 모든 지역사회에 정신건강 센터 설립을 촉진하기 위한 것이었지만, 적절한 자금 부족으로 인해 예상되는 지역사회 수용 능력의 증가가 제한되었습니다.

그림 4-4-1은 1970년부터 2014년까지 미국 주 및 카운티 정신병원의 급격한 감소를 보여줍니다. 최근 전국적인 추세에 따르면 응급실 emergency department, ED 방문의 10% 이상이 정신, 행동 또는 신경 발달 장애를 주 진단명으로 하는 것으로 나타났습니다. 이 수치는 부상, 섭취 및 동반 증상을 별도로 분류하기 때문에 행동 건강 관련 불만으로 평가받는 환자의 수를 과소평가할 가능성이 높습니다.

정신과 병상이 부족할 뿐만 아니라, 정신과 병상의 거의 절반이 법의학 환자(즉, 범죄로 기소되거나 유죄 판결을 받은 환자)가 차지하고 있습니다. 이러한 정신과 병상의 사용은 응급 행동 치료를 필요로 하는 사람들을 위한 입원 환자 병상의 가용성에 더욱 큰 부담을 줍니다. 평균적으로 정신과적 문제가 있는 환자는 비행동 질환이 없는 환자보다 응급실에서 더 많은 시간을 보냅니다.

2) 문제의 구체화

이 문제는 다음 두 가지 범주로 나눌 수 있습니다.

- 정신과적 평가 지연
- 처분/배치 지연(입원 또는 지역사회 자원이 필요하다고 판단되면)

정신과 입원 환자의 입원 기간은 비정신과 환자보다 훨씬 더 깁니다. 이러한 지연의 영향을 이해하면 이러한 문제에 대한 해결책을 찾는 데 도움이 될 수 있습니다. 행동 건강 환자의 정신과적 평가 및 입원이 지연되면 전체 응급실의 업무 흐름에 영향을 미칩니다.

병상 회전율 부족으로 인해 기회 비용이 추가되어 환자당 2,000달러 이상의 비용이 발생하는 것으로 추정됩니다. 예를 들어 소아, 발달 지연, 노인 또는 약물 사용 장애가 있는 환자는 일반적인 행동 장애 환자보다 더 많은 어려움과 자원이 필요합니다. 이러한 취약한 인구의 규모도 증가하고 있습니다. 2011년부터 2015년까지 응급실에 내원하여 정신과적 증상으로 진단을 받은 6~24세 환자의 수가 28% 증가했습니다.

3) 응급 치료 환경의 영향

2014년 미국 응급의학회 American College of Emergency Physicians, ACEP는 '응급실에서의 정신과 환자 치료-문헌 검

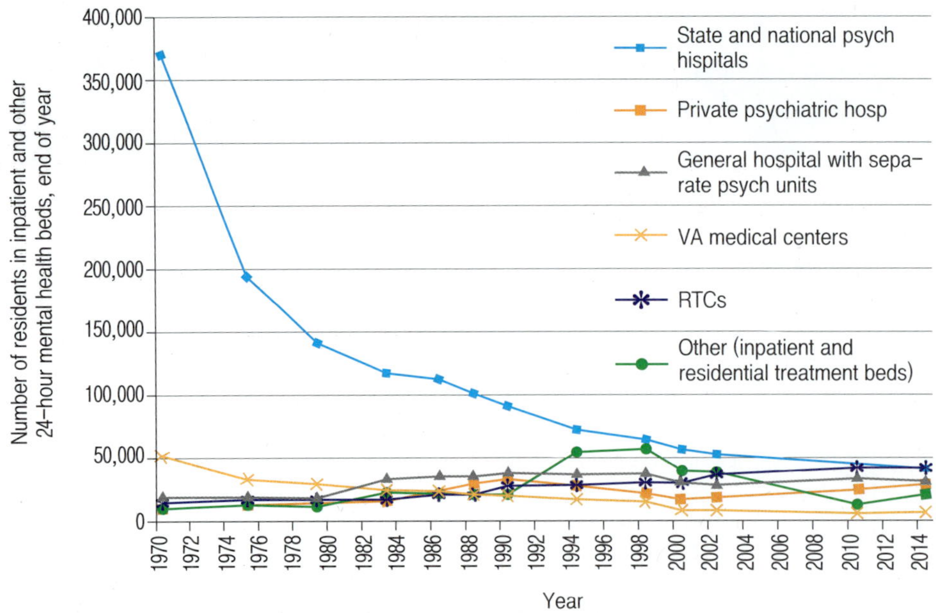

그림 4-4-1 미국 정신과 입원 수용력의 추세

토' 백서를 발표했습니다. 이 백서는 문헌을 일곱 가지 영역으로 분류하여 요약한 내용을 제공합니다. 크게 다음과 같이 분류할 수 있습니다.

- 응급실 평가
- 응급실 내 정신과 환자 평가
- 응급실 내 정신과 환자의 의학적 허가
- 처분/배치
- 응급실 내 정신과 환자 탑승
- 정신과 환자의 응급실 탑승 감소를 위한 모범 사례
- 응급실 내 정신과 환자의 의료 관리

일반적으로 설계된 응급실의 분위기와 문화는 행동 건강 문제를 보이는 많은 환자의 불안정성을 의도치 않게 가중시킬 수 있습니다. 응급실 직원은 전문적이고 효율적이며 감정적이지 않도록 훈련받습니다. 많은 경우 환자와 그 가족은 이러한 직원의 행동을 무관심하고 거리감이 있으며 무뚝뚝한 것으로 해석할 수 있습니다. 의사부터 보조원에 이르기까지 많은 응급실 직원은 행동 건강 고객이 실제 의료 또는 수술 응급 상황에 처한 환자에게 더 잘 **투자할 수 있는 상당한 시간과 자원을 투자해야 한다고 생각합니다.**

문제의 심각성을 더욱 강조하기 위해 2008년 ACEP가 응급실 의료 책임자를 대상으로 실시한 설문조사에 따르면 응급실의 99%가 매주 정신과 환자를 입원시키고 있는 것으로 나타났습니다. 328명의 응답자 중 23%는 지역사회 정신과 자원을 이용할 수 없다고 답했습니다. 마지막으로, 상당수(62%)의 응답자가 입원 또는 전원 전 응급실에 입원한 환자가 정신과 서비스를 받지 못했다고 답했습니다.

기록적인 양의 환자가 응급실을 방문(2016년 미국 질병통제예방센터 보고에 따르면 1억 4,560만 건)하는 상황에서 행동 건강 환자를 아무런 치료 없이 장기간 수용하는 것은 지속 가능하지 않습니다. 이러한 지속 불가능한 상황은 입원 환자 병상과 지역사회 자원의 수용 능력이 점점 더 제한되면서 더욱 악화되고 있습니다.

4) 문제 해결을 위한 잠재적 해결책

2015년 ACEP 응급의료실무위원회는 정신과 환자 수용에 대한 해결책을 주제로 한 백서를 발표했습니다. 이 위원회는 개별적인 해결책은 다양하며 지역, 지역 및 주 차원에서 여러 가지 해결책을 조합해야 할 수도 있다고 언급했습니다. 이 문서에서 설명한 솔루션 개념은 구체적이며 평가(원격 정신과 서비스, 환자 탐색, 이동 위기 유닛) 및 처분(지역 평가, 병상 등록, 퇴원 프로토콜)에 따라 분류할 수 있습니다.

행동 건강 환자의 입원(및 잠재적 응급실 이용)을 줄이기 위한 다음 7단계에 대해 설명하는 Alakeson, Pande, Ludwig의 Health Affairs 기사에서 유용한 해결책을 찾을 수 있습니다.

1. 문제를 정량화하고 모니터링합니다.
2. 정신과 환자의 응급실 치료를 개선합니다.
3. 기존 용량을 보다 효율적으로 활용합니다.
4. 저비용 협업을 구현합니다.
5. 법 집행 기관과 협력합니다.
6. 포괄적인 지역사회 위기 서비스에 투자합니다.
7. 치료의 연속성에 투자합니다.

이 스키마를 사용하면 처음 세 항목은 지역 응급실 관리팀이 어느 정도 통제할 수 있으므로 다음 논의의 초점이 됩니다. 물론 4~7번 항목을 구현하면 훨씬 더 많은 개선이 가능하지만 응급실을 넘어 여러 이해관계자의 협력이 필요합니다.

5) 문제의 정량화 및 모니터링

개선 추적을 위해 선택한 조치에 따라 주의가 필요한 영역이 결정됩니다. 이러한 조치는 병원의 주요 목표와 일치해야 합니다. 재원 기간 length of stay, LOS은 가장 유용한 통계 중 하나로, 입원 및 퇴원 환자 모두에 대한 응급실 LOS를 추적해야 합니다.

병원 도착부터 정신과적 평가, 정신과적 평가에서 퇴원/배치까지의 시간을 포함하여 지연 간격을 이해하면 개선 노력을 기울여야 할 부분을 파악하는 데 도움이 될 수 있습니다. 응급실 외의 이해관계자가 이러한 문제를 이해하면 개선의 구체적인 측면에 대한 지지를 모으고 실행하기가 더 쉬워집니다.

응급실 병상이 행동 장애 환자의 관찰 및 수용에 사용되는 정도에 따라 해당 환자 및 모든 환자의 전반적인 LOS가 증가합니다. 행동 건강 환자에 대한 이 통계를 지속적으로 확보하고 검토하면 이러한 지연에 대한 인식과 이해가 향상되고 개선 목표를 세우는 데 도움이 됩니다.

일반적으로 병원은 메디케어 및 메디케이드 서비스 센터에서 입원 및 퇴원 환자의 LOS를 추적할 때 이러한 데이터를 수집하는 데 도움을 줍니다. 현재 공개적으로 사용 가능하지는 않지만 정신과 환자에 대한 메트릭이 세분화되어 있습니다.

6) 억제대 사용과 재입원

두 번째로 중요한 측정 항목은 공동 위원회에서 요구하는 **억제대 사용 빈도와 기간**입니다. 환자를 구속하는 것은 위험과 관련이 있고, 환자에게 모욕감을 줄 수 있으며, 대체 치료 방법의 개선이 필요하다는 것을 나타낼 수 있습니다. 억제대를 완전히 없애는 것은 불가능할 수 있지만, 억제대 사용을 가능한 한 줄이는 것은 치료의 질을 나타내는 좋은 지표가 될 수 있습니다.

재입원율 readmission rate은 세 번째로 중요한 지표입니다. 30일 이내의 재입원을 측정하는 것은 재입원을 줄이기 위한 중요 지표입니다. 임상의들은 행동 건강 문제로 인한 재입원을 불가피한 것으로 생각하는 경향이 있지만, 재입원 빈도를 줄이기 위해 사용할 수 있는 여러 프로세스가 있습니다. 기관마다 재입원율은 최저 6~8%에서 최고 35% 이상까지 다양합니다. 이 범위의 폭은 재입원 발생률을 줄이기 위해 할 수 있는 일이 많다는 것을 시사합니다. 일부 병원에서는 행동 건강 환자의 재입원 중 3분의 2 이상이 관상동맥 질환, 만성 폐쇄성 폐질환, 당뇨병과 같은 만성 질환으로 인한 재입원입니다. 어떤 경우에는 행동 건강 문제가 의학적 문제를 악화시키기도 하고, 반대로 의학적 문제가 악화되면 행동 건강 문제가 악화될 수도 있습니다.

응급실 직원은 재입원을 가장 효과적으로 줄이기 위해 일반적인 건강 문제와 행동 건강 문제를 모두 해결해야 합니다.

7) 정신과 환자의 응급실 치료 개선

정신과 환자의 응급실 치료 개선을 위해 평가와 처치 두 범주 모두에서 개선이 가능합니다. 여러 병목 현상에 대한 잠재적 옵션을 다음과 같이 배포할 수 있습니다.

- **의료 승인 표준화**: 많은 병원에서 정신과 서비스의 행동 건강 평가 및 치료 전에 응급실에서의 의료 승인을 요구합니다. 의료 승인은 일반적으로 환자에게 즉각적인 치료가 필요한 심각한 의학적 상태가 없는지 확인하는 것입니다. 그러나 불필요하게 연장된 신체 검사와 검사를 요구하는 것은 치료에 역행할 수 있습니다. 진단 평가는 환자의 상태에 따라 개별적으로 이루어져야 합니다.
- **치료 프로토콜 작성**: 일상적 평가와 비일상적 평가 모두에 대한 구체적인 프로토콜과 지침을 마련하면 응급실과 정신과 시설 간의 보다 효과적인 흐름을 촉진할 수 있습니다.
- **위험 평가 실시**: 표준화된 위험 평가 척도를 사용하면 의료진 간의 의사소통을 원활하게 하고 행동 건강 문제에 대한 구조화된 접근을 용이하게 할 수 있습니다. 특히 자살 충동을 표현하는 환자에게는 표준화된 위험 평가 도구를 사용하는 것이 중요합니다.
- **원격 정신과** Telepsychiatry: 원격 정신과는 행동 건강 전문가에 대한 접근이 제한된 시설에서 정신과적 평가를 더 신속하게 제공하는 효과적인 수단이 될 수 있습니다. 원격 정신과 서비스는 환자의 초기 정신과적 평가를 빠르게 진행함으로써 입원 필요성을 줄이고, 정신과 병상에 대한 접근성을 개선하는 데 도움을 줄 수 있습니다.
- **의료 관리**: 정신과 병상 대기 중 환자에게 의료 관리를 시작하는 것은 구속의 필요성을 줄이고, 환자의 상태를 진정시켜 모두에게 더 나은 치료 환경을 조성할 수 있습니다.
- **사례 관리**: 사례 관리자는 지역사회에서 이용할 수 있는 자원에 대한 폭넓은 지식을 가지고 있으며, 더 나은 처분 계획을 세울 수 있습니다.

원격 정신과는 주로 환자의 신속한 평가를 위한 도구로서, 정신과 병상이 대기 중일 때나 환자가 병상 배치를 기다리는 동안 초기 치료를 제공하는 역할로 사용될 수 있습니다.

8) 기존 역량을 보다 효율적으로 활용하기

행동 건강 환자의 평가와 처치 과정에서 **린** lean 접근 방식을 운영하면 처리량을 개선할 수 있습니다. 하지만 솔루션을 실행하기 전에 병목 현상과 그 원인을 파악해야 합니다. 용량 제약을 관리할 수 있는 몇 가지 잠재적 방법은 다음과 같습니다.

- **행동 건강 전용 구역 설립**: 행동 장애 환자의 규모와 심각도에 따라 응급실 내에 행동 장애 환자 전용 구역을 별도로 만들면 효율성을 높일 수 있습니다. 이 접근 방식은 안전 문제를 해결하고, 보다 차분한 환경을 조성할 수 있습니다. 하지만 행동 장애 환자 수가 적거나 별도의 공간을 사용할 수 없는 경우, 이 접근 방식은 운영 병목 현상을 악화시키고 행동 장애 환자에게 낙인을 찍을 위험도 있습니다.
- **정신과 응급 서비스** psychiatric emergency services, PES: 지정된 PES는 상당한 재정적 투자와 시간이 필요하지만, 치료 제공을 크게 개선할 수 있습니다. PES는 응급실에서 정신 건강 문제를 가진 환자에게 전문적인 평

가와 처치를 제공하는 전용 서비스로, 환자의 응급 상황에 더 신속하게 대응할 수 있습니다.

- **지역사회 응급의료 프로그램** emergency medical services, EMS: 일부 응급의료 서비스 EMS 기관은 병원과 협력하여 환자가 자신의 치료 요구에 적합한 환경을 찾을 수 있도록 지원합니다. 이 프로그램은 EMS, 응급실, 지역 클리닉 및 전용 정신과 시설 간의 협력적인 케어 조정이 필요합니다.
- **주 병상 레지스트리** state bed registry: 병상 및 필요한 지역사회 자원에 대한 실시간 수요와 공급을 일치시키는 주 병상 레지스트리는 중복된 작업을 없애고 효율성을 높일 수 있습니다. 많은 주에서 이러한 레지스트리를 개발했거나 개발 중입니다. 이 시스템은 실시간 데이터를 제공하며, 병상 수요와 공급을 효과적으로 조정하는 데 도움을 줍니다.

9) 사례 연구 1: Carilion 클리닉의 접근법

버지니아주 Roanoke에 위치한 **Carilion 클리닉**은 정신 건강 환자의 도착 처리, 처리량 및 처분에 대한 프로세스를 개선하여 정신 건강 환자의 평균 탑승 시간을 15시간에서 7.5시간으로 50% 단축하는 데 성공했습니다.

- **프로세스 매핑:** Carilion 클리닉은 응급실에서 정신 건강 환자 치료의 현재 상태를 매핑하고, 중복성과 병목 현상을 도식화하여 개선 기회를 도출했습니다. 이 작업을 통해 개선해야 할 영역을 시각적으로 파악하고, 개선 전략을 설계하는 데 도움을 받았습니다.
- **표준화된 환자 분류 및 응급처치:** 정신 건강 환자는 응급실 도착 시 즉시 확인되며, 5단계 분류 체계에 따라 레벨 1로 분류됩니다. 이로써 고위험 환자로 분류된 환자들은 신속하게 자원을 동원하여 관리됩니다. 표준화된 절차와 전담 간호팀을 통해 환자를 보다 효과적으로 관리하고 있습니다.
- **법 집행 기관과의 협력:** 지역 경찰 및 법 집행 기관과 협력하여 정신 건강 환자 이송 시간을 단축했습니다. 이를 통해 지역사회와 응급실 간의 연계가 강화되어 신속한 치료 제공이 가능해졌습니다.

Carilion 클리닉의 경험을 통해, 프로세스의 투명한 매핑

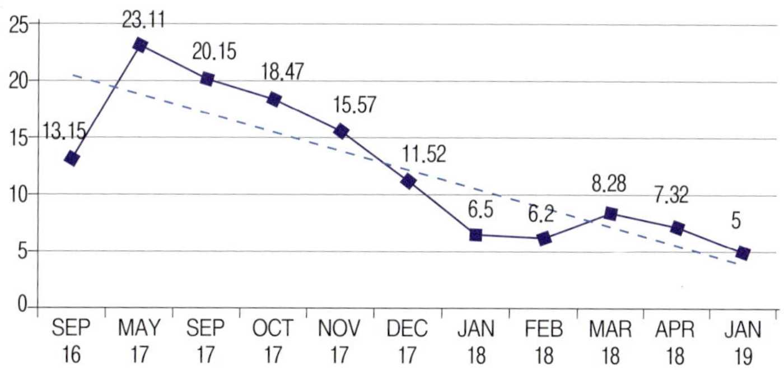

그림 4-4-2 PES를 통한 평가 시간 단축

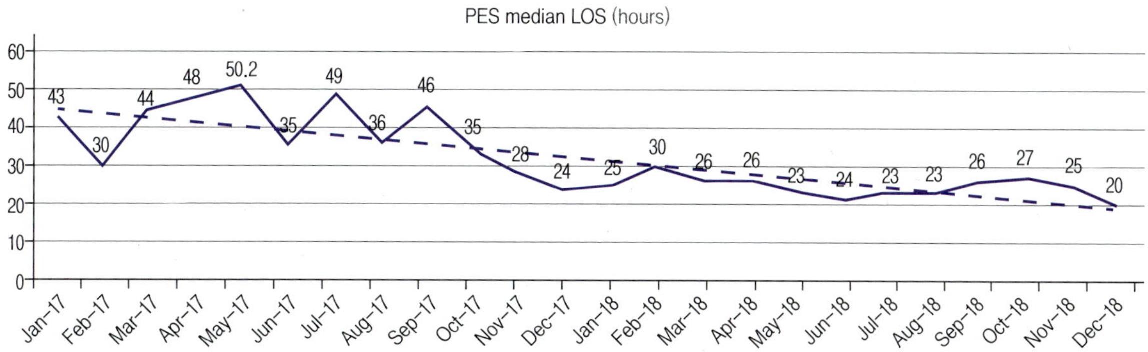

그림 4-4-3 PES 구현 후 LOS

과 지역사회 및 법 집행 기관과의 협력은 정신 건강 환자의 응급실 대기 시간을 크게 단축하고, 치료 효율성을 높이는 데 중요한 역할을 한다는 점이 입증되었습니다.

10) 사례 연구 2: 노스캐롤라이나 대학교의 접근 방식

노스캐롤라이나 대학교 University of North Carolina, UNC 응급의학과는 정신과 환자의 평가 시간 문제를 해결하기 위해 정신과 응급 서비스 psychiatric emergency services, PES를 개발하는 접근 방식을 선택했습니다.

- **PES 팀 구성:** PES 팀은 의사 8시간, 면허 임상 사회복지사 licensed clinical social worker, LCSW 24시간, 전문 진료 제공자 advanced practice provider, APP 16시간, 사무 직원 8시간으로 구성되었습니다. 이 팀은 환자의 정신 건강 상태를 빠르게 평가하고, 적절한 처분을 위해 집중적으로 운영되었습니다.
- **PES 도입 후 개선 효과:** PES 도입 후 정신 건강 환자의 응급실 도착부터 평가까지 걸리는 시간이 크게 단축되었습니다. 이는 입원 기간을 줄이는 데도 긍정적인 영향을 미쳤습니다. PES 팀은 평가와 치료 권고를 빠르게 진행하였고, 사무 지원 담당자가 병상 배치를 지원하여 입원 대기 시간을 단축했습니다.

그림 4-4-2와 그림 4-4-3에서 보듯이, PES 도입 후 평가 시간 단축과 행동 건강 환자의 응급실 LOS 개선이 이루어졌습니다. PES 도입 전후로 **Left Without Being Seen (LWBS)** 비율도 감소하였으며, 이는 응급실에서 환자 관리가 더 원활해졌음을 보여줍니다.

11) 결론

응급실 내 행동 건강 환자의 흐름과 치료를 개선하는 것은 매우 제한적인 관심과 지원을 받아왔습니다. 문제를 정량화하고, 이 취약한 집단에 대한 치료를 강화하며, 기존 역량을 보다 효율적으로 활용하기 위한 전략은 정신과 환자의 관리와 응급실의 전반적인 흐름을 개선할 수 있는 개별적인 단계입니다.

다음의 중요한 요소들이 이를 뒷받침합니다.

- 문제를 명확히 하고 정량화함으로써, 응급실의 흐름을 방해하는 요소들을 파악하고 이를 개선할 수 있는 구체적인 목표를 세울 수 있습니다.
- 정신 건강 환자의 평가와 처리를 위한 전용 구역과 같은 전략적 조치, 그리고 지역사회와의 협력적인 접근이 응급실의 전반적인 관리 효율성을 높일 수 있습니다.
- 두 가지 사례 연구는 이러한 접근 방식이 실질적으로 개선 효과를 가져왔음을 보여주며, 이는 행동 건강 환자의 더 나은 치료 환경을 마련하는 데 중요한 역할을 합니다.

결론적으로, 응급실 내 행동 건강 환자의 관리를 개선하기 위해서는 다양한 접근 방식과 이해관계자 간의 협력이 필수적입니다. 이를 통해 전체 응급실의 의료 서비스 질을 향상시키고, 환자와 의료진 모두에게 더 나은 치료 환경을 제공할 수 있습니다.

REFERENCE

1. ACEP [Internet]. iCAR2E: A tool for managing suicidal patient in the ED. American College of Emergency Physicians [cited 2020 Aug 8]. Available from: https://www.acep.org/patient-care/iCar2e/.Updated 2020
2. ACEP Now [Internet]. The latest emergency department utilization numbers are in [cited 2020 Aug 8]. Available from: https://www.acepnow.com/article/the-latest-emergency-department-utilization-numbers-are-in/
3. American College of Emergency Physicians [Internet]. Care of the psychiatric patient in the emergency department—a review of the literature—A White Paper [cited 2020 Aug 8]. Available from: https://www.acep.org/globalassets/uploads/uploaded-files/acep/clinical-and-practice-management/resources/mental-health-and-substance-abuse/psychiatric-patient-care-in-the-ed-2014.pdf.
4. American College of Emergency Physicians [Internet]. Practical solutions to boarding of psychiatric patients in the emergency department [cited 2020 Aug 8]. Available from: https://www.macep.org/Files/Behavioral%20Health%20Boarding/Practical%20Solutions%20to%20Boarding%20of%20Psych%20Patients%20in%20EDs.pdf
5. Kalb LG, Stapp EK, Ballard ED, et al. Trends in psychiatric emergency department visits among youth and young adults in the US. Pediatrics. 2019;143(4).
6. National Association of State Mental Health Program Directors [Internet]. Trend in psychiatric inpatient capacity, United States and each state, 1970 to 2014 [cited 2020 Aug 8]. Available from: https://www.nasmhpd.org/sites/default/files/TACPaper.Psychiat-

ric-Inpatient-Capacity_508C.pdf

7. National Council for Behavioral Health [Internet]. Community Mental Health Act [cited 2020 Aug 8]. Available from: https://www.thenationalcouncil.org/about/national-mental-health-association/overview/community-mental-health-act/
8. PubMed [Internet]. A plan to reduce emergency room 'boarding' of psychiatric patients [cited 2020 Aug 8]. Available from: https://pubmed.ncbi.nlm.nih.gov/20820019/
9. PubMed [Internet]. The impact of psychiatric patient boarding in emergency departments [cited 2020 Aug 8]. Available from: https://pubmed.ncbi.nlm.nih.gov/22888437/
10. Sage Journals [Internet]. Agreement between telepsychiatry assessment and face-to-face assessment for Emergency Department psychiatry patients [cited 2020 Aug 8]. Available from: https://journals.sagepub.com/doi/10.1177/1357633X13519902
11. SAMHSA Sunbstance Abuse and Mental Health Services Administration [Internet]. Department of Health and Human Services. National Mental Health Services Survey (N-MHSS): 2017 [cited 2020 Aug 8]. Available from: https://www.samhsa.gov/data/report/national-mental-health-services-survey-n-mhss-2017-data-mental-health-treatment-facilities
12. Treatment Advocacy Center [Internet]. Emptying the 'New Asylums': A beds capacity model to reduce mental illness behind bars [cited 2020 Aug 8]. Available from: https://www.treatmentadvocacycenter.org/storage/documents/emptying-new-asylums-exec-summary.pdf
13. USC Leonard D. Schaeffer Center for Health Policy & Economics [Internet]. National trends in mental health-related emergency department visits by children and adults, 2009-2015 [cited 2020 Aug 8]. Available from: https://healthpolicy.usc.edu/research/national-trends-in-mental-health-related-emergency-department-visits-by-children-and-adults-2009-2015/

5.

병원 의학

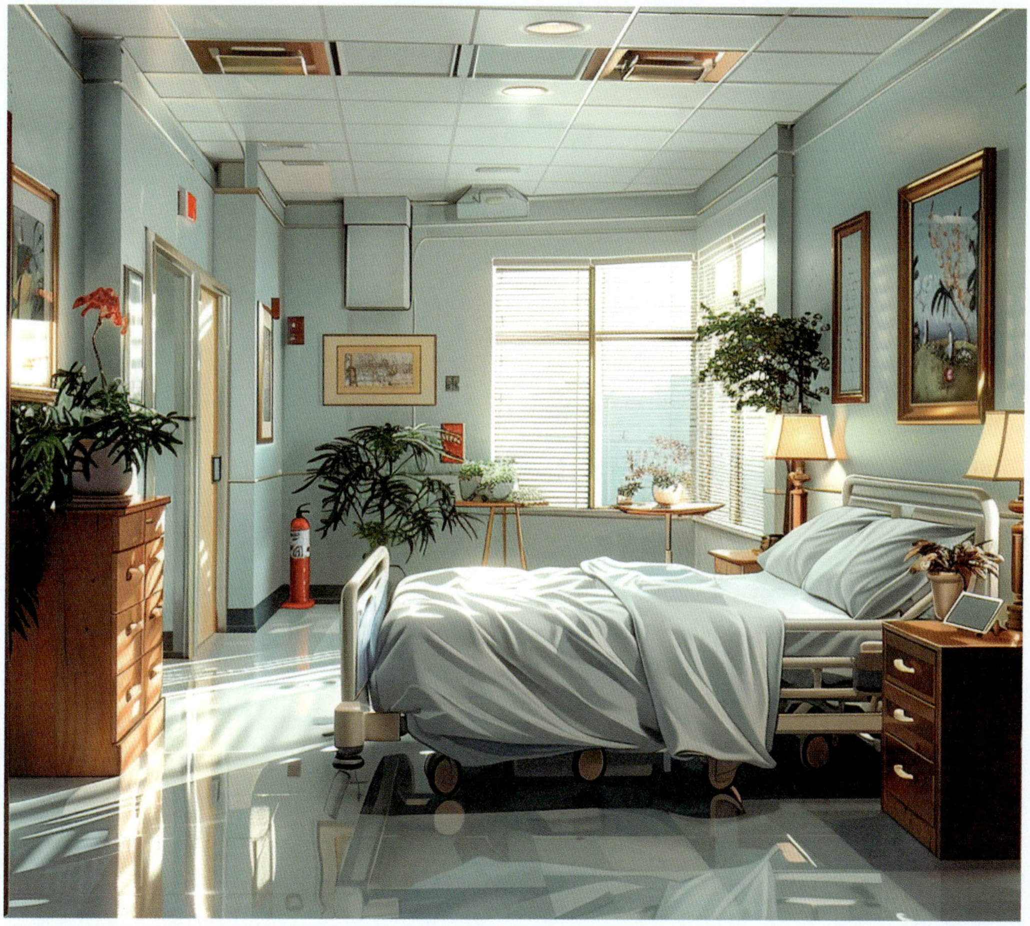

학습목표

1. 응급 및 입원 환자 치료의 연속성에서 병원 의사의 역할을 탐구한다.
2. 응급실과 병원 의학 간의 원활한 환자 전이를 위한 협력 방안을 이해한다.
3. 병원 의학이 환자 결과 및 의료 효율성에 미치는 영향을 학습한다.
4. 병원 의사와 응급 진료 팀 간의 의사소통과 협력을 향상시키기 위한 전략을 개발한다.

1) 입원 환자 치료 관리의 진화

입원 환자 치료 관리의 진화, 더 적절하게는 혁명은 의료 서비스가 환자와 환자를 돌보는 사람들(임상의와 기관)의 요구를 충족하기 위해 어떻게 적응해왔는지를 보여주는 귀중한 예입니다. 일관된 품질과 효율성 향상을 추구하는 과정에서 탄생한 병원 의학 hospital medicine, HM은 병원 기반 의료 서비스 전달 체계의 많은 부분을 변화시켰습니다. 동시에 1차 진료 의사 primary care physician, PCP가 입원 환자 진료와 사무실 기반 진료의 균형을 맞춰야 하는 점점 더 복잡해지는 부담을 덜어주었습니다. 입원전담전문의 hospitalist 모델의 사용을 촉진하는 힘은 임상 결과 개선, 비용 절감, 의사를 위한 교육 개선, 환자 만족도 향상 등 충분히 설득력이 있습니다.

2) 병원 의학이란 무엇인가요?

병원 의학 HM은 입원 환자 치료에 중점을 둔 의료 분야로서, 임상 결과의 개선, 비용 절감, 환자 만족도 향상 등 다방면에서 중요한 역할을 하고 있습니다. HM은 특히 재원 기간 length of stay, LOS을 단축하고, 효율적인 자원 사용을 통해 환자 치료의 질을 높이는데 초점을 맞추고 있습니다.

미국 병원 의학 협회 Society of Hospital Medicine, SHM에서는 병원 의학 임상의 또는 **입원전담전문의** hospitalist를 입원 환자의 일반적인 진료에 주된 전문적 초점을 맞추고 교육, 연구, 병원 및 의료 시스템의 성과 향상에 참여하는 사람으로 정의하고 있습니다. 입원전담전문의는 응급실 또는 외래에서 입원이 결정된 환자의 평가, 일일 관리, 퇴원 후 계획을 조율하는 역할을 수행하며, 주로 병원 내에서만 근무합니다.

입원전담전문의의 역할은 입원 기간 동안 치료를 조율하는 것으로, 흔히 입원 환자 서비스라고 합니다. 입원전담전문의 의사의 대부분은 내과, 가정의학과 또는 소아과에서 수련을 받았으며, 전문 분야는 매우 광범위합니다. HM이 바람직한 **경력 경로**로 자리 잡으면서 병원 의학 펠로우십의 수가 증가하고 있습니다. 입원전담전문의 분야에서 일하려면 일반적으로 1차 진료 전문 분야의 보드 인증이 필요합니다. 입원전담전문의가 된 임상의는 일반적으로 병원에서만 근무하며 외부 진료는 하지 않습니다.

입원전담전문의의 역할은 응급실 ED 임상의(또는 직접 입원의 경우 PCP)로부터 입원이 필요하다는 통보를 받은 후 환자의 평가부터 시작하는 것이 특징입니다. 그런 다음 입원전담전문의는 가장 적절한 치료와 환자 경험을 제공하고, 환자의 경과를 모니터링하고, 일일 감독을 제공하고, 퇴원 후 계획 및 후속 조치를 관리하고, 궁극적으로 환자를 다음 단계의 치료로 퇴원시키기 위해 노력합니다. 현재 HM에는 여러 하위 전문 분야가 포함되며, 그중 일부는 표 4-5-1에 나와 있습니다.

표 4-5-1 병원 의료의 세부 전문 분야

입원전담전문의 유형	제공 진료
성인 입원전담전문의	성인 입원환자 진료
소아 입원전담전문의	소아 입원환자 진료
외과 전문의	수술 환자 입원 진료
중환자실 진료	중환자실 진료
야간 진료	입원환자 야간 진료
분만 전문의	산부인과 진료

3) 그 이유

의학, 기술, 증거 및 정보의 기하급수적인 발전으로 인해 의료기관과 의료진은 품질과 효율성에 대한 혁신적인 접근 방식을 구현해야 했습니다. 입원전담전문의는 환자 경험을 개선하는 동시에 병원 자원을 적절히 활용함으로써 입원 환자 치료에 직접적인 영향을 미치며, 이는 점점 더 비용 제약이 심해지는 환경에서 필수적인 요소입니다. 이러한 책임 재분배는 환자 치료와 전반적인 병원 성과를 크게 개선하는 동시에 재원 기간 LOS을 감소시켰습니다.

병원 의료는 주로 만족도와 질을 높이면서 비용을 낮추는 '가치'를 제공하기 때문에 계속 성장하고 있습니다. 또한 입원전담전문의는 부적절한 입원, 비용이 많이 드는 재입원, 의료로 인한 질환으로 인해 규제 기관에서 부과하는 재정적 처벌로부터 병원을 구할 수 있습니다. 병원 의학은 다른 의료 제공자와의 협력적 관계 확장을 통해 새로운 도전을 극복하고 입원 환자 치료를 개선할 수 있는 새로운 기회를 계속 찾고 있습니다.

병원 의학은 의료 기관에 광범위한 솔루션을 제공하기 위해 역량을 확장하는 데 관심이 있는 여러 기관의 주목을 받고 있습니다. 일부는 소규모 지역 및 대규모 전국 입원전담전문의 그룹의 형태를 취하고 있습니다. 다른 조직은 보다 다양한 의료 솔루션을 제공하는 중대형 규모의 진료 관리 회사입니다.

4) HM의 진화

지난 20년 동안 HM은 가장 빠르게 성장하여 현재 미국에서는 50,000명 이상의 입원전담전문의가 활동하고 있습니다. 1990년대 중반, 의사 Robert Wachter 와 Lee Goldman은 입원 환자 치료에 집중하는 임상의를 가리키는 '입원전담전문의'라는 용어를 만들었습니다. 메디케어가 고정 지불 시스템으로 환급을 변경하면서 PCP는 여전히 행위별 수가제에 따라 병원에 입원하는 전통적인 회복기 환자를 돌보았습니다. HM은 품질과 효율성을 동시에 제공함으로써 의료 서비스 전달 체계의 많은 부분에서 만족도와 성과를 혁신하는 동시에 증가하는 입원 환자 부담을 완화할 수 있는 능력을 입증했습니다.

수년에 걸쳐 입원 환자 치료는 점점 더 복잡하고 까다로워졌으며, 다른 많은 가치 기반 지표 중에서도 재원기간 LOS, 환자 경험, 재입원 벤치마크를 해결해야 하는 의무가 생겼습니다. 자체적인 업무 흐름 문제를 안고 있는 PCP가 진료 업무를 수행하면서 급성 입원 환자의 실시간 요구에 대응하는 것이 점점 더 어려워지고 있습니다. 또한 외래 환급이 감소하면서 PCP는 더 많은 사무실 환자를 진료해야 하고 병원에서 효율적으로 회진할 수 있는 능력이 더욱 제한되었습니다. 이러한 문제에 대한 해결책으로 입원전담전문의가 등장했을 때 다른 문제도 발생했습니다. 가장 큰 문제는 입원전담전문의의 번아웃과 지역사회 의사로의 전환이 불충분하다는 것이었습니다.

시간이 지남에 따라 입원전담전문의 구조는 최상의 환자 치료를 제공하기 위해 다양한 스케줄링 모델로 발전했습니다. 블록 스케줄링은 여전히 대부분의 프로그램에서 주된 모델로 남아 있지만(예: 7일 근무 후 7일 휴무), 내재된 의사의 번아웃과 진료의 연속성을 돕는 몇 가지 다른 접근 방식이 있습니다. EPIC 및 Cerner와 같은 고급 전자의무기록 EMR과 HIPAA를 준수하는 많은 커뮤니케이션 방식이 등장하면서 진료 전환이 크게 개선되었습니다. HM 전문 분야에서 일부 진료 관리 회사에서는 HM 프로그램의 원활한 통합이 귀중한 시너지 효과를 가져온다는 사실을 발견했습니다. 대표적인 예로 응급실과의 협업을 들 수 있습니다.

HM 병원 진료 프로그램의 가치는 환자, 1차 진료 의사 PCP, 세부 전문의, 응급의학과 전문의, 병원 등 다양한 이해관계자에게 특별한 가치를 제공합니다. 입원전담전문의는 응급의학과 의사처럼 모든 임상의, 직원, 부서 및 가장 아픈 환자와 상호 작용합니다. 효과적인 서비스 지향 그룹은 환자의 건강을 개선하고 동료를 지원하는 조정된 치료를 제공합니다.

5) 환자

입원전담전문의는 병원 내에서만 진료하며 필요에 따라 실시간으로 전례 없는 가용성을 제공합니다. 또한 입원전담전문의는 상당한 입원 환자 의료 전문 지식을 보유하고 있을 뿐만 아니라 컨설턴트의 역할을 포함하여 치료 조정의 미묘한 차이에 대해서도 유창합니다. 이러한 가용성과 전문성의 조합은 품질, 안전, 효율성 및 만족도의 향상으로 이어집니다.

6) 1차 진료 의사

1차 진료 의사 primary care physician, PCP는 여러 가지 면에서 HM의 발전으로 혜택을 받았습니다. 대부분의 주치의는 입원전담전문의의 존재로 인해 진료실과 병원 사이에서 시간을 쪼개야 하는 어려움이 사라지면서 삶의 질이 향상되었다고 경험했습니다. 많은 PCP가 개인 진료에만 집중함으로써 업무량을 늘리고, 비즈니스 관행을 개선하고, 환자 경험을 개선하고, 수익을 늘릴 수 있었다는 사실을 알게 되었습니다. 또한 입원전담전문의는 증가하는 미지정 및 무보험 환자들에게 진료를 제공하기 위해 **당직**이라는 시간 집약적이고 보수가 제대로 지급되지 않는 요건에 대한 편리한 솔루션을 제공했습니다.

7) 세부 전문의

입원전담전문의가 전문 서비스가 필요한 환자의 주치의 역할을 하면 세부 전문의는 치료를 조정하고 장문의 입퇴원 기록을 작성해야 하는 고된 업무에서 벗어날 수 있습니다. 이러한 책임으로부터 자유로워진 의료진은 컨설턴트로서의 역할에만 집중하고 상담량을 늘릴 수 있습니다. 성과 기반 보상을 받는 세부 전문의들도 입원전담전문의의 능력을 통해 합병증, LOS, 건당 비용을 줄이면서 전반적인 치료의 질을 개선할 수 있는 혜택을 누리고 있습니다.

8) 응급실

입원전담전문의의 전문성과 가용성은 응급실의 효율성을 크게 향상시킵니다. 입원 환자 LOS를 줄이고 조기 퇴원을 늘림으로써 입원전담전문의 프로그램은 처리량을 개선하고 다운스트림 지연을 없앨 수 있습니다. 응급실 입원 요청에 신속하게 대응하면 부서의 효율성을 더욱 향상시킬 수 있습니다. 수요-용량 분석을 통해 입원전담전문의 리소스를 조정하고 응급실에서 입원 환자 치료로 전환할 때 흐름에 맞게 하드와이어를 연결하는 것이 모범 사례입니다. 효율적인 입원전담전문의 서비스는 응급실 처리량 지표를 크게 개선하고, 탑승률을 낮추고, 치료 없이 방치되는 비율 leave without treatment, LWOT을 줄이고, 환자 경험을 개선하고, 임상 결과를 개선할 수 있습니다. 입원 환자 및 응급실 환자 경험 개선을 통해 LWOT로 인한 손실량을 회복하고 대중의 인식을 개선하면 응급실 처리량과 수입이 증가할 수 있습니다. 응급의학과 의사와 입원전담전문의 간의 협력적이고 협업적인 관계는 환자의 입원 필요성을 판단하고 입원 또는 관찰 상태를 정확하게 배정하는 까다로운 작업을 용이하게 합니다. 또한 입원전담전문의는 신속 대응 및 코드 팀의 주요 리소스 역할을 할 수 있으므로 응급 의료진은 응급실 환자 치료에 집중할 수 있습니다.

9) 간호사

입원전담전문의의 가용성과 일관성은 의사소통과 팀워크를 촉진하여 임상의와 간호사 간의 업무 관계를 개선합니다. 지리적 회진, 병상별 의사/간호사 회진, 다학제 회진 등 혁신적인 환자 치료 모델은 입원전담전문의와 간호사 간의 협력 관계를 활용하여 품질, 안전, 효율성, 환자 및 직원 만족도를 크게 향상시켰습니다.

10) 병원

효과적인 입원전담전문의 프로그램은 많은 장점 중에서도 재원일수 감소, 효율성 증대, 근거 기반의 비용 적절한 치료 제공, 인센티브 조정, 성과 향상, 일관된 관리 전략 육성, 환자 경험 개선 등의 이점을 제공합니다. 입원전담전문의 서비스를 통한 직접 수금은 일반적으로 비용을 초과하지 않는다는 점에 유의하는 것이 중요합니다. 따라서 병원은 입원전담전문의 서비스에 보조금 형태로 재정적 지원을 제공해야 합니다. 그러나 입원전담전문의 서비스는 일반적으로 병원의 재정적 ROI (간접 수익)를 기준으로 정당화됩니다. 이러한 역학 관계로 인해 입원전담전문의 서비스가 제공하는 재정적으로 정량화할 수 있는 가치와 정량화할 수 없는 가치를 모두 검토하는 것이 중요합니다.

11) 정량화할 수 있는 재정적 혜택

입원전담전문의 서비스는 비용 절감과 수익 증대를 통해 병원에 재정적으로 정량화할 수 있는 가치를 제공합니다.

(1) 비용 절감

병원 손실률이 증가함에 따라 병원 비용은 안정적으로 증가합니다. 반대로 병원 환급은 진단 관련 그룹 DRG에 의해 결정되며 일반적으로 재원 기간 LOS에 따라 증가하지 않습니다. 이처럼 진단에 따라 비교적 고정적으로 환급이 이루어지는 환경에서는 재원 기간을 줄이는 입원전담전문의 서비스가 전체 병원 비용을 절감할 수 있습니다.

또한 입원전담전문의 서비스는 린 리소스 활용을 통해 건당 비용을 줄임으로써 병원 비용을 절감합니다. 임상적으로 숙련된 입원전담전문의는 증거 기반 치료 계획을 활용하여 불필요하고 비용이 많이 드는 진단 검사 및 치료를 피하고 불필요한 검사는 외래로 연기할 수 있습니다.

예를 들어, 입원전담전문의는 PCP와 협력하여 비응급 자기공명영상 MRI 검사를 외래로 연기할 수 있습니다. 이렇게 하면 치료 비용이 절감되고, MRI 수요가 줄어들고, 재원 기간이 감소하며, 일반적으로 비용이 저렴하고 수용 인원이 더 많은 외래 환경으로 검사를 재지정할 수 있습니다.

리소스의 조기 사용을 포함한 보다 효율적인 치료는 전체 지출과 무관하게 재원 기간을 감소시킨다는 연구 결과도 있어 리소스 활용 시기가 재원 기간에 영향을 미치는 요인이 될 수 있습니다.

린 리소스 활용의 또 다른 중요한 예는 항생제에 대한 청지기 역할을 하는 항생제 스튜어드십 stewardship입니다. 병원 의료진은 부적절한 초기 항생제 사용을 줄이고 치료 기간을 제한함으로써 비용을 크게 절감할 수 있습니다.

효과적인 항생제 스튜어드십 프로그램은 개별 환자의 질과 안전은 물론 전반적인 공중 보건을 개선합니다. 미국의 효과적인 입원전담전문의 프로그램은 입원 환자의 상태를 판단하는 데 중추적인 역할을 함으로써 보험사의 보험금 지급 거부를 줄입니다.

상태 정확도를 극대화하면 상태 기반 보험금 지급 거부에 따른 직간접 비용을 줄일 수 있습니다. 거부가 발생하면 입원전담전문의는 의학적 필요성을 입증하고 거부에 이의를 제기하는 데 참여합니다.

또한 입원전담전문의 프로그램은 병원이 값비싼 벌금을 피하는 데 도움이 됩니다. 다른 임상의(응급 의사, 일반의, 급성기 이후 치료 시설)와의 협업을 통해 재입원 및 관련 벌금을 확실하게 줄일 수 있습니다.

또한 입원전담전문의는 모범 사례 프로토콜을 준수함으로써 의료 관련 감염 및 관련 벌금을 크게 줄일 수 있습니다.

(2) 수익 증대

매우 효과적인 입원전담전문의 서비스는 시장 점유율 확대를 통해 수익을 증대할 수 있습니다. 최적화된 환자 경험 및 PCP와의 모범적인 커뮤니케이션과 함께 고품질의 치료를 일관되게 제공하면 의뢰량이 증가할 수 있습니다.

최대 수용 인원에 가깝게 운영되는 병원의 경우 재원 기간을 줄이면 수익을 더욱 향상시킬 수 있습니다. 충족되지 않은 환자 수요가 있는 상황에서 입원 환자 처리량이 개선되면 '가상' 입원 환자 병상 가용성을 추가로 확보하여 손실될 수 있는 수익을 확보할 수 있습니다.

또한 이러한 추가 병상 가용성을 통해 응급실에서는 치료 없이 방치될 수 있는 환자를 평가할 수 있습니다. 이러한 환자 중 일부는 입원이 필요하다는 점을 고려할 때, 치료 없이 방치되는 환자의 규모가 약간 감소하고 그에 상응하는 응급실 및 입원 규모가 증가하면 병원에 상당한 재정적 이득을 가져올 수 있습니다.

외과 입원전담전문의/급성기 치료 수술 프로그램은 응급실 및 입원 환자의 외과적 응급 상황과 상담에 대한 대응 시간을 획기적으로 개선하여 병원 수익성의 중요한 결정 요인인 수술 원활화를 향상시킬 수 있습니다.

입원 환자 전문화는 모범적인 문서화 관행의 개발을 촉진합니다. 이는 관련 동반 질환을 포함한 DRG의 캡처를 개선하고, 케이스 믹스 지수CMI를 높이며, 시설 환급을 향상시킵니다.

12) 정량화할 수 없는 혜택

입원전담전문의는 다양한 서비스 외 및 추가 진료를 수행합니다. 이들은 종종 신속 대응 및 코드 팀, 관찰 의료 서비스, 고압 의료/상처 치료 서비스 등을 개발하고 이끌기도 합니다. 입원전담전문의 서비스는 임상의 교육 이니셔티브의 중추를 형성하기도 합니다. 입원전담전문의는 레지던트 프로그램과 의대 인턴십을 포함한 대학원 의학 교육 프로그램의 교수진으로 활동합니다.

또한 임상의, 간호사, 보조 직원 및 병원 관리자를 대상으로 현직 프로그램과 비공식 교육을 자주 제공합니다. 모범적인 입원전담전문의 프로그램은 병원의 가치와 개선 이니셔티브를 홍보하는 플랫폼 역할을 함으로써 병원의 전반적인 문화와 리더십에 상당한 기여를 할 수 있습니다.

개별 입원전담전문의는 의료진 및 병원 위원회의 리더 또는 구성원이 될 수 있습니다. 또한 입원전담전문의 그룹은 병원 운영과 의료진 관계에서 중심적인 위치를 활용하여 여러 서비스 라인과 부서를 통합하고 조정하는 촉매제 역할을 할 수 있습니다.

미국의 입원전담전문의 프로그램의 비용은 일반적으로 서비스에 대한 직접 환급을 초과하므로 보조금이 필요합니다. 시장의 힘에 의해 급여가 상승하고 환급이 감소함에 따라 보조금 요건도 증가했습니다. 미국 의료그룹경영협회의 2018년 설문조사 데이터에 따르면, 비학계 성인 입원전담전문의 보수 중간값은 289,151달러로 2010년부터 2018년까지 35% 증가했습니다.

같은 보고서에서 SHM은 2017년 성인 입원전담전문의의 풀타임 등가물 full time equivalent, FTE 당 보조금 지원액 중앙값이 2016년보다 12.1% 증가한 176,657달러라고 밝혔습니다. 보조금 지원 정도는 지역별로 상당한 편차가 있으며, 미국 중서부가 FTE당 가장 많이 요구하고 미국 서부가 가장 적게 요구하고 있습니다. 증가하는 보조금 요건에도 불구하고 입원전담전문의 프로그램이 제공하는 재정적으로 정량화할 수 있는 가치는 상당한 ROI를 창출합니다.

(1) 재원일수 감소

재원 기간 감소를 통한 절감액을 계산하려면 먼저 절감된 재원일수를 파악한 다음, 절감된 연간 재원일수에 일일 병상 운영 비용을 곱해야 합니다. 병상 운영의 일일 비용은 시설마다 다르며 일반적으로 병원 관리 부서에서 추적합니다. 이러한 절감액은 두 가지 관련 공식을 통해 추정할 수 있습니다.

- 재원일수 절감액 = 절감된 병상 수 × 병상당 비용 절감액
- 재원일수 절감액 = 평균 재원일수 절감액 × 연간 입원 건당 비용 절감액

의료 비용이 증가하는 상황에서 효율적인 리소스 활용은 병원에 상당한 비용 절감으로 이어질 수 있습니다. 건당 비용 절감을 통해 얻을 수 있는 절감 효과는 다음 공식으로 대략적으로 계산할 수 있습니다.

- 건당 비용 절감액 = 연간 입원 건수 × 건당 비용 × 비용 절감률

건당 비용은 가변적이며 일반적으로 병원 경영진이 면밀히 추적합니다.

(2) 케이스 믹스 지수 개선

재원 기간 감소와 건당 비용 절감은 비용 감소를 통해 ROI를 높이는 반면, 케이스 믹스 지수 CMI 개선은 매출 증가를 통해 ROI를 향상시킵니다. 최적의 문서화 관행과 사례 관리자 및 임상 문서화 전문가와의 협업을 통해 입원전담전문의는 동반 질환을 포함한 DRG의 적절한 캡처를 극대화할 수 있습니다. 이러한 관행은 CMI 및 병원 수금을 증가시킬 수 있습니다. 증가된 수익은 다음 공식을 통해 추정할 수 있습니다.

- 수익 증가 = CMI 포인트 값 개선 × CMI 포인트당 평균 수익

CMI는 일반적으로 병원 경영진이 면밀히 추적하기 때문에 작은 변화가 환급에 큰 영향을 미칠 수 있습니다.

(3) 볼륨 증가

볼륨 증가는 수익 향상의 또 다른 잠재적 원천입니다. 입원전담전문의 프로그램은 두 가지 주요 메커니즘을 통해 병원 규모를 늘립니다. 첫째, 입원전담전문의 프로그램은 의뢰와 시장 점유율을 높일 수 있습니다. 진료량 증가로 인한 수익 증가는 다음 공식으로 추정할 수 있습니다.

- 수익 증가 = 추가 입원 건수 × 입원당 평균 징수액

입원당 평균 징수액은 입원 및 관찰에 대한 징수액의 혼합 평균을 나타냅니다. 이 수치는 시설마다 다르며 일반적으로 병원 관리 부서에서 추적합니다. 둘째, 앞서 설명한 것처럼 입원전담전문의 프로그램은 병원이 최대 수용 능력에 가깝게 운영될 때 재원 기간을 줄여 추가 '가상' 병상 용량을 창출함으로써 수용량을 늘릴 수 있습니다. 병원은 85% 이하의 점유율에서 효율적으로 운영되는 경향이 있습니다. 그러나 병원 점유율이 85%를 초과하면 입원 처리 속도가 느려지거나 지연되고, 응급실 내 환자 체류가 지연되며, 치료를 받지 않고 퇴원하는 응급실 환자가 늘어나는 등 비효율적인 상황이 발생할 수 있습니다. 응급실에서 치료 없이 퇴원하는 환자 LWOT 비율이 증가함에 따라 입원 증가를 통한 추가 수익 확보 가능성도 높아집니다.

이론적으로는 병상 일수를 줄일 때마다 추가 입원으로 이어질 수 있지만, 일반적으로는 그렇지 않습니다. 재원 기간 감소로 인해 발생하는 실제 추가 입원 건수는 전체 LWOT 환자 수와 이 환자군의 질병 중증도에 따라 크게 결정됩니다. 이러한 가변성을 고려하기 위해 **임팩트 모디파이어**를 사용하여 재원 기간 감소가 수익 창출에 미치는 예상 영향을 조정할 수 있습니다. 일반적으로 점유율 85% 미만으로 운영되는 병원의 경우 영향 수정자는 0%로 간주되어 잠재적인 수익 향상 효과를 무효화합니다. 그러나 점유율이 100%에 가까워지면 LWOT 인구의 예상 질병 중증도에 따라 영향력 수치가 증가하여 수익 개선의 기회가 커질 수 있습니다. 가상 병상 용량 확대로 인한 수익 증가는 다음 공식을 통해 추정할 수 있습니다.

- 수익 증가 = 절감된 병상 일수 × 영향 수정자 × 입원당 평균 수금

13) 비용/ROI 분석

재원 기간 감소, 건당 비용 감소, CMI 개선, 볼륨 증가는 입원전담전문의 프로그램 ROI 개선에 가장 일반적으로 사용되는 네 가지 요소이지만, 이것이 재정적으로 정량화할 수 있는 유일한 가치 원천은 아니라는 점에 주목할 필요가 있습니다. 거부율, 재입원 벌금, 병원 관련 감염 HAC 벌금의 감소도 ROI에 기여합니다. 또한 입원전담전문의 서비스는 비재무적으로 정량화할 수 없는 상당한 가치를 부여합니다. 실제 HM ROI는 지역 변수에 따라 달라지며 거부 감소, 재입원 패널티, HAC 패널티와 같은 다른 요소를 포함해야 합니다.

14) 변화하는 인식

입원전담전문의 치료 제공 모델이 새로운 모델에서 보편적인 모델로 발전함에 따라 HM ROI에 대한 인식도 크게 바뀌었습니다. 입원전담전문의 그룹이 비호스피탈리스트 그룹을 처음 대체했을 때는 ROI 구성 요소의 큰 차이가 비즈니스 모델을 매우 매력적으로 만들었습니다. 그러나 HM이 표준이 된 지금은 그룹 간의 ROI 변동성이 줄어들고 입원전담전문의 그룹 간의 성과 편차가 비교의 기준이 되었습니다. 동시에 병원 수익률 악화로 인해 비용 억제에 집중하게 되었고,

입원전담전문의 급여가 상승하면서 보조금 요구 사항이 증가했습니다. 성과 기반 환급도 병원 수익의 주요 결정 요인으로 부상했습니다. 비용을 효과적으로 절감하고 수익을 증대하여 상당한 ROI를 달성하기 위한 입원전담전문의 그룹의 필요성이 그 어느 때보다 중요해졌습니다.

Box 4-5-1 병원 전문의 계약 구조

- 병원 직원
- 병원 의료 서비스만 제공하는 회사와 계약
- 병원 의료, 마취, 방사선, 외과, 산부인과 등 여러 전문 분야를 가진 그룹 또는 회사와 계약
- 단일 사이트에서 병원 의료로 다각화하는 응급실 그룹에 고용됨

15) HM의 구조

HM 병원 의료 프로그램의 구조는 지속적으로 상당한 가치를 입증해 왔으며 그 결과 성장해 왔습니다. 프로그램을 개발하거나 확장할 때 일반적으로 어떤 유형의 입원전담전문의 프로그램을 구현해야 하는지가 문제입니다. 계약 병원 고용 및 진료 관리 그룹과의 계약 등 다양한 계약 구조가 마련되어 있습니다(Box 4-5-1).

각 구조에는 장단점이 있습니다. 예를 들어, 병원 고용 프로그램은 병원과 입원전담전문의의 참여도를 높일 수 있지만 채용 및 지표 관리에 어려움을 겪을 수 있습니다. 진료 관리 그룹은 지역 및/또는 전국적으로 존재하며 이러한 영역에서 여러 가지 성공적인 방법론을 사용하는 경향이 있으므로 일부 병원에 매력적인 옵션이 될 수 있습니다. 일부 소규모 병원과 지방시설 에서는 응급실 관리 그룹이 병원 내 입원전담전문의 프로그램을 포함하도록 관리 범위를 확장하기도 합니다. 원격 의료 프로그램은 이러한 소규모 시설에서도 중요한 역할을 하는데, 외딴 지역에서는 특히 채용이 어려울 수 있기 때문입니다.

미국의 원격 의료 프로그램에는 주정부 및 제3자 지불자별로 상환 방식이 다르고 응급 환자 발생 시 현장 가용성이 부족하다는 점 등 여러 가지 어려움이 있습니다. 후자의 경우, 많은 원격 의료 입원전담전문의 프로그램에는 현장 응급의학 EM 의사 또는 집중치료 전문의가 참여하여 병상 지원이 필요한 긴급한 상황에 대응합니다.

16) 입원전담전문의의 역할

(1) 사례 연구

고혈압, 울혈성 심부전, 중등도 치매의 과거 병력이 있는 78세 여성이 응급실 의사로부터 급성 만성 울혈성 심부전과 관련된 호흡곤란이 악화되고 있다는 진단을 받았습니다. 응급실 의사는 환자를 입원전담전문의 서비스에 입원시키고, 환자는 심장내과 상담 요청과 함께 심장병동에 도착합니다. 이후 4일 동안 환자는 치료와 안정을 취합니다. 환자는 매일 한 번 이상 같은 입원전담전문의의 진료를 받고 다학제 회진에서 치료에 대해 논의합니다. 물리 치료 평가 후 환자의 상태가 상당히 호전된 것으로 판단되면 전환기 치료를 위해 전문요양 시설로 이송하는 것이 좋습니다. 약물 조정이 완료되면 입원전담전문의는 치료 계획을 가족 및 PCP와 소통합니다.

최종적으로 상세한 퇴원 요약이 작성되고 환자는 요양원으로 전환됩니다. 급성기 치료 후 환자가 집으로 돌아오면 병원 과정에 대한 모든 정보를 가지고 있는 담당 주치의와 후속 조치를 취합니다.

일부 프로그램에서는 입원전담전문의를 환자 관리 팀의 쿼터백으로 활용하는데, 이는 응급실 임상의, 전문의, 사례 관리자, 환자, 가족, 간호 직원, 가정 간호 및 급성기 치료 후 전문가를 포함한 여러 주요 이해관계자에게 영향을 미치고 상호 작용하기 때문입니다.

병원에 처음 도입되는 입원전담전문의 서비스를 의심스럽게 바라보는 일부 의료진은 이 서비스가 병원 내 환자 관리를 대신하고 퇴원 시 개인 환자를 다른 지역사회 의료기관에 의뢰함으로써 수익이 감소할 것을 우려할 수 있습니다. 그러나 시간이 지나면서 PCP와 컨설턴트는 일반적으로 HM 그룹과 강력한 관계를 형성하고 입원전담전문의가 환자를 가장 잘 관리할 수 있다는 사실을 깨닫게 됩니다.

입원전담전문의는 입원을 효율적으로 관리하고 환자를 입원실에서 병상까지 효율적으로 이동시키는 컨설턴트 역할을 수행합니다. 일반적인 입원전담전문의 성과 지표는 **오전 11시 이전 퇴원**입니다. 이 평가는 입원전담전문의가 가장 효율적인 방식으로 환자의 치료를 조율할 수 있다는 점을 강조하며, 환자가 얼마나 빨리 응급실을 떠나는가만큼이나 중요합니다.

개인 진료 PCP는 퇴원 요청에 효율적으로 대응하는 데 한계가 있습니다. 관찰 치료는 매시간이 중요한 또 다른 영역으로, 입원전담전문의가 이러한 환자 관리에 가장 적합한 경우가 많습니다.

실제로 SHM은 메디케어 환자를 위한 관찰 진료의 약

59%가 입원전담전문의에 의해 제공된다고 추정합니다.

17) 고급 진료 제공자

의사 수급 문제는 다른 의학 및 외과 전문 분야뿐만 아니라 HM에서도 널리 퍼져 있습니다. 그 결과, 고급 진료 제공자 APP는 허용된 서비스 범위에 따라 입원전담전문의 프로그램에서 역할을 수행하고 있습니다. 예를 들어, 일부 시설에서는 APP가 자율적으로 활동하도록 허용하고 입원전담전문의 프로그램에서 저중증 환자를 전담하거나 의사의 감독을 최소화하면서 관찰실의 전담 제공자 역할을 수행하도록 할 수 있습니다. 다른 시설에서는 APP의 범위가 상당히 제한될 수 있으며, 이러한 프로그램에서는 퇴원 및 치료 전환에 중점을 둔 치료 '연장자'로 더 많이 활용될 수 있습니다.

18) 진료 조정

입원전담전문의의 하루 일과에는 환자를 직접 치료하는 것 외에도 많은 업무가 포함됩니다. 입원 환자 치료 및 퇴원 계획의 장애물을 논의하기 위해 매일 다학제 회진이 필요합니다. 이러한 회진에는 일반적으로 간호 직원, 사례 관리자, 입원전담전문의, 사회 복지사, 물리 치료사, 완화 치료 담당자가 포함되지만 이에 국한되지는 않습니다.

고급 진료 제공자 APP

미국에서 의사의 공급 및 수요 문제는 HM뿐만 아니라 다른 의료 및 외과 전문 분야에서도 만연합니다. 그 결과 APP는 허용된 서비스 범위에 따라 병원 전문의 프로그램에서 역할을 채우고 있습니다(그림 4-5-4).

예를 들어, 일부 시설에서는 APP가 자율적으로 기능하도록 허용하고 병원 전문의 프로그램은 APP가 중증도가 낮은 급성 환자를 대상으로 자체 서비스를 수행하거나 최소한의 의사 감독으로 관찰 유닛을 위한 전담 제공자로 활동하게 할 수 있습니다.

다른 시설에서는 APP의 범위가 상당히 제한될 수 있습니다. 이러한 프로그램에서는 APP를 치료 **연장자**(퇴원 및 치료 전환에 집중)로 더 많이 활용할 수 있습니다.

대규모 입원전담전문의 프로그램은 종종 지리적 회진으로 전환하는데, 이는 궁극적으로 치료 조정을 개선하는 동시에 재원 기간을 줄이고 환자 만족도를 높이는 모범 사례입니다. 이러한 유형의 세분화를 통해 팀은 환자들에게 더 많은 시간을 할애할 수 있고, 유닛 간 이동 시 팀을 계속 재구성하는 데 드는 시간을 줄일 수 있습니다.

팀은 회의실(또는 간호사 스테이션)에서 다학제 회진을 수행하는 것이 더 효율적일 수 있습니다. 다른 경우에는 환자 가족에게 영향력 있는 경험을 제공하기 위해 협업 병상 회진을 실시하는 것이 좋습니다. 모범 사례는 회진 중 병목 현상을 파악하고 린 도구를 활용하여 이를 제거하는 것입니다.

19) 인력 배치 및 스케줄링

입원부터 퇴원까지 환자를 진료하는 입원전담전문의의 수는 종종 치료의 연속성을 나타내는 지표로 간주됩니다. 낮

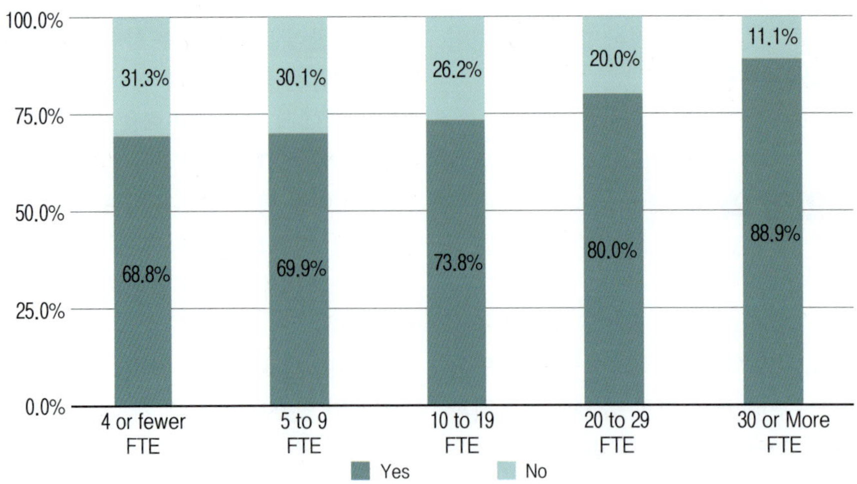

그림 4-5-4 미국의 그룹 규모별 APP의 존재 여부

교대 근무(오전 7시~오후 7시)의 의료진 연속성은 재원 기간 및 재입원 지표와 직접적인 상관관계가 있는데, 이는 대부분의 업무가 신규 입원을 하면서 기존 환자를 회진하는 것이기 때문입니다. 블록 스케줄링(7온, 7오프)은 핸드오프 횟수 감소와 관련이 있습니다. 이러한 스케줄링 패턴은 HM 프로그램의 일반적인 특징이 되었으며 잘 작동하는 프로그램에 해당합니다.

그러나 야간 근무(일반적으로 오후 7시부터 오전 7시까지) 동안의 진료 연속성은 야간 제공자의 업무가 주로 신규 환자 입원 및 긴급한 문제로 인한 층 환자 교차 커버와 관련이 있기 때문에 덜 우려됩니다. 입원전담전문의 프로그램의 규모가 커지면 응급실의 수요에 맞게 보장 모델(수용 인원)이 확장됩니다. 일반적으로 응급실은 오후와 초저녁 시간에 가장 바쁩니다. 성장하는 입원전담전문의 프로그램에서 더 많은 인력 자원을 추가하기 위해 저녁 시간대 스윙 교대 근무를 통해 응급실 업무량 증가에 대응하는 경우가 많습니다. 모델에 따라 스윙 근무 입원전담전문의에게 **입원 환자**로만 배정하거나 신규 환자 입원 및 기존 환자 회진을 모두 담당하도록 배정합니다.

20) 운영 지표

성공적인 입원전담전문의 프로그램은 진료량을 면밀히 모니터링하여 급증과 추세를 해결합니다(Box 4-5-2). 임상의와 환자의 만남에는 초기, 후속, 퇴원이라는 세 가지 기본 유형이 있으며, 이 세 가지 유형을 모두 사용하여 입원전담전문의의 노력을 정의해야 합니다.

(1) 평균 일일 인구조사

평균 일일 인구조사는 일반적으로 프로그램의 규모를 설명하는 지표이지만 신규 입원, 퇴원, 중환자 치료, 상담 및 시술을 포함한 모든 청구 가능한 기회를 설명하지는 않습니다. 일일 평균 '청구 가능한 만남'이 입원전담전문의 프로그램의 인력 배치를 결정하는 데 더 유용한 지표가 될 수 있습니다. 또한 일일 평균 진료 건수에 포함되지 않는 비청구 업무도 인식하고 고려하는 것이 중요합니다. 예를 들어, 자정 이후에 입원전담전문의가 입원한 환자를 다음 날 아침 동일한 입원전담전문의 또는 주간 입원전담전문의가 다시 평가할 수 있습니다. 하루에 한 번의 만남만 환급되므로 추가 시간이 소요되는 평가는 청구할 수 없습니다(응급 상황이나 시술의 경우 제외). 입원전담전문의의 최대 혜택은 일반적으로 임상의의 업무량이 환자당 하루 평균 1.5회 진료일 때 나타나며, 이는 EMR, ICU 책임, 하위 전문과 지원 등과 같은 워크플로 변수에 따라 달라질 수 있습니다.

Box 4-5-2 병원 품질 지표

- 사망률
- 진료의 연속성(입원부터 퇴원까지 환자를 돌보는 입원전담전문의 수)
- 상담 활용률
- 재입원율
- 건강 관리로 획득한 상태
- 환자 경험
- 시민성(병원 위원회 참여)
- 문서화(사례 혼합 지수, 코딩, 미기록 서비스 비율)

응급실과 마찬가지로 입원 환자 수는 급격하게 변동될 수 있습니다. 바쁜 교대 근무를 하는 입원전담전문의에게 인센티브를 제공하기 위해 메디케어의 환급 일정에 따른 상대가치점수RVU를 사용할 수 있습니다.

(2) 재원일수

재원 기간을 평가하는 방법에는 몇 가지가 있습니다.

- **조정되지 않은(원시) 재원 기간:** 시력이나 이상값에 대해 조정되지 않은 재원 기간이다.
- **CMI 조정 재원 기간:** CMI를 조정한 재원 기간이다. 철저한 문서화를 통해 높은 시력을 기준으로 더 긴 재원 기간을 정당화할 수 있다.
- **기하학적 재원 기간:** 소수의 환자에서 매우 긴 재원 기간이 발생하는 경우 유용할 수 있는 이상값에 대한 재원 기간이다.

21) 환자 치료에 통합적인 접근

현대 의료 환경은 극도로 복잡합니다. 환자는 외래, 입원, 급성기 이후를 아우르는 일련의 치료 과정을 거치게 됩니다. 여러 부서와 분야에서 중요한 서비스를 제공하며, 다양한 임상 및 비임상 의료진이 치료를 제공합니다. 이러한 환경의 복잡성으로 인해 다세팅, 다부서, 다분야, 다제공자 치료가 신중하게 조정되는 통합 치료 제공 모델이 필요하게 되었습니다. 모든 응급실과 입원전담전문의 그룹이 협력적이고 통합적인 관계를 유지하는 것은 아닙니다. 입원전담전문의가 응급실 동료에 대해 흔히 제기하는 우려는 다음과 같습니다.

- 일괄 입원
- 불완전한 검사
- 부적절한 입원

마찬가지로, 응급실 임상의들은 HM 동료에 대해 다음과 같은 일관된 우려를 표명합니다.

- 평가 및 입원 지연
- 입원 거부
- 불필요한 추가 검사 요청

이러한 문제는 긴밀한 협업과 환자 치료에 대한 통합적 접근 방식을 통해 극복할 수 있는 공통의 과제를 나타냅니다. 그러나 이를 달성하기 위해서는 먼저 응급의학과와 HM을 비교하여 건설적이고 존중하는 인식이 필요합니다.

(1) 유사점

응급의학과와 입원전담전문의에는 분명 차이점이 있지만, 다른 점보다는 비슷한 점이 더 많습니다. '사과와 오렌지'라기보다는 빨간 사과와 초록 사과에 더 가깝습니다(즉, 같은 것의 다른 버전).

응급의학과와 HM은 병원 환자의 급성기 치료를 함께 관리하는 **급성기 치료팀**입니다. 둘 다 입원 환자 대다수의 치료를 관리하고 병원 내 응급 상황에 대응합니다. 두 전문과목 간의 차이는 급성 치료 환경 밖에서 운영되는 전문과목과의 차이에 비하면 미미한 수준입니다.

응급의학과와 입원전담전문의 임상의는 병원의 **홈 팀**입니다. 두 그룹 모두 병원 내에서만 근무하며 다른 어떤 임상의 그룹보다 병원의 운영과 프로세스를 잘 알고 있습니다. 이들은 병원 외부에서 활동하는 모든 임상 이해관계자를 포함하는 **원거리** 팀과 함께 상호 작용합니다.

(2) 차이점

응급의학과와 입원전담전문의는 차이점보다 유사점이 더 많으므로 차이점을 살펴보는 것이 중요하며, 이는 주요 책임, 시간 라인, 정보 처리 및 일반적인 성격의 네 가지 주요 영역으로 분류할 수 있습니다. 응급의학과 의사와 입원전담전문의의 주요 책임은 다릅니다.

일반적으로 응급의학과 의사는 환자를 안정시키고, 1차 진단을 내리고, 치료를 시행하고, 처치를 결정할 책임이 있습니다. 입원전담전문의는 환자의 안정을 유지하고, 1차 진단을 구체화하고(또는 2차 진단을 내리고), 종합적인 치료 계획을 개발 및 업데이트하며, 다학제 팀의 조치를 조정합니다. 이러한 근본적인 차이점을 지나치게 단순화한 것은 분명하지만, 이를 이해하면 임상의의 동기와 행동에 대한 인식을 제고하고 조율의 기회를 파악하는 데 도움이 될 수 있습니다.

응급의학과와 HM의 타임라인은 크게 다릅니다. 응급의학과에서는 환자를 만나는 횟수가 많고, 빠르게 연속적으로 이루어지며, 비교적 짧고, 신속한 개입이 필요한 불안정한 증상을 보이는 경향이 있습니다. 따라서 타임라인은 초와 분 단위로 측정됩니다.

이와는 대조적으로, 입원전담전문의 환자를 만나는 횟수는 적고, 느리게 연속적으로 발생하며, 더 오래 지속되고, 신중한 고려가 필요한 안정적인 문제를 수반하는 경향이 있습니다. 따라서 타임라인은 시간 및 일 단위로 측정됩니다. 이는 지나치게 단순화한 것이지만, 이러한 중요한 차이를 인식하는 것은 상호 이해와 존중을 증진하는 데 도움이 될 수 있습니다.

(3) 사고 스타일과 성격

인지 심리학 분야의 연구에서는 **시스템 1**과 **시스템 2**로 분류되는 두 가지 주요 사고 양식을 확인했습니다. 시스템 1 사고는 빠르고, 수월하며, 자동적이고, 무의식적인 사고로, 신속한 평가와 신속한 결정을 내리는 데 큰 유용성을 지닌 사고 방식입니다. 시스템 2 사고는 느리고 노력적이며 신중하고 의식적인 사고로, 새로운 정보나 누락된 정보를 찾고 복잡한 결정을 내릴 때 큰 유용성을 발휘합니다. 각 전문 분야의 임상의는 두 가지 유형의 사고를 모두 활용해야 하지만, 응급의학과 임상의는 시스템 1 사고와 더 높은 수준의 병렬 정보 처리에 더 많이 의존하는 경향이 있습니다.

HM 임상의는 시스템 2 사고와 더 높은 수준의 직렬 정보 처리를 더 많이 사용하는 경향이 있습니다. 응급의학과와 HM을 실천하는 임상의의 성격에는 타고난 성격과 양육 환경이 모두 영향을 미칩니다. 각 분야의 특성상 특정 타고난 성격 특성을 가진 임상의를 끌어들이는 경향이 있습니다. 특정 성격 유형 중 하나는 응급의학과 임상의를 **행동하는 사람**으로, HM 임상의를 **생각하는 사람**으로 간주합니다. 이는 일반화이긴 하지만, 이러한 구분을 인식하면 개별 임상의와 부서 간의 건강한 관계를 증진하는 데 도움이 될 수 있습니다.

(4) 서비스 조정이 제대로 이루어지지 않을 때의 문제

입원전담전문의를 활용하면 병원은 입원 환자의 퇴원을 적시에 효과적으로 관리하여 환자 흐름을 제어하는 동시에 효율성, 만족도, 비용 문제 등 다양한 측면에 영향을 미칠 수 있는 더 큰 기회를 얻을 수 있습니다. 예를 들어 정오에 퇴원할 준비가 된 환자가 오후 5시나 6시까지 퇴원을 위해 병원에 도착하지 못한다고 가정해 보겠습니다.

이렇게 퇴원이 지연되면 불필요하게 병상을 차지하고 리소스가 소모될 수 있습니다. 앞서 설명한 것처럼 응급의학과 전문의와 입원전담전문의의 유사점은 강력한 협업으로 이어져야 합니다. 두 그룹의 기능과 목표는 서로 얽혀 있으며 병원의 성공은 종종 이러한 관계에 달려 있습니다.

안타깝게도 일부 병원에서는 응급의학과와 입원전담전문의 그룹 사이에 신뢰가 거의 없고 심지어 적대적인 역학관계가 형성되기도 합니다. 갈등은 두 서비스가 환자를 위한 최선의 방법보다는 자신의 편의에 더 집중할 때 발생할 가능성이 가장 높습니다. 각 팀이 다른 팀의 성공을 고려하지 않고 자신의 메트릭 성과를 고립적으로 다룰 때 갈등은 더욱 악화됩니다.

예를 들어 응급의학과 의사는 더 이상 새로운 환자를 보지 않을 때까지 기다렸다가 입원전담전문의에게 입원을 알립니다. 응급의학과 의사는 이미 알려진 **안정된** 환자의 상태보다 새로운 **미지의** 환자의 요구가 더 긴급하다고 설명할 것입니다.

입원전담전문의는 새로운 환자를 받지 않는 기간이 있습니다. 진료 전환, 오전 회진, 급성 문제에 대한 대응으로 인해 조기 퇴원이 지연되고 응급실 탑승 가능성이 높아질 수 있습니다. 일괄 입원은 모든 간병인을 좌절시킵니다.

궁극적으로 응급의학과 전문의와 입원전담전문의 간의 비협조적인 관계의 가장 큰 두 가지 결과는 환자 치료 조정이 제대로 이루어지지 않고 서비스 간 의사소통과 신뢰가 악화되는 것입니다.

각 부서별 추진력의 차이와 인센티브(생산성 대 품질)의

Box 4-5-3 임상 사례 첫 번째 문제

이른 저녁, 응급의학과 의사가 당직 입원전담전문의에게 연락하여 3명의 신규 입원 환자를 알립니다.

- **응급의학과 의사:** 안녕하세요, 칼, 죄송하지만 3명이 들어왔어요.
- **입원전담전문의:** 입원 환자가 세 명이라고요? 지금 장난해요? 지금 오후 6시 35분인데 지난 두 시간 동안 제가 일할 수 있도록 이걸 한명이라도 더 일찍 주면 안 됐을까요? 이제 야간 의사에게 넘겨야 하는데 그가 행복하지 않을 것입니다! 그리고 당신이 오후 7시에 정각에 퇴원할 수 있도록 몇 시간 더 여기 있을 거예요!
- **응급의학과 의사:** 모두의 결과가 방금 나왔고 지금 전화합니다. 우리 모두 바빠요! 이 입원자들이 여기 영원히 앉아 있지 않았으면 좋겠어요. 위층으로 옮기라는 명령이 필요해요. 여기 환자들이 있습니다.
- **입원전담전문의:** 아직 모든 검사가 끝나지도 않았는데요. 왜 그렇게 빨리 손을 씻는 건가요? 환자가 응급실에 있는 동안 CT 스캔을 할 수 없는 이유는 무엇인가요? 훨씬 쉬워요.

해설: 응급실과 HM 간의 악의적인 관계는 서로의 워크플로우에 대한 몇 가지 가정을 낳을 수 있습니다. 때때로 여러 환자의 평가가 거의 동시에 완료되는 경우가 있는데, 이때는 전화 한 통으로 입원을 논의하는 것이 더 쉽습니다.

특히 교대 근무가 끝날 때 '일괄 처리'는 가능하면 피해야 합니다. 이는 입원전담전문의 입원 담당자와 풀 메커니즘을 구축하면 더 쉽게 달성할 수 있습니다. 입원전담전문의가 근무 종료 25분 전에 입원을 시작할 가능성은 거의 없습니다. 환자가 입원하면 더 잘 수행되는 비응급 응급실 검사는 응급실 병목 현상을 일으킵니다.

안타깝게도 이 대화에는 두 가지 문제, 즉 신뢰 부족과 치료 조정이 제대로 이루어지지 않는 것이 분명합니다. 환자 치료와 임상의 일정을 조율하는 통합 모델은 교대 근무에 시차를 두고(응급실 의사와 입원전담전문의가 동시에 퇴근하지 않도록) 브릿지 오더를 활용하여 처리량을 높일 수 있습니다. 상호 성공과 조율된 원활한 치료 연속성을 위해서는 응급실과의 긴밀한 관계가 필수적입니다.

환자 치료에 대한 통합적 접근 방식은 문화적, 임상적, 운영적, 재정적 측면에서 상당한 이점이 있습니다. 다차원적인 병원 환경에서 성공의 가장 강력한 원동력 중 하나는 협력적인 문제 해결과 혁신을 촉진하는 통합의 조직 문화입니다.

이는 열정을 공유하는 분위기를 조성하고 앞으로 나아가는 추진력을 만들어 줍니다. 여러 서비스 라인과 부서 간의 소통과 협력이 강화되면 오류 발생 가능성이 줄어들고 의료 서비스 제공이 개선될 수 있는 기회가 생깁니다.

Box 4-5-4 **임상 사례 두 번째 문제**

독감 시즌이 한창인 오늘, 응급실에서 보고된 대기자가 35명입니다. 퇴원 준비가 된 환자의 신속한 퇴원을 독려하기 위해 병원 의료진 전체에게 긴급 문자 메시지를 보냈습니다.

해결책: 입원전담전문의 의료 책임자는 아침에 응급실 의료 책임자와 만나 처리량을 높이기 위한 전략을 검토합니다. 입원전담전문의는 응급실에 18명의 퇴원 가능성에 대해 알리고 정오 이전에 완료할 수 있는 입원에 대해 **스켈레톤 브릿지 오더***를 요청합니다. 이렇게 하면 입원전담전문의 팀은 조기 퇴원에 집중할 수 있고 대기 중인 환자가 층으로 올 수 있는 공간을 확보할 수 있습니다. 응급실에서 신규 환자에 대해 입력한 브릿지 오더는 입원전담전문의 워크플로우를 방해하지 않고 병상 배정 프로세스를 진행하는 데 도움이 됩니다. 이러한 브릿지 오더는 두 서비스에서 공동으로 개발했으며 관찰 대 입원 환자 상태, 식단 및 PRN 약물로 구성됩니다. 전체 오더는 층에서 평가한 후 입원전담전문의가 입력합니다.

---

* 스켈레톤 브릿지 오더(Skeleton Bridge Order)는 재난 현장에서 응급 환자를 효율적으로 관리하기 위해 최소한의 기본적인 진료 명령을 사전에 내려두는 것을 말한다. 이는 환자가 입원 전 단계에서 기본적인 처치를 받을 수 있도록 하는 조치로, 의료진이 보다 신속하게 환자를 돌볼 수 있도록 돕는다.

스켈레톤 브릿지 오더는 응급 상황에서 진료 지연을 줄이고, 기본적인 검사 및 처치를 신속하게 시작할 수 있도록 하기 위해 사용됩니다. 일반적으로 응급실과 병원 입원 전담팀 간의 협업을 통해 환자가 병동으로 이동하기 전에 필요한 최소한의 처치를 지시하는 내용을 포함합니다.
주요 내용은 다음과 같습니다.

- 기본적인 검사를 위한 지시
- 필수 약물 투여
- 환자 안정화 조치
- 진료 연속성을 유지하기 위한 최소한의 기록

이러한 오더는 진료가 신속하고 원활하게 진행될 수 있도록 지원하며, 특히 재난 상황이나 환자가 많은 응급 상황에서 중요한 역할을 합니다.

Box 4-5-5 **임상 사례 세 번째 문제**

응급실에 더 이상 병실이 없는 금요일 오후에 20명의 환자가 대기실에 있습니다. 병원은 만원이고 여러 명이 퇴원 대기 중입니다. 응급실 환자 중 몇몇이 LWOT 할 예정입니다.

해결책: 응급실 의사가 당직 입원전담전문의에게 연락하여 당면한 문제를 전달합니다. 또한 두 명의 입원이 인수인계할 준비가 되어 있습니다. 응급실 의사가 사인아웃을 완료하면 입원전담전문의가 몇 명이나 더 입원해야 하는지 묻습니다. 앞으로 몇 시간 동안 최소 6명의 입원이 더 있을 예정이며, 그 중 4명은 매우 간단하고 최소한의 영상 촬영과 검사만 기다리는 상태입니다. 어쨌든 응급실로 향하는 입원전담전문의는 그 네 명의 환자도 함께 보고 주문을 할 수 있도록 핸드오프를 요청합니다.
이러한 통합 및 조정된 전달 모델은 환자 경험을 개선하고, LWOT를 줄이며, 처리량을 촉진하는 데 도움이 됩니다.

차이로 인해 의사소통이 원활하지 않고, 전환이 원활하지 않으며, 처리 속도가 느려지고, 환자 치료 수준이 떨어지고, 불만과 불만이 증가하고, 책임이 증가하며, 시간과 자원이 낭비될 수 있습니다.

이러한 차이로 인해 그룹 차원에서 테스트, 재평가, 협상, 방어, 심지어 논쟁에 더 많은 시간이 소요될 수 있습니다. 이는 모두에게 시간 낭비이지만, 특히 환자들이 가장 큰 피해를 입으며 여러 부서 사이에서 갈등을 겪게 됩니다.

(5) 통합의 장점

효과적인 입원 환자 흐름을 위한 도구는 성과가 높은 HM 프로그램의 가장 중요한 결정 요인입니다. 유능한 입원

전담전문의는 여러 서비스와 협업하여 환자를 효율적으로 관리합니다. 그들은 다음에 대한 정보를 유지합니다.

- 수요
  - 일상적인 응급실 일일 입원 요청
  - 현재 응급실 입원 환자
  - 입원전담전문의 서비스로의 전원 요청
  - 자문 요청
  - 직접 입원을 위한 PCP 요청
- 수용 능력
  - 현재 사용 가능한 병상 및 유형(내과, 원격 측정 등)
  - 한 병동에서 다른 병동으로의 전원
  - 잠재적 퇴원 환자
  - 당일의 현재 흐름 장애

환자 퇴원에 장애가 있는 경우, 입원전담전문의는 병목 현상에 집중해야 합니다. 장벽이 물량(수요) 급증과 관련된 경우, 중대형 입원전담전문의 프로그램에는 필요 시 인력을 늘릴 수 있는 예비 스케줄이 있어야 합니다.

(6) 임상 경로

이러한 협업의 일반적인 예는 임상 경로를 구현하는 것입니다. 효과적인 통합은 또한 운영 효율성을 향상시킬 수 있는 기회를 창출합니다. 예를 들어 응급실과 입원전담전문의 서비스 간의 긴밀한 협업을 통해 두 부서의 처리량 지표를 개선할 수 있습니다. 이러한 문화적, 임상적, 운영적 개선은 상당한 재정적 이득을 가져올 수 있습니다.

(7) 통합에 관련된 당사자

환자 치료에 대한 통합적 접근 방식에는 모든 환경, 부서, 분야 및 제공자가 참여해야 하지만 이 목표를 달성하기는 어려울 수 있습니다. 응급실과 HM 부서는 일반적으로 병원에서 가장 중요한 두 가지 구성 요소이며, 이들의 관계가 통합을 위한 분위기를 조성하는 경우가 많습니다. 이러한 시너지 효과는 도전이자 기회이기도 합니다.

응급의학과와 입원전담전문의 그룹의 구조와 유사점 및 차이점을 이해하면 성공적인 통합을 위한 발판을 마련할 수 있습니다. 경영진과 운영 리더는 정기적인 합동 회의(최소 월 1회)를 통해 공통 이슈와 문제 사례를 체계적으로 검토하여 개선이 필요한 부분을 파악해야 합니다.

Box 4-5-6 병원과의 협력 관계의 장점

- 응급실 처리량
- 응급실 과밀
- 응급실 대기 시간
- 미진료율
- 응급실 이용률
- 입원전담전문의의 적시 대응
- 만족도 및 안정성
- 의사소통 및 신뢰
- 입원에 대한 '협상' 감소
- 응급의학과 전문의와 입원전담전문의 간의 환자 핸드오프 개선
- 갈등 감소

모든 참가자가 환자를 옹호하는 데 집중할 때 효과적인 논의가 이루어집니다. 회의는 서비스 라인 리더가 공동으로 이끌어야 하며, 비난이나 비난 없이 지표에 특히 주의를 기울여야 합니다. 이와 별도로 서비스 라인 리더들은 자주 만나 문제를 논의하고 부서 간 회의 안건에 포함할 주제를 선정해야 합니다.

응급의학과와 HM 간의 협력을 위해서는 환자 중심의 공통 목표 및 지표를 설정하고 관련 문제를 해결해야 합니다(Box 4-5-6). 응급의학과 임상의와 입원전담전문의 임상의가 서로의 프로그램 작동 방식을 더 깊이 이해하기 위해 회진 또는 **쉐도우 시프트**를 하는 것이 가장 좋은 관행입니다. 특히 일반 및 저급 진단의 핸드오프에 대한 기준을 정의하고 합의하는 것이 중요합니다. 처리 속도가 빨라지고 모든 임상의가 일관된 접근 방식에 의존할 수 있습니다.

기타 해결해야 할 예는 다음과 같습니다.

- 불완전한 응급실 검사가 문제인 경우 특정 진단에 필요한 검사와 불필요한 검사를 공동으로 정의하면 치료와 전환을 신속하게 진행할 수 있습니다.
- 환자 경험이 초점 영역인 경우, 의료진이 한 영역에 대한 환자의 평가가 다른 서비스 영역에서의 경험에 영향을 받는다는 사실을 이해하면 눈을 뜨게 될 수 있습니다. 예를 들어, 환자가 응급실에 너무 오래 머무르면 입원 환자 경험에 관계없이 전체 병원 평가가 오염될 수 있습니다.

(8) 응급실 및 HM 그룹 참여 모델

미국에서 응급실 및 HM 그룹의 두 가지 주요 모델은 병

원에 고용된 그룹과 계약된 그룹입니다. 병원 고용 그룹 모델에서는 해당 부서와 임상의가 병원에 직접 고용됩니다. 계약 그룹 모델에서는 해당 부서와 임상의가 해당 서비스를 제공하기 위해 병원과 계약을 맺은 민간 그룹 또는 기업의 직원 또는 독립 계약자로 참여합니다.

계약 그룹은 소규모 민간 그룹(한 개 또는 몇 개의 병원과 계약)부터 다수의 병원과 계약하는 대규모 다 주 조직에 이르기까지 규모가 다양할 수 있습니다. 계약 그룹은 단일 서비스 라인을 전문으로 하거나 EM과 HM을 모두 포함하여 여러 서비스 라인을 관리할 수 있습니다.

구성에 관계없이 두 그룹 간의 협력은 매우 중요합니다.

22) 결론

응급의학과 전문의와 입원전담전문의 간의 목표는 고객 중심, 품질에 대한 헌신, 효율성을 중시하는 파트너십입니다. 이러한 임상의들이 모두 같은 방향으로 나아갈 때 효율성이 향상됩니다.

성공적인 조직은 간호사 리더를 교육하고, 운영 평가를 수행하고, 린을 구현하고, 마케팅 리소스를 배치하고, 고객 만족 기술을 하드와이어링하여 환자 흐름 프로세스를 지원합니다.

프로그램이 잘 작동하려면 응급의학과 전문의와 입원전담전문의에게 비슷한 인센티브를 제공해야 합니다. 그러나 큰 성공을 거두기 위해서는 그룹이 동일한 목표와 지표를 공유하고 상당한 경험과 문제 해결 전문성을 갖춘 리더십의 안내를 받아야 합니다.

크고 작은 비상 그룹이 HM으로 확장하는 추세는 앞으로도 계속될 것입니다. 소규모 기업도 함께 협력하면 신속한 환자 입원, 처리량 개선, 품질에 대한 관심 등과 같은 공동 목표를 달성할 수 있습니다. 입원전담전문의 그룹을 시작하는 데 따르는 비용과 위험 때문에 소규모 응급의학과 기업에서는 새로운(또는 기존 입원전담전문의 프로그램을 책임지고 관리하는) 프로그램을 만드는 것이 점점 더 어려워지고 있습니다.

대기업은 관리 경험이 풍부하고 리소스를 더 광범위하게 활용하고 배치할 수 있는 역량을 갖춘 경우가 많기 때문에 몇 가지 장점이 있습니다.

REFERENCE

1. Better Care Support Programme Brochure [Internet]. Whalley R. Why not home why not today [cited 2020 May 12]. Available from: https://www.local.gov.uk/sites/default/files/documents/NEW0164_DTOC_Brochure_Online_Spreads_1.0.pdf
2. Care Logistics Blog [Internet]. 10 tips for optimizing length of stay [cited 2020 May 12]. Available from: https://www.carelogistics.com/blog/2017/8/8/5txje43de7biprm5gclgy9q06gfk2r
3. Chen LM, Birkmeyer JD, Saint S, et al. Hospitalist staffing and patient satisfaction in the national Medicare population. J Hosp Med. 2013;8(3):126-31.
4. Covey SMR. The Speed of Trust: The One Thing That Changes Everything. Simon & Schuster. New York, NY: Free Press; 2018.
5. Jensen K, Mayer TA, Welch SJ, et al. Leadership for Smooth Patient Flow. Chicago, IL: Health Administration Press; 2007.
6. Kaboli PJ, Go JT, Hockenberry J, et al. Associations between reduced hospital length of stay and 30-day readmission rate and mortality: 14-year experience in 129 Veterans Affairs hospitals. Ann Intern Med. 2012;157(12):837-45.
7. Medscape [Internet]. Certification in hospital medicine: what does this mean to hospitalists? To employers? To patients? [cited 2020 Jan 15]. Available from: https://www.medscape.org/viewarticle/560235.
8. O'Leary KJ, Wayne DB, Landler MP, et al. Impact of localizing physicians to hospital units on nurse–physician communication and agreement on the plan of care. J Gen Intern Med. 2009;24(11):1223-7.
9. Resar R, Nolan K, Kaczynski D, et al. Using real-time demand capacity management to improve hospitalwide patient flow. Jt Com J Qual Patient Saf. 2011;37(5):217-27.
10. Salim SA, Elmaraezy A, Pamarthy A, et al. Impact of hospitalists on the efficiency of inpatient care and patient satisfaction: a systematic review and meta-analysis. J Community Hosp Intern Med Perspect. 2019;9(2):121-34.
11. Society of Hospital Medicine [Internet]. What is a hospitalist [cited 2020 Jan 15]. Available from: https://www.hospitalmedicine.org/about/what-is-a-hospitalist/
12. Society of Hospital Medicine Practice Analysis Committee. 2018 State of Hospital Medicine Report. Philadelphia, PA: Society of Hospital Medicine; 2018.
13. Society of Hospital Medicine Public Policy Committee [Internet]. The Hospital Observation Care Problem: Perspectives and Solutions From the Society of Hospital Medicine [cited 2020 May 11]. Available from: https://www.hospitalmedicine.org/globalassets/policy-and-advocacy/advocacy-pdf/shms-observation-white-paper-2017.
14. The Hospitalist [Internet]. Scheduling patterns in hospital medicine [cited 2020 May 12]. Available from: https://www.the-hospitalist.org/hospitalist/article/150382/scheduling-patterns-hospital-medicine.

15. Wachter RM, Goldman L. The emerging role of "hospitalists" in the American health care system. N Engl J Med. 1996;335(7):514-7.
16. Wachter RM, Goldman L. Zero to 50000: the 20th anniversary of the hospitalist. N Engl J Med. 2016;375(11):1009-11.
17. Watcher RM, Goldman L. The hospitalist movement 5 years later. JAMA. 2002;287(4):487-94.
18. Watcher RM. The state of hospital medicine in 2008. Med Clin North Am. 2008;92(2):265-73.

6.

재난 계획 및 대응

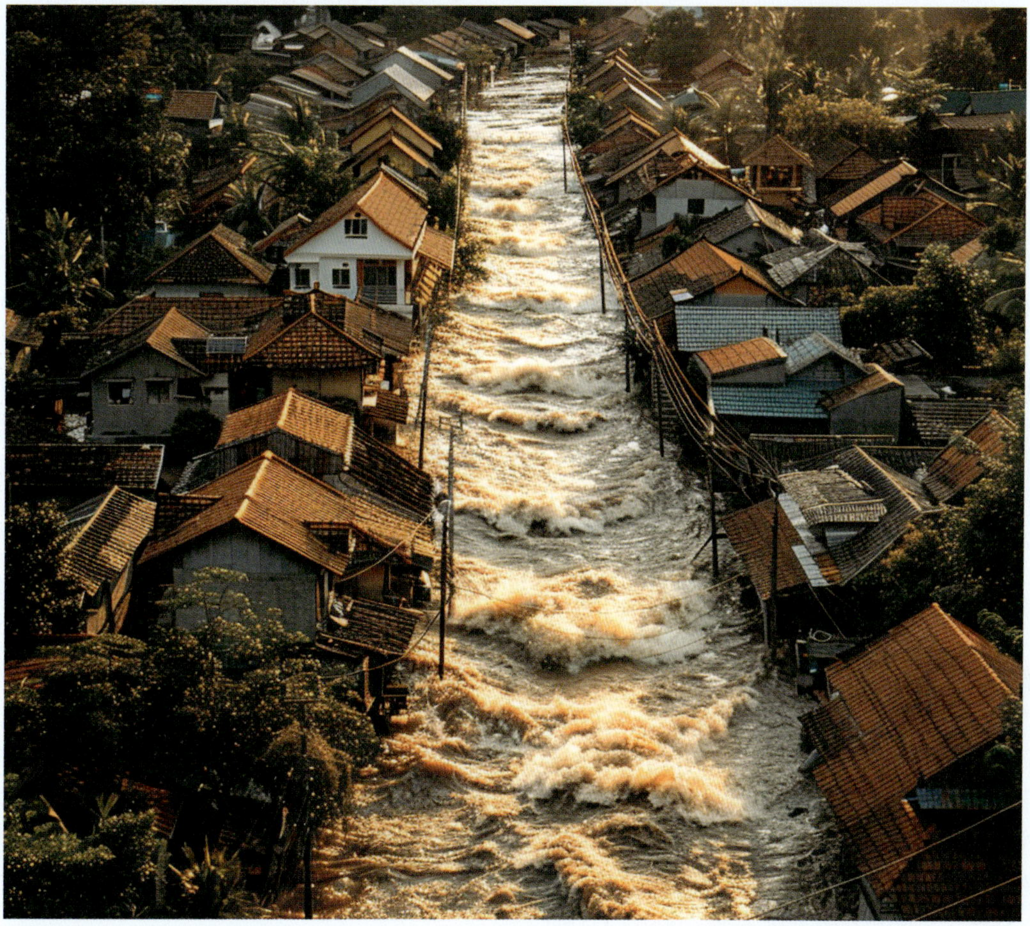

학습목표

1. 응급 의학에서 재난 대비 및 대응의 필수 요소를 이해한다.
2. 특정 의료 환경에 맞춘 재난 대응 계획을 개발하고 구현하는 방법을 학습한다.
3. 재난 시 응급 의학 전문가의 역할과 책임을 인식한다.
4. 재난 대비를 향상시키기 위한 시뮬레이션과 교육의 중요성을 분석한다.

1) 재난 대비의 필요성

재난 상황에 대한 대응 준비 disaster preparedness는 여러 가지 이유로 응급실 emergency department, ED 리더에게 독특한 과제를 제시합니다. 대부분의 경우 재난은 **다른 곳**에서 일어나는 일이라고 가정합니다. 특정 응급실이 재난 상황에 대응해야 할 가능성은 상대적으로 낮습니다. 과밀, 인력 부족, 직장 내 폭력, 재정적 제약 등의 문제는 모두 응급실 관리자가 일상적으로 겪을 수 있는 스트레스일 가능성이 훨씬 더 높습니다.

2) 현대 재난의 증가

기상이변과 같은 자연적 원인이나 의도적인 테러 행위로 인한 재난 사건의 발생률은 지난 10년 동안 증가했습니다. 현대 세계에 영향을 미치는 추세는 21세기에 점점 더 많은 재난이 발생할 확률을 높이는 사회적 변화를 초래하고 있으며 이는 계속 증가하는 산업화와 도시화에서 비롯됩니다. '한국에서는 일어나지 않을 것'이라는 개념은 더 이상 적용되지 않습니다. 게다가 재난 발생과 관련하여 교육 지도자들이 종종 잘못 생각하는 잘못된 가정이 많습니다.

3) 재난 대비의 중요성

따라서 응급실의 재난 대비 및 대응과 관련된 핵심 요소를 이해하는 것이 중요합니다. 실제로 이 분야에서 리더 역할을 하는 응급실 관리자는 병원 관리자, 정부 지도자, 일반 대중으로부터 많은 관심을 받고 있습니다. 2001년 9월 11일 테러와 탄저균 우편물 사건, 뉴올리언스의 제방 붕괴, 2009년 H1N1 대유행, 2017년 허리케인 이후 거의 20년 동안 병원들은 재난 상황에 대비하기 위해 많은 노력을 기울여 왔습니다.

(1) 재난 상황에 관한 오해

재난 상황에서는 다음과 같은 다양한 오해가 있을 수 있습니다(Box 4-6-1).

Box 4-6-1 재난 상황에 관한 오해

- 구급대는 환자 분류를 수행하고 안정 치료를 제공하며 필요한 경우 현장에서 환자의 오염을 제거합니다.
- 부상자는 구급차로 응급실로 이송됩니다.
- 부상자는 병원에 고르게 분산 배치됩니다.
- 병원에는 예상되는 사상자의 특성, 유형 및 수에 대해 EMS 담당자가 연락을 취할 것입니다.
- 가장 심각한 사상자가 먼저 응급실에 도착합니다.

4) 재난 계획의 기대치

ACEP는 재난 발생 시 가능하고 적절한 경우 국가 전문가의 과학적 근거에 기반한 최신 정보를 전파하기 위해 자원을 사용할 것입니다. 그러나 재난 계획만으로는 비상사태의 성공적인 관리를 보장할 수 없습니다. 특히, 재난 계획이 있었다면 성공적인 관리가 이루어질 것이라고 생각하기 쉽습니다. 연구에 따르면 이는 사실이 아니며 계획된 것과 실제 재난 위기에서 발생하는 것 사이에는 큰 차이가 있는 경우가 많습니다(그림 4-6-1).

5) 재난 정의 및 유형

재난 disasters은 여러 가지 방식으로 정의할 수 있지만 응급실 운영과 가장 관련이 있는 것은 안전하고 시기적절한 의료 서비스 제공 능력이 그러한 의료 서비스에 대한 수요를 초과하는 상황을 발생시킨다는 것입니다. 그 결과 리소스를 할당하는 능력이 크게 변경됩니다. 재난 상황은 테러 공격과 같

미국 응급의학회(American College of Emergency Physicians, ACEP)는 응급 의사에게 다음과 같이 권장합니다.

- 소속 기관과 지역사회가 재난에 대비할 수 있도록 지원합니다.
- 재난 상황에서도 계속 일한다.
- 가능한 모든 방법을 사용하여 자신과 가족, 동료, 환자를 위험으로부터 보호합니다.
- 기관 및 공공 리더와 협력하여 공중보건 및 안전 정보를 동료와 대중에게 효과적으로 전달합니다.
- 필요한 경우 부족한 자원을 할당하기 위해 위기 분류 책임자 역할을 맡을 준비를 합니다.

그림 4-6-1 재난 계획 및 대응 기대치

이 예고 없이 갑작스럽게 발생할 수 있습니다. 또는 많은 기상 이변의 경우처럼 예견된 상황일 수도 있습니다. 또한 새로운 전염병이 유행하는 상황에서와 같이 지속적으로 발생할 수도 있습니다.

(1) 내부 및 외부 재난

재난 이벤트는 지역사회에서 발생하는 **외부 재난** external disasters 또는 의료 시설의 주요 서비스 중단으로 인한 **내부 재난** internal disasters으로 간주될 수 있습니다. 내부 재난은 화재, 홍수 또는 폭탄 위협과 같이 환자를 돌보는 데 물리적인 장애가 있을 때 발생하는 것으로 알려져 있습니다. 또한 실험실 서비스, 원격 측정 또는 기타 시스템 서비스의 전면적인 장애와 같이 환자 치료를 관리하는 데 필요한 특정 리소스의 부재 또는 손실로 인해 발생할 수도 있습니다.

6) 재난 대비 시스템 접근법

이러한 이벤트에 대한 계획은 대응에 대한 **all-hazards (모든 위험)**에 대한 시스템 접근 방식을 개발하는 것을 전제로 해야 합니다. 즉, 재난의 원인에 관계없이 대응에는 일정한 공통점이 있을 것입니다. 잘 수립된 계획은 이러한 차이점을 수용하는 동시에 모든 사건은 아니더라도 대부분의 사건에서 일관된 프로세스를 간소화할 수 있습니다.

(1) 위험 취약성 분석

All-hazards (모든 위험) 접근법을 활용하기 위한 프로세스는 위험 취약성 분석 hazard vulnerability analysis, HVA을 수행하는 데 참여하는 것으로 시작됩니다(그림 4-6-2). 이 과정은 여러 분야의 참여와 지역사회에 존재하는 위협에 대한 활발한 토론이 필요한 과정입니다. 의료계 지도자, 공중보건 관계자, 공공안전 담당자의 의견은 다양한 우려 사항을 고려하는 데 도움이 됩니다. 이 과정에서는 발생 가능성과 사건의 결과에 따라 위협의 순위를 매기는 작업이 수반됩니다. 또한 이러한 위협에 대응하기 위한 커뮤니티의 기본 준비 상태도 고려합니다.

7) 비상 운영 계획 개발

병원 전체 대응의 일부로서 응급실을 위한 계획 및 조정은 병원의 'all-hazards (모든 위험)' 비상 운영 계획 emergency

HAZAFD AND VULNERABILITY ASSESSMENT TOOL
TECHNOLOGIC EVENTS
KAISER PERMANENTE®

EVENT	PROBABILITY	SEVERITY = (MAGNITUDE − MITIGATION)						RISK
		HUMAN IMPACT	PROPERTY IMPACT	BUSSINESS IMPACT	PREPARED-NESS	INTERNAL RESPONSE	EXTERNAL RESPONSE	
	Likelihood this will occur	Possibility of death or injury	Physical losses and damages	Interruption of services	Preplanning	Time, effectiveness, resources	Community/ Mutual Aid staff and supplies	Relative threat*
SCORE	0 = N/A 1 = Low 2 = Moderate 3 = High	0 = N/A 1 = Low 2 = Moderate 3 = High	0 = N/A 1 = Low 2 = Moderate 3 = High	0 = N/A 1 = Low 2 = Moderate 3 = High	0 = N/A 1 = High 2 = Moderate 3 = Low or none	0 = N/A 1 = High 2 = Moderate 3 = Low or none	0 = N/A 1 = High 2 = Moderate 3 = Low or none	0 − 100%
Electrical Failure								0%
Generator Failure								0%
Transportation Failure								0%
Fuel Shortage								0%
Natural Gas Failure								0%
Water Failure								0%
Sewer Failure								0%
Steam Failure								0%
Fire Alam Failure								0%
Communications Failure								0%
Medical Gas Failure								0%
Medical Vacuum Failure								0%
HVAC Failure								0%
Information Systems Failure								0%
Fire, Internal								0%
Flood, Internal								0%
Hazmat Exposure, Internal								0%
Supply Shortage								0%
Structural Damage								0%
								0%
								0%
AVERAGE SCORE	0.00	0.00	0.00	0.00	0.00	0.00	0.00	0%

*Threat increases with percentage.

그림 4-6-2 카이저 퍼머난테 위험 취약도 분석표

operations plan, EOP에 요약되어 있어야 합니다. 합동위원회의 요구 사항인 이 문서는 병원에서 발생할 가능성이 있는 특정 위험 또는 위협에 우선순위를 부여하고 비상 대응 및 복구 전략을 개괄적으로 설명합니다. 따라서 EOP는 병원 계획을 위해 위험과 위험을 식별하고 우선순위를 지정하는 HVA의 개발에서 강력한 지침을 받습니다.

(1) 재난 분류 태그

이러한 유사성 때문에 상상할 수 있는 모든 다른 재난에 대해 완전히 별도의 계획과 절차를 개발할 필요는 없습니다. 따라서 병원은 'all-hazards (모든 위험)'에 대한 접근 방식으로 재난 계획을 수립하는 것이 좋으며 여러 재난에 대한 별도의 계획은 직원들을 혼란스럽게 하고 예산과 저장 능력에 불필요한 부담을 초래할 수 있습니다. 대비 및 대응 계획은 발생할 수 있는 다양한 유형의 재난에 대한 공통점을 다루어야 합니다.

예를 들어 비행기 추락 사고와 폭탄 폭발 사고 모두 부상 원인은 다르지만 환자 분류와 신속한 수술이 필요한 환자들이 한꺼번에 몰려들게 됩니다. 병원 재난 대비 계획의 핵심은 모든 사건에 공통적으로 적용되며 병원의 재난 대응에 제독팀을 추가해야 하는 오염 사건과 같이 특정 대응이 필요한 사건에 대한 보완 사항이 포함되어 있습니다.

(2) 병원 사고 지휘 시스템

병원 EOP는 비상 관리의 4단계에 대한 개요와 준비, 완화, 대응 및 복구를 위한 관련 활동을 설명합니다. 이러한 구성 요소는 비상 시 커뮤니케이션, 자원 및 자산, 안전 및 보안, 직원 책임, 유틸리티, 환자 임상 치료, 환자 및 가족 지원 활동의 조율 필요성을 반영합니다. 이 문서는 또한 대규모 사건을 조율된 방식으로 관리할 수 있는 수단인 사고 지휘 시스템 incident command system, ICS의 사용에 대한 지침도 제공합니다.

재난의 원인에 관계없이 공통적인 기본 상황은 동일하게 유지됩니다. 가용 자원이 부족해지고 의료 서비스 제공의 기본 원칙을 조정해야 한다는 것입니다. 이는 재난 발생 시 의료 서비스 제공의 일반적인 조건이 바쁜 토요일 밤 응급실에서 마주하는 것보다 훨씬 더 복잡하고 다르다는 것을 시사합니다. 따라서 계획을 개발, 실행 및 테스트하는 전용 프로세스를 마련하는 것이 중요하다는 것을 전제로 합니다. 다시 말해 재난 계획은 결과를 도출하기 위해 함께 노력한 의료진 팀의 지원이 없다면 그 자체만으로는 효과적이지 않습니다.

8) 응급실 재난 계획 개발

응급실 재난 계획 ED Disaster Plans은 병원의 전반적인 EOP의 맥락에서 개발 및 실행되어야 합니다. 일치하는 요소가 많고 중복될 수 있지만 재난 발생 시 병원 전체가 위기에 대한 대응을 조정해야 한다는 점을 기억하는 것이 중요합니다. 단순히 응급실에서 모든 것을 관리할 것이라고 기대하는 것은 실수입니다. 특히 갑작스럽게 발생한 사건(특히 지역사회에 예고 없이 발생하는 외부 재난)이 발생한 후 처음 몇 시간(또는 며칠) 동안은 응급실이 가장 큰 어려움을 겪을 수 있지만 병원 전체가 환자 치료 제공과 관련된 평소 관행을 변경해야 할 것입니다.

9) 정보 전달 및 경보 시스템

어떤 경우든 응급실을 지원하는 공공 안전 기관과의 신뢰할 수 있는 커뮤니케이션 채널을 개발하고 구현하는 것은 매우 중요합니다. 여기에는 지역 병원을 지역 네트워크에서 서로 연결하는 무선 네트워크와 진행 중인 사건에 대한 실시간 상황 인식을 개발할 수 있는 정보 관리 플랫폼이 모두 포함되어야 합니다. 이벤트가 발생했다는 알림을 받은 후 응급실 주치의와 응급실 담당 간호사는 이용 가능한 정보를 평가하여 응급실 재난 계획을 시작해야 하는지 여부를 결정해야 합니다. 이 과정에서 반드시 알아야 할 몇 가지 주요 데이터 포인트가 있습니다.

(1) 주요 질문

잠재적 재난 상황에 처했을 때 물어봐야 할 주요 질문들은 다음과 같습니다(Box 4-6-2).

10) 재난 환자 분류 및 환자 흐름

모든 환자가 구급차를 통해 재난 현장에 도착하는 것은 아니라는 점에 유의해야 합니다. 더 많은 환자가 개인 차량이나 다른 이동 수단으로 이송될 수 있습니다. 그리고 모든 환자가 미리 지정된 분류 구역으로 직접 이송되는 것은 아닙니

Box 4-6-2 잠재적 재난 상황에 대한 경고를 받았을 때 물어봐야 할 주요 질문

- 몇 명의 환자와 어떤 유형의 부상이 예상되나요?
- 응급실 환자 및 직원에게 즉각적인 위험이 있는가?
- 다른 지역 병원에 통보가 이루어졌으며 응급의료기관에서 환자를 이송했나요?
- 잠재적으로 위험한 화학 물질이나 기타 오염 물질에 노출될 수 있는 사건인가요?
- 첫 번째 환자가 언제 도착할 것으로 예상되는가?

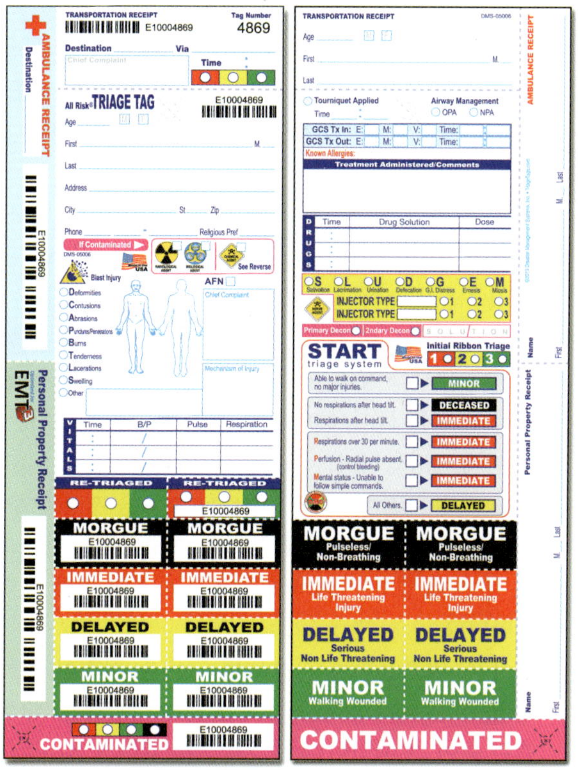

그림 4-6-3 재난 분류 태그

다. 따라서 환자 분류 기능의 위치는 환자가 치료를 받기 위해 병원에 와서 시설의 다른 부분으로 이송될 가능성을 고려해야 합니다. EMS로 도착하는 환자의 경우 일종의 **분류 태그** triage tags가 몸에 부착되어 있을 가능성이 높습니다. (손목이나 발목에 묶여 있는 경우가 많습니다.) (그림 4-6-3).

(1) 분류 태그

분류 태그를 적절히 활용하면 환자의 부상과 초기 병원 외 치료에 대한 기본 정보를 전달할 수 있습니다(그림 4-6-3). 응급실에서는 환자가 응급실에 도착하는 즉시 사용할 수 있는 추가 분류 태그를 구비해 두면 유용할 것입니다. 이는 치료를 위해 내원하는 재난 피해자의 총 수를 파악하기 위한 목적에 부합합니다. 또한 등록을 통해 환자 신원을 확인하고 환자를 응급실 정보 시스템 또는 환자 치료 기록 시스템에 입력할 수 있을 때까지 문서화 프로세스를 시작하는 데 도움이 됩니다.

11) 동원 해제 및 복구

재난 대응 과정의 특정 시점에서는 점진적이고 궁극적인 정상 운영 복귀를 준비하기 위한 노력을 시작해야 합니다. 이는 재난 대응 과정에서 예상해야 하며 자원 활용 필요성, 응급실 환자 수, 질병 또는 부상의 심각성, 환자 요구 사항을 관리할 수 있는 가용 직원, 재난 사건 관련 정보에 따라 결정됩니다. 동원 해제 및 복구 demobilization and recovery 계획은 모든 재난 대응에 수반되는 심리적 스트레스를 상쇄하는 데 중요한 단계입니다.

12) 오염 제거 및 격리

잠재적으로 오염된 환자, 특히 화학 물질이나 방사능 물질에 노출되었을 가능성이 있는 환자의 관리와 관련된 몇 가지 구체적인 문제가 있습니다. 이러한 환자는 응급실과 병원의 무결성과 안전에 위험을 초래할 수 있으므로 최종적인 의료 관리에 앞서 이러한 환자의 오염을 제거 decontamination 하는 것이 중요합니다.

(1) 화학적 오염

화학적 오염 chemical contamination의 경우 병원 오염의 위험을 제한하기 위해 환자를 병원 외부에서 치료해야 할 수도 있습니다. 방사능 오염의 경우 오염 제거가 중요하지만 방사능 오염이 즉시 생명을 위협할 가능성은 낮으므로 인명 구조 개입을 지연해서는 안 됩니다. 병원 기반 오염 제거의 모범 사례는 병원과 바로 인접하고 응급실과 가까운 **고정식** 샤워 시설을 사용하는 것입니다.

13) 소아 및 특수 치료 집단의 관리

소아 및 특수 치료가 필요한 집단의 관리 management of pediatric and special needs populations에 특화된 오염 제거 기능도 개발해야 합니다. 2014--2015년에 발생한 에볼라 바이러스병이나 대유행 인플루엔자와 같은 생물학적 재난 대응에서는 격리 급증 계획 및 감염 관리 관행 사용과 관련된 문제로 인해 대응이 어려워질 수 있습니다. 갑작스럽고 예고 없는 원인으로 인한 사건과 달리 생물학적 사건은 몇 시간 또는 며칠이 아니라 몇 주에 걸쳐 환자가 치료를 받기 위해 찾아오는 캠페인식 대응을 초래할 수 있습니다.

14) 급증 수요 대응 계획 개발

지난 몇 년 동안 심각한 팬데믹이 병원에 미칠 수 있는 영향을 계획하고 모델링하면서 의료 시스템이 인력, 약물, 산소, 인공호흡기, 병상 공간 및 기타 요구 사항에 대한 압도적인 수요를 관리할 수 있는 능력에 상당한 격차가 있다는 점이 강조되었습니다. 인력, 장비 및 소모품, 공간, 위치 등 자원에 대한 수요가 급증하는 병원 과부하에 대비하는 계획 surge response plans은 복잡하고 시간이 많이 소요되며 비용이 많이 드는 과정입니다.

15) 재난 대비와 응급실 자원 관리

(1) 최근 의료 자원 부족의 문제

재난이 아닌 상황에서도 병원에서는 마취제(숙시닐콜린), 인플루엔자 백신, 마취 유도제(프로포폴), 해독제(N-아세틸시스테인), 그리고 화학요법제(블레오마이신, 다우노루비신) 등 중요한 의약품이 부족해지는 상황이 발생하고 있습니다. 이러한 현상은 의료 시스템이 점차 더 많은 어려움에 직면하고 있음을 보여줍니다.

재난 상황에서 의료 자원이 부족할 때는 자원의 효율적 관리가 필수적입니다. 이를 위해 국립 과학, 공학 및 의학 아카데미는 의료 자원의 부족을 관리하고 할당하는 방법을 제시하고 있으며, 응급실 책임자는 이 가이드라인을 숙지하고 있어야 합니다. 이는 병원이 비상사태에 대비해 어떻게 자원을 배분하고 활용할지에 대한 운영 계획을 수립하는 데 중요한 역할을 합니다.

(2) 재난 대비와 자원 부족 관리의 핵심 전략

자원이 부족한 상황에서는 제한된 자원을 최대한 활용해 최대 다수의 환자에게 혜택을 줄 수 있도록 해야 합니다. 이를 위해 자원 관리의 5가지 핵심 전략이 제안되었습니다(표 4-6-1).

- **보존**: 자원을 절약하기 위해 사용량을 줄이거나 사용 방법을 변경하는 전략입니다. 예를 들어, 산소호흡기의 사용을 최소화하는 방식을 적용할 수 있습니다.
- **대체**: 일반적으로 사용 가능한 자원이 없을 경우 동등하거나 유사한 장비, 약물 또는 인력을 사용하는 전략입니다. 예를 들어, 펜타닐 대신 모르핀을 사용하는 것이 이에 해당합니다.
- **적응**: 동등하지 않더라도 충분한 치료를 제공할 수 있는 자원을 사용하는 방법입니다. 예를 들어, 인공호흡기 대신 백-밸브-마스크를 사용하는 것이 적응 전략에 속합니다.
- **재사용**: 일회용으로 사용되던 장비를 적절한 소독이나 멸균 후 재사용하는 방식입니다. 기관내관, 중심정맥관 등이 그 예입니다.
- **재할당**: 예후 점수 등을 기반으로 한 환자에게서 자원을 가져와 다른 환자에게 제공하는 방법입니다. 패혈증 관련 장기 부전 평가에 따라 인공호흡기를 재배치하는 것이 이에 해당합니다.

표 4-6-1 희소자원 관리 프레임워크

전략	정의	예시
보존	용량을 줄이거나 사용 관행을 변경하여 자원을 덜 사용	산소호흡기 사용 최소화
대체	일반적으로 사용할 수 없는 경우 동등한 장치, 약물 또는 직원 사용	펜타닐 대신 모르핀 사용
적응	동등하다고 간주되지 않는 장치, 약물 또는 직원 사용, 충분한 치료 제공 시	인공호흡기 대신 백-밸브-마스크 사용
재사용	적절한 소독/멸균 기술을 사용하여 일회용으로만 고려되는 품목 재사용	기관내관, 폴리 카테터, 중심정맥관 재사용
재할당	한 환자에게서 자원을 가져와 다른 환자에게 제공	패혈증 관련 장기 부전 평가에 근거한 인공호흡기 재배치

16) 사고 지휘 시스템과 재난 대응

(1) ICS의 개요

응급 사고에 대응하려면 여러 사고 지휘 시스템 incident command system, ICS과 자원의 조정, 효과적인 의사소통이 필요합니다. 많은 응급 상황에서는 단일 기관의 자원만으로는 충분하지 않으며, 지역사회와의 협력이 필수적입니다. 병원에서 화재나 총격 사건이 발생했을 때, 소방 당국이나 법 집행 기관이 출동하는 경우처럼 다양한 기관이 협력해야만 비상사태에 효과적으로 대응할 수 있습니다.

(2) ICS의 주요 특징

- **예측 가능하고 책임 지향적인 지휘 체계**: ICS는 명확한 직책, 임무, 책임, 보고 구조를 갖추고 있어 각 역할이 명확하게 정의되어 있습니다.
- **공통 명명법 사용**: 모든 기관이 동일한 용어와 직책을 사용해 의사소통 오류를 줄입니다.
- **모듈식 유연한 조직**: 필요한 대응에 따라 유연하게 조직을 확장하거나 축소할 수 있습니다.
- **통합된 명령 구조**: 여러 기관이 통합된 목표와 전략을 수립해 재난에 대응합니다.

17) 병원과 지역사회의 협력 계획

(1) 재난 대비에서 지역사회 협력의 중요성

병원은 단일한 조직이 아닌 지역사회와 함께 재난에 대비하고 대응해야 합니다. 1995년 오클라호마시티 폭탄 테러, 2001년 9.11 테러, 허리케인 카트리나와 같은 대규모 재난 사건은 병원과 지역사회의 협력이 필수적임을 보여줍니다. 이와 같은 사건은 병원 내부뿐 아니라 지역사회의 여러 기관과의 협력을 통해 성공적으로 대응할 수 있었습니다.

(2) 의료 서비스 연합

병원과 지역사회의 협력을 위한 중요한 조직 중 하나가 의료 서비스 연합 healthcare coalition, HCC입니다. HCC는 병원, 응급의료 서비스 제공자, 공중보건 및 기타 응급 관리 기관들이 재난 상황에서 함께 대응할 수 있도록 돕는 협력체입니다. HCC는 연방 자금의 지원을 받아 구조화되어 있으며, 지역사회에 영향을 미치는 재난 사건에 대비하고 대응하는 역할을 합니다.

18) 재난 시 커뮤니케이션과 자원 조정

(1) 커뮤니케이션의 중요성

재난 상황에서 커뮤니케이션 실패는 생명에 큰 위협이 될 수 있습니다. 허리케인 카트리나 당시, 병원과 정부 기관 간의 불충분한 의사소통이 의료 서비스 제공을 지연시킨 사례가 있습니다. 병원 내 커뮤니케이션 시스템은 다양한 이해관계자들에게 빠르고 정확한 정보를 전달할 수 있어야 합니다. 이를 위해 휴대폰, 위성 무전기, 인터넷 프로토콜 등 다양한 통신 수단을 준비하고, 이중화를 통해 어느 한 통신 수단이 실패해도 대응할 수 있어야 합니다.

(2) 자원 및 물류 지원 보장

병원은 비상 상황에서 자립할 수 있는 능력을 키워야 합니다. 합동 위원회 Joint Commission 는 병원이 외부 자원 없이 96시간 동안 자립할 수 있도록 준비할 것을 요구하고 있습니다. 또한, 자원 수요에 대한 우선순위를 정하고 필요한 물자를 비축해 놓아야 합니다.

19) 결론

재난 상황에서 효과적인 대응을 위해서는 병원 내부뿐만 아니라 지역사회, 정부 기관과의 긴밀한 협력과 준비가 필요합니다. 재난 대비 및 대응 계획을 세우는 것은 자원, 인력, 장비, 물자의 효과적인 배분을 위한 중요한 과정이며, 이를 위한 철저한 준비가 필요합니다. 이를 통해 응급실과 병원은 더욱 체계적이고 강력한 대응 능력을 갖출 수 있을 것입니다.

REFERENCE

1. Andress K. Hospital emergency management. In: Birnbaum E, Powers R, eds. International Disaster Nursing. Cambridge University Press;2009:48-55.

2. Ashkenazi I, Kessel B, Olsha O, et al. Defining the problem, main objective, and strategies of medical management in mass-casualty incidents caused by terrorist events. Prehosp Disast Med. 2008;23(1):82-9.
3. Auf der Heide E. The importance of evidence-based disaster planning. Ann Emerg Med. 2006;47(1): 34-9.
4. Baker MS. Creating order from chaos: part I: triage, initial care, and tactical considerations in mass casualty and disaster response. Mil Med. 2007;172(3):232-6.
5. Bayley MD, Schwartz JS, Shofer FS, et al. The financial burden of emergency department congestion and hospital crowding for chest pain patients awaiting admission. Ann Emerg Med. 2005;45(2):110-7.
6. Behnam M, Tillotson RD, Davis SM, et al. Violence in the emergency department: a national survey of emergency medicine residents and attending physicians. J Emerg Med. 2011;40(5):565-79.
7. Bloch YH, Schwartz D, Pinkert M, et al. Distribution of casualties in a mass-casualty incident with three local hospitals in the periphery of a densely populated area: lessons learned from the medical management of a terrorist attack. Prehosp Disaster Med. 2007;22(3):186-92.
8. California Emergency Medical Services Authority [Internet]. The Hospital Incident Command Guidebook (HICS) [cited 2011 Jun 19]. Available from: https://emsa.ca.gov/disaster-medical-services-division-hospital-incident-command-system/
9. Campbell P, Trockman SJ, Walker AR. Strengthening hazard vulnerability analysis: results of recent research in Maine. Public Health Rep. 2011;126(2):290-3.
10. Feliciano DV, Anderson GV, Rozycki GS, et al. Management of casualties from the bombing at the centennial Olympics. Am J Surg. 1998;176(6):538-43.
11. Frykberg ER. Principles of mass casualty management following terrorist disasters. Ann Surg. 2004;239(3):319-21.
12. Garcia TC, Bernstein AB, Bush MA. Emergency department visitors and visits: who used the emergency room in 2007? NCHS DataBrief No 38. 2010;(38):1-8.
13. HHS/ ASPR TRACIE [Internet]. HIPAA and disasters: what emergency professionals need to know [cited 2018 May 17]. Available from: https://cchealth.org/ems/pdf/aspr-tracie-hipaa-emergency-fact-sheet.pdf.
14. HHS/ASPR TRACIE [Internet]. Topic collection: hazard vulnerability/ risk assessment [cited 2018 May 17]. Available from: https://asprtracie.hhs.gov/technical-resources/3/hazard-vulnerability-risk-assessment/1
15. Kahn CA, Schultz CH, Miller KT, et al. Does START triage work? An outcomes assessment after a disaster. Ann Emerg Med. 2009;54(3):424-30.
16. Kellermann AL. Crisis in the emergency department. N Engl J Med. 2006;355(13):1300-3.
17. Klein JS, Weigelt JA. Disaster management: lessons learned. Surg Clin North Am. 1991;71(2):257-66.
18. Lerner EB, Schwartz RB, Coule PL, et al. Mass casualty triage: an evaluation of the data and development of a proposed national guideline. Disaster Med Public Health Prep. 2008;2(1):25S-34S.
19. Lerner EB, Schwartz RB, Coule PL, et al. Use of SALT triage in a simulated mass-casualty incident. Prehosp Emerg Care. 2010;14(1):21-5.
20. Mahoney EJ, Harrington DT, Biffl WL, et al. Lessons learned from a nightclub fire: institutional preparedness. J Trauma. 2005;58(3):487-491.
21. Navin DM, Sacco WJ, McGill G. Application of new resource-constrained triage method to military-age victims. Mil Med. 2009;174(12):1247-55.
22. Niska RW, Shimizu IM. Hospital preparedness for emergency response: United States 2008. Statistics Report No 37. Natl Health Stat Report. 2011;(37):1-14.
23. Parker R, Little K, Heuser S. Development actions and the rising incidence of disasters. IEG Evaluation Brief 4. The World Bank. 2007.
24. Quarantelli EL. Disaster crisis management: a summary of research findings. J Manage Studies. 1988;25(4):373-85.
25. Quarantelli EL. Disaster crisis management: a summary of research findings. J Manage Studies. 1988;25(4):373-85.
26. Raiter Y, Farfel A, Lehavi O, et al. Mass casualty incident management triage, injury distribution of casualties, and rate of arrival of casualties at the hospitals: lessons from a suicide bomber attack in downtown Tel Aviv. Emerg Med J. 2008;25(4):225-9.
27. Sacco WJ, Navin DM, Fiedler KE, et al. Precise formulation and evidence-based application of resource constrained triage. Acad Emerg Med. 2005;12(8):759-70.
28. Sacco WJ, Navin DM, Waddell RK, et al. A new resource-constrained triage method applied to victims of penetrating injury. J Trauma. 2007;63(2): 316-25.
29. The Joint Commission. Hospital Emergency Operations Plan Standard EM. 02.01.01.5; 2011.
30. US Department of Health and Human Services [Internet]. Is the HIPAA privacy rule suspended during a national or public health emergency? [cited 2018 May 17]. Available from: https://www.hhs.gov/hipaa/for-professionals/faq/1068/is-hipaa-suspended-during-a-national-or-public-health-emergency/index.html

7.

군사 응급의학

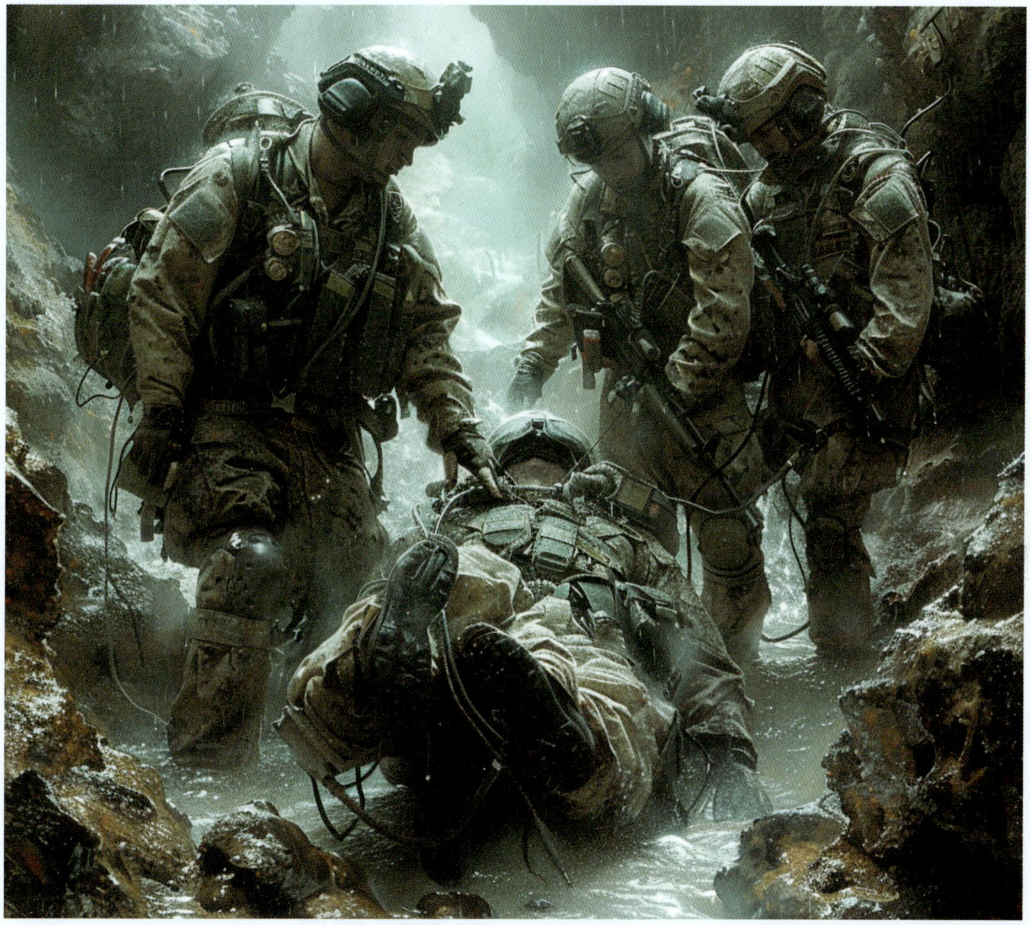

학습목표

1. 군사 환경에서 응급 진료 제공의 독특한 측면을 이해한다.
2. 군사 의학 관행을 민간 응급 진료에 통합하는 방법을 이해한다.
3. 전투 및 열악한 환경에서의 외상 치료 도전을 학습한다.
4. 대규모 사상자 관리 및 전장 부상 관리 기술을 개발할 수 있다.

1) 서론

미국의 군 응급의학은 1990년대 이후 상당한 변화를 겪었으며, 지난 10년간의 전쟁을 통해 긍정적인 방향으로 재정의되었습니다. 미국 군 응급의학은 과거에 비해 현대적이고 체계적으로 변화했으며, 이 발전은 단순히 군 내에서만 적용되는 것이 아니라 민간 의료 시스템에도 긍정적인 영향을 미쳤습니다.

특히, 외상 치료 및 중환자 관리에서 혁신적인 연구가 진행되었으며, 군 병원은 민간 병원과 달리 생물학적, 화학적 위협에 대한 대처 능력에서도 앞서 있습니다. 이러한 변화는 연구, 학술 파트너십, 국제 협력을 통해 군 의료 서비스를 넘어선 영향을 미쳤습니다.

군의학의 발전이 응급의료 서비스 EMS와 병원 밖 치료에 큰 영향을 미친 것처럼 군대는 특히 외상 치료, 중환자 치료 및 환자 이송 분야에서 응급의학 임상 실습을 지속적으로 발전시키고 있습니다. 군 의료진의 일상적인 임상 진료는 민간 의료진의 진료와 비슷하지만, 군 응급의료의 보람을 만들어 주는 것은 다양성을 위한 독특한 기회와 운영 경험입니다.

본 챕터에서는 미국의 군 응급의학의 특성과 발전을 살펴봄으로써 대한민국의 군 응급의학이 모색해야 할 중요점을 독자가 이해하고 적용할 수 있도록 정보를 제공함을 목표로 합니다.

2) 군 의료 시스템의 장점

미국의 군 의료 시스템 military health system, MHS과 국방보건국은 56개의 병원과 365개의 진료소를 운영하고 있으며, 현역 군인, 퇴직자 및 그 가족을 포함한 970만 명의 수혜자에게 MHS/TRICARE 시스템을 통해 보험 혜택을 제공하고 있습니다. 민간 의료 시스템과 마찬가지로 MHS에서도 군 응급실 ED이 감소했습니다. 1998년 164개에 달했던 응급실은 2000년에는 50%로 줄었고, 지난 10년 동안 재정 감축으로 인해 몇 개가 더 문을 닫았습니다. 미국 MHS 시스템은 군인 및 그 가족을 위한 전폭적인 의료 지원을 제공합니다. Box 4-7-1에 요약된 것처럼 군 응급의료에는 많은 이점이 있습니다.

민간인과는 달리 군 의료보험 수혜자는 보편적 의료보험에 가입되어 있어 1차, 전문, 응급 진료에 대한 접근성이 크게 향상됩니다. 또한 군인 수혜자는 군 응급실을 방문할 때 본인 부담금이 없거나 사전 승인이 필요하지 않습니다. 또한 MHS는 환자 중심 치료 모델을 통해 모든 환자에게 높은 수준의 의료 서비스를 제공합니다.

Box 4-7-1 군 응급의료 및 간호 수행의 장점

- 직원 및 부양가족을 위한 보편적 건강 보험
- 환자 중심의 1차 진료팀
- 처방약, 예방접종, 공중보건 및 부상 예방 서비스 이용
- 정신과 지원 서비스
- 성폭력 지원 서비스
- 명확하고 헌신적인 당직 의사
- 재난 대비
- 명확하고 지지적인 의료법 환경

군 수혜자는 처방약, 예방접종, 많은 공중보건 및 부상 예방 서비스를 이용할 수 있습니다. 군에서는 모든 직급에서 근무 중 안전과 부상 예방을 증진하기 위해 많은 노력을 기울이고 있습니다. 이러한 안전 노력에는 엄격한 오토바이 헬멧법, 필수 오토바이 안전 교육 과정, 어린이 안전 시트 의무화, 알코올 및 약물 관련 사고를 예방하기 위한 적극적인 무작위 검사 프로그램과 교육 등이 포함됩니다.

또한 군인 수혜자들은 알코올 및 약물 치료, 금연, 건강한 라이프스타일을 장려하는 다양한 무료 프로그램을 갖춘 피트니스 센터 이용 등 다양한 웰니스 프로그램을 이용할 수 있습니다. 성희롱 및 폭행에 대한 무관용의 분위기에도 불구하고, 군에서는 피해자가 비밀리에 치료를 받을 수 있어야 한다는 점을 인식하고 모범 프로그램을 마련하고 있습니다.

군 응급 의료는 특정 세부 전문과목과 3차 진료 서비스를 제외하고는 대부분 군의관으로 구성된 당직 의사 그룹의 도움을 받습니다.

3) 재난 대비

군 병원의 재난 대응 disaster preparedness 계획은 민간 병원보다 더 발전되어 있으며, 모든 의료 종사자를 위한 대비 훈련에 중점을 두며 화학, 방사선, 생물학적 위협에 대한 정기적인 훈련을 포함합니다. 훈련은 주 및 지역사회와도 협력하며, 미국 국방부 DOD는 국가 재난 의료 시스템의 핵심 파트너로 남아 있습니다. 군 병원의 재난 대비 계획은 국가적인 재난에 대응할 수 있는 철저한 준비 체계를 갖추고 있습니다. 예를 들어, 메릴랜드주 프레데릭에서 진행된 생물학전 훈련과 텍사스주 보몬트에서 홍수로부터 주민을 대피시키는 항공 구조대의 활동 등이 그러한 훈련의 일환입니다(그림 4-7-1, 4-7-2). 응급 의사는 재난 대응 영역에서 중요한 리더가 되

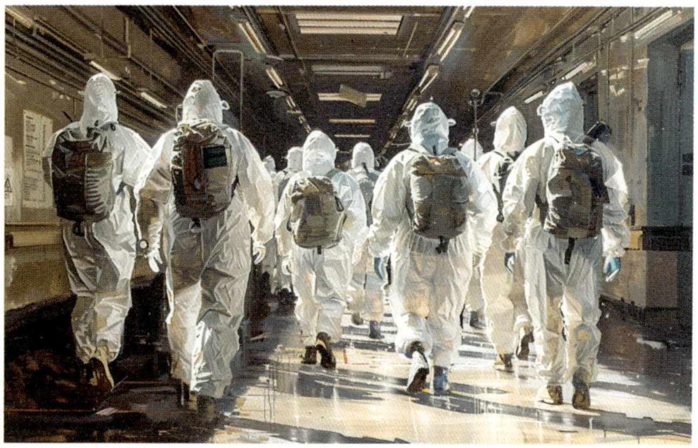

그림 4-7-1 생물학전 훈련 메릴랜드주 프레데릭

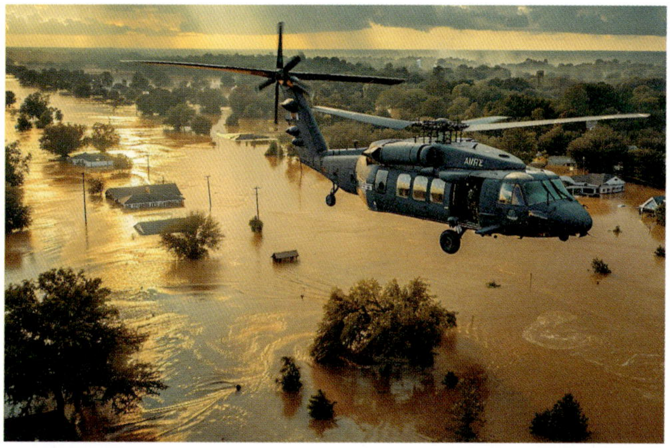

그림 4-7-2 홍수에 갇힌 주민을 대피시키는 군 항공구조대 텍사스주 Beaumont

었으며, 많은 군 응급 의사가 경력의 어느 시점에서 재난 대응 및 인도주의적 지원 활동에 참여할 기회를 찾게 됩니다(그림 4-7-2). 이러한 준비는 민간 병원보다 더 높은 수준으로 이루어지며, 군 의료진들은 정기적으로 생화학적 위협에 대비한 훈련을 받습니다.

미국의 군대에서는 의료법적 환경이 훨씬 더 우호적이며, 공무원들은 개인 책임 소송의 대상이 되지 않습니다. 의료 과실이 의심되는 경우 청구인은 개인이 아닌 연방 정부를 상대로 소송을 제기합니다. 각 서비스에는 부정적 결과가 발생한 후 관련성이 큰 제공자를 식별하고 표준 치료 검토를 수행하는 절차가 있습니다. 이러한 엄격한 검토는 별도의 프로세스를 통해 청구가 해결되었는지 여부와 해당 의사를 국가 의사 데이터뱅크에 신고해야 하는지 여부를 결정하는 데 사용됩니다. 신고 결정 절차는 의사에게 적법한 절차를 제공하고 여러 단계에 걸쳐 의사에게 공정한 의견 개진 기회를 제공합니다.

또한 미국 DOD는 시스템 동향과 개선 기회를 파악하는 데 중점을 둔 포괄적인 환자 안전 프로그램을 운영하고 있습니다. 이 프로그램은 미 육군, 미 해군, 미 공군 등 3개 군의 협업을 촉진하고 신뢰, 투명성, 팀워크, 소통을 증진합니다.

4) 군 의료진의 임상 진료

(1) 임상 진료

군 의료진의 일상적인 임상 진료 clinical practice of military medical personnel는 민간 의료진의 진료와 비슷하지만, 군 응급의료의 보람을 만들어주는 것은 다양성을 위한 독특한 기회와 운영 경험입니다. 응급의학과 의사에게는 여러 진로가 존재하고 군 경력 기간에 상관없이 다양한 경로를 넘나들 수 있으므로 변화와 다양성이 원칙이 됩니다. 일반적인 근무 기간은 2년에서 4년이며, 학술 프로그램에서의 근무는 더 오래 지속되는 경우가 많습니다.

현역 응급의학과 의사들은 모두 전문의 자격증을 취득했거나 자격을 갖추고 있으며, 군 응급실에서 근무하기 위해서는 응급의학과 레지던트 교육을 이수해야 입학할 수 있습니다. 일부 해외 기지에서는 24시간 연중무휴로 운영되는 응급치료 센터나 규모가 작은 응급실에 응급의학과 의사와 다른 의료진이 함께 근무할 수 있습니다. 이러한 시설에서는 환자의 중증도가 낮을 수 있지만, 일반적으로 건강한 기지 인구를 지원하기 위한 서비스의 필요성으로 인해 연중무휴 24시간 이용이 가능합니다.

일부 서비스에서는 유지율이 개선되었지만, 전반적으로 임상 인력이 다소 부족하여 대부분의 응급의학과 의사가 한 가지 임무를 완수한 후 현역 복무를 떠나는 경우가 많습니다. 각 서비스에서는 선임 응급의사가 서비스 외과의사의 수석 컨설턴트/전문 고문으로 임명되어 응급의학과 관련된 모든 문제에 대한 전문 지식과 옹호 역할을 담당합니다. 컨설턴트/전문 고문은 경력 분야를 관리하는 데 있어 서비스 수석급 관리 기능을 지원하고 임상 주제 전문가로서 역할을 수행합니다.

경력 분야 관리에는 인력 표준 개발, 펠로우십 교육 및 수련의 선발을 포함한 *대학원 의학교육 graduate medical education, GME 교육 요건 연간 계획, 채용 서비스에서 예비 후보자 선별 지원, 응급의사의 군단 개발 및 배치 과정에서 자문 역할 등의 중요한 역할이 포함됩니다.

* GME는 의과대학을 마치고 MD 또는 DO 학위를 취득한 개인을 위한 미국의 공식 병원 후원 또는 병원 기반 교육 프로그램이다.

군 의료진은 전투 중 부상자를 처리하며 민간에서 경험하기 힘든 다양한 임상 경험을 쌓습니다. 예를 들어, 전투 상황에서 발생하는 외상은 단순한 치료를 넘어선 대처 능력을 요구합니다. 군 의료진은 또한 부대 이동 시 의료장비를 신속하게 전개하고, 의료 자원을 최대한 활용하는 등 독특한 운영 경험을 쌓게 됩니다.

컨설턴트/전문 리더는 전투 작전을 지원하기 위해 응급의사를 배치하고 적절한 훈련, 장비, 작전 임무에서 응급의사의 역할을 더욱 발전시키고 개선하는 데 있어 중요한 조언자가 되었습니다.

컨설턴트/전문 고문은 주제별 전문가로서 진료 및 응급실 운영의 질을 모니터링하고, 임상 관행과 기술의 발전을 파악하며, 서비스 정책을 지원하고, 시설별 계획 및 실행을 지원합니다.

컨설턴트/전문 고문은 또한 제안된 연구 프로토콜의 평가를 지원하고, 기술 및 임상 혁신에 협력하며, 필요한 경우 표준 치료 결정, 의료 법률 검토 및 의료 사고 조사를 감독합니다.

각 서비스에는 고유한 지휘 채널과 예산 및 자원 할당 프로그램이 있지만, 응급의학 컨설턴트/전문 고문은 MHS 내부 및 외부에서 응급의학 전문성을 홍보하는 데 있어 협업의 모범을 보여줍니다.

(2) 임상 경로

군 응급 치료에는 여러 가지 임상 경로가 있으며, 각 경로마다 고유한 기회를 제공합니다.

① 응급의학과 의사

가장 일반적인 임상 경로는 군 지역 병원에 배치되는 것입니다. 비학술 군 병원은 소규모 지역 병원과 비슷하거나 일부 해외 지역의 경우 중증 접근 병원과 더 비슷할 수 있습니다. 특히 군인 가족 및 퇴역 군인이 보험 가입 여부와 관계없이 응급실 진료를 받을 수 있기 때문에 환자 인구가 다양합니다.

또한 군 병원은 지역 응급의료 시스템에서 활발히 활동하며 응급 상황에서 민간인에게 치료를 제공할 수도 있습니다. 미국 텍사스의 샌안토니오 군 의료 센터 SAMMC는 레벨 1 외상 센터 지정을 받은 군 병원 중 하나입니다. 또한 심장 치료 의뢰 센터이기도 하며 연중무휴 24시간 뇌졸중 팀을 지원합니다. 워싱턴주의 Madigan 육군 의료 센터는 레벨 2이지만, 대부분의 지역 군 병원은 레벨 3의 기능을 수행하지만 공식적인 외상 센터로 지정되지 않았습니다.

일반적으로 군 응급의학과에는 보드 인증 및 보드 자격을 갖춘 응급의학과 전문의가 근무하며, 펠로우십 교육을 받은 응급의학 의사 보조원 EMPA의 도움을 받을 수 있습니다. 일반적으로 2년에서 4년의 근무 기간을 고려할 때, 매년 최소 20%에서 25%의 의료진 이직률이 발생하는 것이 일반적입니다. 이는 문제가 될 수 있지만 대부분의 응급실은 우수한 프로세스를 갖추고 있으며, 군 응급실마다 실무와 시스템이 유사하기 때문에 쉽게 적응할 수 있습니다.

또한 지난 10년간 높은 운영 템포와 잦은 배치로 인해 의료진 인력이 증가하여 더 많은 유연성을 확보할 수 있습니다. 응급 의사에 대한 수요는 현역 인가를 초과하므로 모든 서비스는 계약 또는 일반 일정 general schedule, GS 연방 직원 시스템을 통해 민간 응급 의사를 고용하는 데 의존하고 있습니다.

② 응급 간호사

민간 응급실과 마찬가지로 군 응급 간호 기술은 매우 다양하지만 최근 추세는 더 많은 표준화와 명확한 역량 기반 역할 세트를 장려하는 것입니다. 군에서는 전문화의 필요성을 인식하고 간호 요원들이 공인 응급 간호사 certified emergency nurse, CEN 자격증을 취득하도록 장려하고 있습니다.

하지만 전문 교육을 받은 응급의학과 의사의 발전과 마찬가지로 응급간호사를 위한 전문 교육과 전담 경력 경로의 중요성은 계속 발전하고 있습니다. 지난 10년 동안 응급 간호사가 작전 임무를 지원할 수 있는 기술과 역량을 유지하는 것이 얼마나 중요한지 더욱 명확해졌습니다. 이제 모든 서비스에는 전문 교육을 받은 전문간호사 CEN를 위한 전문 직무 코드가 있습니다.

그러나 군 간호사의 채용은 주로 일반 간호사 위주로 이루어지기 때문에 초기 전문 교육은 일반적으로 군 응급실에서의 현장 실습을 통해 이루어집니다. 강력한 교육 프로그램과 임상 간호 감독에 대한 필요성을 더 잘 지원하기 위해 임상 전문간호사 clinical nurse specialist, CNS 직책의 사용이 점점 더 보편화되고 있습니다. CNS는 석사 또는 박사 수준의 고급 교육과 함께 입증된 임상 경험 및 숙련도가 필요합니다. CNS의 역할은 부서 수준의 간호사 교육 프로그램, 질 및 프로세스 개선 이니셔티브, 연구 및 행정 및 리더십 역할을 지원하는 데 매우 중요합니다.

전반적으로 지난 10년 동안 전문 기술을 갖춘 간호사가 직접 환자 치료에 더 많이 관여하는 것이 중요하다는 점이 강조되어 왔으며, 이는 응급 간호사가 응급실 내에 머무르고 고급 펠로우십에 더 많은 기회를 제공하는 경력 경로를 촉진하는 데 도움이 되었습니다. 군 응급간호사들은 전투 사상자 치료 제공에서도 중요한 역할을 수행하여 외상 및 중환자 치료의 전문화와 핵심 역량의 필요성을 더욱 촉진했습니다. 외상 지식과 기술의 유지는 민간 외상 센터와의 교육 연계, 시뮬레이션 및 기관 교육 프로그램을 통해 이루어집니다. 외상 간호 핵심 과정은 군 응급 간호사들에게 매우 선호되고 종종 필수 교육이기도 합니다.

③ 의료 기술자/병원 의무병

입대 의료 기술자 medical technicians 또는 병원 ** 의무병 hospital corpsmen은 응급실 팀에 필수적이며 민간 응급실의 의료 기술자보다 더 큰 역할과 더 넓은 책임 범위를 가지고 있습니다.

** 미합중국 해군 한정으로 코어맨 corpsman이라 불리는데, 해군 의무병과 naval hospital corps. 소속의 군인이라는 뜻이다. 미국에서는 육해공 공통으로는 (의사라는 의미에서) 'Doc!'이란 호칭도 통한다. 미 해군 코어맨 corpsman 중 1년 이상의 교육을 받은 상급 의무병 independent duty corpsman 들은 의사처럼 진단과 처방 그리고 간혹 부득이하게 야전병원 같은 곳에선 간호사에게 자신의 처방을 환자에게 적용하도록 지시할 수 있다. 미국은 의료행위와 간호행위가 명확하게 구분된다.

입대 직원의 업무 범위에 대한 정책은 서비스마다 약간씩 다르지만 모든 서비스에서는 응급실에서 근무하는 의료 기사에게 추가 교육을 요구합니다. 응급실 기술자는 간호 직원을 보조하고 환자 치료를 위해 직접 협력합니다. 테크니션에게 가르치는 고급 기술에는 정맥 카테터 삽입, 간단한 상처 관리, 부목 대기가 포함됩니다.

각 군에는 특히 작전 환경에서 현역 병사에게 더 광범위한 의료 서비스를 제공할 수 있는 능력을 갖춘 독립 의무 의료 기술자 또는 군의관으로 근무하기 위한 고급 교육을 위한 경로가 존재합니다. 모든 치료는 의사의 의료 지침과 포괄적인 정책에 따라 면밀히 모니터링되고 지원됩니다. 위치에 따라 응급실은 거점 EMS를 지원할 수 있습니다.

응급 의료 요원 EMT은 EMT-기본, 고급 EMT, 구급대원 등 다양한 자격증을 취득할 수 있으며, 국가 응급 의료 요원 등록소에서 인증을 받습니다.

오프라인 및 온라인 의료 관리는 응급 의사가 담당하며, 각 거점 EMS 서비스에는 지정된 의료 책임자가 있습니다. 기지 및 배치된 EMS 서비스의 중요성으로 인해 각 서비스에는 펠로우십 교육을 받은 응급의학과 전문의가 서비스 컨설턴트 역할을 담당합니다(즉, 병원 외).

5) 군 응급실 조직 구조

응급실 책임자는 응급의학과 의사 또는 간호사가 될 수 있지만, 일반적으로 의사가 그 역할을 맡습니다. 간호사가 응급실 책임자로 지정된 경우 의료 책임자는 임상 치료 및 정책 감독에서 더 많은 역할을 담당합니다.

- **팀워크 강화**: 군 응급실 조직의 독특한 점은 응급실 책임자가 모든 직원에 대한 관리 권한을 갖는다는 점입니다. 이러한 구조는 팀워크를 강화하고 공동 책임 의식을 증대시키는 데 중요한 역할을 합니다.
- **당직 전문의 지원**: 군 응급실은 당직 전문의 시스템이 잘 갖춰져 있으며, 다양한 전문 분야의 의사들이 필요할 때 즉시 대응할 수 있습니다.

특이한 점은 응급실 책임자가 모든 직원에 대한 관리 권한을 갖는다는 것입니다. 이 모델은 팀워크와 공동 책임 의식을 더욱 강화합니다. 모든 직급의 응급의학과 의사들은 경력의 초기 단계부터 응급실과 병원 내 관리직에 참여하도록 권장됩니다.

리더십과 관리 기술을 개발할 수 있는 거의 비할 데 없는 기회는 응급의학과 의사가 향후 MHS 내 고위 리더십 직책을 맡거나 군에서 전역한 후 민간 응급의학 진료를 할 때 높은 경쟁력을 갖추도록 준비시켜 줍니다. 실제로 민간 응급실에서 측정된 결과에 대한 책임이 점점 더 강조됨에 따라 군 리더십 직책에 경험이 있는 응급의학과 의사와 간호사는 의료 및 간호 책임자 기회에 매우 매력적인 후보자입니다.

환자 치료는 민간 응급실과 동일한 치료 표준을 따르며 모든 군 병원은 합동 위원회를 통해 인증을 유지합니다. 군 병원의 조직과 자원 관리는 책임을 줄이고 치료의 질을 높이는 긍정적인 측면을 제공합니다. 육군, 해군, 공군의 고위 의료 서비스 수준은 약간 다르지만 병원 수준에서는 차이가 적고 모두 팀 기반의 환자 중심 치료에 중점을 둡니다.

다행히도 대부분의 환자에게는 주치의가 있습니다. 특히 최근에는 군이 환자 중심의 메디컬 홈 모델을 추진하고 각 군의관과 MHS가 결과를 추적하고 있기 때문에 1차 진료에 대한 접근성은 합리적입니다.

지표 중 하나는 불필요한 응급실 방문을 줄이는 것을 목표로 수혜자별 응급실/응급실 이용률입니다. 또 다른 주요 지표는 배정된 주치의와의 진료 연속성이며, 대부분의 주치의가 같은 병원에 소속되어 있기 때문에 일반적으로 진료 전환이 잘 이루어지면 긴급한 후속 조치를 받을 수 있습니다.

그럼에도 불구하고 군 응급실에는 중증도가 낮은 환자가 불균형적으로 많다는 일부 인식이 남아 있습니다. 군인 수혜자의 응급실 이용률은 미국 및 캐나다 인구에 대해 보고된 비율과 매우 유사하며, 인구 100명당 40건의 방문 비율을 보입니다. Tricare 관리 활동에서 Deloitte 컨설팅을 통해 지원한 2009년 연구에서는 수혜자들이 응급실을 이용하는 이유를 물었습니다. 이에 대해 89%가 '문제가 심각하고 응급실만이 제공할 수 있는 치료가 필요하다고 느꼈기 때문'이라고 답했습니다.

그럼에도 불구하고 이러한 인식은 여전히 현실이며, 실제 군 응급의학과 의사들은 중증도 높은 환자를 치료하는 데 필요한 시술 기술을 최신 상태로 유지해야 할 필요성을 인식하고 있습니다. 각 군의 고위 지도부도 운영 자금의 필요성을 인식하고 중환자 치료 및 외과 기반 전문 분야를 위한 강력한 임상 플랫폼을 유지하기 위해 최선을 다하고 있습니다.

군 응급실에는 표준화된 전자 의료 기록 electronic medical record, EMR이 없지만, 모든 외래 진료소는 서비스 전반에서 검토할 수 있는 범용 EMR을 공유합니다. 이제 모든 군 병원에 입원 환자 EMR이 있습니다. 이를 통해 응급의학과 의사는 대부분의 환자에 대한 의료 정보에 즉시 액세스할 수 있으므로 치료 전환을 최적화하고 불필요한 진단 검사의 필요성을 줄일 수 있습니다.

미국에서는 지난 10년이 넘는 기간의 전쟁으로 인해 모든 직원 수준에서 특히 외과 분야에서 치료를 재수습해야 할 필요성에 대한 임상 화폐의 필요성이 MHS에 새롭게 부각되었습니다. 이라크와 아프가니스탄 분쟁 초기에는 파병으로 인해 인력이 극도로 제한적이었습니다. 일부 군 병원의 경우 서비스가 중단되고 교육 프로그램이 재인증을 받지 못할 위기에 처하기도 했습니다.

다행히도 군 병원이 핵심 작전 임무를 수행하고 의사, 간호사 및 기타 의료진이 유능한 역량을 유지하려면 생존 능력을 유지해야 한다는 사실이 인식되었습니다.

최근 공군 의료 서비스 air force medical service, AFMS의 응급실, 수술실 및 입원 환자 흐름을 재검토한 결과, 이전에는 네트워크 민간 병원으로 이송되었던 환자를 다시 확보할 수 있는 능력과 접근성을 높일 수 있게 되었습니다. AFMS 입원 패턴을 살펴본 결과, 병원 입원의 약 50%가 응급실에서 발생하는 것으로 확인되었습니다. 대부분의 군 병원에는 충분한 입원 병상이 확보되어 있으므로 '환자의 응급실 체류 on-boarding'는 문제가 되지 않습니다.

응급실은 특히 군 병원에서 일상적인 치료를 받지 못하는 수혜자들이 치료를 다시 받기 위한 중요한 포털 역할을 하기 때문에 응급실의 원활한 흐름과 치료의 질을 유지하는 것이 더욱 절실해졌습니다. 따라서 당직 전문의 지원과 입원 환자 치료에 대한 접근을 위한 팀 접근 방식의 대응이 더욱 중요해졌습니다.

2012 MHS 이해관계자 보고서는 다음과 같이 언급하고 있습니다: 우리는 준비태세와 임상 시스템의 중추인 GME 프로그램을 지원하기 위해 군 치료 시설 military treatment facility, MTF을 최대로 운영할 것입니다. 지난 5년 동안 국방부 수혜자에게 제공되는 치료의 양은 지속적으로 증가해 왔지만, 그 증가의 대부분은 민간 부문에서 이루어졌습니다. 이러한 추가 업무량 중 일부를 군 치료 시설로 다시 끌어들여 의료진이 준비태세에 필요한 기술을 최신 상태로 유지하고 수련의들이 풍부한 임상 경험을 쌓을 수 있도록 할 수 있는 기회가 있습니다.

이러한 노력은 군 응급의료의 미래 관행을 정의하는 데 중요하며, 전투 작전이 종료되더라도 군 응급의학 전문의가 종합적인 진료 체계를 유지할 수 있도록 보장하는 데에도 필요합니다. 최근 이라크에서 이라크 자유 작전, 아프가니스탄에서 Enduring Freedom 작전 등 10년이 넘는 전투를 치르면서 외상성 뇌 손상과 외상 후 스트레스 장애는 이러한 전쟁의 대표적인 '보이지 않는 상처'로 남아 있습니다. 두 전쟁 모두 장기간의 파병과 격렬한 전투 상황으로 인해 군인과 그 가족 모두 정신 건강 서비스에 대한 수요가 증가했으며, 미국이 10년이 넘는 분쟁의 영향을 처리함에 따라 정신 건강 서비스에 대한 필요성은 앞으로 더욱 증가할 것입니다.

미국 국방부와 보훈부 내 정신건강 서비스 및 정신건강 인력 확충을 위한 행정명령에도 불구하고 정신건강 서비스 이용에 어려움을 겪을 수 있습니다. 현역 환자에게 우선권이 주어지며, MHS에는 입원 환자 정신 건강 시설이 거의 없어 이미 과중한 민간 정신 건강 관리 네트워크에서 치료를 조정해야 할 필요성이 제기되고 있습니다.

군인 부양가족과 퇴직자는 민간 정신건강 네트워크에 거의 전적으로 의존해야 하므로 정신건강 환자에 대한 치료 제공은 군 응급의학 전문의에게 가장 큰 과제 중 하나입니다. 정신 건강 관리 및 자원 문제는 미국 의료 서비스에서 국가적 위기의 심각성을 보여줍니다. 군의 해결책은 자원이 부족하고 자금이 부족한 민간 응급 의료 시스템과 더욱 경쟁하게 되어 심각한 개혁이 절실히 요구됩니다.

6) 군 의료 시스템의 특수 집단 관리

미국에서는 일부 환자, 특히 노인과 퇴역 군인 중에는 군 시스템 밖에서 치료를 받지만 군 응급 치료를 이용할 수 있는 환자들이 있습니다. MHS는 재향군인 보건국 Veterans Health Administration, VHA과 협력하여 응급실 모듈이 포함된 범용

EMR을 개발하고 있습니다. 다행히도 몇 년 전부터 전산화된 처방전 및 검사실 주문 입력과 함께 투약 오류를 줄이기 위한 시스템을 쉽게 사용할 수 있게 되었습니다.

팀 접근 방식은 당직 전문의 지원에서도 다시 한 번 주목할 만합니다. 전문의 지원의 범위는 서비스를 이용할 수 있는 병원의 규모에 따라 달라질 수 있지만, 당직 지원의 가용성을 보장하기 위한 명확한 권한 라인은 유지되고 있습니다. 보험 또는 환급 문제가 임상적 의사결정을 위협하지 않습니다. 진단 검사 주문은 적시에 적절한 검사를 중심으로 이루어집니다.

또한 EMR과 우수한 디지털 기록이 있어 이전 연구에 쉽게 액세스할 수 있습니다. 외래 환자 후속 치료가 일반적으로 쉽게 준비될 수 있고 비교적 순응도가 높은 환자군이 있다는 것을 알면 응급의학과 의사는 전문의와 협력하여 최선의 치료 결정을 내리고 때로는 불필요한 입원이나 장기간의 관찰을 피할 수 있습니다.

그러나 대부분의 군 병원은 일부 제한적이고 고난이도 전문 진료과목이 제공되지 않는다는 점에서 소규모 지역 병원과 유사점을 공유합니다. 예를 들어 신경외과, 흉부외과 및 소아과 하위 전문 분야는 일반적으로 의뢰가 필요합니다. 따라서 군 응급실은 일반적으로 지역 3차 진료 의뢰 센터와 잘 구축된 관계를 유지하고 구급차 이송 서비스를 유지하거나 지역 구급차 이송 서비스와 계약을 맺습니다.

소아 및 특수 치료가 필요한 집단의 관리에 특화된 오염 제거 기능도 개발해야 합니다. 이는 생물학적 재난 대응에서 격리 급증 계획 및 감염 관리 관행 사용과 관련된 문제로 인해 대응이 어려워질 수 있습니다.

소아 및 노약자 관리: 군 의료 시스템에서는 소아, 노약자, 장애인을 포함한 특수 집단에 대한 치료 및 관리 시스템이 별도로 개발되어 있습니다. 특히, 이러한 특수 집단에 대한 감염 관리 및 생물학적 재난 대응 계획은 군 시스템의 중요한 부분입니다.

7) 학술적 진로

(1) 군 응급의학과 관련된 직책과 연구

군 지도자들은 GME 프로그램을 지원하기 위해 자체 학술 의료 시설을 유지하는 것이 중요하다는 것을 인식하고 있습니다. 이 중 일부는 서비스별로, 다른 일부는 공동 서비스 교육 프로그램입니다. 최근에는 군의 해외 비상 작전에서 더 많은 응급의학 전문의에 대한 수요 증가를 충족하고 교수진을 위한 통화 플랫폼을 유지하기 위해 현지 민간 응급의학 레지던트 프로그램과 협력하여 더 많은 응급의학 레지던트 교육 직책이 개발되고 있습니다.

군 학술 병원은 일반적으로 여러 레지던트 프로그램을 운영하므로 하위 전문 진료의 범위가 더 넓습니다. 이러한 병원의 환자 인구에는 더 많은 군 퇴직자가 포함되며 군인 수혜자 인구가 밀집된 지리적 위치에 있습니다.

또한 많은 학술 군 응급실은 구급차를 통해 민간인 응급 환자를 진료합니다. 모든 군 응급의학 레지던트는 응급의학 레지던트 심사위원회의 검토를 통해 의학전문대학원 교육 인증 위원회의 인증을 받습니다.

모든 졸업생은 미국응급의학위원회를 통해 전문의 자격을 취득할 수 있으며, 군에서는 전문의 인증 및 자격증 유지를 강력히 장려하고 있습니다. 교수직은 수요가 많고 경쟁이 치열합니다. 응급의학과 의사 중 일부는 레지던트 과정을 마치고 바로 교수직을 시작하기도 하고, 다른 일부는 수술 또는 임상 투어를 먼저 수행하기도 합니다.

또한 일부 교수진은 군 복무 기간 동안 학계 경력을 쌓고, 수술이나 해외 투어 또는 펠로우십 수련을 포함한 기타 경력 확대 기회를 통해 경험과 임상 기술을 넓히기도 합니다. 프로그램 디렉터 직책은 경쟁이 치열하며 학계 경력 경로에서 정점에 있는 직책으로 여겨집니다.

응급의학과 레지던트 프로그램 디렉터 직책은 해당 교육 기관의 서비스 소속에 관계없이 공동의 기회가 되었습니다. 이로써 3개 군 지부에서 가장 적합한 지원자를 선발할 수 있는 기회가 더 많아졌습니다.

또한 국방부는 프로그램 디렉터 직책의 중요성을 인식하여 일반적으로 기관에 배정된 기간에 관계없이 최소 4년 동안 해당 직책을 유지하도록 보장합니다.

지역 민간 응급의학 레지던트와 공식적으로 통합되어 있지 않더라도 대부분의 군 응급의학 레지던트 프로그램은 전문 교육을 보완하고 환자 집단의 다양성을 제공하기 위해 민간 프로그램과 어느 정도 협력하고 있습니다.

메릴랜드주 Bethesda에 있는 미국 보건과학 유니폼 서비스 대학 USUHS 에는 의과대학이 있으며, 모든 학생은 응급의학 실습을 수행해야 하며 많은 학생이 군 응급실에서 순환 근무를 합니다.

USUHS의 학생들은 교육 초기에 작전 현장 훈련과 기본 전투 의료 기술을 배우며, 군 응급의학과 의사가 강사로 활동할 수 있는 기회도 여러 차례 제공합니다.

또한 학계 응급의학과 의사들은 앞서 논의한 파트너십을 통해 USUHS 및 민간 학술 기관에서 교수 임용 및 교육 기회를 가질 수 있습니다.

학술 프로그램에서 연구 및 학술 활동은 필수입니다. 지난 10년간의 전투는 연구에 있어 저주이자 축복이었습니다. 학계 응급의사를 포함한 모든 응급의사의 출동 속도가 빨랐기 때문에 연구 활동을 지속하는 데 어려움이 있었습니다.

그러나 전투 작전은 혁신의 필요성을 불러일으켰고, 군 연구 의제에 집중하게 했으며, 군 자금 지원 기회를 늘리고, 응급의학과 의사들의 임상적 강점을 활용할 수 있는 기회이기도 했습니다.

또한 군 지도자들은 레지던트 인증이나 연구비 지원 프로그램을 위태롭게 하지 않기 위해 프로그램 책임자 및 수석 연구원과 같은 주요 학술 교수진의 배치를 더 잘 관리할 수 있는 방법을 찾았습니다.

지난 10년 동안 군 응급의학과 의사들이 수행한 임상 연구가 급속하고 지속적으로 성장한 데에는 여러 가지 요인이 있습니다. 주로 각 군 지부의 응급의학과장은 하위 전문과목 교육, 연구비 지원, 임상 연구자 지원을 강조해 왔습니다.

또한 응급의학과 의사들이 군 지부의 공동 노력과 다학제 연구 그룹에 참여하도록 장려했습니다. 또한 응급의학과 의사들은 재난 관리, 광범위한 급성 의료 및 외상 관리 전문성, 침상 및 열악한 환경에서의 초음파 숙련도, 의료 및 병원 외 시스템 지식, 화학 무기, 독소 및 독극물에 대한 전문성 등 파견 및 전투 사상자 치료에 타고난 임상 전문성을 보유하고 있습니다.

따라서 응급의학과 의사들은 이전에는 의사의 전문적 리더십이 없었던 이러한 분야의 연구 활동을 주도해 왔습니다. 군 연구 의제 위원회, 보조금 검토 패널, 편집위원회에 응급의학과 의사들이 영입되었습니다. 이러한 요소와 현재 응급 치료 연구에 대한 장려로 인해 군대 내 응급 치료가 통합되었습니다.

새로운 의사들이 군대 환경에서 멘토링과 훈련을 받으면서 응급 치료 연구가 확대될 것입니다. 구체적인 예로는 의료 독성학을 전공한 응급의학과 의사들이 수행하는 연구가 있습니다. 일부는 오피오이드, 통증, 화학무기 독성 및 독의 영향을 조사하기 위한 노력을 주도하고 있습니다.

초음파 펠로우십 교육을 받은 군 응급의학과 의사들은 초음파를 사용하여 방사선 촬영 없이도 외상 소생, 패혈성 쇼크 소생, 열악한 환경에서의 치료를 평가했습니다. 병원 외 진료 훈련을 받은 의사들은 군이 전투 의료진을 훈련, 사용, 배치하는 방식을 혁신하기 위한 연구를 수행했으며, 이러한 연구 덕분에 현재 모든 부대의 병원 외 의료진 훈련을 이끌고 있습니다.

최근에는 중환자 치료 훈련을 받은 응급의학과 의사들이 중환자 집중치료사 및 응급의학과 의사들과 협력하여 부대간 치료를 체계적으로 개선하고 전투 및 인도주의 작전에서 중환자 항공 후송팀CCATT이 이송하는 중환자의 치료를 개선하고 있습니다. 실무를 변화시키는 연구를 지속하기 위해서는 연구 자금이 매우 중요합니다.

지난 10년간 해외 긴급 작전과 그로 인한 임상 치료 공백으로 인해 교내 및 교외 연구 기금을 제공하기 위한 지속적이고 효율적인 노력이 이어졌습니다. 군에서는 해외파병 군의관 관련 연구를 위한 특정 자금을 지원합니다.

지원 금액은 제한되어 있지만 군의 임상 격차를 해소하는 소규모의 정해진 프로젝트를 실행할 수 있습니다. 또한 각 군 지부에서는 자체 연구자를 위한 교내 연구비를 제공합니다. 예를 들어, AFMS는 평시 및 파병과 관련된 특정 임상 문제를 해결하기 위해 미 공군 연구자에게 자금을 제공합니다.

대규모의 군 공동 연구비 지원 프로그램은 군과 민간 연구자에게 보조금을 경쟁적으로 수여합니다. 이 프로세스는 연구를 지원하고 군이 해결해야 하는 중요한 임상 문제에 대해 다년간 연구비를 수여하는 미국 국립보건원 NIH 및 기타 연방 기관의 프로세스와 유사합니다. 이 기금은 모든 분야, 모든 전문 분야, 군 및 민간 연구자들 사이에서 나누어지기 때문에 경쟁이 치열합니다. 그럼에도 불구하고 전문 교육을 받은 응급의학과 의사들은 앞서 언급한 모든 출처를 통해 군 연구 기금을 확보하는 데 성공했습니다.

마침내 군 응급의학과 의사들이 군 연구 의제에 포함되었습니다. 응급의학과 의사들은 병원 밖 치료와 훈련을 위한 연구를 주도하고 개발합니다. 이들은 미 육군 외과 연구소의 연구원으로서 새로운 소생술 기술을 개발하고 있습니다. 군 응급의료 및 초음파 펠로우십 프로그램 책임자는 공동 연구자 및 주제 전문가로서 다른 전문 분야와 협력합니다.

USAISR에 위치한 이동 중 치료 연구 센터 ECRC는 응급의학과 전문의가 이끌고 있습니다. 군 응급의학과 의사들은 보조금 검토 위원회, 다전문 공동 연구 위원회, 전투 사상자 치료 운영 위원회, 지역 기관 연구 위원회, 기관 동물 치료 및 사용 위원회 등에 채용되었습니다.

매년 군 응급의학과 의사들은 응급 치료 및 기타 전문 회의에서 약 30~50건의 연구 초록을 발표하고 편집위원회, 응급의학 기관 이사회 및 민간 보조금 검토 패널에 모집됩니다. 연구자 주도 연구를 위해 NIH로부터 연구비를 지원받기도 합니다. 이들은 미국 응급의학회 ACEP, 미국 응급의학회와 같은 응급의학 학회, 미국의학협회와 같은 민간 응급의학 학회 등 군의 여러 전문 기관으로부터 국가 연구상을 받기도 합니다.

군 응급 치료 연구와 응급의학 전문 교육이 성장함에 따라 응급의학과 의사들은 군 의료, 전투 사상자 치료, 중환자 치료, 독성학 연구 등의 업무 프로세스에 편입되고 있습니다.

또한 콜로라도 대학교 전투 연구 센터 또는 다른 대학과 같은 민간 기관과 협력하여 군 조사관의 작전 전문성과 학계 연구원의 과학적 전문성을 활용하여 제안 및 혁신에 대해 협력합니다.

응급의학과 의사들은 군 임상 연구에 계속 참여하여 다른 전문과목, 모든 군 지부 및 학술 센터와 협력하여 군 임상 응급 및 전투 사상자 치료의 격차를 해소할 것입니다.

(2) 펠로우십 교육

학문적 진로를 모색하고 하위 전문 역량 분야를 개발할 수 있는 또 다른 기회는 펠로우십 교육 fellowship education을 통해서 이루어집니다. 각 군에서는 매년 합동 군 대학원 의학 교육 선발위원회를 통해 펠로우십 교육 기회를 제공하며, 각 군의 필요에 따라 매년 기회가 달라집니다. 일부 응급의학과 전문의는 레지던트 과정을 마친 후 바로 펠로우십 수련을 받기도 하고, 다른 응급의학과 전문의는 경력 후반에 펠로우십 수련을 신청하기도 합니다.

작전 환경에서 응급 의사의 역할이 확대됨에 따라 펠로우십 수련 기회가 더욱 확대되고 EMS, 초음파, 오지 및 야생 의료 분야에서 군 펠로우십 수련 프로그램이 개발되고 있습니다. 군이 아닌 곳에서 수련을 받는 펠로우의 경우, 민간 기관에서 수련을 받더라도 민간 후원으로 수련을 받는 경우가 대부분이므로 군의 급여와 혜택을 계속 받을 수 있습니다.

의료 독성학은 학술 프로그램에 대한 지원 외에도 고유한 요구를 충족하는 하위 전문 분야입니다. 각 군 지부에는 학술 프로그램인 펠로우십 수련 2년 프로그램이 2~4개씩 있습니다. 군에는 독성 노출, 약리학, 화학 작용제 및 독극물에 대한 의사 전문가가 없기 때문에 의료 독성학자는 외래 진료소, 병원, 연합군 보건 전문가, 재난 관리자 및 배치된 의료진에게 전문가로서 임상 지원을 제공합니다.

대부분의 군 의료 독성학자는 입원 환자 자문 임상 서비스를 지원합니다. 예를 들어, SAMMC와 3차 진료 의뢰 센터의 독성학 서비스는 군에서 가장 바쁜 부서로 하루 24시간 입원 환자 병상 상담을 제공하며 과다 복용, 연기 흡입(SAMMC는 국방부 인증 유일한 화상 센터), 약물 부작용, 직업적 화학 물질 노출, 독살 및 기타 독성학 응급 상황을 치료합니다.

또한 모든 국방부 독성학자들은 원격 의료 상담 서비스를 제공하여 전 세계 배치된 환경과 소규모 군사 시설에 있는 의료진에게 24시간 전문 상담을 제공합니다. 독성학자들은 보통 최초 연락 후 1시간 이내에 상담에 응답합니다.

또한 군 독성학자는 파병 시 전문 자문을 제공하여 진료 지침을 개정하고, 잠재적 위협에 대한 대응을 수정하며, 과다 복용, 화학물질 노출, 독극물 중독으로 중환자를 치료하기 위해 해당 전문분야의 극장 컨설턴트로서 전투 현장에서 병상 옆에서 치료하는 역할을 수행합니다.

또한 군 독성학자는 모든 부대에서 약물 남용을 완화하기 위한 의료법 사례, 의료 품질 검토 및 군 차원의 접근 방식에 대한 의견을 제공합니다. 독성학자들은 지역 응급의학 레지던트의 커리큘럼 요구를 충족하기 위해 전문 교육을 제공하지만, 비응급의학 레지던트의 교육 수요는 더 커서 교훈적인 커리큘럼의 공백을 메우기 위해 더 많은 교육을 필요로 합니다. 예를 들어, SAMMC의 독성학자들은 매년 내과, 정신과, 소아과, 외상외과, 중환자실, 신장내과, 신경과에 강의를 하고 있습니다.

마지막으로 군 독성학자들은 군의학의 부족한 부분을 해결하기 위한 전임상 및 임상 연구를 수행합니다. 이들은 화학물질 노출, 오피오이드 독성, 약물 남용, 소생술, 독살 및 기타 관련 독성 응급상황에 대한 연구를 수행합니다.

중환자 치료 펠로우십 기회는 파병 지역에서 더 많은 중환자 치료 제공자에 대한 운영상의 필요에 따라 지난 4년 동안 신설되었습니다. 중환자 치료 교육을 받은 일부 응급 의사는 민간 외상 프로그램에 배정되어 정기적으로 교대하는 군 직원의 통화 교육을 지원하고 있습니다.

미 공군에서는 응급의학과 의사들이 CCATT를 주도하면서 더 많은 중환자 응급의학과 의사들이 이 프로그램의 훈련과 감독을 지원해야 한다는 목소리가 커지고 있습니다. 또한 중환자 치료 훈련을 받은 응급의학과 의사는 병원 중환자실 ICU 인력을 보강하고 응급실과 중환자실 간에 시간을 쉽게 분배하여 각 부서를 강화할 수 있습니다. 몇몇 군의관은 록키 마운틴 독극물 센터(독성학), 콜로라도 대학교(스포츠 의학, 글로벌 보건, 연구, 초음파), 메릴랜드 대학교(중환자 치료) 등 민간 기관에서 후원하는 직책으로 훈련을 받게 됩니다. 군대는 의사 교육 외에도 의사 보조원을 양성한 오랜 역사를 가지고 있으며, 응급의료 보조원의 하위 전문 분야 교육과 응급의료 실무에의 통합을 위한 롤모델입니다.

각 서비스 지부에서는 일반 의사 보조 교육 프로그램과 응급 의학 전문 교육을 제공합니다. 응급의학 의사 보조원은 응급실과 배치된 환경 모두에서 응급의학 실무에서 존경받는 역할을 합니다. 샌안토니오 메디컬 센터의 응급의학과는 미국에서 가장 오래된 EMPA 교육 프로그램 중 하나를 후원하고 있습니다.

사실 전체 의사 보조 운동은 베트남 전쟁에서 고도로 훈련된 기술을 가지고 돌아왔지만 군대 외에는 이를 활용할 수 있는 곳이 없었던 해군 병사들의 경험에서 비롯되었습니다. 당시 듀크대학교 의과대학장이었던 Eugene Stead 박사는 이러한 상황을 인식하고 의과대학 학장에게 고도로 훈련되고 경험이 풍부한 이들을 활용하기 위해 새로운 연합군 보건 전문 분야를 만들 계획을 제안했습니다. 1965년 듀크대에서는 전직 해군 군의관으로만 구성된 첫 번째 의사 보조반이 만들어졌습니다.

마지막으로, 많은 군 응급의학과 의사들은 군 복무 기간이 4년이든 30년이든 상관없이 학문의 길을 추구합니다. 군에서는 응급의학과 의사 경력 초기에 전투 및 주립 병원에서 리더십 기회를 제공합니다. 많은 사람들이 군에서 주요 학술적 역할을 수행하지만, 많은 사람들이 군을 떠나 민간 프로그램에 들어가 프로그램 책임자, 연구 책임자, 학과장, 기관 학장, 의료계 CEO, 전문 기관 리더(예: ACEP 회장)로 성장하기도 합니다.

군 응급의학과 의사들은 연구 활동을 지속적으로 수행하며, 이는 군 의료 시스템의 발전에 기여하고 있습니다. 이들은 다양한 분야에서 연구를 주도하며, 특히 외상 및 중환자 치료, 독성학 연구 등에 중점을 두고 있습니다.

- **군사 외상 치료 연구**: 군 응급의학 연구는 특히 전투 외상 치료와 관련된 연구에 집중되어 있으며, 이는 민간 응급의료 시스템에도 큰 영향을 미칩니다. 군 외상 시스템은 **골든 아워** 개념을 발전시켜, 응급 환자를 최대한 빨리 치료하는 데 중점을 둡니다.
- **연구 협력**: 군 의료 시스템은 민간 학술 기관 및 연구소와 협력하여 최신 치료 기술을 개발하고, 새로운 외상 소생술 프로토콜을 연구 중입니다.

8) 응급 의료 작전과 군 응급의학의 진로

(1) 응급 의료 작전

응급 의료의 기회와 책임은 각 군마다 다르지만, 지난 10년간의 전투 기간 동안 응급 의사에 대한 수요가 매우 커서 많은 **합동** 임무 기회가 생겼습니다. 각 군(해군 의료 서비스의 지원을 받는 해병대 포함)에서 응급 의사는 중요한 의료 공백을 메우기 위해 전투 지휘관들의 높은 관심을 받고 있습니다. 의료 서비스에서 응급 의사와 기타 전문 분야에 대한 수요가 높아지면서 배치할 응급 의사를 식별하는 절차가 정교 해졌습니다.

또한 프로세스의 표준화 및 예측 가능성이 높아져 회원과 부서 모두 다른 자원을 계획하고 활용할 수 있는 이점이 있습니다. 많은 군 응급의학과 의사들은 개인과 가족의 희생과 부담에도 불구하고 파병을 자신의 경력의 하이라이트로 여깁니다.

1990년대 초 페르시아만 전쟁부터 최근의 이라크와 아프가니스탄 분쟁에 이르기까지 각 군 의료 서비스는 작전 의료 지원 제공 모델을 크게 변화시켰습니다. 이러한 변화로 인해 더 가볍고, 더 작고, 더 기동성이 뛰어난 의료팀이 부상 지점에 더 가까이 접근할 수 있게 되어 '골든 아워'에 중환자 치료를 제공할 수 있게 되었습니다.

실제로 R. Adams Cowley 박사가 처음 개발한 '골든 아워' 개념은 군의학의 발전으로 인해 '플래티넘 30분'으로 발전했으며, 현재 민간 응급의료에 많은 부분이 도입되었습니다. 사상자 생존율은 사상 최고치인 98%까지 치솟았으며, 2007년 이후 이라크와 아프가니스탄에서 전투 사상자의 실제 생존율은 미국의 주요 외상 센터에서 얻은 결과를 능가했습니다.

중상을 입은 환자들은 부상 지점에서 72시간 이내에 미국 내 3차 외상 시설로 이송되었으며, 그 과정에서 생명 안정화 수술과 소생술을 반복적으로 받았습니다. 전투 현장에서의 의료 발전은 민간인의 외상 치료 관행을 크게 변화시켰으며, 그 반대의 경우도 마찬가지입니다.

군은 존경받는 학술 기관과 파트너십을 맺고 의료진에게 통화 교육을 제공하고 연구에 협력하고 있습니다. 이러한 관계는 군에서 복무했거나 현재도 예비군 또는 주방위군으로 복무하며 계속 파병 중인 민간 교수진을 통해 형성되는 경우가 많습니다. 외상은 다학제적 진료이기 때문에 응급의학과는 이러한 관계에서 필수적인 파트너였습니다.

민간 교육 및 연구 파트너십은 필수적입니다. 분쟁이 해결된 후에도 이러한 파트너십은 군 응급의학과 의사와 기타 의료진이 최신의 역량을 유지하는 데 도움이 될 것입니다. 다음은 군 응급의가 이용할 수 있는 몇 가지 작전 기회에 대한 정보를 제공합니다. 전투 치료는 지속적으로 개선하기 위해 노력하고 있으며 혁신이 표준입니다. 또한 지리적 위치에 따라 의료 지원에 대한 요구가 달라질 수 있으며, 이는 전투 지휘관과 함께 신중하게 계획됩니다.

따라서 제공되는 정보는 역동적이고 분류되지 않은 정보이지만, 작전 임무를 지원하는 데 있어 응급 의료의 다양한 기회를 강조합니다.

전진 야전 수술팀 각 군 지부는 해당 지부의 핵심 임무에 따라 특정 버전의 이동식 원정 야전 수술팀을 구성했습니다. 이 팀에는 응급 의사가 포함되어 외과 의료진과 함께 열악한 환경에서 소생 치료 및 손상 제어 수술을 제공합니다. 부상 지점에 더 가까운 곳에서 고급 소생술과 수술 치료를 제공해야 할 필요성을 인식한 이들 팀 중 상당수는 전투 부대와 함께 이동하며 전장에서 멀리 전진합니다. 자원이 제한되어 있고 재보급이 어려울 수 있으므로 의사는 제한된 진단 연구와 혹독한 환경을 위해 특별히 설계된 특수 장비 사용에 대한 교육을 통해 임상 결정을 내릴 수밖에 없습니다.

(2) Level III 수술 병원들

전장에서의 외상 치료의 지역화는 민간 외상 센터 지정과 유사합니다. 그러나 군 분류 체계는 민간 체계와는 반대로 더 큰 역량과 자원을 지정하기 위해 더 높은 숫자(즉, 레벨 III)를 사용합니다. 군 병원은 응급실, 중환자실, 수술실, 혈액은행, 컴퓨터 단층 촬영 등 기본적인 부대 서비스를 갖춘 비교적 고정된 시설입니다. 해군은 많은 학술 기관에 필적할 만한 역량을 갖춘 두 척의 병원선을 보유하고 있습니다.

함상 병원에 배치되는 직원의 규모와 수는 임무에 따라 다릅니다. 응급실에는 일반적으로 응급 의사, 응급 간호사, 의료 기술자가 배치됩니다. 전투에서 흔히 발생하는 대량 사상자 상황에서는 이러한 노력을 지원하기 위해 비응급 의료진에 대한 반복적인 교육이 필요한 **모든 인력이 투입되는** 접근 방식을 취하는 경우가 많습니다. 21세기 이전에는 환자가 며칠 또는 몇 주 동안 극장 병원에 머물렀지만, 항공대피 air evacuation, AE의 발전으로 인해 지금은 가장 심각한 부상자도 몇 시간 내에 이송될 수 있습니다.

수술 병원은 의료 및 외상 치료를 모두 제공하지만, 대부분의 작전 부대는 자체 1차 진료 자산을 보유하고 있어 응급실의 집중도를 높게 유지하고 있습니다. 부상당한 어린이를 포함하여 미국 및 연합군 군인, 계약자, 현지 국민에게 치료가 제공되므로 응급의학과 전문의가 모든 범위의 응급 치료를 수행할 수 있는 기회를 제공합니다(그림 4-7-3).

응급의학과 의사는 뇌혈관 사고와 심근경색에 섬유소 용해제를 일상적으로 사용하고, 패혈증에는 혈관압박제를, 폐색전증에는 항응고제를 투여합니다. 외상 사례는 다발성 장기 손상과 폭발성 손상 및 절단이 동시에 발생하는 가장 까다로운 사례 중 일부일 수 있습니다.

전장 외상을 관리하고 조정하는 데 있어 체계적이고 통합적인 접근법의 필요성을 인식한 USAISR은 2005년 합동 외상 시스템 joint trauma system, JTS을 개발했습니다. 현재 국방부 외상 우수 센터 산하에 있는 JTS는 환자, 부상 패턴, 치료를 추적하여 임상 진료 지침, 새로운 소생술 프로토콜, 합동 극장 외상 시스템 팀을 위한 사전 배치 훈련을 개발하는 국방부 외상 레지스트리의 개발을 담당하고 있습니다. 또한 매주

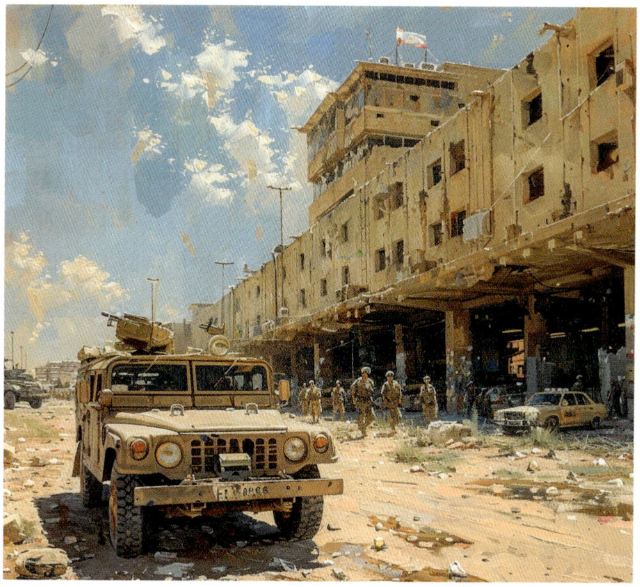

그림 4-7-3 이라크 전투지원병원

회의를 개최하여 실시간 피드백을 제공하고 전문 분야 간 지속적인 개선과 협업을 진행하고 있습니다.

(3) 중환자항공운송팀

지난 10년 동안 가장 큰 의료 발전 중 하나는 부상 지점에서 미국으로 대피할 때까지 환자를 이송하는 동안 치료하는 이송 중 치료 분야였습니다. 응급 의사는 군의 이동 중 치료에서 많은 리더십 역할을 맡고 있으며, 대부분의 팀은 응급의사가 이끌고 있습니다. 이전 분쟁에서는 환자가 안정될 때까지 AE 시스템에서 환자를 이동할 수 없었습니다. 중환자항공운송팀 critical care air transport team, CCATT의 개발로 지속적인 안정과 중환자 치료 모니터링이 필요한 환자를 더 높은 수준의 확정 치료로 이송하고 훨씬 더 신속하게 퇴원할 수 있게 되어 생존율이 높아지고 장기적으로 더 나은 결과를 가져올 수 있게 되었습니다.

CCATT 팀은 중환자 치료 의사(응급의학과 전문의, 마취과 전문의, 집중치료 전문의, 심장 전문의, 외과의), 중환자 치료 간호사, 호흡기 치료사로 구성됩니다. 이 팀은 기본적으로 중환자실과 동일한 수준으로 비행 중인 환자를 모니터링하고 치료할 수 있는 특수 장비를 휴대합니다(그림 4-7-4).

CCATT 팀은 수술장 주변과 독일에 배치되며 1차 의료 AE 승무원을 보완하기 위해 추가됩니다. CCATT 승무원은 지시에 따라 극장 안팎으로 이동하며 환자를 이송합니다. 또한 중증 화상 환자, 복잡한 폐 환자, 체외막 산소화 및

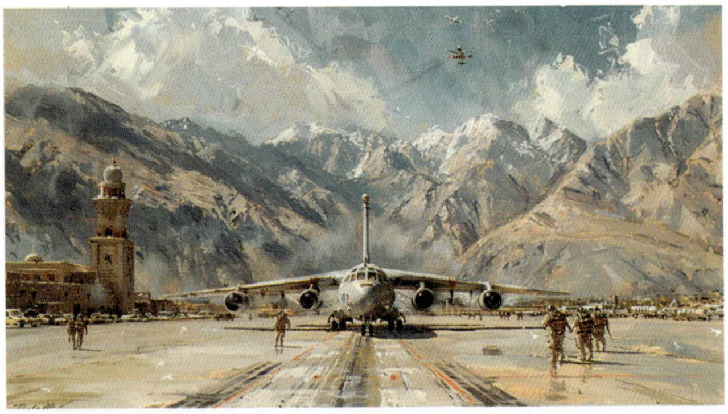

그림 4-7-4 아프가니스탄 Bagram 비행장의 의료 수송 비행

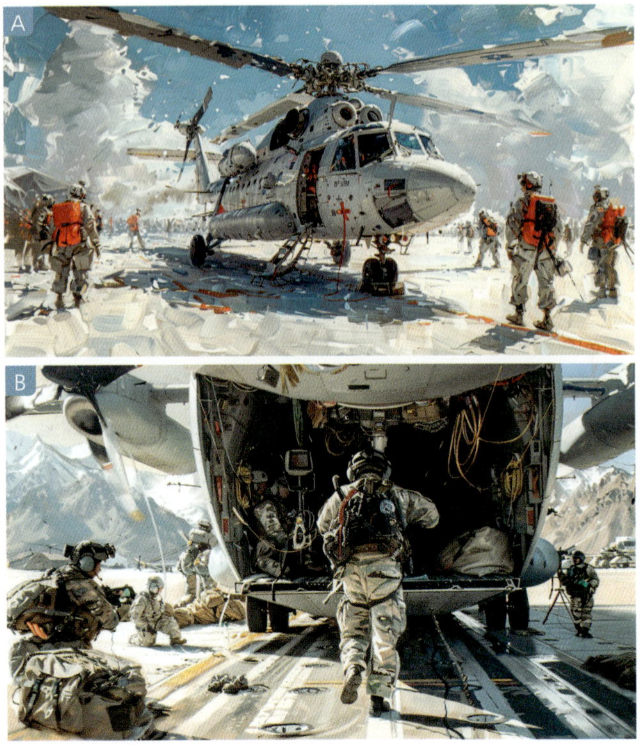

그림 4-7-5 아프가니스탄 특수작전부대 지원 헬기(A), 부상 병사를 돌보는 항공 의무병(B)

기타 체외 생명 유지 장치가 필요한 환자를 치료하기 위해 CCATT 팀을 보강할 수 있습니다.

CCATT 멤버는 입증된 성과와 역량을 기준으로 심사 및 선발됩니다. 모든 임무의 품질 모니터링과 지속적인 개선 노력과 함께 매우 정교한 훈련 및 검증 프로그램인 Cincinnati 대학교와 협력하여 공군 직원이 운영하는 외상 및 준비태세 기술 유지 센터에 출석함으로써 자격과 역량이 유지됩니다. 이동 중 치료에서 얻은 교훈, 혁신, 연구는 민간 부문과 인도주의 및 재난 대응 관리에 활용하기 위해 이 역량을 재정의하고 있습니다.

콜로라도주 콜로라도 스프링스에 있는 UCHealth Memorial 병원 센트럴과 같은 다른 프로그램에서는 미 육군 및 미 공군과 공동 협력하여 배치 가능한 외상팀 및 CCATT를 위한 외상 기술을 유지하고 있습니다.

(4) 전술 중환자 치료 대피팀

가장 최근의 발전 중 하나는 전술 중환자 치료 대피팀 tactical critical care evacuation team, TCCET의 개발입니다. 2001년부터 2009년까지 전투 부상으로 사망한 환자를 대상으로 한 국방부 JTS 연구에 따르면 부상자의 51%가 손상 관리 소생술에 가까웠다면 생존 가능성이 있는 것으로 나타났습니다. 이 연구에 따르면 부상자의 51%는 잠재적으로 생존할 수 있었습니다. 고정익 항공기로 주로 비행하기 때문에 전진 능력이 제한적인 CCATT 팀과 달리, **TCCET** 팀은 주로 Black Hawk 헬리콥터와 같은 회전익 항공기로 이동합니다(그림 4-7-5).

팀은 응급의학과 의사, 공인 마취간호사, 응급실 간호사, 중환자실 간호사 또는 중환자실 간호사로 구성되며, 이들은 모두 부상 지점에서 손상 관리 소생술을 제공하는 임무를 수행합니다. 팀 구성은 임무에 따라 변경되며 응급의학과 의사가 혼자 환자를 이송하는 경우가 많습니다. CCATT를 비행 중환자실이라고 한다면, TCCET는 헬리콥터라는 매우 좁고 공간 제약적이며 소음이 많은 환경에서 비행하는 응급실이라고 생각할 수 있습니다. 훈련은 보다 포괄적이며 전투 생존 훈련을 포함합니다. TCCET 팀의 배치는 2년 이내에 1,000건 미만의 극장 내 대피로 매우 유망한 것으로 입증되었습니다(그림 4-7-5). 그러나 2018년부터 TCCET의 역할은 추가 훈련을 받게 될 CCATT 팀원에게 전환되고 있으며, 궁극적으로 특정 TCCET는 향후 몇 년 내에 단계적으로 폐지될 예정입니다.

- **군 의료진의 특수한 임상 환경**: 군 의료진은 민간 의료진과 마찬가지로 고도의 진료 스킬을 요구받지만, 전투 및 군사 환경에서 일어나는 특수한 상황에 대한 대응 능력을 갖추고 있습니다. 예를 들어, 이동 중 진료, 외상센터에서의 신속한 응급처치, 대규모 사상자 발생 시의 재난 관리가 중요한 역할을 합니다.
- **환자 이송과 소생술**: 군 의료진은 종종 열악한 조건에서 중증 외상 환자를 이송해야 하며, 이러한 과정에서의 소생술 및 응급 수술은 군 응급의학의 핵심 기술 중 하나입니다.

미 특수작전부대에는 항상 선진 의료팀이 있었지만 지난 10년 동안 그 역할과 구성, 역량이 재정의되었습니다. 응급의학과 전문의는 이러한 많은 팀에서 중요한 직책을 맡고 있으며, 특수부대 요원들에게 부상 지점 전투 치료를 교육하는 주요 강사이기도 합니다.

미 공군은 특수 전술 및 특수 작전 부대를 위한 응급의사를 집중 육성하기 위해 작전 응급의학의 특정 역할을 개발했습니다. 의사는 신중한 심사 과정을 거쳐 선발되며 일반적으로 특수 부대 부대에 배치됩니다. 광범위한 초기 및 유지 교육과 지역 응급실 내에서 근무하는 전담 시간을 통해 임상 역량을 유지합니다. 초기 교육은 최대 1년이 소요될 수 있지만 숙련된 대원이 되기 위해서는 2~3년의 시간이 필요합니다. 경쟁이 치열한 이 새로운 분야 덕분에 특수 작전 부서의 응급의학과 의사 수가 증가하고 있습니다.

9) 국가 건설 노력

각국의 마음을 사로잡고 평화를 증진하는 데 사용되는 전략 중 하나는 국가 건설 노력입니다. 의료 시스템 및 역량 구축은 가장 일반적인 분야 중 하나입니다. 많은 제3세계 국가에는 병원 외 치료, 소생술, 병원 기능 등 의료의 기본이 부족한 경우가 많습니다. 따라서 군대는 종종 팀을 파견하여 현지인들과 협력하여 보다 강력한 의료 시스템을 훈련하고 개발하는 데 도움을 줍니다.

당연한 이유로 응급의학과 의사들은 이러한 팀에서 봉사할 기회를 가졌습니다. 인도주의 및 재난 대응 작전 의료는 전투 지원 외에도 미국 내 및 국제적으로 인도주의 및 재난 구호 활동도 지원합니다. 2006년 허리케인 카트리나나 2010년 아이티 지진과 같은 국제적 사건과 같은 최근 미국 내 재난 발생 시 육군, 해군, 공군의 응급의학과 의사들이 주요 지휘 역할을 맡거나 의료 대응 팀의 일원으로 활동했습니다.

전투 치료의 많은 발전은 보다 신속하고 강력한 의료 대응 패키지의 개발로 이어졌습니다. 한 가지 예로 공군 원정 의료 지원 의료 대응팀은 확장 가능한 패키지로 쉽게 조립할 수 있으며 15분 이내에 즉각적인 치료, 2시간 내에 응급실 기능, 4시간 내에 수술실 기능, 6시간 내에 중환자실 기능을 제공할 수 있습니다.

응급의료 외의 작전 직책 각 군에는 일선 부대(즉, 전투 부대)를 지원할 의사가 필요합니다. 이러한 역할에는 대대 외과의, 특수부대 대대 외과의, 레인저 대대 외과의, 여단 외과의, 비행 외과의가 포함됩니다. 그리고 그 자리를 채우기 위해 응급 의사가 많이 필요합니다. 이들은 군인, 수병, 공군 대원들에게 직접 의료 서비스를 제공할 뿐만 아니라 일선 부대원들을 돌보는 여러 수준의 의무병, 의사 보조원, 기타 의사 보조원을 교육하고 감독하는 역할을 담당합니다.

이러한 역할은 1,000명 이상의 군인에게 감독 치료를 제공할 수 있는 응급의학과 의사에게 중요한 리더십 기회로 이어집니다. 작전 부대가 배치되면 주치의는 그들과 함께 이동하여 전투 지역에서 모든 치료를 감독하고 제공합니다.

작전부대 근무는 응급의학과 의사에게 경력의 다양성, 모험, 도전의 기회를 제공할 수 있습니다. 임무 기간은 보통 2년에서 4년입니다.

또한 응급의학과 의사들은 군에서 자주 보지 못하는 소아과나 노인병과 같은 환자군을 위해 지역 군대나 민간 응급실에서 근무하도록 권장됩니다.

10) 입학/취업 기회

응급의학과 의사가 군 복무를 시작하는 가장 일반적인 경로는 보건 전문직 장학금 프로그램 health professions scholarship program, HPSP을 통해서입니다. HPSP는 의대 학비, 도서, 의료 보험, 소정의 생활비를 지급하며, 레지던트 수련 후 1년간 복무하는 조건으로 가입 보너스를 지급하기도 합니다. 많은 의대생들이 상당한 양의 빚을 지고 있다는 점을 고려할 때 군의관은 환영할 만한 대안이 될 수 있습니다.

또한 인턴십/레지던트 수료 후 3~4년간의 군 복무는 일반적으로 리더십 기술을 개발하거나 전투 경험을 쌓거나 학계 경력을 쌓을 수 있는 훌륭한 기회를 제공합니다.

현역 군 복무를 위한 다른 경로로는 학부 교육을 위한 사관학교 또는 미국 예비역 장교 훈련단 장학금을 받거나 직접 입대하는 방법이 있습니다.

미국 군대의 예비군은 일반적으로 연간 최소 39일의 군 복무를 수행하고 필요한 경우 현역 군대를 보충하는 군사 조직입니다. 예비군 구성원은 방위군 및 예비군으로 통칭되기도 하며, 민간인 의사로 활동하면서 원하는 곳에서 생활할 수 있는 능력을 유지하면서도 군 복무와 은퇴를 할 수 있는 기회를 제공합니다.

현역 복무를 마친 후 이 경로를 선택하는 경우가 많지만, 경력의 다양성과 작전 투어에 참여하고 싶어서 선택하는 경우도 있습니다. 방위군 및 예비군의 작전 투어 기간과 요건은 복무 기간과 직책에 따라 다릅니다. 개인 동원 예비군 프로그램을 통해 군에서는 고도로 훈련된 의사를 유지하면서 군인에게 유연한 훈련 일정을 제공할 수 있습니다.

마지막으로 제복을 입고 싶지 않거나 파병에 취약한 사람들을 위해 몇몇 군 응급의학과에는 여전히 계약직 또는 GS 직책이 있어 응급의학과 의사들이 군에서 풀타임 또는 파트타임으로 일할 수 있는 좋은 기회를 제공합니다. 군 응급의료 기회에 대해 자세히 알아보거나 군 응급의료 분야의 리더와 연락할 수 있는 좋은 참고 자료는 미국 응급의학회의 정부 서비스 지부 GSACEP입니다. GSACEP는 연방 응급실에서 근무하거나 국방부에서 복무하는 모든 의사에게 개방되어 있으며, ACEP의 주 지부 회원 자격을 대신할 수 있습니다.

11) 결론

지난 20년 동안 응급의학에 대한 인식은 전문 분야로서 의미 있게 개선되었습니다. 이제 응급의학은 전투 및 작전 환경 모두에서 매우 가치 있는 전문 분야로 인정받고 존중받고 있습니다. 오늘날 응급의학과 의사들은 병원 CEO, 최고 의료 책임자, 학장, 학과장 등 고위 리더로 활약하고 있으며 지휘 외과의사, 전투지휘관 등 군 의료본부의 주요 직책을 맡고 있습니다. 군의관 진로를 통해 응급의학과 의사들이 학계에서 존경받는 연구자 및 고위 지도자로 성장하고 있습니다.

그러나 가장 큰 성공은 지난 10년간의 전투에서 응급의학과 의사들의 작전 역할과 이들이 치료한 사상자 및 부상자들에 대한 치료에서 이루어졌습니다. 지난 20년간의 전투는 군 응급의학을 재정의하고 미래를 정의하는 데 도움이 되었습니다. 군 응급의학과 의사들은 작전 임상 기술을 인정받아 전투 지휘관과 군 지도자들에 의해 채용되었으며, 현재는 주요 작전 의료 지휘부의 리더가 되었습니다.

응급의학과 의사는 여전히 작전 일선 지휘관들이 가장 선호하는 의사 전문 분야 중 하나입니다. 미국이 분쟁에서 성공적으로 주둔을 줄이더라도 MHS는 의사들이 임상 화폐, 역량 및 진료 만족도를 유지하는 것이 중요하며, 이를 위해서는 MHS가 견고한 임상 환경을 유지해야 한다는 것을 인식하고 있습니다. 민간 학술 센터와의 협력은 계속해서 가속화될 것이며, 혁신과 연구는 최우선 순위로 유지될 것입니다.

응급실은 의료 시스템의 안전망이지만, 군 응급의학과 의사는 전 세계 인도주의 및 전투 작전을 위한 의료 플랫폼 운영의 중추에 매우 중요합니다. 군 응급의학은 응급의학과 의사에게 비교할 수 없는 기회를 제공합니다. 군 복무가 단 한 번의 파병으로 제한되더라도 응급의학과 의사는 경험을 쌓고 리더십을 개발하여 비슷한 경력 단계에 있는 대부분의 동료들보다 우위에 설 수 있습니다. 다양한 경력 기회와 진로를 전환할 수 있는 능력은 최고 수준의 직업적 만족도를 제공할 수 있습니다.

REFERENCE

1. Allan PF, Osborn EC, Bloom BB, et al. The introduction of extracorporeal membrane oxygenation to aeromedical evacuation. Mil Med. 2011;176(8):932-7.
2. Blackbourne LH, Baer DG, Eastridge BJ, et al. Military medical revolution: deployed hospital and en route care. J Trauma Acute Care Surg. 2012;73(6):S387.
3. Blackbourne LH, Baer DG, Eastridge BJ, et al. Military medical revolution: military trauma system. J Trauma Acute Care Surg. 2012;73(6):S387.
4. Congressional Research Service (CRS) [Internet]. Military medical care: questions and answers [cited 2012 Dec 30]. Available from: https://fas.org/sgp/crs/misc/RL33537.pdf
5. Critical Care Air Transport Teams [Internet]. [cited 2020 Dec 10]. Available from: https://www.ccatt.info/index.php/ccatt
6. Deloitte [Internet]. Innovations in the Military Health System [cited 2020 Dec 9]. Available from: https://www2.deloitte.com/content/dam/insights/us/articles/4818_Innovations_military_health/DI_Innovations-military-health.pdf
7. DeLorenzo RA. ED use of military beneficiaries. Am J Emerg Med. 2009;27(9):1104-8.
8. Eastridge BJ, Hardin M, Cantrell J, et al. Died of wounds on the battlefield: causation and implications for improving combat casualty care. J Trauma. 2011;71(1):S8.
9. Fang R, Allan PF, Womble SG, et al. Closing the "care in the air" capability gap for severe lung injury: the Landstuhl Acute Lung Rescue Team and extracorporeal lung support. J Trauma. 2011;71(1): S91-7.
10. Fulton L, Shanderson L. Military health system efficiency: a review of the history and recommendations for the future. Mil Med. 2012;177(6):686-92.
11. Health.mil [Internet]. About the patient safety program [cited 2012 Dec 30]. Available from: https://www.health.mil/Military-Health-Topics/Access-Cost-Quality-and-Safety/Quality-And-Safety-of-Healthcare/Patient-Safety
12. Lairet JR, Bebarta VS, Burns CJ, et al. Prehospital interventions performed in a combat zone: a prospective multicenter study of 1003 combat wounded. J Trauma Acute Care Surg. 2012;73(2):S42.
13. Mason PE, Eadie JS, Holder AD. Prospective observational study of United States (US) Air Force Critical Care Air Transport team operations in Iraq. J Emerg Med. 2011;41(1):8-13.
14. Renz EM, Cancio LC, Barillo DJ, et al. Long range transport of war-related burn casualties. J Trauma. 2008;64(2):S144-5.
15. Stakeholders Report [Internet]. Defense Health Agency [cited 2020 Dc 9]. Available from: /Downloads/2018%20Stakeholder%20Report%20Final_Jan_2020.pdf

16. The White House Office of the Press Secretary [Internet]. Executive order – improving access to mental health services for veterans, service members, and military families [cited 2020 Dec 9]. Available from: https://obamawhitehouse.archives.gov/the-press-office/2012/08/31/executive-order-improving-access-mental-health-services-veterans-service
17. US General Accounting Office [Internet]. Military treatment facilities: emergency department utilization [cited 2012 Dec 30]. Available from: http://archive.gao.gov/f0302/163395.pdf

8. 독립형 응급실

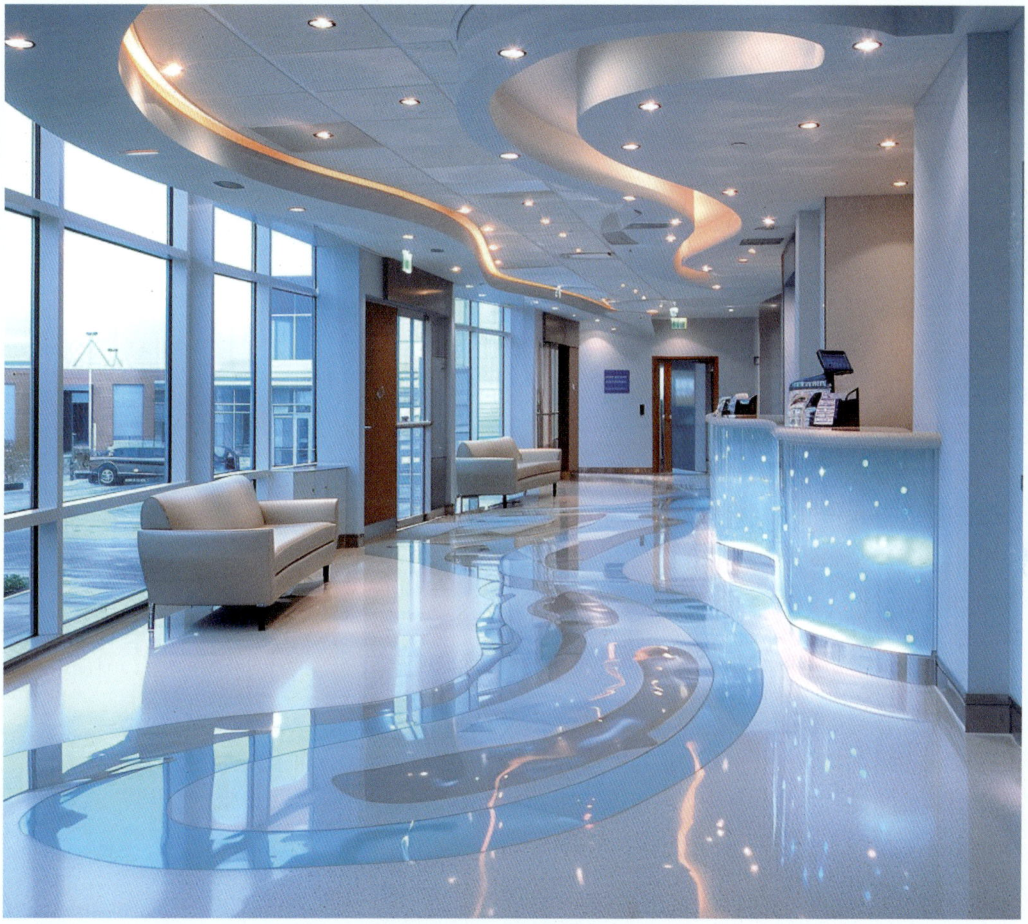

학습목표

1. 미국의 독립형 응급실과 병원 기반 응급실의 운영 차이점을 이해한다.
2. 독립형 응급실 모델의 도전 과제와 이점을 탐구한다.
3. 미국의 독립형 응급실에 대한 규제 및 인증 문제를 학습한다.
4. 지역 의료 시스템에 독립형 응급실을 통합하기 위한 전략 개발 방법을 배운다.

1) 서론

미국의 독립형 응급실 Freestanding Emergency Departments, FSEDs은 응급의학에서 혁신적인 진료 다각화의 한 분야입니다. 이러한 시설은 40년 이상 존재해 왔지만, 많은 혁신과 마찬가지로 FSED 다각화도 처음에는 수용이 지연되다가 폭발적인 성장과 특정 부문의 감소, 그리고 논란을 겪었습니다. 현재 미국에는 최소 800개에서 많게는 1,000개의 FSED가 있으며, 그중 대부분은 병원과 연계되어 있습니다. 매사추세츠 종합병원의 한 연구에 따르면 2017년까지 669개의 FSEDs가 연간 약 900만 명의 환자를 진료했으며, 이는 전체 응급실 emergency department, ED 방문의 6%를 차지한다고 합니다.

지난 10년간 응급실 방문 건수는 32% 증가한 반면, 전체 응급실 수는 5% 가까이 감소했습니다. 응급실당 평균 40%에 가까운 이러한 증가율로 인해 병원과 의료 시스템은 응급 치료를 원하는 환자들의 요구를 충족해야 하는 엄청난 압박을 받고 있습니다. 여기에 여러 이해관계자의 감시가 증가하고 기존 응급실 치료의 대안에 대한 수요가 증가하면서 FSEDs와 소규모 병원의 필요성은 더욱 분명해졌습니다.

최근 몇 년 동안 FSEDs가 등장했습니다.

- 경미한 질병과 부상을 입은 환자를 위한 급성 치료 응급실의 대안 제공
- 응급의학과 의사와 간호사에게 매력적인 진료 대안 제공
- 병원과 의료 시스템을 위한 신흥 시장 보호
- 응급 서비스 수요 증가에 대한 접근성 향상 제공
- 경쟁 병원과 차별화할 수 있는 사이트 및 서비스 개발
- 시장 점유율 확대
- 수익성 있는 의료 사업 개발
- 다른 병원의 경쟁 위협에 대응
- 의사 소개 제공
- 병원 서비스 소개 증가
- 병원 또는 의료 시스템 브랜딩 및 브랜드 충성도 확보

2) 의료 시설 분류

비록 독립형 응급실 FSEDs, 응급 치료 센터 urgent care centers, UCC, 하이브리드 모델, 마이크로 병원은 일부 유사한 특징을 가진 별개의 실체이지만, 많은 개별적이고 구별되는 속성을 가지고 있습니다(그림 4-8-1, 4-8-2). 이 두 모델은 일정

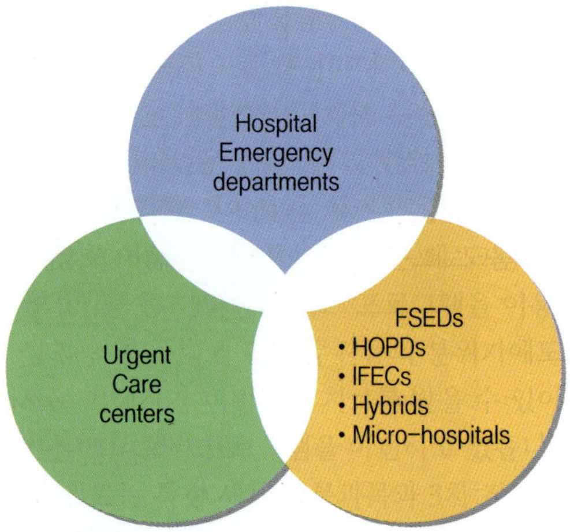

그림 4-8-1 독립형 응급실의 분류

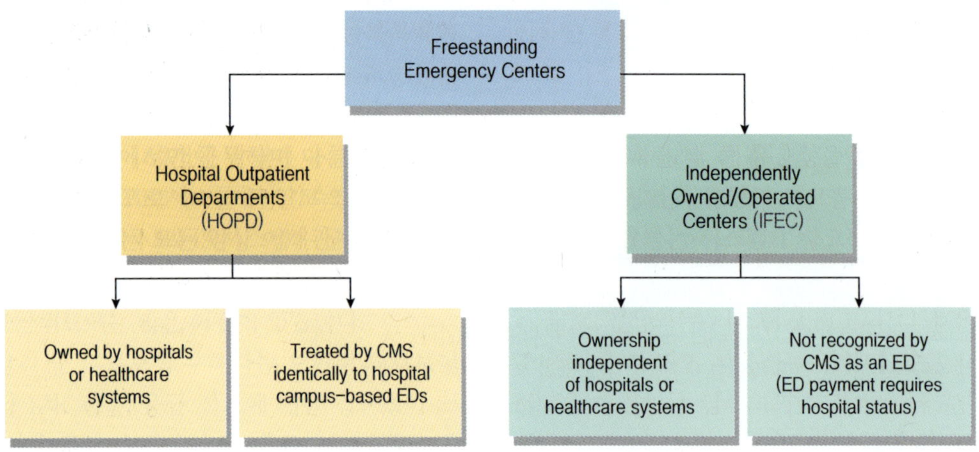

그림 4-8-2 HOPD와 IFEC 비교

CMS: Centers for Medicare and Medicaid Services, ED: emergency department, HOPD: hospital outpatient departments, IFEC: independent freestanding emergency centers

수준의 차별화되지 않은 비일상적, 비계획적 진료를 제공한다는 공통점이 있습니다.

독립형 응급실 회원과 대중에게 명확한 정보를 제공하기 위해 2015년 미국 응급의학회 american college of emergency physicians, ACEP는 독립형 응급실과 응급 치료 센터라는 제목의 논문을 발표했습니다. ACEP는 또한 2014년에 독립형 응급실에 대한 정책 성명을 발표했으며, 2018년과 2020년에 재승인되었습니다. 이 정책에서는 독립형 응급실을 '병원과 구조적으로 분리되어 있고 응급 치료를 제공하는 허가된 시설'로 정의하고 있습니다. 독립형 응급실은 병원 외래환자실 hospital outpatient departments, HOPD(병원 외부 또는 위성 응급실이라고도 함) 또는 독립형 독립 응급센터 independent freestanding emergency centers, IFEC로 더 세분화됩니다. IFEC는 의사가 아닌 투자자, 의사 기업가 또는 이 둘의 조합에 의해 소유될 수 있습니다.

ACEP의 정책 성명서에 따르면 FSED는 다음과 같습니다.

- 하루 24시간, 주 7일, 1년 365일 대중이 이용할 수 있어야 합니다.
- 적절한 자격을 갖춘 응급 의사가 상주해야 합니다.
- 시설에서 예상되는 응급 절차 및 요구 사항을 충족할 수 있는 응급 치료 자격을 갖춘 적절한 의료 및 간호 인력이 상주해야 합니다.
- 전문심장소생술ACLS 및 소아용 전문소생술 최소 자격 요건을 갖춘 간호사가 항상 상주해야 합니다.
- 필요한 경우 더 높은 수준의 치료(예: 심장 및 뇌졸중 도관 삽입실, 수술실, 중환자실)로 효과적이고 효율적으로 이송할 수 있는 정책 계약 및 절차를 마련해야 합니다.
- 기존 병원 기반 응급실과 동일한 수준의 의사 및 기술 구성 요소 비용을 환급받습니다.
- ACEP는 또한 다음과 같이 명시하고 있습니다.
- 모든 FSED는 응급 의료 치료 및 노동법 the emergency medical treatment and labor act, EMTALA 법령의 취지를 따라야 하며, FSED에 도착하는 모든 개인에게 보조 서비스를 포함하여 자격을 갖춘 의료진이 적절한 의료 선별 검사를 제공하여 응급 치료가 필요한지 여부를 결정해야 합니다.
- FSED는 시설의 능력 범위 내에서 안정화 치료를 제공해야 하며, 환자의 지불 능력이나 지불 방법에 관계없이 필요한 안정화 치료를 받을 수 있도록 적절한 경우 최종 치료 시설로 적절한 이송을 주선하는 메커니즘을 갖추고 있어야 합니다.
- FSED는 품질 개선, 의료 리더십, 의료 책임자, 자격 증명, 사후 치료를 위한 1차 및 전문 의사 의뢰에 대한 적절한 정책에 대해 병원 기반 응급실과 동일한 표준을 갖추어야 합니다.
- 가치 기반 지불은 FSED와 병원 기반 응급실 간의 본질적인 차이점을 고려해야 합니다.
- 대부분의 FSEDs는 24시간 운영되며 일부 주에서는 이를 의무화하고 있습니다(환급에도 영향을 미칠 수 있습니다).
- 운영 시간에 대한 규정은 주마다 다르지만 대부분 24시간 운영을 의무화하고 있습니다.
- 병원 응급실의 입원율은 일반적으로 10% (1차 의료 서비스를 거의 이용할 수 없는 시골 지역)에서 40% (3차 또는 4차 의료 시설)까지 매우 다양합니다. 일반적으로 FSED는 환자의 5%에서 15% 사이를 입원시킵니다.

의료 시장이 계속 진화하고 적응하며 경쟁이 치열해짐에 따라 FSED도 이러한 사회적, 산업적 압력에 대응하기 위해 변화할 가능성이 높습니다. 카이저 퍼머넌트 Kaiser Permanente는 최근 자사 시설에서 진료를 받거나 카이저와 계약하지 않은 인근 병원 기반 응급실에서 이송된 관찰 환자를 수용할 수 있는 24개의 FSED를 개발했습니다. 미국 버지니아에서는 두 개의 경쟁 의료 시스템이 서로 2마일도 채 떨어지지 않은 곳에 FSED를 개설했습니다.

(1) 인증 획득

병원 응급실을 통해 인가를 받고 확장 또는 위성 부서로 간주되기 때문에 HOPD는 병원 응급실과 동일한 절차를 통해 인증받으며, 일반적으로 합동 위원회 또는 Det Norske Veritas를 통해 인증을 받습니다.

환자 치료를 위한 높은 수준의 표준을 보장하기 위한 목적으로 FSED 인증에 관한 ACEP 태스크포스를 구성한 결과, ACEP와 의료 품질 개선 센터가 협력하여 FSED (특히 IFEC에 한정되지는 않지만)에 대한 인증 절차를 마련하게 되었습니다.

검증 및 설문조사를 거쳐 3년 인증이 부여되며, 조사 수수료는 2,500달러이며 ACEP 회원 응급의학과 의사가 있는 시설의 경우 할인 혜택을 받을 수 있습니다.

(2) 응급 의료 서비스 문제

응급 의료 서비스 emergency medical service, EMS 환자 수용에 관한 규정은 매우 다양하지만, 지정된 외상 시스템에서 외상 처치가 필요한 환자를 제외하고는 많은 FSED에서 EMS 환자를 수용합니다. 구급차 트래픽을 수용하는 FSED의 경우, 일반 병원 응급실의 15~35%와 달리 평균적으로 전체 트래픽의 5~10%만 EMS가 차지합니다.

구급차를 수용하는 모든 FSED는 입원이 필요한 환자를 신속하고 안전하며 효율적으로 이송할 수 있도록 명확하게 개발된 EMS 이송 체계를 갖추고 있어야 합니다. 때때로 이러한 이송은 민간 구급차에서 가장 신속하게 제공될 수 있는데, 이는 긴급 대응 공공 EMS 부서가 '최초 도착' 지역에 계속 서비스를 제공해야 할 일차적 책임이 있기 때문입니다.

급성 허혈성 뇌졸중 및 ST분절 상승 심근경색 STEMI 환자와 같이 위급도가 높은 환자의 경우에도 신중하게 계획하고 잘 실행된 시스템을 갖추면 탁월한 성과를 거둘 수 있습니다. 모든 경우에 EMS 트래픽이 접수되면 지역 EMS 기관과 협력하여 해당 환자의 품질 및 시간 지표에 대한 책임을 가지고 환자를 원활하고 적시에 이송할 수 있도록 세심한 계획이 필요합니다.

(3) 병원 외래

미국에서 현재 운영 중인 FSED의 대부분은 의사 또는 투자자 소유가 아닌 병원 소유입니다. 이는 병원이 일반적으로 의사에게 제공되지 않는 다음과 같은 여러 가지 전략적 이점을 가지고 있기 때문입니다.

- 자본에 대한 접근성 향상
- 광범위한 행정 지원 능력
- 더 많은 인적 자원과 더 나은 직원 복지 패키지
- 선호하는 장비 구매 및 공간 마감 공사 가격 책정
- 확실한 시설비 청구 및 지급 능력 응급실 CPT 평가 및 관리(E/M) 코드 계열(99281- 99285 및 중환자 치료) 전문료
- 운영 첫날부터 FSED로 연장할 수 있는 기존 시설 제공자 번호
- 해당 지역의 주요 지불자와의 기존 계약
- 병원 또는 의료 시스템의 품질
- 명성에 따른 후광 효과

미국에서의 일반적인 병원 소유 FSED는 수술실과의 근접성을 제외한 모든 면에서 병원 기반 응급실과 동일합니다, 분만실, 심장 혈관 중재실 및 입원 환자 병상과의 근접성을 제외하면 말입니다. 대부분의 주 법률과 모든 병원 인증 기관은 FSED가 무엇보다도 정교한 실험실 및 영상 장비, ACLS 기능, 24시간 운영, 당직 전문의 명단, 상시 병원 이송 계약 등을 갖출 것을 요구합니다.

대부분의 병원 소유 FSED는 병원의 병원 기반 응급실에 근무하는 의사 그룹과 동일한 의사 그룹을 사용합니다. 곧 이어 설명하겠지만, IFEC가 메디케어 및 메디케이드 서비스 센터 Centers for Medicare and Medicaid Services, CMS 환급 프로그램에 참여할 수 없는 것과 같은 환급 요인도 HOPD로의 전환을 촉진했습니다. 많은 FSED는 시설에 단기 체류 및 관찰 서비스를 추가하여 기능을 확장하여 장시간 치료가 필요한 환자의 요구에 더 잘 부응하고 있습니다.

(4) 긴급 치료 센터

긴급 치료 센터 urgent care centers, UCC는 낮은 중증도의 질환과 부상을 치료하는 비예약형 방문 치료 시설의 중간 형태입니다. 이러한 시설은 장시간 진료하는 1차 진료소와 FSEDs 사이의 공간을 차지합니다. 일반적으로 전문의 자격을 갖춘 응급의학과 의사나 숙련된 응급 간호사가 상주하지는 않지만, 예외도 존재합니다. 일부는 가정의학과 의사 또는 Physician Assistant나 Nurse Practitioner와 같은 전문 진료 제공자 advanced practice providers, APPs가 근무합니다. 현장의 실험실 및 영상 서비스는 일반적으로 일반 필름 방사선 촬영을 포함한 기본 검사로 제한됩니다.

(5) 하이브리드 모델

미국 의료체계에서는 주로 중증도가 낮은 질환이나 부상을 입은 환자에게 제공되는 치료 비용에 대한 지불자의 우려에 대응하여 일부 시설에서는 동일한 시설에서(비록 다른 지역에 있더라도) FSED와 UCC 서비스를 모두 제공하는 하이브리드 임상 진료 모델 hybrid model을 개발했습니다.

대부분의 모델에서 환자는 중앙 구역에서 분류된 후 주요 불만 사항, 응급 서비스 지수 emergency service index, ESI 범주 또는 예상되는 필요에 따라 UCC 또는 FSED 구역으로 이동합니다. 예를 들어 흉부 및 복부 통증이 있는 환자는 FSED 구역에서 평가하고, 경미한 외상이 있는 환자는 병동에서 평가 및 치료를 받습니다.

인력 배치는 현장과 주 규정에 따라 다르지만 일반적으로 응급의학과 의사가 FSED 구역에 배치되며, UCC에서는 종종 APP가 사용됩니다. 간호 범위는 일반적으로 규모에 따라 공유되거나 분리될 수 있지만, 공통의 간호사 관리자가 있습니다. 필수 서비스(검사실 및 영상 서비스)는 주로 규제 문제에 따라 공유되는 것이 일반적입니다.

응급 치료 센터 환자는 별도의 요금으로 청구되므로 일반적으로 환자나 보험사가 부담하는 비용이 훨씬 저렴합니다. 독립형 응급실 환자는 일반적으로 응급실 환자에게 청구되는 것과 마찬가지로 의사 구성 요소에 대한 E/M 코드와 병원/시설 구성 요소에 대한 외래 지불 그룹 코드를 모두 사용하여 청구되므로 일반적으로 더 높지만 상환 가능한 청구서를 받게 됩니다.

(6) 마이크로 병원

최근 미국의 의료 서비스 트렌드는 마이크로 병원 micro-hospitals이며, 여기에는 치료 및 시술 후 환자의 관찰을 위한 단기 입원 병상과 함께 FSED 및 수술 센터가 포함될 수 있습니다(그림 4-8-3). 이러한 시설은 현재 주로 부유하고 고성장하는 도시 지역을 대상으로 하고 있지만, 이 모델은 지역사회가 필수 의료 서비스를 유지하기 위해 고군분투하는 농촌 환경에서도 역할을 할 수 있습니다.

독립형 응급실과 마찬가지로 이러한 시설은 해당 주에서 정식 면허를 취득해야 하며, 해당 주에서 필요로 하는 필요증명서 CON 요건을 충족할 수 있습니다. 주에서 이러한 분류를 허용하는 경우 소규모 병원을 전문 병원으로 지정할 수도 있습니다. 일부 주에서는 제약, 검사실, 산부인과 서비스, 의료

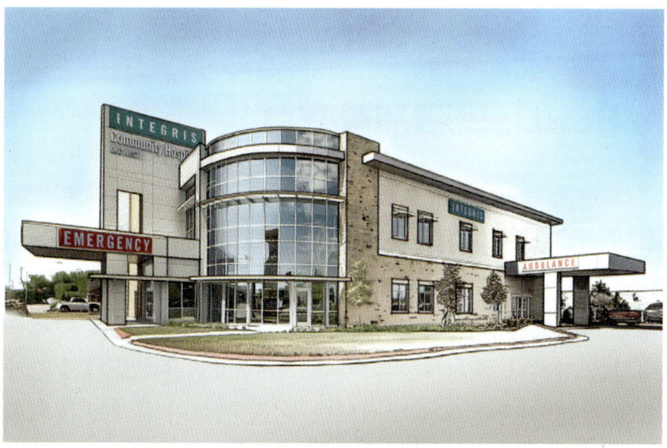

그림 4-8-3 마이크로 병원 사례

진 구성, 자격 증명과 같은 서비스 및 인력을 요구할 수 있습니다.

초기 세대의 마이크로 병원은 인디애나주 인디애나폴리스의 세인트 빈센트 병원과 같은 대형 의료 시스템과 연계되어 있었지만, 텍사스와 다른 지역에서는 의사 소유의 건물이 많이 존재합니다. 이러한 시설은 병상 수가 적기 때문에(8~12개) 지역 병원과 동일한 지원 서비스가 필요하지 않으므로 더 적은 간접비로 동일한 청구 수익을 창출할 수 있습니다. 소모품은 종종 적시 공급 모델로 제공되고 세탁은 아웃소싱되며 실험실 검사는 주로 현장 검사로 이루어집니다.

최근 메디케어에서 병원의 정의와 관련하여 내린 판결은 소규모 병원 방식의 재정적 타당성에 영향을 미칠 수 있습니다. 입원 환자 진료에 주로 사용되는 서비스의 정의가 주요 쟁점이며, 이로 인해 병원 요율로의 상환 자격이 위태로워질 수 있습니다. 또 다른 변수는 국가 건강 정책에 대한 전략적 문제입니다. 포괄수가제 재정 모델로의 전환은 경증 환자의 응급 의료 서비스 이용을 줄이기 위한 적극적인 조치로 이어질 수 있습니다.

3) FSED의 역사

1977년, 버지니아주 레스턴에 위치한 계획 도시 내의 페어팩스 병원 및 페어팩스 병원 협회(현재의 Inova Health System, IHS)는 미국 최초로 구급차 환자를 포함한 모든 유형의 환자를 24시간 동안 수용하는 독립 응급 진료소를 개설했습니다. 페어팩스 병원은 지역 레벨 I 외상 센터의 응급 의사들이 근무하였으며, 이 응급 진료소는 Access of Reston (현재의 Inova Emergency Care Center of Reston)으로 알려졌습니다. 이 진료소는 개설 이후 연간 40,000명 이상의 환자, 그 중 15%는 구급차로 도착하는 중증 환자를 포함하여, 많은 환자를 신속히 유치했습니다. 이 시설은 40년 이상의 역사를 가지고 현재도 운영 중이며, 수십만 명의 환자를 진료했습니다. 현재 Inova는 총 연간 약 150,000명의 환자를 진료하는 6개의 FSED를 운영하고 있습니다.

FSED 시장이 성장하면서 주 정부는 병원과 의료 시스템이 운영을 지속하기 위해 설립 인증 certificate of need, CON을 획득하도록 요구하기 시작했습니다(그림 4-8-4 참고). 예를 들어, 버지니아주는 시설 설립 허가증 certificate of public need, COPN을 요구하며, FSED를 병원 응급실의 오프사이트 확장으로 취급하여 병원 응급실과 동일한 보험 계약 및 규정을 따르도록 하고 있습니다.

초기 FSED의 성장은 비교적 더뎠으며, 대부분 의료 시

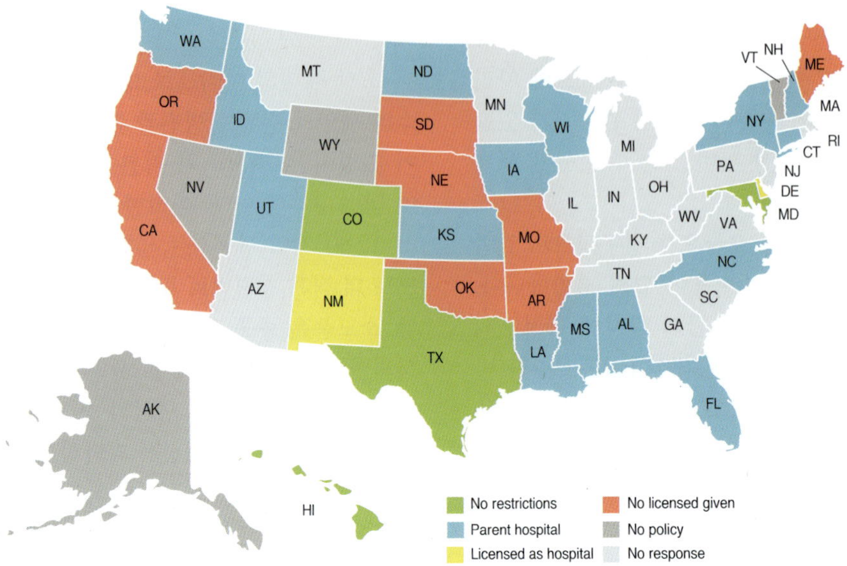

그림 4-8-4 2018년 기준 독립형 응급실에 대한 미국의 주별 정책들

스템이 시장 보호 또는 주요 전략적 지역에서의 시장 점유율 확장을 시도하는 경우에 한정되었습니다. 일부는 의료 서비스가 부족한 지역이나 농촌 지역에 위치해 있기도 했습니다. 2007년까지 전국에 80개의 FSED가 있었지만, 2009년에는 225개로, 2018년에는 400개 이상으로 증가했습니다.

투자자 소유의 FSED는 텍사스, 애리조나, 콜로라도 등 FSED에 대한 규제나 설립 인증 요구 사항이 크지 않은 주에서 빠르게 확장하기 시작했습니다. 2009년, 텍사스 주의회는 FSED 운영을 명시적으로 허용했고, 이는 이 주에서의 폭발적인 성장을 촉발했습니다. 그러나 2017년에서 2018년 사이 Adeptus와 Neighbors Health와 같은 두 개의 투자자 소유 FSED 기업이 챕터 11 파산 보호 신청을 하면서 다수의 FSED가 폐쇄되는 결과를 낳았습니다.

현재 약 300개의 다양한 유형의 FSED가 운영 중인 것으로 추정되며, 이 숫자는 계속 변동할 가능성이 높습니다. 대부분의 전문가들은 FSED의 수가 더욱 줄어들 것으로 예측하고 있습니다. 또한, 많은 투자자 소유 FSED가 청구 및 보험 문제로 인해 병원과 제휴하거나 병원 소유로 전환되었습니다.

독립 응급 진료소 FSED 규제 현황

미국 내 FSED 규제 현황은 계속 변화하고 있지만, 2018년의 기준은 다음과 같은 상태입니다.

- 32개 주에 다양한 유형의 FSED가 존재합니다.
- 21개 주는 FSED 관련 정책 및 규정을 가지고 있습니다.
- 29개 주는 FSED에 적용되는 특정 규정이 없습니다.
- 9개 주는 병원 파트너 없이 FSED 개발을 명시적으로 허용합니다.
- 23개 주는 병원 외래 진료 부서 HOPD로서 FSED를 운영하고 있으며, 이 중 11개 주만이 이를 의무화하고 있습니다.
- 24개 주는 FSED를 CON 과정에 포함시키고 있습니다.

독립 병원 소속이 아닌 FSED (IFEC)는 CMS 상환 프로그램에 참여할 수 없으며, 이로 인해 FSED 시장 구조가 크게 재편되었습니다. 또한, IFEC는 처음에는 EMTALA 법규의 적용을 받지 않았으나, 일부 주에서는 이를 해결하려는 움직임을 보이고 있습니다.

4) FSEDs의 경제적 현실

독립 응급 진료소 FSED의 성장과 이후 축소는 응급의학 학술 문헌과 대중 언론 모두에서 큰 논란을 일으켰습니다. 이러한 논란의 대부분은 높은 의료비용이나 FSED가 주로 부유한 지역에 위치하고 있다는 점과 관련이 있습니다. '형태는 재정을 따른다 Form follows finance'라는 표현은 FSED의 경제학을 이해하는 데 도움이 됩니다. 이는 시설이 설계되고 위치하며 구조화되는 방식(형태)이 상환 시스템(재정)에 의해 부분적으로, 어쩌면 크게, 영향을 받는다는 것을 의미합니다.

응급실 상환 시스템은 크게 두 가지 요소로 구성됩니다.

전문직 수수료: E/M 코드와 절차 코드로 코딩되는 CPT 코드에 의해 결정됩니다.

시설 수수료: 대부분 앰뷸러토리 지급 분류 APCs에 의해 결정되며, 병실 비용, 의료 용품, 그리고 일부 진단 검사 비용을 포함합니다.

현재의 미국의 상환 시스템은 E/M 코드와 APC 코드가 긴밀하게 연계되어 있어, 환자의 상대적 중증도와 자원 사용에 따라 전문직 및 시설 수수료 요소 모두를 결정합니다. 주목할 점은 시설 수수료(및 이에 대한 상환)는 일반적으로 주어진 환자에 대한 전문직 수수료의 최소 세 배, 최대 다섯 배에 이를 수 있다는 것입니다. 이로 인해 독립 응급 진료소의 환자 중증도가 병원 응급실에서 본 환자보다 낮더라도 동일한 상환 기준에 따라 청구 및 상환이 이루어집니다. 만약 FSED의 보험 수익 구조가 응급실보다 유리하다면, 이는 의사와 병원 모두에게 상당한 수익을 제공합니다.

비용 청구를 전문직 수수료에 의존하는 봉사료 기반 응급 의료 제공자들은 환자 중증도(E/M 코드)와 보험 수익 구조에 따라 일일 환자 수가 30~40명(연간 13,000~16,000명)일 때 손익 분기점에 도달합니다.

이 수준 이하에서는 병원으로부터 **스타트업 보조금**을 협상하거나, 미래 성장을 위한 투자로 간주해야 합니다. 연간 환자 수가 20,000~24,000명인 독립 응급 진료소는 운영 및 수익 측면에서 **달콤한 지점** sweet spot에 위치하며, 이 경우 피크 시간대에 PA (Physician Assistant) 시간을 추가로 배치할 수 있습니다.

독립 병원 소속이 아닌 응급 진료소 IFEC의 경우, 투자자들이 전문직 수수료와 시설 수수료 요소를 모두 포착할 수 있기 때문에 이 상환 체계가 더 중요해집니다. 이로 인해 이러한 시설의 폭발적 성장이 촉진되었으며, 특히 시설 수수료가 일반적으로 전문직 수수료의 세 배에서 다섯 배에 이르는 경우가 많기 때문입니다.

독립 응급 진료소 환자는 총 수익이 보통 $800에서 $3,000에 이르며, 보험 수익 구조가 유리할 경우 상당한 수익 창출원이 될 수 있습니다. IFEC의 경우, 일일 환자 수 1215명에서 손익 분기점에 도달합니다. 하이브리드 모델에 대한 데이터는 적지만, 급성 치료 섹션은 일일 환자 수 4050명에서 재정적으로 손익 분기점에 도달합니다.

IFEC는 CMS 상환 프로그램에 참여하지 않기 때문에 연방법 EMTALA 규정 (EMTALA [emergency medical treatment and labor act])은 1986년 미국 연방법으로, 병원이 응급 환자에 대해 차별 없이 진료를 제공하도록 규정한 법. 이 법은 주로 응급 의료 상황에서 환자의 안전과 권리를 보호하기 위해 제정되었음)을 따르지 않지만, COVID-19 팬데믹 기간 동안 CMS는 콜로라도, 델라웨어, 로드아일랜드, 텍사스 주에서 1135 면제를 통해 메디케어 및 메디케이드 환자들이 IFEC에서 진료를 받을 수 있도록 허용했습니다. 많은 의료보험 회사들은 CMS에 참여하지 않는 IFEC에서 진료받은 환자에 대해 전액 상환을 제한하는 정책을 시행했으며, 이로 인해 많은 IFEC가 병원과 제휴하거나 사실상 병원 외래 진료 부서 HOPD가 되는 것을 추구하게 되었습니다.

표 4-8-1 UCC와 FSED의 재정 비교

	긴급 치료 센터 UCC	FSED (HOPD & IFEC)
순 수익	$ 100-$ 135	$ 350-$ 500 + 시설비
코페이	$ 35-$ 50	$ 75-$ 100
시설비	아니오	예
스퀘어 피트	2500 - 4000	5,000 - 20,000
시간	하루 12-18시간	24/7/365
의사	가정의학과	응급의학과 + 전문 진료 제공자(APP)
검사	기본-송출	CLIA, CBC, D-Dimer, 심장
영상	일반 필름	MRI, CT, 초음파
EMS	아니요	일반적으로 예

이는 '형태는 재정을 따른다.'에 대한 또 다른 예시입니다. 한 대형 국민 보험 회사는 FSED가 UCC나 의사 사무실보다 22배 더 비싸다고 주장하면서 많은 FSED 환자가 두 곳 모두에서 이용할 수 없는 자원을 필요로 한다는 사실을 편리하게 무시한 채 홍보물을 발행했습니다.

지불자를 결정하는 핵심 요소는 표 4-8-1에 요약된 대로 UCC와 FSED 간의 요금 차이가 극명하게 드러나는 점입니다. 독립형 응급실 전문의 비용은 시설 이용료 외에 중증도에 따라 350~500달러에 달할 수 있습니다. 응급 치료 센터 비용은 보통 $100~$200이지만 여기에는 시설 이용료가 포함됩니다.

환자 본인 부담금은 일반적으로 UCC의 경우 $25~$50, FSED 방문의 경우 $75~$100입니다. 많은 보험 회사는 환자 포털과 웹사이트를 사용하여 더 심각한 증상의 경우에도 환자를 FSED 대신 UCC로 안내합니다.

5) FSEDs의 장단점

FSED의 등장은 다른 파괴적 혁신과 마찬가지로 관점과 지역적 이슈에 따라 긍정적으로 기회로, 또는 부정적으로 위협으로 받아들여지고 있습니다. 대체로 이러한 기회와 위협은 다음과 같은 관점에서 볼 수 있습니다.

- 환자
- 제공자(주로 의사와 간호사)
- 병원 및 의료 시스템
- 지불자

(1) 환자 관점

환자의 경우, FSED는 치료 선택의 폭이 넓어지고, 접근성이 좋은 위치, 주차 접근성 향상, 대기 시간 단축, 급성 질환 및 부상 환자의 방해가 적어 총 체류 기간이 짧아지는 등 여러 가지 긍정적인 측면을 제공합니다.

다른 이점으로는 간호사와 의사가 진료에 더 많은 시간을 할애하고 방해 요소를 줄일 수 있어 대부분의 경우 직원 만족도가 높고 당직 의사가 후속 진료 예약을 수락하는 경우가 많다는 점 등이 있습니다(표 4-8-2).

환자 관점에서 가장 큰 부정적인 점은 청구와 관련된 것입니다. 특히 민간 보험사가 FSED 서비스 보장을 거부하는 경우, 일부 환자는 시설에서 청구하는 FSED/ED 요금이 본인 부담금과 보장 범위가 다를 수 있는 UCC와 혼동할 수 있다는 사실을 인지하지 못할 수 있습니다. 그러나 환자와의 투명성(요청 시 선불)은 일반적으로 이러한 혼란을 방지합니다.

표 4-8-2 환자 관점에서 본 FSED의 장점과 단점

장점	단점
선택의 폭이 넓어짐(ED 대 FSED)	비용에 대한 혼란
더 나은 위치	특정 서비스에 대한 접근성 제한 가능성(고급 영상 촬영)
더 접근하기 쉬운 주차 및 접근 용이성	FSED에 올 의향이 있는 당직 전문의 부족 가능성
대기 시간 단축	병원으로 구급차 이송 시 청구 가능성
의사와 간호사가 급성 질환이나 부상 환자에게 집중할 가능성이 낮음-만족도 증가	
총 입원 기간 감소	

다른 잠재적인 단점으로는 전문 영상 서비스(예: 초음파[US] 또는 자기공명영상[MRI])가 부족하고 당직 전문의가 FSED에 오지 못할 수 있다는 점(이러한 전문의는 응급실보다 FSED에 오는 것을 더 좋아하지만)이 있습니다.

또한 병원에 입원하여 구급차로 이송해야 하는 환자의 경우 체계적으로 해결하지 않으면 구급차 **역이송** 비용이 발생할 가능성이 있습니다.

(2) 임상의의 관점

표 4-8-3에는 FSED에 대한 오랜 경험을 통해 얻은 많은 긍정적인 점이 나열되어 있습니다. 뇌졸중, 급성 심근경색, 심정지, 중증 외상 등 중증도가 높은 질병과 부상을 입은 환자가 적기 때문에 의사와 간호사는 일반적으로 FSED에서 환자와 더 많은 시간을 보내며, 이로 인해 환자 경험 점수가 높아지고 의사, 간호사, 직원들의 참여도와 FSED의 임무에 대한 헌신도도 높아집니다.

스트레스와 의료 과실 노출이 현저히 줄어들고 자율성이 높아져 번아웃 가능성이 줄어들고 보람 있는 환경에서 더 오래 근무할 수 있는 가능성이 높아집니다. 당직 의사는 응급실 환자에 비해 더 나은 환급 가능성을 포함하여 여러 가지 이유로 추적 관찰 환자를 더 잘 받아들이는 경우가 많습니다.

실제로 의료진의 관점에서 부정적인 면은 덜 경험합니다. 그러나 시간이 지남에 따라 시술 기술이 저하될 수 있고, 경증 환자에 대한 지루함이 생길 수 있으며, 주요 응급실의 응급의학과 의사와 간호 인력 부족이 악화될 수 있고, 응급실 시장이 과포화되어 폐쇄가 발생할 수 있다는 주장이 제기될 수 있습니다.

실제로는 이러한 각 문제가 해결될 수 있지만, 적어도 이

표 4-8-3 임상의의 관점에서 본 FSED의 장점

환자와 더 많은 시간	팀워크 향상
방해 요소 감소	번아웃 감소
만족도 증가	급여 향상 가능성
경력 기회 연장	오너십 가능성
자율성 증가	당직 의사가 환자를 기꺼이 받아들일 가능성
스트레스 감소	환자 만족도 증가
과실 위험 감소	

들을 채용하는 병원 응급실에서는 가장 우수한 응급 의사와 간호사를 FSED로 채용하는 것이 매우 현실적인 현상입니다. 특히 이들은 주로 병원 응급실에서 이직하는 경우가 많습니다.

(3) 병원 및 의료 시스템 관점

충분한 자본과 비전을 가진 병원 및 의료 시스템의 경우, FSED는 적절한 계획과 실행이 이루어진다면 많은 이점을 제공합니다. FSED는 더 넓은 의료 접근성을 제공하고, 중요한 시장을 보호하며, 입원 환자의 전원을 유도하고, 지역 사회 내에서 브랜드 인지도를 높일 수 있는 기회를 제공합니다. 또한 응급의학 전문의와 간호사를 비롯한 모든 필수 서비스 인력에게 매력적인 근무 환경을 제공합니다. FSED는 일부 환자를 분산시켜 응급실 혼잡을 줄이고, 타 병원의 경쟁 위협에 대응할 수 있는 장점도 있습니다.

반면, FSED의 부정적인 측면은 주로 이 전략을 채택하지 않는 병원에서 제기되며, FSED가 비용을 절감하지 못하고(급성 진료 센터와 비교했을 때 비용이 더 많이 발생할 수 있음), 안전망 환자에 대한 접근성을 늘리지 않으며, 주요 응급실에서 이익이 되는 경증 환자만 선별하여 진료해 불공정 경쟁을 조성하고, 응급실의 인력을 빼앗는다는 주장들이 있습니다. 하지만 응급의료 서비스EMS 환자, 특히 외상, 심장, 뇌졸중 환자를 제외하면, ED와 FSED의 환자 중증도 분포가 거의 동일하다는 분석 결과도 있습니다.

(4) 보험사 관점

응급실 상환에서 '황금률 golden rule'에 따라, '금을 가진 자들이 그것을 지키기 위해 무엇이든 한다.'는 변형된 법칙이 적용됩니다. 보험사들은 '형태는 재정을 따른다. Form follows finance'는 원칙에 따라 FSED의 증가에 대해 다양한 전략을 통해 상환을 줄이거나 제한하려고 시도해 왔습니다. 특히 투자자나 의사 소유의 독립 응급 진료소 IFEC에 대해 그러한 경향이 두드러집니다. 현재 규제에 따르면, FSED에서 E/M 및 APC 코드를 사용하는 것은 명확하고, 합법적이며, 윤리적입니다. 그럼에도 불구하고 일부 보험사는 IFEC가 CMS 상환 및 규제 대상이 아니라는 이유로 FSED의 상환을 거부하는 전략을 펼쳐왔습니다.

한 연구에서는 대부분의 보험사가 FSED, 특히 IFEC와의 계약 협상을 거부하는 전략을 사용하고 있다고 보고했습니다. 이로 인해 많은 IFEC가 병원과 제휴하여 병원 외래 진료부서 HOPD가 되려는 움직임을 보이고 있습니다. 또한, 이러한 문제는 '깜짝 청구' 논란에 영향을 받기도 했습니다. 하지만 일부 진보적인 보험사들은 FSED가 가치 기반 의료 구매 및 인구 건강 관리 시대에 중요한 역할을 할 수 있음을 인식하고 있으며, 이러한 보험사들은 병원과의 협력 네트워크와 밀접하게 연결되어 있습니다. 따라서 보험사의 관점은 변화하고 있으며, 이러한 변화는 더욱 가속화될 것으로 보입니다.

6) 운영 및 재정 고려 사항

미국의 주마다 FSED에 적용되는 규칙과 규정이 다르지만, 위치에 상관없이 리더십은 다음과 같은 문제들을 고려해야 합니다.

- **직원 구성(인원 및 역할)**: 병원에서 제공되는 필수 서비스(약사, 호흡치료사, 사회복지사, 실험실 및 영상진단 직원 등)는 FSED에서 즉시 제공되지 않을 수 있습니다. 서비스 요구사항이 변함에 따라 직원 구성에 대한 재평가와, 필요한 서비스를 대체할 비상 계획 수립이 필요합니다. 직원의 역할 유연성(서면 직무 기술서 내에서)과 교차 교육이 효율성을 높이는 열쇠입니다.
- 병원 소속 FSED의 경우, 직원들이 병원 응급실과 FSED 사이를 유동적으로 배치될 수 있으며, 이는 양측 시설의 환자 수에 맞춰 인력을 조정하는 데 효과적입니다.
- **신규 직원 오리엔테이션**: FSED에서 성공적으로 근무하기 위한 기술은 병원 응급실과 유사하지만 완전히 동일하지 않습니다. 따라서 FSED에 특화된 오리엔테이션이 필요합니다. 병원 소속 FSED의 경우, 기술 습득이 FSED에서 더 잘 이루어질지, 아니면 더 많은 유형의 환자를 접할 수 있는 병원에서 더 잘 이루어질지 고려해야 합니다.
- **약국**: FSED에서는 병원과 달리 다양한 약물이 즉시 사용 가능하지 않을 수 있습니다. 현장 약국이 없는 경우, 간호사들은 특정 약물 준비에 대한 특별한 교육이 필요할 수 있습니다. 약품 재고 관리 및 자동 조제 캐비닛 재고 보충은 어떻게 이루어질지, 특정 질환의 표준 치료에 필요한 약물이 현장에 없을 때(예: 자궁외임신 초기의 메토트렉세이트, 박쥐 노출 시 광견병 백신) 어떻게 대처할 것인지 고려해야 합니다.
- **물품/장비**: FSED의 물품 보관소는 병원에 비해 제한적이기 때문에, 어떤 종류의 장비와 물품(린넨, 환자

진료 물품, 영양 공급품 등)이 필요하며, 그 재고 수준(par level)을 어떻게 유지할 것인지 결정해야 합니다. 모든 물품이 일회용인지, 그렇지 않다면 소독과 멸균은 어떻게 이루어질 것인지, 필요한 장비나 물품이 없는 환자들을 다른 시설로 이송해야 하는지 여부도 검토해야 합니다.

- **보안**: 제한된 자원으로, 폭력적인 환자가 FSED에 방문했을 때 직원들은 어떻게 대응할 것인지 고려해야 합니다. 보안 문제는 병원 응급실과 동일합니다. FSED에도 24시간 치료를 요구하는 사람들이 방문하며, 이들 중 일부는 폭력, 절도, 기타 범죄 행위 또는 약물 남용 경향이 있을 수 있습니다. 일부 응급실은 고위험 시간대에 현장 보안을 사용하며, 다른 응급실은 경찰과의 연결된 알람 시스템과 내부 봉쇄 절차를 갖추고 있습니다. 어느 경우든, 리더들은 FSED에서도 안전한 근무 및 치료 환경을 제공할 책임이 있습니다.
- **중증 및 비중증 환자 이송**: FSED를 방문하는 환자 중 5%-10%만이 급성 치료 시설로의 이송이 필요합니다. 이송은 계약된 민간 구급차 서비스 또는 EMS를 통해 이루어질 것입니다. 이상적으로는 병원 소속 FSED에서 입원이 필요한 환자를 모병원으로 이송하겠지만, 다른 시설이 더 가까운 경우에는 어떻게 할 것인지 고려해야 합니다. FSED를 방문한 STEMI(심근경색) 또는 뇌졸중 환자를 어떻게 관리하고 이송할 것인지도 중요한 문제입니다.

FSED나 FSEC의 초기 비용에 대한 정확한 정보는 부족하지만, 초기 설립 비용은 기존 의료 사무실 건물 내의 FSED의 경우 최소 250만 달러에서, 새로운 부지 매입 및 건설의 경우 훨씬 더 많은 비용이 소요될 수 있습니다.

7) 건축적 문제

치료 유형으로서의 FSED의 진화는 전통적인 병원 기반 환경에서는 달성하기 어려운 흥미로운 건물 이미지와 효율적인 레이아웃을 위한 기회를 창출했습니다. 많은 FSED는 환자의 기능적 치료를 지원하고 고품질의 이미지를 창출하기 위해 강력한 브랜드 이미지와 최첨단 환경을 추구합니다(그림 4-8-5).

두 가지 주요 시설 범주인 IFEC와 병원 소유 FSED는 서로 다른 목표와 건물 요건을 제시할 수 있습니다.

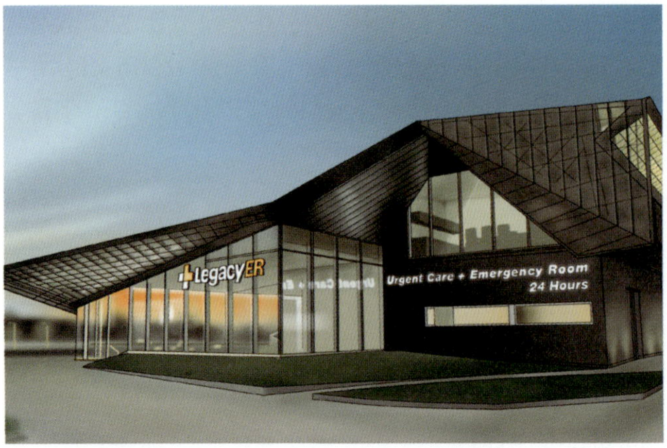

그림 4-8-5 텍사스주 앨런, 레거시 응급실 및 응급 치료

(1) 공간 요건

미국의 독립형 응급실에 대한 규정 및 요건은 의료 면허를 관할하는 각 주 당국의 책임 하에 있습니다. 일부 주에서는 프로젝트에 대해 CON을 요구할 수 있습니다.

대부분의 주에서는 시설 가이드라인 연구소의 외래 환자 시설 설계 및 건설 가이드라인을 활용하며, 이 가이드라인은 4년마다 FSED에 대한 구체적인 요건을 발표합니다. 이러한 권장 사항은 요구 사항을 파악하기 위한 좋은 출발점이며 개별 프로젝트의 요구 사항을 수립하기 위한 프레임워크로 사용할 수 있습니다.

DGSF departmental gross square feet는 부서별 총 제곱피트를 의미합니다. 이는 일반적으로 건물 연면적 building gross square feet, BGF과 동일합니다. 응급 서비스 규모를 결정할 때 가장 중요한 요소는 치료 공간의 수입니다. 독립형 응급실의 경우 외상/소생술, 처치, 표준 검사, 결과 대기 공간의 조합이 여기에 포함됩니다.

또한 일부 FSED에서는 관찰 상태의 환자나 야간 치료 및/또는 평가가 필요한 환자를 위해 개인 화장실이 있는 더 큰 방을 추가하기도 합니다. 이러한 유형의 치료의 장점 중 하나는 환자가 도착하여 의료진에게 연락할 때까지 걸리는 시간이 짧다는 점입니다. 이러한 빠른 흐름이 가능하도록 충분한 치료 공간을 확보하려면 독립형 응급실 계획 시 환자 도착 패턴의 특성, 치료의 혼합, 체류 기간을 예측하여 충분한 수용 능력을 확보해야 합니다.

일반적인 병원 기반 응급실은 현재 치료 공간당 연간 1,400~1,500건의 방문에 맞춰 설계되어 있습니다. 독립형 시설은 일반적으로 치료받는 환자의 중증도가 낮고(입원 기간이 짧음) 입원 환자 기숙사, 더 효율적인 현장 진료실, 영상 및 방사선 판독 처리 시간 단축 등 환자 흐름에 방해가 덜 되기 때문에 이 비율을 초과할 수 있습니다.

많은 독립형 응급실에서는 환자 관리를 위해 분할 흐름 모델을 활용하고 있으며, 여기에는 환자가 치료실에 머무는 시간을 줄이기 위한 결과 대기 공간이 포함될 수 있습니다.

기본 운영 흐름 모델과 치료 공간 수가 정의되면 프로젝트의 모든 영역에 대한 공간 목록을 개발하여 총 순제곱피트 및 예상 BGF를 결정합니다. 건물 면적을 추정하는 초기 방법으로는 치료 공간에 대한 평방 피트의 비율을 사용하는 것이 있습니다. 병원 기반 응급실의 경우 이 비율은 일반적으로 치료 공간당 750~850제곱피트 범위에서 결정됩니다.

일반적으로 병원 기반 서비스보다 작은 독립형 응급실은 병원 기반 서비스 외부에 있을 수 있는 진단 및 기타 지원 서비스가 필요하기 때문에 치료 공간당 면적이 더 넓습니다. 예를 들어, 소규모 병원 기반 응급실에는 부서 내 컴퓨터 단층 촬영CT 스캔이 없을 수 있지만, 대부분의 독립형 서비스에는 CT가 포함되고 MRI가 있을 수 있습니다.

공간 견적에 영향을 줄 수 있는 주요 요소는 의료 사무실 공간의 공유배치 가능성입니다. 이는 새로운 서비스 영역의 수요를 시스템에 통합하고자 하는 병원 기반 시설의 일반적인 전략입니다.

또 다른 주요 전략적 계획 결정은 서비스 확장 가능성입니다. 여기에는 응급실과 마이크로 병원 또는 위성 병원 시설로의 확장 가능성이 포함될 수 있습니다. 다른 구조물과 주차장을 수용하기에 충분한 토지를 확보하는 것은 계획 및 예산 수립의 초기 단계에서 평가되어야 합니다.

또한 경우에 따라서는 추가 서비스를 위해 수직 확장을 고려할 수 있으므로 높이 제한에 대한 현지 규정을 고려해야 합니다.

현재 대부분의 독립형 응급실은 차트 작성 및 지원 공간을 둘러싸고 치료 공간이 있는 전통적인 볼룸 구조로 설계되고 있습니다. 시설에 분할 흐름 운영 모델이 있는 경우, 신속한 이동을 위해 일부 치료 공간을 입구/분류 구역 근처에 분리할 수 있습니다.

(2) 마이크로 병원

일반적인 마이크로 병원의 공간은 14,000~20,000평방피트입니다. 의사 사무실이나 기타 서비스가 제공되는 경우 건물 연면적은 30,000~60,000평방피트에 달할 수 있습니다. 텍사스에 본사를 둔 대형 의료 서비스 제공업체 중 하나인

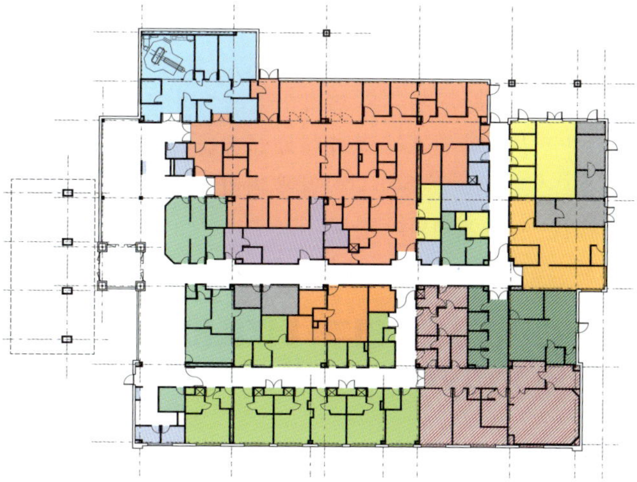

그림 4-8-6 평면도 예시
E4H Environments for Health Architecture에서 재구성

Emerus는 입구 근처에 영상 촬영실을 배치하고 7~8개의 대형 응급 치료실을 배치하는 설계를 강조합니다. 긴 간호실 건물이 있는 기존의 소규모 지역사회 접근 병원과는 달리, 마이크로 병원의 건물 설계는 직사각형에 다층 구조인 경우가 많습니다(그림 4-8-6).

현재 대부분의 주에서 관찰 치료에 대한 규정은 환자실의 창문을 요구하지만, 병실 수가 적기 때문에 선형적인 건물 구조가 필요하지 않습니다.

독립형 응급 서비스 계획과 마찬가지로, 다른 관련 사무 및 진료 건물의 개발에 대한 신중한 고려가 초소형 병원 초기 계획에 통합되어야 합니다.

8) FSED의 전망

FSED는 이를 허용하는 주의 의료 시스템에서 지속적인 역할을 할 가능성이 높습니다. 그러나 투자자 소유 시설은 CMS 상환 프로그램에 참여하지 못하는 문제를 피하기 위해 병원과의 제휴를 모색할 가능성이 큽니다. 이로 인해 FSED의 수가 줄어들고, 대부분이 병원 외래 진료 부서 HOPD로 발전할 것으로 예상됩니다. 반면, 의사 소유의 독립 응급 진료소 IFEC는 특히 텍사스와 같은 특정 의료 시장에서 큰 성공을 거두고 있습니다.

의사와 간호사가 자신의 진료소를 소유하는 매력은 초기 자본을 빌리고, 시설을 홍보하며, 초기 단계에서 환자 기반을 구축하는 리스크를 감수할 의지가 있는지에 달려 있습니다. CT, MRI, 초음파US 기능을 갖춘 독립 응급 진료소는 이러한

장비를 인근 병원의 수용 능력을 초과하는 수요를 처리함으로써 비용을 상환하는 방법을 찾을 수 있습니다. 다만, 한 주(텍사스)는 이러한 접근을 법적으로 금지하고 있습니다. 응급의학 전문의와 간호사 인력 부족 문제를 해결할 수 있을지, 그리고 스트레스 수준이 낮아짐에 따라 번아웃이 줄어들 수 있을지는 아직 지켜봐야 합니다.

9) HOPD 사례 연구: 버지니아주 스프링필드의 Inova Healthplex IHP

Inova Healthplex IHP는 Inova Health System IHS에서 세 번째로 설립한 독립 응급 진료소 FSED로, 중요한 서비스 지역의 요구를 충족하기 위해 신중하게 선정된 부지에 위치하고 있습니다.

스프링필드는 Inova Mount Vernon, Inova Alexandria, Inova Fairfax 병원 등 세 개의 Inova 병원으로 둘러싸여 있으며, 이 중 Inova Fairfax 병원은 레벨 1 외상 센터이자 주요 학술 교육 기관입니다.

IHP는 의사 사무실, 외래 수술 센터, 풀서비스 이미징 센터 등으로 구성된 의료 복합 시설의 일부로, 중증 외상 및 심정지 환자를 제외한 모든 응급 의료 서비스 EMS 환자를 수용합니다. 특히 흉통 환자에 대한 평가와 이송을 통해, 심근경색 STEMI 환자의 63%가 외래 환자로 처리되었습니다.

입원이 필요한 환자를 위해 중환자 이송 기능을 갖춘 민간 구급차 회사인 Physicians Transport Service PTS와 전용 이송 프로그램을 개발했습니다. 이 프로그램 덕분에 IHP의 연간 환자 수는 첫 2년 동안 30,000명 이상으로 증가했으며, 2009년 중반에는 일일 평균 환자 수가 106명으로 늘어났습니다.

이러한 성장은 환자 흐름과 재원 기간 LOS, 입원 지연 등의 문제를 초래했지만, 병원은 이를 개선 기회로 삼아 환자 만족도와 팀워크를 높이는 노력을 했습니다. 개선 방안으로는 환자 흐름 최적화, 저중증 환자를 위한 별도 치료 공간 마련, 효율적인 이송 정책 수립, 성과 기반 보상 계획 도입 등이 있습니다.

이러한 노력 덕분에 재원 기간이 기준선인 200분에서 110분 이하로 감소했으며, 환자 만족도는 60백분위에서 99백분위로 급상승했습니다. 이 성과로 IHP는 미국 최고의 독립형 응급실로 선정되었으며, 이는 간호, 행정, 의사 팀의 통합된 리더십 덕분이라고 할 수 있습니다.

10) 의사 소유 FSEC 사례 연구: 텍사스

의사 소유의 독립 응급 진료 센터 FSEC는 주로 텍사스에서 운영 중이며, 현재 최소 31개의 FSEC가 운영 중이거나 개발 단계에 있습니다. 텍사스 법은 보험금 청구 후 45일 이내에 신속하게 지급하지 않으면, 청구 금액, 변호사 비용 및 연 18%의 벌금을 부담해야 하는 엄격한 규정을 두고 있어, FSEC는 이 조항을 활용해 병원 기반 응급실과 동일한 CPT 코드에 대한 지불을 받고 있습니다.

텍사스의 FSEC는 환자들이 병원 응급실보다 더 빠르게 진료를 받고, 동일한 의료 서비스를 제공받는다는 점을 강조하며, 중환자 치료, 영상 서비스 등 병원 응급실과 유사한 수준의 의료 서비스를 제공합니다. 병원 입원이 필요한 경우에도 적절한 당직 전문의를 쉽게 확보할 수 있으며, 환자 수용률은 병원 응급실의 15~20%에 비해 2~5% 정도로 낮습니다.

FSEC의 초기 비용은 75만 달러에서 300만 달러까지 다양하며, 설립에는 많은 재정적 위험과 계획상의 장애물이 따릅니다. 그러나 FSEC는 병원 응급실과 유사한 시설 이용료를 받을 수 있으며, 일반적인 급성 치료 환자의 수금은 1,000~1,500달러로, 긴급 치료 방문보다 수익성이 높습니다.

이러한 운영 방식은 환자 만족도와 비용 절감 효과를 증대시키며, 책임 진료 기관 ACO의 포화는 이러한 혁신을 위한 더 많은 지원을 받을 수 있게 할 것입니다.

11) 하이브리드 모델 개발

2006년, 텍사스의 응급의학과 의사 세 명이 자체 벤처를 설립하여 6,000평방피트 규모의 독립형 FSEC를 개설했습니다. 이 시설은 한쪽은 긴급 치료 센터, 다른 쪽은 풀서비스 FSEC로 구성된 하이브리드 모델로 운영되며, 환자의 상태에 따라 적절한 코드로 청구됩니다. 이 시설은 운영 첫 해에 방문 수가 급격히 증가하며 성공적인 모델로 자리 잡았습니다.

이 구조는 시설의 양쪽에 각기 다른 제공자 번호를 사용하는 방식으로, 긴급 진료가 필요한 환자는 일반 외래 방문 코드로 청구되고, 응급실 방문 기준에 해당하는 환자는 CPT 9928* 응급실 코드 시리즈로 청구될 수 있도록 설계되었습니다. 사전 정의된 기준을 충족하는 환자만 응급실 환자로 분류되며, 별도의 시설/부속 및 전문 진료비가 청구됩니다.

이 운영 및 청구 구조의 장점은 다음과 같습니다.

- 개원 초기부터 더 많은 환자 방문을 수용할 수 있음
- 병원 기반 응급실에서만 가능했던 CPT 9928* 코드 시리즈 청구를 유지 가능

이 시설은 일반 외래 진료실 4개(일반 진료실과 유사)와 응급실 전용 장비를 갖춘 응급 진료실 5개(소생술, 중환자 치료, 이비인후과, 산부인과 등)를 보유하고 있습니다. 총 건축 비용은 약 120만 달러(부지 비용 제외)였으며, 마케팅 및 월 운영비는 제공자 급여를 제외하고 월 15만 달러로 예산이 책정되었습니다. 추가 운영 자금은 200만 달러로 계획되었습니다.

초기에는 신중히 선발된 4명의 인력이 근무했습니다.

- 접수 담당 직원
- CT/방사선 기술자
- 간호사RN
- 의사MD

기술자, 간호사, 의사는 모두 기본적인 임상 절차(채혈, 정맥 주사 삽입 등)와 실험실 검사를 수행할 수 있도록 교차 훈련을 받았습니다. 환자 수가 증가함에 따라, 추가적인 환자 볼륨을 흡수하기 위해 응급구조사 또는 의료 보조원이 추가로 채용되었으며, 방문 수는 결국 하루 12시간 동안 70건에 도달했습니다. 환자의 자발적 선택에 따라, 이 시설의 중증도는 병원 기반 응급실보다 낮은 경향이 있으나, 필요시 높은 중증도 진료를 제공할 준비가 되어 있어야 합니다. 이러한 모델은 초기에는 높은 자본 투자가 필요하지만, 장기적으로 의료 시장에서 높은 수익성을 기대할 수 있는 혁신적인 해결책을 제공합니다.

12) 결론

전반적인 의료비용을 절감하려면 FSED와 같은 혁신적인 변화가 필수적인 요소가 될 것입니다. 병원 소유든 의사 소유든, 이러한 시설들은 전형적인 병원 응급실보다 혼란이 적은 환경에서 편리하고, 높은 품질의, 비용 효율적인 급성기 진료를 제공하여 시장의 요구를 계속 충족시킬 것입니다. 기존의 이해관계자들이 다양한 방법으로 이러한 시설을 방해하려고 할 가능성이 있지만, 궁극적으로는 **시장 수요가 충족될 것**입니다.

REFERENCE

1. ACEP Emergency Medicine Practice Management Committee [Internet]. Freestanding Emergency Departments. Available from: www.acep.org
2. Adeptus Health files for bankruptcy [Internet]. Becker's Hospital CEO Report [cited 2020 Jul 6]. Available from: https://www.beckershospitalreview.com/finance/adeptus-health-files-for-bankruptcy.html
3. American College of Emergency Physicians [Internet]. Freestanding Emergency Departments: Position Statement [cited 2020 Jul 6]. Available from: https://www.acep.org/globalassets/new-pdfs/policy-statements/freestanding-emergency-departments.pdf
4. American Hospital Association [Internet]. Fact sheet on surprise billing legislation [cited 2020 Jul 6]. Available from: https://www.aha.org/fact-sheets/2020-02-14-fact-sheet-surprise-billing-legislation#:~:text=11%20approved%20the%20Ban%20Surprise%20to%20address%20surprise%20medical%20bills.&text=For%20amounts%20paid%20above%20%24750%20Ways%20and%20Means%20Committee%20Feb
5. Augustine J. Emergency medical service arrivals admission rates to the emergency department. ACEP Now. 2016.
6. Becker's Clinical Leadership and Infection Control [Internet]. Thinking about developing a freestanding emergency department? Four reasons to reconsider [cited 2020 Jul 6]. Available from: https://www.aha.org/fact-sheets/2020-02-14-fact-sheet-surprise-billing-legislation#:~:text=11%20approved%20the%20Ban%20Surprise%20to%20address%20surprise%20medical%20bills.&text=For%20amounts%20paid%20above%20%24750%20Ways%20and%20Means%20Committee%20Feb
7. Blackwell T, Mayer T, Robinson K, et al. Practice diversification in EMS. In: Strauss RW, Mayer TA, eds. Strauss and Mayer's Emergency Department Management. 2nd ed. Dallas, Tex: American College of Emergency Physicians Press; 2021.
8. Board of Directors, American College of Emergency Physicians [Internet]. Freestanding emergency departments and urgent care centers [cited 2020 Jul 6]. Available from: https://www.acep.org/globalassets/uploads/uploaded-files/acep/clinical-and-practice-management/resources/administration/fsed-and-ucs_info-paper_final_110215.pdf
9. Center for Improvement of Healthcare Quality [Internet]. Freestanding Emergency Department Certification [cited 2020 Jul 6]. Available from: https://www.cihq.org/fsec.asp.
10. Centers for Medicare and Medicaid Services [Internet]. CMS issues guidance allowing independent freestanding emergency departments to provide care to Medicare and Medicaid beneficiaries during the COVID-19 crisis [cited 2020 Jul 6]. Available from: https://www.cms.gov/newsroom/press-releases/cms-issues-guid-

ance-allowing-independent-freestanding-emergency-departments-provide-care-medicare.

11. Chang J, Lykidis P. Top 10 factors to consider when building a freestanding emergency department. Becker's Hospital Review. 2014.
12. Cone D, Brice JH, Delbridge TR, et al. Emergency Medical Services: Clinical Practice and Systems Oversight. 2nd ed. Overland Park, Kans: National Association of Emergency Medical Services Physicians; 2018.
13. Denver Post [Internet]. Free-standing ERs abound in affluent Colorado neighborhoods [cited 2020 Jul 6]. Available from: http://www.denverpost.com/news/ci_28874739/freestanding-ers-abound-affluent-colorado-neighborhoods.
14. Emergency Department Benchmarking Alliance [Internet]. 2017 Annual Report [cited 2020 Jul 10]. Available from: www.ed-benchmarking.org.
15. Emergency Medicine Network [Internet]. Massachusetts General Hospital Freestanding Emergency Departments [cited 2020 Jul 6]. Available from: http://www.emnet-usa.org/research/studies/nedi/nedi2017/freestanding-eds/.
16. Granovsky M. Advanced billing and coding. In: Strauss R, Mayer T, eds. Strauss and Mayer's Emergency Department Management. 2nd ed. Dallas, Tex: American College of Emergency Physicians Press; 2020.
17. Health Facilities Guideline Institute [Internet]. Guidelines for Design and Construction of Outpatient Facilities [cited 2020 Jul 6]. Available from: https://fgiguidelines.org/guidelines/2018-fgi-guidelines/
18. Hellstern R, Mayer T, Mahon K, et al. Freestanding emergency departments. In: Strauss RJ, Mayer TA, eds. Emergency Department Management. McGraw-Hill; 2014.
19. Ho V, Metcalfe L, Dark C, et al. Comparing utilization and costs of care in freestanding emergency departments, hospital emergency departments, and urgent care centers. Ann Emerg Med. 2017;70(6):846-57.
20. Hsia R, King J, Carr BG. Don't hate the player; hate the game. Ann Emerg Med. 2017;70(6):875-83.
21. Kellermann AL, Hsia RY, Yeh C, et al. Emergency care: then, now, and next. Health Aff (Millwood). 2013;32(12):2069-74.
22. Kivela P. Original allegations about data integrity by emergency physicians. Ann Emerg Med. 2017;70(6):862-3.
23. Mayer T. Freestanding emergency departments: threat, opportunity, or both? Presented at: the American College of Emergency Physicians' Scientific Assembly, Denver, October 29, 2019.
24. Microhospitals: Healthcare's newest patient access point. Building Design and Construction. 2017.
25. NEJM Catalyst [Internet]. How the freestanding emergency department boom can help patients [cited 2020 Jul 6]. Available from: http://catalyst.nejm.org/how-the-freestanding-emergency-department-boom-can-help-patients/
26. NEJM Catalyst [Internet]. How the freestanding emergency department boom can help patients [cited2020 Jul 6]. Available from: http:// catalyst.nejm.org/ how-the-freestanding-emergency-department-boom-can-help-patients/
27. Patidar N, Weech-Maldonado R, O'Connor SJ, et al. Freestanding emergency departments are associated with higher Medicare costs: a longitudinal panel data analysis. J Healthc Org Prov Fin. 2017;54:1-8.
28. Pines JM, Zocchi MS, Black BS. A comparison of care delivered in hospital-based and freestanding emergency departments. Acad Emerg Med. 2018;25(5):538-50.
29. Pitts SR, Carrier ER, Rich EC, et al. Where Americans get acute care: increasingly it's not at their doctor's office. Health Aff (Millwood). 2010;29(9):1620-9.
30. RevCycle Intelligence [Internet]. Freestanding emergency departments cost 22 times more than doctor's offices [cited 2020 Jul 6]. Available from: https://revcycleintellignece.com/news/freestanding-emergency-departments-cost-22-times-more-than-doctor
31. Schur JD, Yealy DM, Callaham ML. Comparing freestanding emergency departments, hospital-based emergency departments, and urgent care in Texas: apples, oranges, or lemons. Ann Emerg Med. 2017;70(6):858-61.
32. Schur JD, Yealy DM, Callaham ML. Comparing freestanding emergency departments, hospital-based emergency departments, and urgent care in Texas: apples, oranges, or lemons. Ann Emerg Med. 2017;70(6):858-61.
33. Shaw G. Freestanding emergency departments in Texas closing one after another. Emerg Med News. 2018;40:185-9.
34. Simon EL, Dark C, Kovacs, et al. Variation in hospital admission rates between a tertiary care and two freestanding emergency departments. Am J Emerg Med. 2018;36(6):967-71.
35. Simon EL, Griffin PL, Jouriles NJ. The impact of two freestanding emergency departments on a tertiary care center. J Emerg Med. 2012;43(6):1127-31.
36. Stand-alone emergency departments. Medpac. Report to the Congress: Medicare and the Healthcare Delivery System. 2017:245-64.
37. Strauss, Robert W.; Mayer, Thom. Emergency Department Management: Volume 1 of 2 (Strauss & Mayer's Emergency Department Management) (p. 1889). ACEP. Kindle Edition.
38. Sullivan AF, Bachireddy C, Steptoe AP, et al. A profile of freestanding emergency departments in the United States, 2007. J Emerg Med. 2012;43(6):1175-80.
39. Texas Department of Insurance [Internet]. Texas Insurance Code

Section 20A.18B—Prompt Payment of Physicians and Providers. Available from: www.tdi.state.tx.us/hprovider/ppresource.html

40. Texas Tribune [Internet]. In wealthy ZIP codes, freestanding ERs find a home [cited 2016 Jul 24]. Available from: http://www.texastribune.org/2015/08/21/freestanding-emergency-rooms-rise-texas/
41. The Business Journal [Internet]. Emergency center company to close Houston HQ [cited 2020 Jul 6]. Available from: https://www.bizjournals.com/houston/news/2018/11/02/emergency-center-co-to-close-houston-hq-cut-jobs.html
42. The Danver Post [Internet]. Free-standing ERs draw patients, critics and legislation [cited 2020 Jul 6]. Available from: https://www.denverpost.com/news/ci_25349086/freestanding-ers-draw-patients-critics-and-legislation.
43. UnitedHealth Group [Internet]. Freestanding emergency departments: treating common conditions at emergency prices [cited 2020 Jul 6]. Available from: https://www.unitedhealthgroup.com/content/dam/UHG/PDF/2017/Freestanding-ER-Cost-Analysis.pdf

9.

스포츠 의학

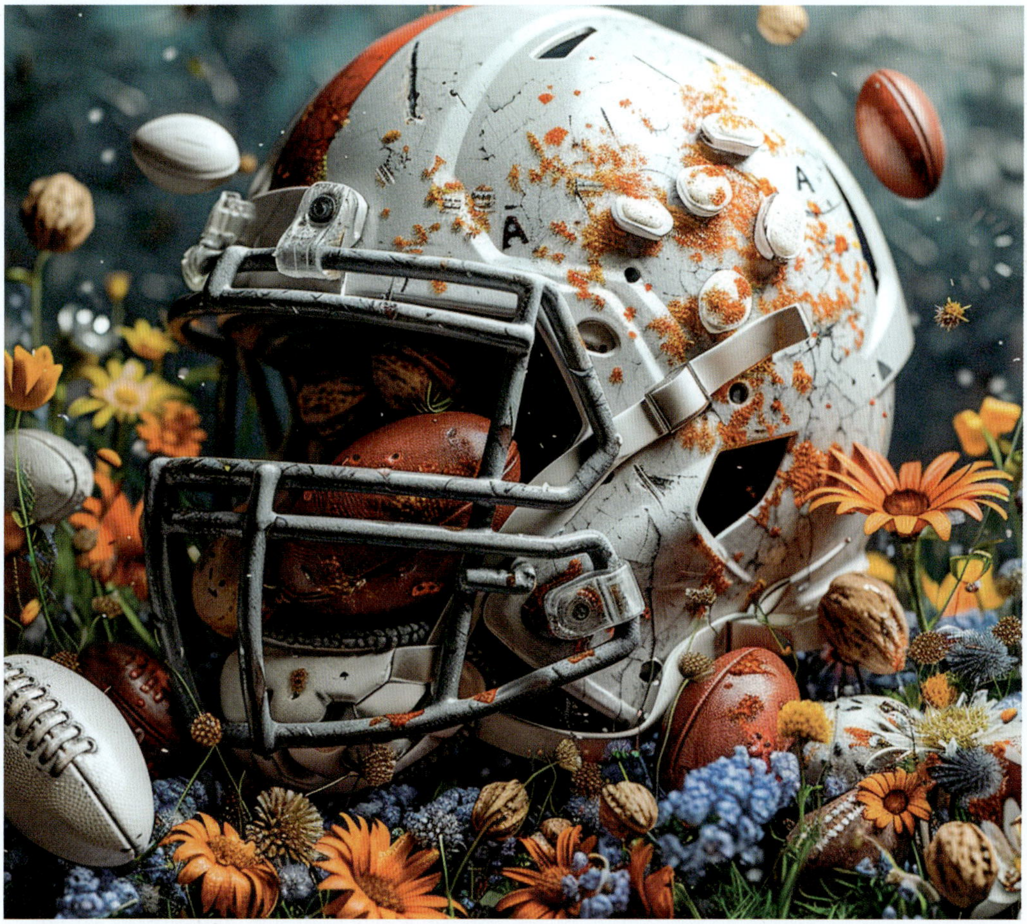

학습목표

1. 스포츠 관련 급성 부상 관리에서 응급 의학의 역할을 학습한다.
2. 운동선수를 위한 현장 및 사이드라인 치료의 원칙을 이해한다.
3. 응급실 관행에 스포츠 의학을 통합하는 방법을 탐구한다.

1) 서론

응급의학과 의사는 일차 진료의 여러 요소뿐만 아니라 급성기 의료의 거의 모든 요소를 포괄하는 다양한 교육을 받은 것으로 널리 알려져 있습니다. 이러한 폭넓은 전문성은 진료 다각화 기회를 고려할 때 활용할 수 있으며 특히 응급의학과 의사들 사이에서 흔히 발생하는 '번아웃' 문제를 해결할 때 도움이 될 수 있습니다. 이러한 상황은 교대 근무 자원 부족, 좋지 않은 결과에 대한 불안감, 정서적 피로 등 다양한 원인에 기인합니다.

스포츠 의학 Sports Medicine은 운동과 신체 활동과 관련된 부상, 질병, 예방 및 치료를 다루는 의학의 한 분야로, 운동 전 건강 평가, 부상 예방, 부상 관리 및 재활에 초점을 맞춥니다. 이 분야는 운동 수행과 건강 증진을 위한 다학문적 접근을 포함하며, 약물 사용 및 영양 관련 권고사항과 같은 다양한 요소를 다룹니다. 또한 운동과 신체 활동을 통해 건강을 유지하고 질병을 관리하는 데 기여하며, 이를 위해 팀 의사, 운동생리학자, 스포츠 심리학자 등 다양한 전문가들이 협력합니다. 이러한 포괄적인 접근은 스포츠를 통해 개인의 건강과 성과를 최적화하는 데 기여합니다

응급의학과 의사 그룹은 추가 수입을 얻고 개인적인 관심사와 전문 분야에 참여하기 위해 확장 방법을 모색할 수 있습니다. 응급의학과 의사들은 운동 부상 및 질병의 급성 평가와 치료에 대해 잘 훈련되고 익숙하기 때문에 스포츠 의학은 이러한 그룹에게 중요한 기회를 제공합니다. 스포츠 의학은 전통적으로 정형외과 의사의 영역으로 여겨졌지만, 다른 전문 분야의 의사들도 쉽게 접근할 수 있게 되었습니다.

2) 스포츠 의학 펠로우십

미국에서는 가정의학과, 소아과, 물리치료 및 재활의학과, 응급의학과에서 수련받은 의사들이 1차 진료 스포츠 의학 펠로우십 sports medicine fellowships을 선택하는 경우가 늘고 있습니다. 지난 20년 동안 응급의학과 의사를 위한 일차 진료 스포츠 의학 펠로우십 프로그램의 수가 크게 증가했습니다.

3) 팀 주치의의 역할

대부분의 의사는 스포츠 의학이 급성 부상 치료, 신체 재활, 부상 예방 등 정형외과 의사에게 전통적으로 기대되는 전문 지식에 국한된 하위 전문 분야라고 생각합니다. 팀 주치의의 역할 role of the team physician에는 근골격계 전문 지식이 포함되지만, 다음과 같은 일차 및 급성 치료 관리의 추가 측면도 포함됩니다.

- 뇌진탕 및 외상성 뇌 손상
- 경추 손상
- 열 질환 및 적응
- 심혈관 질환, 부정맥 및 선수의 심장 변화
- 수면 무호흡증
- 경기력 향상 약물 사용
- 경기력 및 컨디션 조절
- 비근골격계 외상/기관 외상
- 알레르기 반응
- 피부과 질환
- 메티실린 내성 황색 포도상구균 MRSA 포함한 전염병

스포츠 의학의 기원과 팀 주치의의 배정은 정형외과 수술 전문 분야에서 직접적으로 비롯되었습니다. 전통적으로, 많은 정형외과 손상의 결정적 관리는 수술 여부와 관계없이 정형외과 의사의 영역이었습니다. 정형외과 의사는 근골격계 손상 분야의 권위자로 인정받고 있지만, 때로는 그들이 다루는 운동선수의 부상과 의료적 요구가 정형외과의 전문 영역을 넘어설 때도 있습니다. 이를 해결하기 위해 1차 진료 스포츠 의학 의사는 점차 비수술적 정형외과 손상, 비근골격계 외상성 손상, 그리고 1차 진료 요구를 관리하는 데 필수적인 존재로 자리 잡고 있습니다.

(1) 현재 기대 역할

팀 주치의는 다음과 같은 다양한 책임을 맡고 있습니다.

- 시즌 전 신체검사
- 의료 질환의 진단 및 치료
- 뇌진탕 평가 및 관리
- 경추 손상의 급성 안정화
- 열상 치료
- 심혈관 건강 관리
- 영양 지도
- 급성 전해질 이상
- 열 관련 질환 관리

팀은 의료 관리의 더 넓은 범위에 대한 필요성을 인식함에 따라, 내과 의사, 가정의학과 의사, 응급의학과 의사의 활

용이 증가하여 이러한 요구를 충족시키고 있습니다. 1차 진료에 훈련된 의사는 광범위한 교육 배경을 가지고 있지만, 전문 외상 소생 지원 advanced trauma life support, ATLS이 필요한 중증 부상, 심정지 시 고급 심폐 소생술 advanced cardiopulmonary life support, ACLS, 기타 생명을 위협하는 응급 상황을 다루는 데 있어 응급의학과 의사가 가진 깊이 있는 지식과 경험에 비해 부족할 수 있습니다.

기도 관리 및 심장 부정맥 인식 및 치료는 종종 응급의학과 의사를 다른 제공자들과 구별하는 귀중한 기술입니다. 1차 진료 스포츠 의학 펠로우십을 완료하고 해당 분야에서 추가 자격 인증 Certificate of Added Qualification, CAQ을 취득함으로써, 응급의학과 의사는 비수술적 스포츠 의학의 최적의 제공자가 될 수 있습니다.

(2) 훈련 및 경험

응급의학 의사는 고등학교, 대학교, 프로 스포츠를 포함한 거의 모든 수준의 부상당한 운동선수를 돌볼 수 있습니다. 스포츠 의학으로 실무를 다양화하고자 하는 사람들은 정식 펠로우십 훈련을 고려할 수 있습니다.

미국에서 1차 진료 스포츠 의학 CAQ 인증은 대학 및 프로 팀 의사들에게 표준적인 기대치로 자리 잡아가고 있습니다. 그러나 만약 의사가 경기 장소 커버리지, 이벤트 의학 또는 단순히 고등학교 스포츠 커버리지에 관심이 있다면, 추가적인 훈련이 필수는 아닐 수 있습니다. 현재 미국에는 약 90개의 스포츠 의학 펠로우십 프로그램이 있으며(그림 4-9-1), 이 중 20개 이상의 프로그램에서 응급의학으로 초기 훈련을 받은 펠로우를 배출한 바 있습니다.

추가적인 훈련이 이상적이긴 하지만, 응급의학 의사의 배경과 훈련만으로도 이 분야에서 상당한 지식을 제공합니다. 이 지식은 정형외과 문헌의 선택적 독서를 통해 보완될 수 있습니다. 이는 고등학교 수준의 팀 의사에게 필요한 전부일 수 있습니다. 그러나 대학 및 프로 수준에서는 더 높은 전문성과 펠로우십 훈련이 필요할 수 있습니다. 예를 들어, 미국프로풋볼리그 NFL는 새로운 1차 진료 의사가 스포츠 의학 펠로우십 훈련과 CAQ를 보유할 것을 요구합니다.

대부분의 팀은 한 명의 의료 책임자가 주로 의료를 담당하기를 요청합니다. 이는 팀이 우려사항, 문제 또는 피드백을 제공할 수 있는 단일 의료 제공자를 선호하기 때문입니다. 비록 팀에서 단일 책임 의사를 요구하거나 요청하는 경우가 많지만, 스포츠 의학, 정형외과, 또는 응급의학 그룹 내에서 여러 의사를 활용하는 것도 커버리지에 상당한 장점을 제공합니다.

비수술 전문의가 팀의 주요 책임 의사로 활동하는 경우, 복잡한 부상에 대한 진단과 치료를 위해 정형외과 의사와 협력하는 것이 필수적입니다. 정형외과 의사는 의료팀의 필수 구성원으로, 부상의 적절한 치료, 중재 및 필요한 경우 수술적 관리와 지속적인 치료를 보장합니다. 스포츠 의학 커버리지를 제공하는 응급의학 의사와 정형외과 의사 간의 관계는 매우 중요한 요소입니다.

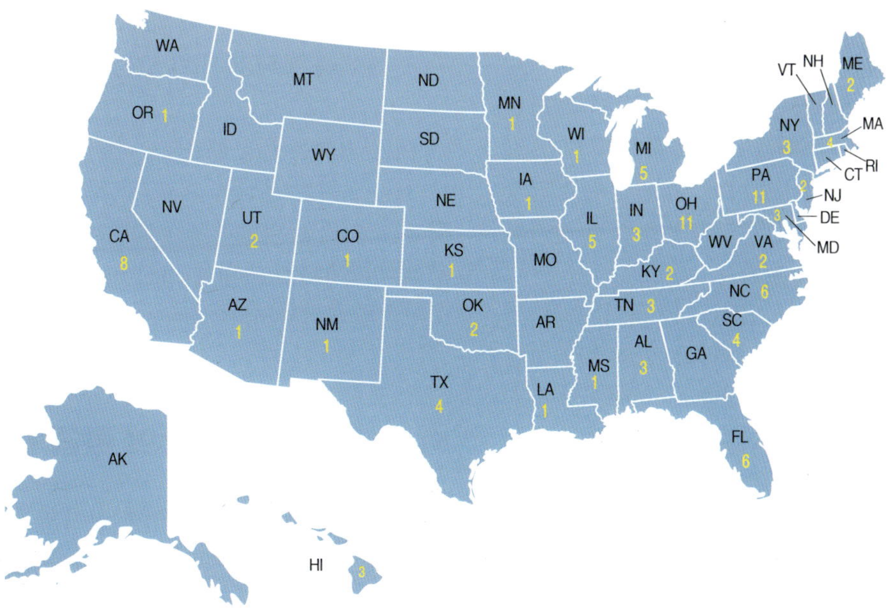

그림 4-9-1 미국의 주별 스포츠 의학 펠로우십 분포

4) 관중과 선수의 의료 관리

관중 spectators과 선수 athletes 모두 일차적인 정형외과적 부상을 당하는 경우가 많습니다. 하지만 생명을 위협하는 응급상황을 포함한 일반적인 의학적 문제도 흔하게 발생합니다. 많은 스포츠 이벤트에서 선수 치료는 일반적으로 정형외과 전문의가 담당하고 응급 의료 서비스 EMS 및/또는 공인 간호사가 관중 치료를 담당해 왔습니다.

관중 치료에는 의사의 개입이 최소화되는 경우가 너무 많습니다. 의료진의 지식이나 능력보다는 이벤트 주최자와의 친분을 기준으로 관중을 치료할 의료진이 선택되는 경우가 많습니다.

(1) 스포츠 관련 급성 부상 관리에서 응급 의학의 역할

- **현장 평가 및 초기 관리**: 스포츠 현장에서 응급 의학은 급성 부상의 초기 평가와 관리에 필수적입니다. 부상 정도를 신속히 평가하고 생명/사지 위협 여부를 확인하는 것이 핵심입니다. 표준화된 ATLS advanced trauma life support 프로토콜을 활용하여 초기 및 이차 평가를 수행하고, 휴대용 초음파를 통해 생명을 위협하는 상태와 근골격계 손상을 진단하는 데 도움을 줍니다.
- **응급 처치 준비**: 팀 접근법을 통해 부상 관리 계획을 수립하며, 현장에서 목보호대, 부목, 후송 장비 등 필수 응급 물품을 준비하고 활용합니다. 의사는 부상 후 재활과 복귀 시점을 정하기 위해 선수와 코치, 부모와의 협력을 강조해야 합니다.
- **스포츠 부상의 병태생리와 관리**: 급성 무릎 부상, 뇌진탕, 열사병, 복합골절 등 특정 스포츠 부상에 대한 진단과 관리 방식을 학습해야 합니다. 이는 정확한 진단과 적절한 응급 조치뿐만 아니라, 재활을 통한 장기적 회복을 지원하는 데 중요합니다.
- **부상 예방 및 교육**: 응급 의학 전문가는 코치, 부모, 선수들에게 부상 예방 방법을 교육하고, 규칙적인 선별 검사와 안전 장비 사용의 중요성을 강조해야 합니다. 이를 통해 갑작스러운 심정지, 열사병, 심각한 신경학적 손상 등의 위험을 최소화할 수 있습니다.
- **협력적인 응급 의료 시스템 구축**: 응급 의사는 현장 응급 의료 서비스EMS 팀과 협력하여 신속하고 효과적인 환자 후송 및 치료를 계획해야 합니다. 이는 부상의 중증도를 낮추고 장기적 합병증을 예방하는 데 핵심적인 역할을 합니다.

(2) 운동선수를 위한 현장 및 사이드라인 치료의 원칙

- **응급 준비 및 장비 확인**: 경기 전 응급상황 대응 계획 EAP을 수립하고, 목보호대, 응급 처치 키트, 자동 외부 제세동기 AED 등 필요한 장비를 준비해야 합니다. 경기 중에는 의사가 필드와의 시야를 확보하고 신속히 접근할 수 있는 위치에 있어야 합니다.
- **초기 평가 및 생명 유지**: 사고 발생 시 먼저 기도 airway, 호흡 breathing, 순환 circulation을 평가하고, 의식을 상실했거나 움직이지 않는 선수의 경우 경추 손상 가능성을 고려하여 안정화 및 응급 후송을 결정합니다.
- **부상 진단 및 치료**: 간단한 근골격계 부상부터 복잡한 관절 탈구나 척추 손상까지 신속한 평가와 적절한 치료를 제공해야 합니다. 이는 관절의 가동 범위, 통증, 감각 이상 여부를 확인하고 필요시 신속히 병원으로 이송하는 것을 포함합니다.
- **의사소통 및 팀워크**: 현장 의료진과 트레이너, 코치 간의 긴밀한 협력을 통해 응급 상황에서 신속하고 효과적인 대응을 보장합니다. 이를 위해 각자의 역할을 명확히 하고, 정기적인 시뮬레이션을 통해 팀워크를 강화합니다.
- **귀환 결정 및 장기 관리**: 부상 후 선수의 경기 복귀 여부는 철저한 평가와 상의 끝에 결정됩니다. 특히 뇌진탕 의심 시 당일 복귀를 금지하며, 증상 해소와 추가 평가를 통해 복귀 시점을 결정해야 합니다.

이 원칙들은 운동선수의 안전을 보장하고 경기 중 발생할 수 있는 심각한 부상을 효과적으로 관리하기 위한 핵심 지침입니다. 이러한 역할과 지식을 통해 응급 의학은 급성 스포츠 부상의 효과적인 관리를 지원하고 선수의 안전과 건강을 최우선으로 보장합니다.

5) 스포츠 의학 분야의 환급 문제

미국의 경우에 스포츠 의학 분야의 의료진에게 가장 큰 걸림돌은 환급 문제 reimbursement issues였습니다. 많은 경우 의료진들은 단순히 자신의 시간을 기부해 달라는 요청을 받습니다. 경기장이나 이벤트에서 광고와 같은 다른 형태로 보상을 받을 수도 있습니다. 스포츠 의학으로의 다각화가 응급 의료진에게 실행 가능한 전략이 되기 위해서는 보상 문제를 신중하게 고려해야 합니다.

6) 의료 계획

팀의 의료 관리를 효과적으로 조직하기 위해 실무자는 모든 상황에 대한 정책과 절차를 포함하는 **서면 의료 계획** medical planning으로 시작해야 합니다.

이 문서는 팀 의사의 역할에 대한 기대와 세부 사항을 명확히 기술해야 합니다. 프로토콜에는 다음이 포함됩니다.

- 시즌 전 신체검사
- 전문의 의뢰
- 연습 중 대기 가능성 on-call availability
- 응급 행동 계획 emergency action plan, EAP
- 경기 참석

팀 의사가 되고자 하는 사람은 반드시 팀의 주요 의사결정자(예: 운동 트레이너, 교장, 수석 코치, 운동부 디렉터, 총장, 구단주, 또는 현재 팀 의사)와 직접 연락을 취해야 합니다. 모든 관련자는 이 계획에 동의하고 관련 절차를 이해해야 합니다.

스포츠 의학을 넘어 팀의 의료 문제를 준비하기 위해, 응급의학 의사는 특정 질병이나 부상에 대해 의뢰할 수 있는 의뢰 기반 referral base을 마련합니다. 이는 응급의학의 일상적 실무에서 사용하는 의뢰 기반과 유사합니다. 팀은 자체적으로 의사 패널을 선택하거나, 팀 의사에게 이 과정을 맡길 수 있습니다.

7) 의료 제공자 조직 및 역할 정의

팀 의사의 역할과 가용성은 명확히 정의되어야 합니다. 여기에는 다음이 포함됩니다.

(1) 팀 의사의 역할

① 현장 커버리지

- 홈 및/또는 원정 경기 중 현장 진료
- 연습 중 발생하는 부상 및 질병 관리
- 야간, 주말, 공휴일에 대한 커버리지 가능성

② 24/7 연락 체계

- 의료 계획에 팀 의사와의 상시 연락 방법을 포함하거나, 최소한 야간 응급 상황에 대한 책임 명확화

③ 의뢰 경로

- 의뢰 경로는 의료 계획에 포함되어야 하며, 팀은 자체 의사 패널을 운영하거나 팀 의사에게 의뢰 과정을 맡길 수 있음
- 정형외과 의사가 가장 중요한 역할을 하지만, 스포츠 심장학자, 스포츠 심리학자, 물리치료사, 폐전문의 등 다양한 전문의를 포함해야 함

④ 거점 병원 지정

- 응급 행동 계획 EAP에 병원을 지정하여 진료 범위를 확장
- 병원이 시장 점유율을 높이기 위해 팀에 추가 서비스와 장비를 제공하거나 후원을 할 수도 있음
- 후원의 수준과 헌신도는 병원의 마케팅 계획 및 팀이 제공할 수 있는 혜택 패키지에 따라 달라짐

(2) 팀 의사의 의료진 구성

- **레지던트**
  경기나 연습 커버리지를 맡을 수 있으나, 훈련 수준에 따라 전문성에 한계가 있음 적절한 감독 하에서 충분한 역할 가능
- **운동 트레이너**
  - 의료팀의 필수 구성원
  - 모든 연습 및 경기 중 필드에 있어, 부상을 가장 먼저 파악함
  - 부상을 분류 triage하고, 수술이 필요 없는 부상의 재활을 담당
  - 부상 선수의 회복 과정과 추가 치료 필요성을 결정하기 위해 팀 의사와의 협력 필요

(3) 관중이 경기장 의료 서비스를 이용하는 데 영향을 미치는 요인(표 4-9-1)

표 4-9-1 관중이 경기장 의료 서비스를 이용하는 데 영향을 미치는 요인

요인	더 많이 사용	더 적게 사용
환경	더움	추움
좌석 유형	서서보는 이벤트	앉아서 보는 이벤트
알콜 영향이 없다는 전제하에 나이	나이듦	젊음
이벤트	풋볼, 콘서트	야구, 농구
알콜	가능	금지

8) 정책, 절차, 및 프로토콜

팀의 의료 계획에는 경기, 연습, 그리고 비운동 관련 부상 및 질병에 대한 **정책, 절차, 및 프로토콜** policies, procedures, and protocols이 포함되어야 합니다. 응급 행동 계획 EAP은 연습 및 경기 상황에서 대부분의 문제를 다룰 수 있어야 합니다. 선수에 대한 치료 방식은 유사한 부상을 가진 다른 선수와 일관성을 가져야 합니다.

예를 들어, 뇌진탕을 겪은 선수는 다른 선수와 동일한 복귀 프로토콜 return-to-play protocol을 따라야 합니다. 모든 선수는 동일한 긴급성과 관심으로 치료받아야 하며, **연속성과 일관성**이 중요합니다.

의료 계획은 스포츠 경기에서 발생할 수 있는 여러 상태의 관리 방법을 다룹니다. 여기에는 심리적 문제, 약물 치료, 재활, 그리고 생체 역학적 문제 등이 포함됩니다. 그러나 **일반적인 치료 프로토콜을 따르더라도 스포츠 규제 기관에서 금지한 물질은 피해야 한다**는 예외가 있습니다.

예를 들어, 세계반도핑기구 World Anti-Doping Agency, WADA에서는 경구 코르티코스테로이드(예: 프레드니손)를 금지하고 있습니다. 의학적 면책 medical exemption 서류가 없을 경우, 천식 치료를 위해 프레드니손을 복용한 선수는 약물 검사에서 실패할 수 있습니다. 또한, 특정 스포츠에서 금지된 보호 장비 및 보조 기구가 있을 수 있습니다.

스포츠와 그 규제 기관의 규정을 철저히 이해하는 것은 **패널티를 방지하기 위해 필수적**입니다.

9) 장비 및 물품

장비와 물품의 배치 및 가용성은 명확히 정의되어야 합니다. 사용 가능한 자원에 대한 이해는 특정 정책, 절차, 및 프로토콜의 개발로 이어질 수 있습니다.

예를 들어, 프로 수준의 트레이닝룸은 최신 장비를 갖추고 있으며, 다양한 영상 진단 기기를 보유하고 있을 가능성이 높습니다. 반면, 고등학교 수준의 트레이닝룸은 자원이 제한적인 경우가 많아, 예산이 물 냉각기/물병, 운동 테이프, 물리치료 도구 등에 할당됩니다.

안정적인 부상으로 인해 영상 진단이 필요한 경우, 프로팀에서는 트레이닝룸에서 팀 의사가 선수를 평가할 수 있습니다. 하지만, 팀 의사가 동일한 수준의 전문성을 가지지 못할 수 있는 학술 행사에서는, 선수를 영상 촬영이 가능한 장소로 이송하기 위한 계획이 필요할 수 있습니다.

응급의학 의사는 다양한 임상 상황에서 효과적으로 대처할 수 있도록 훈련받았으며, 이는 현장에서 스포츠 의학을 실천하는 데 필요한 중요한 기술입니다.

현장 자원에 따라, 의사는 응급 장비, 약물, 및 상처 관리 용품이 포함된 의료 가방 medical bag을 준비할 것을 결정할 수 있습니다.

의사의 **부상 치료에 대한 편안함**, **현장 자원의 가용성**, 그리고 **스포츠별로 흔히 발생하는 부상**은 가장 유용한 물품을 결정하는 데 영향을 미칩니다.

10) 응급 행동 계획

각 스포츠 경기장에서 서면 응급 행동 계획 emergency action plan, EAP을 개발하고 게시하며 연습해야 합니다. 이 계획에는 응급 대응 체계를 활성화하는 방법, 지정된 인원 및 그들의 구체적인 역할, 운송 방법, 지정 병원, 그리고 환자를 병원으로 동행할 사람이 포함되어야 합니다. 좋은 EAP는 일관된 전략을 가져야 하지만, 어떠한 부상, 질병 또는 자연재해에도 대응할 수 있을 만큼 유연해야 합니다.

미국의 국립운동트레이너협회 National Athletic Trainers' Association는 응급 상황에 대비하여 운동 트레이너와 팀 의사를 준비시키기 위한 EAP 템플릿을 포함한 훌륭한 출판물을 제공합니다. 지역 응급 시스템을 어떻게 활성화할지도 정의되어야 합니다. EMS나 적절히 장비를 갖춘 운송 서비스가 현장에 없으면 지역 911 시스템을 활용해야 할 수도 있습니다. 많은 장소에서는 경기 중 경기장에 전담 구급차가 상주해야 합니다.

EAP는 부상이나 질병 발생 시 선수의 적절한 평가, 치료 및 안정화를 기술하며, 최상의 결과를 보장해야 합니다. 여기에는 부상 유형, 운송 시간 및 필요한 치료 수준에 따라 병원을 다르게 지정하는 것이 포함될 수 있습니다. 예를 들어, 뇌

출혈이 우려될 경우 신경외과 커버리지가 있는 외상센터로 이송해야 할 수 있으며, 기흉은 소규모 시설에서 적절히 관리될 수 있습니다.

EAP의 중요한 구성 요소 중 하나는 현장에 자동 심장 충격기 AED를 배치하는 것입니다. 여러 명이 AED 사용법을 훈련받아야 하며, 장치 위치를 명확히 표시하고 EAP에 게시해야 합니다. AED는 중앙에 보관될 수 있지만, 현장 의료팀이 소지하는 것이 더 유용할 수 있습니다. 초기 제세동은 심정지 사례에서 생존율을 개선하는 것으로 나타났기 때문에, AED는 현장에서 쉽게 접근 가능한 상태에 있는 것이 더 효과적입니다.

11) 여행 시 고려 사항

팀 의사는 지역적으로, 국내적으로, 국제적으로 팀과 함께 여행해야 할 것으로 기대될 수 있습니다. 여행 시 고려해야 할 세부 사항이 많기 때문에, 철저한 사전 준비는 잘 조직된 여행을 위해 중요합니다. 일반적으로 의료팀의 역할은 여행 전에 선수와 스태프들에게 해당 지역의 건강 문제를 숙지시키는 것입니다. 지역 여행의 경우, 다양한 날씨 조건에 대비하는 것을 포함할 수 있습니다. 국제 여행의 경우, 훨씬 더 복잡하며 여행 관련 질병에 대한 고려를 포함해야 합니다.

출발 전에, 선수들은 해당 여행 지역에서 흔한 질병(예: A형 간염)에 대한 예방 접종을 받을 것을 권장받아야 합니다. 또한, 지역 감염에 대한 경고와 이를 예방하는 방법(예: 모기 퇴치제 사용 및 긴 옷 착용)에 대해 교육받아야 합니다. 풍토병 지역에서는 말라리아 예방약 복용을 제안할 수도 있습니다. 의사는 계획된 여행 지역의 식수의 순도와 음식의 청결 상태에 대해 잘 알고 있어야 합니다. 여행자 설사는 국제 여행자들 사이에서 흔하며, 대부분 오염된 음식과 물로 인해 발생하는 세균 감염의 결과입니다.

물의 음용 가능 여부가 불확실한 지역에서는 모든 선수들이 병에 든 물에 접근할 수 있도록 하고, 현지 수원으로 만든 얼음을 사용하지 않으며, 오염된 물로 씻은 신선한 과일이나 채소를 먹지 않도록 해야 합니다. 팀 의사는 설사와 다른 일반적인 질병을 치료하기 위한 약물을 휴대하거나, 해외에서 약물을 조달하는 방법을 알고 있어야 합니다. 응급의학에 대한 훈련은 팀 의사가 급성 외상 또는 의학적 질병을 관리하는 데 적합하게 하지만, 여행 중에는 자원을 얻기 어려울 수 있습니다. 그렇기 때문에 의사는 의료 키트를 준비하여 여행할 것을 결정할 수 있습니다.

키트의 내용물은 다루는 스포츠, 여행 목적지, 그리고 사용 가능한 공간에 따라 다를 것입니다. 국제 여행 중에는 현장에서 공급품이 없을 것이라는 가정하에 계획해야 합니다. 의사는 가능한 한 **자급자족**할 수 있도록 계획하고 효율적으로 짐을 꾸려야 합니다. 간단한 질병과 상처를 치료할 수 있는 장비를 갖춰야 하지만, 더 심각한 부상은 병원이나 클리닉 방문이 필요할 수 있습니다.

의사는 해당 지역의 클리닉과 병원에 대해 잘 알고 있어야 하며, 필요 시 선수들과 함께 병원에 갈 준비가 되어 있어야 합니다. 국내 여행의 경우, 의사는 자신의 의료 면허가 발행된 주 외에서 선수들을 치료하는 것과 관련된 지역 법률을 확인해야 합니다. 이는 주마다 다를 수 있으므로, 여행 전 해당 목적지 주의 의료위원회의 법률을 이해해야 합니다. 의사는 또한 자신의 전문적 책임 보험이 자신의 주 외부 또는 해외에서도 적용되는지 확인해야 합니다.

12) 문서화

모든 환자 진료와 마찬가지로 선수와의 모든 방문은 반드시 문서화 documentation 해야 합니다. 이러한 기록의 보관 장소, 방법, 기간은 선수가 치료를 받는 장소에 따라 달라집니다. 정식 병원이나 클리닉에서 진료를 받는 경우 일반적으로 병원의 전자의무기록 시스템에 메모를 작성합니다. 의사는 환자가 공식적인 임상 환경이 아닌 곳에서 진료를 받는 경우 평가를 문서화하는 방법을 결정해야 합니다. 의료 기록을 보관할 장소와 방법도 고려해야 합니다.

13) 규칙에 대한 지식

각 스포츠는 참여를 위한 고유의 규칙, 규정, 신체적 요구사항을 가지고 있습니다. 예를 들어, 일부 스포츠에서는 심판이 부상당한 선수에 대한 의료 개입을 허용해야 합니다. 적절한 지침을 따르지 않고 경기 중 의료 지원이 제공되면, 선수는 실격될 수 있으며 팀은 벌칙을 받을 수 있습니다. 여러 스포츠는 HIV 및 B형과 C형 간염 노출 문제를 해결하기 위해 출혈 환자와 관련된 특정 정책을 개발해 왔습니다. 팀 의사는 이러한 규칙을 이해하여 선수가 벌칙을 받지 않도록 해야 합니다.

올림픽 스포츠, 전국대학체육협회 National Collegiate Athletic Association, NCAA 스포츠, 그리고 거의 모든 프로 스포츠에서는 선수들이 사용할 수 없는 금지 약물이 있습니다. 스포츠에 따라 규칙은 다양하며, 특정 복용량, 비시즌 동안 허용되는 약물, 의료 면책 등이 포함됩니다. 이러한 세부사항이 담긴 최신 목록은 세계반도핑기구 WADA와 미국반도핑기구 US Anti-Doping Agency, USADA 웹사이트에서 온라인으로 확인할 수 있습니다.

이러한 정책은 스포츠 의사가 금지 약물에 대해 최신 정보를 유지해야 한다는 점을 요구하며, 그렇지 않으면 선수는 연중 언제든지 이루어지는 무작위 테스트를 통해 출전 정지 처분을 받을 위험이 있습니다.

프로 스포츠 분야에서는 미식축구리그 NFL이 선수의 의료 관리에 대해 훌륭하고 선제적인 접근 방식을 제공하고 있습니다. 2003년, NFL은 모든 경기장 사이드라인에 급속 유도 및 삽관 rapid-sequence induction/intubation, RSI에 전문 지식을 가진 의사가 있어야 한다고 의무화했으며, 이들은 **기도 관리 의사** airway management physician, AMP 역할을 수행합니다.

2018년 가이드라인에서는 제공자가 1급 또는 2급 외상센터에서 외상 소생술 환경에서 최소 8회의 삽관을 수행했어야 한다고 요구했으며, 그 결과 AMP의 75% 이상이 응급의학 의사로 구성되었습니다.

응급의학 의사인 Thom A. Mayer (NFL 선수협회 의료 디렉터)와 Joe Waeckerle (오랜 캔자스시티 치프스 팀 의사)는 이러한 필수적인 개선을 이루는 데 중요한 역할을 했습니다. AMP의 전문 역할은 NFL 선수의 경기에 필요한 모든 기도 관리 측면을 포함하도록 확장되었습니다. AMP는 개별 NFL 팀(예: 홈 팀)과 독립적이어야 하며, 양 팀의 기도 문제를 관리해야 합니다. 32개 NFL 팀 중 대다수는 이 역할에 응급의학 의사를 배치하고 있습니다.

또한 응급의학 의사에게는 NFL의 Visiting Team Medical Liaison Program (VTML)이라는 최근 기회가 주어졌습니다. 이 프로그램은 방문 팀이 홈 팀의 의료 자원을 과도하게 사용하지 않고 고품질의 의료 서비스에 접근할 수 있도록 개선하는 것을 목표로 합니다. 방문 팀이 여행 중 의료 서비스가 필요할 경우, 중간 연락자가 선수들이 홈 팀과 동일한 수준의 치료를 받을 수 있도록 보장합니다. VTML은 부가적인 테스트, 전문 진료 접근, 처방약과 같은 현지 의료 지원을 제공하며, 방문 팀 의사가 면허가 없는 주에서 이러한 자원을 얻기 어려운 경우에 도움을 줍니다.

14) 계약 관리 및 유지

계약이 체결되면 이를 유지 및 관리 managing and maintaining contracts 해야 합니다. 스포츠 팀 리더는 문제 발생 시 단일 연락 창구와 명확한 프로토콜을 원합니다. 팀 주치의는 우수한 의료진의 가용성을 강조하고, 아무리 사소한 문제라도 팀원들의 요구가 충족될 것이라는 확신을 주어야 합니다. 품질 보증 프로그램은 모든 의료 계획의 일부가 되어야 하며 그 결과를 팀과 공유하여 제공 중인 서비스와 전문성을 입증해야 합니다.

응급의학 의사 그룹은 일반적으로 더 큰 제공자 기반에 접근할 수 있기 때문에 다른 독립 의사들에 비해 유리한 점이 있습니다. 더 큰 의사 그룹은 더 많은 인수 기회를 추구할 수 있는 능력을 가지고 있습니다. 그러나 이러한 관계를 추구하는 개인이나 그룹은 팀 의사가 되기 위해 필요한 상당한 헌신을 인식해야 합니다. 이미 의사 의료 커버리지가 없는 학술 팀은 접근하기 가장 쉬운 대상입니다. 반면, 대학 및 프로 팀은 더 큰 헌신과 더 포괄적인 커버리지가 필요합니다. 이 수준에서의 선발은 일반적으로 고등학교, 대학 또는 프로 팀에서의 뛰어난 실적과 정식 스포츠 의학 훈련 이력을 요구합니다.

하나의 팀에 대한 커버리지가 다른 팀과의 관계를 얻기 위해 손상되어서는 안 됩니다. 팀 의사가 되는 것에 대해 팀에 접근할 때는 본인의 관심사, 스포츠 참여 경험, 폭넓은 전문성, 해당 스포츠에 특유한 부상에 대한 지식 및 이해, 그리고 다양한 응급 상황을 처리할 수 있는 능력을 강조하는 것이 중요합니다. 특히, 다음과 같은 분야에서 본인의 전문성을 상세히 설명하는 것이 도움이 될 수 있습니다.

- 신경외과적 문제, 특히 머리와 경추 부상
- 열사병을 포함한 열 관련 질환
- 심장 부정맥을 포함한 심장 상태
- 심정지 및 기타 중환자 치료
- 복부 외상
- 기도 관리 및 천식
- 겸상적혈구질환

문헌에는 기도 관리, 제세동 및 외상 안정화를 필요로 하는 운동 선수의 돌연사에 관한 여러 기사들이 있습니다. 이러한 상황은 모두 응급의학 의사의 전문 영역입니다.

(1) 계약 관리 및 유지

계약이 체결된 후에는 이를 유지하고 관리해야 합니다. 스포츠 팀의 지도자들은 문제가 발생했을 때 단일 연락 창구와 명확한 프로토콜을 원합니다. 팀 의사는 고품질 제공사들이 가용하다는 점을 강조하고, 가장 사소한 문제까지도 팀의 요구를 충족시킬 수 있다는 것을 보장해야 합니다.

모든 의료 계획에는 품질 보증 프로그램이 포함되어야 하며, 그 결과는 팀과 공유되어 제공되는 서비스와 전문성을 입증해야 합니다. 응급의학 의사는 뛰어난 훈련을 받았으며 일반적으로 팀에게 탁월한 진료를 제공합니다. 그러나 스포츠 조직은 의료 치료에 관해 비현실적인 기대나 목표를 가질 수 있습니다.

의사가 우수한 **고객 서비스**를 제공하고 팀의 요구를 충족시키는 능력은 이 관계가 성공적으로 유지될 수 있도록 보장할 것입니다.

(2) 책임

응급 의료진은 외상에 대한 교육을 받지 않았고 응급 의료에서 흔히 발생하는 다양한 부상과 질병을 관리할 수 없는 다른 의료진에 비해 책임 liability이 발생할 가능성이 낮습니다. 그러나 의료진은 의료 과실 보험사와 책임 보장에 대해 논의할 책임이 있습니다. 의료진은 스포츠 의학이 보험의 보장 범위에 속하는지 확인하거나 보장 범위를 늘리는 보험에 가입해야 합니다.

(3) 보상

미국에서는 의사나 의사 그룹이 자신의 서비스에 대한 보상을 협상하는 데에는 여러 가지 방법이 있습니다. 그러나 불행히도 이러한 보상은 응급의학 의사의 일반적인 보상 수준에 비해 훨씬 낮은 경우가 많습니다. 팀 의사는 연간 고정 요율 flat yearly rate을 협상하거나 시간당 요금을 청구하는 방식을 선택할 수 있습니다.

클리닉에서 선수를 진료할 수 있는 비응급 팀 의사들은 방문, 영상 진단, 진료실 내 시술 및 수술을 통해 추가 수익을 창출할 수 있습니다. 그러나 이러한 '부수적' 수익은 일반적으로 해당 의사들이 팀과 함께 보내는 시간에 대한 적절한 보상을 생성하지 못합니다.

응급의학 의사는 이러한 부수적 기회가 제한되어 있기 때문에 각 선수 진료 건마다 청구하는 방식을 선택할 수 있습니다. 이 접근 방식을 고려할 때, 의사나 그룹은 해당 그룹 또는 병원 계약이 이러한 유형의 계약을 허용하는지 평가해야 합니다.

15) 응급실 관행에 스포츠 의학을 통합하는 방법

다음의 통합 접근법은 응급실에서 스포츠 관련 부상에 대한 치료의 질을 향상시키고, 환자의 회복과 예방 전략을 강화하는 데 기여할 수 있습니다.

- **응급실-스포츠 클리닉 연결**: 응급실에서 발생하는 스포츠 관련 부상을 후속 관리하기 위해 스포츠 클리닉을 설립하여 환자의 치료 연속성을 강화하고 교육 기회를 제공합니다.
- **스포츠 의학 교육 강화**: 응급의학 레지던트 과정에 근골격계 부상과 스포츠 의학의 진단 및 치료를 포함하는 표준화된 교육 커리큘럼을 도입해야 합니다. 이는 초음파 사용, 응급처치 기술, 환자 상담 등을 포함합니다.
- **스포츠 관련 외상 데이터 활용**: 스포츠 부상에 대한 응급실 데이터를 수집하여 부상 예방 전략과 치료 프로토콜을 최적화합니다. 스포츠 부상으로 인한 응급실 방문은 특정 연령대에서 상당한 비율을 차지하며, 이는 예방적 조치와 상담의 기회가 될 수 있습니다.
- **전문 인력 및 리소스 배치**: 응급실에 스포츠 의학 전문의를 배치하거나, 기존의 응급의학 전문의가 스포츠 의학 펠로우십을 통해 전문성을 강화할 수 있는 환경을 제공합니다.
- **응급-스포츠 협력 네트워크 구축**: 응급실에서 근골격계 부상과 같은 스포츠 관련 사례를 관리하기 위해 스포츠 의학 전문가, 물리치료사, 운동 트레이너와의 협력 네트워크를 구축합니다.

16) 결론

스포츠 의학은 응급의학 의사들에게 점점 더 매력적이고 적합한 기회를 제공하고 있습니다. 프로 또는 비프로 수준에서 이 서비스를 제공하는 것은 일반적인 교대 근무에 대한 즐거운 대안이 될 수 있습니다. 스포츠 의학은 스포츠 이벤트에 참석하거나 선수 및 그들이 대표하는 조직과 가까운 개인적 접촉을 할 수 있는 기회를 제공하기 때문에 매력적입니다.

그러나 적절한 보상을 받는 것은 여전히 어렵기 때문에, 참여에는 상당한 동기와 성공적인 협상이 필요합니다. 관심 있는 의사나 그룹은 1차 진료 스포츠 의학 펠로우십 훈련, 경험, 정형외과 그룹과의 연계, 품질에 대한 주의, 그리고 행사나 팀의 특정 요구 사항을 다루는 서면 계획을 개발할 수 있는 능력을 통해 성공 가능성을 높일 수 있습니다.

REFERENCE

1. Achenbach L. General aspects of sports medicine. In: Injury and Health Risk Management in Sports. Berlin, Heidelberg: Springer Berlin Heidelberg; 2020. p. 63–5.
2. Andersen J, Courson RW, Kleiner DM, et al. National Athletic Trainers' Association position statement: emergency planning in athletics. J Athl Train. 2002;37(1):99-104.
3. Bahr R. Recent advances: Sports medicine. BMJ [Internet]. 2001;323(7308):328–31. Available from: http://dx.doi.org/10.1136/bmj.323.7308.328
4. Bull RC. First aid for acute sports injuries. Can Fam Physician. 1987;33:2075-80.
5. Burt CW, Overpeck MD. Emergency visits for sports-related injuries. Ann Emerg Med. 2001;37(3):301-8.
6. Chow YC, Waterbrook AL, Suffoletto HN, et al. Recommended musculoskeletal and sports medicine model curriculum for emergency medicine residency training. Curr Sports Med Rep. 2021;20(1):31-46.
7. Courson R. Preventing sudden death on the athletic field: the emergency action plan. Curr Sports Med Rep. 2007;6(2):93-100.
8. Cydulka RK, Korte R. Career satisfaction in emergency medicine: the ABEM longitudinal study of emergency physicians. Ann Emerg Med. 2008;51:714-22.
9. Delasobera BE, Davenport M, Milzman D. Sports medicine for emergency medicine physicians, too few to maintain the fellowship in emergency medicine. West J Emerg Med. 2012;13(4):342-3.
10. Drezner JA, Courson RW, Roberts WO, et al. Inter-Association Task Force recommendations on emergency preparedness and management of sudden cardiac arrest in high school and college athletic programs: a consensus statement. J Athl Train. 2007;42(1):143-58.
11. Drezner JA, Rogers KJ. Sudden cardiac arrest in intercollegiate athletes: detailed analysis and outcomes of resuscitation in nine cases. Heart Rhythm. 2006;3(7):755-9.
12. Drezner JA. Preparing for sudden cardiac arrest—the essential role of automated external defibrillators in athletic medicine: a critical review. Br J Sports Med. 2009;43(9):702-7.
13. Drezner JA. Preparing for sudden cardiac arrest—the essential role of automated external defibrillators in athletic medicine: a critical review. Br J Sports Med. 2009;43(9):702-7.
14. Hall KN, Wakeman MA, Levy RC, et al. Factors associated with career longevity in residency-trained emergency physicians. Ann Emerg Med. 1992;21:291-7.
15. Harmon KG, Drezner JA. Update on sideline and event preparation for management of sudden cardiac arrest in athletes. Curr Sports Med Rep. 2007;6(3):170-6.
16. Henehan MJ, Cappellari AM, Stromwall AE, et al. Sports medicine training and practice opportunities for emergency physicians. J Emerg Med. 2013;45(4):619-23.
17. Howe WB. What I take to the game. Phys Sportsmed. 1990;18:61-6.
18. Jaworski CA. Advances in emergent airway management. Curr Sports Med Rep. 2002;1(3):133-40.
19. Keller KL, Koenig WJ. Management of stress and prevention of burnout in emergency physicians. Ann Emerg Med. 1989;18:42-7.
20. Kramer E, Dvorak J, Kloeck W. Review of the management of sudden cardiac arrest on the football field. Br J Sports Med. 2010;44(8):540-5.
21. Kuhn G, Goldberg R, Compton S. Tolerance for uncertainty, burnout, and satisfaction with the career of emergency medicine. Ann Emerg Med. 2009;54:106-13.
22. Kuhn G, Goldberg R, Compton S. Tolerance for uncertainty, burnout, and satisfaction with the career of emergency medicine. Ann Emerg Med. 2009;54:106-13.
23. Lenjani B, Rashiti P, Shabani G, et al. Emergency medical care and management of sports injuries on the football court. Albanian J Trauma Emerg Surg [Internet]. 2021;5(1):773–7.
24. Mann DL, Wiley JP, Powell DG. Sports injuries in the emergency department: controversies and management guidelines. Can Fam Physician. 1988;34:133-7.
25. Mellion MB, Walsh WM, Shelton GL. The Team Physician's Handbook. St. Louis, Mo: Mosby; 1990.
26. Merkel DL, Molony JT Jr. Medical sports injuries in the youth athlete: emergency management. Int J Sports Phys Ther. 2012;7(2):242–51.
27. Popa F, Arafat R, Purcarea V, et al. Occupational burnout in emergency medicine–a nationwide study and analysis. J Med Life. 2010;3:325-31.
28. Putukian M. Clinical evaluation of the concussed athlete: A view from the sideline. J Athl Train. 2017;52(3):236-44.
29. Roberts SD, Mustafa M, Penrod M, et al. Event and sideline management of sudden cardiac death. Curr Sports Med Rep. 2002;1(3):141-8.
30. Roberts WO. Sideline airway access: emergency cricothyrotomy. Phys Sportsmed. 2000;28(4):113-14.
31. Ryan A. Medical Practices in Sports. Law and contemporary problems. 1973;38:99–111.
32. Satpathy, G. (2004). Sports Medicine And Exercise Science.
33. Schupp CM, Rand SE, Hanson TW, et al. Sideline management

of joint dislocations. Curr Sports Med Rep [Internet]. 2016;15(3):140-53.

34. Sideline preparedness for the team physician: consensus statement. Med Sci Sports Exerc. 200;33(5):846-9.
35. Simon LM, Rubin AL. Traveling with the team. Curr Sports Med Rep. 2008;7(3):138-43.
36. Starkey C. Injuries and illnesses in the national basketball association: a 10-year perspective. J Athl Train. 2000;35(2):161-7.
37. Swartz EE, Boden BP, Courson RW, et al. National Athletic Trainers' Association position statement: acute management of the cervical spine-injured athlete. J Athl Train. 2009;44(3):306-31.
38. Terry GC, Kyle JM, Ellis JM Jr, et al. Sudden cardiac arrest in athletic medicine. J Athl Train. 2001;36(2):205-9.
39. Toler JD, Petschauer MA, Mihalik JP, et al. Comparison of 3 airway access techniques during injury management in American football. Clin J Sport Med. 2010;20(2):92-7.
40. Usman S. Management of head and neck injuries by the sideline physician. Am Fam Physician. 2022;106(5):543-8.
41. Veenema KR. The integration of primary care sports medicine into an academic emergency medicine practice: Academic and revenue enhancement. Acad Emerg Med. 1999;6(8):828–32.
42. Vopat LMG. Sideline response and transport. In: Contemporary Pediatric and Adolescent Sports Medicine. Cham: Springer International Publishing; 2016. p. 27-38.
43. Waterbrook AL, Davenport M. Initial evaluation, resuscitation, and acute management. In: Sports-related Fractures, Dislocations and Trauma. Cham: Springer International Publishing; 2020. p. 3-9.
44. Whitley TW, Allison EJ, Gallery ME, et al. Work-related stress and depression among practice emergency physicians: an international study. Ann Emerg Med. 1994;23:1068-71.

10.

노인 응급실

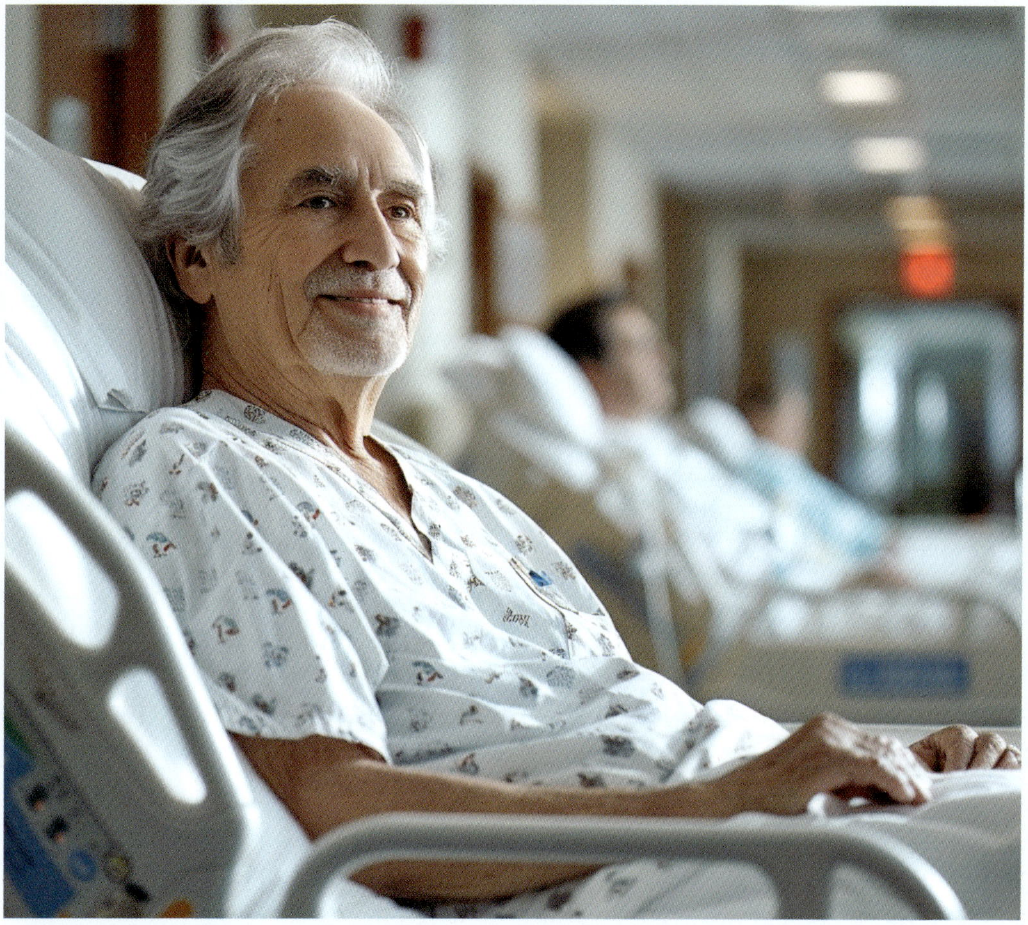

학습목표

1. 응급실에서 노인 환자의 독특한 요구를 이해한다.
2. 연령에 적합한 노인 환자 관리 모델을 구현하는 방법을 학습한다.
3. 응급 상황에서 노인 환자의 치료 결과를 향상시키기 위한 전략을 탐구한다.
4. 노인 응급 치료에서 학제 간 팀의 중요성을 인식한다.

1) 서론

미국에서 65세 이상의 성인 응급실 방문 건수는 2001년과 2015년 사이에 500만 건 이상 증가하여 미국 내 이 연령대의 광범위한 성장(고령화 추세)을 반영하고 있습니다. 2060년까지 총 노인 환자 수가 두 배 이상 증가할 것으로 예상되는 만큼 의료계 리더들은 이러한 인구 통계학적 변화에 적응하고 대비해야 합니다.

최근 미국내 노인 응급실 geriatric emergency departments, GED의 출현에서 알 수 있듯이 전국의 응급실에서는 노인에게 더욱 집중적인 치료를 제공하고 있는 고무적인 추세가 나타나고 있습니다.

2) 노인 응급실 사례

다음은 노인 환자의 일반적인 응급실 체류 상황을 보여주는 간단한 사례입니다. 78세 여성이 계단 아래쪽 계단에서 넘어져 발목을 다쳤습니다. 이 여성은 집에서 기능적으로 독립적이며 딸이 두 블록 떨어진 곳에 살고 있습니다. 이 여성은 지역 병원에 내원하여 분류를 받고 검사실에 배치되어 임상의의 진찰을 받습니다. 환자의 엑스레이는 음성으로 판명되었고 주치의와 정형외과 전문의에게 후속 조치를 받으라는 지침을 받고 집으로 돌아갑니다.

이는 전국의 많은 응급실에서 흔히 볼 수 있는 시나리오이지만, 노인 응급실 GED에서는 동일한 환자를 다르게 평가하고 관리할 수 있습니다.

78세 여성 환자는 내원하여 부상에 대한 초기 위험 평가를 받은 후 노인 병상으로 이동됩니다. 노인의학 교육을 받은 간호사와 응급실 의사가 신속하게 환자를 진료하고 평가합니다. 철저한 평가가 끝나면 엑스레이 촬영을 지시합니다. 방사선과에서 돌아온 환자는 여러 분야의 노인병 팀(예: 간호사 내비게이터, 사회복지사, 사례 관리자)의 진찰을 받고 치매, 섬망, 식이 문제, 우울증, 낙상 등의 문제에 대한 관련 위험 검사를 받습니다.

사례 관리자와 간호사 내비게이터는 급성 문제를 관리하는 노인 전문 간호사와 응급실 의사의 지침에 따라 퇴원 계획과 가정으로의 전환을 준비합니다. 퇴원 후에는 가정 의료팀에 통보하여 평가를 수행하고 환자의 안전한 거동과 낙상 예방 기술을 교육합니다. 그 후 내비게이터 간호사가 1일, 3일, 7일, 30일에 환자에게 후속 조치를 취합니다. 이 간단한 사례는 GED의 주요 목표 중 하나인 응급실 방문을 응급실 내원 중 또는 퇴원 후 완화할 수 있는 잠재적 위험 요소를 파악하는 기회로 활용한다는 점을 보여줍니다.

3) 노인 응급실의 목표

노인 환자는 젊은 환자와 다릅니다. 노인의 의료적 요구는 만성 질환으로 인해 병원과 지역사회 기반의 다양한 서비스 제공자가 필요한 경우가 많습니다. 응급실은 바쁘고 빠르게 돌아가는 정신없는 환경으로 신속한 환자 평가와 회전율을 위해 설계되었습니다. 안타깝게도 이러한 환경의 산만함과 예측 불가능성은 고령자에게 혼란을 야기하고 잠재적으로 치료의 효과를 방해할 수 있습니다.

젊은 환자에 비해 고령자는 시력이 더 나쁘고 응급실 입원 기간이 길며 퇴원 후 합병증이 더 많이 발생합니다. 한 연구에 따르면 응급실 체류 시간이 1시간 늘어날 때마다 합병증 발생 위험이 3%씩 증가하는 것으로 나타났는데, 이는 노인 환자에게 부정적인 영향을 미칠 수 있습니다. 또한, 고령자의 경우 퇴원 후 부작용 발생률이 높다는 연구 결과를 따라 볼 때 응급실 방문 후 환자의 결과도 해로울 수 있습니다.

이러한 요인에도 불구하고 응급실은 임상적, 사회적 또는 보험 상태에 관계없이 전국의 많은 고령자에게 여전히 유일한 선택지입니다. 따라서 의료 서비스를 받을 때마다 이러한 취약 계층의 요구 사항을 충족할 수 있도록 해야 합니다. 노인 응급실은 급성 의료 요구 사항, 기저 증후군(예: 낙상, 섬망), 사회적 요구 사항 등 다양한 관점에서 노인을 평가하도록 설계되었습니다. 이를 통해 GED는 응급실 방문 중과 방문 후 모두 고령 환자의 치료를 개선할 수 있습니다. 모든 응급실에 동일한 전용 리소스가 있는 것은 아니지만, 이러한 중요한 작업 중 상당수는 광범위한 의료 시스템 내의 기존 리소스를 활용하여 완료할 수 있습니다.

4) 노인 응급실 가이드라인

노인 응급의학 GEM 진료의 필요성은 미국 노인 응급의학 학회 ACEP의 노인 응급의학 섹션, 미국 노인의학회 American Geriatrics Society, AGS 등 국가 노인 및 응급의학 기관에서 임상 우선 순위로 인정하고 있습니다.

그 우선순위를 보여주는 두 가지 주요 자료는 첫째 2014년 GED 가이드라인의 작성과 승인, 둘째 세계 최초의 GED 인증 프로그램입니다. 이 두 가지 이니셔티브를 통해 GED 운영의 핵심이 되는 두 가지 핵심 문서가 개발되었습니다.

미국응급의학회 ACEP, AGS, 응급간호사협회 Emergency

Nurse Association, ENA, 학술응급의학학회와의 파트너십을 통해 2014년에 응급실 내 고령자의 급성 치료를 위한 모범 사례에 대한 최초의 합의 문서가 만들어졌습니다. 이 가이드라인은 응급실 내 노인 환자 치료를 효과적으로 개선할 수 있는 모범 사례에 관한 주요 권장 사항을 제시합니다.

목표 중 하나는 입원 치료의 혜택을 받을 수 있는 환자를 인식하고 후속 치료를 통해 안전하게 퇴원할 수 있는 환자를 식별하는 데 도움을 주는 것입니다.

(1) 노인 응급실 가이드라인

- 응급실 분류에서 노인 진료에 대한 접근 기준을 정의하는 지침
- 적절한 후속 조치를 포함한 표준화된 섬망 선별 검사 지침
- 표준화된 치매 선별 검사 프로세스
- 적절한 후속 조치를 포함한 표준화된 기능/기능 저하 평가 지침
- 적절한 후속 조치를 포함한 표준화된 낙상 평가 지침
- 적절한 후속 조치를 포함한 노인 학대 식별 지침
- 약사와 함께 약물 조정을 위한 지침
- 잠재적으로 부적절한 약물 사용을 최소화하기 위한 지침
- 노인 환자의 통증 조절을 위한 가이드라인
- 응급실에서의 완화의료 상담 접근을 위한 지침
- 응급실에서의 노인 정신과 상담 접근을 위한 지침
- 노인에게 적합한 약물 투약 및 관리 계획에 주의를 기울여 개발된 일반적인 노인 응급실 프레젠테이션을 위한 최소 세 가지 주문 세트
- 요도 카테터 사용 표준화 및 최소화를 위한 가이드라인
- NPO 지정을 최소화하고 적절한 음식과 음료에 대한 접근을 촉진하기 위한 가이드라인
- 이동성 증진을 위한 가이드라인
- 자원봉사자 참여 활용을 안내하는 프로토콜
- 연령별 의사소통 요구를 충족하는 표준화된 퇴원 지침(예: 큰 글씨체, 일반인 언어, 명확한 후속 조치 계획, 환자 의사소통의 증거)
- 환자의 주치의에게 알리기 위한 지침
- 거주 치료로의 전환에 관한 지침
- 신체 억제 장치 사용을 최소화하기 위한 지침
- 노인 전용 외래 진료소에 대한 표준화된 접근
- 퇴원 후 후속 조치를 위한 지침
- 거주지로 돌아가기 위한 교통 서비스 이용
- 단기 또는 장기 재활 서비스를 쉽게 이용할 수 있는 경로 프로그램
- 기능 및 안전에 대한 가정 평가를 제공하는 아웃리치 프로그램에 대한 접근성
- 지역사회 응급의료 후속 서비스와의 적극적인 관계
- 거주 요양원에 아웃리치를 제공하는 프로그램

5) GED 레벨

- **레벨 3**: 노인 관련 이니셔티브로 대표되는 노인 케어의 우수성을 의미하며, 이러한 노력을 실행하고 관리하기 위해 직원을 식별하고 교육을 받아야 합니다.
- **레벨 2**: 노인 이니셔티브를 일상 업무에 통합하고 지속하는 사이트를 식별하며, 노인 대상 서비스 제공을 위한 학제 간 협력을 보여주고 직원을 지휘하는 감독자가 확립되어 있습니다.
- **레벨 1**: 고령자를 위한 특정 결과를 목표로 하고 측정하는 일관된 치료 시스템을 제공하고 응급실 안팎에서 치료의 운영 및 전환을 향상시키는 정책, 지침, 절차 및 직원을 갖춘 응급실을 정의합니다.

6) GED 구성 요소

(1) 인력 배치

GED의 필수 요건은 특수 교육을 받은 직원입니다. 모든 GED는 노인 중심 응급 의학 교육을 받은 의사와 간호사가 한 명 이상 있어야 하며, 이는 ACEP의 GED 레벨 3 인증을 위한 요건입니다. 또한, GED는 다양한 병원 직원과 환자를 지역사회 자원과 연결하는 조정 서비스를 제공해야 합니다.

(2) 교육

모든 GED는 고령자 급성 치료에 대한 모범 사례에 중점을 둔 전문 직원 교육을 제공하는 것이 필수적입니다. 노인응급의학 geriatric emergency medicine, GEM 분야는 8가지 주요 영역에서 학습을 강조합니다.

- 질병의 비정형적 표현

- 낙상을 포함한 외상
- 인지 및 행동 장애
- 응급 중재 수정
- 약물 관리/다약제
- 치료의 전환
- 동반 질환의 영향
- 임종 간호 교육 및 훈련.

교육 기회에는 사내 강의, 컨퍼런스, 평생 의료 교육 업무 및 자기 주도 학습이 포함되지만 이에 한정되지는 않습니다.

GEM에 대한 관심이 높아지면서 이 주제에 대한 교육 리소스도 증가하고 있습니다. GEM 전문가가 사전 회의 세션을 통해 제공하는 현장 검정고시 '부트 캠프', 온라인 강의 시리즈, 복습 과정, 학습 모듈 등 다양한 서비스가 제공되고 있습니다.

여러 프로그램이 검정고시 담당 임상의에게 맞춤화되어 있습니다. 이러한 많은 리소스에 대한 자세한 내용과 링크는 검정고시 가이드라인 및 GEDA 기준에서 확인할 수 있습니다(https://www.acep.org/geda).

(3) 정책, 절차, 및 문서화

정책 및 프로토콜, 지침 및 절차는 고령자 치료에 대한 GED 기관의 노력을 문서화하고 안내하며 반영하기 때문에 인증의 중요한 부분입니다. 많은 검정고시 기관은 부서의 기존 정책 및 절차에 노인 관련 콘텐츠를 통합하는 것으로 시작합니다. 응급실에서 고령자의 요구를 해결하기 위한 새로운 프로토콜을 개발하고 수립하려면 상당한 주의와 시간이 필요합니다. 미국 ACEP의 GED 인증 accreditation 가이드라인 및 노인응급실 인증 geriatric emergency department accreditation, GEDA 기준은 각 인증 수준에 대한 특정 수의 정책을 요구합니다. 그러나 각 GED 교육기관은 프로그램에 통합할 프로토콜을 선택할 수 있습니다. 예를 들어, 레벨 1 단위는 하나의 정책 또는 지침만 필요하지만 레벨 2는 10개, 레벨 3 GED는 27 개의 GED 가이드라인의 목록에서 15 - 20개의 정책이 필요합니다.

(4) 품질 개선

GED의 품질 개선 quality improvement 프로그램에는 제정하는 정책을 추적, 보고 및 이행하는 메커니즘이 포함되어야 합니다. 품질 개선 계획을 수행하는 교육기관은 먼저 한 영역(예: 낙상, 약물 안전 등)에 집중한 다음 자원이 허락하는 대로 다른 영역으로 확장할 수 있습니다. 이상적으로는 이 계획에 다양한 관련 프로세스 및 결과 지표를 모니터링하고 평가하는 것이 포함됩니다.

(5) 결과 측정

GEDA 기준은 검사한 환자 수, 동일한 불만에 대한 재방문 횟수, 응급의료 책임자 및 의장이 자주 추적하는 기타 지표를 포함하여 11가지 가능한 결과 측정 outcome measurement에 중점을 둡니다.

이러한 요건은 원하는 인증 수준을 기준으로 한다는 점에 유의하세요. 레벨 3 GED는 결과 측정에 대한 구체적인 요구사항이 없는 반면, 레벨 2는 3개의 결과 측정이 필요하고 레벨 1은 5개의 결과 측정이 필요합니다.

11가지 결과 측정

- **중재 이용 환자 비율**: 이용 가능한 중재를 받은 적격 환자의 비율
- **중재 긍정 선별 환자 수**: 적용 가능한 중재를 긍정적으로 선별한 환자 수
- **의뢰 경로 지정**: 긍정적으로 선별된 환자를 위한 의뢰 경로 지정
- **지정된 대로 의뢰된 비율**: 지정된 대로 의뢰된 양성 선별검사 대상 환자 비율
- **의뢰 완료 비율**: 양성 선별검사 대상 환자 중 의뢰를 완료한 환자 비율
- **의뢰 완료 환자 결과**: 양성 판정을 받은 환자 중 의뢰를 완료한 모든 환자의 결과
- **입원한 고령자 수**: 주요 입원 진단 및 주요 불만 사항을 포함하여 병원에 입원한 고령자 수
- **퇴원한 고령자 수**: 주요 응급실 진단 및 주요 불만을 포함하여 퇴원한 고령자 수
- **응급실 반복 방문 고령자 수**: 반복적으로 응급실을 방문한 고령자 수와 이것이 전체 고령자 방문에서 차지하는 비율
- **응급실 반복 입원 고령자 수**: 응급실 입원을 반복한 고령자 수 및 전체 고령자 방문에서 차지하는 비율
- **응급실 체류 시간 비율**: 응급실에 8시간 이상 체류한 고령자 수 및 전체 고령자 방문에서 차지하는 비율

(6) 장비 및 소모품

노인 응급실은 노인 환자를 더 잘 수용하기 위해 특수 장비 및 소모품 equipment and supplies을 통합할 수 있습니다. 이러한 물품에는 이동 보조 기구, 미끄럼 방지 양말, 욕창 방지 매트리스 및 베개, 담요 온열기, 보청기, 돋보기 등이 포함됩니다. 침대 옆 변기, 콘돔 카테터, 낮은 침대, 리클라이닝 라운지 의자는 치료의 질을 높이고 편안함을 제공하도록 설계되었습니다. 기타 고려 사항으로는 향상된 표지판, 대형 벽시계, 가족 및 간병인을 위한 추가 의자 등이 있습니다.

GEDA 기준은 별도의 물리적 공간을 의무화하지는 않지만 다음과 같은 물리적 환경 측면에 주의를 기울일 것을 요구합니다.

- 적절한 손잡이 및 미끄럼 방지 바닥과 같은 안전 편의시설
- 높은 변기, 음식 및 음료 접근과 같은 편의시설
- 향상된 조명 및 음향

(7) 치료 전환

소음 감소를 포함한 기타 편의시설 치료 전환 transition of care 개선을 위한 프로토콜은 GEDA 기준에 나열된 27가지 옵션 중 하나이며, GED 가이드라인의 구성 요소이기도 합니다. 노인 응급실은 피할 수 있는 재방문과 입원을 줄이기 위해 노력합니다. 잘 발달된 치료 전환은 적절한 후속 조치를 촉진하고 지역사회 자원과의 연계를 구축하는 데 도움이 될 수 있습니다.

리소스 규모에 관계없이 미국 전역의 대부분의 지역사회는 교회 그룹, 노인 데이케어 센터, 방문 간호사, 홈케어 프로그램 등 노인 인구에게 도움이 될 수 있는 리소스를 제공할 수 있습니다. 지역사회 자원 목록은 병원의 사례 관리자와 지역사회 지도자가 쉽게 개발할 수 있습니다.

부서 리더는 노인 환자 치료를 개선하고 노인 케어 이니셔티브를 식별하는 목표를 논의해야 합니다. 특히, 이러한 이해관계자들에게 환자의 퇴원 시와 입원 기간 동안 어떻게 도움을 줄 수 있는지 물어보는 것이 도움이 될 수 있습니다.

이러한 자원 중 일부는 보험 적용을 받을 수 있고, 일부는 환자가 비용을 지불해야 하며, 일부는 무료일 수 있습니다. 지속적으로 업데이트되는 목록은 환자와 응급실 팀에게 귀중한 퇴원 옵션을 제공합니다.

7) 응급실 리더십 결정

GED를 설계할 때 부서 리더는 먼저 노인에게 고품질의 포괄적인 치료를 제공한다는 기본 목표에 집중해야 합니다. 경험을 통해 일반적인 운영 기회와 함정이 존재한다는 것을 알 수 있습니다. 이러한 과제에는 병상 활용률, 환자 분류의 변화, 노인 병상의 흐름 전략, 병원과 지역사회 모두에서 기존 자원의 효과적인 활용 등이 포함됩니다.

GED를 설계할 때는 부서별 병상 사용을 조기에 고려해야 합니다. 많은 응급실 책임자들은 이러한 필요성을 계산하기 위해 병상당 노인 응급실 환자 1,000명이라는 공식을 사용했습니다. 노인 환자의 독특한 특징은 도착 시간을 쉽게 예측할 수 있다는 것입니다. 생명을 위협하는 문제가 아닌 한, 대부분의 고령자는 낮 시간에 응급실에 내원합니다. 이러한 환자들은 아침까지 기다렸다가 주치의에게 전화했다가 응급실로 가라는 말을 들을 수 있습니다.

다른 고령 환자는 아침까지 기다렸다가 외출할 수도 있습니다. GED를 계획할 때는 어떤 환자를 진료할지 결정하는 것도 중요합니다. 공간 제한은 주요 호소, 도착 시 상태 또는 생활 방식(요양원 대 독립 생활)에 따라 선택된 포함 범주에 영향을 미칠 수 있습니다.

궁극적으로 목표는 연령, 시력 수준 또는 생활 상황에 관계없이 전문 치료의 혜택을 가장 많이 받을 수 있는 환자를 파악하는 것입니다. GED 병상 수 부서장은 실제 필요한 병상 수를 결정해야 합니다. 일반적으로 대부분의 GED는 노인 응급실 환자 1,000명당 병상 1개를 계획합니다.

예를 들어, 응급실에서 연간 10,000명의 노인 환자를 진료하는 경우 노인 병상 10개를 계획하는 것이 적절할 것입니다. 또는 공간이 5개의 노인 병상만 허용하는 경우, 병동에서 관리할 수 있는 환자를 보다 좁게 정의하는 것이 도움이 될 수 있습니다(예: 75세 이상 성인, 요양원 환자 제외 등). GED가 수용할 수 있는 범위를 기준으로 먼저 노인 인구의 특정 하위 집합에 초점을 맞춘 다음 병상 수용 능력이 허용하는 범위에서 포함 기준을 확대하는 것이 현명합니다.

8) 분류 전략

매우 바쁜 한 응급실에서는 검정고시 환자가 의사를 만나는 데 걸리는 시간이 15분도 채 걸리지 않습니다. 이는 적절한 환자를 즉시 검정고시 병상에 배치함으로써 달성할 수 있습니다. 많은 GED에서 노인 환자는 분류를 거치지 않고 즉시 사용 가능한 첫 번째 병상에 배치되는데, 이러한 접근 방

식은 환자의 우선순위를 정하고 의사 방문 시간을 최소화하며 임상 경험을 개선합니다.

이 시나리오에서 노인 환자는 다학제 GED 팀원이 신속하게 평가한 후 적절한 처치 및/또는 의뢰를 지시합니다. 이러한 흐름 프로세스는 시간을 효율적으로 사용할 수 있지만, 노인 기준을 충족하지 않는 환자를 위해 개방형 GED 병상을 가장 잘 활용하는 방법이라는 과제를 제기합니다.

개방형 GED 병상이 있지만 GED 기준을 충족하는 환자가 없는 경우, 해당 공간은 신속하게 관리할 수 있는 경미한 불만이 있는 비노인 환자를 위해 사용할 수 있습니다. 이러한 활용 기준의 확대는 응급 중증도 지수 ESI와 같은 객관적인 도구를 기반으로 이루어지며, 이상적인 환자는 3, 4, 5등급이 될 수 있습니다. 예를 들어 25세 여성이 오른쪽 아래 사분면 통증으로 응급실에 내원하면 광범위한 검사가 필요하여 노인 병상을 장시간 묶어 두어 다음 노인 환자가 사용할 수 없게 만들 수 있습니다. 또는 발목 부상을 입은 45세 환자를 검정고시용 침대에 배치할 수도 있습니다.

노인 환자가 도착하여 침대가 필요한 경우 환자를 신속하고 쉽게 이동할 수 있습니다. 별도의 검정고시 공간 응급실의 특정 병상은 다른 병상보다 더 바람직하며, 일부 응급실에서는 이러한 병상을 의사 및 직원, 이사회 구성원, 후원자 등과 같은 VIP 환자에게 선택적으로 제공합니다.

이러한 병상은 비협조적이고 시끄러운 환자로부터 멀리 떨어진 조용한 위치에 있을 수 있으며, 간호사 스테이션과 가까워 사생활 보호와 추가 편의시설이 더 잘 갖춰져 있을 수도 있습니다.

이러한 특성은 노인 환자에게 이상적입니다. 응급실 공간을 물리적으로 변경하지 않고도 노인 전용 치료는 개선할 수 있지만, 차분한 색상과 부드러운 배경 음악을 사용하여 병원 내 낙상 위험을 줄이고 차분한 환경을 조성할 수 있는 몇 가지 수정 사항이 있습니다.

GED 가이드라인에는 이러한 개선 사항에 대한 이상적인 사양이 자세히 나와 있습니다. 고령자를 위한 별도의 응급실 공간을 확보하는 것이 이상적이지만, 필요한 자금이나 자원을 갖춘 검정고시 센터는 거의 없다는 점에 유의해야 합니다. 별도의 공간을 마련할 수 없다면 기존 공간을 개선하는 것이 차선책입니다. 이 접근 방식에는 적절한 장비와 물품을 쉽게 사용할 수 있도록 하는 것이 수반됩니다.

9) 온라인 리소스

성공적인 GED에 대한 팀의 교육과 이해를 높이기 위해 온라인 리소스와 전문가 상담을 활용할 수 있습니다. 이용 가능한 온라인 프로그램 중에는 ENA의 Geri-EM.com 모듈과 NICHE 모듈이 있습니다. 다른 무료 온라인 리소스로는 특히 노인학 온라인 교육 포털, Geri-EM.com, GEMCAST 등 인력 배치 및 교육에 관한 자료가 있습니다. 또한, 노인의학 응급실 협업은 GEM의 모범 사례를 설계하고 공유하기 위한 훌륭한 리소스입니다.

10) 구현 시나리오

다음 세 가지 사례는 다양한 상황에서의 GED 구현을 보여줍니다.

사례 1

여유 공간이 있는 중형 응급실 A 병원의 연간 응급실 방문 건수는 30,000건이며, 병원 환자의 3분의 1이 65세 이상입니다. 이 수치를 바탕으로 팀은 GED를 추가하는 것이 이상적이라고 판단했습니다.

이전에는 관찰실로 사용되던 6개의 병상을 사용할 수 있게 되었습니다.

GED를 구상할 때는 다음과 같은 몇 가지 질문에 답해야 합니다.

- 이 공간이 GED에 적합한가?
- 이 공간에서 몇 명의 환자를 관리할 수 있는가?
- 이 공간을 재구성하면 노인 환자 수 요구 사항을 충족할 수 있는가?
- GED를 효과적으로 운영할 수 있는가(예: 인력, 장비, 프로토콜)?

이러한 질문과 기타 질문을 해결하여 부서 운영 방법을 결정해야 합니다. 매년 검정고시를 이용할 수 있는 65세 이상의 환자 수는 10,000명입니다. 이 중 약 40%(4,000명)는 A 병원에서 운영하는 대형 요양원에서 온 환자들로, 대부분 75세 이상입니다.

6개의 GED 병상을 가장 잘 활용할 수 있는 방법은 무엇인가요?

옵션 1은 요양원 환자를 GED 대상에서 제외하는 것입니다. 이러한 환자들은 노인 이니셔티브의 혜택을 덜 받으며, 가능한 경우 GEM 팀이 일반 응급실에서 관리할 수 있습니다. 6개의 병상을 갖춘 GED 공간은 가장 큰 혜택을 받을 수 있는 환자, 즉 기능적으로 독립적인 환자를 위해 활용될 수 있습니다. 요양원 환자를 제외하면 병상당 1,000명의 환자 이용률로 볼 때 6병상 유닛은 연간 6,000명(요양원 제외)의 노인 환자를 수용하기에 적합합니다.

옵션 2는 65세에서 74세 사이의 환자를 제외하고 75세 이상의 환자에 초점을 맞춘 GED 기준을 개발하는 것입니다. 이 수치에 따르면 6인실 유닛은 75세 이상의 모든 환자에게 적합할 수 있습니다.

사례 2

제한된 자원을 가진 대규모 도심 응급실 B 병원은 연간 22,000명의 노인 환자를 치료하는 100,000병상 규모의 도심 응급실을 운영하고 있습니다. 리소스가 부족하여 새로운 병상을 추가할 수 없기 때문에 현재 병상의 구역을 재조정하는 데 중점을 두고 있습니다. 응급실의 한 구역은 17병상 규모의 병동으로, 일반적으로 ESI 점수가 2점 또는 (수평) 3점인 환자를 대상으로 하는 일반 진료에 사용됩니다. 응급실 책임자들은 이곳이 GED를 위한 완벽한 장소라고 판단하고 있습니다. 이 공간에서 어떻게 유닛을 운영할 수 있을까요?

GED 병상당 노인 환자 1,000명의 비율을 기준으로 할 때, 65세 이상의 모든 성인 환자를 치료하려면 22병상 규모의 응급실이 필요합니다. 기준을 70세 이상의 환자로 제한하면 GED가 이상적인 환자 대 병상 비율을 더 가깝게 충족할 수 있습니다. 이러한 환자 중 일부는 소생술이 필요한 경우와 같이 시력이 좋지 않아 GED에 가지 않을 수 있다는 점을 고려하면 17병상 규모의 유닛이 가장 적합할 수 있습니다.

사례 3

저용량 응급실 레벨 2 GED 개발을 원하는 C 병원은 20,000병상 규모의 응급실을 보유하고 있으며 노인 프로그램을 만들고자 합니다. 부서장들은 노인을 위한 별도의 공간을 만들고 싶지 않기 때문에 레벨 2 검정고시 인증을 획득하는 데 집중하고 있습니다. 노인 가이드라인과 인증 기준을 검토한 결과, 별도의 공간이 필요하지 않다는 것을 확인합니다. 대신 치료 전환 및 건강 검진과 같은 중요한 문제에 집중하기로 결정합니다.

목표를 달성하기 위해 응급실 리더들은 의사와 간호사 챔피언, 여러 병원 서비스 팀원을 포함한 다학제적 GED 팀을 구성합니다. 레벨 2 인증을 획득하기 위해 응급실은 인지 장애, 낙상 및 약물 안전(입원 환자 환경에서 이미 활용 중인 리소스 활용)을 다루는 정책을 시행하기로 결정했습니다. 기존 리소스를 활용하면 선별 및 평가 도구가 병원 직원에게 친숙하게 다가갈 수 있습니다. 또한 의료 기록 내의 기존 필드를 사용하여 문서화 프로세스를 더욱 간소화합니다. 특정 프로토콜(예: 요도 카테터 사용)은 기존 병원 정책에서 수정하여 응급실에 있는 고령자에게 적용할 수 있습니다.

11) 기타 고려 사항

소규모로 시작해 점진적 성공을 이루고, 지역사회와 병원의 자원을 최대한 활용하며, 고령자를 위한 맞춤형 돌봄 문화를 조성하는 다음의 방법들이 성공적인 GED 운영의 핵심 전략입니다.

(1) 소규모 시작과 예산 관리

- **제한된 자원으로 시작:** 초기 단계에서는 충분한 인력과 재정 확보가 어려울 수 있으므로 소규모로 운영을 시작해 점진적으로 확대하는 전략이 중요
- **예:** 레벨 3 인증 기준을 적용해 75세 이상, 기능적으로 독립적인 노인을 대상으로 프로그램 시작
- **비용 효율적 개선:** 방음, 조명 개선, 압력 감소 매트리스 등 저비용으로 구조적 개선 가능

(2) 돌봄 문화와 공간 설계

- 물리적 공간과 별개로 고령자를 위한 돌봄 문화를 조성
- 커뮤니티 참여: 응급실 직원의 부모나 지역 고령층을 참여시켜 설계에 반영
- 다중 이해관계자 그룹 구성: 다양한 의견과 자원 활용을 극대화

(3) 위험 선별 도구와 정책 개발

- 공개된 위험 선별 도구 활용이 가능
- 병원 내 기존 도구와의 일관성 유지로 자원 중복 방지
- 전문 컨설턴트 및 무료 자원 적극 활용

(4) 소생술이 필요한 환자 포함 여부

- 제한된 병상 수를 고려해 소생술 및 상태 악화 환자 포함 여부 결정

- 상태에 따라 환자를 분류해 일반 응급실과 노인 응급실 GED로 배치

(5) 운영 시간 최적화

- 수요-용량 분석을 통해 적절한 운영 시간 설정
- 대부분 오전 8시-자정이 적합하며, 한산한 시간에는 특정 구역 폐쇄 가능
- 평균 고령자 검진 소요 시간 약 4시간

(6) 응급실 체류 기간 LOS 관리

- 장기 체류가 나쁜 결과로 이어질 수 있으므로 대기 시간을 활용해 검진 완료
- 방문 간호사와 관찰실 활용으로 입원율과 체류 시간 감소 가능
- 입원 횟수 감소는 평균 체류 기간 단축에 기여

(7) 명칭과 브랜드화

- 병원 및 지역사회에 적합한 이름 선택으로 서비스 명확히 전달
- 일반적인 용어(예: 노인 응급실, 노인 응급 치료)가 이해도 상승에 기여
- 커뮤니티 구성원의 의견을 반영해 가장 적합한 명칭 선정

12) 결론

GED는 노인 환자의 각 임상적 만남을 더 안전하고 생산적으로 만들기 위해 고안되었습니다. 노인 인구가 계속 증가함에 따라 응급실에 내원하는 노인 환자 수도 증가하고 있습니다. 많은 고령자에게 응급실은 임상적, 사회적 또는 보험 상태에 관계없이 의료 요구 사항을 해결할 수 있는 유일한 옵션으로 남아 있습니다. 이러한 현실을 고려할 때 응급실 방문 시마다 고령자의 의료 요구 사항을 충족할 수 있는 서비스를 구축하는 것이 필요하며, 이것이 바로 GED의 존재 이유입니다.

REFERENCE

1. Ackroyd-Stolarz S, Read Guernsey J, MacKinnon NJ, et al. The association between a prolonged stay in the emergency department and adverse events in older patients admitted to hospital: a retrospective cohort study. BMJ Qual Saf. 2011;20(7):564-9.
2. Agency for Healthcare Research and Quality [Internet]. Trends in emergency department visits 2006-2014 [cited 2018 Aug 20]. Available from: https://www.hcup-us.ahrq.gov/reports/statbriefs/sb227-Emergency-Department-Visit-Trends.pdf.
3. American College of Emergency Physicians [Internet]. Criteria for Levels 1, 2 & 3—ACEP Geriatric Emergency Department Accreditation [cited 2020 Jul 19]. Available from: https://www.acep.org/geda/
4. American College of Emergency Physicians [Internet]. Geriatric emergency department accreditation criteria for levels 1, 2 & 3 [cited 2020 Mar 3]. Available from: https://www.acep.org/geda/
5. American College of Emergency Physicians [Internet]. Geriatric Emergency Department Accreditation Program [cited 2020 Jul 19]. Available from: https://www.acep.org/geda.
6. American College of Emergency Physicians [Internet]. Geriatric emergency department guidelines [cited 2018 Aug 20]. Available from: http://www.acep.org/by-medical-focus/geriatrics/geriatric-emergency-department-guidelines/#sm.0001seyt10126qfpasec16kbx134u.
7. Carpenter C, Shelton E, Fowler S, et al. Risk factors and screening instruments to predict adverse outcomes for undifferentiated older emergency department patients: a systematic review and meta-analysis. Acad Emerg Med. 2015;22(1):1-21.
8. Cousins G, Bennett Z, Dillon G, et al. Adverse outcomes in older adults attending emergency department: systematic review and meta-analysis of the Triage Risk Stratification Tool. Eur J Emerg Med. 2013;20:230-9.
9. Deschodt M, Devriendt E, Sabbe M, et al. Characteristics of older adults admitted to the emergency department (ED) and their risk factors for ED readmission based on comprehensive geriatric assessment: a prospective cohort study. BMC Geriatrics. 2015;14:54-63.
10. Earl-Royal E, Kaufman E, Hanlon A, et al. Factors associated with hospital admission after an emergency department treat and release visit for older adults with injuries. Am J Emerg Med. 2017;35(9):1252-7.
11. Fayyaz J, Khursheed M, Umer M, et al. Pattern of emergency department visits by elderly patients: study from a tertiary care hospital Karachi. BMC Geriatr. 2013;13:83.
12. Galvin R, Gilleit Y, Wallace E, et al. Adverse outcomes in older adults attending emergency departments: a systematic review and meta-analysis of the Identification of Seniors At Risk (ISAR)

screening tool. Age Ageing. 2017;46:179-86.

13. GEMCAST [Internet]. Available from: https://gempodcast.com
14. Geriatric Emergency Department Guidelines. Ann Emerg Med. 2014;63(5):e25.
15. Geriatrics Healthcare Professionals [Internet]. Geriatrics emergency department collaborative [cited 2019 Jun 30]. Available from: https://www.americangeriatrics.org/programs/geriatrics-emergency-department-collaborative.
16. Hogan T, Losman E, Carpenter C, et al. Development of geriatric competencies for emergency medicine residents using an expert consensus process. Acad Emerg Med. 2010;17:316-24.
17. Inouye S, Studenski S, Tinetti M, et al. Geriatric syndromes: clinical research and policy implications of a core geriatric concept. J Am Geriatr Soc. 2007;55(5):780-91.
18. Lo A, Flood K, Biese K, et al. Factors associated with hospital admission for older adults receiving care in U.S. emergency departments. J Gerontol A Biol Sci Med Sci. 2017;72:1105-9.
19. Mather M, Jacobsen LA, Pollard KM. Aging in the United States. Population Bulletin (Population Reference Bureau). 2015;70(2).
20. POGOe [Internet]. The portals of geriatrics online education [cited 2018 Aug 20]. Available from: https://www.pogoe.org
21. Rui P, Kang K. National Hospital Ambulatory Medical Care Survey: 2015 Emergency Department Summary Tables. Centers for Disease Control National Center for Health Statistics; 2016.

11.

응급 의료 서비스에서의 진료 다각화

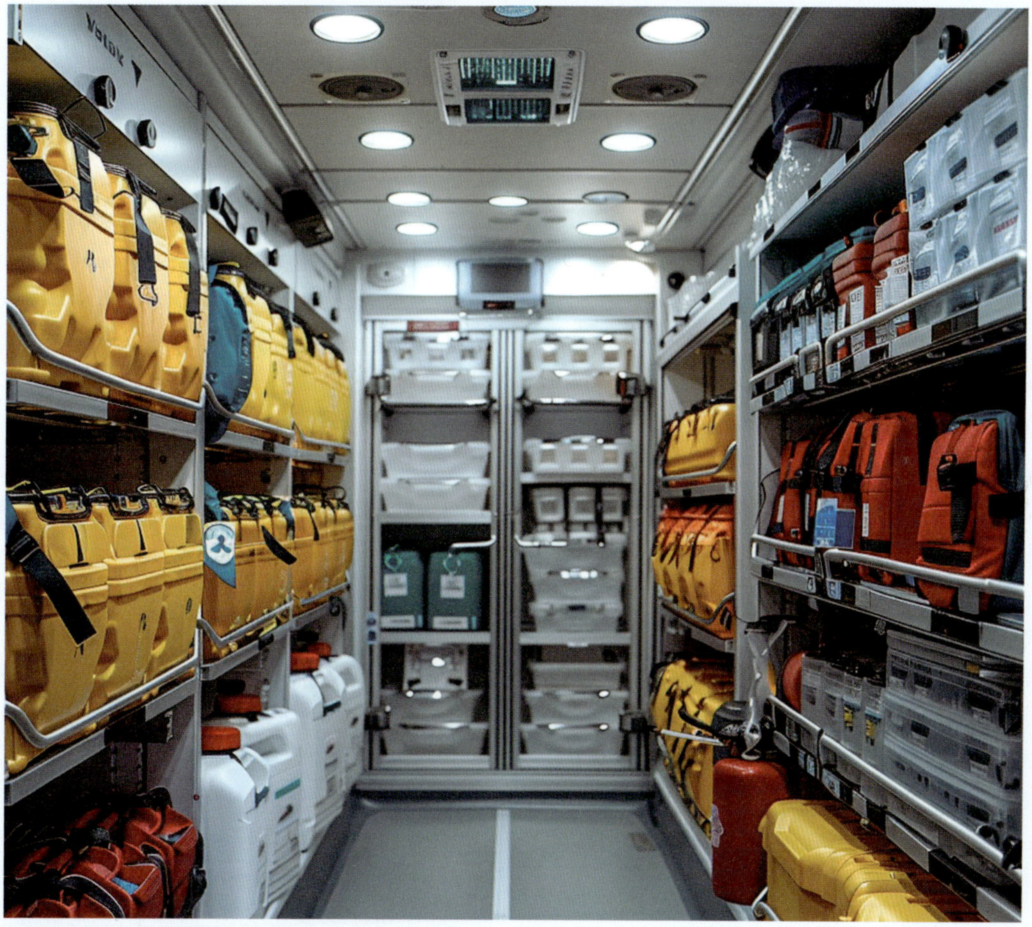

학습목표

1. 응급 의료 서비스 실무를 다각화하는 이점을 탐구한다.
2. 의료 서비스가 부족한 지역에서 응급 치료 접근성을 확대하는 데 EMS의 역할을 이해한다.
3. 지역사회 구급의료 및 이동 통합 의료 서비스를 EMS에 통합하는 방법을 학습한다.
4. 다각화를 통해 EMS 대응 능력을 강화하기 위한 전략을 개발한다.

1) 서론

응급 간호사와 의사는 응급 의료 서비스 emergency medical services, EMS 시스템 및 제공자와 지속적으로 협력하기 때문에 이러한 조직 및 직원과의 협력 관계를 구축하는 것은 응급실 emergency department, ED 전문가에게 필수적입니다. EMS의 진료 다각화는 응급 의료 서비스 제공자에게 가장 일반적이고 논리적인 전략 중 하나입니다.

응급실 환자의 상당수(위치, 중증도, 치료 접근성 및 기타 요인에 따라 10~30%)가 EMS를 통해 도착하므로 병원 전 치료 제공자와의 상호 작용은 일상적인 일이며 응급의학 진료에 필수적입니다.

2) EMS 의료 책임자의 역할

(1) EMS 의료 책임자의 책임

의료 제공자 외에도 환자 치료 활동에 대한 전문적인 관심과 지식을 가지고 있으며 치료 제공에 대한 임상적 감독을 제공하는 의사, 즉 EMS 시스템의 의료 책임자와의 견고한 업무 관계를 구축하는 것도 중요합니다.

미국의 경우 흔히 운영 의료 책임자 operational medical director, OMD라고도 하는 의료 책임자는 50개 주 모두에서 전문 생명 소생 advanced life support, ALS이 EMS 시스템의 지정 진료 범위인 경우 법적으로 의무화되어 있습니다. 과거에는 다양한 전문 분야 출신이 EMS 의사를 담당했지만 현재는 대다수가 응급의학과 의사로 구성되어 있습니다.

OMD는 직간접적으로 의료 서비스 제공에 중요한 영향을 미치기 때문에 많은 미국의 의사 단체는 현명하게도 회원 중 한 명 이상이 EMS 의사로 근무하도록 진료 다각화를 추구하고 있습니다 (Box 4-11-1).

Box 4-11-1 EMS 다각화가 매력적인 옵션인 이유

- EMS 의료 책임자/OMD 문제
- 의료 프로토콜과 응급 치료의 통합
- 응급 간호 및 간호 책임자와의 통합
- 품질 및 프로세스 개선
- 도착지 결정
- 기술 유지
- 계약 유지
- 지역사회 지원

(2) OMD의 역할 및 권한

OMD가 제공하는 감독은 제공자 선정 및 교육, 커뮤니케이션부터 현장 치료의 모든 구성 요소에 이르기까지 병원 전 치료의 모든 단계로 확장됩니다. 미국에서는 주에 따라 EMS 요원은 해당 주에서 진료할 수 있는 면허 또는 인증을 받았으며 각 제공자는 자격증을 취득하고 역량을 검증받으며 궁극적으로 지역 시스템의 OMD의 감독을 받습니다.

또한 OMD는 각 제공자의 진료 범위의 한계를 결정하고 진료 프로토콜을 승인하며 해당 진료의 품질이 적절하고 커뮤니티 표준으로 간주되는지 확인할 책임이 있습니다. OMD는 지역 표준을 달성하지 못할 경우 의료진의 자격을 제한, 정지 또는 해지할 수 있는 권한을 가져야 합니다. OMD의 업무 자격 및 활동을 설명하는 지침은 미국 응급의학회 American College of Emergency Physicians, ACEP, 미국 국가응급의료서비스의사협회 National Association of EMS Physicians, NAEMSP, 미국 도로교통안전국 National Highway Traffic Safety Administration, NHTSA, 소아 환자의 경우 보건 자원 및 서비스 관리국 Health Resources and Services Administration, HRSA에서 개발했습니다.

3) 의료 프로토콜과 응급 치료의 통합

의료 지휘는 간접(오프라인) 및 직접(온라인) 감독으로 구성됩니다.

간접 의료 감독에는 환자 치료 프로토콜 개발, 응급실 및 의료 커뮤니티에 프로토콜 배포, 현장 의료진 교육, 전향적 및 후향적 품질 개선 quality improvement, QI 프로세스를 위한 핵심 성과 지표 식별이 포함됩니다. 품질 개선에는 현장 치료를 지속적으로 업데이트하고 개선하기 위해 응급실 및 입원 환자 치료 정보가 포함되어야 합니다.

직접 의료 감독은 직접 관찰 또는 무선 또는 전화 통신을 통해 OMD 또는 그 지정인과 현장 의료 제공자 간의 동시적인 상호 작용을 의미합니다. 대부분의 경우 OMD는 프로토콜을 개발, 실행 및 모니터링하고, QI 프로그램에 참여하며, 제공되는 의료 서비스가 프로토콜에서 일관되게 벗어나거나 필수 기술을 유지하지 않는 경우 필요한 경우 제공자를 더 이상 진료에서 배제할 수 있는 권한을 자세히 명시한 계약을 EMS 기관과 체결합니다.

일반적으로 EMS 기관은 관할 구역의 자원에 따라 의료 책임자에게 시간을 보상합니다. 경우에 따라 의료 책임자가 지역사회 참여에 대한 전체 그룹 전략에서 차지하는 중요성 때문에 기관의 자금이 충분하지 않은 경우 응급 의사 그룹이 이 급여를 보충하기로 선택할 수 있습니다. EMS 다각화를 전략으로 추구하는 응급실 그룹의 경우, 그룹 구성원을 신중하게 선택해야 합니다.

무엇보다도 우선하여 OMD는 병원 전 단계에서의 치료 제공에 대해 깊고 지속적인 관심과 열정을 가지고 있어야 합니다. OMD의 업무는 부담이 너무 크고 전적으로 투자하지 않은 사람이 수행하기에는 너무 많은 헌신이 필요합니다. 현재 미국의 많은 응급의학과 레지던트 수련 프로그램에서 정식 펠로우십 교육이 제공되고 있지만, 펠로우십을 수료하는 것은 바람직하지만 OMD가 되기 위한 필수 요건은 아닙니다.

미국응급의학위원회는 현재 EMS를 하위 전문과목(EMS 의학)으로 인정하고 핵심 내용을 출판했으며, 자격 요건을 충족하는 사람들을 대상으로 격년으로 시험을 시행하고 있습니다.

응급의료전문의는 EMS 관련 문제에 대한 관심과 열정 외에도 역할의 특성상 여러 경계를 넘나들며 다양한 이해관계자와 협력할 수 있는 능력이 필요하므로 상당한 리더십과 정치적 기술을 보유하고 있거나 적극적으로 습득할 계획이 있어야 합니다.

Box 4-11-2 EMS 처치에서 새로운 논란과 변화의 영역

- 임상 영역
- 기도 관리
- 외상 소생술
- 심혈관
- 소아과
- 이송지 결정

새로운 변화

- 기관삽관 대 성문상 기도 대 백- 밸브 마스크 인공호흡
- 수액 주입의 제한적 사용
- 사지 지혈대 및 골반 바인더 사용
- 척추 운동 제한 사용
- 자동 제세동기의 공공 사용
- 흉부 압박 방해 최소화
- 심정지 이후 유도된 저체온증
- 약물에 대한 결과 연구
- 백 밸브 마스크 인공호흡 대 기관삽관
- 치료의 대체 옵션
- 외상, 뇌졸중, 심장 센터

(1) 의료 프로토콜 개발

OMD의 가장 중요한 오프라인 책임은 현장 의료진을 위한 환자 치료 프로토콜을 개발하고 구현하는 것입니다. 이러한 프로토콜은 병원 전 치료와 응급실 치료를 통합할 의도로 개발되어야 합니다. 현장에서 치료를 계속하는 응급의학과 의사와 간호사의 공동 의견은 EMS와 응급실 직원 간의 효과적인 관계를 위해 필수적입니다.

(2) 병원 전 치료와 병원 치료의 조정

OMD가 응급실 그룹의 구성원이 아닌 경우에도 참여할 수 있지만, 이미 함께 일하고 있고 대인관계가 형성되어 있을 때 훨씬 더 쉽고 효과적입니다. 또한 OMD가 해당 치료를 제공하는 의사와 간호사에게 접근할 수 있는 경우 입원 환자 치료 프로토콜과의 조정이 더 쉽습니다.

병원 전 단계의 치료 제공은 많은 변화와 때로는 효과적인 환자 치료 방법에 대한 논란에 직면해 있습니다. 기도 관리, 심폐소생술, 외상 피해자의 현장 소생술(척추 안정화 포함), 소아 치료는 주요 변화가 도입된 분야 중 일부에 불과하며, EMS(응급의료서비스)에 결과 연구 적용이 점점 더 보편화됨에 따라 더욱 많은 변화가 예상됩니다(Box 4-11-2).

4) 품질 및 성과 개선

(1) 품질 개선 프로그램

응급실 및 입원 환자 환경과 마찬가지로 효과적인 품질 개선 quality improvement, QI 프로그램은 성과 개선으로 이어지며 효과적인 의료 서비스 제공에 필수적입니다. 이러한 이니셔티브는 모든 EMS 시스템의 통합된 구성요소가 되어야 합니다. 견고한 프로그램은 현장 프로토콜 준수 여부, 진료에 영향을 미칠 수 있는 시스템 운영, 응급실 및 입원 치료와의 조정, 결과를 모니터링해야 하며, 제공자의 지속적인 교육 프로그램과 통합되어 준수를 보장해야 합니다.

(2) QI의 예시: 외상 및 소아과 치료

아마도 QI의 가장 좋은 사례는 외상 환자 치료, 특히 인증

되거나 지정된 외상 센터에서의 치료일 것입니다. 외상 환자의 진단과 치료는 항상 높은 수준의 근거 기반 표준 프로토콜에 따라 이루어져 왔습니다. 출혈을 제한된 수액 소생술(허용성 저혈압)로 조절하려는 추세는 EMS 현장 치료, 응급실 소생술, 입원 외상 치료를 신중하게 조율해야 하는 명확한 영역입니다.

OMD는 EMS 프로토콜이 지역 사회 표준 치료를 반영하도록 하고, 이러한 프로토콜의 이유를 명확하고 일관되게 전달하기 위해 응급실 및 외상 팀의 프로토콜에 대해 잘 알고 있어야 합니다.

QI의 또 다른 예는 소아 환자 치료입니다. 전문 생명 소생 advanced life support, ALS 치료가 필요한 소아 환자의 실제 숫자는 성인에 비해 상대적으로 적지만, 효과적인 소아 평가 및 치료 기술은 모든 EMS 제공자에게 필수적입니다. 실제로 이 영역은 현장, 응급실, 입원 프로토콜이 근거에 따라 원활하게 작동해야 하는 영역입니다.

예를 들어, Gausche와 그의 동료들은 현장 환경에서 백 밸브 마스크(가방-밸브-마스크) 환기가 소아 환자의 산소 공급 및 환기의 선호 방법임을 입증했으며, 이 연구는 EMS의 기도 관리 방식을 변화시켰습니다.

결론적으로, 새로운 근거가 나타남에 따라 많은 응급실 임상 주체들의 치료가 변화하고 있기 때문에, 개방적이고 동료적인 접근 방식의 QI 활동은 효과적인 EMS 시스템의 근본적인 부분입니다. 또한 결과 연구와 근거 기반 프로토콜은 진보적인 EMS 시스템의 주요 추진력이며, 응급의학 의사와 간호사를 위한 EMS 다각화가 포함된다면 이러한 활동은 더 쉽게 구현되고 조율될 수 있습니다.

5) EMS 도착지 결정

(1) 도착지 결정의 중요성

시골 및 일부 교외 지역의 EMS 시스템에서는 도착지 결정이 매우 간단하며 한 병원만이 주요 도착지 시설로 사용됩니다. 그러나 교외 및 도시 응급의료 시스템에서는 도착지 결정이 더 복잡할 수 있습니다. 환자의 상태가 즉각적인 안정이 필요한 경우가 아니라면 가장 가까운 병원이 특정 환자에게 가장 적합하지 않을 수 있습니다. 예를 들어, 최근 A 병원에서 수술을 받았지만 B 병원에 더 가까운 곳에 거주하는 환자는 담당 의사와 의료 기록이 있는 병원으로 이송하는 것이 더 적절할 수 있습니다.

(2) 환자 선호와 시스템 효율성

환자가 받는 치료의 질을 최우선으로 고려해야 하며, 환자 선호도는 도착지 결정의 기준이 되어야 합니다. 환자가 선호하는 목적지가 없는 경우, 매핑 프로그램을 사용해 가장 가까운 시설을 결정할 수 있습니다. 이러한 프로그램은 교통 흐름 패턴, 날씨, 이면도로를 이용한 대체 경로 등 추가 데이터를 기반으로 거리를 계산합니다.

6) 숙련도 유지

(1) 침습적 시술의 숙련도

응급 의료 서비스 제공자는 특히 중환자 또는 부상 환자의 안정화 등 침습적 시술과 관련하여 적절한 수준의 숙련도를 유지해야 합니다. 도시 시스템에서는 이러한 술기가 일상적으로 사용되지만, 시골이나 교외 시스템에서는 특히 소아 삽관과 같이 드문 술기를 연습할 기회가 적기 때문에 술기 숙련도를 유지하기가 어렵습니다.

응급의료서비스 EMS 제공자는 특히 중증 질환 또는 부상 환자의 안정화를 포함한 침습적 처치와 관련하여 적절한 수준의 기술 역량을 유지해야 합니다. 도시 시스템에서는 이러한 기술이 정기적으로 사용되지만, 농촌이나 교외 시스템에서는 기술 숙련도를 유지하는 것이 어려울 수 있습니다. 이는 특히 소아 삽관과 같이 드문 기술의 경우, 이를 실습할 기회가 적기 때문입니다.

흥미롭게도, 한 비전문 언론 보도에서는 지역 사회에서 전문 생명 소생 advanced life support, ALS 제공자의 수가 증가할수록 심정지 생존율이 감소한다고 주장한 바 있습니다.

이는 비현실적으로 보일 수 있지만, 지역 사회에 구급대원이 과도하게 많을 경우, 구급대원 1인당 환자 접촉 횟수와 수행되는 기술 수준이 감소할 가능성이 있습니다.

(2) 현장 의료진의 로테이션

현장 제공자를 위해 응급실 및 입원 병동에서의 순환 근무를 설정하는 것은 기술 유지를 보장하는 효과적인 방법이 될 수 있습니다.

예를 들어, 특정 환자를 대상으로 현장에서 빠른 연속 삽관 rapid sequence intubation, RSI을 사용하는 시스템에서는, 의사의 감독하에 수술실이나 응급실에서의 순환 근무가 제공자가 이 중요한 기술에서 계속 역량을 유지하는 데 매우 도움이 될 수 있습니다.

7) 계약 유지

응급의사 그룹이 지역 사회의 구조에 더 잘 통합될수록 해당 그룹이 계약을 장기적으로 유지할 가능성이 높아집니다. EMS만큼 지역 사회를 지원하는 이니셔티브는 거의 없으며, 응급실 실무의 근본적인 부분이기 때문에 EMS는 논리적인 다각화 영역입니다. 그러나 이러한 다각화에서 가장 중요하며 항상 우선시되어야 하는 측면은 최상의 환자 치료를 제공할 수 있는 능력입니다.

8) 미래 전망

가치 기반 구매, 책임진료조직 accountable care organizations, ACO, 그리고 인구 건강의 비상 rise이 EMS와 입원 치료의 통합을 과거보다 더욱 중요하게 만들었습니다. 병원 응급실의 급증, 체류 시간, 만족도 점수, 재입원율은 EMS의 새로운 역할이 중요한 문제가 될 수 있는 몇 가지 예에 불과합니다(Box 4-11-3 참조).

예를 들어, 911 전화가 낮은 중증도로 분류될 경우 이를 간호사에게 연결하여 필요한 자원을 판단하고, 응급실이 아닌 진료소나 다른 시설에서 적절한 치료를 받을 수 있도록 조정하는 간호사 추천 라인을 통신 시스템의 일부로 구축하는 것이 유용할 수 있습니다.

이와 유사하게, 많은 시스템이 만성 질환을 가진 환자를 추적 관리하는 지역사회 응급구조 또는 이동 통합 건강 프로그램을 구현해 왔습니다. 상호 운용 가능한 통신 측면에서, 미국 상무부는 현장에서 또는 이송 중 병원에 실시간 오디오 및 비디오 피드를 방송할 수 있는 능력을 가진 'First Responder Network Authority (FirstNet)'를 설립했습니다.

이 시스템은 민감한 환자 데이터를 안전하게 전송하고 사건에 대한 상황 인식을 향상시키며, 이미지, 비디오, 지리적 위치 정보, 날씨 업데이트 및 교통 데이터를 통해 현장 보고서를 보강할 수 있습니다. 또한, 병원 상태를 실시간으로 모니터링할 수 있는 환자 추적 및 병상 관리 소프트웨어를 제공합니다.

이러한 통신 기술의 발전으로 간호 책임자와 의사는 응급실의 요구를 충족시키고 지속적인 품질 관리를 보장하기 위해 시스템 설계에 중요한 역할을 하게 될 것입니다.

마지막으로, 현장 제공자가 임상 환경에서 응급실 간호사 및 의사와 함께 일하는 추세가 점점 증가하고 있습니다. 제공자의 업무 범위에 따라, 역할은 응급실 기술자 수준에 머물 수도 있고, 직접적인 환자 치료, 중증도 분류, 약물 투여 및 모니터링까지 확장될 수도 있습니다.

하지만, 개별 주에서는 이러한 관행을 규율하는 규칙이나 규정을 가질 수 있습니다. 예를 들어, EMS 주 사무소는 구급대원이 OMD의 감독 하에 현장에서 환자 진료를 제공하도록 인증되었기 때문에 임상 환경에서 해당 자격으로 일하는 것을 허용하지 않을 수 있습니다.

또한, 미국의 주 간호위원회는 구급대원이 응급실에서 자신의 기술을 실행하는 것을 승인하지 않을 수도 있습니다. 따라서 이러한 경우, 제공자는 다른 직함으로 불리며 의사 그룹의 감독하에 일하게 될 가능성이 높습니다.

어쨌든 이러한 프로그램은 의사와 간호사의 협력 및 지원, 그리고 주 및 위원회 요구 사항에 대한 확고한 이해를 필요로 합니다. 빠르게 변화하는 의료 환경에서, EMS 시스템과 기관은 이러한 변화하는 요구를 통합해야 하며, 이는 종종 EMS의 전통적인 관점과는 근본적으로 다른 방식으로 이루어질 필요가 있습니다.

Box 4-11-3 입원 및 외래 의료와 EMS의 통합

- 가치 기반 구매 문제
- 병원 재원 기간
- 재입원율
- 입원 환자 만족도 점수

가능한 EMS 대응
- 보다 효과적인 가정으로의 이송
- 메디컬 홈 EMS 이송
- 가정 의료 서비스와의 EMS 조정
- 최근 퇴원한 환자에 대한 지역사회 구급대원의 회진
- EMS-응급실-입원 간의 '상향 리더십'

9) 결론

EMS의 진료 다양화는 응급의학과 의사와 간호사가 추구할 수 있는 가장 오래되고 근본적인 투자 중 하나입니다. 이 전략을 추구해야 하는 비즈니스 및 시스템상의 이유는 여러 가지가 있지만 가장 중요한 것은 환자 치료 결과를 개선하는 더 나은 의료 서비스를 제공할 수 있다는 점입니다. 이 분야의 창의적인 혁신은 의료 시스템의 변화뿐만 아니라 의료 및 EMS 시스템의 성공을 검증하는 척도 역시 변화함에 따라 중요합니다.

REFERENCE

1. Acker JE, Pancioli A, Crocco TJ, et al. Implementation strategies for emergency medical services within stroke systems of care. Stroke. 2007;38:3097.
2. American College of Emergency Physicians. The role of the physician medical director in emergency medical services leadership. Ann Emerg Med. 2018;71(3).
3. American College of Surgeons Committee on Trauma. Resources for the Optimal Care of the Injured Patient. 6th ed. Chicago, Ill: American College of Surgeons; 2014.
4. Blackwell T. Emergency medical services: overview and ground transport. In: Marx J, ed. Rosen's Emergency Medicine: Concepts and Clinical Practice. 9th ed. Philadelphia, PA: Elsevier; 2018.
5. Blackwell TH, Kline JA, Willis JJ, et al. Lack of association between prehospital response times and patient outcomes. Prehosp Emerg Care. 2009;13:444.
6. Careless J. How FirstNet will broaden communications. The wireless broadband network will connect police, fire and EMS through mobile devices. EMS World. 2015;44:36.
7. Davis DP. Prehospital intubation of brain-injured patients. Curr Opin Crit Care. 2008;14:142.
8. Delbridge TR, Dyer S, Goodloe JM, Mosesso VN, Perina DG, Sahni R, et al. The 2019 Core Content of emergency medical services Medicine. Prehosp Emerg Care. 2020;24(1):32-45.
9. Federal Emergency Management Agency [Internet]. Handbook for EMS Medical Directors [cited 2020 Sep 2]. Available from: http://pehsc.org/wp-content/uploads/2014/10/USFA-Medical-Directors-Handbook-2012.pdf
10. Gausche M, Lewis RJ, Stratton SJ, et al. Effect of out-of-hospital pediatric endotracheal intubation on survival and neurological outcome: a controlled clinical trial. JAMA. 2000;283:783.
11. Institute of Medicine. Committee of the Future of Emergency Care in the U.S. Health System: Hospital Based Emergency Care at the Breaking Point. Washington, DC: National Academy Press; 2006.
12. Lerner EB, Pirrallo RC, Swor R, et al. Evaluating and Improving Quality in EMS. Lenexa, Kan: National Association of EMS Physicians; 2011.
13. National Association of EMS Physicians. Physician oversight of emergency medical services. Prehosp Emerg Care. 2017;21(2):281-2.
14. Newgard CD, Schmicker RH, Hedges JR, et al. Resuscitation Outcomes Consortium Investigators. Emergency medical services intervals and survival in trauma: assessment of the "golden hour" in a North American prospective cohort. Ann Emerg Med. 2010;57:235.
15. Perina DG, Pons PT, Blackwell T, et al. The 2019 core content of emergency medical services medicine. Prehosp Emerg Care. 2012;16(3):309-22.
16. USA Today [Internet]. Davis R. Many lives are lost across USA because emergency services fail. Available from: http://www.usa-today.com/news/nation/ems-day1-cover.htm
17. Williams DM, Ragone M. 2009 JEMS 200-city survey. Zeroing in on what matters. JEMS. 2010;35:38-45.

12.

항공 의료 서비스 및 시설 간 지상 수송

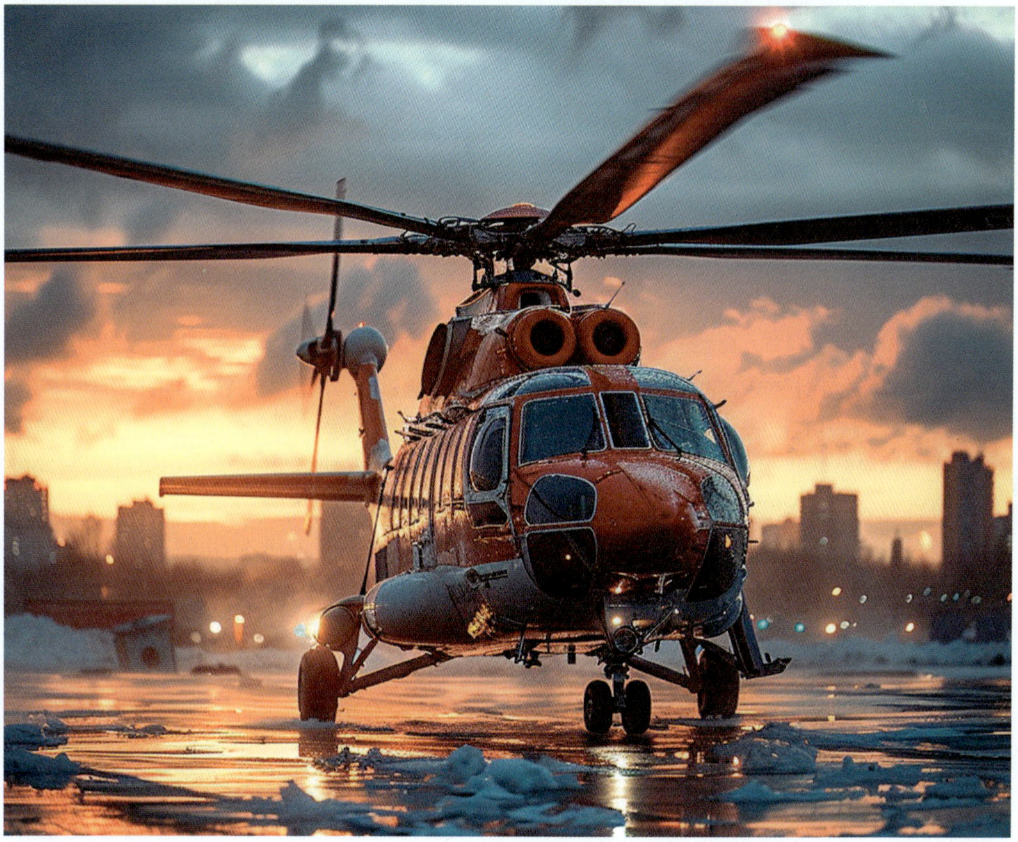

학습목표

1. 미국의 이송의학이 중환자 및 부상 환자 관리에서 중요한 역할을 하며, 항공 및 지상 이송 서비스가 의료 시
2. 스템의 브랜딩 및 서비스 확장에 어떻게 기여하는지 설명할 수 있다.
3. 미국의 항공 의료 서비스의 유형과 지상 이송 시스템의 발전을 통해 환자의 안전한 이송, 즉각적인 치료, 치료 비용 효율성을 위한 목표를 논의할 수 있다.
4. 의료 책임자가 이송 프로그램의 법적, 규제적 요소를 통합하고 병원 및 지역사회와의 관계를 구축하는 다양한 리더십 기술을 발휘해야 하는 이유를 설명할 수 있다.
6. 응급의학에서 항공 및 지상 이송 서비스가 진료 다각화와 전문성 향상에 어떻게 기여하며, 응급의학과 의사가 하위 전문 분야로 진출할 수 있는 기회를 제공하는지 설명할 수 있다.

1) 서론

응급의학에서 하위 전문 분야가 다양화된 가장 초기의 분야 중 하나는 응급 의료 서비스 emergency medical services, EMS입니다. EMS 하위 전문 분야는 미국 응급의학 위원회 American Board of Emergency Medicine, ABEM, 미국 정골 응급의학 위원회 American Osteopathic Board of Emergency Medicine, AOBEM, 및 미국 의료 전문 위원회 American Board of Medical Specialties, ABMS로부터 추가 자격 증명으로 인정받고 있습니다.

항공 의료 이송, 시설 간 지상 이송 및 전술 EMS는 EMS 내의 개별 영역으로, 이러한 독특한 환경에서 환자를 돌보는 데 열정을 가진 응급 의사, 간호사 및 구급대원에게 다각화의 기회를 제공합니다.

2) 응급의료의 정의

(1) 응급의료의 일반적인 구성 요소

응급의료는 반세기 이상 응급실 emergency department, ED 진료의 일반적인 구성 요소였습니다. 응급실이 지역 사회로 향하는 '병원의 정문'인 것처럼, 항공 의료 및 시설 간 지상 이송은 중환자나 부상 환자가 지역 사회로 향하는 정문입니다.

또한, 지역 내 3차 및 4차 서비스를 '브랜드화'하고 홍보하려는 의료 시스템의 노력의 일환으로 항공 운송이 점점 더 많이 활용되고 있습니다.

(2) 이송 의학의 정의

이송 의학 Transport Medicine은 50년 이상 응급실 ED 실무의 일반적인 구성 요소로 자리잡아 왔습니다. 응급실이 지역 사회에 있어 **병원의 입구**라면, 항공 의료 및 시설 간 지상 이송은 중증 환자나 부상 환자들을 위한 지역 사회의 '입구' 역할을 합니다.

또한, 이송 의학은 의료 시스템이 3차 및 4차 의료 서비스를 지역 사회에 홍보하고 **브랜딩**하려는 노력의 점점 더 중요한 부분이 되고 있습니다.

(3) 항공 의료 서비스의 중요성

미국 인구의 약 85%가 항공 운송을 이용하면 레벨 1 또는 레벨 2 외상 센터에서 1시간 이내에 거주하지만, 항공 운송을 이용하지 않으면 그 수치는 56%로 떨어집니다. 한 응급실에서 다른 병원으로 입원하기 위해 이송되는 환자 수가 증가함에 따라 시설 간 입원 환자 이송의 중요성이 커지고 있습니다.

2019년 미국의 데이터에 따르면 처음 한 응급실에서 진료를 받은 환자 중 약 2.1%가 입원을 위해 다른 병원으로 이송된 것으로 나타났습니다.

이는 연간 약 300만 건의 환자 이송에 해당합니다. 소규모 응급실의 전원 비율은 더 높으며, 해당 시설에서 진료를 받은 환자의 약 5.4%로 증가했습니다.

3) 이송의 필요성과 기술

미국의 시골 지역 병원에는 복잡한 환자를 유지하고 관리할 수 있는 자원이 거의 없습니다. 이러한 병원들은 서비스 라인을 폐쇄해야 했고 전문 임상의를 채용하는 데 실패했습니다. 또한 지방 병원들은 입원 기간이 긴 입원 환자의 비용을 감당할 여력이 없어 환급 reimbursement이 감소합니다. 이러한 재정적 불이익은 또한 응급실 이송률을 높이도록 부추깁니다. 이는 비단 미국뿐만 아니라 전세계의 다른 나라들도 동일하게 겪고 있는 문제입니다.

이러한 이송 서비스 이용 증가의 일부는 전문 치료의 지역화와 신생아 집중 치료실 NICU, 소아 전문 센터, 급성 심장 중재 센터, 뇌졸중 센터, 고위험 산과 치료 등을 포괄하는 3차 치료 및 외상 센터의 발전과 관련이 있습니다.

(1) 전문 기술의 필요성

지상 또는 항공을 통한 병원 간 이송에는 대동맥 내 풍선 펌프 intra-aortic balloon pump, IABP, 좌심실 보조 장치 left ventricular assist device, LVAD, 대동맥 소생 혈관 내 풍선 폐색술 resuscitative endovascular balloon occlusion of the aorta, REBOA, 체외막 산소화 extracorporeal membrane oxygenation, ECMO 등 고도의 전문 기술이 필요할 수 있습니다.

(2) 의료 시스템의 효율성

의료 서비스가 더욱 복잡해지고 발전함에 따라 병원에서 재활 센터, 전문 요양원, 재택 간호 및 기타 시설로 환자를 이송하는 조정된 이송의 필요성이 증가하고 있습니다.

실제로, 적절한 의료 자원의 활용, 비용 효율적인 진료, 그리고 수익성을 확보하려면 의료 시스템 내에서 환자를 효과적이고 효율적으로 이동시키는 것이 필요하며, 이는 다음의 '4가지 목표 Quadruple Aims'를 달성하기 위함입니다.

- 일반 대중의 건강 개선
- 환자의 치료 경험(질 및 만족도 포함) 개선
- 치료 비용 절감
- 임상의의 업무 생활 개선

4) 역사적 관점

(1) 항공 의료 서비스의 발전

병원 외 이송 서비스는 응급의학과 의사, 간호사, 구급대원에게 풍부한 역사를 가진 진료 다각화 영역입니다. 응급실 그룹과 그 그룹을 구성하는 의사에게 상당한 기회를 제공합니다. 1980년대 중후반에는 주로 로터익 항공기 rotary-wing aircraft를 이용한 이송 프로그램뿐만 아니라 고정익 이송 프로그램 fixed-wing transport programs도 엄청나게 성장했습니다. 이러한 성장은 외상 센터와 3차 치료 프로그램이 지역적으로 확장되고 운영 비용을 상쇄할 수 있는 자금 조달 메커니즘이 마련되었기 때문입니다.

외상 및 급성기 치료를 통합하는 병원이 증가함에 따라 외상 시스템 인프라가 확장되었습니다.

- 외상 시스템 인프라
- 신속하고 신뢰할 수 있는 이송 방법의 필요성
- 이송 중(항공기 내) 중환자 치료 능력의 필요성

한국전쟁과 베트남전쟁에서 사용된 항공후송 medevac 모델은 민간 영역으로 적응되어 활용되었습니다. 더 나아가, 병원 기반 항공후송 프로그램에는 고도로 훈련된 중환자 치료팀이 포함되어 있었으며, 이는 당시 군사 모델이 주로 신속한 이송에 초점을 맞췄던 것에 비해 훨씬 더 포괄적인 치료 개입이 가능하게 했습니다. (현대 군사 의학과 장거리 정교한 이송팀에 대한 내용은 chapter 4의 (7)에 있는 '군사응급의학' 장을 참조하십시오.)

최근에 미국에서는 동료 심사를 거친 학술 문헌과 대중 언론들이 운영 중인 항공의료 프로그램의 안전성과 필요성에 의문을 제기한 바 있습니다. 하지만 신중하고 객관적인 검토 결과, 외상, 중환자 치료, 신생아 및 소아 중환자 치료센터의 지역화는 항공 의료 중환자 이송 능력에 의해 가장 잘 지원되고 유지될 수 있음이 확인되었습니다.

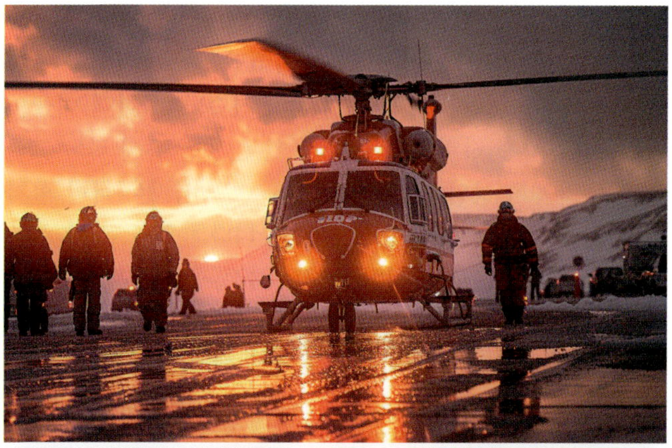

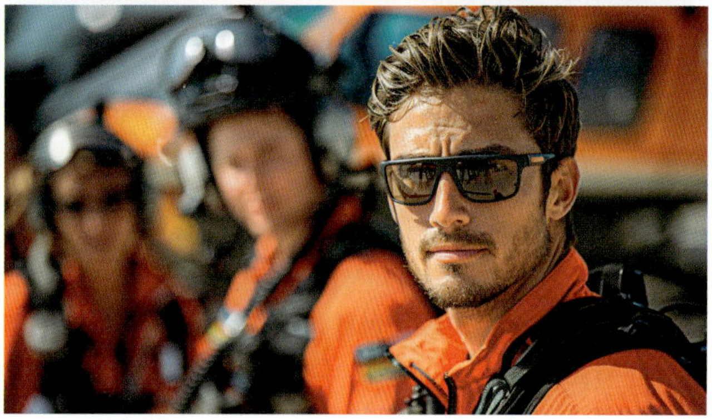

그림 4-12-1 항공 및 지상 이송팀의 공동 구조 작업

미국응급의학회 ACEP와 미국 국가응급의료서비스의사협회 NAEMSP는 항공 의료 출동에 관한 가이드라인에 대해 공동 성명을 발표했습니다. 항공 이송 건수가 증가함에 따라 기상 조건, 항공 이송의 적절성, 환자 및 항공 승무원의 위험, 비용, 그리고 가장 적합한 이송 수단의 활용과 같은 내재적 한계가 대두되었고, 이는 시설 간 지상 이송의 성장으로 이어졌습니다.

이처럼 이러한 항공 의료 서비스 및 시설 간 지상 수송은 이송 모델의 통합이 필요했으며, 환자, 병원, 그리고 지역사회를 위한 치료 전달에 대한 시스템 접근 방식으로 발전하게 되었습니다(그림 4-12-1 참조).

고정익 항공기는 시속 250~600마일의 속도로 훨씬 빠릅니다. 대부분의 항공기는 2명의 조종사가 탑승하며 150~1,000마일 범위에서 비행하는 많은 항공기는 짧은 이착륙 비행이 가능한 트윈엔진 터보프롭 항공기입니다. 많은 항공 운송 시스템에서 로터와 고정익 운송 사이의 **전환 지점** break point은 150~200마일입니다. 헬리콥터는 가압식 기내가 없으며 일반적으로 산악 구조 등 일부 예외를 제외하고는 기본 고도 3,000피트 이하에서 작동합니다. 지상 이송 시스템은 처음에는 중환자에게 초점을 맞추었습니다.

그러나 곧 중증도에 따라 환자를 효율적이고 안전하게 이송하는 것이 필요하다는 것이 분명해졌습니다. 현재 미국의 많은 지상 이송 서비스는 휠체어, 기본 생명 유지 BLS, 고급 생명 유지 ALS, 성인 및 소아 중환자 치료, 심지어 비만 환자 이송 등 다양한 수준의 치료를 제공합니다.

미국의 Medevac 및 중환자 지상 이송 프로그램의 목표는 다음과 같습니다.

- 신속하고 안전한 의료 이송 방법 제공
- 환자가 최종 치료를 받을 때까지 안정성을 유지하고 필요한 경우 소생술 시작
- 즉각적인 치료의 필요성, 양질의 결과, 이송 비용 및 위험 간의 균형 제공

40년 이상 동안 환자를 지역 중환자 센터로 이송하는 데 걸리는 시간은 환자에게 전문가 자원을 제공하는 데 걸리는 시간보다 덜 중요하다는 것이 밝혀졌습니다. 이 과정에는 지속적인 품질 개선 노력과 협력적 지원 교육을 통한 감독과 리더십이 필요합니다.

이러한 목표와 치료 방법론은 미국의 응급의학과 간호과의 목표와 놀라울 정도로 유사합니다. 응급의학과 의사와 간호사는 훈련과 경험을 바탕으로 이송 의료 서비스를 이끌기에 이상적으로 적합합니다.

또한 응급 의사 그룹은 항공 및 지상 의료진 모두에게 온라인 의료 지침과 지원을 제공할 수 있도록 항상 대기하고 있습니다. 정도의 차이는 있지만, 항공 및 고급 수준의 지상 의료 서비스를 통해 이송된 환자는 이송 전과 이송이 끝난 후 (외상 서비스 또는 중환자실로 입원하기 전) 모두 응급실에서 소생하고 안정화됩니다. 당연히 항공 의료 서비스의 의료 방향에 관여하는 대부분의 임상의는 응급의학과 의사입니다.

항공 의료 및/또는 지상 이송 서비스의 하위 전문 분야를 추구하는 응급의학과 의사에게는 몇 가지 옵션이 있습니다.

- 전임 또는 파트타임 운항 의료 책임자 operational medical director, OMD 로 참여
- 비행 또는 지상 승무원의 일원으로 참여
- 항공 의료 및/또는 지상 이송 서비스에 의료 지시를 제공하는 응급실 그룹의 일원으로 참여

대부분의 경우 이러한 역할은 상당히 중복되며 일부 프로그램에는 세 가지 요소가 모두 포함되어 있습니다.

OMD의 역할은 응급의학과 의사에게 경력 확장을 위한 많은 기회를 제공합니다. 응급 간호사는 종종 비행 간호사 flight nurse가 되거나 지상 중환자 치료팀, 특히 외상 및 성인 중환자 치료 이송팀의 일원이 되기도 합니다. (신생아 이송팀은 신생아 중환자실 간호사와 의사를 사용합니다. 소아 중환자실 팀은 일반적으로 소아 중환자실 간호사와 의사를 사용합니다.)

항공 및 중환자 지상 이송팀에는 다양한 구성이 있지만, 가장 일반적인 구성은 비행 간호사-구급대원 팀입니다.

(2) 자격 및 경험

미국에서는 항공 의료 및 지상 이송 서비스에 참여하려면 대부분의 프로그램이 의학적으로 다양한 환자군을 관리하기 때문에 고도의 임상 전문 지식이 필요합니다. 응급의학과 레지던트 수련과 전문의 자격증은 기본적인 임상 배경을 제공합니다(Box 4-12-1).

리더십에 참여하려면 응급의학과 의사는 해당 주 내에서 OMD를 위한 훈련 및 교육과 지속적인 의학 교육에 대한 규제 요건을 충족해야 합니다.

또한 응급의학과 의사는 병원 기반, 컨소시엄 모델, 민간 기업 또는 조합 등 특정 서비스의 전반적인 전략적 임무와 운영 목표에 대해 알고 있어야 합니다.

의료 이송 서비스에 참여하는 의사는 다음과 같은 응급실 이외의 병원 운영에 대한 실무 지식을 갖추는 것도 중요합니다.

- 수용 중환자실의 운영
- 지역사회 및 지역에 대한 서비스를 위한 병원 리더십 목표(3차 진료)
- 이송 환자의 병원 수익에 대한 재정적 기여도
- 항공 이송 서비스의 가치와 위험에 대한 과학적 이해

Box 4-12-1 항공 의학 의사 자격

- 레지던트 교육 및/또는 ABEM 또는 AOBEM의 보드 인증
- EMS 서비스 운영 의료 책임자에 대한 주 규제 기관의 요구 사항 충족
- 비행 프로그램의 전략적 사명과 운영 목표에 대한 인식
- 병원의 응급실, 중환자 치료 및 운영 능력에 대한 실무 지식
- 프로그램의 재정 및 환급 측면에서 기본적인 이해
- 항공 및 항공 의학 분야의 과학적 기반
- 전문학회 참여

이러한 분야를 다루는 상당한 문헌이 있습니다. 또한 항공 및/또는 지상 의료 이송 서비스를 제공하는 기관에 설립된 응급의학 레지던트 프로그램은 레지던트에게 이 하위 전문 분야에 대한 통찰력과 의료 팀원으로서 비행할 수 있는 기회를 제공할 수 있습니다.

항공 의료 또는 운송 서비스 펠로우십은 EMS 펠로우십과 마찬가지로 그 수가 계속 늘어날 것입니다. 여러 전문 단체에서도 항공 의료 서비스에 참여하는 데 필요한 기반을 제공합니다. 여기에는 다음이 포함됩니다.

- 항공 의료 의사 협회(www.ampa.org)
- 항공 의료 서비스 협회(www.aams.org)
- NAEMSP의 북미 항공 의료 서비스 협회(www.naemsp.org)
- ACEP의 항공 및 지상 수송 간호사 협회(www.acep.org)
- 국제 비행 및 중환자 구급대원 협회(www.astna.org)
- 의료 수송 시스템 인증 위원회(www.camts.org)

5) 현황

(1) 항공 의료 이송의 유형

항공 의료 이송에는 로터익(헬리콥터) 및 고정익 이송이 포함됩니다. 항공 의료용 헬기는 일반적으로 조종사 1명과 승무원 2명으로 구성된 계기 비행 등급 instrument flight rules, IFR으로 비행하며 항공기 모델, 엔진 수, 풍속, 중량 하중, 고도에 따라 시속 100마일에서 175마일 사이로 이동합니다. 헬리콥터는 도로 구성과 교통 상황에 관계없이 이동하기 때문에 현장에 신속하게 도착하는 데 매우 효율적입니다.

(2) 지상 이송 시스템

지상 이송 시스템은 처음에는 중환자에게 초점을 맞추었습니다. 그러나 곧 중증도에 따라 환자를 효율적이고 안전하게 이송하는 것이 필요하다는 것이 분명해졌습니다. 현재 많은 지상 이송 서비스는 휠체어, 기본 생명 유지 BLS, 고급 생명 유지 ALS, 성인 및 소아 중환자 치료, 심지어 비만 환자 이송 등 다양한 수준의 치료를 제공합니다.

6) 중환자 이송 서비스의 목표

(1) 이송 서비스의 목표

의료 후송 및 중환자 치료 지상 프로그램의 목표는 다음과 같습니다.

- 신속하고 안전한 의료 이송 방법 제공
- 환자가 최종 치료를 받을 때까지 안정성을 유지하고 필요한 경우 소생술 시작
- 즉각적인 치료의 필요성, 양질의 결과, 이송 비용 및 위험 간의 균형 제공

(2) 의료 감독의 중요성

응급의학과 의사와 간호사는 훈련과 경험을 바탕으로 이송 의료 서비스를 이끌기에 이상적으로 적합합니다. 또한 응급 의사 그룹은 항공 및 지상 의료진 모두에게 온라인 의료 지침과 지원을 제공할 수 있도록 항상 대기하고 있습니다. 정도의 차이는 있지만 항공 및 고급 수준의 지상 의료 서비스를 통해 이송된 환자는 이송 전과 이송이 끝난 후 모두 응급실에서 소생하고 안정화됩니다.

7) 의료 책임자의 역할

(1) 의료 책임자의 역량

응급의학과 의사의 운영 의료 책임자 OMD 역할은 경력 확장을 위한 많은 기회를 제공합니다. 의료 책임자는 프로그램의 법적, 규제 및 관료적 요소를 통합하고, 병원 지자체 또는 기업 행정 구조와의 통합, 수용 시설 내 3차 진료 전문가와의 관계 구축, 병원 및 비 EMS 이송 제공업체의 서비스 지역 내 항공 및 지상 응급 의료 서비스와의 관계 구축, 외과 의사 및 병원과의 관계 구축, 지역사회 관계 참여 등의 다양한 역량을 갖추어야 합니다.

(2) 의료 책임자의 리더십 역할

성공적인 의료 책임자는 임상 리더와 관리자 두 가지 역할을 통합할 수 있어야 합니다. 임상 리더는 환자 치료와 환자와 의사 간의 관계를 다루며, 관리자는 부서, 이송 단체 또

는 기관의 전반적인 목표를 다룹니다. 숙련된 의료 책임자는 이송 프로그램을 사용하는 1차 진료 및 전문 또는 3차 진료 의사의 우려 사항을 해결하고, 유연하게 대처하여 서비스에 의존하는 사람들의 기대에 부응할 수 있어야 합니다.

8) 진료 다각화: 항공 의료 및 지상 수송 서비스 참여의 필요성 및 고려 사항

(1) 병원의 사명 지원

대부분의 병원은 서비스 영역을 확장하고 시장 점유율을 높이기 위해 항공 의료 및 지상 이송 서비스 도입을 전략적으로 중요하게 여깁니다. 응급의학과 참여를 통해 병원의 전략적 목표를 달성하고, 중환자 의료 서비스를 강화할 수 있습니다.

세부적으로 이는 다음의 장점에 기여할 수 있습니다.

- 병원의 장기 계획 및 수익성 향상에 기여
- 병원의 전략적 요구사항과 사명을 직접 지원
- 병원 브랜드 가치를 높이고 지역사회에 병원의 존재감을 강화

(2) 의료 서비스 통합

항공 및 지상 이송 시스템은 다양한 전문 진료(외상, 심장, 신생아 등) 간 경계를 넘어 의료 서비스 통합을 촉진합니다. 이송 팀 (OMD, 간호사, 구급대원)은 다양한 환자 관리 및 지역사회 지원 활동에 참여할 수 있습니다. 의료진은 각 팀과의 협력을 통해 “팀의 이음새”를 넘어서는 관리 제공 가능합니다.

(3) 다각화의 장점

다각화는 이하의 장점을 가질 수 있습니다.

- 의료 책임자가 병원의 전략적 임무에 높은 수준으로 참여할 수 있습니다.
- 응급실이 병원의 광범위한 임무에 통합될 수 있습니다.
- 중환자 치료팀의 일원으로서 응급의학과 의사와 간호사의 가시성을 높일 수 있습니다.
- 의료 책임자와 다른 응급의학과 의사들이 병원 또는 의료 시스템 수준에서 의사 리더십 및 관리로 나아갈 수 있습니다.

(4) 다각화의 잠재적 단점

반면, 병원의 입장에서 다각화는 이하의 단점도 가질 수 있습니다.

- 의료 책임자의 역할과 책임을 응급 의료진 그룹에 통합해야 합니다.
- 행정적 시간을 보상해야 합니다(일반적으로 비행 프로그램 또는 병원에서).
- 응급실로 이송될 중환자 및 부상 환자는 다른 응급실 환자의 흐름을 방해하는 리소스를 요구할 수 있습니다.
- 온라인 통제를 위한 의료 지시는 응급실 의사의 임상 업무에 더 많은 부담을 줄 수 있습니다.
- 안전하지 않거나 제대로 관리되지 않는 서비스는 해당 의료지도의에게 부정적인 영향을 미칠 수 있습니다.
- 지역 경쟁 이송 및 응급 치료 프로그램과 그 직원들은 경쟁 시스템에 누가 서비스를 제공했는지 잊지 못할 수 있습니다.

(5) 의료 책임자의 역할 및 역량

의료 책임자는 프로그램 운영 및 관리를 위해 다양한 기술과 전문성을 요구받으며, 구체적인 역량이 필요합니다.

세부적인 역량의 범위는 이하와 같습니다.

- 의료진에 대한 임상 및 행정 감독
- 프로그램의 법적, 규제 및 관료적 요소의 통합
- 병원, 지자체 또는 기업 행정 구조와의 통합, 수용 시설 내 3차 진료 전문가와의 관계 구축
- 병원 및 비EMS 이송 제공업체의 서비스 지역 내 항공 및 지상 응급 의료 서비스와의 관계 구축
- 외곽 의사 및 병원과의 관계 구축
- 지역사회 관계 참여
- 마케팅
- 공기 생리학에 대한 지식, 장기간의 병원 밖 환자 치료 및 승무원 스트레스 요인
- 항공기 기능, 항공 원리 및 지상 기반 프로그램에 대한 규정(교통 패턴, 차량 규정, 자원 관리)에 대한 지식

- 응급 및 이송 프로그램 간의 관계 관리

항공 의료 및 지상 수송 서비스로의 다각화는 병원의 전략적 목표, 서비스 확장, 의료진의 전문성 향상에 기여할 수 있는 중요한 기회입니다. 그러나 프로그램 운영 시 필요한 행정적 부담과 지역 경쟁 요소를 철저히 고려해야 하며, 적절한 보상과 지원 체계를 마련하여 성공적인 프로그램 운영을 보장해야 합니다.

9) 이송 의료 프로그램: 프로토콜, 행정 기술, 지역사회 관계, 의사 통합, 및 전술 응급의학

(1) 이송 프로토콜 개발

이송 승무원과 의료 책임자는 의료 및 임상 기술의 균형을 위해 협력하여 프로토콜을 작성해야 하며, 이는 현장 테스트를 통해 실행 가능성을 검증해야 합니다. 검증을 위한 과정들은 이하와 같습니다.

- 프로토콜은 까다로운 환경을 고려한 **현장 테스트**를 거쳐야 합니다.
- 외부 규제 환경 변화에 따라 주기적인 개정이 필요 합니다.
- 운송 의료진, 통신 전문가, 운전자, 조종사가 협력하여 최적의 환자 치료로 이어지는 프로토콜 개발해야 합니다.

(2) 행정 기술 및 통합

의료 책임자는 이송 프로그램의 행정 및 임상적 요구를 통합하며, 병원의 행정 구조에 효과적으로 연결해야 합니다. 이를 위해 정기 부서 회의, 뉴스레터, 메모를 통해 프로그램을 홍보 및 통합해야 합니다. 또한 행정팀과의 협력을 통해 이송 프로그램의 중요성을 강조 해야 합니다. 의료 책임자는 의사 리더와 관리자의 역할을 균형 있게 수행합니다.

(3) 지역사회 관계 및 아웃리치 의뢰

지상 EMS 및 의뢰 의사·병원과의 관계는 프로그램 성공에 필수적이며, 명확하고 정기적인 소통이 요구됩니다. 의료 책임자는 이러한 관계를 이해하고 협력해야 하며, 지속적인 의료 교육, 사례 검토, 유익하고 시기적절한 피드백, 집중적인 응급 훈련을 제공하여 프로그램의 지속적인 성공을 보장해야 합니다.

모든 관련 당사자 간에 명확하고 정기적인 커뮤니케이션이 이루어져야 합니다. 의료 책임자는 의뢰 의사와 만나 이송의 의학적 필요성, 환자 준비 및 이송 전 의사소통, 프로그램 목표 및 업데이트, 이송 시설 및 기관의 관점에서의 품질 문제, 항공 및 지상 의료 이송과 관련된 비용 등 다양한 주제를 논의할 수 있어야 합니다.

의뢰 의사와 논의할 주요 주제는 이하와 같습니다.

- 이송의 의학적 필요성
- 환자 준비 및 의사소통
- 프로그램 목표, 품질 문제 및 재정 이슈

(4) 응급의학과 의사를 승무원으로 활용

응급의학과 의사는 주로 가장 위급하거나 복잡한 환자 치료에 필요하며, 팀원으로 실시간 명령 및 감독을 제공합니다. 실제 예로 미국 프로그램에서는 비행 간호사-구급대원 구성을 주로 활용 합니다. 특정 상황에서는 전문 의사가 포함된 팀이 필요 합니다(IABP, LVAD, ECMO, 신생아, 고위험 산모 서비스). 이때 의사는 항공기 및 차량 내 치료 한계를 숙지하고 프로그램의 안전 표준을 준수해야 합니다.

(5) 의사 그룹 통합

이송 프로그램 참여는 응급 의사 그룹 전체에 이점을 제공하며, 프로그램의 행정적 보호 시간과 역할을 명확히 정의해야 합니다. 이를 위해서 프로그램의 목표와 진행 상황에 대해 그룹과 정기적으로 공유해야 합니다. 그리고 전체 팀의 전략적 목표와 응급 의사의 역할을 명확히 설명해야 합니다.

(6) 전술 응급의학

전술 응급의학 Tactical Emergency Medicine은 군 및 법 집행 특수작전팀의 안전과 건강을 보장하기 위한 의료적 지원을 포함합니다. 이는 스트레스가 높은 환경에서의 기능, 무기 및 사격술, 항공기 운용, 환경 및 야생 의학, 구조 작업 숙련도 요구 등을 포함합니다(ACEP 전술 응급의학 섹션 참고 (https://www.acep.org/talem).

이송 의료 프로그램의 성공적인 운영을 위해서는 프로토콜 개발, 행정적 통합, 지역사회와의 협력, 응급의학과 의사의 역할 조정이 필수적입니다. 이를 통해 병원과 지역사회의 의료 서비스 품질을 높이고, 환자 중심의 최적 치료를 보장할 수 있습니다.

10) 결론

항공 의료 및 중환자 지상 이송은 흥미롭고 주목받는 하위 전문 분야입니다. 응급의학과 의사와 간호사는 다양한 기회를 찾을 수 있으며, 이 분야의 전문성은 계속 발전하고 있습니다. 의료 책임자는 관리 및 행정 분야로 진출할 수 있는 충분한 기회를 가지고 있으며, 다양한 역할과 기능을 가진 많은 고객과 협업할 수 있는 기회를 제공합니다.

REFERENCE

1. American Board of Emergency Medicine [Internet]. Emergency medical services [cited 2020 Noc 24]. Available from: https://www.abem.org/public/become-certified/subspecialties/emergency-medical-services.
2. American College of Emergency Physicians (ACEP) [Internet]. Tactical emergency medicine [cited 2020 Jull 1]. Available from: https://www.acep.org/how-we-serve/sections/tactical-emergency-medicine/
3. American College of Emergency Physicians [Internet]. Interfacility Transportation of the Critical Care Patient and Its Medical Direction [cited 2020 Nov 23]. Available from: http://www.acep.org/webportal/PracticeResources/PolicyStatements/
4. Association of Air Medical Services [Internet]. Air Medical Services: Critical Component of Modern Healthcare Systems [cited 2020 Jul 1]. Available from: http://aams.org/wp-content/uploads/2014/01/Public-Education-Paper.pdf
5. Baker SP, Grabowski JG, Dodd RS, et al. EMS helicopter crashes: what influences fatal outcome? Ann Emerg Med. 2006;47(4): 351-6.
6. Benson NH, Low RB, Chisholm CD, et al. Air medical transport: an annotated bibliography of the recent literature. Am J Emerg Med. 1991;9(5):510-9.
7. Black RE, Mayer T, Walker ML, et al. Air transport of pediatric emergency patients. N Eng J Med. 1982;307:1465-86.
8. Bodenheimer T, Sinksy C. From triple to quadruple aim: care of the patient requires care of the provider. Ann Fam Med. 2014;12(6):573-6.
9. Branas CC, MacKenzie EJ, Williams JC, et al. Access to trauma centers in the United States. JAMA. 2005;293(21): 2626-33.
10. Carrubba C. Role of the medical director in air medical transport. In: Blumen IR, Lemkin DL, eds. Principles and Direction of Air Medical Transport. Air Medical Physicians Association; 2006: 114.
11. Coenen FH, Micheels J, Muller N. Air medical transport in Belgium. In: Blumen IR, Lemkin DL, eds. Principles and Direction of Air Medical Transport. Air Medical Physicians Association; 2006: 614.
12. Ems,Gov [Internet]. National Highway Traffic Safety Administration. Guidelines for interfacility patient transfer [cited 2020 Nov 23]. Available from: https://www.ems.gov/pdf/advancing-ems-systems/Provider-Resources/Interfacility_Transfers.pdf
13. Fitch JJ, Gerard WC. Qualification and training of the air medical director. In: Blumen IR, Lemkin DL, eds. Principles and Direction of Air Medical Transport. Air Medical Physicians Association; 2006:137-41.
14. Guidelines for air medical dispatch [Internet]. Prehosp Emerg Care [cited 2020 Noc 24]. 2003;7(2): 265-271. Available from: http://aams.org/wp-content/uploads/2014/01/GuidelinesAirMedDispatch.pdf.pdf.
15. Guyette F. Paper presented at: the National Association of EMS Physicians Annual Meeting. Austin, Tex; 2019.
16. Kelly M. Sky High Air Ambulance Prices. Ann Emerg Med. 2020;76:17A-20A.
17. Kemp E, Jillipalli R, Becerra E. Healthcare branding: developing emotionally based consumer brand relationships. J Serv Marketing. 2014;28:126-37.
18. Khoury SI, Moorer L, Stone CK, et al. Air vs ground transport and outcome in trauma patients requiring urgent operative interventions. Prehosp Emerg Care. 1998;2(4):289-92.
19. National Association of Emergency Medical Services Physicians (NAEMSP) [Internet]. Table: EMS fellowships [cited 2020 Jul 1]. Available from: https://naemsp.org/NAEMSP/media/NAEMSP-Documents/0-Fellowship-Programs-for-website.pdf
20. Norton EG. Model curriculum in air medical transport for emergency medicine residencies. Ann Emerg Med. 1991;20(4):431-2.
21. Reichert A. Air medical transport in Germany. In: Blumen IR, Lemkin DL, eds. Principles and Direction of Air Medical Transport. Air Medical Physicians Association; 2006: 631.
22. Schwartz RB, McManus Jr JG, Swienton RE. Tactical Emergency Medicine. Lippincott Williams and Wilkins; 2008.
23. Stewart KE, Cowan LD, Thompson DM, et al. Association of direct helicopter vs ground transport and in-hospital mortality in trauma patients: a propensity score analysis. Acad Emerg Med. 2011;18(11): 1208-16.

24. Thomas SH, Williams KA, Claypool DW. Medical director for air medical transport programs. Prehosp Emerg Care. 2002;6(4):455-7.
25. US Government Accounting Office [Internet]. Air Ambulance: available data show privately-insured patients are at financial risk [cited 2020 Nov 23]. Available from: https://www.gao.gov/products/GAO-19-292.
26. Walker RA. Qualification and training of the air medical director. In: Blumen IR, Lemkin DL, editors. Air Medical Physicians Association. 2006.
27. Wedige-Stecher T. In-flight cardiac support: aeromedical transport of IABP and LVAD patients. AeroMedical J. 1988;3(6): 16-9.
28. Werman HA, Falcone RE. Indications for air medical transport: practical applications. In: Blumen IR, Lemkin DL, eds. Principles and Direction of Air Medical Transport. Air Medical Physicians Association; 2006:13-4.

13.

생애 말기 문제

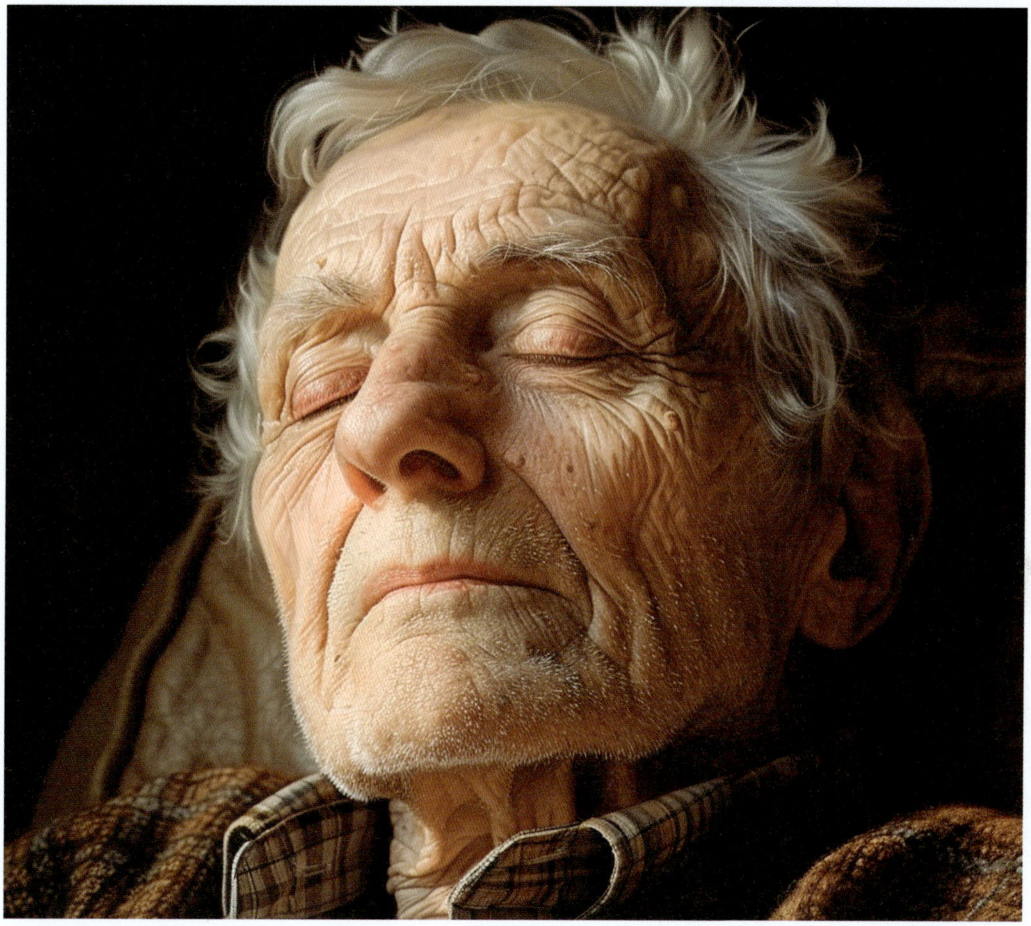

학습목표

1. 응급실에서 생애 말기 치료의 윤리적 및 임상적 도전 과제를 이해한다.
2. 생애 말기 상황에서의 의사소통과 의사결정의 중요성을 학습한다.
3. 환자와 가족에게 공감 어린 치료를 제공하기 위한 전략을 탐구한다.

1) 서론: 응급실에서의 사망 관리

(1) 응급실 사망의 중요성

응급실 emergency department, ED에서의 사망은 주요 임상 문제일 뿐만 아니라 중요한 관리 이슈입니다. 의료진과 관리자는 환자의 사망이 병원 전 pre-hospital 단계에서 발생하든 응급실 환경에서 발생하든 관계없이 정상적인 업무 흐름에서 시간이 많이 소요되고 스트레스를 유발하는 중단으로 인식하는 경우가 많습니다.

(2) 임종 환자의 응급실 방문 이유

임종 치료가 필요한 환자가 응급실을 찾는 이유는 통증, 메스꺼움, 구토, 설사, 호흡곤란 등의 증상 관리가 포함되며, 간병인의 스트레스로 인해 가족이 '포기'하고 응급실을 찾는 경우도 있습니다. 마지막으로, 환자가 임종 과정에 있을 때 어떻게 해야 할지에 대한 두려움 때문에 가족들이 환자를 응급실로 보낼 수도 있습니다.

(3) 응급실 환경에서의 죽음

죽음은 항상 응급실 환경의 필수적인 부분입니다. 응급실 관리자는 적절한 정책을 선제적으로 수립하고, 대상별 교육을 실시하며, 프로토콜을 활용하고, 지역 호스피스 기관과 같은 다른 이해관계자와 협력함으로써 직원 사기를 높이고 불필요하고 비생산적인 업무를 줄일 수 있습니다.

(4) 임종 및 완화 치료

임종 치료는 수개월(또는 그 이하) 밖에 살지 못하는 사람들을 돌보고 지원하기 위한 다학제적 의료 및 지역사회 서비스를 의미합니다. 완화의료 palliative care란 치료 가능 여부와 관계없이 생명을 위협하는 질병에 직면한 사람들에게 통증과 증상을 완화하고 정신적, 심리사회적 지원을 제공하는 것을 말합니다.

여기에는 환자와 보호자를 위한 완화의료 및 임종 간호를 포함한 다양한 서비스가 포함됩니다. 완화의료는 치료 가능 여부와 관계없이 생명을 위협하는 질병에 직면한 사람들에게 통증과 증상을 완화하고 정신적, 심리사회적 지원을 제공하는 것입니다.

이러한 완화의료 개입은 결과를 개선하고, 입원 기간과 중환자실 사용을 줄이며, 호스피스 의뢰를 제공하고, 환자와 가족의 만족도를 높이고, 더 적시에 치료하고 비용을 절감할 수 있도록 합니다.

2) 응급실 완화의료의 필요성 및 도전 과제

(1) 응급실에서의 완화의료 제공

응급실 환자는 치료 가능한 증상으로 응급실에 내원하는 경우가 많으므로(표 4-13-1), 응급 의료진은 증상 완화, 통증 관리, 환자 및 가족과의 중요한 결정에 대한 논의를 일상적으로 제공합니다. 이러한 완화의료 개입은 결과를 개선하고, 입원 기간과 중환자실 사용을 줄이며, 호스피스 의뢰를 제공하고, 환자와 가족의 만족도를 높일 수 있습니다.

표 4-13-1 암 환자의 생애 마지막 6개월 동안 응급실 방문의 치료 가능한 이유

1. 복통 4.75%
2. 폐렴 3.57%
3. 호흡곤란 3.18%
4. 불쾌감/피로 2.56%
5. 흉통 2.30% (덜 흔함[환자의 1~2%])
6. 흉막 삼출 1.89%
7. 메스꺼움/구토 1.82%
8. 빈혈 1.81%
9. 허리 통증 1.78%
10. 변비 1.75%
11. 발열 1.64%
12. 탈수 1.62%
13. 만성 폐쇄성 폐 질환 1.58%
14. 요로 감염 1.55%
15. 장폐색 1.48%
16. 의식 변화 1.48%
17. 울혈성 심부전 1.23%
18. 위장관 출혈 1.06% (가장 흔하지 않음[환자의 1% 미만])
19. 화학요법 0.91%
20. 호중구 감소증 0.88%
21. 복수 0.88%
22. 요로폐색 0.83%
23. 정맥염/혈전 정맥염 0.83%
24. 혈뇨 0.79%
25. 경련 0.70%

REFERENCE 4번 참고

(2) 완화의료의 장벽

응급실에서 완화의료를 최적화하는 데에는 여러 가지 장벽이 존재합니다. 이들 장벽 중 일부는 프로세스의 다양한 측면에 대한 응급실 전용 프로토콜을 개발함으로써 극복할 수 있습니다.

(3) 완화의료의 장벽 예시

- 응급실 혼잡
- 혼란스러운 환경
- 긴 대기 시간
- 의사의 태도/인식
- 완화의료에 대한 관련 지식 부족
  - 환자 상태/상태/희망사항
  - 가용 자원
  - 예후에 대한 의사소통
  - 의료 법적 문제
  - 윤리적 문제(예: 치료 보류 및 철회)
  - 문화적으로 적절한 영적 문제
- 좋은 환자 예후 모델 부족
- 사내 완화의료팀의 가용성/대응 시간
- 재정적 제약/환급 문제

(4) 응급실에서 완화의료를 장벽을 극복하는 방법

응급실에서 완화의료를 최적화하는 데는 몇 가지 잠재적 장벽이 있음을 앞서 살펴보았습니다. 이러한 장벽 중 일부는 프로세스의 다양한 측면에 대한 응급실 전용 프로토콜을 개발하여 극복할 수 있습니다(Box 4-13-1). 미국응급의학회 ACEP와 응급간호사협회 ENA는 응급실 내 임종치료 프로토콜 개발에 도움이 되는 자료를 제공합니다.

관리자는 다음과 같은 영향을 줄 수 있습니다.

- 병원 전 진료 표준을 변경하는 데 도움을 줍니다.
- 응급실에서 죽어가는 환자를 다루는 직원의 방식을 바꿉니다.
- 응급실에서 사망한 환자의 유족과 상호작용하는 더 나은 방법을 수립합니다.
- 임상 환경에 겹쳐 있는 기타 관리 및 교육 문제를 해결함으로써 직원들이 죽음에 대처하는 방식에 긍정적인 영향을 줄 수 있습니다.

Box 4-13-1 응급실 완화 치료 절차가 개발해야 할 내용들

- 완화 중재의 혜택을 받을 수 있는 응급실 환자 파악
- 통증 관리
- 비통증 증상 관리(예: 메스꺼움, 변비, 소양증)
- 안락 치료
- 원내 완화 치료 팀의 조정

3) 사망 및 임종 환자 관리

응급실 직원은 병원 전, 재택, 전문 간호 시설의 세 가지 주요 환경과 관련하여 임종 환자를 돌보고 완화 치료를 받고 있는 환자의 사망을 관리합니다.

가정 호스피스에 등록되어 있거나 다른 임종 치료를 받고 있는 환자와 관련된 가정 내 사망이 발생할 수 있습니다. 이러한 경우 EMS 및 경찰 프로토콜에 따라 구급차가 출동하고 구급대원이 치료를 제공한 후 응급실로 이송해야 하는 경우가 많습니다.

특히 즉시 검토할 수 있는 영구적인 사전 의료 지시서가 없는 경우에는 더욱 그렇습니다. 공공장소에서 사망이 발생하는 상황에서는 불가피할 수 있지만, 가정이나 전문 간호 시설에서 사망이 예상되는 경우 응급실 경영진은 이 문제를 줄일 수 있는 몇 가지 방법이 있습니다.

(1) 병원 전 환경에서의 사망 관리

응급실 직원은 응급 의료 서비스 Emergency Medical Services, EMS 부서와 그들이 감독하는 직원에게 직접 의료 감독을 제공함으로써 병원 전 환경에서의 사망을 관리하는 데 상당한 시간을 할애할 수 있습니다.

(2) 가정이나 전문간호시설에서의 예상 사망 관리

미국의 경우 가정 호스피스에 등록되어 있거나 다른 임종 치료를 받고 있는 환자와 관련된 가정 내 사망이 발생할 수 있습니다. 이러한 경우 환자나 간병인 모두 완화의료 외에 비용이 많이 들고 방해가 되는 추가적인 의료 개입을 원하지 않습니다. 하지만 EMS 및 경찰 프로토콜에 따라 구급차가 출동하고 구급대원이 치료를 제공한 후 응급실로 이송해야 하

는 경우가 많습니다. 응급 의료 제공자의 이러한 '마지막 의례'는 대중에게 환영받지 못하거나 긍정적으로 여겨지지 않습니다.

특히 즉시 검토할 수 있는 영구적인 사전 의료 지시서가 없는 경우에는 더욱 그렇습니다. 공공장소에서 사망이 발생하는 상황에서는 불가피할 수 있지만, 가정이나 전문 간호 시설에서 사망이 예상되는 경우 응급실 경영진은 이 문제를 줄일 수 있는 몇 가지 방법이 있습니다.

이러한 상황을 개선하기 위해 관리자는 쉽게 사용할 수 있는 병원 전 사전 의료 지시서를 구현하는 것을 고려해야 합니다. 이 프로토콜을 사용하면 응급 구조대가 적절한 상황에서 소생술을 포기하고 사망한 환자의 시신을 응급실로 이송한 후 사망을 선언하는 대신 현장에서 사망을 선언할 수 있도록 허용할 수 있습니다.

미국에서는 많은 병원 전 사전 의료 지시서 사례가 존재하며, 애리조나주의 법령은 거의 20년 동안 성공적으로 사용된 명확하고 간단한 모델입니다. 응급의학과 의사가 작성한 이 법안은 기존 시스템을 성공적으로 변화시키는 데 필요한 조정과 협력의 유형을 보여줍니다. 애리조나주 연합에는 주의 의료, 간호, 변호사 협회, AARP, 일부 노인 케어 그룹이 참여했습니다.

이 법령에는 세 가지 독특한 요소가 있습니다. 의료 서비스 제공자의 동의가 아닌 성인 증인만 있으면 되고, 온라인으로 이용할 수 있으며, 환자 신원 확인에 **선의의 노력**만 있으면 된다는 점입니다. 선의의 노력이라는 용어에는 '환자의 욕구, 환자의 최선의 이익 또는 환자의 대리인의 지시에 대한 의료 제공자의 합리적인 믿음에 근거한 모든 의료 결정, 행위, 행위 거부가 유효한 의료 지시서에 명시된 환자의 서면 지시에 반하지 않는 경우 이러한 결정, 행위, 행위 거부'가 포함됩니다.

미국 내 다른 주의 응급실의 경우, 입법부를 통한 작업 대신 주 보건부 또는 지역 EMS 협의회를 통해 병원 전 사전 의료 지시서를 시행하는 것이 대안이 될 수 있습니다. 응급실 직원은 환자나 가족이 임종 시 어떤 치료를 원하거나 원하지 않을 수 있는지를 선언하는 다른 양식도 잘 알고 있어야 합니다. 그러한 양식의 한 예로 연명치료에 대한 의사의 지시서 Provider Orders for Life-Sustaining Treatment, POLST 양식을 들 수 있습니다. POLST 양식은 특히 심폐정지 환자를 이송할 때 응급실 팀원에게 도움이 될 수 있습니다(REFERENCE 22. 참고).

국가별 POLST 패러다임 맵에서 볼 수 있듯이 각 주에서는 다양한 버전의 POLST를 허용합니다. POLST 양식은 소생술을 시도해야 하는지 여부와 어떤 소생술 방식(CPR, 기관 삽관 등)을 사용해야 하는지를 다루며, 이러한 상황에서 유용하게 사용할 수 있습니다. 일부 POLST 양식에서는 담도 양압 또는 기타 소생술 절차를 포함하는 등의 사전 의료 지시서를 허용합니다. 이러한 옵션은 적절한 소생술 및 완화 의료 조치와 서로 상충되는 경우가 많으므로 애리조나주의 병원 전 사전 의료 지시서에서는 이러한 옵션을 명시적으로 생략하고 있다는 점에 유의하세요.

사망은 요양 시설에서 자주 발생합니다. 많은 치매 환자가 임종 시 요양 시설에 거주하며, 이들 중 상당수는 대리 의사 결정권자와 함께 필요한 완화 치료 외에는 급성 치료를 받고 싶어하지 않습니다. 하지만 치매 환자의 경우 응급실 방문이 잦은 것은 예외가 아니라 일반적입니다. 환자, 대리인, EMS 담당자, 응급실 직원 모두 이러한 방문의 이점에 대해 궁금해합니다. 계획된 치료의 궁극적인 오용은 예상되는 자연스러운 죽음을 맞이하는 환자가 **소생술을 위해** 응급실로 보내질 때 발생합니다. 관련된 모든 사람은 이러한 계획되지 않은 부적절한 치료가 먼저 해를 끼치지 않아야 한다는 의무에 위배된다는 것을 알고 있지만, 대부분 이를 막기에는 무력감을 느낍니다.

응급실 경영진은 전문 간호 시설 및 EMS 시스템과 협력하여 전문 간호 시설 제공자가 입원 금지 명령을 작성할 수 있는 프로세스를 구현함으로써 상황을 바꿀 수 있습니다. 미국에서 수십 년 동안 성공적으로 사용된 입원 금지 명령 문서는 모든 사람이 '진짜 죽은 사람'을 소생시키려는 헛된 노력에 참여하는 불행을 피할 수 있게 해주었습니다.

4) 응급실 소생술 중 가족 입회

응급실에서 임종 중이거나 사망한 환자를 치료하려면 의료진, 가족, 때로는 환자의 참여가 필요합니다. 적시에 정보를 제공하고, 가족이 소생술을 목격할 수 있도록 하며, 가족에게 환자의 죽음을 준비하거나 알리는 일, 간병인을 돌보는 일 등 여러 가지 문제가 자주 발생합니다. 사랑하는 사람의 소식을 기다리는 사람들은 종종 적절하고 시기적절한 정보가 부족하다고 불평합니다.

또한, 대기실로 이동하지 않는 경우 환자가 격리되는 방은 소생술이 이루어지는 곳에서 어느 정도 떨어진 곳에 있는 경우가 많습니다. 가능하면 환자의 가족과 중요한 사람들을 위한 사적인 공간을 찾아서 제공하는 것이 우선시되어야 합니다. 일반적으로 간호사, 사회복지사, 성직자 등 팀원 한 명을 가족이나 중요한 사람에게 배정해야 합니다. 이를 통해 상실을 경험하는 사람들이 존엄한 죽음을 맞이할 수 있도록 가족과 팀원 간의 대인 관계를 발전시킬 수 있습니다.

(1) 소생술 중 가족 입회의 필요성

응급실에서 소생술이 필요한 환자는 사망하거나 사망 직전인 환자의 대부분을 차지합니다. 이 어려운 시기에 가족을 돕는 또 다른 방법은 주요 가족이 소생술 시도를 목격할 수 있도록 하는 것입니다. 소생술 중 가족 입회를 허용하면 가족의 불안감을 크게 줄이고, 응급실 직원이 환자의 임종을 위해 최선을 다하고 있음을 보여줄 수 있습니다.

목격자 소생술은 미국에서 수십 년 전 소아 중환자실과 일부 응급실에서 선구적으로 시행되었습니다. 1992년 Hanson과 Stranser는 응급실에서 소생술 중 가족 입회를 허용한 9년간의 결과를 설명하는 논문을 발표했습니다. 이 설명과 다른 연구는 어려운 상황에서 가족의 요구를 충족하는 방법에 대한 논의를 시작했습니다. 이는 응급 및 중환자실 간호사들이 수년 동안 지지하고 시행해 온 관행입니다.

1993년, 미국의 ENA는 임상진료지침을 발표했습니다: 이 지침은 여러 차례 개정되었으며 소생술 중 가족 입회에 대한 증거 기반 권장 사항을 포함하고 있습니다.

목격자 소생술 과정에는 가족 또는 중요한 다른 사람 한두 명에게 질문에 답할 수 있는 숙련된 임상의(간호사, 사회복지사, 성직자)와 함께 소생술을 참관하고 싶은지 물어보는 절차가 포함됩니다.

가족 참여자에게는 의료진을 방해해서는 안 되며 언제든지 원할 때 퇴장할 수 있다는 사실을 사전에 안내합니다. 소생술을 시행하는 동안 가족 입회를 허용한 부서의 경우 이러한 문제가 거의 발생하지 않았습니다. 소생술 팀은 "가족이 방에 있다."라는 말을 들었기 때문에 놀라지 않습니다.

(2) 소생술 중 가족 입회의 절차

1. 가족에게 소생 시도를 볼 것인지 물어봅니다.
2. 원하는 경우, 무엇을 보게 될 것인지에 대해 간략하게 브리핑하고, 질문에 답할 수 있는 지식이 풍부한 직원(일반적으로 원목, 사회복지사 또는 응급실 간호사)이 동행하도록 합니다.
3. 특히 노년층인 경우 의자를 제공하고 원하는 대로 나갔다가 다시 들어올 수 있도록 합니다.
4. 직원은 효과적인 소생술이 가능한 한 환자를 최대한 많이 덮으려고 노력해야 합니다.
5. 팀원에게 가족이 방에 있다는 사실을 알려야 합니다.
6. 소생술을 실시하는 동안 가족이 환자와 대화하고 만질 수 있도록 격려해야 합니다.
7. 환자의 사망을 선언하는 결정은 가족과 논의하는 경우가 많지만, 일반적으로 '이제 중단해야 한다'고 조언하는 형식으로 이루어집니다. 가족에게 소생술 중단 여부를 물어서는 안 되며, 이는 의학적 결정입니다.

가족이 있는 상태에서 소생술을 하는 동안 소생술 팀은 중요한 의사소통만 공유하고, 가끔 가족에게 설명을 제공하는 것 외에 직원은 자신이 하고 있는 일에 집중합니다.

응급실 직원만 참여하는 소생술의 경우, 경영진은 소생술 중 가족 입회를 부서 정책으로 정하여 의사와 간호 직원이 소생술에 '동참'하도록 장려할 수 있습니다.

또한 원목과 사회 복지 담당자가 이러한 노력을 지원하고 촉진하는 데 동의하도록 하는 것도 도움이 됩니다. 미국에서 소생술 및 기타 침습적 시술 중 가족의 입회는 지난 몇 년 동안 당연한 일이 되었습니다.

이러한 목격자의 존재는 일반적으로 소생 노력을 방해하지 않으며 종종 더 조용하고 효과적인 팀 노력으로 이어집니다.

경험에 따르면 응급실 소생 시도를 목격한 가족은 팀이 "충분히 노력했는지" 의심하지 않고, 환자가 "정말 죽었는지" 묻지 않으며, 죽음을 받아들이기 위해 응급실에서 보내는 시간이 줄어드는 것으로 나타났습니다.

또한 목격자는 다른 상황에서는 거의 발생하지 않는 상황인 응급실 팀의 노력에 감사할 수 있으며, 응급실 직원은 목격자에게 사망 사실을 '통지'할 필요가 없습니다.

경험에 따르면 주요 생존자가 소생술을 참관하도록 하는 과정은 EMS 요원이 이 요청을 접수 병원에 미리 알릴 때 가장 효과적일 때가 많습니다.

외상 팀이나 소아 중환자실 전문의 등 다른 사람이 참여하는 소생술의 경우, 가능한 실행에 관한 논의에 모든 팀원을 참여시키는 것이 중요합니다.

지원을 얻으려면 의료 제공자가 이 프로토콜 실행에 관한 논의에 참여해야 합니다. 경험에 따르면 응급실 직원들은 처음에는 이 정책을 시행하는 것을 꺼릴 수 있지만, 어느 정도 경험을 쌓은 후에는, 특히 자신의 노력에 대해 감사를 받는다는 것을 알게 되면 열렬한 지지자가 됩니다.

5) 응급실 사망자 사후 관리

(1) 사망 통지의 중요성

응급실 사망은 소생술을 시도한 후 또는 환자가 이송되어 공식적으로 사망이 선언된 후 발생할 수 있습니다. 특히 응급실에서 자주 발생하는 것처럼 갑작스럽고 예상치 못한 죽음은 환자의 가족과 친구들에게 큰 충격을 줍니다. 이들에게 죽음은 모든 뉘앙스가 기억 속에 새겨져 있는 인생을 바꾸는 중대한 사건입니다. 또한 응급실 직원들은 의식적으로 인식하지 못할 수도 있지만, 생명의 재난에 거의 지속적으로 노출되어 있기 때문에 이러한 상실감에 깊은 영향을 받을 수 있습니다.

갑작스럽고 예상치 못한 사망을 생존자에게 알리는 것은 응급 의료진의 업무에서 가장 어려운 부분 중 하나입니다. 사망 통지는 가족의 큰 상실감과 응급실 직원의 스트레스를 줄이기 위해 중요한 절차입니다. 대면이든 전화든 생존자에게 사망 사실을 알리는 것은 감정적으로 힘든 일입니다. 응급 의료진의 70%가 사망 통보를 개인적으로 힘들어한다고 답했습니다. 이는 의과대학에서 사망 통지 교육을 받은 의사가 절반에 불과하고, 레지던트 기간 중 사망 통지 교육을 받은 의사는 1/3에 불과하기 때문일 수 있습니다.

또한 응급실에서 사망 통보를 성공적으로 수행하는 데는 여러 가지 중요한 장벽이 있습니다(Box 4-13-2). 사망 통지 프로토콜은 응급실 직원이 생존자에게 전화 또는 직접 방문을 통해 통지해야 할 때 도움이 될 수 있습니다.

어떤 프로토콜도 모든 상황을 예상할 수 없으며, 모든 통지는 어떤 방식으로든 다를 수 있으며, 통지자가 고통 없이 나쁜 소식을 전할 수 있는 프로토콜은 없습니다. 하지만 사망 알림 프로토콜은 알림 담당자가 업무를 준비하고 예상되는 상황을 이해하는 데 도움이 될 수 있습니다. 직원 교육과 결합된 프로토콜은 생존자가 갑작스러운 사망 통보를 인식하고 대응하는 방식에 상당한 영향을 미쳤습니다.

(2) 전화 통지 프로토콜

이하는 미국에서 사용하는 전화통지 프로토콜을 소개합니다.

갑작스럽고 예상치 못한 사망이 발생한 후 첫 번째 단계는 생존자에게 연락하는 것입니다. 이는 대부분 전화를 통해 이루어져야 합니다. 그러나 응급실 직원과 생존자 사이에 지속적인 관계가 없기 때문에 통보는 물론 전화 연락도 문제가 될 수 있습니다.

생존자에게 전화하도록 지정된 사람은 자신의 신원을 밝히고 통화 상대방의 신원을 확인해야 합니다. 항상 성인과 대화하고, 정서적 또는 신체적 지원을 제공할 수 있는 사람이 있는지 확인해야 합니다.

응급실 직원이 전화로 사망 사실을 알려야 하는지에 대한 질문이 끊임없이 제기됩니다. 대부분의 미국인, 특히 현지에 거주하는 경우, 환자가 '위독'하다는 말을 들은 후 병원에 도착했을 때 사망 소식을 듣는 것을 선호합니다.

즉시 통보를 받기를 원하는 사람들의 대다수는 남성입니다. 현지에 있는 친척의 경우, 전화를 건 사람은 처음에 환자가 위독한 상태이며 면회를 요청한다고 말해야 합니다. 수신자가 필요한 연락처 정보를 모두 적어두었는지 확인하고, 다시 한 번 반복하도록 합니다. 환자가 사망했는지 여부를 묻는다면 반드시 알려주어야 합니다.

지역 밖의 친척에게 전화할 때는 사망 사실을 알려주세요. 이미 사망한 친척이 '위독'하거나 '임종 중'인 경우 절대 서둘러 곁으로 달려가야 하는 상황에 놓여서는 안 됩니다.

전화 메시지 시스템에 남길 수 있는 유일한 정보는 이름이나 직위(예: 조지 화이트의 아들)로 식별되는 특정인이 가능한 한 빨리 전화를 받아야 한다는 것뿐입니다. 다음 24시간 동안 연락이 가능한 사망 관련 정보를 가진 사람의 이름과 전화번호를 남깁니다. 이를 위해서는 호출기 번호나 병원 원목 또는 사회복지사의 전화번호를 알려주어야 할 수도 있습니다.

또한 각 교대 근무조가 다음 교대 근무조에게 관련 정보를 전달할 수 있는 시스템이 있어야 합니다. 응급실 전화 신고자를 교육하고 지원하는 프로토콜 및 기타 자료를 사용할 수 있습니다. 특히 예상치 못한 갑작스러운 사망이 발생한 경우 생존자 통보를 최적으로 하려면 직원들의 정서적 헌신과 개인적인 투자가 필요합니다.

또한 이 어려운 작업을 학습하고 알림의 품질을 측정할 수 있는 방법도 있어야 합니다.

프로토콜은 이 두 가지 목표를 달성합니다.

갑작스럽고 예상치 못한 사망을 유족에게 알리는 임무를 맡은 다른 전문가들뿐만 아니라 치유 분야의 많은 사람들에게 프로토콜은 복잡한 내용을 학습하는 표준 방법이 되었습니다. 물론 이러한 전문가들은 경험이 쌓이면서 개별 상황의 필요에 따라 프로토콜에서 벗어날 수도 있습니다.

프로토콜은 신고자와 사망 교육자 모두에게 구축할 수 있는 프레임워크를 제공합니다. 응급실 경영진은 이러한 프로토콜을 쉽게 사용할 수 있도록 하고, 교육 세션을 통해 시뮬레이션을 통해 프로토콜 사용을 연습하며, 이 어려운 작업을 수행할 때 발생하는 직원들의 불안에 대해 공개적으로 논의

Box 4-13-2 효과적인 응급실 사망 통보의 장벽

- 의료진과의 기존 관계없음
- 생존자 스트레스: 공포, 슬픔, 후회, 불안, 공황
- 시간: 직원은 시간이 제한되어 있고 다른 환자/위기 상황을 치료해야 하며 다른 결정을 내리기 위해 방해를 받을 수 있음
- 낯선 환경: 주변 환경, 소음, 냄새, 프라이버시 부족
- 생존자 상태/행동: 분노, 술 취함, 불신, 연락 불가, 문화적 또는 언어적 차이
- 의료진 스트레스: 나쁜 소식을 전달해야 하고, 부검을 요청해야 하며(또는 검시관 요구 사항에 대해 알려야 하고) 장기/조직 기증 요청, 다른 환자의 응급 상황 중에도 시간을 허용해야 함

해야 합니다.

사망 통보보다 더 어려운 것은 생존자에게 장기 및 조직 기증을 요청하는 것일 수 있지만, 이 경우에도 프로토콜이 유용할 수 있습니다. 다만, 이 과정은 매우 어렵기 때문에 특수 훈련을 받은 직원이 이 업무를 맡는 경우가 많습니다.

(3) 사망자 보기(고인 면회 프로토콜)

- 유족에게 열람을 원하는지 물어봅니다(사망자의 이름 사용).
- 그들이 보게 될 내용에 대해 준비시킵니다. 시신의 상태를 설명합니다(일반적으로 튜브가 삽입되어 있고 외상 후라면 약간의 손상이 있는 경우).
- 방에 들어가기 전에 일반적인 질문을 고려합니다(왜 눈을 감고 있지 않나요? 그 자국은 사라질까요? 입은 왜 열려 있나요?).
- 소생실에서 관람하는 경우 바닥을 청소하고 시신을 덮습니다. 생존자가 원할 경우 고인을 만질 수 있도록 손이나 발을 노출된 상태로 둡니다.
- 생존자가 시신을 보는 동안 곁에 머물러 있습니다. 고인의 손, 머리, 발을 만져도 된다는 것을 보여주기 위해 만져도 된다는 것을 알려줍니다. (생존자를 위한 표준 예방 조치를 착용하는 것은 일반적으로 선택 사항입니다.)
- 대부분의 소생술 장비는 그대로 두어 고인이 의료 조치를 받았음을 보여줍니다.
- 사망자가 어린이인 경우 부모 또는 간병인이 시신을 안고 있을 수 있습니다.

6) 응급실에서의 교육 및 관리 문제

응급실 관리자는 이러한 그룹을 위한 별도의 사망 통지 프로토콜이 존재하므로 이러한 교육 세션에 응급구조대원, 원목, 사회복지사를 참여시켜야 합니다. 또한, 교육 세션에서 이러한 다양한 전문가들의 경험과 의견은 이 자료 학습의 중요성에 대한 실질적인 검증을 제공합니다.

두 가지 다른 변화도 응급실 사망 후 스트레스를 줄이는 데 도움이 될 수 있습니다. 하나는 생존자가 고인을 면회하는 프로토콜을 개발하고, 이 과정을 지원할 인력을 교육하는 것입니다. 이 관행은 병적으로 보일 수 있지만, 유족이 사랑하는 사람이 '아직 살아 있는지' 궁금해하는 일반적인 경험을 예방할 수 있습니다.

또 다른 관행은 유명 환자나 언론의 주목을 받을 가능성이 있는 환자의 사망 후 언론의 문의와 인터뷰 요청에 효과적으로 대처할 수 있는 미디어 교육을 받은 직원을 병원 공보실에서 대기시켜 두는 것입니다.

가장 어려운 문제 중 하나는 재정적 투자(또는 많은 창의력)가 필요하기 때문에 소생 시도 중에 사망 통보를 받고 소식을 기다리는 친척들을 위한 가족실을 마련하는 것입니다. 이 방은 소생 구역 근처, 화장실과 가까운 곳에 위치해야 하며 전화, 휴지, 어린 자녀를 위한 장난감, 프라이버시를 위한 문이 있어야 합니다.

갑작스럽거나 예상되는 사망을 관리하려면 팀의 노력이 필요하다는 점을 기억하는 것이 중요합니다. 또한 팀의 필요를 고려하고 팀을 지원하고 위로할 수 있는 자원을 확보하는 것이 필수적입니다.

(1) 교육의 중요성

응급실에서의 사망과 관련된 문제를 해결하려면 시간과 노력, 인내가 필요합니다. 사망자의 유족을 지원하는 것뿐만 아니라, 치료를 제공한 직원의 필요를 지원하는 것이 필요합니다. 이는 시간을 투자할 만한 가치가 있습니다.

사망자의 유족을 지원하는 것 외에도 치료를 제공한 직원의 필요를 지원하는 것이 필요합니다. 앞서 언급했듯이 모든 사망은 응급실에 부담을 줄 수 있습니다. 그러나 어떤 사건은 다른 사건보다 더 큰 스트레스를 줍니다.

'중대한 사건'은 개인의 평소 효과적인 대처 능력을 압도할 만큼 스트레스가 큰 사건으로 설명할 수 있습니다. 중대한 사건은 일반적인 인간 경험의 범위를 벗어나는 갑작스럽고 강력한 사건입니다. 특히 자녀, 동료, 법 집행관 또는 응급 구

조대원의 갑작스러운 사망은 중대 사건을 유발할 수 있습니다.

(2) 중대한 사건 스트레스 관리

미국의 경우에 응급 상황 도구 상자에 추가해야 할 유용한 도구는 중대 사건 스트레스 관리 critical incident stress management, CISM 팀입니다. 이 팀은 응급실 직원뿐만 아니라 사고에 관련된 EMS, 소방, 경찰 요원이 환자의 사망을 받아들이는 데 도움을 줄 수 있습니다.

7) 결론

죽음은 응급실 진료에 내재되어 있으며, 직원과 유족의 스트레스를 줄이는 동시에 환자의 임종과 죽음의 과정을 자비로운 과정으로 만드는 것이 중요합니다.

REFERENCE

1. Adamowski K, Dickinson G, Weitzman B, et al. Sudden unexpected death in the emergency department: caring for the survivors. CMAJ. 1993;149(10):1445-51.
2. American College of Emergency Physicians [Internet]. Emergency department palliative care: information paper [cited 2020 Jul 23]. Available from: https://www.acep.org/globalassets/uploads/uploaded-files/acep/clinical-and-practice-management/ resources/ administration/ palliative_care_ip_final_june2012_edited.pdf
3. Barbera L, Taylor C, Dudgeon D. Why do patients with cancer visit the emergency department near the end of life? CMAJ. 2010;182(6):563-8.
4. Barbera L, Taylor C, Dudgeon D. Why do patients with cancer visit the emergency department near the end of life? CMAJ. 2010;182(6):563-8.
5. Beckstarn RL, Rasmussen RJ, Luthy KE, et al. Emergency nurses' perception of department design as an obstacle to providing end-of-life care. J Emerg Nurs. 2012;38:e27-32.
6. Decker K, Lee S, Morphet J. The experience of emergency nurses in providing end-of-life care to patients in the emergency department. Aus Emerg Nurs J. 2015;18(2):68-74.
7. Del Mar Diaz-Cotes M, Granero-Molina J, Hernandez-Padilla JM, et al. Promoting dignified end-of-life care in the emergency department: a qualitative study. Int Emerg Nurs. 2018;37:23-8.
8. Dobalian A. Nursing facility compliance with do-not-hospitalize orders. Gerontologist. 2004;44(2):159-65.
9. Emergency Nurses Association [Internet]. Palliative and end-of-life care in the emergency department [cited 2020 Jul 25]. Available from: https://www.ena.org/docs/default-source/resource-library/practice-resources/position-statements/palliativeendoflifecare.pdf?sfvrsn=1777bb45_8
10. Emergency Nurses Association, American Academy of Pediatrics, American College of Emergency Physicians [Internet]. Death of child in the emergency department [cited 2018 May 20]. Available from: https://www.ena.org/docs/default-source/resource-library/practice-resources/white-papers/deathofachildined-joint-technicalreport.pdf? sfvrsn=b78f4ea3_4
11. ENA Emergency Nursing Resources Development Committee [Internet]. Clinical Practice Guideline: Family Presence during Invasive Procedures and Resuscitation [cited 2020 May 20]. Available from: https://www.ena.org/docs/default-source/resource-library/practice-resources/cpg/familypresencecpg3eaabb7c-f0414584ac2291feba3be481.pdf?sfvrsn=9c167fc6_12
12. FindLaw [Internet]. Arizona Revised Statutes Title 36. Public Health and Safety § 36-3205. Health care providers; immunity from liability; conditions [cited 2018 Jun 4]. Available from: https://codes.findlaw.com/az/title-36-public-health-and-safety/az-rev-st-sect-36-3205.html.
13. Galenpress [Internet]. ARS. Sample health care power of attorney [cited 2019 Jun 4]. Available from: www.galenpress.com/extras/extra1.htm.
14. Hanson C, Stranser D. Family presence during cardiopulmonary resuscitation: Foote hospital emergency department's nine-year perspective. J Emerg Nurs. 1992;18:104-6.
15. Iserson KV. A simplified prehospital advance directive law: Arizona's approach. Ann Emerg Med. 1993;22(11):1703-10.
16. Iserson KV. Death to Dust: What Happens to Dead Bodies? 2nd ed. Tucson, Ariz: Galen Press, Ltd; 2001: 33.
17. Iserson KV. Grave Words: Notifying Survivors About Unexpected Deaths. Tucson, Ariz: Galen Press, Ltd; 1999.
18. Iserson KV. Pocket Protocols: Notifying Survivors About Sudden Unexpected Deaths. Tucson, Ariz: Galen Press, Ltd; 1999.
19. McEwan A, Silverberg JZ. Palliative care in the emergency department. Emerg Med Clin North Am. 2016;34(3):667-85.
20. Mitchell SL, Teno JM, Intrator O, et al. Decisions to forgo hospitalization in advanced dementia: a nationwide study. J Am Geriatr Soc. 2007;55(3):432-8.
21. National POLST [Internet]. Form [cited 2020 Jun 26]. Available from: https://polst.org/wp-content/uploads/2020/05/2020.05.11-National-POLST-Form-with-Instructions.pdf
22. National POLST [Internet]. Form-with-Instructions-r2. Available from: https://polst.org/wp-content/uploads/2021/03/2020.05.11-

National-POLST-Form-with-Instructions-r2.pdf
23. National POLST [Internet]. Paradigm Map [cited 2020 Jul 26]. Available from: https://polst.org/programs-in-your-state/
24. National POLST [Internet]. POLST and Advance Directives [cited 2020 Jul 23]. Available from: https://polst.org/polst-and-advance-directives/
25. Olsen JC, Buenefe ML, Falco WD. Death in the emergency department. Ann Emerg Med. 1998;31(6):758-65.
26. Pekmezaris R, Breuer L, Zaballero A, et al. Predictors of site of death of end-of-life patients: the importance of specificity in advance directives. J Palliat Med. 2004;7:9-17.
27. Researchgate [Internet]. A literature review on care at the end-of-life in the emergency department [cited 2019 Apr 8]. Available from: https://www.researchgate.net/publication/224006717_A_Literature_Review_on_Care_at_the_End-of-Life_in_the_Emergency_Department.
28. Solberg L, Hincapie-Echeverri J. Palliative care in the emergency department. Crit Care Nurs Clin N Am. 2015;27(3):355-68.
29. US Department of Health and Human Services [Internet]. Critical incident stress management [cited 2020 Jul 26]. Available from: https://foh.psc.gov/NYCU/CISMInfo.asp.
30. Wolfram RW, Timmel DJ, Doyle CR, et al. Incorporation of a "Coping With the Death of a Child" module into Pediatric Advanced Life Support (PALS) curriculum. Acad Emerg Med. 1998;5(3):242-6.
31. World Health Organization [Internet]. Definition of palliative care [cited 2020 Jul 23]. Available from: http://www.who.int/cancer/palliative/definition/en/

14.

오피오이드 감소 이니셔티브의 실질적인 구현

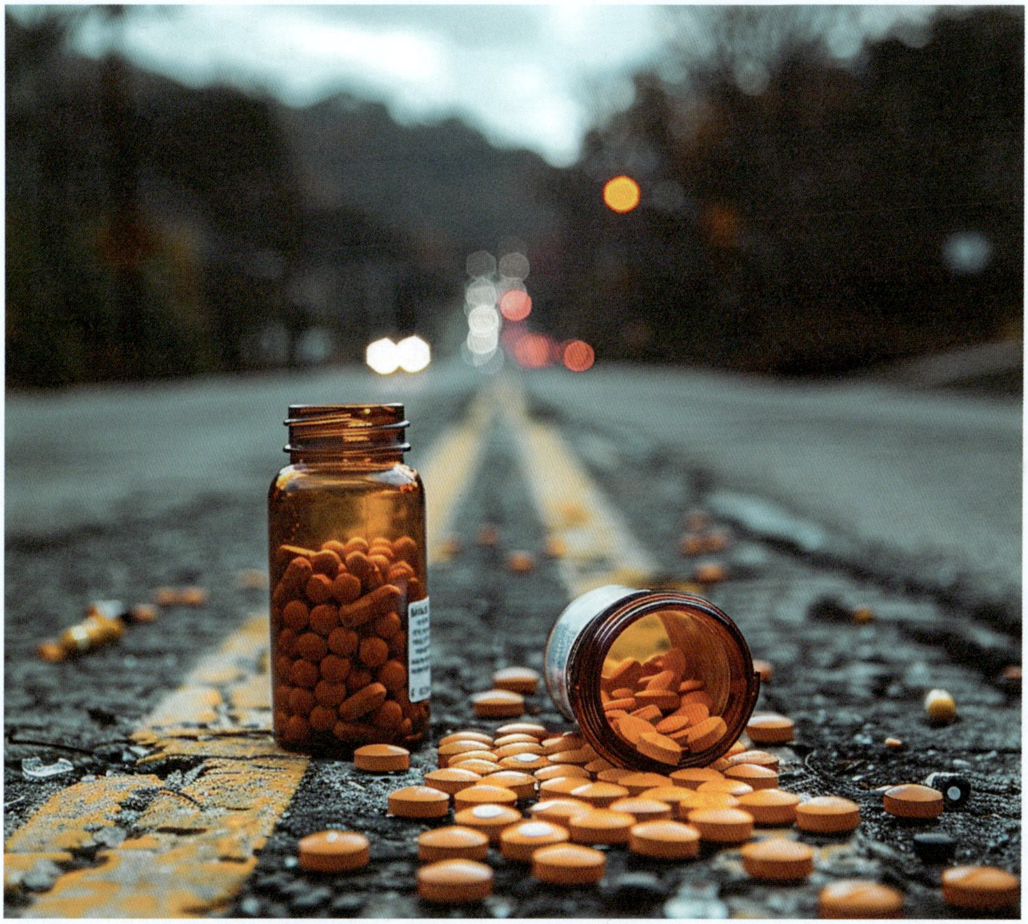

학습목표

1. 응급 의학에서 오피오이드 감소 이니셔티브의 중요성을 이해한다.
2. 오피오이드 처방과 남용을 줄이기 위한 전략을 실행하는 방법을 학습한다.
3. 응급 상황에서 적용 가능한 대체 통증 관리 기술을 탐구한다.

1) 서론: 오피오이드 전염병의 개요

오피오이드 전염병은 최근 몇 년간 미국이 직면한 가장 큰 공중 보건 위기 중 하나로, 모든 사회 경제적 계층, 지리적 위치, 인종에 걸쳐 광범위하게 영향을 미치고 있습니다. 오피오이드 전염병은 중독, 의존, 통각 과민, 남용 등 여러 장기 사용 장애를 포괄하며, 환자들은 종종 중복되는 장애로 고통받습니다. 이 위기는 1990년대 중반부터 오피오이드 처방이 꾸준히 증가하기 시작하여 2010년까지 오피오이드 처방이 4배로 증가한 데서 기인합니다.

2) 오피오이드 관련 사망 및 오용 현황

2016년에만 오피오이드와 관련된 약물 과다 복용으로 약 42,000명의 미국인이 사망하였으며, 이는 매일 115명 이상의 사망자가 발생하는 수치입니다. 약물 과다복용은 현재 50세 미만 미국인의 예방 가능한 사망 원인 중 가장 흔한 원인으로 꼽히고 있습니다. 현재 처방 오피오이드를 오용하거나 남용하는 미국인은 약 200만 명으로 추산되며, 최근에는 헤로인 및 펜타닐 유사체와 같은 불법 오피오이드로 인한 사망자 수가 처방 오피오이드로 인한 사망자 수를 넘어섰습니다.

3) 응급실에서의 오피오이드 처방 현황

미국에서는 환자가 응급실 ED을 찾는 가장 흔한 이유는 통증이지만, 응급의학과 의사는 전국적으로 오피오이드 처방의 5% 미만을 담당하고 있습니다. 그러나 통증 관리의 관행을 개선하기 위한 노력의 일환으로 응급실 전용 비오피오이드 알고리즘과 기관 및 주정부가 승인한 모범 진료 지침이 개발되었습니다. 비오피오이드 요법에 대한 관심이 증가함에 따라 의료진은 통증 환자의 급성 관리에 전통적으로 사용되지 않았던 약물과 기술을 사용할 수 있는 길이 열렸습니다.

4) 통증 관리 접근법의 진화

통증 관리에 대한 다중 모드, 근거 기반, 체계적인 접근 방식이라는 개념은 응급 의사가 통증이 있는 오피오이드 무경험자와 오피오이드 내성 환자 모두에서 처방 오피오이드에 대한 불필요한 노출을 줄이기 위해 대안을 먼저 활용할 수 있도록 해줍니다. 또한, 오피오이드 장기 복용 환자 관리에서 응급 의사의 역할이 진화하고 있어 이 질환의 복잡한 스펙트럼에 대한 더 큰 이해가 요구되고 있습니다. 예를 들어, 급성 중증 오피오이드 금단 관리를 위해 부프레노르핀과 같은 약물의 사용을 뒷받침하는 증거가 증가하고 있습니다.

5) 위해 감소 이니셔티브의 중요성

응급실은 날록손 조제 프로그램을 시행하거나 지역 주사침 교환 프로그램과의 협력을 통해 임상 진료에 위해 감소를 통합할 수 있습니다. 위해 감소 이니셔티브는 오피오이드 사용 장애 환자에게 생명을 구할 수 있는 중요하고 잠재적인 자원과 정보를 제공할 수 있습니다.

6) 처방 오피오이드 감소 전략

오피오이드 위험 평가의 기본 원칙은 오피오이드 진통제로 인한 부작용, 특히 중독이 발생할 가능성이 있다는 명백한 징후가 거의 없다는 사실을 이해하는 것입니다. 더 중요한 것은 위험 요인이 없는 많은 환자가 장기적인 결과를 겪기 때문에 기준 위험을 적절하게 정의할 수 없을 것으로 보입니다.

특히 급성 통증 관리의 경우 오피오이드를 절대적으로 피하는 것은 비현실적인 선택이므로, 장기적인 의존 가능성을 줄이기 위해 사용 가능한 원칙과 도구를 사용하는 것이 목표입니다.

장기 사용은 종종 의료적으로 제공된 오피오이드로 시작되는 경우가 많으므로, 오피오이드는 신중하게 처방되어야 합니다. 오피오이드 경험이 없는 환자는 분명히 정의되지 않은 위험이 있으므로 이 환자군을 관리할 때 이러한 약제를 보수적으로 사용해야 할 필요성이 강조됩니다.

역설적이게도, 위험성이 정의된 유일한 환자는 오피오이드 사용 장애 병력이 있는 환자입니다. 이전 오피오이드 사용, 미사용, 잠재적 비정상적 사용 여부를 판단하는 데 도움이 되는 정보는 각 주의 처방약 모니터링 프로그램 prescribed drug monitoring program, PDMP을 조회하여 얻을 수 있습니다. 이러한 종단적 온라인 데이터베이스는 수년에 걸쳐 규제 약물의 개별 조제를 추적하고 환자의 오피오이드 사용 이력에 대한 귀중한 정보를 제공합니다.

많은 주에서는 의료진이 규제 약물을 처방하기 전에 PDMP를 참조하도록 요구합니다. 접근 가능한 경우 주변 주의 데이터베이스를 확인하는 것도 중요합니다.

7) 오피오이드 사용 지침의 발전

이 이론은 입증되지 않았지만, 대부분의 사람들은 급성 중증 통증에 사용되는 오피오이드가 장기 사용을 유발할 가능성이 적다고 생각하며, 대부분의 중증 통증 환자에게 비경구 오피오이드가 여전히 초기 치료제로 선택되고 있습니다. 그 후 통증이 견딜 수 있게 되면 경구용 오피오이드 또는 대체 진통제를 사용할 수 있으며, 이 과정은 일반적으로 3~5일 정도 걸립니다.

오피오이드는 일반적으로 발목 염좌로 인한 통증과 같은 중증도가 아닌 통증에는 사용하지 않습니다. 대부분의 응급실 및 수술 후 오피오이드 지침은 적절한 환자 선택, 투여량 및 치료 기간을 통한 노출 최소화에 중점을 둡니다. 그러나 의료 시스템이 오피오이드 사용을 줄이는 데 실패하자 미국 내 많은 주에서 급성 통증 환자에 대한 처방 제한을 시행하고 있습니다. 뉴욕에서는 7일을 초과하여 처방할 수 없으며, 뉴저지에서는 5일로 제한하고 있습니다.

8) 의사 결정 지원의 중요성

대부분의 지침은 필요한 최단 기간 동안 가장 낮은 유효 용량을 사용하도록 요구하지만, 여기에 도입된 주관성은 비정상적인 처방 기회를 허용합니다. 이러한 지침은 오피오이드 사용을 줄이는 데 유용하고 처방자에게 유용하며 환자 결과에 부정적인 영향을 미치지 않는 것으로 입증되었습니다. 전자 건강 기록 electronic health record, EHR에서 기본 처방량을 줄이면 처방되는 양(알약 수)을 줄일 수 있으며 결과에 부정적인 영향을 미치지 않는 것으로 보입니다.

흥미롭게도 기본값을 모두 제거하면 오피오이드 처방량이 약간 증가하는 것으로 보입니다. 효과적인 의사 결정 지원을 통해 특정 오피오이드를 기본적으로 주문하거나 모범 사례 알림을 사용하여 대체 통증 관리 전략을 추천할 수 있습니다.

또한 그룹 내 개인의 상황에 맞는 처방자의 피드백은 처방 행동을 정상화할 수 있습니다. 그러나 일부 임상의는 통증 관리에서 오피오이드의 역할에 대한 고정된 믿음으로 인해 관행을 바꾸지 않으려 할 수 있습니다.

9) 환자와의 소통 중요성

만성 통증에 대한 오피오이드 장기 사용에는 일반적으로 위험, 이점, 목표 및 종료 전략이 나열된 환자-제공자 동의서 사용이 포함되지만, 단기간 사용하더라도 오피오이드를 처방하기 전에 이 정보를 환자에게 전달해야 합니다. 의도하지 않은 결과로는 남용, 중독, 의존, 통각 과민 등이 있으며, 이러한 결과들은 각각 개인의 사용을 쉽게 중단할 수 있는 능력을 제한합니다.

단기 오피오이드 사용의 이점은 널리 인정되지만 종종 과대평가되기도 하지만, 만성 통증 질환에 대한 이러한 약물의 효과를 뒷받침하는 데이터는 제한적이며 일반적으로 부정적입니다. 교육을 많이 받은 환자들은 위험과 이득의 균형에 대한 설명을 들으면 오피오이드 진통제를 거부하는 경우가 많습니다.

현재 오피오이드 진통제를 장기 사용 중인 환자(또는 정신장애 진단 및 통계 편람 5판에 설명된 대로 오피오이드 사용 장애)의 경우, 추가적인 오피오이드 진통제의 합법적인 필요성과 비진통적 이유(예: 도취를 위한 남용, 의존으로 인한 금단)로 인한 전환을 명확히 구분해야 합니다. 현재 회복 중인 오피오이드 중독 병력이 있는 환자에게는 극도로 주의해서 꼭 필요한 경우에만 오피오이드를 제공해야 합니다.

10) 오피오이드 관리 전략

(1) 환자 중심 전략

- 공동 의사 결정에 참여: 오피오이드 유형, 용량, 경로 및 대체제
  - 장단기 부작용
  - 남용, 의존성, 통각 과민증 발생 가능성 및 중독 가능성
- 적절한 오피오이드 보관 및 폐기에 대한 상담
- 기존 오피오이드 사용 장애에 대한 상담 및 치료 의뢰

(2) 의사 중심 전략

- 응급실에서 비오피오이드 및 오피오이드 진통제 병용 고려
- 응급실 및 퇴원 시 경증에서 중등도 통증에 한해 즉시 방출(속효성) 경구 오피오이드의 활용
- 응급실에서 비경구 및 경구 투여를 위한 1차 오피오이드로 황산 모르핀 활용
- 퇴원 시 최소 유효 용량으로 최단 유효 코스 처방(보통

3일간 즉시 방출 오피오이드)

- 응급실 투여를 없애고 하이드로모폰을 처방, 옥시코돈, 하이드로코돈, 코데인, 트라마돌 처방 제거
- 처방 약물 모니터링 프로그램을 조회하여 과다 복용량 및 위험한 약물 조합 식별
- 장기 사용 장애 환자 식별 및 응급실에서 서브옥손으로 약물 보조 치료 고려

(3) 부서 중심 전략

- 비약물학적 방법을 결합하여 증후군별 통증 관리 프로토콜 생성, 비오피오이드 및 오피오이드 진통제
- 오피오이드 진통제를 모르핀 밀리그램 등가물로 전환
- EHR에서 기본값 사용
- 월간 교수진 오피오이드 처방 데이터 검토
- 부서별 통증 관리 프로토콜 작성

11) 다학제적 오피오이드 관리 프로그램

2018년 공동 위원회 규정은 안전한 오피오이드 관행을 만들기 위한 리더십 그룹 개발을 권장합니다. 이러한 의도는 좋지만, 안전한 오피오이드 사용에서 오피오이드 대체제로의 전환은 공중 보건에 더 도움이 될 수 있습니다. 많은 보건 시스템에서 이러한 리더십 그룹을 다학제적 오피오이드 관리 프로그램으로 구성하여 오피오이드, 대체(비오피오이드, 비약물학적) 옵션, 피해 감소 전략, 중독 치료가 연속성을 따라 공존하는 방식으로 진행하고 있습니다.

12) 오피오이드 대체 통증 관리

오피오이드 대체 통증 관리에 대한 관심이 높아지면서 혁신적인 응급 처치 모델이 개발되고 있습니다. 많은 접근법이 개발되었으며, 특히 채널-효소-수용체 표적 진통제 channel-enzyme-receptor-targeted analgesics, CERTA 원칙과 오피오이드 대체 프로그램 alternatives to opioids program, ALTO이 대표적입니다. 이에 대한 자세한 내용은 표 4-14-1 및 표 4-14-2에 나와 있습니다.

CERTA 개념은 통증의 신경생물학적 측면에 대한 향상된 이해를 기반으로 합니다. 이 표적 환자 중심 진통법은 비오피오이드 진통제와 오피오이드의 신중한 사용 조합을 활

표 4-14-1 급성 통증 관리 프로토콜

1. 두통/편두통 메토클로프라미드, 케토롤락 사용 • 50% 미만 완화 시: 마그네슘 1 g, 발프로산 500 mg IV, 덱사메타손 4-8 mg IV • 50% 미만 완화 시: 할로페리돌 2.5-5 mg IV • 50% 미만 완화 시: 신경과 진찰과 함께 관찰
2. 사지 골절 또는 탈구 아산화질소 + 비강 내 케타민 사용 • 차단을 위해 설정: 초음파 유도 국소 마취
3. 근골격계 통증 이부프로펜 + 아세트아미노펜 사용 • 리도카인 5% 또는 디클로페낙 패치 • 사이클로벤자프린 또는 디아제팜 • 트리거 포인트 또는 기타 연조직 주사
4. 요추 방사통 이부프로펜 + 아세트아미노펜 사용 • 사이클로벤자프린 또는 디아제팜 • 가바펜틴 • 리도카인 5% 패치 • 케타민
5. 신통 renal colic 케토롤락, 아세트아미노펜 + 정맥 수액 사용 • Cardiac 리도카인 1.5 mg/kg 정맥주사, 최대 200 mg

표 4-14-2 CERTA 개념

대상 부위
1. 나트륨 채널 차단제 • 국소 마취제 사용 – 급성 근골격계 통증(골절, 탈구, 아탈구, 근육 염좌, 긴장, 경련[트리거]) – 급성 연조직 통증(열상, 농양, 이물질) – 급성 내장 통증(신장 산통) – 급성 신경 병성 통증(급성 헤르페스 신경통) – 급성 각막 찰과상(테트라 카인) – 만성 근골격계 통증(류마티스 관절염, 골관절염의 플레어) – 만성 신경 병성 통증(헤르페스 후 신경통, 삼차 신경통) – **사용 약물**: 아르티 카인 4%, 에피네프린이 없는 부피바카인 0.25%-0.5%, 에피네프린 있는 리도카인 0.5%-2%, 테트라카인 안약 0.5% 등
2. 칼슘 채널 (중추) 차단제 • 급성 및 만성 통증 관리 – 급성 수술 후 통증 – 급성 신경 병성 통증 – 만성 신경 병성 통증 (신경 마비, 신경통, 당뇨병성 신경 병증, 포진 후 신경 병증 등) – 급성 근골격계 통증 (염좌, 긴장, 타박상, 골절, 탈구, 아탈구 등) – **사용 약물**: 가바펜틴, 프레가발린, 이부프로펜, 나프록센, 디클로페낙 등

3. 중추 알파-1, 알파-2 수용체 작용제
- 급성 통증 및 만성 통증 관리
  - 급성 통증 (신경병증성)
  - 만성 통증 (신경병증성 통증, 혈관 폐쇄성 겸상 적혈구 통증 위기)
  - **사용 약물**: 클로니딘, 덱스메데토미딘

4. D1 및 D2 수용체 길항제
- 급성 및 만성 통증 관리
  - 급성 통증 (편두통)
  - 만성 복통, 주기적 구토 증후군
  - **사용 약물**: 할로페리돌, 드로페리돌, 메토클로프라미드 등

5. GABA 수용체 작용제/NMDA 길항제
- 난치성 편두통 관리
  - **사용 약물**: 프로포폴

6. 5HT-2, 5HT-3 수용체 길항제
- 급성 및 만성 통증 관리
  - 급성 통증 (편두통)
  - 만성 복통, 주기적 구토 증후군
  - **사용 약물**: 메토클로프라미드, 할돌, 드로페리돌

7. 1 작용제
- 급성 통증 관리
  - 급성 통증 (편두통, 군발성 두통)
  - **사용 약물**: 수마트립탄

8. 5HT-NMDA/글루타메이트 수용체 길항제
- 급성 외상성/비외상성 통증 관리
  - 복부/옆구리/요통, 근골격계 통증 (염좌, 긴장, 타박상, 골절 등)
  - 급성/만성 신경병증성 통증
  - 겸상 적혈구 질환의 혈관 폐쇄성 통증 위기
  - 오피오이드 내성 통증 상태
  - 오피오이드 유발 통각 과민 상태
  - 암 관련 통증
  - **사용 약물**: 케타민, 마그네슘

9. 오피오이드 수용체 작용제 (Mu-수용체)
- 급성 외상성 근골격계 통증 관리
  - 급성 내장 통증 (복통, 신장 산통 등)
  - 급성 외상성 통증
  - 암 관련 통증
  - **사용 약물**: 모르핀, 하이드로모르폰, 펜타닐

10. TRPV1 수용체 작용제
- 근골격계 통증 및 연조직 통증 관리
  - 염좌, 긴장, 타박상, 골절 등
  - 근골격계 통증
  - **사용 약물**: 아세트아미노펜, 캡사이신

11. 휘발성 마취제 (내인성 오피오이드 수용체 작용제)
- 급성 근골격계 통증 관리
  - 골절, 탈구, 연조직 통증 질환 등
  - **사용 약물**: 아산화질소

용합니다. 서로 다른 표적 부위에 작용하는 여러 종류의 진통제를 혼합하여 사용하면 개별 약제만 사용할 때보다 더 큰 통증 완화 효과를 얻을 수 있습니다. 이 접근법은 또한 개별 약물의 용량을 줄여 잠재적으로 부작용을 줄이고 입원 기간을 단축하며 ED 처리량을 개선할 수 있습니다.

ALTO 프로그램은 응급실에서 흔히 볼 수 있는 급성 통증 질환의 관리를 지원하는 혁신적인 증후군별 오피오이드 절약 알고리즘을 의사에게 제공합니다. 오피오이드 대체제의 사용은 미국 전국의 응급실에서 빠르게 채택되어 이러한 약물을 2차 또는 구급약으로 예약하고 있습니다.

이러한 프로그램의 궁극적인 목표는 환자별 통증 증후군 표적 진통을 촉진하는 동시에 응급실 임상의의 진통제 사용 폭을 넓히는 것입니다.

13) 프로그램 개발

새로운 치료 전략은 응급실 외부의 다른 임상의사 및 직원과 협력하여 시행해야 합니다. 예를 들어, 약국 리더십은 임상의가 조제 고려 사항, 약물 재고 및 용량 적절성에 관한 적절한 알고리즘을 구축하는 데 도움을 줄 수 있습니다. 또한 임상적 의사 결정 지원과 직원 교육을 제공할 수 있습니다. 사용 편의성은 실제 구현에 있어 매우 중요한 부분이기 때문에 약국은 이 전략의 초석입니다.

(1) ALTO 접근법

ALTO 접근법을 시행하려면 응급실 팀의 준비, 교육, 헌신이 필요합니다. 모든 파괴적 혁신과 마찬가지로 응급의학과 의사와 간호사 영역 모두에서 이러한 변화에 대한 열정을 가진 챔피언을 지정하는 것이 좋습니다. 경우에 따라 응급실에서는 특정 개인에게 이러한 변화 노력을 맡기고 조수 또는 부의료/간호 책임자로 임명하기도 합니다.

① 의사 교육

ALTO 프로그램이 효과적이려면 팀의 모든 응급의학과 전문의와 고급 진료 제공자가 균일하게(또는 거의 균일하게) 채택하고 실행하는 합의된 접근 방식을 나타내야 합니다. 이를 위해서는 모든 임상의에게 CERTA 및 ALTO 원칙에 대한 교육이 필요합니다.

② 간호 교육

간호사를 대상으로 한 교육은 특히 중요합니다. 간호사 교육자는 변화를 주도하는 데 관심이 있는 간호사 챔피언을 발굴하고 그들과 협력해야 합니다. 특정 약물의 투여와 관련하여 규제 장벽이 있을 수 있습니다. 대표적인 문제 약물로는 아해리성 케타민SDK이 있습니다.

③ 정보 기술

응급실 또는 의료 시스템 내의 정보 기술 IT 팀은 새로운 프로그램의 성공에 크게 기여할 수 있습니다. IT 팀의 지원과 함께 EHR에 정교한 통증 관리 주문 세트를 구현하면 오피오이드 대체제의 사용을 촉진할 수 있습니다.

④ 의료 시스템과의 협업

의료 시스템 내 협업을 통해 치료 전환을 개선하고 퇴원 또는 입원 환자의 적절한 후속 조치를 보장할 수 있습니다.

⑤ 실행 장벽

응급실 외부의 전문 분야는 전통적으로 특정 중재법을 '소유'해 왔으며 응급실에서의 사용 필요성에 동의하지 않을 수 있습니다. 관리상의 장벽이 있는 약물의 일반적인 예로는 흡입 아산화질소, SDK, 초음파 유도 국소 마취USRA 등이 있습니다. 이러한 대안의 실현 가능성을 평가할 때는 여러 분야의 협력이 필요하기 때문에 부서 리더의 지원이 중요합니다.

⑥ 유해성 감소

2011년에는 약 660만 명의 미국인이 평생 동안 정맥주사를 사용한 것으로 추정되며, 지난 한 해 동안 774,434명의 미국인이 정맥주사를 사용했다고 인정한 것으로 나타났습니다. 정맥주사 약물 사용은 현재 새로운 C형 간염 감염의 가장 큰 원인이며 HIV의 두 번째 주요 원인입니다. 피해 감소는 약물 사용과 관련된 부정적인 결과를 줄이기 위한 실용적인 전략과 아이디어입니다. 목표는 환자에게 약물 사용을 자제하도록 동기를 부여하는 것이 아니라 약물 사용의 위험을 줄이는 상담과 중재를 제공하는 것입니다.

⑦ 환자 및 직원 교육하기

표 4-14-3 은 여러 피해 감소 기관에 대한 빠른 안내서 역할을 하지만, 그 외에도 다양한 리소스를 통해 더 많은 정보를 찾을 수 있습니다. 표 4-14-4는 날록손을 처방해야 하는 대상에 대한 2015 ACEP 정책을 나타냅니다.

표 4-14-3 주요 피해 감소 중재

- 약물 과다 복용 예방
  - 절대로 혼자 사용하지 말고 목격자가 있는 환경이나 술에 취하지 않은 친구와 함께 사용
  - 새로운 제품을 사용하는 경우 테스터 주사를 사용
  - 펜타닐 테스트 스트립 활용
  - 약물을 혼합하지 말 것
  - 날록손 제공 및 사용 권장
- 침습성 세균 감염 예방
  - 항상 새 멸균 장비 사용
  - 멸균된 물 공급 장치 사용
  - 주입된 약물을 살균
  - 피부 삽입 전 주삿바늘 핥지 않도록 주의
  - 주사 부위 소독 및 비누와 물로 세척
  - 고위험 부위(사타구니, 목, 손등)에 주사하지 말 것
- 바이러스 감염 예방
  - 항상 새 멸균 장비 사용
  - 장비(바늘, 주사기 등) 공유하지 말 것

ㅍHIV, C형간염, B형간염 검사 및 치료

- 중대한 개입
  - 환자에게 주사기 교환 프로그램 소개

표 4-14-4 날록손을 처방해야 하는 대상에 대한 2015 ACEP 정책

- 오피오이드 중독 또는 중독 후 응급실에서 퇴원한 경우
- 고용량 오피오이드 복용 또는 만성 통증 관리 중인 경우
- 순환 오피오이드 약물 요법 중인 경우
- 약물 남용 병력이 있는 경우
- 서방형/장기 지속형 오피오이드 제제를 사용하는 경우
- 의무적인 오피오이드 해독 또는 금욕 프로그램을 이수한 경우
- 최근 수감에서 출소한 후 오피오이드 남용 병력이 있는 경우

14) 약물 지원 치료

응급실은 기관 및 지역 치료 센터와 협력하여, 퇴원 전에 환자와 함께 치료를 제공하는 따뜻한 핸드오프 모델을 사용할 수 있습니다. 약물 보조 치료 medication-assisted treatment, MAT의 짧은 과정은 성공적인 참여를 위한 최상의 기회를 제공합니다.

부프레노르핀과 메타돈 활용: MAT에서 널리 사용되며, 환자의 갈망과 금단 증상을 줄일 수 있습니다.

부프레노르핀 투여: 덜 집중적으로 조절되며, 익숙하지 않은 환자에게 안전하게 투여할 수 있습니다. 중등도의 오피오이드 금단 증상을 보이는 환자에게 적절한 투여량을 통해 안전하게 퇴원할 수 있습니다.

15) 지역사회 지원 및 소통

안전한 오피오이드 사용, 피해 감소, 오피오이드 사용 장애 치료에 대한 프로그램이 확산되면서 새로운 서비스 및 정책 변화에 대한 소통이 중요합니다.

16) 결론

응급실은 오피오이드 사용 장애의 예방과 치료에 있어 중요한 역할을 할 수 있습니다. 응급의학과 의사는 다양한 복합 프로토콜을 통해 오피오이드 노출을 예방하고 장기 사용을 방지할 수 있으며, 급성 오피오이드 금단 환자를 효과적으로 치료할 수 있습니다. 또한, 날록손 처방과 안전한 주사에 대한 교육을 통해, 정맥주사 오피오이드 남용과 관련된 이환율과 사망률을 줄일 수 있습니다. 이와 같은 접근 방식은 응급의료진이 오피오이드 유행병과 관련된 주요 문제를 해결하는 데 기여할 수 있습니다.

REFERENCE

1. ACEP Now [Internet]. Non-opioid pain medications to consider for emergency department patients [cited 2018 Jul 18]. Available from: http://www.acepnow.com/article/non-opioid-pain-medications-consider-emergency-department-patients/
2. Affirm Health [Internet]. Opioid prescribing guidelines: a state-by-state overview [cited 2018 Jul 18]. Available from: www.affirmhealth.com/blog/opioid-prescribing-guidelines-a-state-by-state-overview
3. AHC Media [Internet]. Alternatives to opioids for acute pain management in the emergency department: Part I [cited 2018 Jul 30]. Available from: https://www.ahcmedia.com/articles/138799-alternatives-to-opioids-for-acute-pain-management-in-the-emergency-department-part-i.
4. AHC Media [Internet]. Alternatives to opioids for acute pain management in the emergency department: Part II [cited 2018 Jul 30]. Available from: https://www.ahcmedia.com/articles/138951-alternatives-to-opioids-for-acute-pain-management-in-the-emergency-department-part-ii
5. American College of Emergency Physicians [Internet]. Sub-Dissociative Ketamine for Analgesia Policy Resource and Education Paper [cited 2018 Jul 30]. Available from: https://www.acep.org/patient-care/policy-statements/sub-dissociative-dose-ketamine-for-analgesia/
6. American College of Emergency Physicians Opioid Guidelines Writing Panel. Clinical policy: critical issues in the prescribing of opioids for adult patients in the emergency department. Ann Emerg Med. 2012;60:499-525.
7. Axeen S, Seabury SA, Mechine M. Emergency department contribution to the prescription opioids epidemic. Ann Emerg Med. 2018;71:659-67.e3.
8. Bowers KJ, McAllister KB, Ray M, et al. Ketamine as an adjunct to opioids for acute pain in the emergency department: a randomized controlled trial. Acad Emerg Med. 2017;24(6):676-85.
9. Busch SH, Fiellin DA, Chawarski MC, et al. Cost-effectiveness of emergency department-initiated treatment for opioid dependence. Addiction. 2017;112(11):2002-10.
10. Centers for Disease Control and Prevention [Internet]. Annual surveillance report of drug-related risks and outcomes—United States, 2017. Atlanta, GA: US Department of Health and Human Services, CDC [cited 2018 Jul 18]. Available from: https://www.cdc.gov/drugoverdose/pdf/pubs/2017-cdc-drug-surveillance-report.pdf
11. Centers for Disease Control and Prevention [Internet]. Guideline for prescribing opioids for chronic pain [cited 2018 Jul 18]. Available from: www.cdc.gov/drugoverdose/prescribing/guideline.html
12. Centers for Disease Control and Prevention. Prescription opioid overdose data. Available at: https://www.cdc.gov/drugoverdose/data/overdose.html. Accessed July 18, 2018.
13. Centers for Disease Control and Prevention. Understanding the epidemic. Available at: https://www.cdc.gov/drugoverdose/epidemic/index.html. Accessed July 18, 2018.
14. Cheatle MD. The Impact of prescription drug monitoring programs and prescribing guidelines on opioid prescribing behaviors: a time for institutional and regulatory changes. Pain Med. 2017;18(5):823-4.
15. Cicero TJ, Ellis MS, Surratt HL, et al. The changing face of heroin use in the United States: a retrospective analysis of the past 50 years. JAMA Psychiatry. 2014;71(7):821-6.
16. Cohen V, Motov S, Rockoff B, et al. Development of an opioid reduction protocol in an emergency department. Am J Health Syst Pharm. 2015;72(23):2080-6.
17. Colorado Department of Regulatory Agencies [Internet]. Policy for prescribing and dispensing opioids [cited 2018 Jul 18]. Available from: http://www.painpolicy.wisc.edu/sites/www.painpolicy.wisc.edu/files/Colorado_Joint%20Bd_Policy%20for%20Prescribing%20and%20Dispensing%20Opioids.pdf
18. D'onofrio G, Chawarski MC, O'connor PG, et al. Emergency department-initiated buprenorphine for opioid dependence with continuation in primary care: outcomes during and after intervention. J Gen Intern Med. 2017;32(6):660-6.

19. D'onofrio G, O'connor PG, Pantalon MV, et al. Emergency department-initiated buprenorphine/naloxone treatment for opioid dependence: a randomized clinical trial. JAMA. 2015;313(16):1636-44.
20. Davis C. State legal innovations to encourage naloxone dispensing. J Am Pharm Assoc. 2017;57(2).
21. Delgado MK, Huang Y, Meisel Z, et al. National variation in opioid prescribing and risk of prolonged use for opioid-naive patients treated in the emergency department for ankle sprains. Ann Emerg Med. 2018.
22. Delgado MK, Shofer FS, Patel MS, et al. Association between electronic medical record implementation of default opioid prescription quantities and prescribing behavior in two emergency departments. J Gen Intern Med. 2018;33(4):409-11.
23. Ducassé JL, Siksik G, Durand-Béchu M, et al. Nitrous oxide for early analgesia in the emergency setting: a randomized, double-blind multicenter prehospital trial. Acad Emerg Med. 2013;20(2):178-84.
24. Duncan RW, Smith KL, Maguire M, et al. Alternatives to opioids for pain management in the emergency department decreases opioid usage and maintains patient satisfaction. Am J Emerg Med. 2018.
25. Enteen L. Overdose prevention and naloxone prescription for opioid users in San Francisco. J Urban Health. 2010;87(6):931-41.
26. Gadsden J, Warlick A. Regional anesthesia for the trauma patient: improving patient outcomes. Local Reg Anesth. 2015;8:45-55.
27. Gozal D, Mason KP. Pediatric sedation: a global challenge. Int J Pediatr. 2010;2010:701257.
28. Herres J, Chudnofsky CR, Manur R, et al. The use of inhaled nitrous oxide for analgesia in adult ED patients: a pilot study. Am J Emerg Med. 2016;34(2):269-73.
29. Howard R, Brummett C, Englesbe M, et al. Reduction in opioid prescribing through evidence-based prescribing guidelines. JAMA Surg. 2018;153(3):285-7.
30. Iwanicki JL, Severtson SG, McDaniel H, et al. Abuse and diversion of immediate release opioid analgesics as compared to extended release formulations in the United States. PLoS One. 2016;11(12).
31. Jackson KA, Bohm MK, Brooks JT, et al. Invasive methicillin-resistant Staphylococcus aureus infections among persons who inject drugs—six sites, 2005–2016. MMWR Morb Mortal Wkly Rep. 2018;67:625-8.
32. Jones CM, Logan J, Gladden RM, et al. Vital signs: demographic and substance use trends among heroin users—United States, 2002–2013. MMWR Morb Mortal Wkly Rep. 2015;64:719-25.
33. Kariman H, Majidi A, Amini A, et al. Nitrous oxide/oxygen compared with fentanyl in reducing pain among adults with isolated extremity trauma: a randomized trial. Emerg Med Australas. 2011;23(6):761-8.
34. Kolodny A, Courtwright DT, Hwang CS, et al. The prescription opioid and heroin crisis: a public health approach to an epidemic of addiction. Ann Rev Public Health. 2015;36:559–574.
35. Lansky A. Estimating the number of persons who inject drugs in the United States by meta-analysis to calculate national rates of HIV and hepatitis C virus infections. PLoS One. 2014;9(5).
36. Lee JH, Kim K, Kim TY, et al. A randomized comparison of nitrous oxide versus intravenous ketamine for laceration repair in children. Pediatr Emerg Care. 2012;28(12):1297-301.
37. Liebmann O, Price D, Mills C, et al. Feasibility of forearm ultrasonography-guided nerve blocks of the radial, ulnar, and median nerves for hand procedures in the emergency department. Ann Emerg Med. 2006;48(5):558-62.
38. Maxwell S. Prescribing naloxone to actively injecting heroin users: a program to reduce heroin overdose deaths. J Addict Dis. 2006;25(3):89-96.
39. McDonald R. Are take-home naloxone programmes effective? Systematic review utilizing application of the Bradford Hill criteria. Addiction. 2016;111(7):1177-87.
40. Michael SS, Babu KM, Androski C, et al. Effect of a data-driven intervention on opioid prescribing intensity among emergency department providers: a randomized controlled trial. Acad Emerg Med. 2018.
41. Nagel FW, Kattan JA, Mantha S, et al. Promoting health department opioid-prescribing guidelines for New York City emergency departments: a qualitative evaluation. J Public Health Manag Pract. 2018;24(4):306-9.
42. Oregon Chapter of American College of Emergency Physicians [Internet]. Oregon emergency department (ED) opioid prescribing guidelines [cited 2018 Jul 18]. Available from: https://www.oregon.gov/oha/PH/PREVENTIONWELLNESS/SUBSTANCEUSE/OPIOIDS/Documents/oracep-ed-opioid-prescribing-guidelines.pdf
43. Pasarón R, Burnweit C, Zerpa J, et al. Nitrous oxide procedural sedation in non-fasting pediatric patients undergoing minor surgery: a 12-year experience with 1,058 patients. Pediatr Surg Int. 2015;31(2):173-80.
44. Paulozzi LJ, Jones CM, Mack KA, et al. Vital signs: overdoses of prescription opioid pain relievers—United States, 1999–2008. MMWR. 2011;60(43):1487–1492.
45. Platts-Mills TF, Hunold KM, Bortsov AV, et al. More educated emergency department patients are less likely to receive opioids for acute pain. Pain. 2012;153(5):967-73.
46. Pomerleau AC, Perrone J, Hoppe JA, et al. Impact of prior therapeutic opioid use by emergency department providers on opioid

prescribing decisions. West J Emerg Med. 2016;17(6):791-7.

47. PROPOFOLOGY.COM [Internet]. CERTA Concept of Analgesia [cited 2018 Jul 31]. Available from: http://www.propofology.com/infographs/certa-concept-of-analgesia.

48. Rodgers J, Cunningham K, Fitzgerald K, et al. Opioid consumption following outpatient upper extremity surgery. J Hand Surg Am. 2012;37(4):645-50.

49. SAMHSA Substance Abuse Center for Behavioral Health Statistics and Quality [Internet]. Results from the 2016 National Survey on Drug Use and Health: Detailed Tables [cited 2018 Jul 18]. Available from: https://www.samhsa.gov/data/sites/default/files/NSDUH-DetTabs-2016/NSDUH-DetTabs-2016.htm

50. St. Joseph's Health [Internet]. Reducing opioid addiction & overdose. An innovative solution to the epidemic [cited 2018 Jul 18]. Available from: http://stjosephsalto.org

51. Substance Abuse and Mental Health Services Administration [Internet]. Special circumstances for providing buprenorphine [cited 2018 Jul 30]. Available from: https://www.samhsa.gov/medication-assisted-treatment/statutes-regulations-guidelines/special-circumstances

52. The Joint Commission [Internet]. Pain Management [cited 2018 Aug 17]. Available from: www.jointcommission.org/topics/pain_management.aspx

53. The New York Times [Internet]. Bosman J. Inside a killer drug epidemic: a look at America's opioid crisis [cited 2018 Jul 18]. Available from: https://www.nytimes.com/2017/01/06/us/opioid-crisis-epidemic.html

54. US Department of Justice. Automation of Reports and Consolidated Orders System (ARCOS). Springfield, VA: US Department of Justice, Drug Enforcement Administration (DEA); 2011.

55. Washington State Chapter of American College of Emergency Physicians [Internet]. Washington emergency department opioid prescribing guidelines [cited 2018 Jul 18]. Available from: http://www.washingtonacep.org/postings/edopioidabuseguidelinesfinal.pdf.

56. Weiner SG, Griggs CA, Langlois BK, et al. Characteristics of emergency department "doctor shoppers". J Emerg Med. 2015;48(4):424-31. e1.

57. Zwank MD, Kennedy SM, Stuck LH, et al. Removing default dispense quantity from opioid prescriptions in the electronic medical record. Am J Emerg Med. 2017.

15.

응급실 초음파의 개발 및 구현

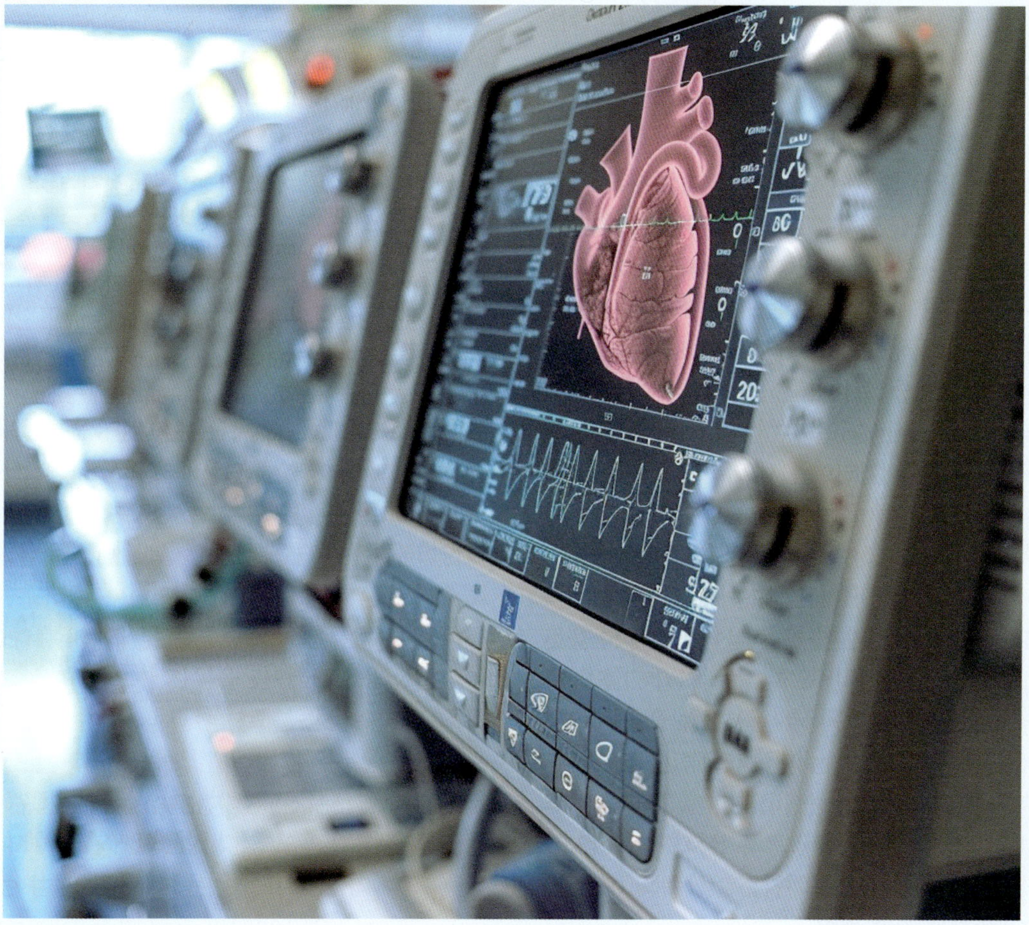

학습목표

1. 응급 치료 진단 및 치료에서 초음파의 역할을 이해한다.
2. 응급실에서 성공적인 초음파 프로그램을 개발하고 구현하는 방법을 학습한다.
3. 응급 의학에서 초음파를 활용한 진단과 절차의 임상 적용을 탐구한다.

1) 서론

현장 진료 초음파 point-of-care ultrasound, POCUS는 응급실 emergency department, ED에서 다양한 질환으로 내원한 환자를 평가하고 관리하는 데 필수적인 도구로 자리 잡았습니다. 응급의학과 의사 emergency physician, EP들이 POCUS에 숙련됨에 따라 이 프로그램의 관리가 점점 더 복잡해지고 있습니다.

2) POCUS의 역사와 정책

미국에서 POCUS의 도입 과정은 순탄하지 않았습니다. 전통적인 초음파 사용자들은 비전통적인 사용자들이 초음파를 사용하는 것에 저항했으며, 이는 병상에서의 초음파 사용을 방해했습니다. 그러나 1999년 **미국의사협회** American Medical Association, AMA 대의원회 결의안 HR 802의 통과로, 특정 전문과목에 국한되지 않고 교육 기준에 따라 초음파 사용 특권이 부여될 수 있게 되었습니다.

2001년에는 미국 의료 연구 및 품질 관리 기관 Agency for Healthcare Research and Quality, AHRQ에서 중심정맥 카테터 배치에 대한 초음파 사용을 환자 안전 조치로 포함시켰고, 이는 POCUS의 사용이 급격히 증가하는 계기가 되었습니다. 같은 해, 미국 응급의학회 American College of Emergency Physicians, ACEP는 POCUS 프로그램이 직면한 여러 문제에 대한 포괄적인 가이드라인을 발표했습니다. 그러나 POCUS의 확산을 위해서는 교육, 품질 보증 quality assurance, QA, 자격 증명 경로 credentialing pathway, 휴대용 장치의 워크플로 통합 등 여전히 많은 장벽을 극복해야 합니다.

- **1999년:** 미국의사협회AMA 대의원회 결의안HR 802 통과로 특정 전문과목의 소유권을 부정하며 교육 기준에 따라 초음파 사용 승인
- **2001년:** 중심정맥 카테터 배치를 위한 초음파 사용이 환자 안전 조치로 포함
- **2001년:** 미국 응급의학회ACEP가 POCUS 관련 포괄적 가이드라인 발표

POCUS는 이후 미국 응급의학에서 지속적으로 발전하며, 교육 및 자격 증명 시스템이 구축되었습니다.

3) 부서 조직

POCUS 프로그램의 성공적인 개발과 관리는 부서 내 및 병원 차원의 경영진의 지원이 필수적입니다. 프로그램의 관리와 발전에는 POCUS 디렉터의 역할이 중요하며, 이들은 헌신적인 관리와 보호된 시간을 확보해야 합니다. POCUS 디렉터는 프로그램의 규모, 교육, 품질 보증, 성과 개선, 하드웨어 및 소프트웨어 요구 사항 등을 고려해야 합니다.

- 디렉터의 역할
  - 프로그램 개발, 품질 보증QA, 교육 관리
  - 하드웨어/소프트웨어 요구사항 조정
- 필수 조건
  - 펠로우십 수료 또는 경험 있는 디렉터 채용 권장
  - 관리와 개발을 위한 보호 시간 확보 필요
- 시스템 수준의 조직
  - POCUS 디렉터 직책 신설로 교육 및 운영의 표준화 촉진

4) 교육 및 역량 개발

현재 국제적으로 공인된 POCUS 교육 가이드라인은 없으며, 미국에서는 ACEP가 제시한 15가지 핵심 응급 초음파 적용 분야가 있습니다(REFERENCE 2. 참조). 교육 과정은 개별적인 역량을 강조하며, 이는 레지던트 기반과 실습 기반 교육으로 구분됩니다. POCUS는 응급의학과 전문의의 필수 술기로 자리 잡았으며, 교육 과정에서의 실습과 역량 평가가 필수적입니다.

(1) 국제 및 국가 가이드라인

- 국제적으로 공인된 POCUS 교육 가이드라인은 없지만, ACEP은 2023년 정책 진술 policy statement 개정안을 통해 15가지 핵심 응급 초음파 적용 분야를 제시
  - **대동맥** aorta: 대동맥류 또는 박리 평가
  - **장관** bowel: 장폐색 또는 충수염 확인
  - 심장/혈역학 평가 cardiac/hemodynamic assessment: 심박출량, 심막 삼출액 등을 포함한 심장 상태 평가
  - 심부정맥 혈전증 deep vein thrombosis, DVT: 정맥 혈전증 탐지
  - 간담도 hepatobiliary: 담낭 및 담도 질환 평가
  - 근골격계 musculoskeletal, MSK: 연조직 및 골 상태 평가
  - **안과** ocular: 망막박리, 수정체 탈구, 안구 파열 확인

- **임신** pregnancy: 자궁 내 임신 확인 및 자궁외 임신 평가
- **시술 유도** procedural guidance: 초음파 유도 시술(혈관 접근, 조직 검사 등)
- 피부 및 연조직 skin and soft tissue: 농양 및 봉와직염 평가
- **고환** testicular: 고환 염전 및 기타 급성 음낭 상태 평가
- **흉부/기도** thoracic/airway: 기흉, 흉막삼출, 기타 흉부 상태 평가
- **외상** trauma: 외상 초음파 평가 focused assessment with sonography in trauma, FAST를 통한 복강 또는 흉강 출혈 확인
- 초음파 유도 신경 차단술 ultrasound-guided nerve blocks: 통증 관리 또는 시술 마취를 위한 신경 차단
- 비뇨기계 urinary tract: 수신증 또는 방광 정체 평가

• 교육과 실습은 객관적 역량 입증 필수

(2) 레지던트 기반 교육

- 레지던트는 POCUS 교육의 기초를 익히며, 최소 150~300회의 감독된 초음파 스캔 필요
- 2013년 ACGME의 EM 마일스톤 프로젝트에 목표 지향적 초음파 교육 포함

(3) 실습 기반 교육

- 공식 교육을 받지 않은 임상의 대상
- 입문 과정과 핵심 영역 실습, QA 프로그램 포함

(4) 지속적인 의료 교육

- 지속적인 실습과 교육 continuing medical education, CME을 통해 술기 침식을 방지
- 연간 CME 시간 확보 및 최신 지식 유지 필요

(5) 간호 및 학부 교육

- 간호 프로그램
  - 초음파를 활용한 IV 라인 삽입 등 간호 애플리케이션 중심 교육 개발.
  - 강의 및 실습 스캔 포함
- 학부 교육
  - 의학교육 전반에 POCUS 통합 권장
  - 초기 교과 과정이나 실습 중심 교육 제공

5) POCUS 교육 및 권한 부여

(1) 의과대학 교육

POCUS는 다양한 경로를 통해 의대생들에게 통합적으로 노출됩니다.

- **기초 및 임상 통합:** 해부학, 생리학, 병태생리학, 신체검사 수업의 보충
- **종단적 접근:** 문제 기반 학습, 임상 로테이션, 선택과목
- **기회 및 편차:** 종단적 접근 방식은 기술 향상에 효과적이나, 의과대학 간 교육의 질과 양에는 편차 존재

(2) 자격 인증과 권한 부여

POCUS를 안전하고 효과적으로 사용하기 위해 자격 인증과 권한 부여는 필수적입니다.

- **자격 인증:** 의료인의 자격을 확인하고 평가하는 과정
- **권한 부여:** 의료 기관이 의료인의 교육과 역량을 기반으로 진료 범위를 승인하는 과정
- **중요성:** 자격 인증과 권한 부여는 책임과 역량을 보장하며, POCUS의 확산에 핵심적 역할을 함

(3) POCUS와 신체검사의 연장

POCUS는 소형 핸드헬드 기기와 함께 병상에서 빠르고 정확한 진단을 가능하게 하며, 이를 21세기의 '청진기'로 보는 견해가 존재합니다.

- **신체검사의 확장:** 신체 검사만으로 발견하기 어려운 질환 평가 가능
- **ACEP 입장:** POCUS를 신체검사의 연장이 아닌 임상 서비스로 간주하며, 이를 위한 적절한 권한 부여 필요

(4) 권한 부여 구조

POCUS 권한 부여는 전문 분야별 지침에 따라 이루어져야 합니다.

- 전문 분야별 권한 부여
  - 병원 인증 위원회는 전문 분야별 가이드라인에 따라 권한 부여
  - AMA HR 802는 금전적 동기를 기반으로 한 POCUS 반대를 윤리적 문제로 간주
- 자격 인증 시스템
  - ACEP는 개별 의사의 데이터를 수집하고 병원 인증 위원회에 체계적으로 전달할 것을 권장
  - 핵심 애플리케이션과 의료진을 지속적으로 모니터링

(5) 교육 및 역량 유지

POCUS 사용자들이 지속적으로 역량을 유지하도록 교육과 평가 시스템이 필요합니다.

- 역량 유지
  - 지속적인 전문직업수행평가: 전문적 성과를 정기적으로 모니터링
  - 집중 전문직업수행평가: 특정 상황에서 성과를 집중적으로 평가
- 평가 활용
  - 새로운 권한 부여, 성과 문제 확인, 권한 갱신 시 적용
  - 시술 빈도에 따라 평가 기간 조정(3~12개월)

(6) POCUS 사용자 확대

- 고급 진료 제공자 advanced practice provider, APP *
  - POCUS 교육과 평가 데이터 부족
  - 지역적 요구에 맞는 감독 정책 필요

* 비의사, 고급 진료 제공자 또는 일반적으로 중간 수준이라고도 불리는 중간 수준 의료인은 환자를 평가, 진단 및 치료하지만 정식 교육을 받지 않았거나 의사로서 자격증을 취득하지 않은 의료 서비스 제공자이다. 일반적으로 Physician Assistant (PA)나 Nurse Practitioner (NP) 등의 직역이 이에 해당한다.

- 등록 간호사 RN 와 응급 의료 기술자 EMT
  - 말초 정맥로 확보술과 같은 제한된 애플리케이션에 활용
  - 적절한 교육과 감독 필수

POCUS는 의학 교육과 임상 진료에서 점차 확대되고 있으며, 이를 성공적으로 통합하려면 체계적인 자격 인증과 권한 부여가 필수적입니다.

6) POCUS 인증 및 관리 체계

(1) POCUS 인증의 정의와 필요성

POCUS 인증은 병원과 의료 기관이 공인된 규제 기준과 요구 사항을 충족할 수 있음을 입증하는 검토 과정입니다.

- 미국의 기존 인증 체계
  - 미국초음파의학협회 American Institute of Ultrasound in Medicine, AIUM: 산모-태아의학
  - 미국영상의학회: 영상의학
  - 국제인증위원회: 심장학 및 혈관학
- CUAP (Clinical Ultrasound Accreditation Program)
  - ACEP 초음파 분과가 2015년 개발
  - 환자 안전, 품질, 의사소통 및 책임성을 목표로 POCUS 사용을 관리
  - 주요 인증 표준
    - 미국 프로그램 관리
    - 의료진 훈련 및 교육
    - 장비 관리
    - 영상 획득 및 보존
    - 트랜스듀서 소독
    - 미국 검사 수행 및 해석
    - 기밀성/개인정보 보호

(2) 인증의 중요성과 영향

- 인증의 목표
  - 환자 안전 향상, 품질 보장, 지속적 개선 촉진
- 미인증의 영향
  - 인증을 획득하지 못한 프로그램은 POCUS 관련 청구에서 불이익을 받을 가능성이 높음

7) POCUS 인증과 전문성 인정

(1) 국가적 인증 경로

- 미국 응급의학 위원회 American Board of Emergency Medicine, ABEM 및 미국 의료 전문위원회 American Board of Medical Specialties, ABMS
  - 세부 전문 인증: 대학원 의학 교육 인증 위원회 Accreditation Council for Graduate Medical Education, ACGME 인증 펠로우십 이수 필요
  - 집중 진료 지정 focused practice designation, FPD: 특정 전문 분야나 하위 전문 분야에서 추가적인 전문 지식을 실무를 통해 획득하고 이를 공식적으로 인증받는 제도를 의미. FPD는 환자의 특정 건강 요구를 충족하기 위한 고품질 의료 서비스를 제공하려는 의료인의 전문성을 인정하는 데 사용됨

(2) 인증의 효과

- 전문성 인정
  - 인증 및 FPD를 취득한 의사는 높은 기준과 품질 관리를 통해 환자 치료 향상에 기여
- 표준화
  - 응급실 내 POCUS 사용의 공통된 높은 기준과 절차 확립

8) POCUS 장비와 하드웨어 관리

(1) 장비 선택 시 고려사항

- 장비 특성
  - 크기, 무게, 이미지 품질, 트랜스듀서 수, 예산 등
- 사용 편의성
  - 초보 사용자가 학습과 실습에 부담을 느끼지 않도록 조정
- 프로브와 장비 조정
  - 제한된 프로브는 비용을 절감할 수 있지만, 진단 유연성을 감소시킬 수 있음

(2) 장비 구매 및 관리 전략

- 병원 구매
  - 그룹 구매 조직을 통한 비용 절감
  - 생물의학 엔지니어링 부서와의 협력으로 장기적 서비스 효율성 확보
- 미래 지향적 선택
  - 단기적 비용 절감이 아닌 향후 다양한 애플리케이션 지원 가능성 고려

9) 미들웨어 및 이미지 아카이브

POCUS 프로그램을 설계할 때는 워크플로우 최적화가 중요합니다. 미들웨어 middleware는 이미지 검토와 QA 프로세스를 관리하는 데 유용하며, 적절한 설치와 활용을 통해 프로그램 관리의 효율성을 높일 수 있습니다.

(1) 워크플로 최적화

- 미들웨어 사용
  - 이미지 검토, QA, 자격 증명 추적 가능
  - 초기 비용은 높지만 장기적으로 관리 효율성 증대
- 디지털 아카이브
  - PACS(의료 영상 보관 및 통신 시스템)를 활용한 안전한 이미지 저장 및 백업
  - CMS 요구사항에 따라 최소 5년 동안 이미지 보관

(2) 감염 관리

POCUS 프로그램에서는 감염 관리가 매우 중요합니다. 초음파 장비와 관련된 감염 예방을 위해 철저한 세척 및 소독 절차를 유지하는 것이 필수적입니다. POCUS를 수행하는 의료진은 모든 환자 접촉 전후에 손 위생을 철저히 해야 하며, 트랜스듀서 transducer와 기타 장비는 매 시술 전후에 오염을 제거해야 합니다. 추가로, 적절한 경우 보호 트랜스듀서 커버와 멸균 초음파 젤을 사용하여 감염 위험을 최소화해야 합니다.

- 트랜스듀서 관리
  - 비침습적 검사: 저수준 소독
  - 침습적 검사: 높은 수준의 소독

- 초음파 젤 관리
  - 멸균 젤 및 일회용 젤 사용 권장
  - 젤 워머와 병 오염 제거 정기 시행

10) 미국에서의 POCUS 청구 및 코딩

POCUS 프로그램에서 규정을 준수하는 청구 일정을 설정하면 하드웨어와 인력 모두에 재투자할 수 있어 프로그램이 지속적으로 운영될 수 있습니다. POCUS에 대한 청구는 AMA 의 연례 **현행 절차 용어** current procedural terminology, CPT 간행물에 요약되어 있으며, CPT 코드는 AMA의 전문학회 상대가치점수 업데이트 위원회 Specialty Society Relative Value Scale Update Committee, RUC 에서 설정하고 메디케어 및 메디케이드 서비스 센터 Centers for Medicare & Medicaid Services, CMS에서 발행됩니다.

(1) 미국의 청구 체계

- CPT 코드
  - 진단 및 시술에 따라 코드 사용
  - 기술(-TC) 및 전문(-26) 구성요소 분리 청구
- 수정자 사용
  - 제한 코드: 단일 장기 평가
  - 포괄 코드: 다중 장기 평가

(2) 청구 기준 준수

- 청구 요건
  - CPT 코드와 ICD-10 코드로 의학적 필요성 설명
  - CMS 규정에 따라 청구 기록 유지
- 환급
  - 지역 보장 규정에 따른 상이한 기준 확인 필요

11) 품질 보증 및 품질 개선

POCUS의 품질 보증 QA 및 품질 개선 QI 구성 요소는 POCUS 표준을 유지하고 지속적인 교육을 촉진하는 데 필수적입니다. 품질 보증은 이미지 획득과 판독에 초점을 맞춰야 하며, 이를 위해 다양한 QA 프로세스를 적용해야 합니다. 이 과정은 프로그램의 복잡성, 제공자 경험, 그리고 사용되는 POCUS 응용 프로그램의 유형에 따라 달라질 수 있습니다.

(1) 품질 보증의 목적

- 목적
  - 품질 유지
  - 지속적인 교육 지원
  - 자격 인증 경로 충족

(2) 품질 보증 구성 요소

- 이미지 평가
  - 해상도, 게인, 깊이, 방향, 초점, 라벨링 등 기술적 요소
  - 방사선, 병리 보고서, 수술 기록 및 임상 결과와 비교
- 불일치 관리
  - 판독 간 불일치 발견 시 환자 알림 및 의료 기록 업데이트 메커니즘 필요

(3) 지속적인 교육 지원

- QA 사례 학습
  - 성공적이거나 함정이 발생한 사례를 교육 자료로 활용
  - 즉각적인 임상적 영향을 미친 사례를 강조

(4) QA 워크플로우 최적화

- 미들웨어 도입
  - QA 피드백 개선 및 워크플로우 최적화
- PACS 사용
  - POCUS 이미지를 컨설팅 서비스와 공유 가능
  - QA는 응급실 범위 내에서 유지

(5) QA 검토 비율

- 검토 비율 결정:

- 초음파 애플리케이션 유형, 제공자 경험, 프로그램 복잡성에 따라 조정
- 충분한 QA/QI 검토와 균형 유지

12) 결론

응급의학과 의사들이 일상 업무에 POCUS를 점점 더 많이 통합함에 따라, POCUS 프로그램 관리의 복잡성도 증가하고 있습니다. 이 장에서는 초음파 교육, 자격 증명 및 권한 부여, 인가, 인증, 하드웨어, 청구 및 코딩, 품질 보증 등 성공적인 프로그램의 주요 구성 요소를 종합적으로 검토했습니다.

REFERENCE

1. ACEP [Internet]. Emergency Ultrasound Section, Clinical Ultrasound Accreditation [cited 2020 Oct 17]. Available from: https://www.acep.org/how-we-serve/sections/emergency-ultrasound/news/june-2015/acep-launches-clinical-ultrasound-accreditation-program/
2. ACEP [Internet]. Ultrasound Guidelines: Emergency, Point-of-care, and Clinical Ultrasound Guidelines in Medicine. Available from: https://www.acep.org/siteassets/new-pdfs/policy-statements/ultrasound-guidelines--emergency-point-of-care-and-clinical-ultrasound-guidelines-in-medicine.pdf?utm_source=chatgpt.com
3. ACGME [Internet] EM Milestone Project [cited 2018 Aug]. Available from: https://www.acgme.org/Portals/0/PDFs/Milestones/EmergencyMedicineMilestones.pdf
4. AMA Policy Finder [Internet]. Hospitals: Privileging for Ultrasound Imaging H-230.960 [cited 2019 Jul]. Available from: https://policysearch.ama-assn.org/policyfinder/detail/Ultrasound%20imaging?uri=%2FAMADoc%2FHOD.xml-0-1591.xml
5. AMA Policy Finder [Internet]. Technology - Medical: Diagnostic Ultrasound and Education H-480.950 [cited 2018 Jul]. Available from: https://policysearch.ama-assn.org/policyfinder/detail/Ultrasound%20imaging?uri=%2FAMADoc%2FHOD.xml-0-4351.xml
6. American Board of Emergency Medicine [Internet]. Recognition for Clinical Ultrasonography Expertise [cited 2018 Aug]. Available from: http://www.abem.org/public/docs/default-source/default-document-library/public/docs/default-source/default-document-library/clinical-ultrasonography-fact-sheet.pdf?sfvrsn=8
7. American College of Emergency Physicians [Internet]. Emergency Ultrasound Section, Ultrasound coding and reimbursement document 2009 [cited 2018 Jul]. Available from: https://www.acep.org/globalassets/uploads/uploaded-files/acep/membership/sections-of-membership/ultra/running-a-program/coding.pdf.
8. American College of Emergency Physicians. ACEP emergency ultrasound guidelines-2001. Ann Emerg Med. 2001;38(4):470-81.
9. American College of Emergency Physicians. ACEP emergency ultrasound guidelines—2008. Ann Emerg Med. 2009;53:550-70.
10. American College of Emergency Physicians. Ultrasound guidelines: emergency, point-of-care, and clinical ultrasound guidelines in medicine. Ann Emerg Med. 2017;69.
11. Blaivas M, Harwood RA, Lambert MJ. Decreasing length of stay with emergency ultrasound examination of the gallbladder. Acad Emerg Med. 1999;6(10):1020-3.
12. Casalegno JS, Le Bail CK, Eibach D, et al. High risk HPV contamination of endocavity vaginal ultrasound probes: an underestimated route of nosocomial infection? PLoS One. 2012;7(10).
13. Cheitlin MD, Alpert JS, Armstrong WF, et al. ACC/AHA guidelines for the clinical application of echocardiography: a report of the American College of Cardiology/American Heart Association Task Force on Practice Guidelines (Committee on clinical Application of Echocardiography). Circulation. 1997;95(6):1686-744.
14. CMS.gov [Internet]. MLN Matters Number: SE1022. Medical Record Retention and Media Formats for Medical Records [cited 2020 Oct 18]. Available from: https://www.cms.gov/Outreach-and-Education/Medicare-Learning-Network-MLN/MLNMattersArticles/downloads/SE1022.pdf
15. Daymude ML, Sumeru M, Gruppo L. Use of emergency bedside ultrasound by emergency medicine physician assistants: a new training concept. J Physician Assist Educ. 2007;18(1):29-33.
16. European Federation of Societies for Ultrasound in Medicine and Biology: Minimum training requirements for the practice of medical ultrasound. Ultraschall Med. 2006;27(1):79-105.
17. Goldstein JR, Wu S. Point of care ultrasound reimbursement and coding. In: Tayal VS, Blaivas M, Foster TR, eds. Ultrasound Program Management. 2018:353-354.
18. Heller M, Mandavia D, Tayal V, et al. Residency training in emergency ultrasound: fulfilling the mandate. Acad Emerg Med. 2002;9(8):835-9.
19. Henneberry RJ, Hanson A, Healy A, et al. Use of point of care sonography by emergency physicians. Canadian Association of Emergency Physicians Position Statement. CJEM. 2012;14(2):106-12.
20. Hertzberg BS, Kliewer MA, Bowie JD, et al. Physician training requirements in sonography: how many cases are needed for competence? AJR Am J Roentgenol. 2000;174(5):1221-7.
21. Howard ZD, Noble VE, Marill KA, et al. Bedside ultrasound

maximizes patient satisfaction. J Emerg Med. 2014;46(1):46-53.
22. Jang TB, Ruggeri W, Dyne P, et al. The learning curve of resident physicians using emergency ultrasonography for cholelithiasis and cholecystitis. Acad Emerg Med. 2010;17(11):1247-52.
23. Jones PE. Physician assistant education in the United States. Acad Med. 2007;82(9):882-7.
24. Kac G, Podglajen I, Si-Mohamed A, et al. Evaluation of ultraviolet C for disinfection of endocavitary ultrasound transducers persistently contaminated despite probe covers. Infect Control Hosp Epidemiol. 2010;31(2):165-70.
25. Kimura BJ, Sliman SM, Waalen J, et al. Retention of ultrasound skills and training in "point-of-care" cardiac ultrasound. J Am Soc Echocardiogr. 2016;29(10):992-7.
26. Lanoix R, Leak LV, Gaeta T, et al. A preliminary evaluation of emergency ultrasound in the setting of an emergency medicine training program. Am J Emerg Med. 2000;18(1):41-5.
27. Ma ST, Yeung AC, Chan PK, et al. Transvaginal ultrasound probe contamination by the human papillomavirus in the emergency department. Emerg Med J. 2013;30(6):472-5.
28. Milki AA, Fisch JD. Vaginal ultrasound probe cover leakage: implications for patient care. Fertil Steril. 1998;69(3):409-11.
29. Moore CL, Copel JA. Point-of-care ultrasonography. N Engl J Med. 2011;364(8):749-57.
30. Muradali D, GoldWL PA, Wilson S. Can ultrasound probes and coupling gel be a source of nosocomial infection in patients undergoing sonography? An in vivo and in vitro study. Am J Roentgenol. 1995;164:1521-4.
31. Neri L, Storti E, Lichtenstein D. Toward an ultrasound curriculum for critical care. Crit Care Med. 2007;35(5).
32. Oleszkowicz SC, Chittick P, Russo V, et al. Infections associated with use of ultrasound transmission gel. Proposed guidelines to minimize risk. Infect Control Hosp Epidemiol. 2012;33(12):1235-7.
33. Olshtain-Pops K, Block C, Temper V, et al. An outbreak of Achromobacter xylosoxidans associated with ultrasound gel used during transrectal ultrasound guided prostate biopsy. J Urol. 2011;185(1):144-7.
34. Policy Statement for Ultrasound Guidelines of ACEP (2023). Ultrasound Guidelines: Emergency, Point-of-Care, and Clinical Ultrasound Guidelines in Medicine. Annals of Emergency Medicine, Volume 82, Issue 3, e115-55.
35. RCEM [Internet]. College of Emergency Medicine Ultrasound Subcommittee: Emergency medicine ultrasound, level 1 training [cited 2018 Jul]. Available from: https://secure.rcem.ac.uk/code/document.asp?ID=3570
36. Reardon R, Heegaard B, Plummer D, et al. Ultrasound is a necessary skill for emergency physicians. Acad Emerg Med. 2006;13(3):334-6.
37. Royer DF. The role of ultrasound in graduate anatomy education: current state of integration in the United States and faculty perceptions. Anat Sci Educ. 2016;9(5):453-67.
38. Seki M, Machida H, Yamagishi Y, et al. Nosocomial outbreak of multidrug-resistant Pseudomonas aeruginosa caused by damaged transesophageal echocardiogram probe used in cardiovascular surgical operations. J Infect Chemother. 2013;19(4):677-81.
39. Shojania KG, Duncan BW, McDonald KM, et al. Making Health Care Safer: A Critical Analysis of Patient Safety Practices. Rockville, Md: Agency for Healthcare Research and Quality; 2001. AHRQ Publication No. 01-E058.
40. Sisley AC, Johnson SB, Erickson W, et al. Use of an Objective Structured Clinical Examination (OSCE) for the assessment of physician performance in the ultrasound evaluation of trauma. J Trauma. 1999;47(4):627-31.
41. Storment JM, Monga M, Blanco JD. Ineffectiveness of latex condoms in preventing contamination of the transvaginal ultrasound transducer head. South Med J. 1997;90(2):206-8.
42. Tayal VS, Weekes A, Tassone H, et al. Early impact on workflow and administrative costs of a web-based ultrasound data management network on a large volume emergency ultrasonography program. Ann Emerg Med. 2010;56(3).
43. The Joint Commission [Internet]. Focused Professional Practice Evaluation (FPPE)—Understanding the requirements [cited 2020 Oct 17]. Available from: https://www.jointcommission.org/standards/standard-faqs/critical-access-hospital/medical-staff-ms/000001485/
44. The Joint Commission [Internet]. Ongoing Professional Practice Evaluation (FPPE)—Understanding the requirements [cited 2020 Oct 17]. Available from: https://www.jointcommission.org/standards/standard-faqs/critical-access-hospital/medical-staff-ms/000001500/
45. Westerway S, Basseal JM, Brockway A, et al. Potential risks associated with an ultrasound examination—a bacterial perspective. J Ultrasound Med Biol. 2016;43(2):421-6.

16.

시골의 응급실

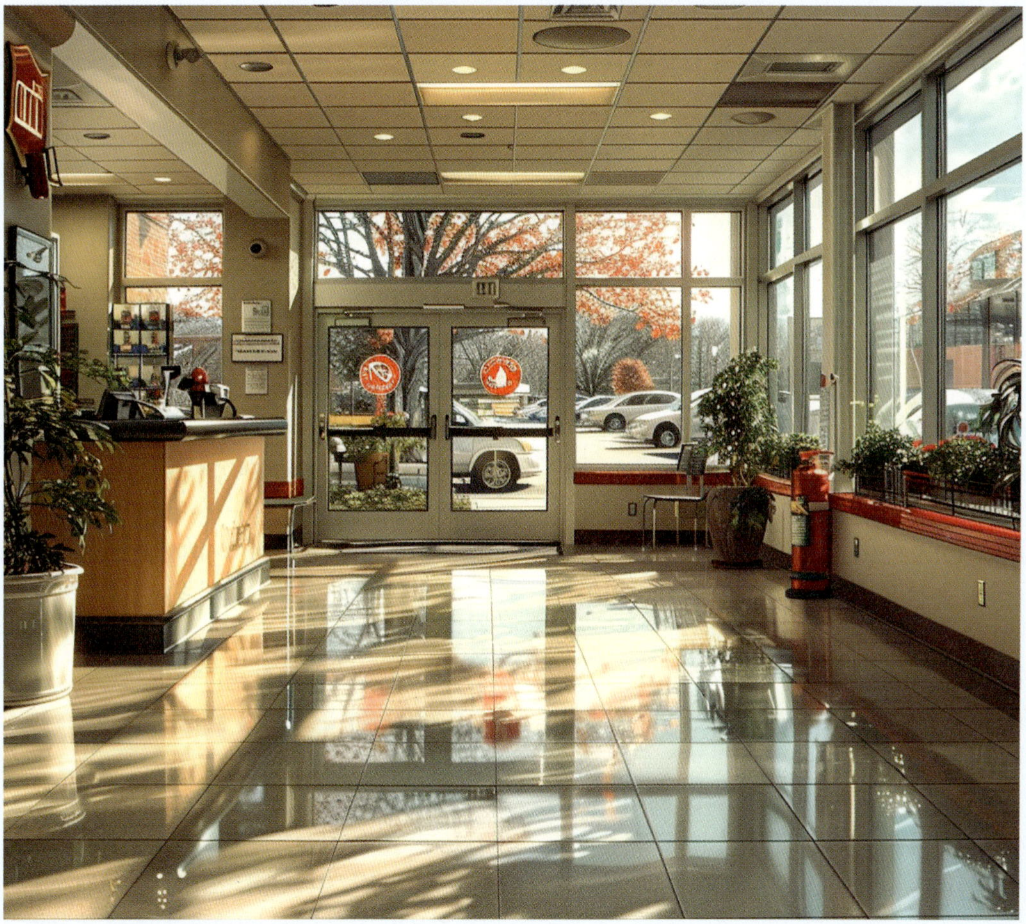

학습목표

1. 시골 지역에서 응급 진료 제공의 독특한 도전 과제를 탐구한다.
2. 시골 응급 치료에서 자원 할당과 원격 의료의 중요성을 이해한다.
3. 시골 지역에서 의료 전문가를 모집하고 유지하기 위한 전략을 학습한다.

1) 서론

미국에서는 1979년 미국 의학전문위원회의 투표로 응급의학 emergency medicine, EM이 공인 전문과목으로 승인되기 전까지 다양한 전문과목의 의사들이 수년간 응급의학과 의사로 활동해 왔습니다. 응급의학과를 전문화하려는 움직임은 1968년에 결성된 미국 응급의학회 American College of Emergency Physicians, ACEP에서 시작되었습니다. 그리고 1972년에는 미국의학협회 American Medical Association, AMA가 레지던트 수련 프로그램을 시작했습니다.

이러한 노력은 병원에서 응급상황을 관리할 때 의사 개인이 아닌 조직화된 치료팀을 통해 응급상황을 관리해야 한다는 필요성을 충족하기 위한 것이었습니다.

의료가 더욱 복잡해지고 전문화됨에 따라 기존 모델로는 필요한 정교한 치료 시스템을 제공할 수 없게 되었고 그 공백을 EM이 채웠습니다.

(1) 시골 응급 치료의 발전

시골 응급 치료는 전통적인 방식으로 계속되었습니다. 레지던트 교육을 받은 응급의학과 전문의가 도시와 교외 환경에서 인력을 늘리는 동안 일반의는 시골 병원에서 대부분의 응급상황을 계속 관리하면서 시골 인구의 건강 관리에서 중요한 필요를 채웠습니다. 오늘날에도 시골 가정의 family physicians, FP는 도시 가정의보다 진료 범위가 훨씬 넓고 응급 치료를 제공할 가능성이 더 높습니다.

2) 시골 응급의료의 정의

미국 ACEP은 2017년 6월에 시골 응급의료 rural emergency medicine, REM에 대한 정의를 개발했습니다.

"시골 응급의료는 인구 밀도가 낮고 자원이 제약된 지역에서 시행되는 긴급 또는 응급 의료를 의미하며, 보다 전문화된 의료 시설에 대한 접근이 용이해야 합니다. 시골 ED는 조기 평가 및 의료 시스템으로의 진입, 안정화 및 치료 시작, 3차 치료 시설로의 연계 이송을 촉진하는 등 지역사회에 중요한 서비스를 제공합니다."

이 성명서는 시골 인구의 안전망으로서 시골 응급실의 중요성을 분명히 보여줍니다.

3) 시골 인구 정의

특정 지역을 시골로 정의하는 정확한 인구 밀도는 불분명하지만, 시골 인구에 대한 다양한 정의가 존재합니다. 다음은 시골 및 취약 보건 연구 센터 Rural and Underserved Health Research Center, RUHRC에서 사용하는 시골-도시 연속성 코드 rural-urban continuum codes, RUCC에서 도출한 것입니다.

- 프론티어(frontier, 2,500명 미만)
- 소규모 시골(small rural, 2,500~19,999명)
- 대규모 시골(large rural, 20,000~25만 명)
- 대도시(metropolitan, 25만 명 이상)

4) 시골 응급실의 역할과 중요성

시골 응급실 emergency department, ED은 그 지역사회에 중요한 서비스를 제공합니다. 시골 응급실의 주요 기능은 조기 평가, 의료 시스템으로의 진입, 안정화 및 치료 시작, 3차 치료 시설로의 연계 이송을 촉진하는 것입니다. 이러한 응급실은 인구 밀도가 낮고 자원이 제한된 시골 지역에서 긴급 또는 응급 의료를 제공하는 중요한 역할을 합니다.

그러나 시골 응급실에서의 의료는 종종 제한된 자원과 인력으로 인해 도전 과제에 직면하게 됩니다.

5) 시골 응급실의 분류와 특성

(1) 대형 시골 시설

대형 시골 응급실에서는 연간 환자 수가 20,000명을 넘을 수 있으며, 이곳에서 진료하는 응급 의사의 약 69%가 미국 응급의학위원회 American Board of Emergency Medicine, ABEM 또는 미국 정골의학 응급의학위원회 American Osteopathic Board of Emergency Medicine, AOBEM 보드 인증을 받았거나 응급의학과 레지던트 수련을 받은 의사들입니다. 이들 응급 의사의 밀도는 도시 지역에서는 인구 10만 명당 10.3명, 대도시 지역에서는 5.3명으로 나타났습니다.

(2) 소규모 시골 시설

소규모 시골 응급실의 연간 환자 수는 10,000명에서 20,000명 사이일 수 있습니다. 이러한 시설에서는 응급의학 레지던트 교육을 받고 ABEM 및 AOBEM 보드 인증을 받은 의사를 유치하기 어려울 수 있으며, 이로 인해 응급의학과 레지던트 교육을 받지 않은 의사가 인력 수요를 충족해야 하는 경우가 많습니다.

(3) 프론티어 시설

프론티어 응급실은 환자 수가 적고, 3차 의료기관과의 거리가 멀다는 특징이 있습니다. 이러한 시설에서는 응급의학과 레지던트 교육을 받은 의사를 유치하는 데 어려움을 겪을 수 있으며, 경우에 따라서는 응급실을 담당하고 병원과 클리닉의 환자를 관리할 수 있는 유연성을 갖춘 가정의학과 family medicine, FM 의사를 선호하기도 합니다.

6) 시골 응급의료 인력 및 운영

(1) 시골 응급실의 인력 구성

시골 응급실에서 근무하는 의사는 주로 FM 또는 내과 internal medicine, IM 의사들이며, 이들은 종종 응급의학과 레지던트 수련을 받지 않았습니다. 이러한 의사들은 다양한 응급 상황을 처리하기 위해 경험과 교육이 필요합니다. 또한, 시골 지역에서는 고급 진료 제공자 advanced practice providers, APP인 전문간호사 nurse practitioners, NP와 의사 보조원 physician assistants, PA이 중요한 역할을 합니다.

(2) APP와의 협력

시골 응급실에서의 APP와 의사의 협력은 매우 중요합니다. APP는 시골 응급실에서 독립적으로 환자를 진료할 수 있는 경우가 많으며, 이는 의사의 감독 하에 점진적인 자율성을 결합한 모델을 통해 가능합니다.

예를 들어, 메이요 클리닉 Mayo Clinic의 시골 응급실에서는 APP가 초기에는 이사회 인증을 받은 응급의학과 전문의 emergency medicine physicians, EMP의 섀도잉을 받으며 진료를 시작하고, 이후 더 큰 응급실에서 독립적으로 진료를 담당하게 됩니다.

7) 시골 응급의료의 도전 과제

(1) 인력 부족

미국의 경우 시골 응급실에서는 응급의학과 교육을 받은 의사를 유치하기 어려우며, 이로 인해 인력 부족 문제가 발생합니다. 이러한 문제를 해결하기 위해 다양한 창의적인 인력 배치 및 교육 모델이 많이 개발되었습니다. 시골 지역의 응급의료에서는 많은 의사와 APP가 공식적인 응급의학 교육 프로그램에 참여하지 않았으며, 대신 많은 경우 비응급의학 레지던트 과정이나 현장 근무 경험을 통해 습득한 기술에 의존하고 있습니다.

(2) 교육과 훈련의 필요성

시골 응급실에서 근무하는 의사와 APP는 공식적인 응급의학 교육을 받지 못한 경우가 많습니다. 이로 인해 시골 응급의료에서는 고급 외상 소생술 advanced trauma life support, ATLS과 같은 추가 교육 프로그램이 필요합니다.

예를 들어, 미국외과협의회 American College of Surgeons, ACS는 시골 외상 치료를 개선하기 위해 시골 응급실에서 일하는 모든 의료진에게 ATLS를 받도록 권장합니다. ACS는 또한 자원이 부족한 시골 응급실을 위해 외상에 대한 유동적인 팀 대응을 교육하는 과정인 농촌 외상 팀 개발 과정 rural trauma team development course, RTTDC을 개발했습니다.

미국의 일부 주에서는 레벨 3 및 4 외상 센터에서 ATLS를 대체할 수 있는 포괄적 고급 생명 유지 comprehensive advanced life support, CALS 과정을 제공하며, 이는 외상 치료뿐만 아니라 시골 응급실에서 필요한 기타 중증 응급 상황(기도 관리, 의료, 산과 등)을 포함합니다.

(3) 스케줄링 문제

시골 응급실에서는 스케줄링도 어려울 수 있습니다. 많은 시골 병원에서는 스케줄링의 공백을 메우기 위해 계약직 직원이나 임시대진 제공자 locum tenens providers를 사용합니다. 일부에서는 이러한 비영구적인 직원을 데려오는 것과 관련된 치료의 질과 위험에 대해 의문을 제기하기도 합니다. 또한 이러한 제공자를 공급하기로 계약하는 조직은 25%의 수수료를 부과할 수 있으며, 이는 시간당 응급실 비용에 추가됩니다.

교대 근무 시간은 환자의 양과 중증도에 따라 의료진이 제공하는 치료 시간이 8시간에서 24~48시간까지 매우 다양할 수 있습니다. 연구에 따르면 교대 근무 시간이 길어질수록 의사의 시간당 생산성이 크게 감소하며, 교대 근무 시간이 길어질수록 센티널 이벤트 sentinel event의 위험도 증가합니다.

(4) 간호 및 보조 인력의 교육

응급실 간호사의 교육 배경은 매우 다양합니다. 일부는 공인된 기관에서 2년제 준학사 학위 associate degree in nursing, ADN를 취득하고, 4년제 학사 학위 bachelor of science in nursing, BSN를 취득하는 경우도 있습니다. 간호사 채용이 더 어려운 시골 지역에서는 이러한 요건이 항상 실현 가능하거나 실용적인 것은 아닙니다.

하지만 도시 중심지에서는 BSN을 이수한 간호사를 선호하며, 시골 지역에서는 그러한 자격을 가진 간호사를 찾는 것이 더 어려울 수 있습니다.

(5) 기술 및 자원의 제약

시골 응급실은 첨단 의료 기술과 자원이 부족한 경우가 많습니다. 2018년 미국에서는 1억 3,900만 건의 응급실 방문 중 4천만 건은 부상과 관련된 것이었고, 200만 건은 중환자실 입원으로 이어졌습니다. 이러한 환자들에게는 안정화를 위한 절차적 기술이 필요합니다.

시골 응급실에서 근무하는 의료진은 이러한 장비와 기술에 대한 지식을 유지하기 위해 재교육 프로그램이 필요할 수 있습니다. 예를 들어, 비디오 후두경 video laryngoscopy은 응급의학과 의사들이 기도 관리 및 삽관을 보다 효과적으로 수행할 수 있게 해 줍니다.

8) 시골 응급의료의 미래

(1) 시골 응급실 인력 배치의 한계와 해결 방안

현재 모든 시골 응급실에 응급의학 교육을 받은 의사를 배치하는 것은 불가능합니다. 그러나 응급의학 리더들은 모든 응급 의료 제공자와 협력하여 실용적이고 지속 가능한 인력 솔루션을 개발할 수 있습니다.

일부 관찰자들은 응급의학 교육을 받지 않은 의료진이 시골 응급실에서 근무하는 것에 대해 우려를 표명하지만, 이는 이미 존재하는 현실입니다. 가까운 미래에 이러한 상황이 크게 변할 가능성은 낮으므로, 이러한 인력에 대한 응급의학 교육과 지원을 개선하는 방법을 고려하는 것이 중요합니다.

여러 조직이 모든 응급 의료 제공자를 대표하여 협력체를 구성하여 응급 의료 역량 수준에 대한 가이드라인을 수립하는 것이 가장 이상적입니다.

(2) 원격 의료의 역할

원격 의료 telemedicine는 시골 응급의료에 중추적인 변화를 가져올 수 있는 잠재력을 가지고 있습니다. 원격 의료는 시골 응급의학과 의사들이 복잡한 케이스를 관리할 때 실시간 지원을 제공할 수 있습니다.

예를 들어, 원격 의료 응급의학과 의사는 이송을 지원하고, 수용 시설과의 커뮤니케이션을 개선하며, 전문 화상 또는 전화 상담(예: 원격 뇌졸중, 원격 신생아학)을 받을 수 있습니다.

이 모든 작업을 시골의 응급의학과 제공자가 병상에서 수행하는 동안 지원할 수 있습니다. 이러한 지원은 시골 응급의학과 제공자의 인지 부하를 줄이고, 환자에게 제공되는 치료의 효율성과 질을 개선할 수 있습니다.

(3) 시골 응급의료 교육 프로그램의 발전

응급의학 교육을 받지 않은 의사들이 시골 응급실에서 효과적으로 진료를 제공할 수 있도록 지원하기 위해, 지속적인 교육 프로그램의 발전이 필요합니다.

예를 들어, 가정의학과 레지던트 프로그램에서 응급의학 노출을 개선하고, 응급의학 교육을 받지 않은 의사들을 위한 지속적인 응급의학 교육을 보장하는 것이 중요합니다.

또한, 응급의학과 레지던트 교육을 받지 않은 임상의가 시골 응급실에서 진료를 제공하는 경우, 고급 외상 소생술 ATLS과 같은 필수 교육 과정을 이수하는 것이 필수적입니다.

(4) 고급 진료 제공자 역할 확대

고급 진료 제공자 APP의 역할은 시골 응급의료에서 계속해서 확대될 것입니다. APP는 시골 응급실에서 중요한 역할을 하며, EM 펠로우십 프로그램과 같은 추가 교육을 통해 시술 기술, 초음파, 정형외과, 소아과, 중환자 치료 등 다양한 하위 전문 분야에서 추가 훈련과 경험을 제공받을 수 있습니다. 이를 통해 APP는 응급의학과 의사와 협력하여 시골 응급의료의 질을 높일 수 있습니다.

(5) 협력과 통합의 필요성

시골 응급의료의 미래는 응급의학과 의사와 다른 제공자 그룹 간의 협력과 통합을 통해 더욱 발전할 수 있습니다. 미국 ACEP과 같은 조직은 시골 응급구조사를 위한 표준 및 교육 추천을 옹호하고, 이를 통해 시골 응급의료의 표준을 개발하는 데 중요한 역할을 할 수 있습니다. 시골 응급실에서 제공되는 의료 서비스의 질을 높이기 위해서는 이러한 협력과 통합이 필수적입니다.

(6) 시골 응급실의 인력 배치

현재 모든 시골 응급실에 응급의학 교육을 받은 의사 EM-trained physicians를 배치하는 것은 불가능합니다. 그러나 EM 리더들은 모든 응급의료 제공자들과 협력하여 실용적이고 지속 가능한 인력 솔루션을 개발할 수 있고, 또 그렇게 해야 합니다.

일부 관찰자들은 응급의학 교육을 받지 않은 제공자들이 응급실에서 근무하는 것에 대해 우려를 표명하지만, 이러한 관행은 이미 존재하며 가까운 미래에 크게 변할 가능성은 낮습니다. 따라서 이러한 인력에 대한 응급의학 교육과 지원을 개선하는 방법을 고려하는 것이 중요합니다.

이상적으로는, 여러 조직들이 지속적인 인력 개선에 관심을 가지고 모든 응급의료 제공자를 대표하여 협력체를 구성하고, 응급실 역량 수준에 대한 가이드라인을 수립할 수 있을 것입니다. 응급의학 교육을 받지 않은 의사, 보조 의사 assistant physicians, 의사 보조원 PAs, 전문간호사 NPs가 지원이나 지침 없이 일하는 것은 최선의 선택이 아닙니다.

응급의료는 일관된 기준에 따라 종합적으로 검토할 수 있는 시스템을 갖춘 협력적인 프로세스가 되어야 합니다. 응급의학 분야의 리더들이 이러한 노력을 주도하기 시작했지만, 아직 해야 할 일이 많이 남아 있습니다.

다음은 다양한 제공자들에게 존재하는 중요한 교육 격차를 줄이기 위한 권장 사항들입니다.

① 레지던트 수련을 받은 의사

- 시골 병원으로의 의료 시스템 확장을 확대합니다. 더 많은 응급의학 레지던트 수련 의사 residency-trained physicians가 시골 응급의료 인력으로 유입될 수 있도록, 의료 시스템이나 의사 그룹이 시골 병원 응급실을 관리해야 합니다.
- 응급의학 레지던트들의 시골 진료 환경 노출을 늘립니다. 응급의학 레지던트 수련 프로그램은 시골 로테이션을 통해 졸업생들이 이러한 취업 기회에 대비할 수 있도록 도울 수 있습니다.

② EM 원격 의료 지원 개선

대부분의 도시 응급실에는 동시에 여러 명의 의사가 근무하며, 복잡한 케이스를 담당하는 의사는 가까운 동료 의사에게 조언을 구할 수 있습니다. 어려운 기도 확보나 복잡한 시술이 필요할 때 두 명의 임상의가 병상에서 함께 작업할 수도 있습니다.

그러나 시골 응급실에서는 훈련이 덜 된 임상의가 최소한의 지원 인력과 추가 지원 없이 이러한 상황을 관리해야 하는 경우가 많습니다. 원격 의료 응급의학과 의사 EM telemedicine physician는 실질적으로 도움을 줄 수는 없지만, 복잡한 사례나 시술을 관리하는 동안 실시간 지원을 통해 치료를 향상시킬 수 있습니다.

또한 원격 의료 응급의학과 의사는 이송을 지원하고, 수용 시설과의 커뮤니케이션을 개선하며, 전문 화상 또는 전화 상담(원격 뇌졸중, 원격 신생아학 등)을 제공하고, 심지어 공유 전자 의료 기록 플랫폼에서 주문을 처리할 수 있습니다.

이러한 지원은 시골 응급의료 제공자의 인지 부하를 줄이고, 환자에게 제공되는 치료의 효율성과 질을 향상시킬 잠재력을 가지고 있습니다.

③ 레지던트 수련을 받지 않은 의사

- 1차 진료 레지던트 프로그램에서 응급의학 노출을 개선합니다. 시골 응급의료에서 응급의학 교육을 받지 않은 의사 non-residency-trained physicians가 제공하는 응급 치료의 대부분은 가정의 family physicians나 내과, 외과 등의 의사들에 의해 제공됩니다. 미국 가정의학회 American Academy of Family Medicine는 가정의학 레지던트들이 급성 및 응급 진료에 대해 충분히 준비될 수 있도록 핵심 커리큘럼 지침을 발표했습니다.
- 응급의학 레지던트 교육을 받지 않은 의사를 위한 지속적인 응급의학 교육을 보장합니다. 시골 응급실에서 진료하는 비응급의학 레지던트 출신 의사들은 주 면허 요건을 위해 주로 일차 진료 자격증을 유지하지만, 응급의학 기반 교육이나 역량 교육을 위한 요구

사항은 거의 없습니다. 이러한 제공자의 지속적인 교육을 개선하기 위해, 미국의학전문대학원인증위원회 ABMS와 기타 인증 위원회는 모든 응급의료 제공자가 지속적인 응급의료 교육 요건을 갖출 수 있도록 조정할 수 있습니다.

- 현장 실습에서 보다 공식화된 응급의학 교육으로 전환합니다. 앞서 언급했듯이, 가정의는 레지던트 기간 동안 기본적인 응급처치 교육을 받지만, 응급실에서 진료하려면 중환자 치료, 외상, 절차 의학에 대한 추가 경험이 필요합니다.

캐나다 가정의학과 대학 College of Family Physicians of Canada은 2년의 가정의학 레지던트 수련 프로그램을 제공하며, 추가 1년의 응급의학 수련을 통해 캐나다 가정의학-응급의학 CCFP-EM 자격을 취득할 수 있는 옵션을 제공합니다. 미국에서는 이러한 교육 공백을 메우기 위해 응급의학 분야의 일차 진료 후 레지던트 대학원 교육 프로그램이 개발되었으며, 응급의학 레지던트 교육을 받지 않은 임상의가 응급의학을 진료하는 경우 이를 권장해야 합니다.

- 외상 치료 교육을 받습니다. 미국 외과학회 American College of Surgeons, ACS는 시골 외상 치료를 개선해야 할 필요성을 인식하고, 시골 응급실에서 일하는 모든 의료진에게 고급 외상 소생술 advanced trauma life support, ATLS을 받도록 권고했습니다. ACS는 또한 자원이 부족한 시골 응급실을 위해 외상에 대한 유동적인 팀 대응을 교육하는 과정을 개발했습니다: 시골 외상 팀 개발 과정 rural trauma team development course, RTTDC.

일부 주에서는 레벨 3 및 4 외상 센터에서 ATLS를 대체할 수 있는 보다 포괄적인 시골 응급처치 과정 comprehensive advanced life support, CALS을 허용하고 있습니다. CALS는 외상 치료와 관련하여 ATLS의 핵심 구성 요소를 가지고 있지만, 기타 중증 응급 상황(기도 관리, 의료, 산과 등)과 이를 시골 응급실에서 관리하는 방법에 대해 더 광범위하게 다룹니다. 응급의학 전문의 자격이 없는 의사가 시골 응급실을 담당하는 경우, 이 과정 중 하나 또는 두 가지를 모두 이수하는 것이 중요합니다.

④ 고급 진료 제공자

- 응급의학 펠로우십 프로그램의 개발 및 지원을 장려합니다. 기본 APP 교육만으로는 시골 응급의료 진료에 충분하지 않으며, 또한 응급의학을 선택한 APP에 대한 표준화된 요건도 없습니다.
- 응급의학 전문의 자격을 갖춘 의사와의 경험은 지식의 격차로 인한 실수를 최소화할 수 있습니다. 고급 진료 제공자 응급의학 펠로우십 프로그램은 시술 기술, 초음파, 정형외과, 소아과, 중환자 치료 및 기타 하위 전문 분야의 로테이션을 포함한 추가 훈련과 교육을 통해 경험을 제공합니다.
- 펠로우십 프로그램은 응급의학과 의사 수련의 일부로서, 이러한 APP가 시골 응급실에서 더욱 효과적으로 진료할 수 있도록 도와줍니다. 2020년, 의사 보조 교육에 관한 인증 검토 위원회 Accreditation Review Commission on Education for the Physician Assistant, ARC-PA는 응급의학 펠로우십 프로그램의 인증을 시작했습니다. 인증은 APP 전문화의 교육 요구 사항에 대한 표준을 제공하며, 이는 의사 레지던트 프로그램에 대한 ACGME 요건과 유사합니다.
- 응급의학 펠로우십 경험이 없는 경우, 공식화된 교육 프로그램을 통해 연장된 현장 교육 또는 견습을 장려합니다. 현재 응급의학 APP에 대한 수요가 응급의학 APP 펠로우십 프로그램의 수를 초과하고 있습니다. 응급의학 APP이 실무 수련이 필요한 경우, 응급의학 보드 인증 의사의 감독 하에 적절한 오리엔테이션이 이루어지도록 하는 것이 중요합니다. 응급의학 APP이 저시력 영역의 환자를 관리하는 경우에도 지식, 훈련, 경험을 통해 치료의 질을 크게 향상시키고 환자 위험을 낮출 수 있습니다. 오리엔테이션에는 임상 감독과 함께 응급의학 시뮬레이션 기술 및 종합적인 강의 프로그램이 포함되어야 합니다.
- 외상 치료 교육을 받습니다. 앞서 언급한 이유로 APP는 ATLS와 CALS 과정을 모두 이수하여 시골 환경에서 일할 준비를 해야 합니다. ACS가 개발한 RTTDC 또는 CALS 과정을 수강하면 외상에 대한 팀 대응을 교육받을 수 있습니다.

⑤ 시골 응급의료 개선을 위한 협력

시골 응급의료 개선의 미래 방향은 이 중요한 하위 전문 분야의 미래에 관심을 가진 모든 조직의 의견과 리더십을 반영해야 합니다. 이들 중 ACEP은 시골 부서의 활동을 통해 시골 응급실의 표준과 교육을 옹호하고 추천하는 데 중요한 위치에 있습니다.

또한, 미국 가정의학회 American Academy of Family Medicine, 미국 응급의학 인증위원회 American Board of Emergency Medicine, ABEM, 응급 의학 의사 보조사 협회 Society of Emergency Medicine Physician Assistants, SEMPA, 미국 응급 전문 간호사 학

회 American Academy of Emergency Nurse Practitioners, AAENP와 같은 다른 조직들도 시골 응급실 표준 논의에 적극적으로 참여해야 합니다.

예를 들어, ACEP는 SEMPA와 협력하여 응급의학 APP 인력에 대한 가이드라인을 작성하고 있으며, 이는 시골 응급의료 실습에 대한 국가 표준을 개발하기 위한 중요한 첫 단계입니다.

9) 결론

시골 응급의료는 그 지역사회에 필수적인 역할을 하며, 시골 응급실은 종종 제한된 자원과 인력으로 인해 어려움을 겪지만, 응급의학과 의사와 APP 간의 협력과 지속적인 교육을 통해 시골 응급의료의 질을 높일 수 있습니다. 시골 응급실의 미래를 위해서는 이러한 노력들이 지속적으로 이어져야 합니다.

REFERENCE

1. AAFP [Internet]. Study Reveals Troubling Test Scores of Assistant Physicians, Data Show Low First-time USMLE Pass Rates for Holders of New Missouri License [cited 2020 Nov 5]. November 9, 2018. Available from: https://www.aafp.org/news/practice-professional-issues/20181109asstphys.html
2. Accreditation Review Commission on Education for the Physician Assistant, Inc [Internet]. Available from: http://www.arc-pa.org/accreditation/postgraduate-programs/accreditation-process/
3. ACEP Now [Internet]. ACEP Task Force Examining Collaboration with Advanced Practice Providers [cited 2020 May 20]. Available from: https://www.acepnow.com/article/acep-task-force-examining-collaboration-with-advanced-practice-providers/
4. ACEP Now [Internet]. ACEP Task Force Examining Collaboration with Advanced Practice Providers [cited 2020 Nov 5]. Available from: https://www.acepnow.com/article/acep-task-force-examining-collaboration-with-advanced-practice-providers/
5. AHA Hospital Statistics, 2018 Ed. Health Forum LLC. 2018.
6. American Academy of Emergency Medicine [Internet]. History [cited 2020 nov 5]. Available from: https://www.aaem.org/about-us/our-values/history
7. American Academy of Emergency Medicine website [Internet]. History [cited 2020 Nov 5]. Available from: https://www.aaem.org/about-us/our-values/history
8. American Academy of Family Physicians [Internet]. Recommended Curriculum Guidelines for Family Medicine Residents: Urgent and Emergent Care [cited 2020 Nov 5]. Available from: http://www.aafp.org/dam/AAFP/documents/medical_education_residency/program_directors/Reprint285_Urgent.pdf
9. American Academy of Family Physicians Position Paper. Family Physicians Delivering Emergency Medical Care—Critical Challenges and Opportunities. 2020.
10. American Association of Nurse Practitioners [Internet]. Number of Nurse Practitioners Hits New Record High. Available from: https://www.aanp.org/news-feed/number-of-nurse-practitioners-hits-new-record-high
11. American Association of Nurse Practitioners [Internet]. Nurse Practitioner Role Continues to Grow to Meet Primary Care Provider Shortages and Patient Demands [cited 2020 Nov 5]. Available from: https://www.aanp.org/news-feed/nurse-practitioner-role-continues-to-grow-to-meet-primary-care-provider-shortages-and-patient-demands
12. American Board of Emergency Medicine [Internet]. ABEM History [cited 2020 Nov 5]. Available from: https://www.abem.org/public/about-abem/abem-history
13. American Board of Physician Specialties [Internet]. Board Certification in Emergency Medicine [cited 2020 Nov 5]. Available from: https://www.abpsus.org/emergency-medicine
14. American College of Emergency Physicians [Internet]. About ACEP [cited 2020 Nov 5]. Available from: https://www.acep.org/who-we-are/about-us/
15. American College of Emergency Physicians [Internet]. Definition of Rural Emergency Medicine [cited 2020 Nov 5]. Available from: https://www.acep.org/patient-care/policy-statements/definition-of-rural-emergency-medicine/
16. American College of Emergency Physicians [Internet]. Delivery of Emergency Care in Rural Settings: An Information Paper [cited 2020 Nov 5]. Available from: https://www.acep.org/globalassets/sites/acep/blocks/section-blocks/rural/delivery-of-emergency-care-in-rural--settings.pdf
17. American College of Emergency Physicians [Internet]. Telemedicine in Emergency Medicine: A Primer [cited 2020 Nov 5]. Available from: https://www.acep.org/how-we-serve/sections/telehealth/
18. American College of Emergency Physicians [Internet]. Telemedicine Primer [cited 2020 Nov 5]. Available from: https://www.acep.org/globalassets/uploads/uploaded-files/acep/membership/sections-of-membership/telemd/acep-telemedicine-primer.pdf
19. American College of Emergency Physicians [Internet]. The Impact of Unreimbursed Care on the Emergency Physician [cited 2020 Nov 5]. Available from: https://www.acep.org/administration/reimbursement/the-impact-of-unreimbursed-care-on-the-

emergency-physician/

20. American College of Emergency Physicians Board of Directors Information Paper: Advanced Practice Providers (Physician Assistant and Nurse Practitioner) Medical-Legal Issues. 2016.
21. American College of Emergency Physicians Position Paper: The Impact of Unreimbursed Care on the Emergency Physician.
22. American College of Surgeons [Internet]. Inspiring Quality: Highest Standards [cited 2020 Nov 5]. Available from: https://www.facs.org/quality-programs/trauma/education/rttdc
23. American College of Surgeons, Committee on Trauma. Resources for Optimal Care of the Injured Patient. Chicago, IL: American College of Surgeons; 2014.
24. American Medical Association [Internet]. AMA Resolutions: July 2019. International Medical Graduates Section 2019 Annual Meeting Summary of Actions [cited 2020 nov 5]. Available from: https://www.ama-assn.org/system/files/2019-07/a19-imgs-summary-actions.pdf
25. Association of Medical Doctor Assistant Physicians [Internet]. SB718, The 2017 Assistant Physician Modified Provisions [cited 2020 Nov 5]. Available from: https://assistantphysicianassociation.com/news
26. Becker's Hospital Review [Internet]. 28 States with Full Practice Authority for NPs [cited 2020 Nov 5]. Available from: https://www.beckershospitalreview.com/hospital-physician-relationships/28-states-with-full-practice-authority-for-nps.html
27. Blazer E. Viewpoint: Emergency Medicine Doesn't Need More Residencies. Emerg Med News. 2019;41(2):6-7.
28. Burke LG, Wild RC, Orav EJ, et al. Are trends in billing for high-intensity emergency care explained by changes in services provided in the emergency department? An observational study among US Medicare beneficiaries. BMJ Open. 2018;8(1).
29. Center for Disease Control and Prevention: National Center for Health Statistics [Internet]. Emergency Department Visits [cited 2020 Nov 5]. Available from: https://www.cdc.gov/nchs/fastats/emergency-department.htm
30. Dalton K, Slifkin R, Poley S, et al. Choosing to convert to critical access hospital status. Health Care Financ Rev. 2003;25(1):115-32.
31. Dharmar M, Romano PS, Kuppermann N, et al. Impact of Critical Care Telemedicine Consultations on Children in Rural Emergency Departments. Crit Care Med. 2013;41(10):2388-95.
32. Emergency Medicine Network [Internet]. 2016 National Emergency Department Inventory—USA [cited 2020 Aug 15]. Available from: https://www.emnet-usa.org/research/studies/nedi/nedi2016/
33. Emergency Medicine Residents' Association [Internet]. EM Match 2020: By the Numbers [cited 2020 Nov 5]. Available from: https://www.emra.org/students/newsletter-articles/em-match-2020-by-the-numbers/
34. Fanburg J, Walzman J. Telehealth and the law: the challenge of reimbursement. Medical Economics. 2018.
35. Ferguson J, Walshe K. The quality and safety of locum doctors: a narrative review. J R Soc Med. 2019;112(11):462-71.
36. Gao YX, Song YB, Gu ZJ, et al. Video versus direct laryngoscopy on successful first-pass endotracheal intubation in ICU patients. World J Emerg Med. 2018;9(2):99-104.
37. Gerald C. Family physicians play integral role in emergency medicine. Ann Fam Med. 2017;15(1):84-6.
38. Greenwood-Ericksen MB, Kocher K. Trends in emergency department use by rural and urban populations in the United States. JAMA Netw Open. 2019;2(4).
39. Groth H, House H, Overton R, et al. Board-certified emergency physicians comprise a minority of the emergency department workforce in Iowa. West J Emerg Med. 2013;14(2):186-90.
40. Hall M, Omer T, Moore C, et al. Cost effectiveness of the cardiac component of the focused assessment of sonography in trauma examination in blunt trauma. Acad Emerg Med. 2016;23(4):371-513.
41. Health Resources & Services Administration [Internet]. Rural Hospital Programs [cited 2020 Nov 5]. Available from: https://www.hrsa.gov/rural-health/rural-hospitals/index.html
42. Health Resources & Services Administration [Internet]. Rural Hospital Programs [cited 2020 Nov 5]. Available from: https://www.hrsa.gov/rural-health/rural-hospitals/index.html
43. HealthLeaders [Internet]. More States Pushing for Autonomy in Scope-of-Practice Battle [cited 2020 Nov 5]. Available from: https://www.healthleadersmedia.com/clinical-care/more-states-pushing-autonomy-scope-practice-battle
44. Hollander J, Carr B. Perspective: virtually perfect? Telemedicine for COVID-19. N Engl J Med. 2020;382:1679-81.
45. Joseph JW, Davis S, Wilker EH, et al. Modelling attending physician productivity in the emergency department: a multicentre study. Emerg Med J. 2018;35:317-22.
46. Kaiser Health News [Internet]. Nurse Practitioners Slowly Gain Autonomy [cited 2020 Nov 5]. Available from: https://khn.org/news/stateline-nurse-practitioners-scope-of-practice/
47. Kaufman B, Thomas S, Pink G, et al. The rising rate of rural hospital closures. J Rural Health. 2015;32(1).
48. Macht M, MacKenzie A, Ginde AA. The rural emergency physician workforce. J Rural Emerg Med. 2014;1(1).
49. Mathiasen R, Cruz R. Prospective, randomized controlled clinical trial of a novel matrix hemostatic sealant in patients with acute anterior epistaxis. Laryngoscope. 2005;115:899-902.
50. Medpac [Internet]. Payment basics—Critical Access Hospitals

Payment System [cited 2020 Nov 5]. Available from: www.medpac.gov
51. Michigan Medicine University of Michigan [Internet]. Patient Visits Higher at Rural Emergency Departments [2020 Noc 5]. Available from: https://labblog.uofmhealth.org/industry-dx/patient-visits-higher-at-rural-emergency-departments
52. Michigan Medicine University of Michigan [Internet]. Patient visits higher at rural emergency departments [cited 2020 Nov 5]. Available from: https://labblog.uofmhealth.org/industry-dx/patient-visits-higher-at-rural-emergency-departments
53. Miller K, Hailey J, Holmes G, et al. The effect of rural hospital closures on emergency medical service response and transport times. Health Serv Res. 2020;55(2):288-300.
54. Modern Healthcare [Internet]. Nurse Practitioner Workforce Doubles Amid Primary-Care Push [cited 2020 Nov 5]. Available from: https://www.modernhealthcare.com/providers/nurse-practitioner-workforce-doubles-amid-primary-care-push
55. National Commission on Certification of Physician Assistants [Internet]. 2013 Statistical Profile of Certified Physician Assistants: An Annual Report of the National Commission on Certification of Physician Assistants. Available from: https://prodcmsstoragesa.blob.core.windows.net/uploads/files/2013StatisticalProfileofCertifiedPhysicianAssistants-AnAnnualReportoftheNCCPA.pdf
56. National Commission on Certification of Physician Assistants[Internet]. 2017 Statistical Profile of Certified Physician Assistants: An Annual Report of the National Commission on Certification of Physician Assistants [cited 2020 Nov 5]. Available from: https://prodcmsstoragesa.blob.core.windows.net/uploads/files/2017StatisticalProfileofCertifiedPhysicianAssistants%206.27.pdf
57. National Rural Health Resource Center. Critical Access Hospital Finance 101.
58. National Rural Health Resource Center. Critical Access Hospital Finance 101. Updated June 2017.
59. Nurse.org [Internet]. ED Nurse Salary and Career [cited 2020 Nov 5]. Available from: https://nurse.org/articles/emergency-room-er-nurse-salary/
60. Peterson LE, Fang B. Rural Family Physicians Have a Broader Scope of Practice Than Urban Family Physicians. Lexington, KY: Rural and Underserved Health Research Center; 2018.
61. RegisteredNursing.org [Internet]. What is an ER nurse [cited 2020 Nov 5]. Available from: https://www.registerednursing.org/specialty/emergency-room-nurse/
62. Rodi S, Carpenter C, Hirsch S. Defining "rural"—what's in a name? J Rural Emerg Med. 2015;2(1).
63. Rosenblatt RA, Hart LG. Physicians and rural America. West J Med. 2000;173(5):348-51.
64. Rural Health Information Hub [Internet]. Critical Access Hospitals—Introduction [cited 2018 Jun 8]. Available from: https://www.ruralhealthinfo.org/topics/critical-access-hospitals
65. Rural Health Information Hub [Internet]. Critical Access Hospitals—Introduction. Available from: https://www.ruralhealthinfo.org/topics/critical-access-hospitals
66. Shanafelt T, Noseworthy J. Executive leadership and physician well-being: nine organizational strategies to promote engagement and reduce burnout. Mayo Clin Proc. 2017;92(1):129-46.
67. Sheps Center for Health Services Research [Internet]. 170 Rural Hospital Closures: January 2005-Present [cited 2020 Nov 5]. Available from: https://www.shepscenter.unc.edu/programs-projects/rural-health/rural-hospital-closures/rural-hospital-closures/
68. Sheps Center for Health Services Research [Internet]. Geographic variation in the 2016 profitability of urban and rural hospitals [cited 2020 Nov 5]. Available from: www.shepcenter.unc.edu/programs-projects/rural-health
69. Sheps Center for Health Services Research [Internet]. Trends in financial distress among rural hospitals from 2015–2019. [cited 2020 Nov 5]. Available from: www.shepcenter.unc.edu/programs-projects/rural-health
70. Singer AJ, Blanda M, Cronin K. Comparison of nasal tampons for the treatment of epistaxis in the emergency department: a randomized controlled trial. Ann Emerg Med. 2005;45(2):134-9.
71. Society of Emergency Medicine Physician Assistants. Standards for Postgraduate Training of Emergency Medicine Physician Assistants. 2012.
72. United States Department of Agriculture Economic Research Service [Internet]. Population & Migration [cited 2020 Nov 5]. Available from: https://www.ers.usda.gov/topics/rural-economy/population/population-migration/
73. University of Minnesota Driven to Discover [Internet]. Rural Emergency Department Staffing: Potential Implications for the Quality of Emergency Care Provided in Rural Areas [cited 2020 Nov 5]. Available from: http://rhrc.umn.edu/wp-content/files_mf/caseyedstaffing.pdf
74. Wadman MC, Clark TR, Kupas DF, et al. Rural Clinical Experiences for Emergency Medicine Residents Curriculum Template. Acad Emerg Med. 2012;19(11):1287-93.
75. Wagner M, Wolf S, Promes S, et al. Duty hours in emergency medicine: balancing patient safety, resident wellness, and the resident training experience: a consensus response to the 2008 Institute of Medicine Resident Duty Hours Recommendations. Acad Emerg Med. 2010;17(9):1004-11.
76. Welch C, Augustine J, Camargo CA Jr, et al. Emergency depart-

ment performance measures and benchmarking summit: the consensus statement. Acad Emerg Med. 2006;13(10):1074-80.

77. Welch SJ, Augustine JJ, Dong L, et al. Volume-related differences in emergency department performance. Jt Comm J Qual Patient Saf. 2012;38(9):395-401.

78. Whitson MR, Mayo PH. Ultrasonography in the emergency department. Crit Care. 2016;20(1):227.

79. Wiborg A, Widder B. Teleneurology to Improve Stroke Care in Rural Areas. Stroke. 2003;34:2951-6.

80. Williamson HA, Rosenblatt RA, Hart LG. Physician staffing of small rural hospital emergency departments: rapid change and escalating cost. J Rural Health. 1992;8(3):171-7.

81. Zibulewsky J. The Emergency Medical Treatment and Active Labor Act (EMTALA): what it is and what it means for physicians. Proc (Bayl Univ Med Cent). 2001;14(4):339-46.

부록 1

SCH 재난의학센터 응급실 행정 및 리더십 트레이닝 프로그램 강의 chapter 4 대화록

응급실 다양화 chapter 대화록

주제: 응급실 행정 및 리더십 트레이닝 - 다양한 응급실 운영 모델
일시: 2024년 6월 25일
진행자: 신희준 교수
참석자: 여러 간호사 리더들

서론

신희준: 여러분, 오늘은 챕터 4에 해당하는 교육을 진행합니다. 이번 시간에는 응급실 행정과 다양한 운영 모델에 대해 다룰 예정입니다. 주제는 다음과 같습니다.

1. 소아 응급의료 질과 준비성 향상
2. 병원의학 및 고압산소치료 적용 사례
3. 재난 대응 계획 수립
4. 응급의료 서비스의 다각화
5. 환자 중심 진료와 행정 전략

이번 수업은 대한민국 의료 현실에 맞춘 적용 방안을 구체적으로 논의하는 데 초점을 맞출 것입니다.

참석자 1: 오늘 주제는 굉장히 실질적인 문제를 다루는 것 같습니다. 특히 재난 대응 계획 부분이 기대됩니다.

신희준: 맞습니다. 시작하기 전에 지난 주 과제를 복습하며 첫 주제로 들어가겠습니다.

세션 1: 소아 응급의료 질과 준비성 향상

신희준: 먼저 소아 응급의료 준비성에 대해 논의해 봅시다. 이 주제는 왜 중요할까요?

참석자 2: 소아는 성인과 생리적 특성이 다릅니다. 응급 상황에서 소아에게 적합한 처치가 이루어지지 않으면 심각한 결과를 초래할 수 있습니다.

참석자 3: 또한 소아 응급의료의 장비와 시설은 성인 응급의료와 구분되어야 합니다. 우리 병원에서도 소아 전용 공간을 설계할 필요가 있습니다.

신희준: 맞습니다. 특히, 소아는 성인이 축소된 형태가 아니라는 점을 항상 유념해야 합니다. 소아 응급의료에서 고려해야 할 주요 요소는 다음과 같습니다.

1. 소아의 생리적 특성 이해
2. 전용 장비와 공간 준비
3. 소아 전문 인력 배치 및 훈련

이 주제를 더 깊이 논의하기 위해, 소아 응급의료와 관련된 해외 사례를 살펴보겠습니다.

참석자 1: 미국의 한 소아병원에서는 소아 전용 트리아지 시스템을 도입해 응급상황 대응 속도를 30% 개선했습니다. 이와 같은 사례를 참고하면 좋을 것 같습니다.

참석자 2: 또한, 일본에서는 소아 응급 상황을 대비해 부모 참여형 치료 프로토콜을 도입했다고 들었습니다. 환자와 보호자 간 신뢰가 크게 향상된 것으로 알고 있습니다.

신희준: 좋은 예시입니다. 그 외에도 소아 응급의료에서 환자의 가족이 치료 과정에 참여할 수 있는 정책도 중요합니다. 추가로 논의할 사항이 있나요?

참석자 3: 우리 병원에서는 소아 응급의료에 대한 교육 세션을 분기마다 진행하고 있습니다. 하지만 교육 대상이 제한적이라는 문제가 있습니다. 모든 직원이 참여할 수 있도록 개선해야 한다고 생각합니다.

신희준: 소아 응급의료 준비성 강화는 단순히 프로세스의 문제가 아니라, 전반적인 시스템 개선을 요구합니다. 다음 주제로 넘어가겠습니다.

세션 2: 병원의학 및 고압산소치료 적용 사례

신희준: 다음은 병원의학과 고압산소치료의 실제 적용 사례입니다. 최근에 고압산소치료를 통해 응급환자의 생존율을 높인 사례를 공유해 주세요.

참석자 4: 저희 병원에서는 일산화탄소 중독 환자에게 고압산소치료를 적용했습니다. 환자는 빠르게 회복되었고, 치료 효과는 매우 긍정적이었습니다.

참석자 5: 하지만 고압산소치료 장비의 위치와 안전성 문제는 여전히 고민거리입니다. 응급 상황에서 장비 접근성이 제한될 때 대응이 어려운 경우가 있었습니다.

신희준: 고압산소치료는 적응증이 명확하고 효과적인 치료법이지만, 장비 설치 및 운영 과정에서의 리스크를 관리하는 것이 중요합니다. 이를 위한 구체적인 가이드라인이 필요합니다.

참석자 6: 장비 운영 외에도 환자 교육이 필요하다고 생각합니다. 고압산소치료의 장점을 환자와 보호자에게 명확히 알리는 것이 중요합니다.

참석자 7: 또한, 장비 유지보수를 정기적으로 실시해 안정성을 높여야 합니다. 최근에 장비 결함으로 인해 환자 치료가 지연된 사례가 있었습니다.

신희준: 좋은 지적입니다. 이를 바탕으로 다음 단계에서는 교육 자료 제작과 배포를 포함한 구체적인 계획을 세워야 합니다. 또한, 다른 병원과의 협업을 통해 장비 공유 시스템을 구축할 가능성도 고려해야 합니다.

세션 3: 재난 대응 계획 수립

신희준: 재난 대응 계획은 응급실 리더십의 중요한 요소입니

다. 응급 상황에서 효과적으로 대응하기 위해 어떤 요소를 준비해야 할까요?

참석자 4: 재난 대응 계획은 다학제적 접근이 필요합니다. 소방, 경찰, 환경부 등과의 협력이 필수적입니다.

참석자 5: 또한 재난 대응 훈련은 실질적인 상황을 기반으로 정기적으로 시행되어야 합니다.

신희준: 재난 대응은 단순히 병원 내부의 문제를 넘어선 국가적, 지역적 문제입니다. 이를 위해 다음과 같은 전략을 고려해야 합니다.

1. 다학제적 협력 체계 구축
2. 재난 훈련 및 시뮬레이션 시행
3. 명확한 의사소통 체계 마련

여러분이 제안한 내용을 바탕으로 병원 내 재난 대응 체계를 강화할 수 있는 방안을 논의해 봅시다.

참석자 6: 최근에 시행된 재난 훈련에서는 통신 체계에 큰 문제가 있었습니다. 대규모 재난 상황에서는 기존의 병원 통신 체계가 부족하다는 것을 깨달았습니다.

신희준: 통신 체계는 재난 대응의 핵심 요소 중 하나입니다. 이를 보완하기 위한 방안을 제안해 주세요.

참석자 1: 위성 전화나 별도의 비상 통신 네트워크를 구축하는 것이 필요합니다.

참석자 7: 또한, 통신 교육도 병행되어야 합니다. 대부분의 직원이 새로운 장비 사용법을 익히는 데 어려움을 겪고 있습니다.

신희준: 좋은 의견입니다. 통신 체계 강화와 교육을 결합한 통합적인 접근이 필요합니다. 다음 주제로 넘어가겠습니다.

세션 4: 응급의료 서비스의 다각화

신희준: 응급의료 서비스의 다각화는 지역사회와 병원의 역할을 재정립하는 데 중요한 요소입니다. 현재 우리 병원이 제공하는 다각화된 서비스는 무엇인가요?

참석자 1: 저희 병원에서는 해양 응급의료와 고압치료를 결합한 프로그램을 운영 중입니다.

참석자 2: 하지만 재정적 지원과 전문 인력 부족이 문제입니다. 서비스의 지속 가능성을 확보하기 위해 어떤 전략이 필요할까요?

신희준: 응급의료 서비스의 다각화는 병원의 경쟁력을 높이는 동시에 지역사회의 요구를 충족시키는 데 기여합니다. 이를 위해 지역 맞춤형 서비스를 개발하고, 안정적인 재정 지원 체계를 마련해야 합니다.

참석자 3: 또한 병원 간 협력 네트워크를 구축하여 자원을 공유하는 것도 중요합니다.

신희준: 좋은 제안입니다. 이를 통해 응급 상황에서의 대처 능력을 더욱 강화할 수 있습니다.

세션 5: 환자 중심 진료와 행정 전략

신희준: 마지막으로, 환자 중심의 진료를 위한 행정 전략을 논의해 봅시다. 환자 만족도를 높이기 위해 어떤 행정적 접근이 필요할까요?

참석자 4: 대기시간을 줄이기 위한 실시간 대기 현황판 도입과 같은 기술적 개선이 필요합니다.

참석자 5: 또한 환자와 보호자에게 명확하고 투명한 정보를 제공하는 것이 중요합니다.

신희준: 환자 중심 진료는 행정 전략과 밀접하게 연결되어 있습니다. 이를 위해 데이터 기반의 의사 결정을 강화하고, 환자와의 소통을 개선해야 합니다.

결론 및 마무리

신희준: 오늘 다룬 주제들은 응급실 운영의 중요한 요소들을 포함하고 있습니다. 각자의 병원에서 이를 어떻게 구현할지 고민해 보시기 바랍니다. 특히, 오늘 논의한 소아 응급의료 준비성, 고압산소치료의 활용, 재난 대응 계획, 응급의료 서비스의 다각화, 그리고 환자 중심 진료 전략은 응급실 운영의 핵심 요소들입니다. 이를 실무에 적용하기 위해 각자의 팀과 함께 논의하고 실행 가능한 계획을 수립하시길 권장합니다.

참석자 1: 교수님, 오늘 배운 내용을 병원에서 실질적으로 적용하려면, 우선적으로 어떤 요소에 집중해야 할까요?

신희준: 가장 먼저는 병원 내에서 팀원들과 함께 우선순위를 설정하는 것입니다. 모든 주제가 중요하지만, 병원마다 직면한 문제가 다를 수 있기 때문에 가장 시급한 부분부터 해결해 나가야 합니다. 예를 들어, 소아 응급의료 준비가 미흡하다면, 관련 교육과 장비 보강부터 시작하는 것이 효과적입니다.

참석자 2: 교육 프로그램이나 워크숍을 통해 팀원들과의 협업을 강화하는 것도 필요하다고 생각합니다. 교수님께서 추천하시는 워크숍 운영 방식이 있을까요?

신희준: 좋은 질문입니다. 워크숍은 이론 교육과 실습을 균형

있게 배치하는 것이 중요합니다. 특히, 시뮬레이션을 활용한 훈련은 효과가 큽니다. 예를 들어, 재난 대응 훈련에서는 가상 재난 상황을 설정하고, 팀원들이 이를 해결하도록 하는 방식이 매우 유용합니다.

참석자 3: 교수님, 환자 중심 진료를 위해 보호자와의 의사소통을 강화할 방법에 대해 조금 더 구체적으로 말씀해 주실 수 있을까요?

신희준: 물론입니다. 보호자와의 의사소통을 강화하려면 다음과 같은 방법을 고려할 수 있습니다.

1. 보호자에게 치료 과정과 예상 결과를 명확히 설명하는 시각 자료를 활용합니다.
2. 보호자의 질문에 신속히 답변할 수 있는 전용 핫라인을 구축합니다.
3. 보호자를 치료 과정에 적극적으로 참여시켜 그들이 의사결정의 일부라고 느낄 수 있게 합니다.

이 세 가지 접근법은 환자와 보호자의 신뢰를 높이고, 전반적인 만족도를 향상시키는 데 기여합니다.

신희준: 여러분 모두 오늘 긴 시간 동안 열정적으로 참여해 주셔서 감사합니다. 논의한 내용을 바탕으로, 각 병원에서 적용할 수 있는 실질적인 전략을 만들어 가길 바랍니다. 다음 챕터에서는 응급실 인력 관리와 조직 문화 개선을 중점적으로 다룰 예정이니, 많은 기대 부탁드립니다.

참석자들: 감사합니다, 교수님!

참고 이 대화록은 교육의 목적으로 요약 및 편집되었습니다. 각 참가자는 직역별 직위와 번호로 구분되었고 대화 안의 호칭은 있는 경우 개인 정보 보호를 위한 익명성 부여를 위해 영어 이니셜로 대체하였습니다.

Emergency Department Management Medicine

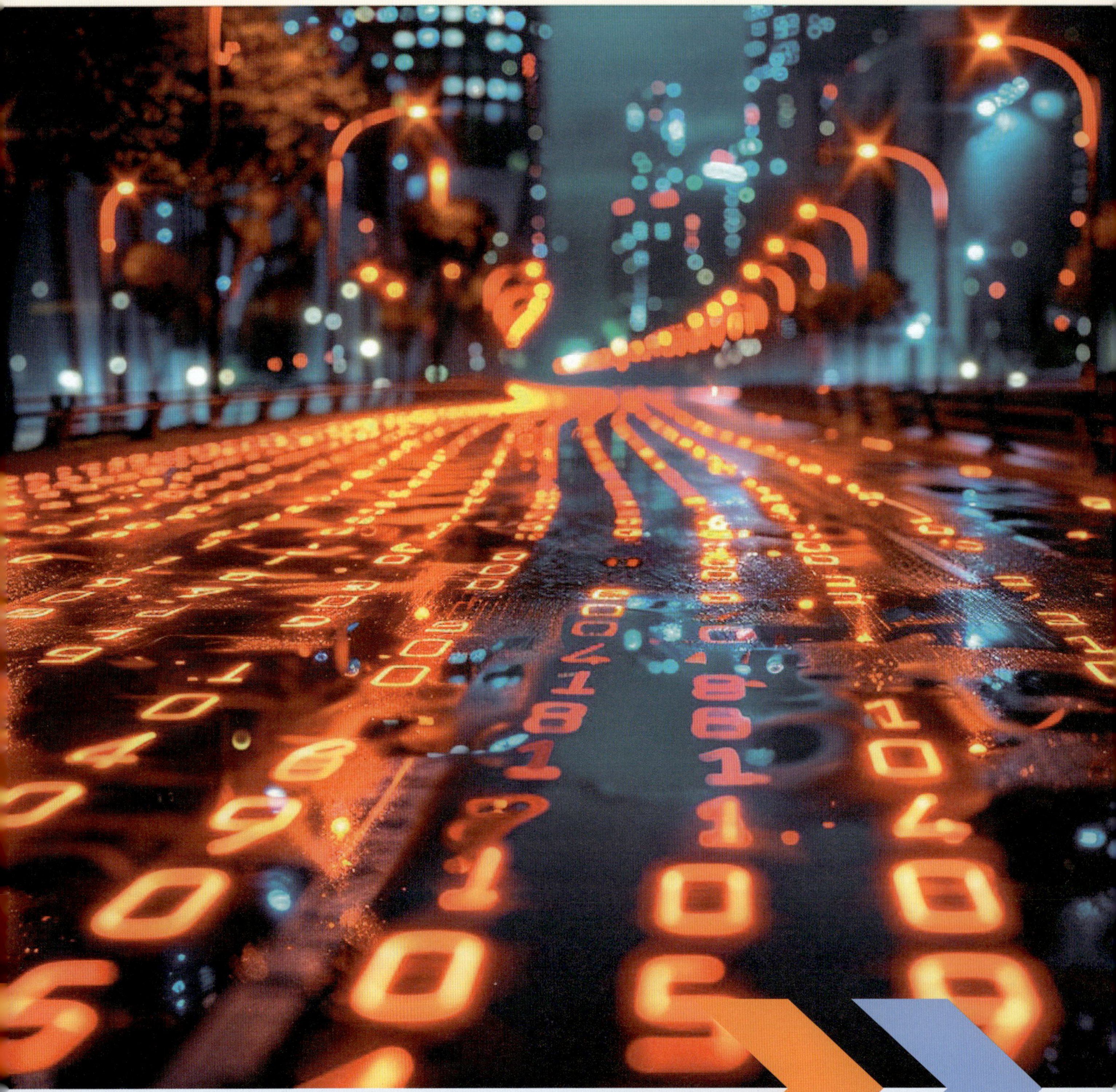

CHAPTER 5

운영 - 정보학

Operation - Informatics

1. 임상 정보학 소개
2. 전자 건강 기록
3. 데이터 수집 및 분석
4. 필수 지원 도구 및 기술
5. 의학에서의 소셜 미디어
6. 응급의료의 신기술과 응용

[부록 1] SCH 재난의학센터 응급실 행정 및 리더십 트레이닝 프로그램 강의 chapter 5 대화록

1.

임상 정보학 소개

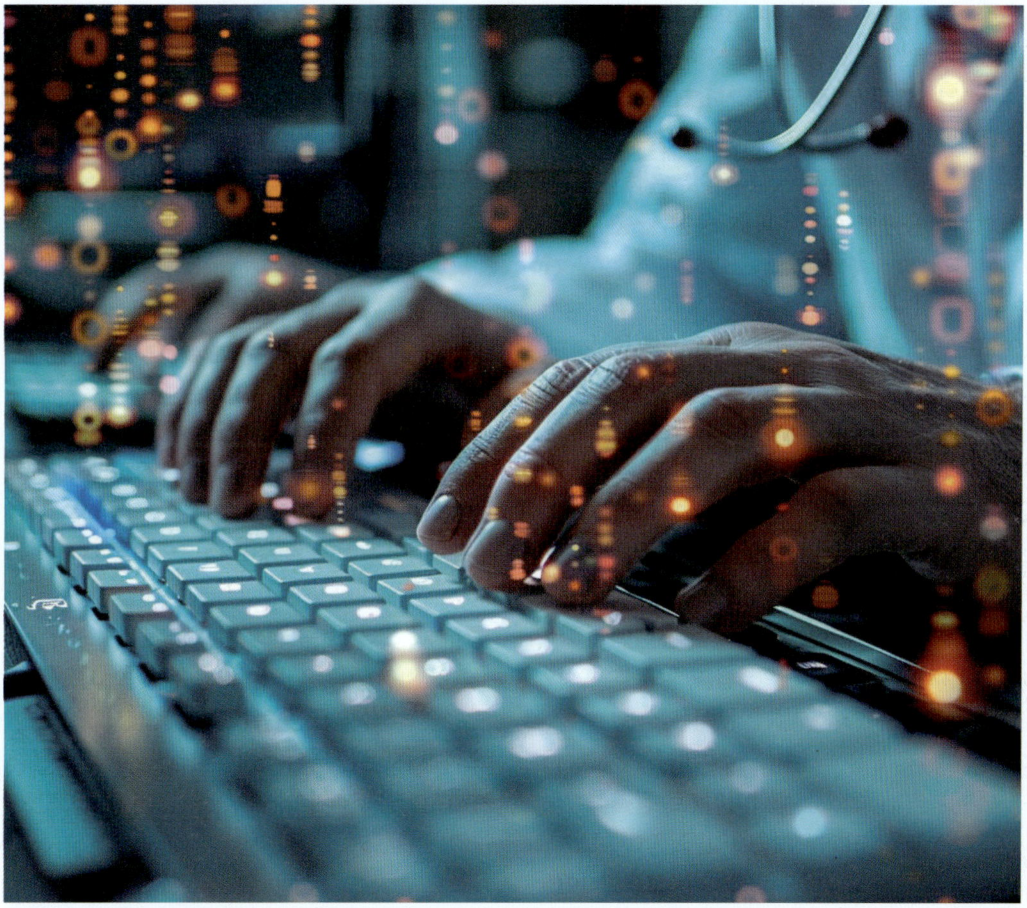

학습목표

1. 응급실에서 전자 건강 기록 시스템의 효율적 운영과 임상적 활용 방법을 이해한다.
2. 상호 운용성의 중요성을 인식하고, 다양한 의료 정보 시스템 간의 데이터 통합과 공유 방법을 습득한다.
3. 전산화된 공급자 주문 입력 및 임상 의사 결정 지원 시스템의 이점과 잠재적 위험을 평가하고, 이를 효과적으로 관리하는 방법을 배운다.
4. 데이터 수집, 분석, 및 프레젠테이션 기술을 향상시켜, 의료 서비스의 질과 운영 효율성을 높이는 데 필요한 기술을 익힌다.
5. 임상 정보학의 최신 기술과 트렌드를 지속적으로 학습하여, 응급 의학 분야에서의 정보학 리더십을 발휘할 수 있는 역량을 개발한다.

1) 서론

(1) 임상 정보학 소개

종합적인 전자 건강 기록 electronic health record, EHR 시스템 형태의 기술은 응급실 emergency department, ED의 프로세스와 관행을 변화시켰습니다. 간호사와 의사 책임자가 임상 정보학 및 EHR 규정에 대해 잘 알고 있는 것이 중요합니다. 이들은 EHR 설계, 구현 및 유지 관리의 임상적 맥락을 이해하는 데 필요한 지식과 기술을 갖추고 있어야 합니다.

(2) 역동적으로 변화하는 환경

2009년 미국 경제회복 및 재투자법, 특히 경제 및 임상 건강을 위한 의료 정보 기술 Health Information Technology for Economic and Clinical Health, HITECH 법으로 인해 의료계에 EHR 구현에 대한 경제적 정책적 과제가 생겼습니다. 그 이후로 병원에서 EHR을 빠르게 구현하면서 응급실은 극적으로 변화했으며 이러한 시스템의 긍정적인 결과와 부정적인 결과는 응급실 임상 리더십에 도전과 기회를 계속 제시하고 있습니다. 병원 경영진은 의사가 EHR의 성공적인 구현에 참여하고 임상 콘텐츠, 주문 세트 및 의사 결정 지원 규칙의 거버넌스를 책임지기를 기대합니다.

(3) 새로운 도구와 기술

EHR은 응급실에 많은 새로운 도구와 기술을 도입합니다. 기존의 화이트보드는 디스플레이 장치(예: 개인용 컴퓨터[PC], 노트북, 휴대폰)를 가진 사람이라면 누구나 볼 수 있는 전자 추적 보드가 됩니다. 진료 과정에 대한 정보가 실시간으로 표시됩니다. 문서화 시스템의 펜과 종이는 전자 템플릿, 키보드, 음성 인식 소프트웨어에 자리를 내어줍니다.

(4) 상호 운용성

응급실 상황은 복잡하고 간결하기 때문에 환자의 건강 상태와 전체 계획을 모든 당사자에게 신속하고 효과적으로 전달하는 것이 중요합니다. 환자의 전자 기록에 액세스할 수 없는 경우 다른 임상의(예: 입원 환자 팀 주치의, 전문의)와 완전하고 효과적으로 소통하는 것은 불가능하지는 않더라도 어렵습니다. 상호 운용성 interoperability은 조직의 정보학 전략의 필수적인 측면이자 EHR의 핵심이 되었습니다.

2) 임상 정보학

(1) 역사의 중요성

"저는 병원 기록을 체계적이고 일관되게 관리하는 시스템 도입이 반드시 필요하다고 간곡히 말씀드리고 싶습니다. 심지어 가장 잘 운영되는 병원에서도 불필요한 생명이 희생되는 경우가 많다는 확신이 점점 더 커지고 있습니다. 진실을 밝히기 위해 노력하며 여러 곳에서 정보를 구해봤지만, 병원 기록을 얻는 것은 거의 불가능했습니다. 이러한 기록이 있다면 현재로서 특정 수술이나 치료 방법의 상대적 가치를 더 잘 이해하는 데 큰 도움이 될 것입니다."

– 플로렌스 나이팅게일, 1863

플로렌스 나이팅게일의 한탄에도 불구하고 병원 정보 관리의 상태는 20세기 말까지 거의 변하지 않았습니다. 두 가지 주요 상황이 새로운 관점에 영향을 미쳤습니다. 첫 번째는 기술이었습니다. 1940년대 이후 컴퓨터 기술은 1950년대와 1960년대의 메인 프레임에서 1970년대의 PC, 그리고 오늘날 우리가 사용하는 휴대폰과 태블릿에 이르기까지 놀라운 속도로 발전했습니다. 두 번째는 의료 시스템이 더 나은 결과, 더 나은 서비스, 개선된 환자 안전을 제공해야 한다는 기대가 점점 더 커졌습니다. 정부, 보험사, 환자들은 더 높은 책임성과 투명성을 요구했고, 이를 실현하기 위해서는 의료 기록과 정보 관리의 개선이 필수적이라는 인식이 확산되었습니다.

(2) 응급 의학 임상 정보학

응급 의학은 임상 정보학의 최전선에 서 있습니다. 1992년 미국 응급의학회 American College of Emergency Physicians, ACEP 이사회는 응급의학 컴퓨터 섹션을 응급의학 정보학 섹션으로 발전시키는 것을 승인했습니다.

2006년, 미국 응급의학 아카데미 American Academy of Emergency Medicine, AAEM 이사회가 정보학 소위원회를 설립했고, 미국응급의학학회 Society for Academic Emergency Medicine, SAEM에서도 학술 정보학 섹션을 만들었습니다. 세 학회 모두 회원들이 응급의학에 영향을 미치는 정보학 문제를 공유하고 토론하고 옹호할 수 있는 포럼 역할을 하고 있습니다.

응급의학에서 정보학의 중요성은 2004년 SAEM 컨센서스 컨퍼런스에서 다시 한번 강조되었습니다. 이 컨퍼런스에서 다수의 응급의학 단체는 정보학 리더십의 필요성을 인식하고, 이를 기반으로 10가지 주요 권고안을 발표했습니다.

그중 핵심 내용은 현대의 응급실에서 정보학 노력을 이끌어갈 전담 간호사와 의사 리더를 지정해야 한다는 점이었습니다. 이러한 리더는 임상 환자 치료와 밀접하게 연계되어, 운영적·임상적 요구 사항을 정확히 이해하고, 데이터를 효율적으로 수집하며, 의료진이 사용하는 기술의 유용성과 효율성을 지원해야 합니다.

3) 임상 정보학 리소스

(1) 교육 및 전문 리소스

임상 정보학에 관심이 있는 응급의학과 전문의는 다양한 교육 및 전문 리소스를 이용할 수 있습니다. 이러한 리소스는 기술과 지식을 향상시킬 수 있는 다양한 기회를 제공하며 여기에는 다음이 포함됩니다.

- 미국 의료정보학회 American Medical Informatics Association, AMIA
  - AMIA는 의료 정보학 분야의 발전과 협력을 촉진하기 위한 기관입니다. 정기적인 회의와 워크숍을 통해 최신 연구 결과와 실무 지침을 공유합니다.
  - 매월 발행되는 미국 의료정보학회지 The Journal of the American Medical Informatics Association는 정보학 관련 최신 연구와 사례 연구를 다룹니다.
  - AMIA는 다양한 교육 프로그램과 인증 과정을 통해 정보학 전문 인력을 양성하고 있습니다.
- ACEP 응급의학 정보학 섹션
  - 정보학 전문가들에게 관심 있는 질문과 주제를 게시할 수 있는 정보학 리스트 서비스에 접근할 수 있습니다.
  - 정기적인 회의와 세미나를 통해 응급의학 정보학의 최신 동향과 실무 사례를 공유합니다.
  - 회원 혜택으로 정보학 관련 연구 자료와 네트워크 기회를 제공합니다.
- SAEM 학술 정보학 섹션
  - 학술 응급의학 전문의를 위한 이 섹션의 회원 혜택에는 리스트 서비스, 멘토링, 그리고 학회를 위한 입장 논문에 참여할 기회가 포함됩니다.
  - SAEM은 정기적으로 학술 정보학 관련 회의를 개최하며, 이를 통해 최신 연구와 실무 사례를 발표합니다.
  - 멘토링 프로그램을 통해 신진 연구자와 경험 많은 전문가 간의 네트워크를 형성할 수 있습니다.
- ACEP/AMIA/오리건 보건 과학 대학교 10 × 10 정보학 교육 프로그램:
  - 16주 온라인 과정으로 구성되어 있으며, 이 과정은 정보학의 기본 원리와 응급의학에의 적용을 다룹니다.
  - ACEP 과학 총회 기간 중 선택적 현장 세션으로 마무리되며, 실습 기회를 제공합니다.
  - 참가자들은 온라인 강의를 통해 다양한 정보학 주제에 대한 깊이 있는 이해를 얻을 수 있습니다.
- 대학원 의학교육 인증 위원회 Accreditation Council for Graduate Medical Education, ACGME Fellowships
  - ACGME 승인을 받은 펠로우십 프로그램이 2021년 기준으로 40개 이상 있습니다.
  - 이러한 정보학 펠로우십은 아홉 가지 전공이 후원하는 공식 2년 프로그램입니다. 대부분의 경우 모든 주요 전문 훈련을 받은 펠로우를 고려할 의향이 있습니다.
  - 모든 ACGME 승인 프로그램은 임상 정보학의 전문 분야 인증을 받을 수 있습니다. 이는 펠로우들이 정보학 분야에서 전문성을 인정받을 수 있도록 합니다.
- 기타 정보학 교육 리소스
  - 많은 대학과 의과대학에서 정보학 석사 또는 철학박사(박사) 학위로 이어지는 정보학 대학원 프로그램을 개발했습니다.
  - 이러한 프로그램들은 학생들에게 정보학의 이론적 배경과 실무 적용에 대한 포괄적인 교육을 제공합니다.
  - 온라인 강좌와 캠퍼스 내 교육을 통해 유연한 학습 환경을 제공합니다.

4) 임상 정보학의 도전과 기회

(1) 임상 리더십과 정보학

임상 리더십은 정보학이 응급실에 미치는 영향을 인식하고 이를 관리하는 데 중요한 역할을 합니다. 효과적인 리더는 정보학의 운영 및 임상적 요구 사항을 정확히 인식하여 유용성과 효율성을 지원하는 동시에 데이터 수집에 집중할 수 있어야 합니다.

- **정보학의 운영 요구 사항**: 임상 리더는 정보학 시스템의 설계, 구현, 유지 관리 과정에서 발생하는 다양한 운영 요구 사항을 관리해야 합니다. 이는 시스템의 안정성과 신뢰성을 보장하는 데 중요합니다.
- **임상적 요구 사항**: 정보학 시스템은 임상적 요구 사항을 충족해야 하며, 이는 환자의 치료 과정을 지원하고 진료의 질을 향상시키는 데 필수적입니다.
- **유용성과 효율성**: 정보학 시스템의 유용성과 효율성을 높이기 위해, 임상 리더는 지속적인 개선과 피드백 과정을 통해 시스템을 최적화해야 합니다.
- **데이터 수집**: 정확하고 신뢰할 수 있는 데이터 수집은 임상 리더가 정보 기반 의사 결정을 내리는 데 중요합니다. 이를 통해 환자 치료의 질을 향상시키고 병원의 운영 효율성을 높일 수 있습니다.

(2) 임상 의사 결정 지원

임상 의사 결정 지원의 이점은 워크플로와 의사의 번아웃에 대한 의도하지 않은 수많은 잠재적 결과와 균형을 이룹니다.

- **워크플로 개선**: 임상 의사 결정 지원 시스템은 진료 워크플로를 개선하여, 의료진이 신속하고 정확하게 환자에게 필요한 진료를 제공할 수 있게 합니다.
- **의사 번아웃 방지**: 의사 결정 지원 시스템은 의사의 업무 부담을 줄이고, 번아웃을 방지하는 데 도움을 줍니다.
- **의도하지 않은 잠재적 결과**: 의사 결정 지원 시스템의 사용은 때로 의도하지 않은 부작용을 초래할 수 있으며, 이러한 잠재적 결과를 인식하고 관리하는 것이 중요합니다.
- **프로세스와 생산성**: 의사 결정 지원 시스템은 진료 프로세스를 최적화하고, 의료진의 생산성을 높이는 데 기여합니다.
- **환자 및 임상의 만족도**: 환자와 의료진 모두 의사 결정 지원 시스템의 혜택을 누리며, 이는 전반적인 만족도를 높이는 데 기여합니다.
- **품질 측정**: 의사 결정 지원 시스템은 진료의 품질을 측정하고 개선하는 데 중요한 역할을 합니다. 데이터 분석과 보고서를 통해 진료 과정을 모니터링하고 개선할 수 있습니다.

5) 임상 정보학의 미래

(1) 기술 발전

정보학의 미래는 빠르게 발전하는 기술과 밀접하게 연결되어 있습니다.

- **컴퓨터 기술의 발전**: 컴퓨터 기술은 지속적으로 발전하고 있으며, 이는 정보학 시스템의 성능과 기능을 향상시키는 데 기여하고 있습니다.
- **인터넷과 모바일 장치**: 인터넷과 모바일 장치의 발전은 정보학의 경계를 확장하고, 더 많은 데이터를 실시간으로 접근하고 공유할 수 있게 합니다.
- **인공지능 AI과 머신러닝 ML**: AI와 ML 기술은 데이터 분석과 의사 결정 지원 시스템을 혁신적으로 변화시키고 있으며, 의료진에게 더 나은 진료 도구를 제공합니다.

(2) 교육과 훈련

임상 정보학의 성공적인 통합을 위해서는 지속적인 교육과 훈련이 필수적입니다.

- **정기적인 교육 프로그램**: 의사와 간호사들은 최신 기술과 정보학 도구에 대한 숙련도를 유지하기 위해 정기적인 교육 프로그램에 참여해야 합니다.
- **온라인 강좌와 워크숍**: 다양한 온라인 강좌와 워크숍을 통해 의료진은 시간과 장소에 구애받지 않고 학습할 수 있습니다.
- **인증 과정**: 정보학 분야의 인증 과정을 통해 의료진은 전문성을 인정받고, 경력을 발전시킬 수 있습니다.

(3) 데이터 분석의 중요성

데이터 수집 및 분석의 중요성은 계속 증가할 것입니다.

- **데이터 기반 의사 결정**: 데이터 분석을 통해 더 나은 환자 결과를 도출하고, 의료 시스템의 효율성을 향상시킬 수 있습니다.
- **예측 분석**: 예측 분석을 통해 잠재적인 건강 문제를 사전에 식별하고, 예방 조치를 취할 수 있습니다.
- **데이터 품질 관리**: 데이터의 품질을 관리하고, 정확한 데이터를 수집하는 것이 중요합니다. 이를 통해 신뢰할 수 있는 분석 결과를 도출할 수 있습니다.

6) 결론

임상 정보학은 응급 의학과 병원 운영에 큰 영향을 미치고 있으며, 이를 효과적으로 관리하기 위해서는 리더십, 교육, 기술 이해가 필요합니다. 미래에는 더 많은 기술 발전과 함께 임상 정보학의 중요성이 더욱 부각될 것입니다.

REFERENCE

1. Nightingale F. Notes on Hospitals. London: Longman, Green, Longman, Roberts, and Green; 1863: 175.

2.

전자 건강 기록

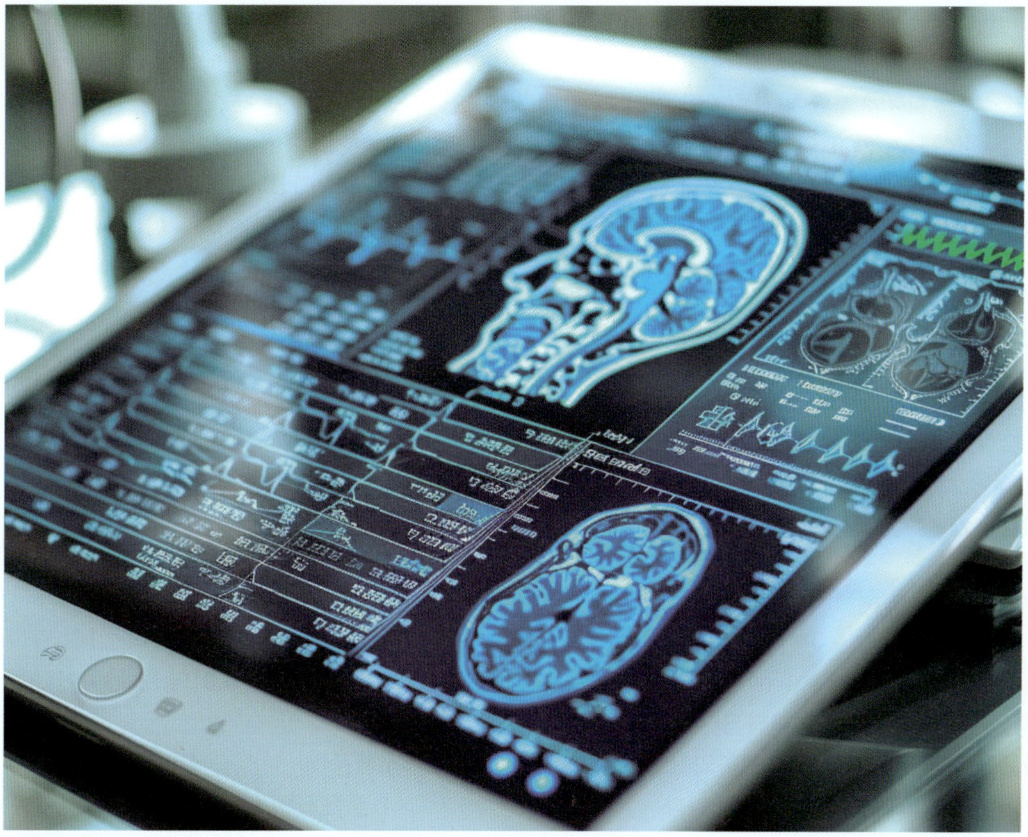

학습목표

1. 전자 건강 기록과 전자 의료 기록의 차이를 이해하고, 응급실에서 EHR 시스템의 주요 구성 요소와 기능을 학습한다.
2. 경제 및 임상 건강을 위한 건강 정보 기술법의 영향을 이해하고, 응급실 정보 시스템과의 관계를 학습한다.
3. 응급실 정보 시스템의 핵심 기능과 사용 방법을 이해하고, 환자 치료와 운영 지원을 위한 데이터를 관리하는 방법을 학습한다.
4. 임상 문서화 도구의 현재 상태와 효율성 향상을 위한 다양한 문서화 방법을 이해하고, 이를 통해 진료의 질을 개선하는 방법을 학습한다.
5. 임상 의사 결정 지원 시스템의 역할과 발전 과정을 이해하고, 인공지능과 머신러닝 기술을 활용한 CDSS의 도입 방법을 이해한다.

1) 서론

응급 치료는 복잡하고 정보 집약적이며 기술 중심적입니다. 실제로 응급실 emergency department, ED에서 환자 치료에 필요한 지식은 여러 전자 장치 없이 개별 의료진이 관리할 수 있는 능력을 훨씬 뛰어넘습니다. 관련 **정보**라고도 하는 집계되고 체계적이며 잘 정리된 데이터 없이 환자를 관리하는 상황에서는 문제가 더욱 복잡해집니다. 의료 정보 기술 health information technology, HIT은 효율성을 높이고 품질을 개선하며 비용을 절감하는 것으로 선전되어 왔습니다. 그러나 많은 초점이 전자 건강 기록 EHR의 개발에 집중되어 있기 때문에 그 약속은 대부분 실현되지 않고 있습니다. 이는 HIT에 대한 막대한 시간, 노력, 자금 투자를 통해 마침내 혜택을 실현하기 위해 무엇을 할 수 있을지에 대한 질문을 던집니다.

이 챕터에서는 의료정보시스템 EDIS에 초점을 맞춘 EHR의 역사, 개선 및 활용에 초점을 맞춘 현재의 EHR 첨단 기술, 그리고 HIT 투자를 실현할 수 있는 신흥 기술을 살펴봅니다.

2) 건강 정보 기술 정의 및 역사

(1) HIT 정의

건강 정보 기술 health information technology, HIT은 **의사소통과 의사 결정을 위한 의료 정보 데이터 및 지식의 저장, 검색, 공유 및 사용을 다루는 컴퓨터 하드웨어와 소프트웨어를 모두 포함하는 정보 처리의 응용**으로 정의됩니다.

(2) HIT의 역사

2001년 미국 의학 연구소 Institute of Medicine의 한 보고서는 의료 서비스 품질 저하, 과도한 비용, 예방 가능한 오류에 대한 우려를 설명하며 의료 프로세스 및 지식을 관리하기 위한 새로운 도구와 방법을 요구했습니다.

이로 인해 HIT, 특히 전자 건강 기록 시스템 electronic health record, EHR의 보편적 도입이 권장되었습니다.

2009년 미국 회복 및 재투자법이 통과되면서 HIT의 도입을 확대하면 미국 의료의 질과 효율성이 향상될 것이라는 기대 아래 490억 달러의 투자가 이루어졌습니다. 이 법은 경제 및 임상 건강을 위한 건강 정보 기술법 Health Information Technology for Economic and Clinical Health Act, HITECH으로 알려졌습니다.

(3) HITECH 방법론

HITECH는 미국 메디케어 및 메디케이드 지급 강화를 통한 금전적 인센티브로 시작하여 2016년부터는 규정 미준수에 대한 벌금을 부과하기 시작했습니다. 국가 코디네이터 사무소 Office of the National Coordinator, ONC가 제시하는 요건을 충족하고 ONC 공인 테스트 및 인증 기관이 국립표준기술연구소에서 정의한 테스트 프로세스를 통해 인증한 EHR을 사용하도록 요구했습니다.

또한 인증된 EHR 기술은 **의미 있는 방식**으로 사용되어야 하며, 이는 **의미 있는 사용**이라는 공개된 규정에서 광범위하게 명시되어 있습니다.

3) 전자 건강 기록의 개념

(1) EHR, EMR 및 EDIS

전자 건강 기록electronic health record, EHR에 관한 이 용어들은 종종 같은 의미로 사용되기도 하지만, 서로 다른 의미를 가지고 있습니다. EDIS는 EHR의 하위 집합(즉, 기업 병원 전체 전자 의료 기록[EMR]의 모듈)이거나 병원 EMR에 대한 인터페이스가 있거나 없는 독립형 애플리케이션(일명 **동급 최강의 제품**)일 수 있습니다.

간단히 말해 EDIS는 응급실과 관련된 전자 기록 기능을 의미하며, 다른 여러 부서의 시스템에 의존할 수 있습니다. 초기 EMR은 분리된 다양한 부서별 정보 시스템을 주로 임상 목적으로 사용되는 단일 시스템으로 통합하기 시작한 최초의 시스템입니다. 시간이 지나면서 점점 더 많은 기능을 통합하고 병원 환경 외부로 확장하는 등 고도로 통합되었습니다.

점점 더 폭넓어지는 기능을 더 잘 반영하기 위해 EHR이라는 용어는 EMR의 모든 기능과 더불어 환자 치료, 관리 및 워크플로 기능, 환자 및 병원 외부의 기관을 포함한 전체 의료 생태계에서 데이터를 공유하는 안전한 플랫폼을 의미하게 되었습니다.

HITECH 하에서 응급의학과 의사는 **적격 의료 제공자**로 분류되지 않았습니다. 따라서 응급실은 프로그램에 직접적으로 관여하지 않았고 병원의 의미 있는 사용 규정 준수 노력에 최소한의 기여만 했습니다. 이 법안은 일부 주요 HIT

기능의 개발과 구현을 가속화했을지 모르지만, 다른 기능들은 억제했습니다.

잔인하게도 운명의 장난처럼, HITECH는 EDIS에 직접적으로 초점을 맞추지는 않았지만 미국의 거의 모든 ED에 부정적인 영향을 미쳤습니다. 의미 있는 사용 기준을 충족하기 위해 많은 병원이 EHR을 업데이트하거나 교체해야 했습니다. 대부분의 경우, 이는 오랜 시간 테스트를 거친 독립형 **동급 최강의** 시스템을 잃는다는 것을 의미했고, 인증된 엔터프라이즈 EMR/EHR **ED 모듈**로 빠르게 대체되었습니다.

또한, 거의 모든 새로운 모듈은 기존 ED가 의존하던 **동급 최강의** EDIS에 비해 기능이 훨씬 떨어졌습니다. HIT 기능 및 효율성 관점에서 볼 때, 이는 최소 10년 이상의 발전을 후퇴시킨 것입니다.

HIT 기술이 ED에 미치는 영향을 정리해 보자면 이하와 같습니다.

- 기능적으로 잘 구축된 EDIS가 기능이 현저히 떨어지는 엔터프라이즈 EHR ED 모듈로 대체됨
- 의미 있는 사용 기준을 충족하기 위해 병원 IT 및 공급업체 리소스의 전환
- EDIS 및 엔터프라이즈 EHR 업계의 실질적인 통합(선택 가능한 공급업체 수 감소)
- 응급 의사가 사용할 EHR 선택에 대해 응급 의사의 의견을 최소화하거나 전혀 반영하지 않음

미국에서는 2015년까지 HITECH 프로그램 10년간 비연방 급성기 병원 중 84%가 최소한 기본 EHR을 채택했습니다. 그러나 상당수의 기관이 2단계 의미 있는 사용 기준의 기한을 충족하지 못했습니다.

이 프로그램에 대한 지속적인 비판으로 인해 2015년 메디케어 접근 및 CHIP 재승인법 Meaningful Use with the Advancing Care Information performance category in the Medicare Access and CHIP Reauthorization Act, MACRA에서 성과 기반 인센티브 지불 시스템 merit-based incentive payment system, MIPS의 일부로 의미 있는 사용을 고급 치료 정보 성과 범주로 대체하게 되었습니다.

지속적인 법률 업데이트가 EHR 요건에 계속 영향을 미치고 있으며, 사용자 부담이 점진적으로 증가하는 경우가 많습니다. 정책 입안자들이 변화하는 정치 이념에 맞는 방향으로 의료 서비스를 추진하려고 할 때 병원과 응급실은 이에 적응할 준비를 해야 합니다(Box 5-2-1).

기술적 차이에도 불구하고 이 챕터 에서는 응급실과 관련하여 EMR과 EHR을 유사한 것으로 간주합니다.

또한 EHR의 특정 ED 기능 또는 **동급 최강의** 시스템을 EDIS라고 지칭할 것입니다.

Box 5-2-1 미국 MACRA 하의 응급 의사

1. 임상의에게 큰 폭의 메디케어 요금 인하를 초래할 수 있었던 오래되고 비생산적인 지속 가능한 성장률 공식의 제거
2. 응급 의사는 이제 MIPS를 받을 자격이 있지만 벌금이 부과됩니다
3. 고급 진료 정보 성과 범주는 MIPS 최종 점수의 25%에 해당합니다
4. 성과 측정은 여전히 인증된 EHR 기술을 통해 제출해야 함
5. 응급의학과 의사들은 이제 MIPS 보고 요건을 충족하기 위한 충분한 데이터를 확보하는 데 어려움을 겪고 있으며, 많은 응급의학과 의사들이 MIPS 벌금을 피하기 위해 품질 측정 결과를 제출하기 위해 품질 임상 데이터 레지스트리에 크게 의존하고 있음

EHR 시스템에는 과거 환자 데이터 모음, 정보 관리 도구, 데이터 연결, 데이터를 구성, 해석 및 대응하기 위한 지식 소스가 포함됩니다. 응급실은 특수한 진료 환경이기 때문에 이러한 데이터를 관리하기 위한 특수 도구가 EDIS라는 기능의 하위 집합으로 발전했습니다.

(2) EHR과 전자 의료 기록의 차이

전자 건강 기록 electronic health record, EHR은 전자 의료 기록 electronic medical record, EMR의 모든 기능과 더불어 환자 치료 관리 및 워크플로 기능, 환자 및 병원 외부의 기관을 포함한 전체 의료 생태계에서 데이터를 공유하는 안전한 플랫폼을 의미합니다. EHR은 응급실과 관련된 전자 기록 기능을 의미하며 다른 여러 부서의 시스템에 의존할 수 있습니다.

(3) EHR의 구성 요소

EHR 시스템에는 과거 환자 데이터 모음, 정보 관리 도구, 데이터 연결, 데이터를 구성, 해석 및 대응하기 위한 지식 소스가 포함됩니다. EHR의 목적은 모든 사용자와 EHR의 모든 기능을 지원하는 것이며 이는 완벽한 애플리케이션 패키지를 위해 중요합니다.

4) 경제 및 임상 건강을 위한 건강 정보 기술법의 영향

경제 및 임상 건강을 위한 건강 정보 기술법 Health Information Technology for Economic and Clinical Health Act, HITECH은 독립형 응급실 정보 시스템 emergency department information system, EDIS의 종말을 고했고, 많은 병원이 EHR을 업데이트하거나 교체해야 했습니다. 대부분의 경우 이는 오랜 시간 테스트를 거친 독립형 **동급 최강의** 시스템을 잃고 인증된 엔터프라이즈 EMR/EHR **응급실 모듈**로 대체되었습니다. 새로운 모듈은 기존 응급실이 의존하던 **동급 최강의** EDIS에 비해 기능이 훨씬 떨어졌습니다.

5) 응급실 정보 시스템의 기능과 사용

(1) EDIS의 역사

응급실은 전통적으로 등록(인구통계/청구 데이터), 컴퓨터 제공자 주문 입력 computer provider order entry, CPOE, 결과 보고, 방문 추적과 같은 기본적인 관리 기능을 위해 병원의 주요 정보 시스템에 의존해 왔습니다.

과거 대부분의 의료 환경과 마찬가지로 응급실은 대부분 종이 문서 기반이었습니다. 초기의 한 가지 예외는 응급실에서 환자를 추적하기 위한 수동 전자 **화이트보드**(그리스 보드 grease board)였습니다.

그 후 초기 응급실 정보 시스템 emergency department information system, EDIS 중 몇몇은 컴퓨터 기반의 전자 추적 보드에 불과했지만, 그 중 일부는 상당히 정교해졌습니다. 주목할 점은 거의 모든 초기 EDIS가 열성적인 응급의학과 의사들에 의해 만들어졌다는 점입니다.

시간이 지나면서 이러한 독립형 시스템 중 일부는 종합적인 응급실 관리 도구로 사용할 수 있는 추가 기능을 포함하게 되었고, 일부는 상업적으로도 어느 정도 성공을 거두었습니다. 상업적으로 이용 가능한 EDIS는 여러 가지가 있었지만, 상대적으로 설치 수가 많지 않았습니다. 이들은 **동급 최강의 제품**으로 알려지게 되었습니다.

앞서 언급했듯이 HITECH 법은 독립형 EDIS의 종말을 고했고, 2019년에는 동급 최고의 EDIS 공급업체가 단 두 곳만 살아남아 전체 EDIS 시장 점유율의 1% 미만을 차지했습니다. 이러한 현상은 EDIS의 사용성과 기능에 극적으로 부정적인 영향을 미쳤습니다.

EDIS의 초기 발전에 기여한 두 가지 주목할 만한 활동이 있었습니다. 1992년 ACEP는 원래 컴퓨터 섹션이라는 특별 관심 그룹을 구성하여 HIT의 발전과 홍보에 전념했습니다. 응급의학 정보학 섹션 the Section for Emergency Medicine Informatics, SEMI으로 이름을 바꾼 이 그룹은 현재 400명 이상의 응급의학과 의사 회원을 보유하고 있습니다.

SEMI의 획기적인 창립 프로젝트인 '미래의 응급실 전망'은 25년 전과 마찬가지로 오늘날에도 여전히 관련성이 높습니다. 1995년부터 2010년까지 펜실베니아 ACEP 지부는 매년 EDIS 심포지엄을 개최하여 HIT 전문가, 벤더, IT 솔루션에 목마른 응급의학과 의사들을 한자리에 모았습니다.

HITECH로 인해 EDIS/EMR 시장이 통합되면서 이 모임의 필요성이 약해졌습니다. 대부분의 경우 응급의학과 의사들은 이제 더 이상 사용해야 하는 IT 도구 선택에 대해 중요한 의견을 제시할 수 없게 된 것이 현실이었습니다.

통합은 엔터프라이즈 EMR 시장에도 큰 영향을 미쳤습니다. 2020년 4월 현재, 3개 벤더(EPIC = 29%, Cerner = 26%, MediTech = 17%)가 전체 병원 EMR 시장의 72%를 점유하고 있습니다. 대형 병원(500병상 이상)의 경우, EPIC(58%)과 Cerner(27%)가 시장의 85%를 점유하고 있습니다.

최신 EDIS란 무엇인가요? 2005년에 HL7 응급의료 작업그룹 the HL7 Emergency Care Work Group (ECWG)은 EDIS 기능 프로필을 개발했습니다. 이 프로파일은 EDIS를 **응급실 환자 치료 및 운영을 지원하기 위해 데이터를 관리하는 데 사용되는 확장된 EHR 시스템**이라고 설명했습니다.

(2) EDIS의 핵심 기능

EDIS의 기능은 단일 애플리케이션 또는 여러 애플리케이션에 의해 제공될 수 있습니다(Box 5-2-2). 2010년에 EDIS는 **응급실 환자 치료 및 운영을 지원하기 위해 데이터와 워크플로우를 관리하도록 특별히 설계되었습니다.**

ECWG는 EDIS가 여러 공급업체의 구성 요소 또는 자체 개발한 소프트웨어로 조립될 수 있음을 인정했습니다.

그러나 EDIS의 이점을 최대한 활용하기 위해서는 EDIS 내의 모든 구성 요소, 모듈 및 애플리케이션이 잘 통합된 방식으로 사용자에게 응답해야 하며 이러한 상호 운용성은 지역 병원 또는 의료 시스템의 호스트 EHR 시스템과의 통합으로 확장되어야 한다고 주장하였습니다.

따라서 EDIS는 공통의 환자 및 부서 데이터 세트에서 작동하는 일련의 기능으로 간주되어야 합니다. 이러한 기능은 직접적인 환자 치료 요구 사항, 부서 운영 및 관리 기능으로 세분화할 수 있습니다(표 5-2-1).

Box 5-2-2 EHR의 기능 설명

1. 개인에 대한 및 개인에 관한 전자 건강 정보의 종단적 수집, 여기서 건강 정보는 개인의 건강 또는 개인에게 제공되는 건강 관리와 관련된 정보로 정의
2. 권한이 있는, 권한이 있는 사용자에 의한 개인 및 인구 수준 정보에 대한 즉각적인 전자적 접근
3. 환자 치료의 품질, 안전 및 효율성을 향상시키는 지식 및 의사 결정 지원 제공
4. 의료 서비스 제공을 위한 효율적인 프로세스 지원

표 5-2-1 EDIS 기능

핵심 기능	행정 기능
환자 입력 및 분류	병원/부서 통계 지표
임상 문서화 (의사, 간호사, 기타 보조인력)	코딩/청구
문서 관리	재난 관리
처방 입력	질병 감시
의사 결정 지원 및 위험 관리	환자 만족 데이터와 통합
환자 및 자원 추적	
퇴원 관리	

그러나 임상 의사 결정 지원 시스템CDSS의 통합과 인공지능(AI)의 등장으로 인해 상황이 달라질 수 있습니다. 이러한 새로운 기술이 발전함에 따라 환자 치료와 부서 효율성에 없어서는 안 될 주요 기능이 될 것입니다.

또한 관리자는 인력 및 리소스 요구 사항을 분석할 수 있어야 하고, 연구자는 여러 환자의 데이터를 검색해야 하며, 외부(규제 기관) 및 관련(청구) 기관은 보고서로 정리된 데이터를 확보해야 합니다.

이러한 관리 기능은 EDIS 및/또는 대형 병원 EHR 시스템에서 충족할 수 있습니다. 또한 데이터 분석과 같은 추가적인 핵심 기능과 기업용 EHR 시스템과 특성을 공유하는 용도가 있습니다.

응급실 정보 시스템 emergency department information system, EDIS은 응급실 환자 치료 및 운영을 지원하기 위해 데이터를 관리하는 데 사용됩니다. 여기에는 다음이 포함됩니다.

- 환자 입력 및 분류
- 병원/부서 통계 지표
- 임상 문서화(의사, 간호사, 보조)
- 코딩/청구
- 결과 보고
- 공중보건 및 기타 레지스트리와의 통합
- 문서 관리
- 재난 관리
- 주문 입력
- 질병 감시
- 의사 결정 지원 및 위험 관리
- 환자 만족도 데이터 통합
- 환자 및 자원 추적
- 퇴원 관리

(3) EDIS의 사용

현재 어떤 EHR 소프트웨어도 이러한 모든 영역에서 탁월한 성능을 발휘하지 못하므로 모든 시스템에는 특정 타협점이 내재되어 있습니다. 그럼에도 불구하고 EDIS의 목적은 모든 사용자와 EHR의 모든 기능을 지원하는 것이며, 이는 완벽한 애플리케이션 패키지를 위해 중요합니다. 따라서 특정 시스템 제공과 현지 요구 사항의 균형을 맞추려면 현지 환경을 신중하게 고려해야 합니다.

응급실 정보 시스템 emergency department information system, EDIS의 사용은 워크플로를 지원하고, 환자 치료 과정을 최적화하는 데 중요한 역할을 합니다. EDIS는 사용성이 좋고, 다양한 환자 데이터와 관리 도구를 통합하여 효율적인 환자 관리를 도모합니다. 전통적으로 EDIS의 나머지 용도는 부차적인 것으로 간주되어 왔습니다(표 5-2-2).

그러나 임상 의사 결정 지원 시스템 CDSS의 통합과 인공지능 AI의 등장으로 인해 상황이 달라질 수 있습니다. 이러한 새로운 기술이 발전함에 따라 환자 치료와 부서 효율성에 없어서는 안 될 주요 기능이 될 것입니다.

표 5-2-2 EDIS 사용

주요 용도	2차 용도
환자 진료 전달	교육
환자 진료 관리	규정
환자 진료 지원 프로세스	연구
재정 및 기타 행정 프로세스	공중 보건 및 질병 감시
환자 자가 관리	정책 지원

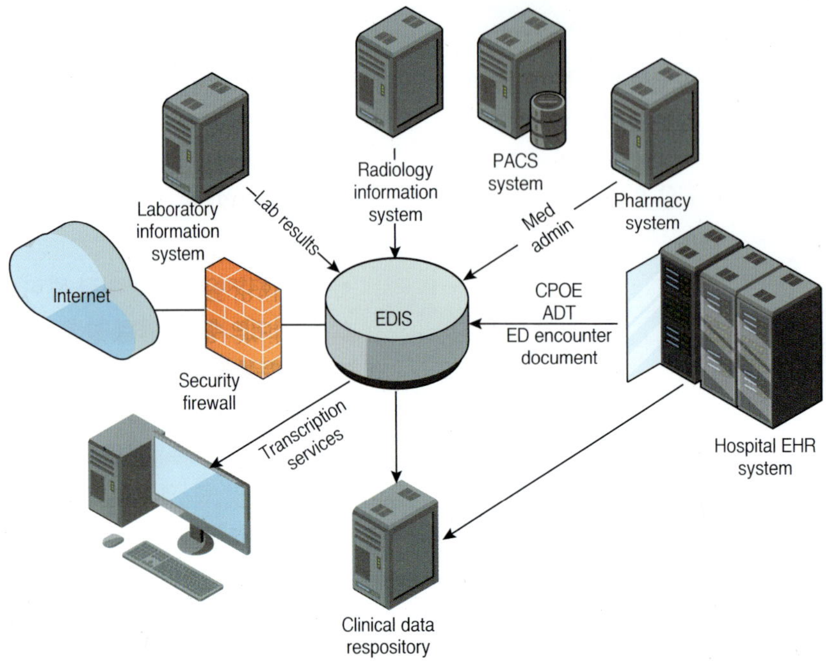

그림 5-2-1 EDIS 전자 인터페이스

또한 관리자는 인력 및 리소스 요구 사항을 분석할 수 있어야 하고, 연구자는 여러 환자의 데이터를 검색해야 하며, 외부(규제 기관) 및 관련(청구) 기관은 보고서로 정리된 데이터를 확보해야 합니다. 이러한 관리 기능은 EDIS 및/또는 대형 병원 EHR 시스템에서 충족할 수 있습니다. 또한 데이터 분석과 같은 추가적인 핵심 기능과 기업용 EHR 시스템과 특성을 공유하는 용도가 있습니다.

(4) EDIS 통합 및 상호운용성

대형 병원 환경의 일부로서 응급실에서의 환자 진료 활동은 병원 담장을 넘어 나머지 의료 시스템과의 조정 및 통합을 필요로 합니다(그림 5-2-1).

병원 입원 환자의 최대 55%가 응급실에서 입원을 시작하므로 EDIS와 병원 전체 EHR 시스템 간에 데이터를 공유하는 기능이 매우 중요합니다. 이러한 이유로 병원 최고 정보 책임자는 사용 편의성이나 기능보다 통합, 상호 운용성, 비용을 더 중요하게 생각하는 경향이 있습니다. 모든 EHR에는 장단점이 있지만, 의사들은 많은 엔터프라이즈 제품에서 **직관적이지 않은 인터페이스와 효율성이 떨어지는 임상 기능**을 보고합니다.

문제는 이러한 프로그램이 최종 사용자(즉, 의사)를 위해 개발되고 있지 않다는 것입니다. 병원의 IT 부서를 위해 개발되어 의미 있는 사용 비용을 받기 위해 기술을 사용하고 있다고 말할 수 있습니다. 현재 EHR 시장 환경에서는 일반적으로 응급실 의사가 EDIS 선택에 관여하지 않습니다. 따라서 의사들이 현재 사용하고 있는 시스템을 최적화하는 것이 중요합니다.

똑같은 EDIS 공급업체를 사용하면서 매우 합리적인 성공을 거둔 곳과 그렇지 않은 곳도 있었습니다. 차별화 요소는 구현 과정과 그 이후 새로운 시스템을 유지 관리하고 최적화하는 방법에 있는 경우가 많습니다.

EDIS는 지역 병원과 고유한 응급실 워크플로 환경, 병원 선호도(예: 의약품), 의사 및 직원 선호도 등에 맞게 맞춤화되어야 합니다. 그렇게 하지 않으면 매우 불만족스러운 EDIS 경험을 제공하게 됩니다. 하지만 많은 응급실에서는 구현이나 업그레이드에 앞서 가장 기본적인 사용자 지정조차 하지 않고 개별 제공자나 IT **챔피언**에게 맡기는 경우가 많습니다. 또한 매우 유용한 기능도 비용이나 편의성을 이유로 IT 부서에서 구매하지 않거나 구현하지 못하는 경우가 많습니다.

그 결과, 많은 응급실에서는 간단한 EDIS의 이점을 충분히 누리지 못합니다. 시간이 지남에 따라 불만이 커지고 직원 만족도가 떨어지며 생산성이 저하되는 경향이 있습니다.

EDIS 상호 운용성 문제는 엔터프라이즈 EHR로의 전환으로 대부분 해결되었지만, EHR의 기본 기능이 아닌 여러

Box 5-2-3 빠른 의료 상호운용성 리소스 FHIR

'Fire'로 발음되는 빠른 의료 상호운용성 리소스 FHIR는 데이터 형식과 요소(리소스라고 함)를 설명하는 표준이자 EHR 교환을 위한 API입니다.

그러나 이 사양은 EHR 공급업체가 API를 제공하는 것에 의존합니다. 따라서 유망한 기술이지만 공급업체 커뮤니티의 저항으로 인해 FHIR의 구현이 지연되고 있습니다.

2016년 12월에 법으로 제정된 21세기 치료법은 특히 EHR 벤더가 **특별한 노력 없이** API를 지원하도록 요구하고 있습니다. 그러나 모든 표준이 그렇듯이 FHIR에도 한계가 있으며, 그 성공 여부는 아직 입증되지 않았습니다.

(특히 임상) 개별 데이터 가져오기와 같은 타사 외부 시스템과의 양방향 상호 운용성은 여전히 문제가 되고 있습니다. 예를 들어, 디지털 혈압계를 가지고 있으면서 간호사가 수동으로 값을 EHR에 입력하는 것은 합리적이지 않을 수 있습니다.

그러나 이러한 유형의 데이터 입력을 자동화하면 환자 오인, 허위 값, 데이터 손상 등 여러 가지 좋지 않은 결과를 초래할 수 있습니다. 단순해 보이는 트랜잭션도 실제로는 매우 복잡한 경우가 많습니다.

요약하자면, **병원은 환자, 직원, 지역사회에 응급실에서 사용하기에 적합한 HIT를 제공해야 할 의무가 있습니다. 의료 정보 기술은 환자 치료 제공을 용이하게 하고, 관련 표준을 준수하며, 관련 의료 정보의 안전한 가용성을 보장하기 위해 해당 개인정보 보호 및 보안 구조를 준수해야 합니다.**

타사 생산성 솔루션의 경우 여전히 문제가 되고 있습니다. 이로 인해 유용한 새 소프트웨어 가젯이 등장할 때마다 병원 IT 부서에 좌절감을 느끼지만 통합 비용이 너무 많이 든다고 느끼는 임상의들이 종종 불만을 토로합니다.

최근 몇 년 동안 표준 채택으로 인해 EHR 데이터 내보내기가 상당히 간단해졌습니다. 그러나 HIT 표준에는 여러 가지 유형이 있으며, 이는 비용 외에도 관련된 문제입니다. 새롭게 떠오르는 표준인 의료 상호운용성 리소스 fast healthcare interoperability resources, FHIR는 애플리케이션 프로그래밍 인터페이스 API 기술을 사용하여 비용을 절감하고 저렴한 비용으로 EHR에 진입할 수 있는 문을 열어줄 수 있는 잠재력을 가지고 있습니다(Box 5-2-3).

(5) 환자 직접 진료, 의료 기록 및 워크플로 기능

EDIS의 직접 진료 기능은 응급실 내원 시, 심지어 도착

Box 5-2-4 EHR의 잠재적 이점

- 진료 조정
- 제공자 간 커뮤니케이션 개선
- 오류 확인/약물 부작용 제거
- CDSS를 통한 품질 개선
- 규정 준수 모니터링
- 환자 교육 촉진
- 환자의 의사 접근성 향상

전에도 개별 환자의 워크플로를 지원합니다(Box 5-2-4). 신중한 기능에는 병원 도착 전 문서화, 구조화된 분류, 간호/의사 문서화, 주문 입력, 결과 보고, 치료 계획, 전자 처방, 처분 계획 및 환자 교육이 포함됩니다.

구급차 제공자부터 입원/분류, 평가/치료를 위한 병실, 퇴원까지 환자를 이송하는 데는 여러 의료진이 관여합니다. 하지만 모든 환자는 단순 환자부터 복잡한 환자까지 다양하기 때문에 이러한 워크플로는 유연해야 합니다.

바로 여기에 EDIS 개발 및 구현의 과제가 있습니다. 워크플로는 매우 다양한 조건과 상황에서 발견한 결과를 문서화할 수 있도록 지원해야 합니다.

또한 EDIS는 궁극적으로 수많은 데이터 소스를 종합적인 응급실 기록으로 수집해야 합니다. 이러한 직접 진료 기능은 좋은 디자인과 사용성에 매우 민감합니다.

안타깝게도 이러한 측면에서 현재의 최신 기술은 종종 열악하여 해결 방법이 필요합니다.

EHR은 기본 인구통계, 문제 목록, 과거 병력, 알레르기, 처방 및 이전 진단 결과를 포함하여 각 개별 환자의 건강 상태에 대한 종적 설명을 유지하도록 지원해야 합니다. 이 기록은 통합 및 상호 운용성을 통해 기업 및 커뮤니티 전체에서 공유(예: 건강 정보 교환)되는 것이 가장 이상적입니다.

그럼에도 불구하고 EDIS는 종단적 환자 기록이 아닌 개별 응급실 방문을 중심으로 구성되어 있습니다. 응급실 방문 시 급성 소견은 기록되지만, EHR은 종단적 환자 데이터에 대한 액세스를 지원하는 것이 이상적입니다. 응급실 방문에 대한 정보에는 주요 호소 사항, 현재 질병의 병력(HPI), 신체 검사 결과, 의학적 의사 결정 및 처분 계획 등의 요소가 포함되어야 합니다. 관련 EHR 종단 데이터에는 방문 이력, 문제 목록, 알레르기, 복용 중인 약물, 이전 진단 결과 등이 포함될 수 있습니다. 이 두 기능의 통합은 근본적으로 중요합니다.

6) 임상 문서화의 중요성

(1) 임상 문서화의 현재 상태

전자 건강 기록 electronic health record, EHR 시스템의 문서화 도구는 의료진이 환자 정보를 정확하게 기록하고 공유하는 데 중요한 역할을 합니다. 문서화 도구의 효율성을 높여 의료진의 업무 부담을 줄이고, 진료의 질을 개선할 수 있습니다.

응급실에서 환자 정보를 기록하는 전자 의료 기록 시스템 EDIS은 환자 진료의 핵심입니다. EDIS는 환자 정보, 진단, 치료 과정 등을 기록하고 관리하는 데 사용됩니다. EDIS를 효율적으로 사용하면 환자 안전을 강화하고, 의료진 간의 정보 공유를 원활하게 하며, 의료 서비스의 질을 향상시킬 수 있습니다.

그러나 전자 문서화는 몇 가지 문제점을 가지고 있습니다.

- 첫째, 의료진의 업무 효율성을 떨어뜨릴 수 있습니다.
- 둘째, 의료진이 컴퓨터 앞에서 문서 작업을 하는 시간이 늘어나면서 환자와 직접 소통하는 시간이 줄어들 수 있습니다.
- 셋째, EDIS 시스템이 복잡하고 사용하기 어려울 경우 문서화 과정이 비효율적이고 오류가 발생할 가능성이 높아집니다.

(2) 효율성 향상을 위한 문서화 방법

효율적인 문서화는 의료진이 환자 치료에 더 많은 시간을 할애할 수 있게 합니다. 다음과 같은 다양한 문서화 방법이 사용됩니다.

- 컴퓨터 템플릿 (체크박스)
- 서기 템플릿
- 입력된 자유 텍스트
- 음성 인식 및 자연어 처리 natural language processing, NLP
- 받아쓰기 및 전사
- 스캔한 종이 템플릿

이러한 문제점을 해결하기 위해 다양한 EDIS 문서화 방법들이 개발되었습니다. 컴퓨터 템플릿은 데이터 입력과 검색을 용이하게 하지만, 의료진의 자율성을 제한하고 획일적인 정보만 기록하게 될 수 있다는 단점이 있습니다.

서기를 활용하면 의료진의 문서 작업 부담을 줄일 수 있지만 추가적인 인력 고용 비용이 발생합니다. 자유 텍스트 입력은 상세하고 유연한 정보 기록이 가능하지만 시간이 오래 걸리고 정보 검색이 어려울 수 있습니다. 음성 인식은 빠른 정보 입력이 가능하지만 인식 오류가 발생할 수 있습니다. 받아쓰기/전사는 정확하고 상세한 정보 기록이 가능하지만 비용이 발생하고 시간이 지연될 수 있습니다. 스캔한 종이 템플릿은 기존 종이 기록을 활용할 수 있지만 정보 검색 및 공유가 어렵습니다.

이러한 다양한 방법들을 상황에 맞게 조합하여 사용하는 혼합 방법도 있습니다. 또한, 핵심 정보를 간결하게 요약하여 기록하는 방문 요약 방법도 활용됩니다. 최근에는 환자가 직접 정보를 입력하는 방식도 도입되고 있습니다.

문서화의 핵심은 임상의가 이전 문서를 활용하고, 현재 방문과 관련된 기존 데이터를 검토, 조화 또는 통합하며, 마지막으로 관련 소견과 의학적 의사 결정에 대한 요약을 제공하는 능력입니다. 문서를 동시에 작성하는 것이 가장 이상적이지만, 의사는 근무가 끝날 때까지 기다렸다가 기록을 완전히 완성하는 경우가 많습니다.

그러나 이러한 데이터는 응급실 진료 전반에 걸쳐 활용되므로 간호사 및 기타 직원은 환자 치료와 함께 문서화해야 합니다. 따라서 사용 중에 각 차트에 대한 역할별 완료 상태를 확인하는 것이 중요합니다.

문서화 프로세스는 환자 간에 원활하게 이동해야 하며, 필요한 경우 업무 손실 없이 신속하게 중단할 수 있어야 합니다. 미완성된 항목은 명확하게 표시되어야 하며 중요한 누락 항목에 대한 하드 스톱 기능이 있어야 합니다.

두 명 이상의 의료진이 동시에 환자 데이터를 문서화해야 할 수 있으므로 EDIS는 여러 명의 작성자를 지원해야 합니다. 마지막으로, 부차적인 기능으로 간주되지만 문서화와 코딩/청구 간의 상관관계는 피할 수 없습니다.

그러나 최대한의 코드화된 서비스 수준을 달성하려는 욕구는 종종 쓸데없는 말로 의료 기록을 오염시키는 과도한 문서화로 이어집니다. 그럼에도 불구하고 문서로 뒷받침되는 적절한 코딩 수준을 달성하지 못하면 재정적으로 심각한 결과를 초래할 수 있습니다.

미래에는 인공지능 AI 기반 기술을 활용하여 음성 인식 정확도를 향상시키고, 자연어 처리 기반 문서 자동 생성 및 정보 요약 기능을 개발할 것으로 예상됩니다. 또한, 모바일 기기를 활용하여 언제 어디서든 EDIS에 접근하고 문서화 작업을 수행할 수 있도록 지원할 것입니다. 의료 데이터 표준화를 통해 EDIS 간의 정보 교류 및 상호 운용성을 향상시키고, 데이터 분석 및 활용 효율성을 높이는 노력도 계속될 것입니다.

결론적으로 EDIS 문서화는 응급실 환자 진료의 중요한 부분이며, 효율적인 문서화는 환자 안전, 의료 질 향상, 의료진의 업무 효율성 증대에 크게 기여합니다. 다양한 문서화 방법의 장단점을 이해하고 상황에 맞는 최적의 전략을 선택하여 EDIS를 효과적으로 활용해야 합니다. 끊임없이 발전하는 기술을 도입하여 EDIS 문서화 시스템을 개신하고 미래 의료 환경에 대비하는 노력이 필요합니다.

7) 임상 의사 결정 지원 시스템

EHR 사용의 주요 약속은 오류를 방지하고 치료를 최적화하는 데 도움이 되는 자동화된 도구를 제공하고 AI가 환자 관리를 위한 최선의 선택을 제안하는 것입니다. 안타깝게도 EHR에는 검토할 시간보다 더 많은 데이터가 효율적으로 처리할 수 없는 형식으로 축적되기 때문에 이러한 목표는 대부분 실현되지 않고 있습니다.

이러한 데이터 과잉에 대한 한 가지 해결책은 강력한 데이터 집계/변환과 실시간에 가까운 정보를 생성하는 자동화된 배경 분석으로 구현되는 **임상 의사 결정 지원 시스템** clinical decision support system, CDSS의 광범위한 적용입니다.

비유를 들어 자율 주행 자동차(자율주행차)를 생각해 보세요. 사람이 목적지를 알려주기만 하면 차량의 의사 결정 지원 시스템이 주변 데이터를 수집하고 최적의 경로를 분석하며 도중의 변화를 모니터링/대응하고 시스템이 처리할 수 없는 변동사항에 대해서만 탑승자에게 경고합니다. 응급실에서의 CDSS를 더 잘 이해하려면 미국자동차공학회 자동화 수준을 고려하는 것이 도움이 됩니다(Box 5-2-5).

현재 EMR CDSS는 레벨 0 이하이며, 기껏해야 부분적인 레벨 1 수준입니다. 레벨 0의 예로는 알레르기 및 약물 부작용(ADE) 경고를 들 수 있는데, 이는 상당히 표준이 되었지만 제대로 구현되지 않았고 이러한 목적을 위해 잘 설계되지 않은 약물 데이터베이스에 의존하기 때문에 경고 피로도가 높은 경우가 많습니다.

그 외 다양한 체크리스트형 CDSS가 배포되었지만 자동화된 경우는 거의 없습니다. 새롭게 떠오르는 레벨 1 사례로는 EMR에서 기본 데이터를 수집하고 통합 임상 경로를 사용하여 직접적인 치료를 돕는 타사 솔루션이 있습니다.

예를 들어, CDSS는 다양한 임상 매개변수를 모니터링하여 패혈증 가능성을 경고한 다음 추가 진단 및 치료 권장 사항까지 제안합니다. 보다 정교한 시스템을 EDIS 주문 입력 시스템과 통합하여 중복 단계를 피할 수 있습니다.

이에 비해 완전 자동화 차량(레벨 5) 시스템은 실제로 많은 응급실 치료 경로보다 훨씬 더 복잡합니다. 열상을 예로 들면, 하루에 여러 번 기억하고 해결해야 하는 변수가 한정되어 있습니다.

Box 5-2-5 운전 자동화 수준

- **레벨 0:** 경고-지속적인 차량 제어 없음
- **레벨 1:** 핸즈 온-차량 공유 제어(예: 어댑티브 크루즈 컨트롤)
- **레벨 2:** 핸즈 오프-운전자가 모니터링하고 필요 시 조치를 취하는 완전 자동 제어(즉, 진정한 **핸즈 오프**가 아님)
- **레벨 3:** 눈 끄기-운전자가 주의를 돌릴 수 있는 완전 자동 제어(운전석에서 영화 시청), 그러나 요청 시 제한된 시간 내에 개입할 준비가 되어 있어야 함
- **레벨 4:** 마음 끄기-운전자가 주의를 완전히 돌릴 수 있는 완전 자동 제어(수면), 운전자 개입 필요 시 차량이 여행을 중단할 수 있음(정차)
- **레벨 5:** 핸들 옵션-인간의 개입이 전혀 필요하지 않음

그런데도 환자의 파상풍 상태를 파악하지 못하는 경우가 얼마나 많을까요? 자동화된 시스템은 이러한 세부 사항을 놓치지 않고 임상의가 더 중요한 업무에 집중할 수 있도록 도와줍니다. 임상 지식 관리란 주문 세트, 프로토콜, 가이드라인 구성 요소와 같은 지식을 CDSS 시스템에 인코딩하는 프로세스와 도구를 말합니다.

(1) CDSS의 역할

임상 의사 결정 지원 시스템 clinical decision support system, CDSS은 오류를 방지하고 치료를 최적화하는 데 도움이 되는 자동화된 도구를 제공합니다. CDSS는 환자 데이터를 실시간으로 분석하여 최적의 치료 방안을 제안합니다.

CDSS는 일반적으로 개별 환자 데이터의 입력에 의존하는 규칙 기반 프로세스로서 최종 사용자에게 경고, 결과, 알림 및 워크플로우를 표시하여 사용자 작업을 제공합니다.

EDIS의 지식 계층에는 사전 구성된 주문 세트, 구조화된 어휘, 문서 양식 및 환자 지침과 같은 구조가 포함됩니다. 최신 EMR에는 일반적으로 이러한 구성 요소를 사용할 수 있는 기능이 있지만 사전 구성된 경우가 드물고 개별 의료진에 맞게 사용자 지정하는 작업은 어려울 수 있습니다.

일부 CDSS 도구는 범위를 벗어난 결과, 시간 이벤트, 누락된 문서 구성 요소에 대한 알림을 개인 또는 부서별로 구성할 수 있습니다. 보다 정교한 CDSS는 주문 세트, 문서 양식 및 퇴원 지침을 추천할 수도 있습니다. 앞서 언급했듯이, 이는 미성숙한 기술이며 부서의 요구 사항을 충족할 수 있는 EDIS의 능력을 신중하게 고려해야 합니다(그림 5-2-2).

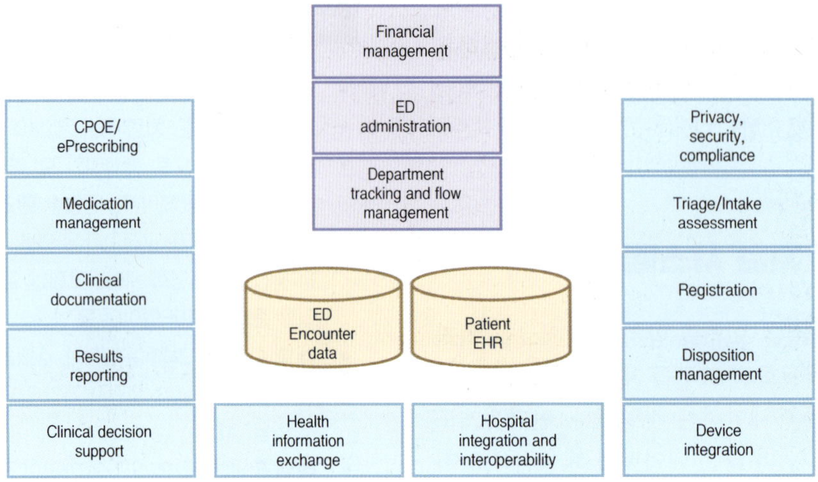

그림 5-2-2 EDIS 요소들의 블록 다이어그램

(2) CDSS의 발전과 도입

임상 의사 결정 지원 시스템 clinical decision support system, CDSS의 발전은 인공지능 artificial intelligence, AI과 머신러닝 machine learning, ML 기술의 도입으로 더욱 가속화되고 있습니다. CDSS는 응급실 정보 시스템 emergency department information system, EDIS와 통합되어 의료진의 의사 결정을 지원하며, 환자 치료의 질을 높이는 데 기여합니다.

8) 관리 기능

관리 기능에는 일반적으로 사후 데이터 분석과 함께 환자별 또는 불만 사항별 검토 기능이 포함됩니다. 대부분의 공급업체는 표준 보고서를 포함하며, 이는 특정 응급실의 요구 사항을 충족할 수도 있고 그렇지 않을 수도 있습니다. 청구 및 재무 관리는 임상 데이터의 주요 관리 용도이며, 표준 공급업체 보고서는 이에 초점을 맞추는 경향이 있습니다.

(1) EDIS의 관리 기능

EDIS는 진료 시점에 임상 문서에 대한 피드백을 제공함으로써 코딩을 용이하게 할 수 있습니다. EDIS는 응급실에서 제공된 치료의 정확한 표현을 전송하여 청구가 신속하게 이루어질 수 있도록 해야 합니다.

응급실 정보 시스템 emergency department information system, EDIS은 응급실 리소스 및 환자 흐름을 관리할 수 있는 도구를 제공해야 합니다. 또한 이러한 도구는 내부 및 외부의 다양한 이해관계자에게 측정 알림 및 보고서를 제공하고 코딩 및 청구 정보를 생성해야 합니다.

(2) 데이터 분석과 보고

관리 기능에는 사후 데이터 분석과 함께 환자별 또는 불만 사항별 검토 기능이 포함됩니다. EDIS는 진료 시점에 임상 문서에 대한 피드백을 제공함으로써 코딩을 용이하게 할 수 있습니다.

의무화된 공중보건 질병 보고는 추가로 지원되는 기능일 수 있으며, 병원 관리, 임상의 프로파일링, 인력 계획, 환자 만족도를 위한 보고도 포함될 수 있습니다. 재난 관리 및 지역사회 전반의 자원 관리도 EDIS를 통해 개선할 수 있습니다.

9) 보안 및 개인정보 보호

(1) 의료보험 이동성 및 책임에 관한 법률 규정 준수

미국에서는 보안과 개인정보 보호는 의료 서비스에서 밀접한 관련이 있으며 1996년 의료보험 이동성 및 책임에 관한 법률 Health Insurance Portability and Accountability Act, HIPAA에 의해 크게 규제됩니다. 응급실 정보 시스템 EDIS은 HIPAA 보안 규정과 개인정보 보호 규칙을 준수해야 합니다. 이는 전자적으로 보호되는 건강 정보의 기밀성, 무결성 및 보안을 보장하기 위해 적절한 관리적, 물리적 및 기술적 보호 조치를 요구합니다.

HIPAA 개인정보 보호 규칙은 개인 의료 정보의 개인정보를 보호하기 위한 적절한 안전장치를 요구하고 환자의 승인 없이 의료 정보를 사용 및 공개하는 것에 대한 제한과 조건을 설정합니다. 또한 환자에게 자신의 건강 정보에 관한 권리(건강 기록의 열람 및 사본을 받을 권리 포함)를 부여하고 수정을 요청할 수 있는 권리를 부여합니다.

이러한 규제 이니셔티브는 이제 **의사, 간호사, 치료사 등이 방문을 설명하기 위해 작성한 메모를 환자에게 읽어보도록 촉구**하는 OpenNotes의 철학에 따라 하나의 운동으로 자리 잡았습니다.

(2) 환자 포털과 OpenNotes

환자 포털과 OpenNotes는 환자가 자신의 의료 기록에 접근하고, 의료진과 전자적으로 소통할 수 있게 합니다. 이는 환자의 치료 참여를 높이고, 의료 서비스의 질을 향상시키는 데 기여합니다.

기존 의료 기록의 확장판인 환자 포털은 환자와 의료 서비스 기관에 중요한 이점을 제공합니다. 이러한 기술은 특히 EHR과 통합될 경우 환자가 의료진과 전자적으로 안전하게 소통하고, 의료 기록에 액세스하고, 예약 일정을 잡고, 청구서를 지불하고, 처방전을 리필할 수 있는 기능을 통해 치료의 질과 접근성을 모두 향상시킬 수 있는 잠재력을 가지고 있습니다.

포털은 이러한 도구와 온라인 리소스에 대한 간편한 액세스를 제공함으로써 진료 효율성을 높이고 만성 질환 관리를 개선하며 환자와 가족을 치료에 적극적으로 참여시킴으로써 의료 서비스 제공자에게 혜택을 줄 수 있는 잠재력을 가지고 있습니다.

응급실 관리자와 직원은 데이터 개인정보 보호 및 보안 유지의 기술적 측면을 잘 알지 못할 수도 있지만, 특히 EDIS와 관련하여 기능적인 HIPAA 규정 준수를 보장할 책임이 있습니다.

일반적인 활동에는 사용자 이름/비밀번호 관리, 역할/권한 액세스 수준, 데이터 복사(예: 문자, 이메일, 컴퓨터 화면의 휴대폰 사진) 제어, 관련 없는 환자 차트에 대한 무단 액세스 등이 포함됩니다.

권한이 없는 직원과 환자에게 컴퓨터 화면이 보이지 않도록 하는 것도 EDIS 배포에 영향을 미치는 또 다른 개인정보 보호 문제입니다. 더 잘 알려지지 않은 측면으로는 EHR 시스템이 최종 완료 여부, 화면에 표시 여부, 게시된 기록에 표시 여부와 관계없이 거의 모든 작업을 타임스탬프와 함께 기록한다는 사실에 대한 직원 교육이 있습니다.

ED 환경에서 사용되는 모바일 장치는 EDIS에 연결되지 않더라도 추가적인 과제를 추가합니다. 이러한 장치를 ED에서 사용하도록 허용하려면 HIPAA를 신중하게 고려해야 합니다.

10) 결론

EDIS는 응급실 운영에 필수적인 다양한 기능을 제공하며, 기술 발전과 더불어 그 기능은 계속해서 확장되고 있습니다. 하지만 병원 IT 부서의 지원 부족, 시스템의 복잡성 증가 등의 어려움은 여전히 EDIS 발전의 걸림돌로 작용합니다.

이러한 어려움을 극복하기 위해서는 응급실 담당자가 IT 기술에 대한 이해를 높이고, IT 부서와 적극적으로 소통하며 시스템 개선을 요구해야 합니다. 또한, 최신 기술 동향을 파악하고 EDIS에 적용하여 시스템 효율성을 극대화해야 합니다.

다행히 최근 EHR 공급업체들은 EDIS 기능 개선에 힘쓰고 있으며, 타사 솔루션과의 통합을 통해 EDIS 기능을 더욱 발전시키고 있습니다. 이러한 노력을 통해 EDIS는 응급실 환자에게 더 나은 의료 서비스를 제공하는 데 기여할 수 있을 것입니다.

(1) 핵심 내용

- EDIS는 응급실 운영에 필수적인 시스템이며, 기술 발전과 더불어 기능이 계속해서 확장되고 있습니다.
- 병원 IT 부서의 지원 부족, 시스템 복잡성 증가 등의 어려움은 EDIS 발전의 걸림돌입니다.
- 응급실 담당자는 IT 기술에 대한 이해를 높이고 IT 부서와 적극적으로 소통해야 합니다.
- 최신 기술 동향을 파악하고 EDIS에 적용하여 시스템 효율성을 극대화해야 합니다.
- EHR 공급업체들은 EDIS 기능 개선에 힘쓰고 있으며, 타사 솔루션과의 통합을 통해 EDIS 기능을 더욱 발전시키고 있습니다.

이처럼 EDIS는 끊임없이 진화하고 있으며, 앞으로도 응급 의료 분야에서 중요한 역할을 담당할 것입니다.

부록 5-2-1

새로운 EMR/EDIS로의 전환을 경험할 수 있는 소수를 위해 다음 섹션은 그대로 유지되었습니다. 새로운 타사 개선 솔루션이 등장함에 따라 이를 평가하고 선택하는 데 있어 귀하의 역할이 있을 수 있습니다. 이러한 상황에서는 ACEP 정책 성명서에서 발췌한 내용이 도움이 될 수 있습니다(Box 5-2-6).

Box 5-2-6 ACEP 정책 선언문: HIT

1. 응급 치료에 영향을 미치는 HIT의 평가, 선택, 실행 및 지속적인 평가는 응급 의사, 간호사 및 기타 응급 치료 제공자의 적극적인 참여로 가장 잘 이루어집니다. 응급의학과 의사는 응급실 또는 지역 응급의료 커뮤니티에 영향을 미치는 모든 HIT의 선정 및 승인에 역할을 담당해야 합니다.
2. 2EDIS에는 응급실 환자 치료 및 운영을 지원하기 위해 데이터를 관리하도록 특별히 설계된 동급 최강의(독립형) 및 대규모 엔터프라이즈 EMR 시스템의 응급실 모듈이 포함됩니다. EDIS는 적절하게 구현되고, 충분히 통합되고, 잘 유지 관리되어야 합니다.
3. 응급의학과 의사가 EDIS의 선택과 구성에 참여해야 합니다. 임상 기능, 유용성, 효율성, 상호 운용성이 시스템을 평가하는 주요 기준이 되어야 합니다. 응급실 워크플로, 임상 정확성, 환자 안전 및 운영 지원을 보장하는 시스템을 우선적으로 고려해야 합니다. 시스템 비용과 ROI 평가는 의사와 직원의 생산성에 미치는 영향을 고려해야 합니다.

REFERENCE

1. ACEP Website [Internet]. ACEP Policy Statement: Health Information Technology [cited 2020 May 5]. Available from: https://www.acep.org/patient-care/policy-statements/health-information-technology/
2. ACEP Website [Internet]. EDIS: Primer for Emergency Physicians, Nurses and II Professionals—Information Paper [cited 2020 May 5]. Available from: https://www.acep.org/patient-care/policy-statements/
3. ACEP Website [Internet]. Use of Scribes an Information Paper [cited 2020 May 5]. Available from: https://www.acep.org/patient-care/policy-statements/
4. Adler-Milstein J, DesRoches C, Furukawa M, et al. More than half of US hospitals have at least a basic EHR but stage 2 criteria remain challenging for most. Health Aff (Millwood). 2014;33(9):1664-71.
5. Agha L. The effects of health information technology on the costs and quality of medical care. J Health Econ. 2014;34:19-30.
6. Aronsky D, Jones I, Lanaghan K, et al. Supporting patient care in the emergency department with a computerized whiteboard system. J Am Med Inform Assoc. 2008;15(2):184-94.
7. Baumlin KM, Shapiro JS, Weiner C, et al. Clinical information system and process redesign improves emergency department efficiency. Jt Comm J Qual Patient Saf. 2010;36(4):179-85.
8. Blumenthal D. Stimulating the adoption of health information technology. N Engl J Med. 2009 Apr 9;360(15):1477-9.
9. Botta MD, Cutler DM. Meaningful use: floor or ceiling? Healthc (Amst). 2014;2(1):48-52.
10. Burke T. The health information technology provisions in the American Recovery and Reinvestment Act of 2009: implications for public health policy and practice. Public Health Rep. 0;125(1):141-5.
11. Committee on Quality of Health Care in America. Crossing the Quality Chasm: A New Health System for the 21st Century. Washington DC: National Academy Press; 2001.
12. Dick RS, Steen EB, Detmer D. The Computer-Based Patient Records: An Essential Technology for Health Care. Washington DC: National Academy Press; 1997.
13. Gold M, McLaughlin C. Assessing HITECH implementation and lessons: 5 years later. Milbank Q. 2016;94(3):654-87.
14. Goss F, Meteer M, Bates D. NLP to Improve Accuracy and Quality of Dictated Medical Documents. Brigham and Women's Hospital. AHRQ funded research: 09. 2015.
15. Groner GF, Rockwell MA. Computer-based Information Systems for a Hospital Emergency Department. Santa Monica Calif: Rand Corporation; 1977: R-2240-RC.
16. Handel DA, Hackman JL. Implementing electronic health records in the emergency department. J Emerg Med. 2010;38(2):257-63.
17. Health Level 7 [Internet]. Health Level 7 Emergency Care Special Interest Group: Emergency Department Information Systems Functional Profile [cited 2020 Aug 29]. Available from: https://www.hl7.org/documentcenter/public/wg/emergencycare/EDIS%20FP%20R1.pdf
18. Healthleaders [Internet]. Epic dominates EMR market share wars; Cerner Loses Ground [cited 2020 Jul 26]. Available from: https://www.healthleadersmedia.com/innovation/epic-dominates-emr-market-share-wars-cerner-loses-ground
19. HL7 Emergency Care Work Group. Emergency Department Information Systems Functional Profile. Vol. 2011. Ann Arbor Mich: Health Level 7; 2007.
20. Jiang F, Jiang Y, Zhi H, et al. Artificial intelligence in healthcare:

past, present and future. Stroke Vasc Neurol. 2017;2.

21. Kellermann AL, Jones SS. What it will take to achieve the as-yet-unfulfilled promises of health information technology. Health Aff. 2013;32(1):63-8.

22. KLAS Performance Report: EDIS 2013: Revealing the Physicians' Voice. Orem UT: KLAS Research; 2013.

23. KLAS: Emergency Department Information Systems Is Best of Breed Still the Best Approach? Orem UT: KLAS Research; 2009.

24. Lee CH, Yoon H-J. Medical big data: promise and challenges. Kidney Res Clin Pract. 2017;36:3-11.

25. Mandl KD, Kohane IS. A 21st-century health IT system-creating a real-world information economy. N Engl J Med. 2017;376(20):1905-7.

26. Mickan S, Tilson JK, Atherton H, et al. Evidence of effectiveness of health care professionals using handheld computers; a scoping review of systematic reviews. J Med Internet Res. 2013;15(10):e212.

27. Office of the National Coordinator for Health Information Technology (ONC) [Internet]. "What Is FHIR®?" Office of the National Coordinator for HIT Website [cited 2020 May 5]. Available from: https://www.healthit.gov/sites/default/files/2019-08/ONCFHIRFSWhatIsFHIR.pdf

28. Office of the National Coordinator for Health Information Technology (ONC) [Internet]. EMR vs EHR—what is the difference? [cited 2020 Aug 20]. Available from: https://www.healthit.gov/buzz-blog/electronic-health-and-medical-records/emr-vs-ehr-difference

29. Office of the National Coordinator for Health Information Technology (ONC) [Internet]. What is an electronic health record (EHR)? [cited 2020 Aug 20]. Available from: https://www.healthit.gov/faq/what-electronic-health-record-ehr.

30. Owens P, Elizhauser A. Hospital Admissions That Began in the Emergency Department 2003. Rockville MD: Agency for Healthcare Research and Quality; 2006. Statistical Brief #1.

31. Quality Payment Program website [Internet]. MIPS overview [cited 2020 Aug 20]. Available from: https://qpp.cms.gov/mips/overview

32. Rothenhaus T, McClay JC, Taylor TB, et al. Emergency department information systems: primer for emergency physicians, nurses, and IT professionals. ACEP. 2009.

33. SAE International Website [Internet]. "Levels of Driving Automation" Standard J3016. Available from: https://www.sae.org/news/press-room/2018/12/sae-international-releases-updated-visual-chart-for-its-%E2%80%9Clevels

34. Section 4001 of the 21st Century Cures Act. Public Law. 2016;114-255.

35. Soumerai SB, Mahjumdar SR. A Bad $50 Billion Bet. The Washington Post. Published 2009.

36. Tang PC. Key capabilities of an electronic health record system: a letter report. Committee on Data Standards for Patient Safety: Institute of Medicine Committee on Data Standards for Patient Safety. Washington DC: Institute of Medicine; 2003.

37. Taylor TB. A View of the Emergency Department of the Future (Monograph) Millennial Addition. Dallas Tex: ACEP Section for Emergency Medical Informatics; 2000.

38. Taylor TB. Information management in the emergency department. Emerg Med Clin North Am. 2004;22:241-57.

39. Tcheng JE, Bakken S, Bates DW, et al, eds. Optimizing Strategies for Clinical Decision Support: Summary of a Meeting Series. Washington DC: National Academy of Medicine; 2017.

40. Thompson T, Brailer D. Health IT Strategic Framework. Washington DC: US Department of Health and Human Services; 2004.

41. US Hospital EMR Market Share 2019 Report. KLAS. 2019.

42. VanWagenen S. Emergency Department Information Systems: Is Best of Breed Still the Best Approach. Oren UT: KLAS; 2009.

3.

데이터 수집 및 분석

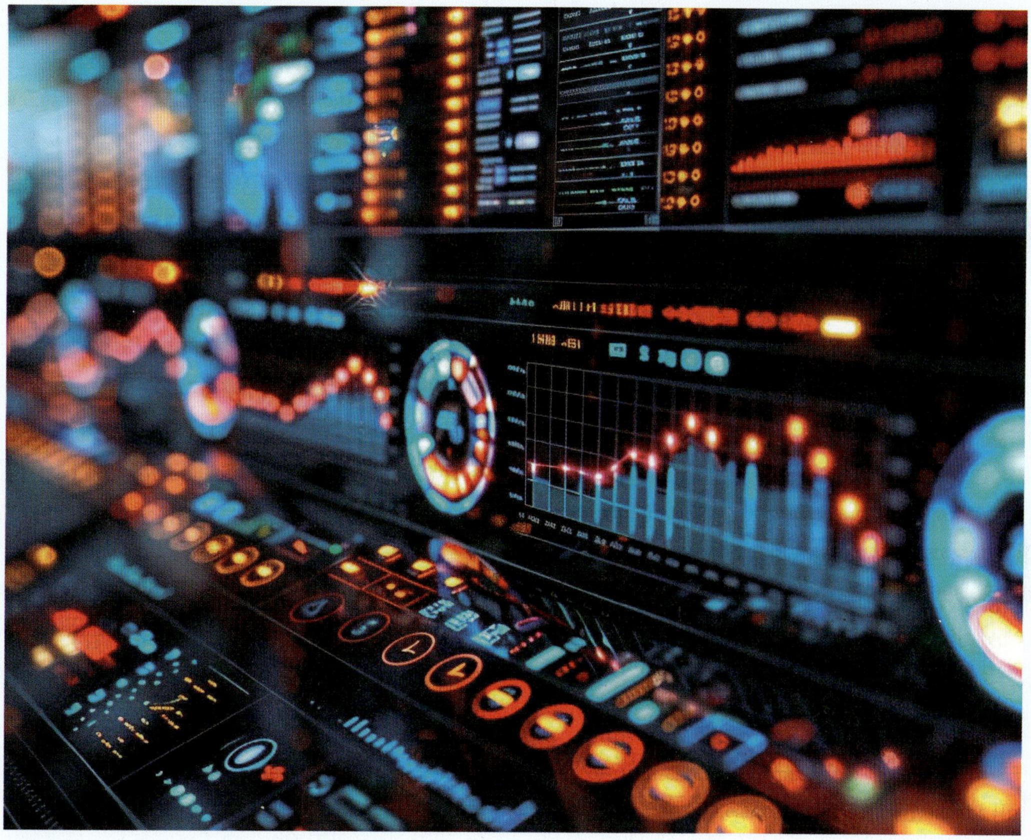

학습목표

1. 데이터 수집 및 분석의 중요성을 이해하고, 응급실에서 데이터 활용을 통해 임상 운영 및 재무, 품질, 교육, 만족도 결과를 개선하는 방법을 학습한다.
2. 응급실 데이터의 다양한 용도와 각 용도의 장단점을 이해하고, 규제 보고, 품질 및 프로세스 개선, 비즈니스 개발, 연구, 일상적 작업 등에 데이터 분석을 적용하는 방법을 학습한다.
3. 엔터프라이즈 전자 건강 기록 시스템, 레거시 의료 정보 시스템, 청구 시스템, 스케줄 및 인적 자원 시스템, 환자 경험 데이터 등 다양한 데이터 소스 시스템을 이해하고 이를 통합하는 방법을 학습한다.
4. 정보 파이프라인의 구성 요소인 소스 시스템, 추출 변환 로드 작업, 데이터 웨어하우징, 시각화 및 대시보드, 보고 서비스, 애드혹 및 셀프 서비스 쿼리를 이해하고 효과적으로 관리하는 방법을 학습한다.
5. 데이터 분석 과정에서 측정지표 개발, 데이터 집계, 추세 및 시계열 분석, 전후 분석 설계를 활용하여 신뢰할 수 있는 데이터를 기반으로 한 의사결정을 내리는 방법을 이해한다.

1) 서론

(1) 데이터 수집의 중요성

비즈니스 인텔리전스와 분석을 주제로 한 책과 경영대학원 과정이 많이 쓰이고 강의가 진행되어 왔습니다. 이 주제의 명백한 기술적 복잡성을 고려할 때, 많은 임상 리더는 정보기술/정보 서비스 information technology/information services, IT/IS 전문가, 병원 분석가 또는 외부 컨설턴트에게 분석 작업을 위임하는 것이 더 편하다고 생각합니다.

이러한 선의의 리더들은 데이터 수집 및 분석의 측면을 직접 숙달할 시간이나 관심이 부족하다고 인식하여, 응급실 외부의 이해관계자에게 통제권을 넘기는데 이들 대부분은 뛰어난 기술력을 갖추고 있지만, 응급실의 핵심 운영에 대한 전문 지식이 부족할 수 있습니다.

결과적으로 응급실 리더는 데이터를 사용하여 스토리를 전달하고 부서의 성공과 도전에 대한 내러티브를 구성하며 프로세스와 인력에 대한 인식을 유지하는 능력을 잃게 됩니다.

(2) 데이터 활용의 필요성

병원 관리자, 정책 입안자, 파트너 또는 지불 담당자가 운영 데이터를 맥락에서 벗어난 방식으로 사용할 때 방어적인 태도를 취하거나 눈앞이 캄캄해지는 느낌을 받을 수도 있습니다.

흥미로운 질문이나 기회에 직면했을 때 IT 부서와 몇 달을 주고받다가 결국 **충분히 근접**하지만 몇 달이나 지난 보고서에 만족하게 될 수도 있습니다. 익숙한 이야기인가요?

반면 운영 원칙을 잘 이해하고 데이터 분석에 대한 이해도가 높은 응급의학과 리더는 부서의 임상 운영, 재무, 품질, 교육 및 만족도 결과를 이해하고 관리하고 소통하고 개선할 수 있는 유리한 위치에 있습니다.

2) 응급실 데이터의 활용 및 결과

(1) 기술과 데이터의 일상적 활용

요즘 응급실을 살펴보면, 간호사, 의료기술자, 또는 의사가 전자 기기와 상호작용하지 않는 모습을 보기 힘듭니다. 몇 발자국만 걸어가도 컴퓨터, 원격 모니터링 장비, 부서별 추적 화면 등 다양한 기술 장비를 쉽게 접할 수 있습니다.

흥미롭게도, 환자들은 때때로 의료진보다 먼저 스마트폰으로 검사 결과에 대한 푸시 알림을 받기도 합니다. 이는 기술이 의료 환경에 얼마나 깊이 자리 잡았는지를 잘 보여줍니다.

의미 있는 사용 인센티브가 종료된 이후에도, 병원들은 기술에 대한 투자를 멈추지 않았습니다. 그 결과, 임상 정보와 행정 정보를 전자적으로 입력하는 작업은 응급실 문화에서 이제는 일상적인 일부가 되었습니다. 이러한 변화는 의료 환경의 디지털화와 자동화가 환자 치료와 병원 운영의 중심이 되었음을 나타냅니다.

(2) 데이터 가용성의 증가

이러한 문화적 변화는 정보의 가용성, 양, 그리고 풍부함을 기하급수적으로 증가시키는 결과를 가져왔습니다. 병원 관리자들, 특히 최고 경영진은 최고 정보 책임자와 IT/IS 부서로부터 다음과 같은 말을 자주 듣게 됩니다: 현재 설치된 컴퓨터 시스템을 통해 **인력 배치 검증**, **품질 평가**, **생산성 모니터링**, **환자 만족도 추적**, 그리고 응급실 책임자가 요청한 **투자 수익** 증명에 필요한 모든 데이터를 제공할 수 있다는 것입니다.

또한, **전자 의료 기록** electronic health record, EHR 공급업체들은 내장된 보고 기능이나 애드혹 보고 도구 Ad Hoc reporting tools를 사용하면 버튼 하나만 누름으로써 필요한 모든 정보를 손쉽게 사용할 수 있다고 주장합니다.

이러한 주장은 데이터의 접근성과 활용이 극도로 단순화되었다는 인식을 만들어내지만, 현실적으로는 데이터의 복잡성, 정확성, 그리고 실제 유용성을 효과적으로 관리하는 일이 생각보다 쉽지 않을 수 있습니다.

(3) 현실의 복잡성

안타깝게도 응급실 데이터의 사용 사례는 다양하고 길며 애플리케이션마다 장단점과 요구 사항이 다르기 때문에 현실은 조금 더 미묘한 차이가 있습니다.

3) 응급실 데이터의 일반적인 용도 (Box 5-3-1)

(1) 규제 보고

표준 보고서에 대한 투자는 주로 병원과 의료 기관에서

Box 5-3-1 응급실 데이터의 일반적인 용도

- **규제 보고**: 무결성 모니터링/감사 추적을 통해 데이터 정의의 정확한 준수를 우선시하지만 상당한 시간 지연이 있을 수 있습니다.
- **품질 및 프로세스 개선**: 시간 지연을 최소화하고 환자 중심의 결과를 우선시하지만 관심 있는 임상 워크플로우를 정확하게 파악하기 어려울 수 있습니다.
- **비즈니스 개발**: 긴 기간에 대한 높은 수준의 요약을 우선시하지만, 대략적인 추정치도 '충분히 좋은' 연구인 경우가 많으므로 임상적 뉘앙스를 지나치게 단순화할 수 있습니다: 정확한 정의와 함께 고해상도 세부 정보를 우선시하지만 규제 요건에 얽매여 더 많은 응급실 인구에 일반화하기 어려울 수 있습니다.
- **일상적인 작업**: 높은 새로 고침 빈도와 최소한의 시간 지연을 우선시하지만, 가장 쉽게 측정되는 일일 메트릭이 실행 가능한 개입으로 전환하기 가장 어려울 수 있습니다.

널리 적용할 수 있는 데이터 보고와 관련된 규정 요구사항을 충족하는 데 사용됩니다. 예를 들어, 미국에서는 **국가 품질 보증 위원회**, **합동 위원회**, **메디케어 및 메디케이드 서비스 센터** 같은 기관들이 병원에 품질 지표를 정해진 형식으로 보고하도록 요구합니다.

과거 미국에서는 여러 법률이 생기면서 데이터 보고의 중요성이 점차 커졌습니다. 대표적으로는 **건강보험개혁법**, **의미 있는 사용 프로그램**, 그리고 **2009년 의료 정보 기술법** 같은 법들이 있습니다. 이런 법들은 병원들이 더 많은 데이터를 체계적으로 보고하도록 만들었습니다.

특히, 2015년에 도입된 메디케어 액세스 및 CHIP 재승인 법 MACRA은 의료 서비스의 품질에 따라 보상을 주는 새로운 제도를 도입했는데, 이로 인해 병원들은 보고해야 할 데이터가 더 많아지고 복잡해졌습니다.

뿐만 아니라, 미국의 여러 주(州)와 보험사들은 병원들에 추가적인 지표를 보고하도록 요구하고 있습니다. 또한, 병원은 응급실처럼 특정 부서에 대해 추가적인 운영 데이터나 재무 데이터를 따로 제출하라는 요구를 받기도 합니다.

결과적으로, 데이터 보고는 점점 더 복잡해지고 중요해지고 있으며, 이를 충족하기 위해 병원들이 많은 노력을 기울이고 있습니다.

(2) 품질 및 프로세스 개선

응급실 리더는 예산이 줄어드는 상황에서 병원 내 여러 부서와 경쟁해야 하는 어려움에 직면해 있습니다. 이와 동시에 응급실의 **임상 성과**, **재무 결과**, **운영 효율성**, **환자 경험**을 모두 개선해야 하는 과제도 안고 있습니다.

이 책임에는 응급실 내부 팀뿐만 아니라 병원의 다른 이해관계자들과 협력하여 다양한 품질 개선 프로젝트를 조정하고 지원하는 것이 포함됩니다. 이를 성공적으로 수행하기 위해서는 체계적인 접근 방식이 필요합니다.

특히, **린 식스 시그마** lean six sigma 같은 프로세스 개선 방법은 데이터 중심적인 접근법을 강조하며, 정밀하고 깨끗한 데이터를 요구합니다. 예를 들어, 초 단위까지 기록된 시간 데이터나 특정 환자에게 연결된 임상 데이터를 활용하는 것이 중요합니다.

또한, 응급실 리더는 개선 활동의 성과를 평가할 수 있도록 **시간 경과에 따른 반복 측정 데이터**를 활용해야 합니다. 이를 위해서는 품질 개선 이니셔티브를 뒷받침할 수 있는 정확하고 신뢰할 수 있는 정보를 생산하고 관리하는 방법을 이해해야 합니다.

결론적으로, 응급실 리더는 제한된 자원을 효율적으로 활용하면서, 명확한 데이터와 협력적인 팀워크를 기반으로 지속적인 품질 개선을 이끌어야 합니다.

(3) 비즈니스 개발

앞으로 응급실에서 계획하는 주요 투자(예: 새로운 CT 스캐너 구매, 의사나 간호사 추가 채용, 새로운 초음파 기계 구입)는 거의 모두 **데이터에 기반한 의사 결정**에 의해 이루어집니다.

특히, 병원과 계약 관계에 있는 응급실 그룹의 경우, 병원 관리자나 이사회와의 **계약 재협상**은 주기적으로 이루어지며, 이는 그룹의 지속 가능성을 좌우할 중요한 과정입니다. 이런 재협상은 주로 이전 계약 기간 동안의 **품질**, **재무**, **운영 성과 데이터**에 크게 의존합니다.

또한, 응급실에서 새로운 서비스나 파트너십을 모색하거나, 새로운 프로젝트를 추진할 때(예: **가상 진료 도입**, **관찰 서비스 확대**, **약물 남용 치료 서비스 제공** 등), 최근의 과거 데이터와 예상되는 혜택을 근거로 신중하게 **사업 계획**을 수립해야 합니다.

(4) 연구

비학술 응급실에서도 최근에는 **임상 연구**와 **실행 연구**에 점점 더 활발히 참여하고 있습니다. 학술 센터에서는 이러한 연구 참여가 필수적인 경우가 많아 기대치가 더 높기도 합니다.

이 두 환경 모두에서, 연구 목적으로 사용하는 **환자 데이터**를 확보하는 데는 몇 가지 고유한 어려움이 있습니다. 주요 문제는 다음과 같습니다.

- 보호된 의료 정보 관리
- 누락된 데이터 값 추적
- 감사 추적 시스템 유지
- 분할 청구와 관련된 안전장치 마련

다행히, 연구자들은 연구에 필요한 **재정적 지원**과 **기술적 지원**을 어느 정도 기대할 수 있습니다. 그러나 응급실 데이터를 연구에 활용하는 일은 여전히 복잡하고 시간이 많이 소요될 수 있습니다. 특히, 비학술적 환경(커뮤니티 병원)에서는 이러한 과제가 더 클 수 있습니다.

이러한 상황에서, **응급실 책임자**는 관심 있는 연구자들과의 주요 **데이터 연락 창구** 역할을 맡아야 합니다. 응급실 데이터를 제공하고 관리하며 연구를 지원하는 데 핵심적인 역할을 해야 하므로, 책임자는 데이터와 관련된 기술적 및 윤리적 요구사항을 잘 이해하고 있어야 합니다.

(5) 일상적인 작업

응급실 ED 분석의 가장 일반적이고 중요한 용도는 **일상적인 운영을 지원하는 것**입니다. 실시간 보고를 활용하면, 응급실 리더는 다음과 같은 운영상의 이점을 얻을 수 있습니다.

- **운영 문제 지점 파악**: 실시간 데이터를 통해 어디에서 병목 현상이 발생하는지 빠르게 확인할 수 있습니다.
- **효율적인 자원 할당**: 필요한 곳에 인력이나 장비를 적시에 배치할 수 있습니다.
- **환자 흐름 조정**: 부서 내뿐만 아니라 병원 전체의 환자 흐름을 최적화할 수 있습니다.
- **운영 트렌드 추적**: 중요한 트렌드를 추적하여 운영 개선에 필요한 정보를 얻을 수 있습니다.

응급실 분석은 간단한 방식에서 복잡한 방식까지 다양합니다.

- 많은 운영 책임자들은 매일 아침 전날의 주요 데이터를 요약한 **정적인 일일 보고서**를 이메일로 받아보고 이를 기반으로 의사 결정을 내립니다.
- 규모가 크고 전문적인 팀은 **일일 다분야 허들 미팅**이나 **주간 데이터 분석**을 통해 운영 상태를 정기적으로 점검합니다.
- 보다 정교한 환경에서는 **실시간 예측 인텔리전스**를 사용해, 운영에 문제가 발생할 경우 주요 리더에게 자동으로 모바일 알림을 푸시하기도 합니다.

4) 데이터 수집 방법

임상 환경에서는 **환자 진료에 사용되는 컴퓨터 시스템**과 **청구에 사용되는 지원 시스템**이 모두 데이터를 저장하며, 이를 통해 분석을 생성할 수 있습니다. 이러한 시스템에는 기본적으로 **표준 보고서와 보고 도구**가 내장되어 있는 경우가 많습니다. 그러나 **고급 분석**을 수행하려면 **사용자 지정 로직**과 **보고서 개발**이 필요할 수 있습니다.

대부분의 응급실 리더는 부서 운영에 필수적인 정보 시스템을 직접 통제하지 못하는 경우가 많습니다. 따라서, 리더는 다음과 같은 방식을 활용하여 필요한 데이터를 확보할 수 있습니다.

- 행정 보조원이나 의사 지정
  - 리더는 관심과 전문성을 갖춘 인력을 지정하여 **표준 보고서 생성**을 담당하도록 할 수 있습니다.
- 병원 분석 또는 IT/IS 부서와 협력
  - 리더는 IT/IS 부서의 직원과 협력하여 필요한 맞춤형 보고서를 실행하도록 요청할 수 있습니다.
- 외부 지원 활용
  - IT/IS 부서의 **가용성**이나 **대응 속도**에 따라 추가 지원이 필요할 수 있습니다.
  - 예를 들어, 이미 시스템 내 **공급업체 보고 도구**에 능숙한 컨설턴트나, 응급실 시스템 데이터를 추출하여 제공하는 **비즈니스 인텔리전스 전문가**의 도움을 받을 수 있습니다.

(1) 엔터프라이즈 EHR 시스템

점점 더 많은 병원과 의료기관에서는 EHR 시스템을 사용하여 외래, 입원, 응급실, 수술 전후, 산부인과 등 다양한 치료 영역을 하나의 통합된 시스템으로 관리하고 있습니다. 응급실은 보통 병원의 **전사적 정보 시스템**의 모듈로 통합되거나, 응급실 정보 시스템 EDIS이 병원 시스템과 상호작용하여 양방향 정보 흐름이 가능하도록 설계됩니다.

① 응급실 리더에게 주는 주요 시사점

- EHR은 중요한 데이터의 원천
  - EHR은 응급실에서 **임상** 및 **운영 데이터**를 제공하는 가장 풍부한 자료원입니다.
- 데이터 입력 및 관리 방법론 숙지
  - 리더나 위임자는 EHR 데이터를 활용하기 위해, **누가, 언제, 어떻게** 데이터를 입력하는지 명확히 이해해야 합니다.
  - 워크플로우에서 벗어난 데이터 입력은 **데이터 불일치**를 초래할 수 있습니다.
- 데이터 입력 및 저장 방식의 이해
  - 부서 리더는 데이터가 어떻게 **입력**되고 **저장**되는지 명확히 알아야 합니다.
- 데이터 분석의 복잡성
  - 대부분의 EHR 데이터는 특정 환자나 진료와 관련이 있으며, 세부 분석(드릴다운)이 가능하다는 점에서 유용합니다.
  - 하지만, **큰 그림** 분석이 필요한 경우 데이터 집계가 필요하며, 이는 분석의 복잡성을 증가시킬 수 있습니다.

② EHR 시스템에서 얻을 수 있는 주요 지표(Box 5-3-2)

Box 5-3-2 EHR 시스템에서 얻을 수 있는 주요 지표

- **타임스탬프 이벤트**: 재원 시간 LOS, 도착 후 처분 결정 시간 등 성과 지표 계산
- **주요 불만**: 환자가 제시한 주된 증상
- **응급실 도착 모드**: 예를 들어, 구급차, 도보
- **환자 인구통계**: 연령, 성별, 기타 인구 통계 정보
- **이전 방문 기록**: 환자의 과거 응급실 이용 이력
- **공개 보고 품질 측정**: 합동 위원회 등의 품질 지표
- **자원 활용 통계**: 병실, 영상 검사, 약물 사용 등
- **임상 데이터**: 검사 결과, 활력 징후 등
- **청구 및 진단 코드**: 환자 진료와 관련된 재무 및 임상 데이터

③ 데이터를 요약하거나 계층화하는 방법

EHR 데이터는 다음과 같은 기준으로 요약 및 계층화됩니다.

- 날짜/시간
- 응급실 구역/팀
- 분류 정확도
- 주요 불만 그룹
- 의료진
- 시간대(주간/야간)
- 환자 최종 처분
- 진단 검사 시기 및 종류
- 지불자 상태
- 행동 건강 환자 여부
- 책임 진료 기관 여부

④ 고급 논리를 사용한 주요 메트릭

- 특정 시간의 응급실 상황
  - 환자의 도착 및 퇴원 시간 데이터를 기반으로, **응급실의 순간적 인구 상태**를 재구성할 수 있습니다.
- 응급실 재방문 분석
  - 환자 고유 식별자를 통해, 특정 기간 내 **응급실 재방문 여부**를 확인할 수 있습니다.

(2) 레거시 의료 정보 시스템

엔터프라이즈 통합 **EHR** 시스템이 등장하기 전, 병원들은 각기 다른 특수 목적의 시스템을 네트워크로 연결해 사용했습니다. 하지만 여전히 많은 병원은 여러 데이터 세트가 분산된 **레거시 시스템**을 사용하고 있습니다. 예를 들어, **ADT (입원, 퇴원, 이송) 시스템**은 응급실에 등록된 환자의 인구 통계와 등록 정보를 기록하며, 검사실, 심장학, 영상 시스템은 각각 서비스 지원 정보를 저장합니다. 오래된 종이 기록은 문서 이미지 캡처 시스템에 보관되고, 응급실의 환자 추적과 문서는 **EDIS**와 같은 별도의 시스템에 저장될 수 있습니다.

이러한 시스템들은 각각 독립적으로 작동하기 때문에, 임상의가 통합된 데이터를 볼 수 있는 것과 달리, 응급실 책임자나 분석가는 여러 시스템에서 데이터를 수집하고 이를 연결해야 하는 어려움에 직면합니다.

응급실 책임자가 알아야 할 주요 시사점은 다음과 같습니다.

- **등록된 환자만 데이터에 포함됩니다.**
  - 선별검사를 받기 전에 떠난 환자에 대한 정보를 포함하려면, **신속 등록** 또는 **조기 등록 프로세스**를 도입해 정확한 환자 도착 시간을 기록해야 합니다.
- **시스템 간 데이터 불일치가 발생할 수 있습니다.**
  - 예를 들어, EDIS에서 환자의 처분이 '퇴원'으로 기록되었더라도, ADT 시스템에는 '의학적 조언에 반함'으로 표시될 수 있습니다. 이런 데이터 모순을 조정하고 일관성을 확보하는 작업이 필요합니다.

(3) 청구 시스템

최신 EHR 시스템을 사용하더라도 일부 병원과 진료 그룹은 환자 방문의 재정 및 청구 정보를 **별도의 시스템**에 저장하는 경우가 있습니다. 특히 전문 진료비 청구는 종종 별도의 청구 회사에서 관리되기도 합니다.

① 주요 관리 시스템의 지표

가. 청구 시스템

- 각 환자의 진료비를 청구하는 **의사에 대한 문서화**(한 환자가 여러 의사에게 진료받을 수 있음)
- **청구된 금액**(평가 및 관리 코드, 수정자 포함)과 관련된 CPT 및 ICD 코드
- 환자 보험 정보와 인구통계 데이터
- 청구 날짜, 미수금 정보
- **다운 코드**(의료 서비스가 낮게 청구된 경우)
- 지급, 조정, 환불, 총 청구 금액
- 생산성 데이터
  - 총 RVU 및 청구된 환자당 RVU
  - 절차 수, 진단별 ICD 코드 빈도
  - 지불자 혼합 데이터
  - 청구된 방문당 지불 일정

나. 급여 및 인적 자원 시스템

- 시작 및 종료 시간, 중복 시간
- 특정 응급실 영역 또는 위치별 데이터
- 제공자의 근무 시간 및 총 근무 시간
- 제공자 유형별 데이터(의사, 간호사 등)
- **제공자 생산성 데이터**(예: RVU 기준)
- 병가, 교대 및 일정 변경

② 응급실 책임자를 위한 주요 시사점

- 청구 및 코딩 전문가 활용
  - 청구 및 코딩 전문가는 최신 CPT 및 ICD 코드를 검토하고 검증하는 데 있어 가장 신뢰할 수 있는 데이터 소스입니다.
- 청구 시스템의 데이터 흐름 및 타임라인 이해
  - 응급실 책임자는 병원 컴퓨터 시스템에서 청구 시스템으로 데이터가 **이동하는 과정과 시간 차이**를 이해해야 합니다.
  - 청구 시스템은 대개 **배치 작업**으로 데이터를 이동하며, 청구 데이터는 **실시간**보다 **몇 달 지연**될 수 있습니다.
- 청구 프로세스의 지연 요인
  - **차트 서명 지연**, **코더 쿼리**, **수동 코딩 검토**, 느린 데이터 교환 등으로 인해 청구가 지연될 수 있습니다.
- 생산성 인센티브 프로그램 개발
  - 생산성 인센티브는 청구 데이터에 의존하기 때문에, 제공자 귀속(누가 진료했는지) 및 생성된 RVU 데이터를 정확히 이해해야 합니다.

③ 응급실 책임자가 청구 부서/공급업체에 물어볼 수 있는 질문

- 환자 처분과 청구 데이터 입력 사이의 시차는 어떻게 되는가?
- 서명된 차트는 어떤 과정을 거쳐 제출되는가?
- EHR에 이미 기록된 CPT 및 ICD 정보를 코더가 수정하는가?
- 청구 시스템이 모든 방문 데이터를 저장하는가, 아니면 청구된 계정만 보고 가능한가?
- RVU 및 생산성 통계 모니터링을 위해 청구 회사는 언제 '근무 월수'를 마감하는가?
  (예: 1월 진료 환자 중 일부는 2월이나 3월에 청구되는 경우)

(4) 스케줄, 급여 및 인적 자원 시스템

응급실에서 의사, 사전 진료 제공자, 간호사, 응급실 직원 등의 근무 시간 정보는 EHR 외부의 다양한 시스템에 저장될 수 있습니다. 이러한 시스템에는 **스케줄링 시스템**, **출퇴근 기록 시스템**, **병원 진료 급여 시스템** 등이 포함됩니다.

① 응급실 리더를 위한 주요 시사점

가. 응급실 하위 단위로 세분화

- 응급실 흐름을 **신속 진료**, **긴급 진료**, **관찰** 등의 하위 단위로 나누면, 리더는 각 단위별로 **인력 배치와 생산성**을 평가할 수 있습니다. 이를 통해 **수요와 수용 능력**을 더 잘 매칭할 수 있습니다.

나. 스케줄링 도구의 중요성

- 응급실 리더는 의사, 간호사 및 기타 직원을 관리할 수 있는 다양한 **스케줄링 도구**를 철저히 평가해야 합니다. 스케줄링 도구나 공급업체를 선택할 때, 아래와 같은 질문을 고려할 수 있습니다.

- 병가 또는 휴가 일정 변경은 어떻게 기록되나요?
- **교대 근무 공유/분할**은 어떤 방식으로 처리되나요?
- **최종 근무 시간**은 어떻게 확인하나요?
- 예정된 근무 시간이 급여 데이터로 이동하는 과정은 어떻게 이루어지나요?

다. 정확한 스케줄링 데이터 확보

- 응급실에서 제공되는 **직원 서비스의 실제 비용**을 평가하려면, 스케줄링 도구에서 **정확한 데이터**를 확보해야 합니다.

라. 스케줄링 정보와 환자 데이터의 연계 분석

- 방문 및 **중증도 정보**와 스케줄링 데이터를 연계하면, 다음을 파악할 수 있습니다.
  - 특정 시간대에 **의료진 배치**가 얼마나 필요한지
  - 중증도별 또는 진단별로 적합한 의료진 유형이 어떤지

마. 영역별 생산성 분석

- 영역별 생산성을 드릴다운 drilling down하여 데이터를 분석하면, 응급실 리더는 치료 제공의 효율성을 높이고, **의료진 비용을 절감할 창의적인 방법**을 찾을 수 있습니다.

(5) 환자 경험 데이터

환자 경험이나 만족도 설문조사는 의료 기록과 별도로 저장되는 경우가 많으며, 이를 제공하는 업체가 내부든 외부든 관계없이, 이상적으로는 개별 의료진과 환자 수준에서 데이터를 활용할 수 있습니다. 이때 만족도 결과와 환자를 연결하기 위해 환자 식별자를 포함하는 것이 중요합니다.

병원 리더는 환자 만족도 조사 점수와 결과에 큰 관심을 가지며, 이를 운영 개선의 중요한 지표로 활용합니다. 그러나 표본 추출이 잘못되었거나 응답률이 낮고, 조사 방법론이 부정확하다는 이유로 만족도 결과를 무시하려는 유혹을 피하는 것이 중요합니다. 대신, 설문조사 결과를 분석해 의료진에게 유용한 피드백을 제공하고, 시간 경과에 따른 개선 사항을 측정하는 방법을 배워야 합니다.

병원이 매달 또는 분기별로 소수의 환자만 표본으로 추출하는 경우에는 **콜백 시스템**을 도입하는 것이 좋습니다. 콜백 시스템은 문제에 대한 조기 피드백을 제공하고, 임상 후속 조치 및 품질 보증의 일부 역할을 수행하며, 환자 만족도를 높이는 데 효과적인 방법으로 알려져 있습니다.

또한, 설문조사의 정성적 데이터(자유 텍스트 데이터)는 분석 및 집계를 위해 특별한 텍스트 분석과 처리가 필요할 수 있습니다. 이를 통해 더 깊이 있는 환자 피드백을 이해하고, 만족도 개선에 기여할 수 있습니다.

(6) 특수 운영 시스템

이 포괄적인 범주에는 병원 이송 및 환경 서비스 추적 시스템, 전화 및 통신 시스템, 환자 호출등 시스템, 의료 기기 통합, 원격 모니터링, 보안 및 구내 모니터링 시스템 등이 포함됩니다. 애플리케이션과 특정 공급업체에 따라 보고는 특정

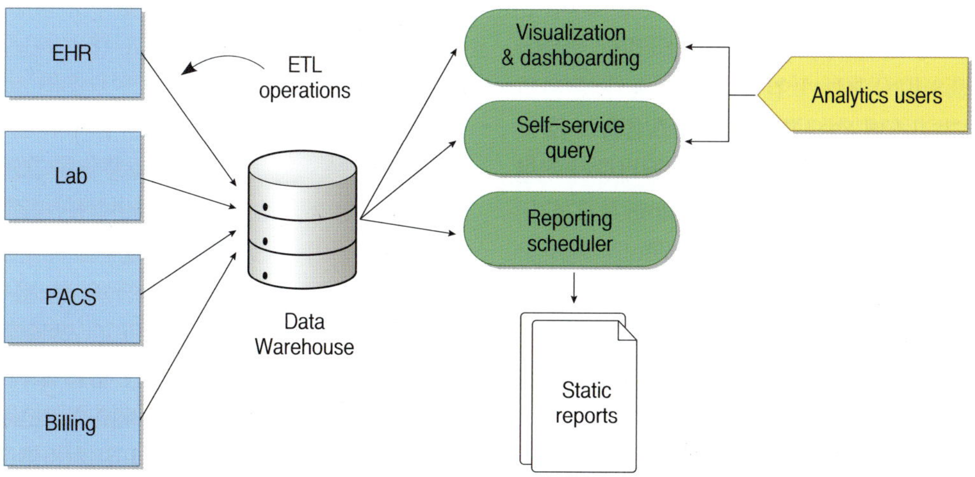

그림 5-3-1 단순 데이터 파이프라인

운영 분석에 매우 유용할 수 있습니다. 그러나 이러한 시스템이 특정 환자의 컨텍스트와 연결되지 않는 경우도 있습니다.

5) 정보 파이프라인

정보 관리는 정보의 생성, 수집, 처리, 해석, 배포 및 활용에 대해 체계적이고 공식적인 프로세스를 필요로 합니다. 정보를 효과적으로 운영에 활용하려면 정보를 사용하는 사람들이 정보가 구성되는 과정을 철저히 이해해야 합니다.

원시 데이터는 지나치게 세분화되어 있어 바로 활용하기 어려운 경우가 많으며, 이를 유용한 정보와 실행 가능한 인텔리전스로 변환하기 위해서는 복잡한 처리 기술 파이프라인이 필요합니다. *"쓰레기가 들어오면 쓰레기가 나온다."*는 격언처럼, 입력되는 데이터의 무결성에 따라 결과의 유용성이 결정됩니다.

따라서 데이터 품질과 데이터가 생성되는 워크플로는 응급실 리더가 반드시 중점적으로 관리해야 할 사항입니다. **양질의 데이터**는 분석 대상 메트릭에 따라 정의가 달라질 수 있지만, 궁극적으로 데이터를 활용하기 위해서는 입력 데이터의 정확성과 신뢰성이 확보되어야 합니다.

그림 5-3-1은 의료 서비스 데이터 원본에 적용되는 데이터 파이프라인의 개요를 보여주며, 중간 정도의 복잡성을 가진 데이터가 어떻게 처리되고 정보로 전환되는지를 시각적으로 설명합니다.

(1) 소스 시스템

소스 시스템은 데이터가 처음 저장되는 초기 위치를 말합니다. 여기에는 검사실 결과(예: WBC 수치), EHR에 기록된 환자의 입원 시간 스탬프, 코더가 검증한 CPT 평가 및 관리 코드가 포함된 청구 시스템 등이 포함될 수 있습니다.

많은 소스 시스템은 자체적으로 **보고 기능**을 내장하고 있지만, 다른 소스 시스템과의 **통합 기능**은 부족한 경우가 많습니다. 예를 들어, 검사실 시스템에 저장된 WBC 수치가 환자와 제대로 연결되지 않아 분석가가 추적하기 어려울 수 있습니다.

소스 시스템은 데이터 처리 과정에서 발생할 수 있는 **논리적 변환**이나 **가정에 따른 수정**으로부터 영향을 받지 않으므로, **가장 신뢰할 수 있는 입력 데이터**를 제공합니다. 따라서, 나중에 데이터가 요약, 집계, 필터링, 수정되거나 다른 방식으로 변경되더라도 소스 시스템의 데이터는 보고 작업의 **기준점**으로 사용됩니다.

(2) 추출, 변환, 로드 작업

추출, 변환, 로드 ETL 작업은 소스 시스템에서 데이터를 가져와 필요에 따라 변환하고, 이를 정리된 형태로 데이터 웨어하우스와 같은 다른 시스템에 로드하는 과정입니다. 정리된 데이터는 유효하지 않거나 부정확한 정보를 제거한 데이터로, 정확하고 신뢰할 수 있는 분석을 위해 필수적입니다.

유효하지 않거나 부정확한 데이터는 잘못된 시스템 설계, 시스템의 잘못된 사용, 최근 워크플로 변경, 정보 구조의 누락된 필드 등으로 인해 발생할 수 있습니다. 이러한 데이터는 잘못된 결과와 결론을 초래하며, 의사결정에 부정적인 영향을 미칠 수 있습니다. 따라서 데이터가 정리되지 않은 이유를 파악하기 위해 임상 직원과 기술 직원 간의 협력이 매우 중요합니다.

ETL 작업에서는 데이터 정리와 필터링 규칙이 포함되며, 예를 들어 다음과 같은 규칙이 적용될 수 있습니다. 응급실에 오지 않고 분만실로 직접 입원한 환자, 문서화된 도착 시간 이후의 잘못된 타임스탬프, '오류 입력'으로 처리된 환자, 의료 기록 번호가 0000000 또는 9999999인 환자 데이터는 제거됩니다. 또한, 문에서 병실까지의 시간, 병실에서 첫 번째 제공자까지의 시간, 입원부터 퇴원까지의 시간 등 특정 간격 계산 규칙이 적용됩니다.

ETL 작업은 일반적으로 병원의 요구사항에 따라 매일 밤이나 이른 아침에 배치 작업으로 실행되며, 분석 결과는 하루가 지난 후 확인할 수 있습니다. 실시간 데이터가 필요한 경우에는 스트리밍 ETL이 가능하지만, 이는 기술적으로 더 복잡하고 계산 집약적이기 때문에 특정 상황에만 사용됩니다. ETL 작업은 데이터를 정리하고 활용 가능한 정보로 변환하는 핵심적인 역할을 합니다.

(3) 데이터 웨어하우징

여러 소스에서 데이터를 중앙 리포지토리로 결합하고, 그 관계를 추적하여 보고에 활용할 수 있을 때 많은 질문에 대한 답을 얻을 수 있습니다. **중앙 집중식 데이터베이스**, **별도의 보고 데이터베이스**, **데이터 웨어하우스**는 모두 여러 소스의 데이터를 결합하도록 최적화된 시스템을 의미하며, 보통 ETL 작업을 통해 데이터를 로드합니다.

다른 산업(은행, 보험, 여행, 소매업 등)에서는 수년 전부터 운영 시스템에서 중앙 집중식 데이터 리포지토리로 데이터를 이동한 뒤 보고 목적으로 이를 활용해 왔습니다. 마찬가지로, EHR 시스템은 운영 데이터를 기록하고 검색하는 데 최적화되어 있으며, 밀리초 단위의 트랜잭션 데이터를 다룹니다. 반면에 **요약과 보고**는 다른 계산 및 데이터 구조 요구사항이 있으며, 이러한 작업은 데이터 웨어하우스에서 가장 효과적으로 수행됩니다.

① 운영 데이터를 별도의 기술 인프라로 이동하는 이점

- 데이터 정리와 정확성 검증
  - 운영 데이터를 정리하고, 실시간 또는 과거 데이터를 보고에 사용하기 전에 정확성을 검증할 수 있습니다.
  - 소스 컴퓨터 시스템에서 독립적으로 데이터를 분석할 수 있습니다.
- 고급 시각 자료 활용
  - 데이터 프레젠테이션에 고급 시각 자료를 적용하여 이해도를 높입니다.
- 효율적인 대규모 데이터 분석
  - 특정 데이터 유형(예: 타임스탬프, 게놈 데이터, 센서 데이터)을 보다 효율적으로 분석할 수 있도록 고성능 통계 프로그램을 통합할 수 있습니다.
- **단일 진실 소스** 구축
  - 모든 데이터를 하나의 중앙 위치에 결합하여 일관되고 신뢰할 수 있는 데이터를 제공합니다.

② 중앙 데이터 창고의 활용

중앙 집중식 데이터 리포지토리를 통해 운영 변경의 재정적 이점(예: 분할 흐름, 관찰 단위, 현장 검사)을 평가하거나 환자 만족도 데이터를 진단 그룹, 특정 시간 간격, 환자 인구통계, 지불자 등급과 연결할 수 있습니다. 이러한 방식은 데이터 기반 의사결정을 지원하며, 병원 및 응급실 운영의 효율성을 크게 개선할 수 있습니다.

③ 도메인 전문가의 필요성

이러한 데이터 관리 전략과 개발 노력을 추진하려면 응급실 리더십, 청구 및 프로세스 개선 전문가와 같은 **도메인 전문가**의 참여가 필수적입니다. 이들은 데이터와 운영 간의 연계를 이해하고, 데이터를 효과적으로 활용하기 위한 방향성을 제시할 수 있습니다.

④ 시각화 및 대시보드

데이터 프레젠테이션 계층(즉, 사용자에게 대시보드, 차트 또는 대화형 보고서를 실제로 표시하는 소프트웨어)은 데이터 웨어하우스 자체와 구별되는 경우가 많습니다. 시각화 엔진은 데이터 웨어하우스 위에 위치하여 데이터와 저장 프로시저에 액세스하지만 데이터를 더 변형하고 시각적으로 세분화하며 표, 차트 및 그래픽을 렌더링할 수 있습니다. 일반적으로 데이터를 자체적으로 저장하지 않고 웨어하우스에 연결하여 실시간으로 정보를 가져오기 때문에 이 계층을 통해 새로 고칠 수 있는 동적 대시보드, 보고서 및 시각적 자료를 만들 수 있습니다. 현재 인기 있는 제품으로는 Tableau와 Microsoft PowerBI가 있습니다. 최종 사용자는 이러한 시스템을 '대시보드'로 볼 수 있지만, 이는 보고 아키텍처의 한 계층에 불과합니다.

⑤ 보고 서비스

많은 정적 보고서는 표와 차트를 계산하고 표시하는 지침과 이메일 주소 배포 목록, 미리 지정된 시간에 보고서를 자동으로 실행하고 이메일로 전송하는 스케줄러가 포함된 백그라운드 하위 시스템에 구축되어 있습니다. Crystal Reports는 많은 조직에서 널리 사용되는 애플리케이션 중 하나입니다.

⑥ 애드혹 및 셀프 서비스 쿼리

마지막으로, 또 다른 계층에서는 권한이 부여된 사용자가 보고서를 작성하지 않고도 데이터 웨어하우스에서 사용자 지정 쿼리 및 내보내기를 실행할 수 있습니다. SAP/비즈니스 개체 및 Microsoft Power Query가 그 예입니다.

이러한 시스템은 기술 및 도메인 지식을 모두 갖춘 소수의 '파워 유저'를 위해 마련된 경우가 많으며, IT 전문가들은 이러한 시스템이 더 높은 보안 위험과 성능 저하를 초래한다고 인식하는 경우가 많습니다.

그러나 이러한 시스템에는 기록 수준 및 필드 수준의 안전 장치가 일반적이며, 권한이 있는 사용자가 부적절한 정보에 액세스하지 못하도록 하는 성능 제한도 있습니다.

두 가지 예로 지난 10년간 모든 환자의 모든 메모의 전체 텍스트를 다운로드하려고 시도할 때 시스템이 다운될 수 있는 주민등록번호와 대용량 쿼리를 들 수 있습니다.

6) 분석 프로세스

초기 데이터 분석 노력을 안내하기 위해 응급실 팀은 핵심 성과 지표 key performance indicator, KPI 식별을 위한 지침으로 부서 및 기관 관리 목표를 정의하고 적용해야 합니다.

또한 ED 팀은 기본 제공 보고 도구에서 현재 쉽게 사용할 수 있는 대시보드, 보고서 및 메트릭을 결정해야 합니다.

(1) 측정지표 개발 및 메타데이터

부서 리더는 과거의 데이터를 활용한 **소급 분석**이 부서 목표를 개발하고 이를 KPI(핵심 성과 지표), 대시보드 또는 보고서로 변환하는 데 매우 유용하다는 것을 알게 될 것입니다. 소급 분석은 KPI의 종단적 상태를 이해하고, 장기적인 경영 목표를 지원하는 데 필요한 **추세 분석**과 **장기적 개입**을 가능하게 합니다. 그러나 **실시간 분석**은 부진한 성과나 문제를 인식하고 즉각적인 방향 전환을 할 수 있는 가장 효과적인 방법입니다.

① KPI 개발 시 고려 사항

ED 리더는 다음과 같은 질문을 통해 KPI를 개발해야 합니다:

- ED의 주요 문제점(**pain 사항**)은 무엇인가?
  - 팀원들이 개선이 필요하다고 생각하는 프로세스는 무엇인가?
- 이 문제점은 측정 가능한가?
- 측정 가능한 데이터는 어떤 시스템(EHR, 청구 등)에 존재하며, 이를 가장 효과적으로 확보하는 방법은 무엇인가?
- 현재 사용 중인 공급업체의 표준 보고서가 KPI 개발에 필요한 데이터를 제공할 수 있는가?
- 표준 보고서 데이터가 신뢰할 수 있을 정도로 깨끗한가?
- 이미 사용 중인 KPI는 무엇인가?

KPI를 개발할 때는 각 시스템에서 사용 가능한 **표준 보고서 목록을 작성**하는 것이 좋습니다. 이는 ED 리더가 현재 무엇을 측정하고 있는지 신속하게 이해하는 데 도움을 줍니다. 효과적인 보고서는 **직원들에게 피드백을 제공**하고, **프로세스 개선을 권고**할 수 있는 실행 가능한 증거를 제공합니다.

② 데이터 관리의 중요성

KPI를 개발하고 모니터링할 때, 집계된 통계(평균, 합계, 중앙값 등)의 기초 데이터를 이해하는 것이 중요합니다. 제공된 정보가 요청된 정보를 정확히 측정하지 못할 경우가 많으며, 청구, EHR, 사무 데이터를 비교할 때 이러한 모순이 발생할 가능성이 높습니다. 그러나 많은 리더가 이러한 모순된 데이터에 의존해 중요한 결정을 내리는 경우가 있습니다.

부서 리더는 보고된 데이터를 **면밀히 검토**하고, 기술 파트너와 협력하여 메트릭의 기반이 되는 로직과 ETL 프로세스를 명확히 이해해야 합니다. 데이터를 분석하고 해석할 때, **데이터 제외 및 필터 규칙**을 명확히 기록하여 KPI를 사용하는 모든 사람이 이를 쉽게 이해할 수 있도록 해야 합니다.

③ 데이터 관리 모범 사례

- 수집 데이터의 목적 파악
  - 어떤 데이터를 수집하며, 이를 수집하는 이유를 명확히 이해합니다.
- 데이터 저장 및 속성 이해
  - 데이터가 어떻게 저장되며, 다른 데이터와 어떤 관계를 가지는지 파악합니다.
- 차원 정보 정의
  - 데이터를 다양한 구성 요소로 분해하고 분할할 수 있는 차원 정보를 정의합니다.
- 계산된 메트릭 정의
  - 수학 방정식에서 사용할 수 있는 계산된 메트릭 정보를 정의합니다.
- 표준화된 용어 사용
  - 국가별 합의 문서나 표준 정의를 활용해 일관된 어휘를 사용합니다. 표준 정의가 없는 경우, 기관 또는 부서에서 합의된 정의를 문서화해야 합니다.

(2) 데이터 집계

요약 통계(예: 평균, 중앙값)는 KPI로 사용되거나 결과를 측정할 때 여러 문제를 야기할 수 있습니다. 평균 재원 기간(LOS)이나 의료기관 방문 중앙값을 보고하는 것은 단순해 보이지만, 이는 중요한 정보를 놓치게 할 수 있습니다. 예를 들어, 평균 또는 중앙값 LOS만 보고하면 시간대별, 교대 근무자별, 의료진별로 발생하는 분포의 세부 정보나 이상값을 파악하지 못해 귀중한 개선 기회를 잃게 됩니다.

전체 분포를 이해하려면 최소값, 최대값, 중심 경향, 분포의 모양, 이상값, 분산 측정값 등 다양한 요소를 포함하는 통계가 훨씬 더 유용합니다. 요약 통계는 가정을 이해하고 적합한 사용 사례에 맞게 활용해야 합니다. 그러나 응급실에서 사용하는 많은 지표는 대부분 정규 분포를 가정하는 파라메트릭 방법의 가정을 위반합니다. 예를 들어, “평균 LOS는 얼마입니까?”라는 질문은 LOS가 정규 분포를 따른다는 것을 암시하지만, 실제로 LOS는 비정규 분포를 따르는 경우가 많습니다.

응급실 KPI를 정의할 때 환자 중심의 목표를 설정하는 것이 중요합니다. 예를 들어, 퇴원 환자의 목표 LOS를 120분 미만으로 설정하고, 목표를 달성한 환자의 비율이나 특정 날짜에 LOS가 긴 환자가 얼마나 초과했는지를 분석하는 방식이 더 적절합니다. 단순히 '중간 환자가 120분 이내에 퇴원했다'고 아는 것은 관리에 큰 도움이 되지 않으며, 오히려 실행 가능한 전략을 수립하기 어렵게 만듭니다.

(3) 추세 및 시계열 분석

부서 리더는 단일 시점의 데이터보다 시간에 따른 **추세**를 더 중요하게 생각합니다. 연속적인 시간 간격(예: 월, 일, 시간)으로 요약된 데이터는 **시계열**을 구성하며, 이는 각 관측치가 이전 관측치의 영향을 받을 수 있는 **자기 상관 관계**를 포함합니다. 이는 관측치가 독립적이지 않음을 의미합니다. 예를 들어, 시간별 응급실 인구조사는 이전 값을 기반으로 다음 값을 예측할 수 있습니다.

시계열 데이터를 분석할 때, 자연적인 변화, 운영상의 개입, 또는 환자 수 변화 등으로 인해 LOS (재원 기간)가 시간에 따라 증가하거나 감소하는지 판단하기 어려울 수 있습니다. 또한, 시스템이 불안정하고 기준선 변동이 큰 경우, LOS의 변화가 무작위 노이즈인지, 실제 경향인지 구분하기 어렵습니다.

특히 **운영 개입 전후의 KPI 변화**를 측정하는 전/후 설계에는 주의가 필요합니다. 예를 들어, 특정 개입이 일부 환자 그룹에는 효과적이지만, 다른 그룹에는 영향을 미치지 않는 경우, 전체 LOS의 평균 또는 중앙값은 오히려 증가하거나 변화가 없을 수 있습니다. 이는 개입의 성공 여부를 잘못 평가하게 만들 수 있습니다.

또한, 분산이 큰 집단에서 개입으로 편차를 줄이는 데 성공했더라도, 평균값이 변하지 않으면 개선 효과를 확인하기 어렵습니다. 이러한 설계에는 항상 **측정되지 않은 교란 요인**이 존재할 가능성이 높으며, 개입 전후의 데이터를 단순히 요약하면 실제 효과를 놓치거나 왜곡된 결론에 이를 수 있습니다.

효과적인 분석을 위해서는 신중한 전후 설계와 함께, **중단 시계열 분석**과 같은 고급 통계 방법을 고려해야 합니다. 이는 개입의 실질적인 효과를 평가하고, 교란 요인을 통제하며, 보다 정확한 결론을 도출하는 데 도움이 됩니다.

(4) 전후 분석 설계

운영 개입 전후의 핵심 성과 지표 KPI 변화를 측정하는 경우는 특별히 언급할 필요가 있습니다. 시계열 분석과 마찬가지로 이는 응급실 분석에서 흔히 사용되는 사례입니다.

7) 데이터 프레젠테이션

데이터 시각화는 실행 가능한 메트릭을 적시에 제공하여 원하는 행동 변화를 유도하는 데 매우 효과적입니다. 이를 위해 데이터를 얼마나 자주 보고할 수 있는지와 얼마나 자주 보고해야 하는지를 결정하는 것이 중요합니다.

예를 들어, EHR 데이터는 실시간으로 제공될 수 있지만, 청구 데이터, 의사 진료 시간 데이터, 환자 만족도와 관련된 데이터는 매월 말 이후에야 제공되거나 완료될 수 있습니다. 따라서 각 데이터의 특성과 제공 주기에 맞춰 보고 빈도를 설정해야 합니다.

효과적인 데이터 시각화를 위해, 실행 가능한 메트릭을 시기적절하게 제시하는 것이 핵심이며, 이를 통해 운영 및 성과 개선을 위한 올바른 결정을 내릴 수 있습니다.

(1) 시각화 모범 사례

데이터 시각화의 모범 사례에 대한 포괄적인 논의와 지침을 제공하는 많은 책이 있습니다. 실행 가능한 메트릭을 적시에 제시하면 원하는 행동 변화를 이끌어낼 가능성이 가장 높습니다.

- 문서 전체에 일관되고 의미 있으며 가독성이 높은 글꼴, 색상 및 텍스트 효과(예: 대문자, 굵은체, 이탤릭체, 밑줄)를 사용하고 이러한 선택을 대상과 표시 매체에 맞게 조정합니다.
- 가능하면 요약 통계나 중앙 경향(예: 평균 또는 중앙값)을 보고하는 대신 특정 환자 중심 결과가 충족되는 빈도를 보고하거나 관찰된 값이 예상치와 얼마나 일치하는지 보고합니다(또는 예상치와 얼마나 근접한지 보고).
- 요약 데이터를 보고할 때는 항상 평균 또는 중앙값과 같이 사용된 요약 연산을 명확하게 표시합니다.
- 불안정한 시스템이나 시계열 데이터의 계절성에 따른 무작위적인 변화가 의미 있는 추세를 구성한다고 암시하거나 가정하지 마세요.

(2) 표의 모범 사례

사람들은 숫자를 표로 표시하는 것보다 공간적 시각적 관계를 통해 정량적 정보를 훨씬 더 효과적으로 인지합니다. 표 형식이 다른 시각화보다 가치를 더하는 경우에만 데이터를 표로 표시합니다(예: 다음과 같은 경우).

- 독자가 개별 값을 매우 정밀하게 조회하거나 비교할 수 있어야 합니다.
- 데이터가 높은 정밀도로 보고되어야 하는 경우(예: 2.5를 보고하는 것보다 2.487과 2.459의 차이가 중요한 경우)
- 추세가 아닌 시간에 따른 측정값의 원시값을 아는 것이 중요합니다(예: 단순히 1.1% 또는 0.028 단위 감소를 보고하는 것보다 2.487과 2.459 값 자체가 더 중요한 경우).
- 척도가 다른 여러 측정 단위를 가진 값은 함께 표시해야 하며 다른 시각화로 분리할 수 없습니다.
  - 시간 경과에 따른 추세를 표시하는 데 표를 사용하는 경우, 독자가 숫자 데이터에서 추세를 유추할 수 있도록 각 추세를 시각적으로 묘사하는 스파크라인을 포함해야 합니다.
  - 요약 셀뿐만 아니라 관련 행 또는 열 그룹은 텍스트 효과, 선, 테두리 및/또는 음영을 의미 있고 일관성 있게 사용하여 시각적으로 구분해야 합니다.
  - 가능한 경우 간단한 표 형식의 데이터는 숫자 순서로 정렬해야 합니다.
  - 숫자 데이터 자체와 함께 표시되는 경우(예: 30%의 퍼센트 기호)를 제외하고 표 헤더에는 단위를 포함해야 합니다.

(3) 그래프와 차트의 모범 사례

- 시각화를 만들기 전에 **목적**, **대상**, **표시 매체**를 고려해야 합니다. 시각화의 목적이 탐색인지 설명인지에 따라 적합한 기법을 선택해야 합니다.
- 정보가 풍부하고 중요한 데이터를 최대한 유지하며, 불필요한 요약이나 제거를 최소화하는 시각화 유형을 선택합니다.
- 데이터에 현실에 존재하지 않거나 비논리적인 관계를 암시하는 시각화는 피해야 합니다.
- 시각화를 해석하는 데 필요한 **인지적 부하**를 줄이고, 인간의 자연스러운 시각적 처리 능력을 최대한 활용할 수 있도록 시각화를 설계합니다.
- **데이터 대 잉크 비율**을 최대화해야 합니다. 과도한 선, 음영, 그림자, 색상, 텍스트 등은 정보를 방해할 수 있으므로 피해야 합니다.
- **차트 축 서식 지정**에서 무결성과 투명성을 유지합니다.
  - 모든 축에 레이블과 단위를 포함합니다.
  - 축의 최소값과 최대값은 관계를 과장하거나 과소평가하지 않도록 설정합니다.
  - 중단된 축을 사용할 경우, 시각적으로 명확히 표시해야 합니다.
  - 단위와 의미가 다른 데이터를 같은 차트에 표시하지 말고, 불가피한 경우 비표준임을 명확히 표시합니다.
  - 값에 특정 방향성이 있는 경우, 이를 시각적으로 표시합니다.
- **3D 차트는 피하는 것이 좋습니다.** 대부분의 경우 3D 차트는 모범 사례를 준수하지 않으므로, 사용 목적을 다시 고려해야 합니다.

(4) 요약 및 통계 모범 사례

- 중심 경향 측정 이전에 대체 방법 고려
  - 평균이나 중앙값과 같은 중심 경향을 보고하기 전에 더 많은 정보를 제공하거나 환자 중심적인 대체 측정값(예: 특정 목표 달성 빈도)을 고려합니다.
  - 중심 경향이 적절할 경우, 데이터 분포에 적합한 통계를 사용하고 **분산 측정값**도 포함합니다.
- 통계적 가정 검증
  - 분석가는 통계 테스트의 모든 가정을 확인한 후 사용해야 합니다.
  - 변수 간 관계를 단순히 **선형적**이라고 가정하지 말고, 복잡한 시스템에서 비선형성을 고려합니다.
  - 시계열 데이터는 순서가 있고 독립적이지 않으므로 자기 상관 및 이질적 공분산과 같은 특성을 이해하고 처리해야 합니다.
- KPI 시각화 레이어 구축
  - 실시간 데이터를 사용할 수 없는 경우, ED 리더는 약 10~12개의 KPI를 포함하는 **대시보드 또는 스코어카드**를 설계할 수 있습니다.
  - KPI는 직원의 행동 변화를 통해 직접 영향을 미칠 수 있는 지표로 선택합니다.

- 대시보드는 **재무, 운영, 임상 치료, 환자 만족도**와 같은 주제별 그룹에서 균형 있게 포함되어야 합니다.
- KPI별로 드릴다운 경로를 설정하여 세부적인 개선 방향을 파악할 수 있도록 설계합니다. 예를 들어, 퇴사율을 최상위 메트릭으로 설정하고, 이를 시간대별, 요일별, 의료진별로 세분화할 수 있습니다.

• 분석 인프라와 파트너십
  - ED 경영진은 EHR 등 소스 시스템의 하드웨어와 소프트웨어를 직접 제어하지 않으므로 IT/IS 전문가와의 협력이 필수적입니다.
  - 다른 부서와의 협력을 통해 정교한 분석 기능을 개발하는 것도 중요합니다.
  - ETL 시스템(추출, 변환, 로드) 및 데이터 웨어하우스를 구축하고 유지보수하기 위한 기술 투자와 협업이 필요합니다.
• 전문 인적 자원 활용
  - 응급실 분석 전문가를 통해 ED 운영에 대한 이해도를 높이고, IT 팀과 협력하여 **시기적이고 정확한 보고서**를 개발합니다.
  - 일부 조직에서는 응급실에 특화된 기술 인프라나 전문 분석 팀을 직접 운영하기도 합니다.
  - ED 분석가는 서버, 데이터베이스, 코드 유지보수를 담당하는 IT/IS와 긴밀히 협력하면서 방향성과 전문 지식을 제공합니다.

8) 결론

성공적인 데이터 수집 및 분석을 위해서는 **임상**과 **기술 리소스** 간의 긴밀한 파트너십이 필수적입니다. 응급실 리더는 기술 전문가에게 **코딩, 구현, IT 운영**에 대한 도움을 요청할 수 있으며, 이를 적극적으로 활용해야 합니다.

그러나 효과적인 응급실 리더는 단순히 기술적인 도움에 의존하는 데 그치지 않고, 시스템을 깊이 이해하여 다음을 보장합니다.

• 명확하고 실행 가능한 목표 설정
• 정확한 데이터 입력 관리
• 정기적인 결과 분석

또한, 신뢰받는 응급실 리더는 **운영 데이터 과학**에 대한 기본적인 이해를 바탕으로, 데이터를 활용해 환자 치료를 개선하고 효율적인 시스템을 구축하는 역할을 해야 합니다. 데이터 관리와 분석은 리더십과 기술 리소스의 협업을 통해 최상의 결과를 달성할 수 있습니다.

REFERENCE

1. Addesso LC, Nimmer M, Visotcky A, et al. Impact of medical scribes on provider efficiency in the pediatric emergency department. Acad Emerg Med. 2019;26(2):174-82.
2. Blackley SV, Huynh J, Wang L, et al. Speech recognition for clinical documentation from 1990 to 2018: a systematic review. J Am Med Inform Assoc. 2019;26(4):324-38.
3. Clarke MA, King JL, Kim MS. Toward successful implementation of speech recognition technology: a survey of SRT utilization issues in healthcare settings. South Med J. 2015;108(7):445-51.
4. DeWitt D, Harrison LE. The potential impact of scribes on medical school applicants and medical students with the new clinical documentation guidelines. J Gen Intern Med. 2018;33(11):2002-4.
5. Goss FR, Zhou L, Weiner SG. Incidence of speech recognition errors in the emergency department. Int J Med Inform. 2016;93:70-3.
6. Heaton HA, Nestler DM, Jones DD, et al. Impact of scribes on patient throughput in adult and pediatric academic EDs. Am J Emerg Med. 2016;34(10):1982-5.
7. Heaton HA, Nestler DM, Lohse CM, et al. Impact of scribes on emergency department patient throughput one year after implementation. Am J Emerg Med. 2017;35(2):311-4.
8. Hodgson T, Magrabi F, Coiera E. Efficiency and safety of speech recognition for documentation in the electronic health record. J Am Med Inform Assoc. 2017;24(6):1127-33.
9. Lyons JP, Sanders SA, Fredrick Cesene D, et al. Speech recognition acceptance by physicians: A temporal replication of a survey of expectations and experiences. Health Informatics J. 2016;22(3):768-78.
10. Open Notes [Internet]. Available from: https://www.opennotes.org
11. Shuaib W, Hilmi J, Caballero J, et al. Impact of a scribe program on patient throughput, physician productivity, and patient satisfaction in a community-based emergency department. Health Inform J. 2019;25(1):216-24.
12. Today in Science History [Internet]. Technology Quotes [cited 2020 Oct 26]. Available from: https://todayinsci.com/QuotationsCategories/T_Cat/Technology-Quotations.htm
13. U.S. Department of Justice Drug Enforcement Administration Diversion Control Division [Internet]. EPCS Approved Certification Processes [cited 2020 oct 11]. Available from: https://www.deadiversion.usdoj.gov/ecomm/e_rx/thirdparty.htm

14. Vogel M, Kaisers W, Wassmuth R, et al. Analysis of documentation speed using web-based medical speech recognition technology: randomized controlled trial. J Med Internet Res. 2015;17(11):e247.
15. Zick RG, Olsen J. Voice recognition software versus a traditional transcription service for physician charting in the ED. Am J Emerg Med. 2001;19(4):295-8.

4.

필수 지원 도구 및 기술

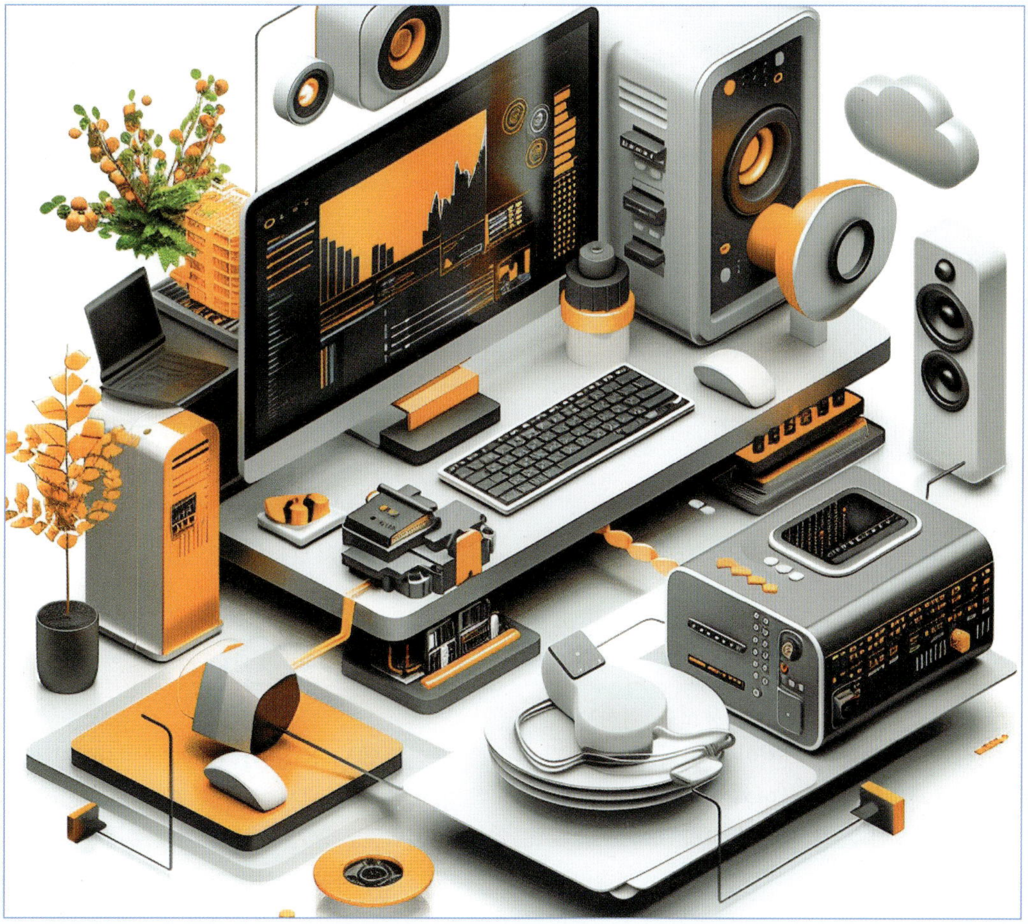

학습목표

1. 응급실에서 사용하는 다양한 지원 기술과 도구들의 중요성을 이해하고, 이를 통해 병원 운영의 효율성과 환자 안전을 향상시키는 방법을 학습한다.
2. 정보 기술 부서와의 협력을 통해 새로운 기술 도입과 운영을 효과적으로 관리하는 방법을 학습한다.
3. 모바일 디바이스, 음성 인식, 서기 등의 기술을 활용하여 의료진의 업무 효율성을 높이는 방법을 학습한다.
4. 실시간 위치 시스템, 스케줄링 소프트웨어, 환자 키오스크 및 포털 등 다양한 디지털 리소스를 통해 환자 관리와 커뮤니케이션을 개선하는 방법을 학습한다.
5. 새로운 기술 도입 시 발생할 수 있는 문제와 위험 요소를 파악하고 이를 예방하기 위한 전략을 학습한다.

1) 서론

(1) 현대 응급실의 기술적 요구

오늘날의 응급실 emergency department, ED은 그 어느 때보다도 많은 기술에 의존하고 있습니다. 대형 전자 건강 기록 electronic health record, EHR 시스템 공급업체들이 소프트웨어에 다양한 기능을 추가하고 있지만, 여전히 많은 응급실은 EHR 외에도 다양한 보조 시스템과 기술을 사용하여 의사소통을 강화하고 시스템의 미충족 잠재력을 실현합니다.

(2) 정보 기술 협업의 중요성

응급실에서 사용하는 대부분의 기술을 구현하려면 병원의 정보 기술 information technology, IT 부서의 전폭적인 지원이 필요합니다. 모든 도구나 애플리케이션은 안전하고 잘 관리된 네트워크에 연결되어야 하며, 하드웨어와 소프트웨어는 안정적인 유지보수와 지원이 필요합니다.

2) 실용성 및 단순성

(1) 임상 최종 사용자의 요구 이해

응급실에서 사용하는 기술은 실제로 사용하는 의사나 간호사 등의 최종 사용자의 요구에 맞춰져야 합니다. 이들은 장치와 소프트웨어를 설계하는 엔지니어가 생각하는 것보다 더 단순하고 실용적인 요구를 가질 수 있습니다.

(2) 적절한 리소스와 지속적인 관심

모든 기술 프로젝트에는 새로운 사용자를 위한 교육, 정기적인 유지보수, 운영 변화에 따른 맞춤화, 그리고 지속적인 가치 평가가 필요합니다.

3) 모바일 디바이스 및 앱

(1) 모바일 디바이스 전략

응급실과 병원은 데이터를 안전하게 사용하면서도 쉽게 접근할 수 있는 모바일 디바이스 전략을 수립해야 합니다. 예를 들어, 개인 소유 디바이스를 사용하는 Bring Your Own Device (BYOD) 전략과 병원에서 제공하는 디바이스를 사용하는 방법이 있습니다.

(2) 보안 및 관리

BYOD 디바이스를 사용하는 경우, 병원은 사용자의 개인 데이터와 병원 데이터를 분리하고, 악의적인 공격이나 의도치 않은 공개로부터 데이터를 보호할 수 있는 관리 솔루션을 의무화하고 있습니다.

4) 음성 인식

(1) 음성 인식 도구의 사용

음성 인식 speech recognition, SR 도구는 타이핑 대신 말로 입력하여 업무 속도와 효율성을 높이는 데 도움이 됩니다. 하지만 오류가 발생할 수 있고, 사용자를 위한 지속적인 교육과 유지보수가 필요합니다.

(2) 프론트엔드 음성 인식

프론트엔드 음성 인식 front-end speech recognition, FESR은 특정 의료 환경에서 비용을 절감하고 처리 시간을 단축시킬 수 있지만, 모든 사용자가 이 기술을 사용하는 것은 아닙니다. FESR의 사용은 사용자 선호도에 따라 다를 수 있습니다.

5) 서기

(1) 서기의 역할과 장점

서기 scribe 또는 가상 서기 서비스는 의사의 업무 효율성과 경험을 향상시킬 수 있습니다. 하지만 서기의 높은 이직률과 규제 제한이 있을 수 있습니다. 서기는 의사의 지시에 따라 EHR에 기록을 입력하는 역할을 합니다.

(2) 서기 프로그램의 위험 요소

서기가 의사 대신 EHR에 의료 주문을 입력하는 것은 규제 기관에서 엄격히 금지되고 있습니다. 이는 서기 프로그램 도입 시 고려해야 할 중요한 위험 요소입니다.

6) 디지털 리소스

(1) 전자 처방

전자 처방 electronic prescribing, EPCS은 규제 약물의 불법 사용을 줄이고, 안전한 처방 패턴을 장려합니다. 미국 마약단속국 DEA은 EPCS를 사용하는 의료진에게 상당한 보안 예방 조치를 요구합니다.

(2) 인터넷 마케팅 및 커뮤니케이션

의료기관은 강력한 웹 존재감을 통해 환자 및 잠재 환자와 효과적으로 소통하고 비즈니스를 강화할 수 있습니다. 웹사이트를 통해 환자들에게 병원 정보를 제공하고, 환자와의 소통을 강화할 수 있습니다.

7) 임상 참조 도구

(1) 무료 콘텐츠 vs. 구독 기반 콘텐츠

무료로 제공되는 의학 정보는 품질이 다양합니다. 구독 기반 콘텐츠는 큐레이션이 잘 되어 있어 더 신뢰할 수 있습니다. 두 가지 유형의 콘텐츠를 함께 사용하여 정보를 얻는 것이 좋습니다.

8) 실시간 위치 시스템

(1) RTLS의 사용 사례

실시간 위치 시스템 real-time location systems, RTLS은 사람(의사, 간호사, 환자)과 장비의 이동을 실시간으로 추적할 수 있는 시스템입니다. 이 시스템은 대규모 병원이나 부서에서 특히 유용하며, 환자의 위치를 정확하게 파악하고 보안을 강화하는 데 도움을 줍니다.

9) 스케줄링 시스템

(1) 스케줄링 소프트웨어 패키지

스케줄링 소프트웨어는 의사와 간호사의 근무 일정을 관리하는 데 사용됩니다. 이 소프트웨어는 원격 액세스, 휴가 요청, 교대 근무 요청, 관리자와의 안전한 커뮤니케이션, 자동 교대 근무 알림, 캘린더 소프트웨어 인터페이스 등의 기능을 제공합니다.

10) 환자 키오스크 및 포털

(1) 환자 키오스크

환자 키오스크는 대기 시간을 줄이고, 부서의 대응력을 개선하며, 개인정보 보호와 정확한 데이터를 제공하여 환자 만족도를 높일 수 있습니다. 키오스크는 환자가 스스로 정보를 입력할 수 있게 하여 병원 직원의 업무 부담을 줄입니다.

(2) 환자 포털

환자 포털은 웹, 모바일 디바이스, 키오스크 또는 병실 단말기를 통해 접근할 수 있으며, 환자와 가족이 의료 정보를 쉽게 조회하고 관리할 수 있게 합니다. 포털을 통해 환자는 자신의 건강 기록, 검사 결과 등을 확인할 수 있습니다.

11) 위험 요소 피하기

(1) 잘못된 사양

새로운 기술을 도입할 때 해결하고자 하는 문제를 명확히 정의하는 것이 중요합니다. 문제를 명확히 정의하지 않으면, 구현 팀과 사용자 간에 기대치 차이가 생길 수 있습니다. 예를 들어, 환자 대기 시간을 줄이기 위한 새로운 키오스크 시스템을 도입한다고 가정할 때, 정확히 어떤 과정을 통해 대기 시간을 줄일 수 있는지 명확하게 정의해야 합니다.

(2) 프로세스 검토

새로운 기술을 도입하기 전에 현재의 업무 프로세스를 검토하여 비효율적인 부분을 찾아내고 개선해야 합니다. 새로운 기술을 도입한다고 해서 모든 문제가 자동으로 해결되지는 않기 때문에, 기존의 문제점을 정확히 파악하고 이를 해결하는 방향으로 기술을 도입해야 합니다. 예를 들어, 새로운 전자 건강 기록 electronic health record, EHR 시스템을 도입할 때, 기존의 문서화 과정에서 발생하는 오류나 지연을 개선할 수 있는 방법을 미리 계획해야 합니다.

(3) 전담 리소스 부족

새로운 기술을 도입할 때는 이를 효과적으로 사용하기 위한 교육과 지원 리소스를 충분히 확보해야 합니다. 새로운 기술을 사용하는 직원들이 충분한 교육을 받지 못하면, 기술을 제대로 활용하지 못하거나 사용을 꺼릴 수 있습니다. 예를 들어, 새로운 음성 인식 speech recognition, SR 시스템을 도입할 때, 모든 사용자가 이 시스템을 원활하게 사용할 수 있도록 충분한 교육과 지원을 제공해야 합니다.

(4) 리더십의 지원 부족

새로운 기술을 성공적으로 도입하려면 리더십의 지지가 필수적입니다. 병원의 리더들이 새로운 기술의 중요성을 인식하고 이를 적극적으로 지원해야만, 직원들이 새로운 기술 도입에 협력할 수 있습니다. 예를 들어, 병원 경영진이 새로운 실시간 위치 시스템 real-time location systems, RTLS의 중요성을 강조하고 이를 도입하기 위한 자원을 지원해야 합니다.

(5) IT 부서의 협업

새로운 기술을 도입할 때 IT 부서의 협업이 필수적입니다. IT 부서가 새로운 기술의 도입과 운영에 필요한 기술적 지원을 제공하지 않으면, 기술 도입이 원활하게 이루어지기 어렵습니다. 예를 들어, 새로운 모바일 디바이스 관리 시스템을 도입할 때, IT 부서의 협력이 없으면 네트워크 보안과 데이터 관리를 효과적으로 할 수 없습니다.

12) 결론

지원 기술은 병원의 전반적인 운영을 크게 향상시킬 수 있는 중요한 도구입니다. 이러한 기술들은 직원들의 만족도를 높이고, 병원의 운영 효율성을 향상시키며, 커뮤니케이션을 강화하고, 환자 안전을 증진하는 데 중요한 역할을 합니다. IT와 의료 서비스의 통합이 점점 더 중요해짐에 따라, 이러한 기술들의 중요성도 더욱 커지고 있습니다.

미래에는 더 많은 기술 발전과 함께 지원 기술의 중요성이 더욱 부각될 것입니다. 예를 들어, 인공지능 AI 과 머신러닝 ML 기술의 도입으로 임상 의사 결정 지원 시스템 clinical decision support system, CDSS이 더욱 발전하고, 데이터 분석을 통해 더 나은 환자 결과를 도출할 수 있을 것입니다. 또한, 지속적인 교육과 훈련을 통해 의료진은 최신 기술을 효과적으로 활용할 수 있게 될 것입니다.

요약

- 지원 기술은 병원의 운영 효율성과 환자 안전을 높이는 데 필수적입니다.
- 이러한 기술을 효과적으로 도입하고 관리하기 위해서는 충분한 교육과 리소스가 필요합니다.
- IT 부서와의 협업은 새로운 기술 도입의 성공을 보장하는 데 중요합니다.
- 리더십의 지지가 없으면 새로운 기술 도입이 어려울 수 있습니다.

REFERENCE

1. Addesso LC, Nimmer M, Visotcky A, et al. Impact of medical scribes on provider efficiency in the pediatric emergency department. Acad Emerg Med. 2019;26(2):174-82.
2. Blackley SV, Huynh J, Wang L, et al. Speech recognition for clinical documentation from 1990 to 2018: a systematic review. J Am Med Inform Assoc. 2019;26(4):324-38.
3. Clarke MA, King JL, Kim MS. Toward successful implementation of speech recognition technology: a survey of SRT utilization issues in healthcare settings. South Med J. 2015;108(7):445-51.
4. DEA Diversion Control Division [Internet]. EPCS Approved Certification Processes [cited 2020 Oct 11]. Available from: https://www.deadiversion.usdoj.gov/ecomm/e_rx/thirdparty.htm
5. DeWitt D, Harrison LE. The potential impact of scribes on medi-

cal school applicants and medical students with the new clinical documentation guidelines. J Gen Intern Med. 2018;33(11):2002-4.

6. Goss FR, Zhou L, Weiner SG. Incidence of speech recognition errors in the emergency department. Int J Med Inform. 2016;93:70-3.
7. Heaton HA, Nestler DM, Jones DD, et al. Impact of scribes on patient throughput in adult and pediatric academic EDs. Am J Emerg Med. 2016;34(10):1982-5.
8. Heaton HA, Nestler DM, Lohse CM, et al. Impact of scribes on emergency department patient throughput one year after implementation. Am J Emerg Med. 2017;35(2):311-4.
9. Hodgson T, Magrabi F, Coiera E. Efficiency and safety of speech recognition for documentation in the electronic health record. J Am Med Inform Assoc. 2017;24(6):1127-33.
10. Lyons JP, Sanders SA, Fredrick Cesene D, et al. Speech recognition acceptance by physicians: A temporal replication of a survey of expectations and experiences. Health Informatics J. 2016;22(3):768-78.
11. Open Notes [Internet]. Available from: https://www.opennotes.org.
12. Shuaib W, Hilmi J, Caballero J, et al. Impact of a scribe program on patient throughput, physician productivity, and patient satisfaction in a community-based emergency department. Health Inform J. 2019;25(1):216-24.
13. Today in Science History [Internet]. Technology Quotes [cited 2020 Oct 26]. Available from: https://todayinsci.com/QuotationsCategories/T_Cat/Technology-Quotations.htm
14. Vogel M, Kaisers W, Wassmuth R, et al. Analysis of documentation speed using web-based medical speech recognition technology: randomized controlled trial. J Med Internet Res. 2015;17(11):e247.
15. Zick RG, Olsen J. Voice recognition software versus a traditional transcription service for physician charting in the ED. Am J Emerg Med. 2001;19(4):295-8.

5.

의학에서의 소셜 미디어

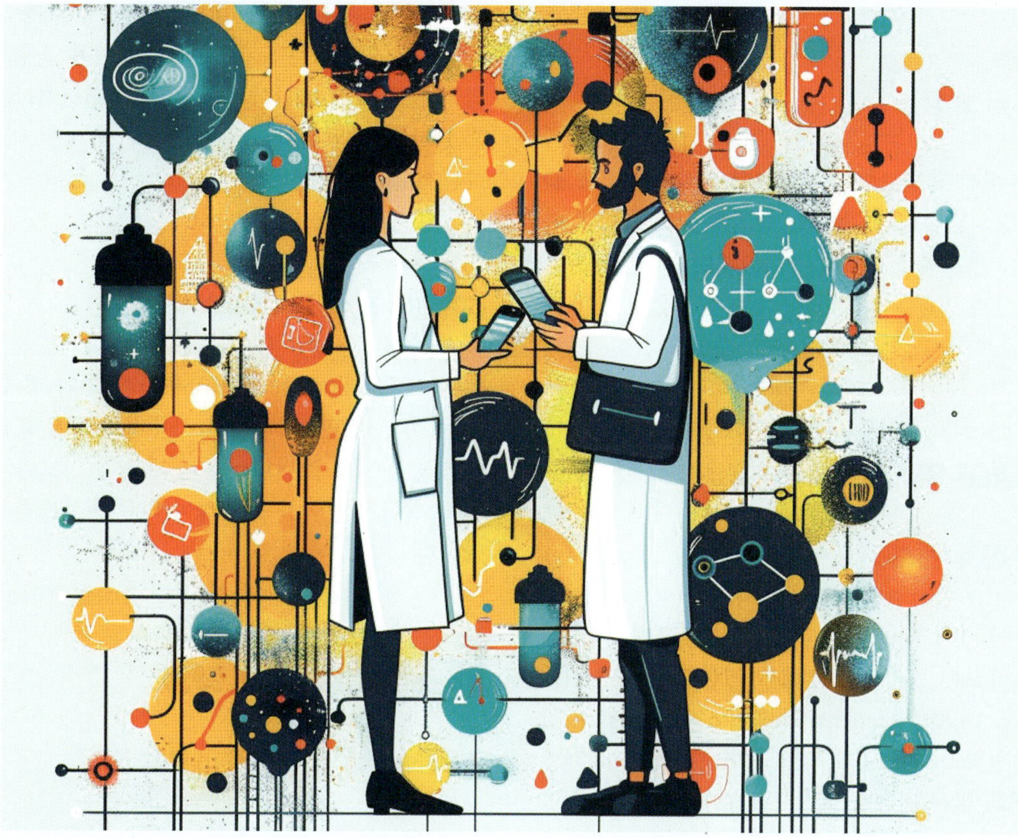

학습목표

1. 소셜 미디어가 의료 교육과 지식 공유에 미치는 영향을 이해하고, 이를 통해 응급 의학 교육을 효과적으로 보완하는 방법을 학습한다.
2. 소셜 미디어 사용 시 환자 개인정보 보호 및 윤리적 고려 사항을 준수하는 방법을 학습하고, 온라인 전문성을 유지하는 전략을 익힌다.
3. 소셜 미디어를 활용한 의료 전문가 간의 협업과 경력 발전의 가능성을 이해하고, 이를 통해 학술적 가치를 높이는 방법을 학습한다.
4. 소셜 미디어 사용이 의사의 번아웃에 미치는 영향을 이해하고, 소셜 미디어 사용의 경계를 설정하여 스트레스를 관리하는 전략을 학습한다.
5. 소셜 미디어를 통해 의료 정보를 신속하게 얻고, 검증된 출처와 비교하여 정확성과 신뢰성을 유지하는 방법을 학습한다.

1) 서론

(1) 소셜 미디어의 정의

소셜 미디어는 사용자가 정보, 아이디어, 개인 메시지 및 기타 콘텐츠를 공유하는 전자적 커뮤니케이션의 한 형태로 정의됩니다. 이를 통해 사람들은 공통 관심사를 중심으로 지인 및 낯선 사람들과 소통할 수 있습니다.

(2) 기술 혁명의 영향

기술 혁명은 우리가 정보를 수집하고 소통하고 배우고 즐기는 방식을 변화시켰습니다. 수백 년 동안 의학 교육과 학습은 책, 도서관, 대면 교육을 통해 이루어졌지만, 지난 20년 동안 디지털 혁명으로 인해 의학 지식이 우리의 손끝에 있게 되었습니다.

2) 기술 혁명의 역사

(1) 초기 컴퓨터와 펀치 카드 시스템

컴퓨터는 거의 1세기 반 동안 사용되어 왔으며, **최초의 컴퓨터**인 펀치 카드는 1750년에 섬유 직기를 제어하기 위해 개발되었습니다. 1890년 Herman Hollerith는 1880년 미국 인구 조사를 지원하기 위해 펀치 카드 기반 시스템을 설계했으며, 이는 정부의 많은 비용을 절감시켰습니다.

(2) 개인용 컴퓨터의 발전

개인용 컴퓨터 personal computer, PC 라는 용어는 1962년 뉴욕 타임즈 기사에 처음 등장했습니다. 1980년대부터 PC의 처리 속도와 메모리 공간이 크게 증가하면서 개인용 컴퓨팅이 현실화되었습니다. 1990년대에는 인터넷의 발달로 사람들이 직접 소통할 수 있게 되었습니다.

(3) 스마트폰의 등장

2000년대에는 스마트폰이 등장하면서 방 한 칸이 필요했던 컴퓨팅 성능이 손바닥 안에 들어갈 수 있게 되었습니다. 이는 의학 지식의 디지털화와 실시간 정보 접근성을 높였습니다.

3) 소셜 미디어의 진화

(1) 초기 소셜 미디어

소셜 미디어는 1990년대에 채팅방을 통해 친구와 낯선 사람들을 연결하는 오락 목적으로 처음 등장했습니다. 최초의 대규모 소셜 미디어 플랫폼은 2003년 Myspace였으며, 이후 Facebook과 Twitter가 등장하면서 소셜 미디어의 사용이 폭발적으로 증가했습니다.

(2) 현대 소셜 미디어의 사용

현재 Facebook은 월간 사용자가 26억 명에 달하며, Twitter는 3억 3천만 명의 월간 사용자를 보유하고 있습니다. 많은 사람들이 소셜 미디어를 통해 건강 정보를 수집하며, 의사들도 소셜 미디어를 활용하여 의료 콘텐츠를 소비하고 제작합니다.

4) 소셜 미디어와 학습

(1) 응급 의학 교육에 미치는 영향

응급 의학 교육에 소셜 미디어가 미치는 영향은 매우 큽니다. 과거에는 교과서, 강의, 병상 교육이 주된 교육 도구였지만, 이제는 블로그, 팟캐스트, 스트리밍 비디오, 인포그래픽, 토론 게시판 등 다양한 디지털 리소스를 통해 보완되고 있습니다. 이러한 디지털 리소스는 학습자의 참여를 유도할 수 있는 새로운 기회를 제공하지만, 동시에 새로운 과제를 제시하기도 합니다. 예를 들어, 팟캐스트를 통해 의학 정보를 신속하게 전달할 수 있지만, 그 내용의 정확성과 신뢰성을 보장하는 것이 중요합니다.

(2) 새로운 교육 리소스의 도입

21세기 초반부터 응급 의학 분야의 디지털 교육 리소스가 기하급수적으로 증가했습니다. 이러한 도구는 주로 고소득 국가에서 활용되고 있지만, 응급의학과 중환자 치료 웹사이트는 전 세계 모든 사람에게 도달하고 있습니다. 특히, 수련의들이 프로그램 디렉터보다 이러한 리소스를 더 자주 사용하는 것으로 나타났습니다. 이는 수련의들이 디지털 리소스를 통해 더 최신의 정보를 얻고자 하는 욕구가 반영된 결과입니다.

(3) FOAMed의 역할

FOAMed (free open access medical education)는 블로그, 팟캐스트, 트윗, 온라인 동영상, 텍스트 문서, 사진, Facebook 그룹 등 다양한 무료 의료 교육 리소스를 제공하는 운동입니다. 이는 히포크라테스 선서에서 영감을 받아 대가 없이 의술을 가르치겠다는 다짐을 실천하는 것입니다. FOAMed는 의료 정보를 보다 신속하게 전파하고, 전 세계 의료진이 상호 교류할 수 있는 플랫폼을 제공합니다. 이를 통해 의료 교육의 접근성을 높이고, 의료 지식의 확산을 촉진합니다.

5) 소셜 미디어의 위험

(1) 규제 의무

소셜 미디어 사용 시 환자 개인정보 및 기밀성 침해의 위험이 있습니다. 미국에서는 의료정보이동 및 책임에 관한 법률 Health Insurance Portability and Accountability Act, HIPAA이 환자 건강 정보를 보호합니다. 모든 임상의는 소셜 미디어와 관련된 사항을 포함하여 이 법률을 준수해야 합니다. 예를 들어, 환자의 이름이나 생년월일과 같은 식별 정보를 포함한 게시물은 명백히 불법이며, 이를 공유해서는 안 됩니다.

(2) 윤리적 고려 사항

의료 전문가의 소셜 미디어 사용에는 윤리적 고려 사항이 적용되어야 합니다. 2011년 미국의사협회는 의사와 학생의 소셜 미디어 사용에 관한 권고안을 발표했습니다. 이 가이드라인은 환자 개인정보 보호, 적절한 경계 유지, 비전문적인 게시물 신고 등을 요구합니다. 예를 들어, 소셜 미디어에서 환자와 개인적인 관계를 형성하는 것은 경계를 넘는 행동으로 간주될 수 있습니다.

(3) 전문성 유지

각 주의 의료위원회는 온라인 전문성 위반을 이유로 의사에 대한 징계 조치를 취하고 있습니다. 의료진은 환자의 개인정보 보호와 전문적 행동 유지를 위해 온라인에서도 동일한 기준을 준수해야 합니다. 예를 들어, 부적절한 사진이나 언행은 의료진의 평판을 손상시킬 수 있으며, 이는 직업적 불이익으로 이어질 수 있습니다.

6) 소셜 미디어와 경력 발전

(1) 협업의 가능성

소셜 미디어는 협업의 가능성을 높이고 가상 진료 커뮤니티를 개발하는 데 도움이 됩니다. 이는 현지 멘토링이 제한적인 의료 전문가에게 특히 유용합니다. 소셜 미디어를 통해 잠재적 협력자 네트워크를 확장할 수 있으며, 지리적 경계를 넘어 다양한 의견과 정보를 교류할 수 있습니다. 예를 들어, 특정 연구 분야에 관심이 있는 의료진이 소셜 미디어를 통해 전 세계의 전문가들과 연결될 수 있습니다.

(2) 학술적 가치

소셜 미디어 콘텐츠의 학술적 가치에 대한 인식이 높아지고 있습니다. 많은 승진 및 테뉴어 위원회에서도 소셜 미디어 기반 장학금을 인정하고 있습니다. 소셜 미디어 플랫폼과 블로그 게시물을 통해 연구 결과를 공유함으로써 연구자의 인지도를 높일 수 있습니다. 이는 잠재적인 협업이나 연설 기회로 이어질 수 있으며, 학술적 경력을 발전시키는 데 도움이 됩니다.

7) 소셜 미디어와 의사의 건강

(1) 소셜 미디어의 양날의 검

소셜 미디어는 의사의 번아웃을 줄이거나 악화시킬 수 있는 양날의 검입니다. 소셜 미디어는 의사들이 동료 및 협력자들과 연결하여 스트레스가 많은 상황에 대해 논의하고, 경험을 공유하며, 지원을 받을 수 있는 플랫폼을 제공합니다. 예를 들어, 의사들은 소셜 미디어를 통해 비슷한 경험을 한 다른 의사들과 어려운 상황에 대해 이야기하고 조언을 얻을 수 있습니다. 이는 정서적 지원을 제공하고, 번아웃을 예방하는 데 도움을 줄 수 있습니다.

그러나 소셜 미디어의 지속적인 사용은 업무량을 가중시키고, 개인 시간을 침해할 수 있습니다. 소셜 미디어를 통해 의사들은 업무 외 시간에도 의료 관련 정보를 확인하고, 환자와 소통하며, 최신 의료 지식을 업데이트하려는 압박을 받을 수 있습니다. 이는 의사들의 개인 생활과 휴식 시간을 감소시켜, 오히려 번아웃을 악화시킬 수 있습니다.

(2) 스트레스 관리 전략

소셜 미디어 사용의 경계를 설정하고 우선순위를 정하는 것이 중요합니다. 소셜 미디어 전용 시간을 정하고, 모든 게시물을 따라잡지 않도록 합니다. 예를 들어, 매일 특정 시간에만 소셜 미디어를 확인하고, 나머지 시간에는 업무와 개인 생활에 집중할 수 있습니다. 이를 통해 소셜 미디어 사용으로 인한 스트레스를 줄이고, 번아웃을 예방할 수 있습니다.

또한, 알림 설정을 조정하여 소셜 미디어 알림이 끊임없이 방해하지 않도록 해야 합니다. 중요하지 않은 알림은 꺼두고, 중요한 알림만 받을 수 있도록 설정하는 것이 좋습니다. 이렇게 하면 소셜 미디어 사용 시간을 효율적으로 관리할 수 있습니다.

8) 결론

소셜 미디어는 의료 전문가가 전문 지식, 동료 협업에 대한 접근성을 크게 확대할 수 있는 도구입니다. 소셜 미디어를 통해 의료 전문가들은 최신 의료 정보를 신속하게 얻고, 전 세계의 동료들과 협업할 수 있습니다. 이는 의료 지식의 확산과 협업의 가능성을 높이며, 환자 치료의 질을 향상시킬 수 있습니다.

하지만 소셜 미디어 사용 시 환자 개인정보 보호와 관련된 법률과 기준을 엄격히 준수해야 하며, 제공되는 정보의 품질을 검토하고 적절한 증거를 수집할 책임이 있습니다. 의료 정보는 정확성과 신뢰성이 중요하기 때문에, 소셜 미디어에서 얻은 정보를 반드시 검증된 출처와 비교하여 확인해야 합니다.

소셜 미디어는 삶을 향상시킬 수 있지만, 온라인에서 보내는 시간은 균형을 이루어야 합니다. 소셜 미디어 사용 시간을 적절히 관리하고, 업무와 개인 생활 사이의 균형을 유지하는 것이 중요합니다. 침입을 제한하고, 스트레스를 관리하는 전략을 통해 소셜 미디어의 장점을 최대한 활용하면서 건강을 유지할 수 있습니다.

예를 들어, 소셜 미디어 사용 시간을 제한하고, 중요한 정보만 선택적으로 소비하는 것이 좋습니다. 또한, 소셜 미디어 활동과 관련된 스트레스를 줄이기 위해 규칙적인 운동, 명상, 충분한 수면 등 건강한 생활 습관을 유지하는 것이 중요합니다.

REFERENCE

1. ATS journals [Internet]. A short history of free open access medical education. the past present and future [cited 2020 Oct 24]. Available from: https://www.atsjournals.org/doi/full/10.34197/ats-scholar.2020-0014PS
2. Columbia University in the city of New York [Internet]. Early Card Punch Machines—Columbi University Computing History [cited 2020 Oct 24]. Available from: http://www.columbia.edu/cu/computinghistory/oldpunch.html#:~:
3. Merriam-Webster.com [Internet]. Social media. Available from: https://www.merriam-webster.com/dictionary/social%20media
4. Oberlo [Internet]. 10 Twitter statistics every marketer should know in 2020 [cited 2020 Oct 24]. Available from: https://www.oberlo.com/blog/twitter-statistics#:~:
5. Pew Research Center [internet]. Social Media Fact Sheet. Available from: www.pewinternet.org/fact-sheet/social-media
6. Statista [Internet]. Number of daily active Facebook users worldwide as of 1st quarter 2020 [cited 2020 Aug 1]. Available from: https://www.statista.com/statistics/346167/facebook-global-dau/#:~:
7. Tech Crunch [Internet]. Facebook no longer the second largest social network. Available from: https://techcrunch.com/2008/06/12/facebook-no-longer-the-second-largest-social-network/
8. Wikipedia [Internet]. History of personal computers [cited 2020 Oct 24]. Available from: https://en.wikipedia.org/wiki/History_of_personal_computers

6.

응급의료의 신기술과 응용

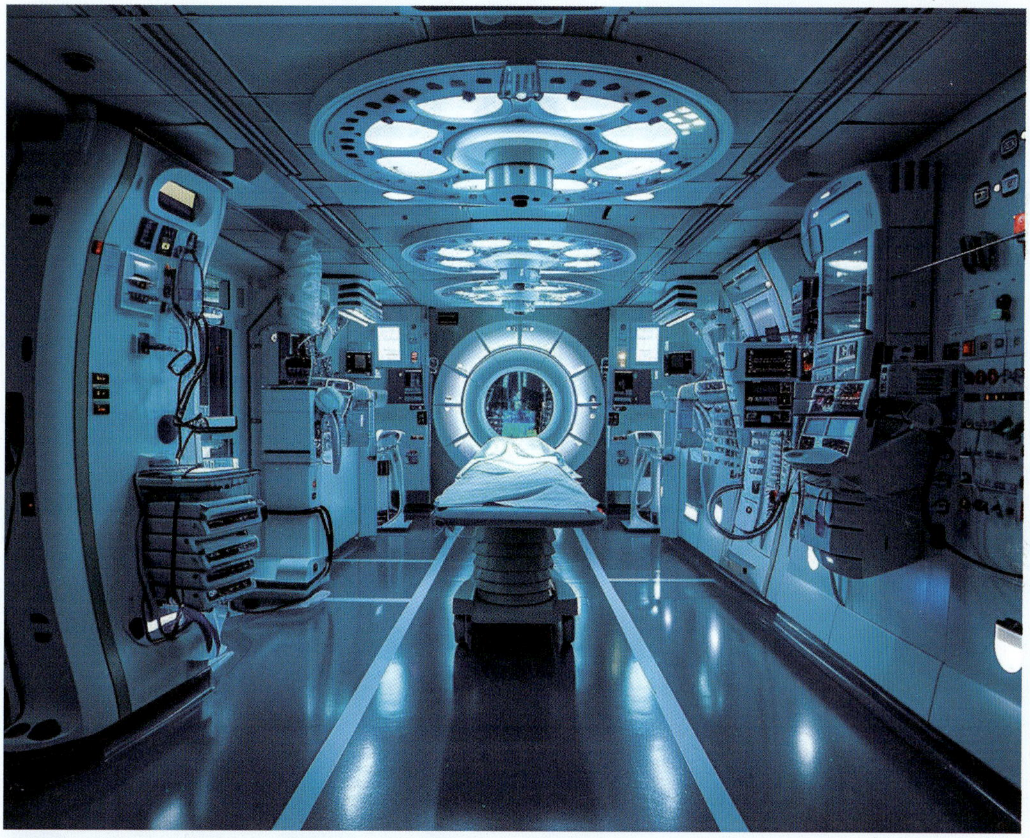

학습목표

1. 응급 의료에서 새로운 디지털 기술의 활용 방법을 이해하고, 이러한 기술이 환자 진단과 치료의 효율성을 어떻게 향상시키는지 학습한다.
2. 모바일 애플리케이션과 휴대용 초음파 기기와 같은 최신 의료 기기의 사용법과 그 장점을 이해하고, 실제 응급 의료 현장에서 효과적으로 적용하는 방법을 학습한다.
3. 의료 기록 관리 소프트웨어 Electronic Health Record (EHR)와 이를 보완하는 컴패니언 애플리케이션의 기능을 숙지하고, 이를 통해 환자 데이터를 효율적으로 관리하는 방법을 학습한다.
4. HIPAA 준수 메시징 및 협업 도구를 활용하여 의료진 간의 안전한 커뮤니케이션과 협업을 촉진하고, 환자 개인정보 보호를 유지하면서 효과적인 팀워크를 구현하는 방법을 학습한다.
5. 침상 옆 시각 도구를 사용하여 환자와의 의사소통을 개선하고, 환자 만족도와 치료 결과를 향상시키는 방법을 학습한다.

1) 서론

(1) 의료 기술의 발전과 필요성

의료 기술의 발전은 주로 필요성을 인식한 데서 비롯됩니다. 1816년 프랑스 의사 Rene Laennec이 청진기를 발명한 것이 대표적인 예입니다. 그는 심장 질환을 앓고 있는 젊은 여성의 심장 박동 소리를 듣지 못해 어려움을 겪었고, 이를 해결하기 위해 청진기를 개발했습니다. 이 사건은 의료 기술의 필요성을 잘 보여주는 예입니다.

(2) 컴퓨터화된 의료 솔루션의 시작

컴퓨터화된 의료 솔루션의 최초 추진은 1965년 미국에서 메디케어와 메디케이드에 의해 시작되었습니다. 이는 보다 효율적이고 정확한 의료 정보 시스템에 대한 필요성에서 비롯되었습니다. 이후 1999년 의학연구소의 보고서 '인간은 오류를 범한다: 더 안전한 의료 시스템 구축'이 발표되면서 새로운 안전 문화의 필요성이 대두되었습니다. 이 보고서는 예방 가능한 의료 사고로 매년 수많은 환자가 사망한다는 사실을 강조하며, 의료 오류를 줄이기 위한 새로운 기술 개발을 촉구했습니다.

2) 모바일 애플리케이션

(1) 현장 진료/병상 모바일 애플리케이션

모바일 애플리케이션은 고정된 컴퓨터 스테이션에서 벗어나 의료진이 현장 진료 및 병상에서 활용할 수 있는 기술을 제공합니다. 이를 통해 의료진은 환자의 전자 건강 기록 electronic health record, EHR에 빠르게 접근하고, 환자를 효율적으로 관리할 수 있습니다.

(2) 전자 의료 기록 컴패니언 애플리케이션

EHR 컴패니언 애플리케이션을 통해 의료진은 환자의 상처 사진을 찍어 EHR에 추가하거나, 감염 검사, 영상 촬영, 수술 상담 등을 지시할 수 있습니다. 이러한 애플리케이션은 데스크톱 컴퓨터에 의존하지 않고도 의료 기록에 접근할 수 있는 장점을 제공합니다.

(3) Epic Haiku와 Canto

Epic Systems Corporation의 Epic Haiku와 Canto 애플리케이션은 환자 기록에 접근하고, 임상 사진을 촬영하여 EHR에 업로드하는 기능을 제공합니다. 이들 애플리케이션은 스마트폰 및 태블릿 컴퓨터에서 사용할 수 있습니다.

3) 환자 커뮤니케이션

(1) 시각 도구를 통한 의사소통 개선

환자 만족도는 의료진과 환자 간의 커뮤니케이션 품질과 환자가 자신의 치료를 얼마나 잘 이해하는지에 크게 영향을 받습니다. 응급실의 급박한 환경에서는 환자와 충분히 소통할 시간이 부족할 때가 많습니다. 시각 도구를 사용하면 의사소통을 개선하고, 응급 의료진이 환자에게 진단과 치료법을 더 잘 설명하는 데 도움이 됩니다.

(2) drawMD

drawMD는 의료 환경에서 사용하도록 특별히 설계된 무료 모바일 애플리케이션입니다. 이 애플리케이션은 의료진이 삼중 루멘 카테터와 같은 '스탬프'를 추가하거나 환자와의 대화를 용이하게 하기 위해 템플릿에 직접 그림을 그릴

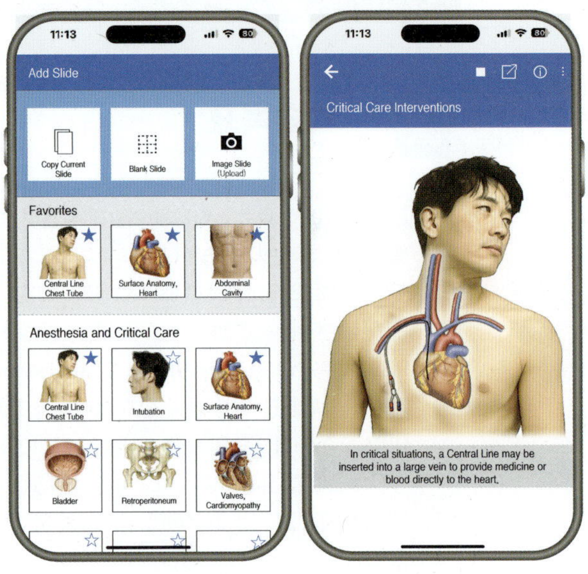

그림 5-6-1 drawMD Application

수 있는 사전 제작된 해부학 템플릿이 포함되어 있습니다. drawMD를 사용하면 실시간 설명 및 주석 달기가 가능하며, 환자의 방사선 사진과 같은 사용자 지정 이미지를 사용하여 진단을 설명할 수 있습니다.

(3) CardioVisual

CardioVisual은 다양한 심혈관 질환을 설명하는 데 도움이 되는 동영상 기반 모바일 애플리케이션입니다. 기본 형태의 애플리케이션은 무료로 다운로드할 수 있으며, 전문가용 버전을 구매하면 추가 기능이 포함됩니다. 이 교육 리소스에는 응급 의료진이 심방세동, 심부정맥 혈전증, 급성 관상동맥 증후군 또는 심부전과 같은 질환을 설명하는 데 도움이 되는 100개 이상의 동영상이 포함되어 있습니다. 또한 치료법에 관한 동영상도 포함되어 있어 환자와 가족이 치료 방법을 이해하는 데 도움이 됩니다.

(4) 화이트보드 애플리케이션

다양한 화이트보드 애플리케이션을 통해 의료진은 그림을 그리고 설명할 수 있습니다. 이러한 애플리케이션은 미리 만들어진 비디오나 템플릿에 의존하지 않고 자유롭게 그림을 그리고 쓸 수 있어, 제약 없이 설명을 제공할 수 있습니다. 또한 주석을 달기 위한 이미지 업로드도 허용하며, 클라우드 기반으로 동료 간의 실시간 협업을 지원합니다. 대표적인 예로 Explain Everything, BaiBoard Whiteboard 등이 있습니다.

4) 초음파

(1) 휴대용 초음파 기기의 장점

휴대용 초음파 기기는 기존 초음파 기기에 비해 훨씬 저렴한 비용으로 신뢰할 수 있는 고품질의 영상을 제공합니다. 이는 응급실에서 고품질의 침상 영상을 제공하고 더 빠른 진단을 가능하게 하며, 환자 비용을 절감할 수 있습니다. 휴대용 초음파 기기는 여러 대를 구입할 수 있어, 기존 초음파 장비를 구입하고 유지 보수하는 데 어려움을 겪고 있는 응급실을 위한 솔루션이 될 수 있습니다.

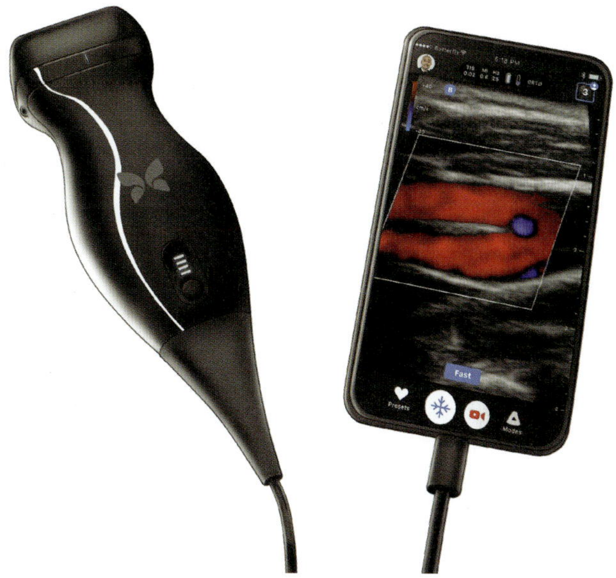

그림 5-6-2 Butterfly IQ Ultrasound Device

(2) 버터플라이 아이큐

버터플라이 아이큐 Butterfly iQ는 현재 아이폰(Apple iOS 12.0 이상) 및 안드로이드 기기(삼성 기기의 경우 안드로이드 OS 9, 구글 및 원플러스 기기의 경우 안드로이드 OS 10)와 호환되는 핸드헬드 초음파 기기입니다. 이 기기는 단일 트랜스듀서를 사용하여 다양한 초음파 검사를 에뮬레이트할 수 있습니다. 이는 기존 초음파 트랜스듀서에서 볼 수 있는 압전 크리스탈 기술을 대체하는 9000개의 마이크로센서로 구성된 2-D 어레이를 사용함으로써 가능합니다. 환자의 개인정보 보호 및 데이터 보안 문제를 해결하기 위해, Butterfly iQ로 얻은 정보는 256비트 고급 암호화 표준 보안을 사용하여 장치에 로컬로 저장하거나 보안 1.2 암호화를 사용하여 Butterfly 클라우드 또는 동료나 환자에게 전송할 수 있습니다.

(3) 필립스 루미파이

필립스 루미파이 Philips Lumify는 안드로이드 기반의 휴대용 초음파 기기로, 기존 초음파 기계와 유사한 크리스탈에 의해 생성되는 압전 효과를 이용하는 세 개의 개별 트랜스듀서(선형, 곡선 및 위상 배열)를 사용합니다. 이 트랜스듀서는 범용 직렬 버스 타입 C 기술을 사용하여 안드로이드 디바이스에 직접 연결되며, Lumify 모바일 애플리케이션을 통해 영상을 캡처합니다. Lumify 애플리케이션과 클라우드를 사용하면 기존 초음파 기계와 유사한 이미지 해석 및 처리가 가능합니다. 모든 이미지와 비디오는 의료정보 이동 및 책임법 Health Insurance Portability and Accountability Act, HIPAA에 따라 애플리케이션 또는 클라우드에 저장되며, 동료와 공유하거나 사진 아카이브 및 커뮤니케이션 시스템으로 전송할 수 있습니다. 또한 이 애플리케이션에는 환자 식별 시스템을 판독하도록 구성할 수 있는 통합 바코드 리더기가 포함되어 있어 데이터를 쉽게 입력할 수 있습니다.

5) 검안경

(1) 모바일 스마트폰 검안경

검안경 검사는 응급실에서 자주 사용되는 핵심 신체 검사 기술입니다. 많은 의료진이 어려움을 겪는 검사 중 하나이기도 합니다. 모바일 스마트폰 검안경을 사용하면 고품질의 안과 검사 이미지를 쉽게 캡처하여 안과 전문의와 공유할 수 있습니다. 이는 설명에 의존하지 않고 시각적 이미지를 통해 진단과 치료 결정을 도울 수 있습니다.

(2) 웰치 알린

Welch Allyn iEXAMINER는 iPhone 장치에 맞는 어댑터로 구성되어 있으며, 이 어댑터를 PanOptic 검안경에 부착합니다. 그런 다음 iEXAMINER 모바일 애플리케이션을 통해 시스템을 사용하면 최대 25°의 시야각에서 안저 이미지를 여러 장 캡처할 수 있습니다. 모바일 기기에 로컬로 저장된 이미지는 인쇄하거나 원하는 컨설턴트에게 이메일 첨부 파일로 전송할 수 있습니다.

(3) D-EYE 디지털 망막 이미징 시스템

D-EYE 디지털 망막 이미징 시스템은 별도의 검안경을 사용할 필요가 없습니다. 이 기술은 내장된 발광 다이오드 LED 광원과 스마트폰 카메라를 사용하여 환자의 망막을 이미지 또는 동영상으로 촬영합니다. 이 장치는 최대 20°의 시야를 캡처할 수 있습니다. 그런 다음 이미지를 로컬 영역 네트워크를 통해 안전하게 전송하거나 이메일 또는 기타 메시징 서비스를 통해 D-EYE 모바일 애플리케이션에서 직접 전송할 수 있습니다.

6) 청진기

(1) 디지털 청진기의 장점

청진기는 1816년부터 발전해 왔으며, 전통적으로 환자의 심장 및 폐 검사에 사용되었습니다. 디지털 청진기를 사용하면 심장 및 폐 검사 결과를 증폭하여 녹음하고, 이를 컨설턴트와 공유할 수 있어 원격 의료에 큰 기회를 제공합니다. 오디오 검사 결과는 환자의 의료 기록에 저장하여 추가 의료 의사 결정을 내릴 수도 있습니다.

(2) 3M Littmann

3M Littmann 디지털 청진기는 소리 증폭과 주변 소음 감소 기능을 갖추고 있으며, 사운드 클립을 녹음하여 가까운 컴퓨터로 무선 전송하여 의료 기록에 포함시킬 수 있습니다. 이는 원격 의료에 관여하거나 심장학 컨설턴트를 이용할 수 없는 의료 서비스 제공자에게 기회를 제공합니다.

(3) 에코 디바이스

에코 디바이스 Eko Devices는 현재 소유하고 있는 비디지털 기기용 어태치먼트와 디지털 청진기 및 심전도 electrocardiogram, ECG 조합을 포함한 다양한 청진기를 생산합니다. 디지털 청진기 어태치먼트는 필요한 경우 디지털 모드에서 기존 아날로그 모드로 전환할 수 있습니다.

소리 증폭 및 노이즈 감소 기술이 포함되어 있으며, 블루투스를 통해 컴퓨터나 모바일 기기로 소리를 전송할 수 있습니다. 또한 이 소프트웨어를 사용하면 원격 상담 및 원격 진료 목적으로 검사를 실시간으로 스트리밍할 수 있습니다.

(4) Thinklabs

Thinklabs One 디지털 청진기는 전통적인 이중관 binaural tubes을 사용하지 않고, 3.5 mm 오디오 잭을 통해 소리를 전송하여 호환 가능한 헤드폰과 함께 사용할 수 있습니다(그림 5-6-3). 무선으로 전송하지 않지만 블루투스 송신기에 연결하여 블루투스를 지원하는 모든 장치(예: 컴퓨터, 모바일 기기, 적합한 보청기 및 인공 와우)로 신호를 보낼 수 있습니다.

Thinklabs One은 캡처된 오디오를 즉시 녹음하거나 스트

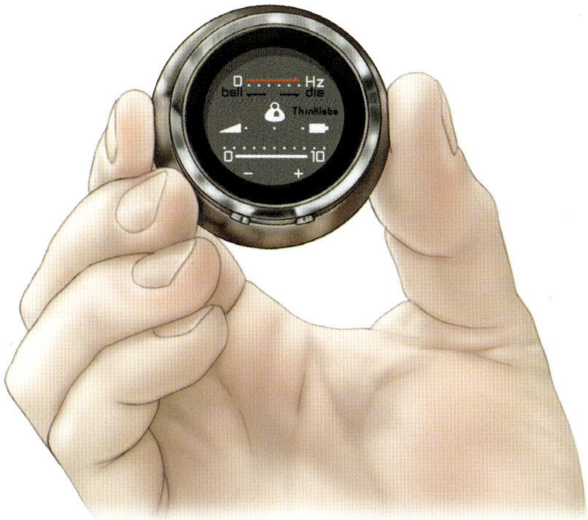

그림 5-6-3 무선 블루투스 지원 디지털 청진기

리밍할 수 있도록 컴퓨터나 모바일 장치에 직접 연결할 수 있는 인라인 링크 어댑터도 함께 제공됩니다. 다른 디지털 청진기와 마찬가지로, 이를 통해 다른 의료 제공자가 원격으로 청진을 들을 수 있습니다.

7) 참조 및 의사 결정 애플리케이션

(1) 참고 애플리케이션

모바일 의료 애플리케이션은 의료진이 최신 정보에 쉽게 접근하고, 임상 결정을 내리는 데 도움을 줄 수 있습니다. 이러한 애플리케이션은 최신 정보를 제공하여 임상 결정을 신속하고 정확하게 내릴 수 있게 합니다.

① UpToDate

UpToDate는 임상 주제에 대한 방대한 데이터베이스를 제공하는 애플리케이션입니다. 이 애플리케이션은 증거 기반 정보와 치료 가이드를 제공하여 의료진이 최선의 치료 결정을 내릴 수 있도록 도와줍니다. 예를 들어, UpToDate는 11,000개 이상의 임상 주제와 175개 이상의 의료용 계산기를 포함하고 있으며, 최신 정보로 지속적으로 업데이트됩니다.

② Epocrates

Epocrates는 주로 약리학에 초점을 맞춘 웹 기반 참조 도구입니다. 이 애플리케이션은 약물 복용량, 적응증, 금기 사항, 부작용, 잠재적인 약물 상호 작용 및 안전성 정보에 대한 자세한 정보를 제공합니다. Epocrates는 무료 버전과 유료 버전을 제공하며, 유료 버전에서는 추가적인 의사 결정 지원 도구와 치료 전략 정보를 제공합니다.

③ PediSTAT

PediSTAT는 소아 환자를 위한 약물 투여 및 장비 선택에 대한 정보를 제공하는 애플리케이션입니다. 환자의 나이, 체중, 키 또는 Broselow 범주를 입력하면, 해당 정보에 맞는 약물 투여량과 장비 크기에 대한 정보를 제공합니다. 이 애플리케이션은 소아 환자 치료의 정확성을 높이는 데 도움이 됩니다.

(2) 임상 의사 결정 도구

임상 의사 결정 도구와 점수는 의료 행위의 일상적인 부분입니다. 이러한 도구는 의료진이 과학적 근거에 따라 임상적 선택을 내리는 데 도움을 줍니다.

① MDCalc

MDCalc는 근거 기반 방정식, 의료 계산기 및 임상 의사 결정 규칙을 제공합니다. 이 애플리케이션은 무료로 제공되며, 사용자는 임상 도구를 검색하거나 전문 분야에 따라 필터링된 도구 목록을 사용할 수 있습니다. 대부분의 도구는 사용 방법과 근거를 제공하여 정확한 사용을 지원합니다.

② Wells 기준

Wells 기준은 폐색전증 또는 심부정맥 혈전증의 진단에 사용되는 임상 도구입니다. 이 도구는 환자의 증상과 위험 요소를 평가하여 진단을 도와줍니다. 모바일 기기를 통해 이러한 도구에 즉시 액세스할 수 있어, 임상 의사 결정과 효율성이 향상될 수 있습니다.

8) HIPAA 준수 메시징

(1) 안전한 커뮤니케이션

HIPAA를 준수하는 메시징 솔루션은 의료진이 환자 개인 정보를 보호하면서도 실시간으로 소통할 수 있도록 도와줍니다. 이러한 솔루션은 보안 문자 메시지와 이미지 공유 기능을 제공하여 안전한 커뮤니케이션을 보장합니다.

① OhMD

OhMD는 HIPAA를 준수하는 메시징 애플리케이션으로,

의료진이 환자와 안전하게 소통할 수 있도록 합니다. 이 애플리케이션은 환자와의 문자 메시지, 이미지 공유 및 파일 전송을 지원합니다.

② TigerConnect

TigerConnect는 HIPAA를 준수하는 커뮤니케이션 플랫폼으로, 의료진 간의 안전한 문자 메시지, 이미지 및 파일 공유를 제공합니다. 이 플랫폼은 의료진이 실시간으로 협력하고, 환자 치료를 조율하는 데 유용합니다.

③ Imprivata Cortext

Imprivata Cortext는 의료진이 안전하게 소통할 수 있는 HIPAA 준수 메시징 애플리케이션입니다. 이 애플리케이션은 보안 문자 메시지와 이미지 공유를 지원하며, 환자 데이터를 보호합니다.

④ Epic Haiku

Epic Haiku는 Epic Systems Corporation의 모바일 애플리케이션으로, 의료진이 환자 기록에 안전하게 접근하고, 메시지를 주고받을 수 있도록 합니다. 이 애플리케이션은 HIPAA를 준수하여 환자 개인정보를 보호합니다.

(2) 협업 도구

협업 도구는 의료진이 팀과 프로젝트를 효과적으로 관리할 수 있도록 도와줍니다. 예를 들어, Slack과 Basecamp는 팀 구성원 간의 실시간 소통과 작업 할당을 지원합니다.

① Slack

Slack은 웹 및 애플리케이션 기반 소프트웨어로, 채널별로 그룹 협업을 할 수 있습니다. 구성원들은 다양한 작업 그룹, 조직 부서 또는 프로젝트를 반영하여 사용자 지정 및 생성할 수 있는 다양한 채널에 액세스할 수 있습니다. 텍스트 기반 채팅, 음성 및 영상 채팅, 화면 공유 기능을 통해 팀원 간의 협업을 지원합니다. Slack은 HIPAA를 준수하는 버전도 제공하여 의료진이 안전하게 소통할 수 있도록 합니다.

② Basecamp

Basecamp는 웹 및 애플리케이션 기반 조직 소프트웨어로, 구성원을 팀과 프로젝트로 조직합니다. 각 팀과 프로젝트 그룹에는 메시지 보드, 할 일 목록, 일정 및 파일 공유 섹션이 포함되어 있습니다. 할 일 목록을 통해 팀원에게 작업과 마감일을 할당하고, 완료되는 대로 실시간으로 업데이트할 수 있어 대면 체크인 없이도 프로젝트의 상태를 파악할 수 있습니다. Basecamp는 데이터 전송 및 저장을 위해 강력한 암호화를 사용하지만, HIPAA를 준수하는 것으로 간주되지는 않습니다.

9) 향후 방향

(1) 웨어러블 바이오센서

웨어러블 바이오센서는 독성 노출을 신속하고 정확하게 진단할 수 있도록 도와줍니다. 이러한 기술은 심박수, 호흡수, 피부 온도, 표피 활동 등 실시간 생체 데이터를 사용하여 침대 옆에서 또는 원격으로 환자의 독성 질환이나 상태 변화를 인지할 수 있습니다. 이는 환자 모니터링을 발전시키고, 환자 안정성의 갑작스러운 변화를 감지할 수 있는 잠재력을 가지고 있습니다.

예를 들어, 비접촉 바이탈 사인 모니터링 기술은 환자의 매트리스 아래에 센서를 배치하거나 카메라나 마이크로파 도플러 신호를 사용하여 환자를 원격으로 모니터링할 수 있습니다. 이 기술은 환자 상태의 변화를 조기에 감지하여 빠른 개입을 가능하게 합니다.

(2) 생체 감지 장치와 원격 환자 모니터링

생체 감지 장치와 원격 환자 모니터링 기술은 응급 의료 기술의 잠재적 혁신 중 일부에 불과합니다. 원격 의료의 발전, 의료진 간의 실시간 데이터 공유, 컴퓨터화된 의사 결정, 재택 환자 모니터링을 통한 응급실 방문 예방 등 많은 다른 분야가 개발되고 있습니다.

예를 들어, 심박수, 호흡수, 체온 등의 데이터를 실시간으로 모니터링하여 환자의 상태 변화를 조기에 감지하고 적절한 조치를 취할 수 있습니다. 이는 응급실 방문을 줄이고 환자 치료의 효율성을 높일 수 있습니다.

10) 결론

현재의 기술 발전은 응급 의료에 긍정적인 영향을 미칠 수 있는 잠재력을 가지고 있습니다. 비용 효율적인 휴대용 모바일 기기의 사용으로 환자 치료의 질은 물론 의료진의 효율성도 향상되고 있습니다. 응급실에 상당한 비용을 초래하는 장비가 점점 더 저렴해지고 있으며, 디지털 커뮤니케이션의 발전으로 이제 병상 검사 결과를 원격으로 의료진과 공유할 수 있게 되었습니다.

병상에서 근거 기반 연구로 확장되고 있는 모바일 의료 애플리케이션의 증가는 환자 치료 개선과 오류 감소로 이어질 수 있습니다. 기술의 발전과 함께 의료진은 더 나은 환자 치료를 제공할 수 있으며, 환자 안전과 만족도 또한 향상될 것입니다.

REFERENCE

1. American College of Emergency Physicians Policy. Emergency ultrasound guidelines. Ann Emerg Med. 2009;53(4):550-70.
2. Bhanot S, Sharma A. App review series: Epocrates. J Digit Imaging. 2017;30(5):534-6.
3. Bhavnani SP, Narula J, Sengupta PP. Mobile technology and the digitization of healthcare. Eur Heart J. 2016;37: 1428-38.
4. Brown EM Blog [Internet]. Mobile applications for the ED provider [cited 2018 Sep 21]. Available from: http://brownemblog.com/blog-1/2018/1/28/mobile-applications-for-the-ed-provider
5. Carley S, Laing S. How can emergency physicians harness the power of new technologies in clinical practice and education? Emerg Med J. 2018;35:156-8.
6. Chai P. Wearable devices and biosensing: future frontiers. J Med Toxicol. 2016;12(4):332-4.
7. Cordeiro MF, Jolly BC, Dacre JE. The effect of formal instruction in ophthalmoscopy on medical student performance. Med Teach. 1993;15:321-5.
8. Dathatri S, Gruberg L, Anand J et al. Informed consent for cardiac procedures: deficiencies in patient comprehension with current methods. Ann Thorac Surg. 2014;97:1505-11.
9. David L Dumitrascu DL. The bicentennial of the stethoscope: a reappraisal. Clujul Med. 2017;90(3):361-3.
10. EPM [Internet]. The butterfly effect [cited 2018 Sep 15]. Available from: https://epmonthly.com/article/the-butterfly-effect/
11. Goyal AA, Tur K, Mann J et al. Do bedside visual tools improve patient and caregiver satisfaction? A systematic review of the literature. J Hosp Med. 2017;12: 930-6.
12. Hall MD, Hall J, Harish NJ et al. Use of point-of-care ultrasound in the emergency department: insights from the 2012 Medicare national payment data set. J Ultras Med. 2016;35(11):2467-74.
13. Hall T, Lie DYC, Nguyen TQ, et al. Non-contact sensor for long-term continuous vital signs monitoring: a review on intelligent phased-array Doppler sensor design. Sensors (Basel). 2017;17(11):2632.
14. iMedical Apps [Internet]. MD tech tips: use Epic's Haiku app to instantly upload medical documents to a patient's chart [cited 2018 Sep 15]. Available from: https://www.imedicalapps.com/2017/03/epic-haiku-upload-medical-documents-patients-chart/
15. Institute of Medicine. To Err is Human: Building a Safer Health System. Washington DC: The National Academies Press; 2000.
16. Isaac T, Zheng J, Jha A. Use of UpToDate and outcomes in US Hospitals. J Hosp Med. 2012;7(2):85-90.
17. LBN Medical [Internet]. How much does an ultrasound machine cost? [cited 2018 Sep 15]. Available from: https://lbnmedical.com/ultrasound-price-guide/
18. Leclercq WK, Keulers BJ, Scheltinga MR et al. A review of surgical informed consent: past, present and future. A quest to help patients make better decisions. World J Surg. 2010;34: 1406-15.
19. Locke R, Stefano M, Koster A et al. Optimizing patient/caregiver satisfaction through quality of communication in the pediatric emergency department. Pediatr Emerg Care. 2011;27(11):1016-21.
20. Mickan S, Tilson J, Atherton H et al. Evidence of effectiveness of health care professionals using handheld computers: a scoping review of systematic reviews. J Med Internet Res. 2013;15(10):e212.
21. Mobi Health News [Internet]. Nuance voice-enables Epic Haiku Canto apps for clinical info input [cited 2018 Sep 15]. Available from: https://www.mobihealthnews.com/18740/nuance-voice-enables-epic-haiku-canto-apps-for-clinical-info-input#:~:text=Nuance%20voice%2Denables%20Epic%20Haiku%2C%20Canto%20apps%20for%20clinical%20info%20input-By%20Brian%20Dolan&text =Just%20one%20week%20after%20Nuance a%20similar%20deal%20with%20Epic.
22. Moore C, Copel J. Point-of-care ultrasonography. NE J Med. 2011;364:749-57.
23. Petrushkin H, Barsam A, Mavrakakis M, et al. Optic disc assessment in the emergency department: a comparative study between the PanOptic and direct ophthalmoscopes. Emerg Med J. 2012;29(12):1007-8.
24. Rutherford KA, Pitetti RD, Zuckerbraun NS, et al. Adolescents' perceptions of interpersonal communication respect and concern for privacy in an urban tertiary-care pediatric emergency department. Pediatr Emerg Care. 2010;26:257-73.
25. Schenker Y, Fernandez A, Sudore R et al. Interventions to improve patient comprehension in informed consent for medical and surgical procedures: a systematic review. Med Decis Making. 2011;31: 151-73.
26. Simmons SA, Sharp B, Fowler J et al. Implementation of a novel communication tool and its effect on patient comprehension of care and satisfaction. Emerg Med J. 2013;30:363-70.
27. Steinhubl SR, Muse ED, Topol EJ. The emerging field of mobile

health. Sci Transl Med. 2015;7(283):283rv3.

28. Stucky ER. American Academy of Pediatrics Policy. Prevention of medication errors in the pediatric inpatient setting. Pediatrics. 2003;112(2):431-6.

29. Swarup S, Makaryus A. Digital stethoscope: technology update. Med Devices. 2018;11:29-36.

30. Thielst CB. The future of healthcare technology. J Healthc Manag. 2007;52(1): 7–9.

31. Ventola CL. Mobile devices and apps for health care professionals: uses and benefits. Pharm Ther. 2014;39(5): 356-64.

32. Vertitech IT [Internet]. The history of healthcare technology and the evolution of HER [cited 2018 Sep 5]. Available from: https://www.vertitechit.com/history-healthcare-technology/

33. Wakefield DS, Wakefield BJ. Are verbal orders a threat to patient safety? Qual Saf Health Care. 2009;18: 165-8.

34. Wiechmann W, Kwan D, Bokarius A, et al. There's an app for that? Highlighting the difficulty in finding clinically relevant smartphone applications. West J Emerg Med. 2016;17(2): 191-4.

35. Wu EH, Fagan MJ, Reinert SE, et al. Self-confidence in and perceived utility of the physical examination: a comparison of medical students, residents and faculty internists. J Gen Intern Med. 2007;22:1725-30.

36. Zhao F, Li M, Jiang Z, et al. Camera-based non-contact vital-signs monitoring technology may provide a way for the early prevention of SIDS in infants. Front Neurol. 2016;7:236.

부록 1

SCH 재난의학센터 응급실 행정 및 리더십 트레이닝 프로그램 강의 chapter 5 대화록

운영 정보학 chapter 대화록

주제: 응급실 행정 및 리더십 트레이닝 - 운영 정보학 및 리더십 트레이닝
일시: 2024년 7월 3일
진행자: 신희준 교수
참석자: 여러 간호사 리더들

서론

신희준: 여러분, 오늘은 챕터 5 교육을 시작하겠습니다. 이번 시간의 주제는 운영 정보학과 리더십 트레이닝입니다. 우리는 다음과 같은 주요 주제를 다룰 예정입니다.

1. 소셜미디어의 의료 활용
2. 전자건강기록 EHR 시스템의 도입과 전략
3. 데이터 분석 및 활용
4. 최신 의료 기술과 응급실 적용 사례

이 주제들은 현대 의료 시스템에서 필수적으로 다루어야 할 내용이며, 특히 응급실 환경에서의 효율성을 극대화하기 위한 방안을 모색할 것입니다.

참석자 1: 교수님, 소셜미디어의 의료적 활용은 특히 논란이 많은 주제인데, 오늘 이에 대한 구체적인 논의가 기대됩니다.

신희준: 그렇습니다. 소셜미디어가 의료 현장에서 얼마나 큰 잠재력을 가지고 있는지, 그리고 그와 함께 제기되는 윤리적 문제들을 어떻게 다뤄야 할지 함께 논의해 보겠습니다.

세션 1: 소셜미디어의 의료적 활용

신희준: 소셜미디어를 활용하여 환자와 소통하는 경우 장단점이 뚜렷합니다. 여러분은 병원에서 소셜미디어를 통해 어떤 시도를 하고 계신가요?

참석자 2: 우리 병원에서는 환자 교육을 위해 소셜미디어를 사용합니다. 환자들이 자주 궁금해하는 질병 정보를 동영상으로 제작하여 배포하고 있습니다.

참석자 3: 하지만 개인정보 보호 문제가 가장 큰 걸림돌입니다. 소셜미디어를 통해 전달되는 정보가 오히려 환자의 프라이버시를 침해할 위험이 크기 때문입니다.

신희준: 그렇죠. 그렇다면 어떤 방식으로 개인정보 보호를 강화할 수 있을까요?

참석자 4: 개인정보를 포함한 콘텐츠를 게시하지 않고, 사례 연구를 기반으로 익명화된 데이터를 사용하는 것이 중요합니다.

신희준: 좋은 접근법입니다. 또한, 윤리적 지침과 교육을 통해 의료진이 소셜미디어 사용에 대해 명확히 이해하도록 해야 합니다. 다음으로 넘어가겠습니다.

세션 2: 전자건강기록 EHR 시스템의 도입과 전략

신희준: 전자건강기록 시스템의 도입은 필연적이지만, 많은 과제가 수반됩니다. 여러분의 병원에서는 어떤 도전과제를 경험하셨나요?

참석자 5: 기술적인 문제, 예를 들어 시스템 오류나 데이터 손실 문제가 있었습니다. 이를 해결하기 위해 IT 전담팀을 구성해 빠른 대응이 가능하도록 했습니다.

참석자 6: 직원 교육 부족도 큰 문제였습니다. 새로운 시스템에 대한 체계적인 교육 프로그램이 필요했습니다.

신희준: 교육의 중요성을 간과해서는 안 됩니다. 특히, 의료진이 기존의 EMR과 EHR의 차이를 명확히 이해하고 활용할 수 있도록 지원하는 것이 중요합니다.

참석자 7: 또한, 일부 직원들은 새로운 시스템에 거부감을 나타냈습니다. 기존 시스템에 익숙해져 있어 변화를 원치 않았습니다.

신희준: 변화에 대한 저항을 줄이기 위해 점진적인 도입 방식을 선택하는 것도 좋은 전략입니다.

세션 3: 데이터 분석 및 활용

신희준: 데이터는 현대 의료 시스템에서 중요한 자산입니다. 응급실에서 데이터를 활용해 환자 치료와 운영 효율성을 높이기 위해 어떤 접근법을 사용하고 계신가요?

참석자 1: 우리는 환자 데이터를 분석하여 진료 시간을 최적화하고, 재방문 환자에 대한 맞춤형 케어 플랜을 개발하고 있습니다.

참석자 2: 하지만 데이터 분석에 필요한 전문 인력 부족과 고급 분석 도구의 제한이 문제입니다.

신희준: 데이터 분석 기술을 의료진이 직접 습득하는 것도 중요하지만, 외부 전문가와의 협업도 큰 도움이 됩니다.

참석자 3: 또한, AI 기반의 분석 도구를 도입하면 많은 시간이 절약되고, 더 깊이 있는 분석이 가능합니다.

신희준: 그렇습니다. AI와 머신러닝 기술의 활용은 데이터 기반 의사결정의 정확성을 높이는 데 기여할 것입니다.

세션 4: 최신 의료 기술과 응급실 적용 사례

신희준: 마지막으로, 최신 기술을 응급실 환경에 적용한 사례를 공유해 주시겠습니까?

참석자 5: 우리 병원에서는 음성인식 기술을 도입해 차팅 시간을 줄이고 있습니다. 하지만 음성인식의 오류율이 여전히 높은 편이라 개선이 필요합니다.

참석자 6: 우리는 환자 위치 추적 시스템 RTLS을 활용해 대규모 병원에서 환자 동선을 관리하고 보안을 강화하고 있습니다.

신희준: 두 사례 모두 훌륭합니다. 기술은 응급실의 효율성을 높이는 데 중요한 역할을 합니다. 앞으로도 이러한 기술들을 지속적으로 도입하고 개선해 나가야 할 것입니다.

결론 및 마무리

신희준: 오늘 논의한 주제들은 응급실 환경에서 매우 중요한 요소들입니다. 소셜미디어의 윤리적 사용, EHR 도입 전략, 데이터 분석 활용, 그리고 최신 기술 적용까지, 모든 내용을 각자의 병원 환경에 맞게 적용해 보시길 바랍니다. 다음 챕터에서는 의료진 간 협업과 의사소통 전략을 중점적으로 다룰 예정입니다.

참석자들: 감사합니다, 교수님. 많은 것을 배웠습니다.

신희준: 여러분과 함께할 수 있어 기뻤습니다. 다음 세션에서 더 깊이 있는 논의를 이어가길 기대합니다.

참고 이 대화록은 교육의 목적으로 요약 및 편집되었습니다. 각 참가자는 직역별 직위와 번호로 구분되었고 대화 안의 호칭이 있는 경우 개인 정보 보호를 위한 익명성 부여를 위해 영어 이니셜로 대체하였습니다.

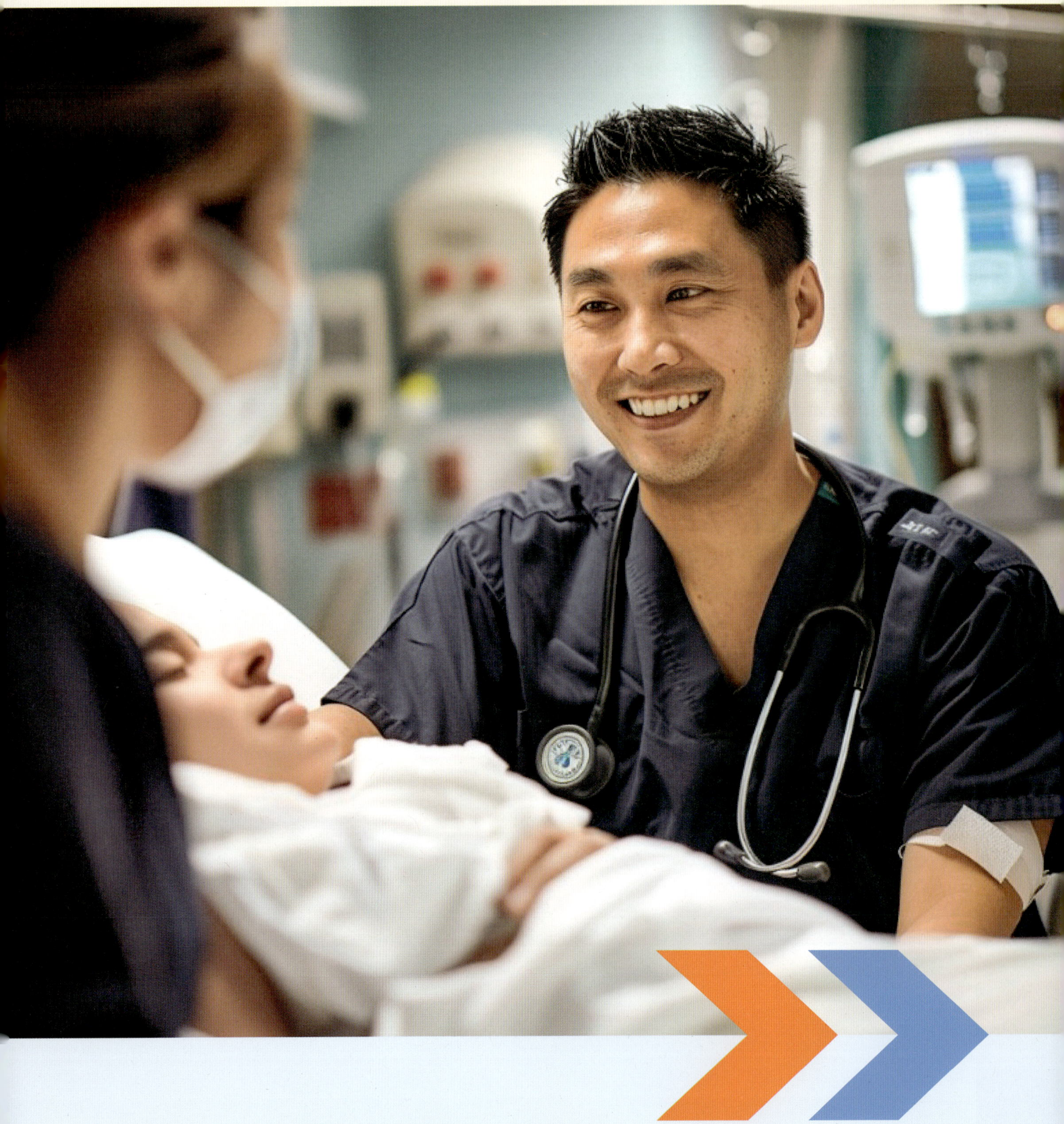

CHAPTER 6

품질과 서비스

Quality and Service

1.

환자경험: 생존 기술 접근

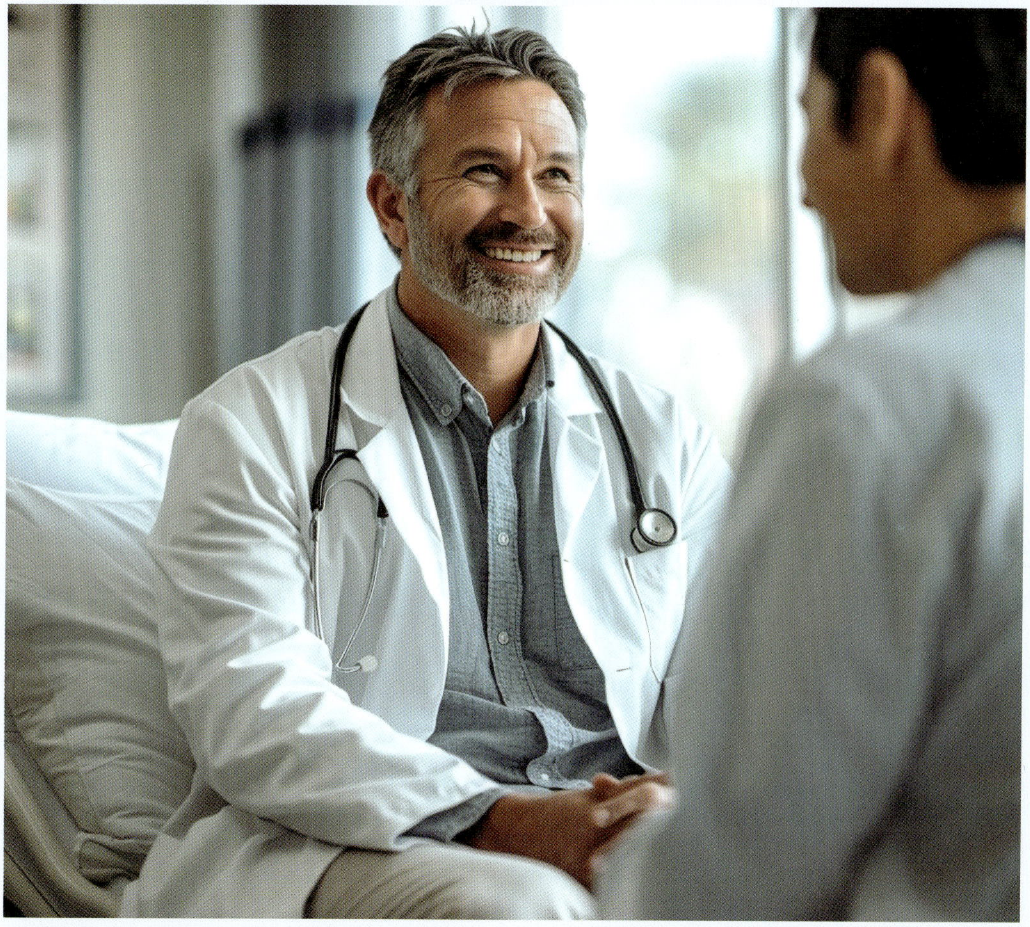

학습목표

1. 환자 경험의 중요성과 이를 개선하기 위한 근거 기반 접근법을 이해한다.
2. 서비스 우수성을 달성하기 위한 이유와 방법의 차이점을 명확히 구분한다.
3. 오픈북 테스트의 개념을 적용하여 환자 경험 설문조사 준비 방법을 숙지한다.
4. 허들 업 접근 방식을 통해 응급실 팀 내의 협력과 소통을 증진시킨다.
5. 적극적 경청과 솔직한 사과의 중요성을 인식하고 이를 실무에 적용한다.

1) 서론: 환자 경험의 중요성

과거에는 **환자 경험**이 의료의 '부드럽고 덜 과학적인' 부분으로 간주되는 경우가 많았습니다. 그러나 실제로는 이 분야에 대한 **근거 기반 접근법**이 효과적이며 유용하다는 것을 뒷받침하는 **광범위한 임상 데이터**가 축적되어 있습니다.

특히 미국에서는 **1990년대 후반부터 환자 경험의 중요성이 점점 강조**되기 시작했습니다. 이러한 흐름 속에서, 환자 경험을 개선하기 위한 체계적인 접근 방식이 개발되었으며, 이 장에서 다룰 **생존 기술 접근법** survival skills approach도 그중 하나입니다.

환자 경험에 대한 정의는 다양하지만, 가장 널리 인정받는 정의 중 하나는 **Beryl 연구소**에서 제시한 것으로 다음과 같습니다.

"한 기관의 문화에 의해 형성된 모든 상호 작용들의 총합은 치료의 연속선상에서 환자의 인식에 영향을 줍니다."

환자 만족도 설문조사는 환자가 치료의 특정 부분에 대해 얼마나 만족하는지를 평가하는 데 초점을 맞춥니다. 하지만 **환자 경험**은 단순한 만족도를 넘어, 보다 풍부하고 깊이 있는 관점을 제공합니다.

'경험'이라는 개념은 의료 서비스의 질을 향상시키고 더 나은 결과를 도출하기 위한 **증거 기반 접근법**을 설계하는 데 중요한 기회를 제공합니다. 이는 치료 과정과 환자의 반응을 더욱 세밀하게 이해할 수 있도록 하며, 의료 서비스의 전체적인 그림을 그릴 수 있는 더 다양한 도구를 제공한다고 볼 수 있습니다.

환자 경험을 정의하고 세부적인 실행의 '방법'에 앞서 내재적 동기 부여의 '이유'를 파악하는 것은 응급실 관리 의학에서 매우 중요합니다.

이 장에서는 환자 경험을 개선하면서 팀의 업무를 더 쉽게 만들기 위한 계획을 실행하기 위한 세부적인 접근 방식을 제공합니다.

- 환자 경험 patient experience은 환자가 응급실 방문 시 기대했던 것과 환자가 실제로 경험한 것 사이의 차이입니다.
- 불만 complaint은 팀이 환자의 기대에 부응하지 못할 때 발생합니다. 칭찬은 기대치를 초과한 충성도가 높은 환자에게서 나옵니다. 불만족스러운 환자는 16~20명에게 나쁜 경험에 대해 이야기하지만, 행복한 환자는 40~50명에게 이야기하기 때문에 충성도가 높은 '고객'을 만드는 힘이 설명됩니다.
- **환자를 팀의 일원으로 만드는 것**이 성공의 핵심입니다. 각 환자에게 다음과 같은 중요한 질문을 던져야 합니다: "훌륭한 응급실 경험을 위해 우리가 할 수 있는 가장 중요한 일은 무엇일까요?"

2) 방법에 앞서 이유를 먼저 파악하기

- 환자 경험을 바로잡아야 하는 가장 큰 이유는 업무가

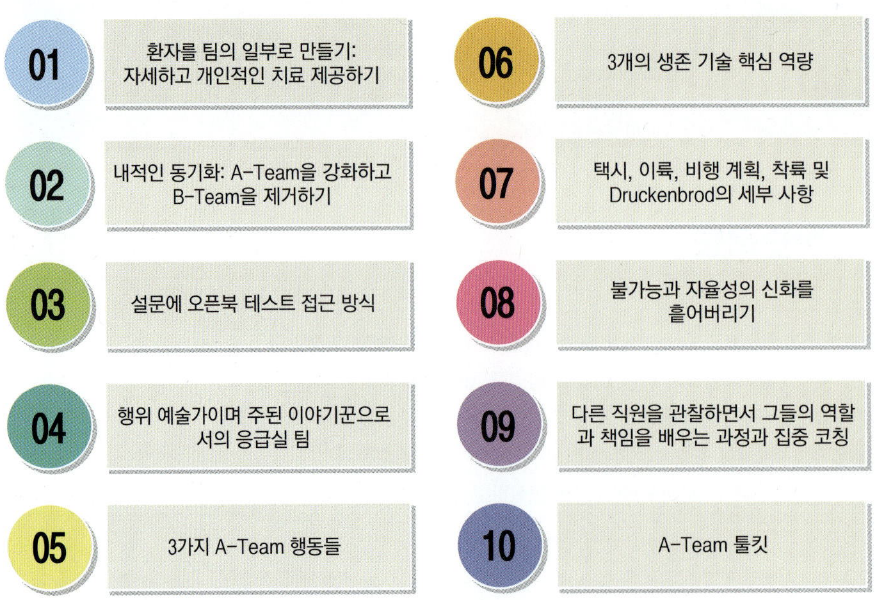
01
환자를 팀의 일부로 만들기:
자세하고 개인적인 치료 제공하기
02
내적인 동기화: A-Team을 강화하고
B-Team을 제거하기
03
설문에 오픈북 테스트 접근 방식
04
행위 예술가이며 주된 이야기꾼으로
서의 응급실 팀
05
3가지 A-Team 행동들
06
3개의 생존 기술 핵심 역량
07
택시, 이륙, 비행 계획, 착륙 및
Druckenbrod의 세부 사항
08
불가능과 자율성의 신화를
흩어버리기
09
다른 직원을 관찰하면서 그들의 역할
과 책임을 배우는 과정과 집중 코칭
10
A-Team 툴킷

그림 6-1-1 환자 경험을 위한 근거 기반 규율

더 쉬워지기 때문입니다.

- 근거 기반 학문으로서의 환자 경험으로의 전환은 외재적 동기가 아닌 내재적 동기를 기반으로 합니다.
- 이는 A팀과 B팀의 행동을 비교함으로써 입증됩니다.
- 서비스 우수성의 **이유**를 이해하면 환자 만족도 점수를 높이고 유지하는 데 도움이 될까요? 분명하고 일관된 대답은 "그렇다!"입니다. 그러나 이는 매우 중요한 차이점이며, 점수 자체에 초점을 맞추는 것이 아니라 업무를 더 쉽게 만들고 환자 경험을 개선하는 A팀의 행동에 초점을 맞춰야 합니다.

현명한 응급실 리더는 매일 스스로에게 이렇게 묻습니다. "내가 책임지고 있는 응급실 직원들의 삶을 더 편하게 만들기 위해 오늘 나는 무엇을 했는가?"

이 질문을 통해 리더는 단순한 관리자가 아니라, 팀원들이 최상의 역량을 발휘할 수 있도록 돕는 서번트 리더 servant leader로서 역할을 하게 됩니다.

이러한 태도는 응급실 직원들에게 강력하고 지속 가능한 동기부여를 제공합니다. 특히, 리더가 일관되게 팀을 지원하고 배려할 때, 직원들은 자연스럽게 자기 주도적으로 높은 수준의 성과를 유지하며, 조직 내에서 A팀의 일원으로 자리 잡으려는 동기가 생깁니다.

결국, 좋은 리더십은 단순한 지시가 아니라, 구성원들이 스스로 성장하고 헌신하도록 이끄는 과정임을 의미합니다.

3) 오픈북 테스트

모든 설문조사는 **오픈북 테스트** open-book test와 같습니다. 즉, 직원들은 미리 설문 문항을 숙지하고 있어야 하며, 이를 기반으로 응답할 준비가 되어 있어야 합니다.

부서 리더는 **직원들이 설문조사의 문항을 충분히 이해하고 있다는 점을 인식하고 이를 인정**할 수 있도록 도와야 합니다. 특히, 응급실에서 가장 많이 사용되는 설문조사는 다음과 같습니다.

(1) Press Ganey 설문조사

Press Ganey 설문조사는 환자 만족도를 평가하는 대표적인 설문조사로, 미국 내 많은 의료기관에서 사용됩니다.

(2) 응급실 소비자 평가 의료 제공자 및 시스템 설문조사

응급실 소비자 평가 의료 제공자 및 시스템 설문조사 Emergency Department Consumer Assessment of Healthcare Providers and Systems, ED CAHPS는 미국 의료 연구 및 품질 기관 Agency for Healthcare Research and Quality, AHRQ과 메디케어 및 메디케이드 서비스 센터 Centers for Medicare & Medicaid Services, CMS가 개발한 응급실 환자 경험 평가 설문조사입니다.

(3) 리더의 역할: 설문조사에 대한 인식 제고

응급실 간호사 및 의사 리더는 팀원들이 설문조사의 내용을 정확히 알고 이를 **공개적인 시험**처럼 인식하도록 해야 합니다.

설문조사의 구성을 이해한 후에는 **허들 업** Huddle Up **접근 방식**을 활용하여, 초기 서비스 개선 전략initial service excellence efforts을 수립하고 실행할 수 있도록 해야 합니다.

이러한 체계적인 접근법을 통해 응급실의 서비스 품질을 향상시키고, 환자 경험을 극대화할 수 있습니다.

4) Huddle Up 접근 방식

Huddle Up은 미국 풋볼에서 사용되는 용어로, 팀원들이 둥글게 모여 전략을 논의하고 다음 단계를 계획하는 것을 의미합니다. 이 개념을 의료 현장에 적용하여, 응급실 팀이 모여 환자 경험을 개선하기 위한 전략을 논의하는 과정을 말합니다.

- **허들 업-1차 다운** Huddle Up–1st Down: 첫 번째 단계로, 응급실 팀의 각 그룹(의사, 간호사, 등록, 검사실, 방사선과 등 평가 대상 팀의 모든 요소)이 서비스에 관한 질문을 검토하고 이 영역에서 환자와 그 가족에게 최상의 서비스를 제공하는 데 도움이 되는 A팀 행동 및 프로세스를 파악해야 한다는 의미입니다. 이 작업이 완료되면 '허들 업-2차 다운' 단계로 넘어가서 의사의 응답을 간호사와 공유하고 팀원 간에 그 반대의 경우도 마찬가지입니다.
- **허들 업-2차 다운** Huddle Up–2nd Down: 응급실 의료 책임자가 최고의 A팀 의사를 찾고자 한다면 동료 응급의학과 의사에게 물어봐야 할까요? 아니면 해당 의사와 가장 긴밀하게 협력하는 응급실 간호사에게 물어봐야

할까요? 리더라면 의심의 여지없이 A팀 의사를 가장 잘 식별할 수 있는 간호사에게 물어볼 것입니다. '허들 업-2차 다운'은 이러한 인사이트와 응급실 치료의 근본적인 팀 특성을 모두 인식합니다.

- **허들 업-3차 다운** Huddle Up-3rd Down: 환자 흐름을 환자 경험에 연결하는 것이 매우 중요하다는 점과 환자의 기대치를 충족하거나 초과하는 데 방해가 되는 B팀 프로세스를 제거하고 A팀 프로세스를 강조하는 데 필요한 도구와 기법을 강조합니다.
- **허들 업-4차 다운** Huddle Up-4th Down: 코칭과 멘토링의 활용을 강조합니다. 공연 예술가로서의 응급실 팀원들은 항상 무대에 올라 환자의 증상을 이해시키고 무엇을 왜 했는지에 대한 이야기를 들려주는 공연을 만들어냅니다.

5) 적극적 경청

적극적 경청 active listening은 대화형 커뮤니케이션을 통해 임상 및 환자 경험에서 최적의 결과를 공동 창출하는 증거 기반 접근 방식입니다. 의료진은 환자의 말을 귀 기울여 듣고, 이를 바탕으로 효과적인 의사 소통을 이루어야 합니다 (Box 6-1-1).

Box 6-1-1 적극적 경청의 예

- "퇴원 안내는 우리에게 매우 중요합니다. 사실 너무 중요해서 제가 끝나면 다시 한 번 반복해 달라고 부탁할 거예요."
- "오른쪽 윗사분면에 'guarding'이라고 부르는 통증이 있지만 반동은 없는데, 이는 양호한 상태입니다. 또한 오른쪽 폐 기저부에서 '딱딱거리는' 소리가 나는데, 폐렴이 아니라 통증 때문인 것 같습니다.

간호사가 진통제와 메스꺼움을 완화하는 약을 드리고 정맥주사를 시작하면서 동시에 혈액을 채취할 것입니다. 혈액 검사를 통해 감염 여부를 확인하고 혈구 수를 확인하며 간과 담낭 기능을 살펴봅니다.

또한 폐렴이 없는지 확인하기 위해 초음파로 담낭 부위를 확인하고 흉부 엑스레이를 촬영할 것입니다. 이해를 돕기 위해 방금 말씀드린 내용을 다시 한 번 반복하겠습니다.

- "제가 정확히 이해했다면 이번 흉통은 더 날카롭고 갑작스럽고 2년 전에 겪었던 심장마비와는 다른 느낌이라고 들었는데 맞나요?"

6) 솔직하고 효과적인 사과

미국의 부모는 자녀에게 영어에서 가장 강력한 두 단어는 "미안합니다. I'm sorry."라고 가르칩니다. 특히 의료 환경에서는 환자들이 겪는 지연부터 솔직히 비인간적인 가운을 입어야 하는 상황, 때때로 사람이 아닌 숫자로 불리는 것까지 많은 일들이 차갑고 비인간적으로 느껴질 수 있습니다. 사과는 잘못을 전가하거나 인정하는 것이 아니라 사과가 필요하다는 점을 강조해야 한다는 점에서 무책임하지 않아야 합니다.

이는 과학적이거나 기술적인 말하기 방식이 아니라 개인적인 말하기 방식입니다. 대부분의 사람들은 사과를 통해 관계를 정상으로 되돌릴 수 있습니다.

7) 세 가지 생존 기술

(1) 환자 경험 진단 및 치료

응급실 서비스 우수성의 핵심 역량은 환자 경험을 진단하고 적절한 치료를 제공하는 것입니다. 이 개념이 처음 제시되었을 때, 경험이 많은 응급실 임상의들은 "환자 경험 진단이 임상 진단보다 더 중요하다는 말씀이신가요?"라고 반문합니다. 대답은 "아니요, 당연히 아닙니다!"이며, 항상 그래야 합니다. 명확히 말하자면, 환자 경험 진단이 임상 진단 보다 더 중요한 것은 결코 아닙니다. 그러나 앞서 언급한 바와 같이 임상 진단과 환자 경험 진단은 결코 분리될 수 없다는 사실도 똑같이 중요합니다. 이 둘은 불가분의 관계에 있습니다.

세 가지 간단한 사례 시나리오를 들은 사람들의 반응에 따라 '환자'를 가리키거나 '고객'을 가리키는 간단한 측정기를 보여주는 '환자-고객 측정기'라는 간단한 연습을 통해 이를 설명할 수 있습니다. 정답이나 오답은 없으며 시나리오를 듣는 의료진의 솔직한 답변만 있을 뿐입니다(표 6-1-1).

시나리오 1: 65세 여성이 '짓누르는 듯한' 흉통을 호소하며 심전도 검사 결과 ST분절이 급격히 상승한 상태로 구급차

표 6-1-1 고객 서비스 진단하기

임상 진단	고객 서비스 진단
소아 발열	뇌막염
흉통	심근경색
복통	맹장염
복부〉50세	암

를 통해 병원에 도착합니다. 이 여성은 명백히 주요 전벽심근경색이 있는 상태입니다. 이 사람이 환자인가요, 아니면 고객인가요?

시나리오 2: 3세 남아가 같은 날 오후 3시에 소아과 의사의 진찰을 받은 후 새벽 3시에 부모에 의해 응급실로 실려 왔습니다. 소아과 의사는 중이염 진단을 내리고 아이에게 항생제 투약과 항생제 처방전, 발열 관리 지침을 제공했습니다. 아이의 체온은 섭씨 37.3 도이고 부모는 "열이 떨어지지 않는다."라고 말합니다. 이 사람이 환자에 가깝나요, 아니면 고객에 가깝나요?

시나리오 3: 시나리오 2와 정확히 동일하지만 이번에는 자녀라는 차이점이 있습니다. 이제 이 사람은 환자일까요, 고객일까요?

수만 명의 의료 서비스 제공자를 대상으로 이 실험을 실시한 결과, 예외 없이 시나리오 1은 환자로, 시나리오 2는 고객으로 분류되었습니다. (시나리오 3의 경우 바늘이 약간 흔들렸습니다.)

일관되게 시나리오 1의 여성은 중병에 걸렸고 즉각적인 치료가 필요하기 때문에 환자로 간주된다는 추론이 도출되었습니다. 시나리오 2의 어린이는 급성 질환이 아니며 부모를 안심시키고 열을 조절하는 지침만 있으면 된다는 게슈탈트의 느낌 (명확한 수치나 검사 결과 없이도, 경험과 직관을 바탕으로 전체적인 상황을 보고 빠르게 결정을 내리는 과정)에 따라 고객으로 평가됩니다.

요점은 간단합니다. 응급실 의료진이 환자를 평가하고 치료하기 위해 방에 들어갈 때마다 암묵적이고 조용한 질문이 생깁니다. "이 사람이 환자인가, 아니면 고객인가?" 이 질문은 응급실 의료진에게 공감을 불러일으키는데, 그 이유는 '환자'는 수평적 의미에서 명백히 아프거나 다쳤고, 보다 즉각적인 안정, 평가 및 치료가 필요하며, 구급차로 실려 오는 경향이 있고, 신속하게 병실이나 들것을 필요로 하며, 종종 즉시 우리의 기술력이 필요하다는 것을 의미한다는 것을 알고 있기 때문입니다.

이와는 대조적으로 '고객'은 급성 질환이나 부상을 입지 않았고, 보통 보행이 가능하며, 기다릴 여유가 있고, 순수한 기술력보다 더 높은 수준의 서비스 기술을 필요로 하는 것으로 인식됩니다(또는 응급실 직원들은 그렇게 생각합니다). 이 질문에 대한 응답이 상당히 흥미롭습니다.

여성(환자)과 열이 나는 아이(부모가 고객으로 간주되는) 중 누구의 기대치가 더 높을까요?

수천 명의 응급실 의료진에게 이 질문을 던져본 결과, 예외 없이 심장마비 여성보다 아이의 부모가 더 높은 기대치를 가지고 있다는 대답이 돌아왔습니다.

언뜻 의아해 보일 수도 있지만, 훈련된 중환자실 응급의학과 의사와 간호사 입장에서는 이 여성이 기대하는 것, 즉 생명을 구하는 치료를 전문적이고 즉각적으로 제공하는 것이 바로 이러한 간호사와 의사들이 제공하고자 하는 것이기 때문에 신기하게도 이해가 되는 부분입니다.

결국, 애초에 그들이 응급실을 찾게 된 이유가 바로 여기에 있습니다. 보호자에게 필요한 교육과 안심(안심하고 잠들 수 있도록!)은 그렇게 어려운 것도 아니지만, 의대나 간호대에서 따로 가르치는 것도 아닙니다.

임상적 진단을 배제하는 것이 아니라 환자 경험 진단을 추가하고 두 가지 모두에 적합한 치료법을 제공해야 합니다. 고객 서비스 진단을 내리고 올바른 치료를 제공하는 데는 여러 가지 구체적인 기술이 필요합니다(표 6-1-1).

첫 번째는 환자에게 명확하고 간결하며 체계적인 소개를 제공하는 것인데, 이는 여러 가지 방법으로 할 수 있지만 일관성이 있어야 합니다. 스피노자는 "탁월함은 우리가 추구하는 것이지만, 일관성은 우리가 요구하는 것"이라고 현명하게 지적했습니다.

이를 위한 한 가지 방법은 Huron 컨설팅에서 개발한 mnemonic인 AIDET (인정, 소개, 기간, 설명, 예상 시간)을 사용하는 것입니다. 특정 시스템에 관계없이 모든 응급실 직원은 먼저 소개부터 시작하여 절제된 의사소통의 중요성을 이해해야 합니다. 둘째, 가족과 방문객이 전문적으로 인정받을 수 있도록 합니다. 환자에게 가족 및 방문객과 어떤 정보를 공유하고 싶은지, 검사, 치료 및 기타 치료 단계에 이들이 입회하기를 원하는지 여부를 묻는 것도 마찬가지로 중요합니다.

환자와 가족에게 응급실 의료진의 생각과 각 검사 또는 시술의 이유, 어떤 정보를 얻을 수 있는지에 대해 미리 알려야 합니다. 환자들은 의료진이 충분한 설명과 정보를 제공하지 않는다고 일관되게 평가하기 때문에 환자에게 기대할 수 있는 사항을 자세히 알려주는 것이 기대 이상의 서비스를 제공하는 데 중요한 부분입니다.

미리 보기를 제공할 때 환자와 가족이 제공된 정보를 이해했는지 확인하는 데 있어 적극적인 경청은 매우 중요합니다. 시간을 예상할 때는 팀이 합리적으로 초과할 수 있는 기대치를 설정하는 것이 현명합니다.

예를 들어 흉부 방사선 촬영이 45분 이내에 완료될 것으로 예상되는 경우 직원에게 "흉부 엑스레이를 완료하는 데 1시간에서 1시간 30분 정도 걸릴 수 있습니다."라고 말할 수 있습니다. "결과가 나오면 저희만큼 빨리 알려드리겠습니다."라고 말할 수 있습니다.

Box 6-1-2는 미리보기와 기대치 생성을 강조하는 스크립

Box 6-1-2 합리적인 기대치 전달하기

1. 전문적인 방식으로 자신을 소개합니다. **AIDET** (Acknowledge, Introduce, Duration, Explanation, Thank you - 인사, 소개, 소요 시간, 설명, 감사)을 고려하십시오.
2. 환자의 안내에 따라 가족을 불러서 진료실로 데려옵니다.
3. 예상되는 내용에 대한 '미리보기'를 제공하고 기대치 생성을 사용합니다.
4. 정보가 입수되는 즉시 제공하여 두려움과 불안을 줄입니다.
5. 항상 무대 위에서 높은 수준의 전문성을 확립합니다.
6. 환자의 진행 상황을 여러 번 확인합니다.
7. 베개, 따뜻한 담요, 물, 주스, 정보 등 안락함을 절대 과소평가하지 마세요.

환자 경험을 개선하고 업무를 더 쉽게 만들기 위해서는 근거 기반 접근 방식을 통해 내재적 동기를 활용해야 합니다. 이는 환자와의 상호작용에서 효과적인 의사 소통과 신체적 접촉을 포함하여, 환자를 팀의 중요한 일원으로 만드는 것을 목표로 합니다.

트의 예를 보여줍니다.

(2) 협상 합의 및 기대치 해소

두 번째 서비스 우수성 핵심 역량은 협상 합의 및 기대치 해소입니다. 이 장의 서두에서 언급했듯이 환자와 가족은 응급실 진료에 대해 각기 다른 기대치를 가지고 있다는 점을 인식하는 것이 필수적입니다. 잘 알려지지 않은 사실은 각 응급실 직원도 진료에 대한 일련의 기대치를 가지고 있다는 것입니다. 응급실 직원의 기대치를 파악하는 일은 출근 전부터 시작되며, Box 6-1-3에 나열된 몇 가지 문제를 성찰적으로 살펴볼 필요가 있습니다.

Box 6-1-3 기대치 발견하기

기대치 협상의 첫 번째 단계는 직원이 자신의 기대치를 발견하는 것이며, 이는 다음 질문에 답함으로써 이루어질 수 있습니다.

- 나는 충분한 휴식을 취하고 있는가?
- 내 스트레스 내성 수준은 어느 정도인가?
- 교대 근무에 몇 시간/환자가 남아 있는가?
- 지금까지 교대 근무는 얼마나 스트레스를 받았는가?
- 이 환자에 대한 나의 구체적인 기대치는 무엇인가?
- 나는 이 환자에게 열린 마음으로 스트레스를 받지 않고 최선을 다할 준비가 되어 있는가?

Box 6-1-4 일반적인 ED 협상

- 이 환자를 병실 밖으로 옮길 수 있습니까?
- 환자를 위한 중환자실을 확보할 수 있나요?
- 이 환자를 여러분의 서비스에 입원시킬까요, 아니면 심장 전문의에게 입원시킬까요?
- 간호사가 두 명인데 현재 환자를 어떻게 돌봐야 하나요?
- 우리 병실과 복도에 10명의 하숙인이 있는데 어떻게 위층에 침대를 확보할 수 있을까요?

아마도 가장 중요한 질문은 치료 중인 특정 환자에 대한 개별 직원의 구체적인 기대치가 무엇인지 파악하는 것입니다. 이를 파악한 후에는 응급실 치료에 대한 환자의 기대치를 파악하는 것이 중요합니다. 어떻게 할 수 있을까요? 정밀 환자 관리 질문을 사용하면 됩니다.

"훌륭한 응급실 방문이 되기 위해 우리가 할 수 있는 가장 중요한 일은 무엇인가요?" 환자 또는 보호자의 기대치를 파악한 후에는 다시 구두로 확인하여 기대치를 확인해야 합니다. (이 과정을 적극적 경청이라고 하며 이 장의 후반부에서 자세히 설명합니다.)

의료진과 환자의 기대치 사이에 차이가 있는 경우, 그 차이를 협상하여 직원이 기대치를 충족하거나 초과하기 위해 무엇을 할 수 있는지에 대한 공통된 이해가 있어야 합니다. 응급실 직원은 임상 교대 근무 과정에서 의료 서비스의 다양한 문제에 대해 협상하지만(Box 6-1-4), 협상 기술에 대한 공식적인 과정을 거친 의료진은 거의 없습니다.

협상에 관한 최고의 논문 중 하나는 피셔, 유리, 패튼이 저술한 「Getting to Yes」로, 이 책에서는 상호 이익을 위한 옵션 개발이라는 핵심 개념을 제시합니다. 협상은 흔히 '차이를 나누는 것'으로 간주되지만, 상호 이익을 위한 옵션을 고안하는 것이 환자와 직원의 기대치 차이에 대한 협상에 대처하는 훨씬 더 실용적인 방법입니다.

(3) 불가능과 자동화의 신화

때로는 한 자릿수까지 낮은 점수를 처리하는 것은 응급실 팀원들에게 극도로 좌절감을 안겨줄 수 있습니다. 적어도 여기서는 불가능해 보입니다. "우리 환자들은 성격이 달라서 높은 점수를 받을 수 없어요!"라는 말을 흔히 듣습니다. 좌절감은 충분히 이해할 수 있고, 그 이유를 찾다 보면 환자를 탓하는 것으로 끝나는 경우가 많습니다.

불가능의 신화는 여기서는 할 수 없다는 믿음에 있습니다! 진전을 이루려면 부서 리더는 팀원들에게 이러한 생각을 버려야 합니다. 먼저, 점수 자체가 아니라 일을 더 쉽게 할 수 있다는 본질적인 동기에 초점을 맞춰야 한다는 점을 잊지 마세요. 점수를 클럽이 아닌 A팀의 행동, 언어, 프로세스를 강조하기 위한 도구로 사용하세요.

둘째, 의사에게는 개인별 점수를, 간호사 및 나머지 팀원에게는 교대 점수를 사용하여 더 높은 성과를 내는 사람을 식별하세요. 분명히 말하자면, 이들은 달성 가능한 최고 수준이 아니라 단순히 다른 사람들보다 점수가 높은 사람들을 의미합니다.

예를 들어 응급실 또는 모든 구성 요소 그룹(예: 의사, 간호사 등)의 평균 점수가 한 자릿수인데 응급실 의사 중 한 명 이상이 30번째 백분위수에 속하는 점수를 받았다면 90번째 백분위수에 속하지 않더라도 나머지 그룹보다 훨씬 높은 점수를 받은 것입니다.

불가능의 신화에도 불구하고 팀의 특정 구성원이 이미 높은 점수를 달성하고 있다는 점을 팀원에게 강조하세요. 이와 관련이 있지만 별개의 개념인 자율성의 신화는 성과 점수가 낮은 사람들이 "나는 전문적으로 훈련받은 자율적인 의사/간호사이며, 당신이 설명하는 방식으로 진료하지 않는다."라고 말하는 것입니다.

그러나 점점 더 근거에 기반하는 응급실 환경에서 자율성은 많은 임상 영역에서 신화에 가깝습니다. 심폐소생술, 외상 치료, 소아 치료, 뇌졸중 치료는 자율성보다 일관성을 중시하는 고도의 근거 기반 프로토콜 중심 치료의 몇 가지 예에 불과합니다.

앞서 강조했듯이 환자 경험의 과학은 단순히 업무를 더 쉽게 수행할 수 있는 훈련된 증거 중심 방식의 확장일 뿐입니다.

자율성의 신화에 대처하는 한 가지 방법은 팀의 가치인 **환자 우선**과 **항상 우수성**을 준수하기 위해 모든 팀원이 서로에게 책임을 지는 상호 책임 개념을 강조하는 것입니다. 응급실 리더에게 이는 솔직한 대화를 나누는 것을 의미합니다.

예시: 우리는 여러분의 진료 방식에 대한 자율성을 존중하지만, 응급 의료는 항상 모든 사람의 진료가 다른 사람에게 영향을 미치는 **팀 스포츠**입니다. 다른 사람의 우수한 결과를 무시할 수는 있지만, 그와 비슷하거나 더 나은 결과를 얻을 수 있는 경우에만 가능합니다.

그렇지 않다면, 팀원들이 지속적으로 더 좋은 점수를 받은 사람들의 구체적인 습관, 언어, 행동에 대해 코칭하고 멘토링해 드립니다. 이는 여러분이 일을 더 즐겁게 하는 데도 도움이 될 것입니다. 팀원들이 불가능과 자율성에 대한 신화를 깨는 것은 코칭, 멘토링, **shadow shifting**을 통해 가장 잘 처리할 수 있습니다.

코칭, 멘토링, shadow shifting A팀 멤버의 효과적이고 구체적인 경험을 활용하여 B팀 멤버의 개선을 유도하고 스스로의 개선을 지속하기 위해서는 코칭과 멘토링이라는 도구를 사용하는 것이 매우 중요하다는 점을 강조하는 것이 중요합니다.

Shadow shifting은 예측 가능한 높은 성과를 창출한 습관을 가진 A팀 멤버가 B팀 멤버와 협력하여 업무를 더 쉽게 만들고 환자의 삶을 개선하는 데 도움이 되는 모범 사례 언어와 행동으로 코칭하고 멘토링하는 개념입니다.

이 도구는 A팀 멤버의 경험과 **어떻게** 습관이 우수한 성과를 가져오는지에 대한 입증된 결과를 바탕으로 구체적인 지침을 제공하는 데 매우 효과적입니다. shadow shifting은 일반적으로 한 세션당 3-4시간 동안만 이루어지며, A팀 멤버가 다른 의사나 간호사의 그림자가 되어 긍정적이고 협력적인 방식으로 토론을 진행합니다.

예시: 환자 몇 명과만 함께 앉아 있는 것을 보았습니다. 제 경험에 따르면 앉는 것을 습관으로 만들어야 의사소통에 도움이 됩니다. 가끔 가슴에 팔짱을 끼고 서 있는 경향이 있는 것 같습니다. 앉으면 좀 더 개방적인 바디랭귀지를 사용하게 되어 환자와 더 잘 소통하는 데 도움이 된다는 것을 알게 되었습니다. 제가 개발한 습관 중 하나는 검사 및 방사선 결과가 나오는 즉시 환자에게 알려주는 것인데, 환자들이 마지막에 모든 결과가 다 나온 후에 알려주는 것과는 달리 환자들이 좋아하는 것 같습니다.

8) 결론

우수한 환자 경험을 달성하고 유지하려면 내재적 동기를 활용하여 업무를 더 쉽게 만들고 환자 경험을 개선하는 10가지 개별적이지만 서로 관련된 기술을 포함하는 체계적인 근거 기반 접근 방식이 필요합니다.

REFERENCE

1. Angelou M. Personal communication to the author (TM); 2012.
2. Aristotle. Nichomachean Ethics. Ross D, trans. Oxford: Oxford University Press; 2009.

3. Badenowski R. Personal communication to the author, August 18, 2000.
4. Baker SJ. Hourly rounding in the emergency department: how to accelerate results. J Emerg Nurs. 2012;38(1):69-72.
5. Baker SK. Managing Patient Expectations: The Art of Finding and Keeping Loyal Patients. San Francisco, Calif: Jossey-Bass; 1998.
6. Barry MJ, Edgman-Levitan S. Shared decision making—the pinnacle of patient-centered care. N Engl J Med. 2012;366(9):780-1.
7. Carlzon J. Moments of Truth: New Strategies for Today's Customer-Driven Economy. Pensacola, Fla: Ballinger; 1987.
8. CMS.gov [Internet]. Emergency department consumer assessment of healthcare providers and systems (ED CAHPS) survey [cited 2020 Feb 1]. Available from: https://www.cms.gov/Research-Statistics-Data-and-Systems/Research/CAHPS/ED.
9. Delbanco T, Berwick DM, Boufford JI, et al. Healthcare in a land called PeoplePower: nothing about me without me. Health Expect. 2001;4(3):144-50.
10. Fisher R, Ury WL, Patton B. Getting to Yes: Negotiating Agreement Without Giving In. New York, NY: Penguin; 2004.
11. Groopman J. How Doctors Think. Boston, Mass: Houghton Mifflin; 2009.
12. Grossman A, Sutton JR. Endorphins: what are they? how are they measured? what is their role in exercise? Med Sci Sports Exerc. 1985;17(1):74-81.
13. Harlow H. Motivation as a factor in the acquisition of new responses. In: Brown OH, Judson S, Harlow H, et al, eds. Current Theory and Research on Motivation—A Symposium. Lincoln, Neb: University of Nebraska Press; 1953.
14. Institute for Healthcare Improvement [Internet]. Available from: www.ihi.org/communities/blogs/origins-of-every-system-is-perfectly-designed-quote
15. Lee F. If Disney Ran Your Hospital: 9 ½ Things You Would Do Differently. Bozeman, Mont: Second River Healthcare Press; 2004.
16. Lee F. If Disney Ran Your Hospital: 9 ½ Things You Would Do Differently. Bozeman, Mont: Second River Healthcare Press; 2004.
17. Mayer T, Cates RJ. Leadership for Great Customer Service: Satisfied Employees, Satisfied Patients. 2nd ed. Health Administration Press; 2014.
18. Mayer T, Cates RJ. Leadership for Great Customer Service: Satisfied Patients, Satisfied Employees. Health Administration Press; 2004.
19. Mayer T. Dealing with the B Team members: holding the mirror up can have a positive effect on them and the organization. Healthc Exec. 2010:52-4.
20. Mayer T. Drive service excellence to the next level. Healthc Exec. 2010;25(6):54-6.
21. Mayer T. Drive service excellence to the next level. Healthc Exec. 2010;25(6):54, 56.
22. Mayer T. EDPECS is Coming! Preparing for the New Patient Experience Reality of Emergency Medicine. ACEP Scientific Assembly. 2019;
23. Mayer T. Leadership for great customer service: getting the "why" right before the "how." Healthc Exec. 2010;25(3):66, 68-9.
24. Mayer T. Leadership for great patient experience: the survival skills approach. In: Strauss R, Mayer T, eds.) Emergency Department Management. 2nd ed. Dallas, Tex: American College of Emergency Physicians; 2020.
25. Mayer T. Patient experience and ED team engagement. Paper presented at: American College of Emergency Physicians (ACEP) Emergency Department Directors Academy (EDDA). Dallas, TX; 2018.
26. Mayer T. Putting it all together: education and the right tools to create a culture of service. Healthc Exec. 2011;26(1):56-9.
27. Peters T. The Brand You 50: Or Fifty Ways to Transform Yourself From an "Employee" Into a Brand That Shouts Distinction, Commitment, and Passion. New York, NY: Knopf; 1999.
28. Reichheld FF. The Loyalty Effect: The Hidden Force Behind Growth, Profits, and Lasting Value. Brighton, Mass: Harvard Business Press; 1996.
29. Scheider R, as Bob Fosse. In: All That Jazz. Bob Fosse, Director. 20th Century Fox Columbia Pictures; 1979.
30. Spinoza B. Ethics. Curley E, ed. New York, NY: Penguin; 1994.
31. Spinoza B. Ethics. Curley E, ed. New York, NY: Penguin; 1994.
32. Studer Q. Hardwiring Excellence: Purpose, Worthwhile Work, Making a Difference. Pensacola, Fla: Fire Starter Publishing; 2003.
33. Studer Q. Results That Last: Hardwiring Behaviors That Will Take Your Company to the Top. Hoboken, NJ: John Wiley and Sons; 2008.
34. Swayden KJ, Anderson KK, Connelly LM, et al. Effect of sitting vs standing on perception of provider time at bedside: a pilot study. Patient Educ Couns. 2012;86(2):166-71.
35. Tefera L, Lehrman WG, Conway P. Measurement of the patient experience: clarifying facts, myths, and approaches. JAMA. 2016;315(20):2167-8.
36. The Beryl Institute [Internet]. About Us [cited 2019 Dec 27]. Available from: https://www.theberylinstitute.org/page/About
37. The New York Times [Internet]. The opioid epidemic: a crisis years in the making [cited 2019 Nov 20]. Available from: https://www.nytimes.com/2017/10/26/us/opioid-crisis-public-health-

emergency.html
38. Trzeciak S, Mazzarelli A. Compassionomics: The Revolutionary Scientific Evidence That Caring Makes a Difference. Pensacola, Fla: Studer Group; 2019.
39. Weick KE, Sutcliffe KM. Managing the Unexpected: Sustaining Performance in a Complex World. 3rd ed. Hoboken, NJ: Wiley and Sons; 2015.
40. Well (blog) [Internet]. What doctors are telling us even when they're not talking [cited 2019 Apr 15]. Available from: http://well.blogs.nytimes.com/2012/02/09/what-doctors-are-telling-us-even-when-theyre-not-talking/

2.

The A-Team TOOLKIT™

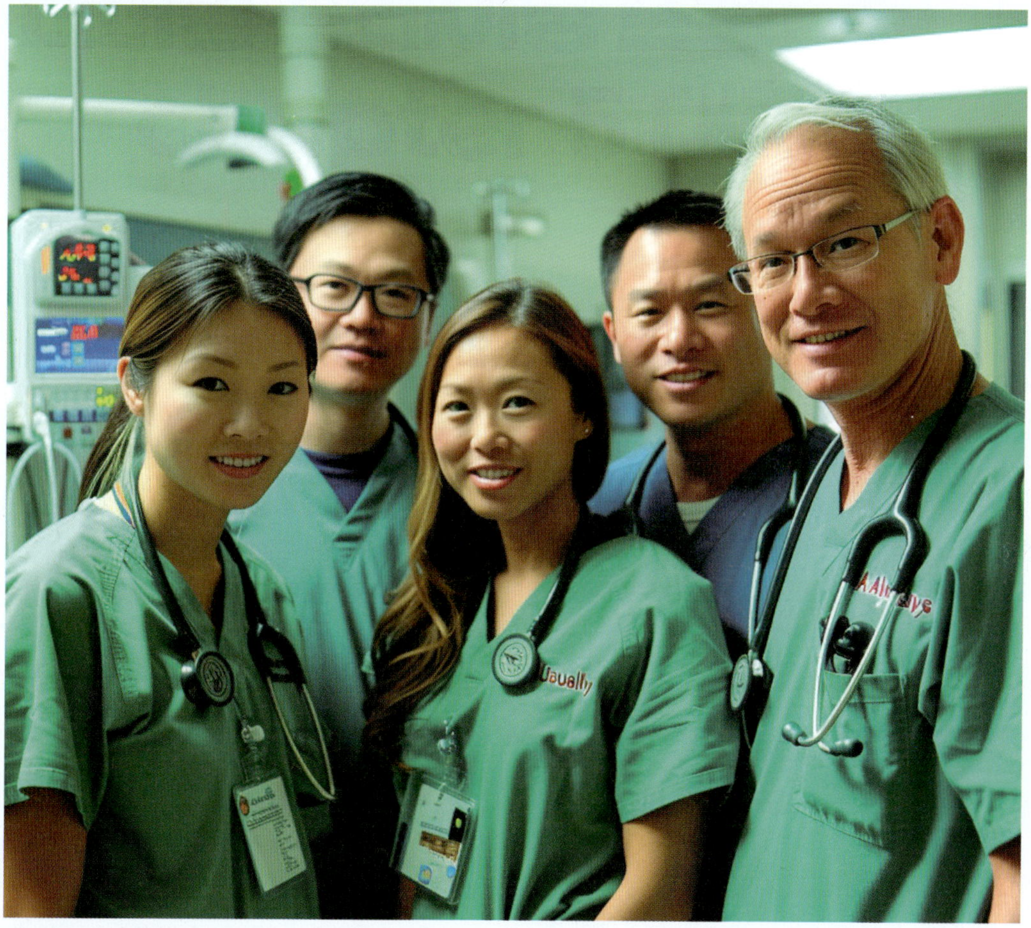

학습목표

1. TEAM TOOLKIT™ 의 10가지 요소를 이해하고 적용할 수 있다.
2. B팀 환자 및 구성원을 효과적으로 다루는 방법을 학습한다.
3. 환자 경험의 중요성과 이를 개선하기 위한 구체적인 전략을 익힌다.
4. 라운딩 및 사후 피드백의 중요성과 적용 방법을 설명할 수 있다.
5. 적절한 스크립트 사용을 통해 서비스 품질을 높이는 방법을 이해한다.

1) 서론

응급실 팀이 환자의 기대를 뛰어넘는 서비스를 제공하면 병원과 의료 시스템의 목표인 환자 충성도를 높일 수 있습니다. 이를 위해 응급실 팀은 외재적 동기 extrinsic motivation 나 점수 score에 집중하기보다 내재적 동기 intrinsic motivation 를 사용해 일을 더 쉽게 만드는 데 초점을 맞춰야 합니다. A-TEAM TOOLKIT™은 Thom A. Mayer와 Robert J. Cates가 이런 목표를 달성하기 위해 개발한 일련의 도구와 전략입니다(Box 6-2-1).

A팀과 B팀은 Thom A. Mayer와 Robert J. Cates가 저술한 책『훌륭한 고객 서비스를 위한 리더십: 만족하는 직원, 만족하는 환자 Leadership for Great Customer Service: Satisfied Employees, Satisfied Patients』에서 소개된 개념입니다.

이 개념은 팀 구성원의 행동과 태도가 팀의 효율성과 환자 경험에 미치는 영향을 설명하기 위해 사용됩니다. 책에서는 응급실 환경에서 A팀과 B팀의 차이점을 구체적으로 설명하며, 이들의 행동이 환자 경험과 팀의 성과에 어떻게 영향을 미치는지 논의합니다.

의료 환경에서 팀 구성원들의 행동과 태도를 구분하는 개념입니다. 이 개념은 팀의 효율성을 높이고 환자 경험을 향상시키기 위해 사용됩니다.

(1) A팀

A팀 A-team은 긍정적이고 적극적인 행동을 보이는 팀원들로 구성됩니다. 이 팀원들은 다음과 같은 특성을 가지고 있습니다.

- **적극적이고 협력적임**: 항상 팀의 목표를 달성하기 위해 노력하며, 다른 팀원들과 협력하는 데 주저하지 않습니다.
- **문제 해결 능력이 뛰어남**: 문제가 발생했을 때 빠르고 효과적으로 해결책을 찾습니다.
- **환자 중심적**: 환자의 요구와 기대를 중심으로 생각하고 행동합니다.
- **높은 동기부여**: 자신의 역할에 대해 높은 자부심을 가지고 있으며, 내재적 동기에 의해 움직입니다.
- **긍정적인 태도**: 항상 긍정적인 태도로 업무를 수행하며, 다른 팀원들에게도 좋은 영향을 미칩니다.

(2) B팀

B팀 B-team은 부정적이고 비협조적인 행동을 보이는 팀원들로 구성됩니다. 이 팀원들은 다음과 같은 특성을 가지고 있습니다.

- **부정적이고 비협력적임**: 팀의 목표와 상관없이 개인적인 이익이나 편의를 우선시합니다.
- **문제 회피**: 문제가 발생했을 때 적극적으로 해결하려 하지 않으며, 종종 다른 사람에게 책임을 전가합니다.
- **환자 중심적이지 않음**: 환자의 요구와 기대를 고려하지 않고, 자신의 편의에 따라 행동합니다.
- **낮은 동기부여**: 자신의 역할에 대한 자부심이 부족하며, 외부적 동기에 의해 움직입니다.
- **부정적인 태도**: 부정적인 태도로 업무를 수행하며, 다른 팀원들에게도 나쁜 영향을 미칩니다.

(3) 예시

① A팀 예시

김 간호사는 항상 환자와의 상호작용에서 친절하고, 환자가 필요로 하는 것을 미리 파악하여 제공하는 데 집중합니다. 그녀는 환자와의 대화에서 경청하고, 필요한 경우 동료 간호사와 협력하여 문제를 신속하게 해결합니다. 김 간호사는 자신의 업무에 자부심을 느끼고, 팀의 다른 구성원들에게도 긍정적인 영향을 미칩니다.

Box 6-2-1 A-TEAM TOOLKIT™

A-Team 툴킷의 10가지 요소는 임상의와 리더가 환자의 기대치를 뛰어넘는 데 도움이 됩니다.

1. 권한 부여
2. B팀 환자 및 B팀 구성원 다루기
3. 집중적인 환자 경험 코칭, 멘토링 및 그림자 이동
4. 라운딩-당신, 다음, 사인아웃 및 퇴원 후 전화 통화
5. 스크립트-근거 기반 언어를 사용하여 서비스 개선
6. 서비스 유전자를 위한 올바른 화면 채용
7. 환자에게 받은 점수를 4점에서 5점으로 받기 - '보통'에서 '항상'으로 태도 전환하기
8. 하드와이어링 흐름과 기다림의 심리
9. 챔피언에게 보상하라 - 칭찬을 수확하라
10. 유산을 남기라

② B팀 예시

박 의사는 종종 자신의 업무에 불만을 가지고 있으며, 환자와의 상호작용에서도 무관심한 태도를 보입니다. 문제가 발생했을 때 그는 적극적으로 해결하려 하지 않고, 종종 다른 사람에게 책임을 전가합니다. 그의 부정적인 태도는 팀의 사기를 떨어뜨리고, 다른 팀원들에게도 나쁜 영향을 미칩니다.

이 개념을 통해 병원 리더십은 팀원들의 행동을 분석하고, A팀의 긍정적인 특성을 강화하며, B팀의 부정적인 행동을 개선하기 위한 전략을 수립할 수 있습니다. 이는 궁극적으로 환자 경험을 향상시키고, 병원의 전체적인 서비스 품질을 높이는 데 기여합니다.

2) 주요 도구와 전략

(1) 도구 #1: 권한 부여

권한 부여 empowerment는 의료 분야에서 자주 사용되지만 제대로 이해되지 않는 개념입니다. 의료 분야에서 가장 남용되고 가장 잘 이해되지 않는 용어 중 하나입니다. 서비스 및 의료 분야에 대한 상세한 연구에 따르면 임파워먼트 문화 없이 성공한 서비스 리더는 없었습니다.

임파워먼트는 서비스를 제공하는 사람들이 환자의 요구와 기대를 더 잘 충족시키기 위해 프로세스를 변경하거나 개선할 수 있는 능력을 갖추는 것을 의미합니다. 성공적인 서비스 리더들은 권한 부여 empowerment를 조직 문화의 핵심 원칙으로 삼고 있으며, 이를 통해 환자의 요구와 기대를 더 잘 충족시킬 수 있습니다.

권한 부여는 단순히 권한을 주는 것을 넘어서 직원들이 자율성을 가지고 업무를 수행할 수 있게 하는 것을 의미합니다. 예를 들어, 간호사가 환자의 상태를 즉각적으로 평가하고 필요한 조치를 취할 수 있도록 권한을 부여하면 환자 만족도가 높아지고 응급상황에서도 빠르게 대처할 수 있습니다.

진보적인 프로그램으로 명성이 높은 한 대형 의료 시스템에서 "당신은 권한이 있습니까?"라는 질문이 제기되었습니다. 강당 뒤쪽에서 작은 목소리로 "그들은 우리가 ..."라고 말할 때까지 솔직히 약간 불안한 침묵이 흘렀습니다. 팀이 권한을 부여받았다고 들었지만 그 권한 부여의 실체가 명확하지 않다면 다시 시작해야 할 때입니다.

탁월한 환자 치료를 제공하는 응급실은 해야 할 일의 모든 세부 사항을 설명하는 두꺼운 매뉴얼에 서비스가 있는 것이 아니라 진정한 권한 부여는 두꺼운 룰북이 아니라 **생각하는** 룰북에서 나온다는 것을 잘 알고 있습니다.

두꺼운 룰북 조직은 환자 치료가 제공되는 모든 방법을 설명하고 정책을 구체적으로 준수하도록 요구합니다. 얇은 룰북 조직은 광범위한 가치, 사명, 비전을 설명하지만 리더와 관리자가 촉매제 역할을 하여 팀이 우수성을 제공할 수 있는 최선의 방법을 찾도록 돕습니다. 환자 중심의 환자 경험을 선포하는 사명 선언문을 백 개 게시하는 것보다 한 사람이 실천하는 것이 더 낫습니다.

우수한 환자 경험은 얇은 규정집뿐만 아니라 성공으로 가는 길에 넓은 복도가 있는 응급실에서 발생합니다. 성공하는 방법에는 '상사의 방식'이나 '회사의 방식'뿐만 아니라 여러 가지가 있습니다. 올바른 채용을 하고, 직원을 잘 교육하고, 조직의 가치를 모범적으로 보여주는 서번트 리더가 된 다음 느슨하게 풀어주면 됩니다.

문헌과 실제 경험에 따르면 직원들은 가치를 부여받고 권한을 부여받았기 때문에 어떤 리더십 팀보다 '어떻게 할 것인가'에 대한 세부 사항을 더 많이, 더 잘 만들어낼 수 있습니다.

① 임팩트 포인트 중재

권한 부여의 첫 번째 도구는 임팩트 포인트 중재 point of impact intervention ™입니다. 이는 권한 부여와 협상의 개념을 결합한 것입니다. 이 중재는 환자가 자신의 치료에 불만을 제기했을 때 얻은 통찰에서 시작됩니다. 간호사나 의사가 환자가 불만족스러웠다는 것을 인지하고 있는 경우가 92%에 달한다는 사실에서 출발합니다. 즉, 대부분의 경우 불만이 발생하면 응급실 ED 직원은 이미 문제가 있다는 것을 알고 있습니다. 임팩트 포인트 중재는 이 사실을 인식하고, 환자의 병상에서 문제를 해결할 수 있는 도구를 제공하여 문제를 실시간으로 해결하는 것입니다.

이 기술의 8단계(Box 6-2-2)는 사건 보고서가 사건 자체

Box 6-2-2 임팩트 포인트 중재™의 8단계

1. 문제를 파악하고 즉시 해결합니다.
2. 고장이 발생했다는 사실을 확인합니다.
3. 슬레이트를 깨끗이 닦습니다.
4. 고객의 기대치를 설정합니다: 고객의 기대치와 경험 사이의 '델타'는 무엇인가요?
5. 문제를 협상하고 해결합니다.
6. 가능하면 고객의 기대에 부응하세요.
7. 합리적인 대안을 제시합니다.
8. 다른 모든 방법이 실패할 경우 다른 사람과 대화할 수 있는 기회를 제공합니다.

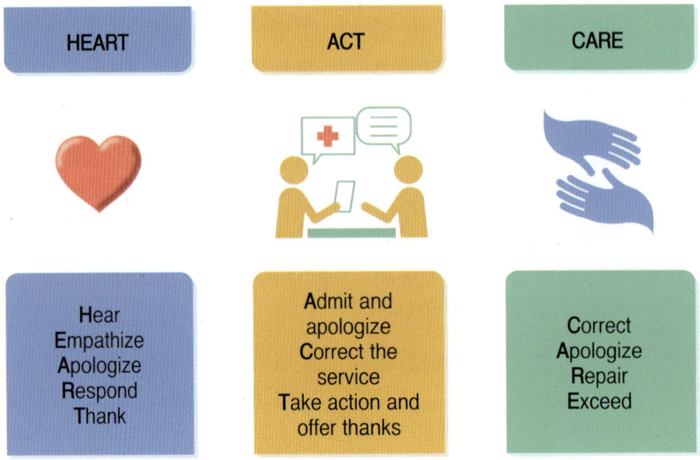

그림 6-2-1 서비스 회복을 위한 기억법

보다 더 커지지 않도록 환자의 기대를 실시간으로 해결하는 절제된 접근 방식을 나타냅니다. 특히 4단계는 중요합니다. 환자들이 종종 직원이 자신의 기대를 충족하지 못했다고 느끼기 때문입니다. 팀이 환자에게 돌아가서 환자의 기대를 다시 설정하도록 하는 것은 임팩트 포인트 중재의 핵심입니다. 이를 통해 병상에서 불만을 해결함으로써 불만을 획기적으로 줄일 수 있습니다.

Box 6-2-3 서비스 회복 프로그램 모범 사례

- 적극적으로 경청하세요.
- 사과하기: "이 문제를 바로잡으려면 어떻게 하면 좋을까요?"
- 문제를 해결합니다.
- 후속 조치를 취합니다.
- 추가적으로 무언가를 제공하세요.

② 서비스 회복

권한 부여 범주의 두 번째 도구는 서비스 회복 service recovery입니다. 임팩트 포인트 중재가 불만 예방의 한 형태라면, 서비스 회복은 불만 관리의 한 형태입니다. 서비스 회복을 위한 다양한 공식이 있으며, 많은 공식이 기억법 mnemonic과 연관되어 있습니다(그림 6-2-1). 대부분의 병원과 의료 시스템은 서비스 회복에 사용할 자체 프로세스, 기억법 또는 양식을 개발했기 때문에 이러한 노력은 기존 시스템과 조화를 이루어야 합니다.

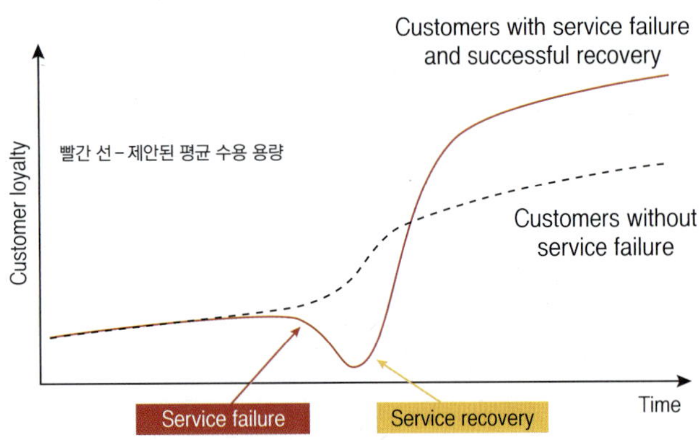

그림 6-2-2 서비스 회복의 역설

모든 프로그램은 서비스 실패가 발생하면 이를 빨리 인지하고 해결할수록 회복의 규모가 커지고 환자의 충성도가 높아진다는 사실을 인식하고 있습니다(Box 6-2-3, 그림 6-2-2). 선택된 시스템에 관계없이, 서비스 회복은 환자의 불만 원인을 면밀히 추적하고 적절한 후속 조치가 제공될 수 있도록 세심한 모니터링이 필요한 집중적이고 체계적인 접근 방식을 통해 처리해야 합니다.

③ 선도

세 번째 역량 강화 도구는 'Leading up' 또는 Studer 그룹에서는 'Managing up'이라고 부르는 개념입니다. 이 기법은 환자가 자신의 치료를 맡는 의료진에게 우수성을 기대하도록 유도하기 위해 언어적 서비스 전환을 사용하여 다른 사람에게 권한을 부여하는 것을 말합니다(Box 6-2-4).

선도의 주요 이점은 한 사람에서 다른 사람으로 서비스가 원활하게 전환될 수 있도록 길을 열어준다는 점이지만, 치료를 이양받을 사람을 **리드하는** 역할도 합니다. 즉, 환자와 가족에 대한 훌륭한 소개를 통해 그들에게 많은 것이 기대된다

Box 6-2-4 선도하기

'Leading up' 또는 'Managing up'는 언어적 도구를 사용하여 의료팀의 다른 사람에게 간호를 이양하는 것으로, 기대치를 관리하고 팀원들이 자신이 긍정적으로 소개되었음을 알 수 있도록 하는 데 도움이 됩니다.

- "진욱은 여러분의 간호사입니다. 최고예요!"
- "상환은 응급실 기술자이며, 부목을 대고 목발로 걷는 법을 가르쳐 줄 것입니다. 사실 저보다 더 잘해요!"
- "당신의 치료를 맡게 될 제 파트너인 태빈 간호사를 소개해드리겠습니다. 현재 상황을 설명해 드렸으니 잘 돌봐주실 겁니다."
- "엑스레이를 보니 뼈가 골절된 것 같아서 주치의와 상의해 봤습니다. 의사는 정형외과 의사에게 전화해 보라고 권했습니다. 그는 훌륭하고 잘 해낼 거예요!"
- "앞서 말씀드렸듯이 오늘 병원에 입원하셔야 하므로 담당 의사에게 전화를 드렸고, 담당 의사는 정형외과 전문의에게 입원시켜 달라고 요청했습니다. 신희준 선생님이 오늘 입원 과정을 담당할 예정이며, 담당 의사에게 모든 치료 과정을 계속 알려드릴 것입니다."

Box 6-2-5 B팀 환자 다루기

이 접근법은 의사와 간호사가 만성 통증이 있는 어려운 환자(B팀)를 다루는 능력을 향상시킵니다.

- **앉습니다**: 환자와 대화할 때 눈높이를 맞춰 앉아 신뢰감을 줍니다.
- **개방적인 바디랭귀지를 사용합니다**: 팔을 꼬지 않고 열린 자세로 대화합니다.
- **적극적인 경청을 연습합니다**: 환자의 말을 끊지 않고 끝까지 경청합니다.
- **기대치를 설정합니다**: 환자에게 현실적인 기대치를 설정하고 이를 명확히 전달합니다.
- **능동적으로 대처합니다**: 문제 해결을 위해 적극적으로 행동합니다.
- 임상적 문제를 꼼꼼하게 해결합니다.
  - "만성 통증이 있고 시스템이 실패해서 유감입니다."
  - "제가 원하는 것을 가지고 있지는 않지만 원하는 것을 가지고 있는 분과 예약을 잡아드릴 수 있습니다."
  - "저는 만성 통증 관리에 대한 교육을 받지 않았습니다!"
  - "하지만 당신이 원하는 것에 대한 해답을 가진 '친구'가 있습니다..."

는 것을 이해시키는 데 도움이 됩니다.

(2) 도구 #2: B팀 관리

A팀/B팀 비유는 필연적으로 간병인이 "B팀 환자와 B팀원 모두를 다루는 가장 좋은 방법은 무엇인가요?"라고 질문하게 만듭니다. 이는 지극히 정당한 질문입니다. 우리 팀에게 A팀과 같은 행동을 요구하는 것과 환자, 가족, 팀원의 B팀 현실을 다루는 것은 전혀 다른 문제입니다(Box 6-2-5).

많은 환자와 그 가족은 자신에게 제공되는 치료에 대해 감사하고, 이해하고, 고마워하는 기쁨의 대상입니다. 하지만 어떤 환자들은 솔직히 우리 존재의 골칫거리입니다. 그들은 충족할 수 없을 것 같은 기대치로 우리의 자원과 능력에 부담을 줍니다. B팀 환자와 구성원은 자원과 능력에 부담을 줄 수 있으므로 절제된 접근 방식으로 처리해야 합니다(Box 6-2-5).

예를 들어, 만성 통증 환자 chronic pain patients는 종종 응급실에 반복적으로 방문하며, 이로 인해 의료진의 피로도가 증가할 수 있습니다. 이를 해결하기 위해 다음과 같은 전략을 사용할 수 있습니다.

- **환자와의 신뢰 관계 구축:** 만성 통증 환자와 지속적인 대화를 통해 신뢰를 쌓고, 그들이 자신의 통증 관리 계획에 참여하도록 유도합니다.
- **통증 관리 프로그램 소개:** 만성 통증 환자를 위한 전문 클리닉이나 프로그램에 연계하여 응급실 방문을 줄입니다.

특히 다음과 같은 방법으로 권한과 통제권을 응급실 직원에서 의료 시스템의 다른 영역으로 옮기는 것이 큰 도움이 됩니다.

- 환자의 만성 통증에 대한 우려 표현
- 통증의 실제적인 특성을 인정하기
- 응급의학과 의사와 간호사는 급성 통증 관리에 대한 훈련과 자격을 갖추고 있지만 만성 통증에 대한 배경이나 전문 지식이 없다는 것을 설명하기
- 환자를 만성 통증 서비스에 의뢰하면서 급성 통증(새로운 부상 또는 질병)을 해결하기
- 응급실에서 (적절한) 만성 통증 관리 서비스로 효과적으로 권한과 통제권을 옮기기

다음은 이 아이디어를 설명하는 간단한 연습입니다. 리더는 직원들에게 "A팀원이 거울을 볼 때 무엇을 보나요?"라고 물어보세요. 다소 교묘한 질문처럼 들리지만 곰곰이 생각해

Box 6-2-6 B팀원 다루기

B팀원에게 '거울'을 들이대면 그들의 행동이 ED 팀에 미치는 영향에 대해 집중적이고 절제된 대화를 나눌 수 있습니다.

- 구체적이고 명확하며 간결하게 하세요.
- 시의적절하게 하세요.
- 직설적으로 말하세요.
- 고든 방법을 사용하세요.
  - "당신이 X를 하면 다른 사람들이 Y를 느끼게 되니 대신 Z를 해 보세요."
- 예를 들어 설명하세요.
- 멘토가 되어 주세요.

보면 직원들은 "A-Team 멤버"라고 대답할 것입니다. A팀원은 근본적으로 자기 성찰적이기 때문에 일반적으로 자신과 팀에 적합한 행동이 무엇인지 잘 알고 있습니다.

이제 다음 질문으로 이어갑니다. "B팀원이 거울을 보면 무엇을 볼 수 있을까요?" "A팀원입니다!"라는 대답이 금방 나올 것입니다. B팀원은 자신의 말과 행동이 환자와 가족, 그리고 가장 중요한 나머지 응급실 팀원들에게 얼마나 독이 되는지 진정으로 깨닫지 못하기 때문입니다. 이런 점에서 B팀원을 대할 때 가장 기본적인 기술은 그들이 자신의 행동의 진정한 효과를 볼 수 있도록 '거울'을 들이대는 능력입니다(Box 6-2-6).

B팀원과의 의사소통은 구체적이고 명확하며 간결해야 합니다. 사용되는 언어는 본질적으로 집중적이고 스타카토적이어야 합니다.

리더가 사용하는 언어가 너무 모호하여 마치 B팀원들의 감정을 상하게 할까 봐 걱정하는 것처럼 느껴지는 경우가 너무 많습니다.

예시: "몇 명의 직원들과 이야기를 나누다 보니 상황이 좀 더 나아질 수 있을 것 같다는 생각이 들었습니다. 상황이 나아지면 사람들의 기분도 좋아지기 때문에 여러분의 행동을 통해 개선할 수 있도록 도와주셨으면 좋겠습니다. 이 여정을 도와주셨으면 좋겠습니다. 와 주셔서 감사합니다. 이 매니저가 방금 뭐라고 했나요? 아무 말도 안 했어요!"

B팀원은 이 회의에서 자신이 무엇을 다르게 해야 하는지 아무런 단서도 얻지 못한 채 회의장을 빠져나왔습니다. 실제로 회의에서 무슨 일이 있었냐고 묻는다면 "연봉이 인상된 것 같아요."라고 대답할 수도 있습니다.

Box 6-2-7 환자 만족도 집중 코칭

환자 설문조사 불만 칭찬에 기반한 집중 코칭은 점수와 직원 만족도를 모두 향상시킵니다.

- **오픈북 테스트:** 문제를 파악합니다.
- **목표 점수가 확인됩니다:** 예를 들어, 75번째 백분위수에 도달하는 것이 목표일 수 있습니다.
- **그래프 그리기:** 목표 점수를 시각적으로 그래프로 표시하여 진행 상황을 모니터링합니다.

리더는 회의가 시작되기 전에 자신이 무슨 말을 어떻게 할 것인지 아는 것이 중요합니다. 메시지는 명확하고 간결하며 비즈니스적인 것이어야 합니다. 사교적인 대화가 아니므로 반가운 인사를 주고받지 마세요.

직원이 A팀의 말과 행동을 전달하지 못한 구체적인 사례를 준비하여 회의에 참석하세요. 이는 팀 전체가 A팀/B팀 개념을 이해하고 B팀 사고를 리더십 팀에 편안하게 전달할 수 있도록 하는 것에서 시작됩니다.

직원들은 관리자가 똑같이 구체적일 수 있도록 가능한 한 구체적으로 우려 사항을 말하도록 권장해야 합니다. B팀원에게 거울을 제시하는 간단하고 직접적인 형식은 고든 방식입니다. **당신이 X를 하면 다른 사람들이 Y를 느끼게 되니 대신 Z를 해보세요.**

(3) 도구 #3: 환자 경험 코칭

환자 경험 설문조사의 결과를 바탕으로 구체적인 개선 전략을 설계합니다(Box 6-2-7). 집중적인 환자 경험 코칭 patient experience coaching을 통해 전체 팀의 점수를 높이는 상호 책임 문화의 일부로 **섀도 시프팅** shadow shifting이라는 개념을 활용합니다. 섀도 시프팅은 A팀 구성원이 B팀 구성원과 함께 시간을 보내며 점수를 개선하는 것입니다.

(4) 도구 #4: 라운딩 및 사후 피드백

라운딩과 사후 피드백 rounding and post-discharge follow-up은 환자의 목소리와 팀의 목소리를 모두 들을 수 있는 체계적인 방법입니다. 라운딩에는 네 가지 기본 유형이 있습니다.

- 리더가 자신의 유닛에 대한 라운딩
- 리더 의사 간호사가 입원 환자를 대상으로 하는 라운딩

- 퇴원 라운딩
- 퇴원 후 피드백(일반적으로 전화 통화 형태)입니다.

라운딩은 현장에서 직접 환자와 직원의 피드백을 얻고 즉각적인 개선을 도모할 수 있는 중요한 도구입니다. 예를 들어, 간호부장이 정기적으로 병동을 돌아다니며 환자와 간호사들의 의견을 수렴하고 문제를 즉각 해결합니다.

(5) 도구 #5: 스크립트 사용

예측 가능한 상호작용을 개선하기 위해 근거 기반 언어를 사용하여 스크립트 scripts를 설계합니다. 스크립트는 환자를 위한 미리보기와 기대치 생성에 도움이 됩니다.

예를 들어, 간호사가 환자에게 '곧 담당 의사와 만나게 될 것입니다. 그 전에 저와 함께 필요한 몇 가지 정보를 확인하겠습니다.'라는 스크립트를 사용하면 환자는 다음 단계에 대한 명확한 기대를 가지게 되어 불안감을 줄일 수 있습니다.

(6) 도구 #6: 올바른 채용

우수한 서비스 문화를 조성하고 유지하기 위해 올바른 사람을 채용하는 것이 중요합니다. 지원자의 자격뿐만 아니라 자질도 확인해야 합니다(Box 6-2-8).

채용 과정에서 단순히 학력과 경력만을 보는 것이 아니라, 지원자의 성격과 태도를 중점적으로 평가하는 것이 중요합니다. 예를 들어, 면접 시 "가장 어려웠던 상황에서 어떻게 대처했는지"를 묻고 그 경험을 통해 지원자의 문제 해결 능력과 대인 관계 능력을 평가합니다.

Box 6-2-8 자질 대 자격

자질

- 고용주
- 출신 대학
- 우등
- 교육
- 적성

자격

- 학위
- 자격증
- 지능
- 컴퓨터 기술
- 고객 서비스 기술

(7) 도구 #7: 4단계에서 5단계로 도약하기

환자 경험을 최고 수준으로 끌어올리기 위해서는 현재 '4점'을 받은 환자의 점수를 '5점'으로 바꾸는 전략이 필요합니다. 이를 위해 환자에게 "이번 응급실 방문이 귀하에게 좋은 경험이 될 수 있는 이유는 무엇인가요?"라고 질문하여 그들의 기대를 충족시키도록 노력합니다.

(8) 도구 #8: 하드와이어링 흐름

환자가 치료의 서비스 전환과 대기열을 통과하면서 가치가 추가되고 낭비가 제거되는 정도까지 존재하는 흐름을 최적화합니다. hardwiring flow 이는 린 lean 원칙을 적용하여 환자와 직원의 만족도를 향상시키는 것을 목표로 합니다.

예를 들어, 병원 내 각 부서 간의 협력을 강화하여 환자가 빠르고 효율적으로 치료를 받을 수 있도록 프로세스를 개선합니다. 이를 통해 대기 시간을 줄이고 환자 만족도를 높일 수 있습니다.

(9) 도구 #9: 챔피언에게 보상하기

응급실 팀의 성과를 인식하고 시간이 지나도 이러한 결과를 유지하기 위해 챔피언에게 보상하는 rewarding champions 체계를 구축합니다. 다음의 모범사례를 참조하세요(Box 6-2-9).

Box 6-2-9 서비스 회복 프로그램 모범 사례

- 적극적으로 경청하세요.
- 사과하기: "이 문제를 바로잡으려면 어떻게 하면 좋을까요?"
- 문제를 해결합니다.
- 후속 조치를 취합니다.
- 추가적으로 무언가를 제공하세요.

챔피언에게 보상하는 것은 그들의 노력을 인정하고 격려하는 것입니다. 예를 들어, 매달 최고의 성과를 낸 직원에게 포상을 하거나, 팀 전체가 함께 축하하는 시간을 갖는 것입니다.

(10) 도구 #10: 유산을 남기세요

의료 서비스에서 환자와 가족, 팀원들과 상호작용할 때마다 긍정적인 유산을 남기는 것 leaving a legacy이 중요합니다. 이는 단순히 업무를 수행하는 것 이상으로, 환자와 동료에게 깊은 인상을 남기고 지속적인 영향을 미치는 것을 의미합니다.

3) 결론

A-Team 툴킷™은 환자 경험 및 서비스 전략에 중점을 둔 10가지 도구로 구성되어 있으며, 이를 통해 업무를 더 쉽게 만들고 상호 책임감을 고취하며 일관되게 우수성을 제공할 수 있습니다. 이 도구들을 효과적으로 활용하면 병원 내에서 더 나은 환자 경험과 높은 수준의 의료 서비스를 제공할 수 있습니다.

REFERENCE

1. Berry LL, Seltman K. Management Lessons from Mayo Clinic: Inside One of the World's Most Admired Service Organizations. McGraw-Hill; 2008.
2. Collins J, Hansen MT. Great by Choice: Uncertainty, Chaos, and Luck—Why Some Thrive Despite Them All. HarperCollins Publishers; 2011.
3. Collins J. Good to Great: Why Some Companies Make the Leap and Others Don't. HarperCollins Publishers; 2001.
4. Eisley L. The Star Thrower. Harcourt Brace Jovanovich; 1978.
5. Jensen K, Mayer T, Welch SJ, et al. Leadership for Smooth Patient Flow: Improved Outcomes, Improved Service, Improved Bottom Line. Health Administration Press; 2007.
6. Jensen K, Mayer T. The Patient Flow Advantage: How Hardwiring Hospital-Wide Flow Drives Competitive Performance. Fire Starter Publishing; 2015.
7. Likert R. New Patterns of Management. McGraw-Hill; 1999.
8. Maister D. The psychology of waiting lines. David Maister: Professional Business, Professional Life blog. 2006;8.
9. Mayer T, Cates RJ. Leadership for Great Customer Service: Satisfied Employees, Satisfied Patients. 2nd ed. Health Administration Press; 2014.
10. Mayer T, Cates RJ. Leadership for Great Customer Service: Satisfied Patients, Satisfied Employees. Health Administration Press; 2004.
11. Mayer T, Jensen K. Hardwiring Flow: Systems and Processes for Seamless Patient Care. Fire Starter Publishing; 2009.
12. Mayer T. Beyond patient experience. Presented at: The American College of Emergency Physicians (ACEP) Emergency Department Directors Academy (EDDA); May 2, 2018.
13. Mayer T. Dealing with the B team members: holding the mirror up can have a positive effect on them and the organization. Healthc Exec. 2010;52-4.
14. Mayer T. Drive service excellence to the next level: moving patient satisfaction scores from the 4s to the 5s is key. Healthc Exec. 2010;25(6):54-6.
15. Mayer T. Hire right: the 12-step process for patient experience. Presented at: The American College of Emergency Physicians Scientific Assembly. San Francisco; 2017.
16. Mayer T. Leadership for great customer service: getting the "why" right before the "how." Healthc Exec. 2010;25(3):66-9.
17. Mayer T. Patient experience and ED team engagement. Presented at: The American College of Emergency Physicians (ACEP) Emergency Department Directors Academy (EDDA). Dallas, TX; 2018.
18. Mayer T. Putting it all together: education and the right tools to create a culture of service excellence. Healthc Exec. 2011;26(1):56-9.
19. Peters T. The Excellence Dividend: Meeting the Tech Tide With Work That Wows and Jobs That Last. Vintage Books; 2018.
20. Pink DH. Drive: The Surprising Truth About What Motivates Us. Riverhead Books; 2009.
21. Strauss R. Presented at: The American College of Emergency Physicians (ACEP) Emergency Department Directors Academy. EDDA). 2018;
22. Studer Q. Four best practices to improve emergency department results. Becker's Hospital Review. 2010.
23. Studer Q. Hardwiring Excellence. Fire Starter Publishing; 2004.
24. Studer Q. Results That Last: Hardwiring Behaviors That Will Take Your Company to the Top. John Wiley and Sons; 2008.
25. Studer Q. Straight A Leadership: Alignment, Action, Accountability. Fire Starter Publishing; 2009.

3.

민원 관리

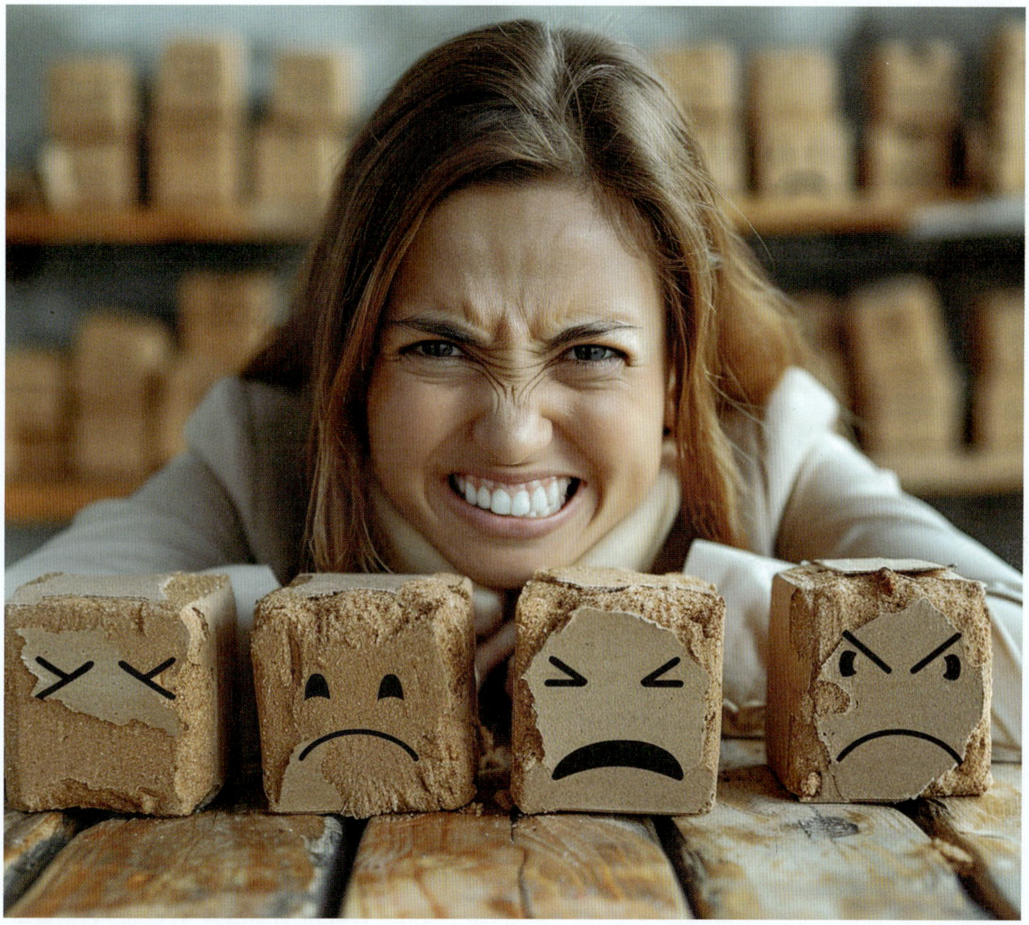

학습목표

1. 응급실에서의 불만 관리를 이해하고 효과적으로 대응하는 방법을 배운다.
2. 환자와의 커뮤니케이션 기술을 향상시키고 환자의 기대를 관리하는 방법을 배운다.
3. 불만 제기의 주요 원인과 이를 해결하기 위한 전략을 파악한다.
4. 불만 관리 시스템의 구성 요소와 이를 효과적으로 운영하는 방법을 이해한다.
5. 다양한 이해관계자와의 관계를 관리하고 만족도를 높이는 방법을 배운다.

1) 서론

사람들은 불만족스러울 때 불만을 제기합니다. 여기에 응급 상황의 불안, 혼란, 잠재적 위험까지 더해지면 불평의 수와 심각성은 더욱 커집니다.

예를 들어 한 엄마가 손목을 다쳐 눈물을 흘리는 3살짜리 아이를 응급실 ED에 데려왔다고 가정해 보겠습니다. 3시간 동안 기다리던 아이는 급한 간호사의 진찰을 받고 엑스레이 촬영을 한 후 의사의 진찰을 한 번(2분 동안) 받았는데, 의사는 제한된 검사를 시행하고 엄마나 아이와 거의 말을 하지 않은 채 골절에 대해 중얼거리기만 했습니다. 환자는 부목과 서면 지침을 받고 퇴원합니다. 질문은 피상적으로 답변됩니다.

이틀 후, 아이는 주치의에게 갔고, 주치의는 아이에게 뼈가 부러졌다고 말한 후 응급실 치료에 대한 자신의 불만을 이야기하고 정형외과 전문의에게 아이를 의뢰합니다. 한 달 후, 매우 불만을 품은 부모는 총 50만원의 응급실 진료비 청구서를 받았습니다. 그녀는 화가 나서 전화로 상담을 기다리고 있습니다.

불만 인식 및 관리는 성공적인 응급실 운영의 핵심 요소입니다. 적절하게 처리하면 불만족스럽고 화가 난 사람도 만족감을 얻을 수 있습니다. 반대로 불만 사항을 부적절하게 관리하면 불만을 품고 보복을 원하는 사람이 생길 수 있습니다.

효과적인 불만 관리의 이점은 불만 제기자 개인의 요구를 충족하는 것 이상의 의미를 갖습니다. 소비자의 중요성을 인식하는 기관과 리더는 불만족의 근본 원인을 줄이기 위한 조치를 취함으로써 개선의 기회를 모색합니다.

칭찬 관리를 추가하면 보다 포괄적이고 균형 잡힌 시스템을 구축할 수 있습니다. 칭찬을 인식하고 공표하는 ED 리더는 흔히 전달되지만 잘 인식하지 못하고 감사하지 않는 부서원들의 칭찬할 만한 노력을 축하하고 소중히 여깁니다.

2) 불만의 본질

모든 ED는 불만을 접수합니다. 불가피하게 일부 사람들은 치료의 질, 입원 기간, 간호사와 의사의 태도 또는 치료 비용에 대해 불만을 표출합니다. 부서 팀과 기관의 접근 방식에 따라 개선과 만족을 추구하는 조직과 실수를 반복할 수밖에 없는 조직이 구분됩니다.

효과적인 접근 방식을 개발하려면 먼저 사람들이 불만을 제기하는 이유를 이해해야 합니다. 우리 모두는 '합리적인' 기대가 충족되지 않아 일부 상호작용에 대해 불만을 경험합니다. 특히 응급실은 서비스를 이용하는 사람들 사이에서 불만이 발생하기 쉽습니다. 환자, 개인 의사, 응급 의료 서비스 제공자 및 직원 모두 세심하고 친절한 직원이 신속하고 양질의 치료를 제공할 것이라는 기대를 가지고 응급실에 들어갑니다. 안타깝게도 이러한 기대를 항상 충족시키는 것은 불가능합니다.

3) 불평하는 사람

사람들은 왜 불평할까요? 일반적으로 사람들은 자신의 기대가 충족되지 않을 때 불만족을 느낍니다. 또한 불편을 겪거나 무례한 대우를 받았다고 인식하면 불만의 형태로 불만을 표출할 가능성이 훨씬 더 높습니다.

4) 관계의 지속 기간

환자가 불만족하는 이유는 무수히 많지만, 몇 가지 일반화할 수 있습니다. 의료진과 환자 간의 관계 기간은 환자 만족도와 양의 상관관계가 있습니다. 관계가 오래 지속될수록 환자의 만족도가 높아집니다. 응급 의료진과 환자 간의 관계는 몇 년이 아닌 몇 분 단위로 측정됩니다. 이렇게 짧은 시간 동안 환자와 주치의 사이에 형성될 수 있는 유대감을 발전시킬 수 있는 기회는 거의 없습니다.

5) 효과적인 커뮤니케이션

의사와 간호사에 대한 환자의 기대는 임상 능력 그 이상입니다. 환자들은 의사가 친절하고 친절하며 관심을 갖고 시간을 내어 상황을 설명하고 질문에 답해 주기를 기대합니다. Terry Canale는 미국 정형외과 의사협회 회장 연설에서 다음과 같이 말했습니다.

"환자는 여러분이 얼마나 많은 것을 알고 있는지를 알기 전까지는 여러분이 얼마나 많은 것을 알고 있는지를 신경 쓰지 않을 것입니다."

스트레스가 많은 응급실 환경에서는 환자 및 가족과 빠르게 친밀감을 형성할 수 있어야 환자 만족도가 높아집니다. 많은 환자들이 치료 지연에 대해 불만을 제기하지만, 응급실 직원에 대해 직접 제기하는 불만 중 가장 많은 수가 태도 및 의사소통 부족과 관련이 있습니다.

문제나 시술의 특성을 적절히 설명하는 의사와 간호사는 그렇지 않은 의사나 간호사보다 환자 만족도 척도에서 더 높은 점수를 받는 것으로 나타났습니다. 더 완전한 설명은 질병의 경과와 결과에 대해 더 잘 이해하고 더 현실적인 기대치를 갖게 합니다. 또한, 자신의 상태에 대해 질문하도록 권장되고 실제로 질문하는 환자들의 만족도가 더 높습니다.

6) 불만 제기자의 인구통계학적 특성

불만 제기자의 특성을 검토한 많은 문헌이 발표되었습니다. 연령, 성별, 소득 수준에 대한 고려 사항이 자주 인용됩니다. 연령과 불만 행동 간의 관계는 명확하지 않습니다. 고령자의 경우 불만을 제기할 가능성이 낮다는 주장이 제기되었지만 여러 연구에서 입증되지 않았습니다. 여성이 남성보다 불만을 제기할 가능성이 더 높은데, 이는 여성이 가족의 건강관리 결정을 내릴 가능성이 더 높다는 사실과 관련이 있을 수 있습니다. 또한 소득이 높을수록 불만을 더 자주 제기하며, 일반적으로 더 높은 기대치와 더 많은 자원, 대체 의료 서비스 제공자를 구할 수 있는 선택의 폭이 넓기 때문에 다른 의료 서비스 제공자를 선택할 가능성이 더 높습니다.

7) 4가지 우려의 이유

응급 치료를 성공적으로 제공하려면 서비스를 이용하는 사람들의 요구를 해결해야 할 책임이 있음을 인식해야 합니다. 불만족스러운 환자, 동료, 고객으로 인해 많은 파급 효과가 발생할 수 있습니다. 응급실 방문율이 떨어지고, 의료 소송이 증가할 수 있으며, 궁극적으로 의사와 의료기관 간의 관계가 단절될 수 있습니다.

불만족스러운 환자에게는 세 가지 선택권이 있습니다.

- 불만을 표출합니다.
- 다른 의료기관을 선택합니다(이탈).
- 불만족스럽더라도 서비스를 계속 이용합니다(충성도 유지).

흥미롭게도 충성도가 높지만 불만족스러운 소비자는 침묵 속에서 고통받는 것처럼 보이는 수동적인 소비자로 간주됩니다. 많은 불만족스러운 사람들은 불만을 제기하지 않습니다. 불만을 표현하지 않는 이유는 시간과 노력을 들일 가치가 없다고 생각하거나, 어디에 어떻게 불만을 제기해야 할지 모르거나, 불만을 제기해도 소용이 없다고 생각하기 때문입니다.

실제로 불만족스러운 환자 중 서비스 제공업체에 불만을 제기하는 비율은 25% 미만에 불과합니다. 이러한 '불만을 제기하지 않는' 소비자 중 상당수가 여전히 영향을 미칠 수 있다는 점에 유의하세요. 서비스 제공자에게는 불만을 제기하지 않더라도 친구나 가족에게 불만을 제기하여 그들의 행동에 영향을 미치고 **부정적인 입소문**을 만들 수 있습니다.

또한 정부 기관이나 법률 시스템과 같은 제3자를 통해 만족을 구할 수도 있습니다. 마지막으로, 다음 구절에서 제시된 것처럼 다른 서비스 제공업체를 선택할 수도 있습니다.

"여러분도 알다시피 저는 좋은 사람입니다. 형편없는 서비스를 받더라도 절대 불평하지 않습니다. 절대 발로 차지 않습니다. 비난하지도 않고 소란을 피울 생각도 하지 않습니다. 저는 착한 고객 중 한 명입니다. 그리고 제가 또 어떤 고객인지 말씀드리죠. 저는 다시 오지 않는 고객입니다. 다시는 돌아오지 않을 거라는 걸 알기 때문에 당신이 주는 건 뭐든 받아요. 뭐라고 하면 기분이 나아질 수도 있지만 장기적으로는 그냥 조용히 떠나는 게 낫습니다. 저와 같은 좋은 고객이 저와 같은 다른 고객과 합쳐지면 비즈니스가 무너질 수 있습니다. 우리 주변에는 그런 사람들이 많습니다. 우리가 충분히 밀려나면 경쟁사 중 한 곳으로 이동합니다."

8) 인구조사 영향

한 번 관계가 잘 형성된 공급자를 변경(이탈)하는 것은 어렵고 상당한 노력이 필요한 일처럼 보입니다. 그러나 문헌에 따르면 최대 63%의 환자가 불만족스러울 때 의사를 바꾸는 것으로 나타났는데, 이는 이전에 생각했던 것보다 훨씬 높은 수치입니다.

의료(치료의 질) 불만이 있는 환자는 비의료 불만이 있는 환자보다 대체 의료기관을 찾을 가능성이 두 배 더 높습니다. 고령 소비자의 불만족에 대한 비의료적 연구에 따르면 고령 소비자는 만족한 소비자보다 의료 서비스 제공자를 바꿀 의향이 있다고 응답할 가능성이 12배 이상 높은 것으로 나타났습니다.

환경이 점점 더 경쟁이 치열해짐에 따라 환자들은 의료진과 의료기관을 변경하는 옵션이 더 매력적으로 느껴질 수 있습니다. 특히 응급실 환경에서는 더욱 그렇습니다.

- 의료진과 소비자의 관계가 피상적입니다.
- 상호 작용이 예측할 수 없이 발생합니다.
- 소비자의 부재가 눈에 띄지 않습니다.
- 다양한 대안이 존재합니다.

응급실에서는 환자수가 축소되면 서비스, 간호사, 의사,

지원 인력에 대한 필요성이 감소합니다.

행위별 수가제 환경 내에 존재하는 응급 의사 그룹의 경우 응급실 내원 환자 수 감소는 치명적일 수 있습니다. 고용된 응급 의사와 응급 간호사의 경우, 환자 수가 줄어들면 해당 직책에 대한 필요성이 없어질 수 있습니다.

9) 의료법적 시사점

미국의 경우 불만을 품은 환자들은 종종 법적 시스템을 통해 구제를 요청합니다. 소비자 불만을 접수하고 대응하는 여러 기관이 존재합니다. 여기에는 소비자 문제국, 더 나은 비즈니스 국, 메디케어 및 메디케이드 서비스 센터(CMS), 감찰관실, 품질 개선 기관, 의학 협회, 의료 위원회, 보건부 등이 포함됩니다.

소비자는 병원의 소비자 보호 담당자에게 불만을 제기하는 등 보다 직접적인 상호 작용이 해결로 이어질 가능성이 낮다고 인식할 때 제3자 구제를 요청하는 경향이 더 큽니다.

소비자들이 의료 서비스 제공업체가 서비스 산업 중 불만 해결에 가장 낮은 반응을 보인다고 인식한다는 증거가 있습니다. 불만을 제기한 소비자 중 약 1/3만이 자신의 문제가 만족스럽게 해결되었다고 생각했습니다.

불만 사항을 무시하거나 부적절하게 처리함으로써 교육 리더는 자신도 모르게 제3자의 행동을 조장할 수 있습니다.

10) 계약/고용 안정 문제

관리가 비효율적이라는 인식이 있으면 간호사 또는 실무자(그룹)와 기관의 관계가 약해질 수 있습니다. 효과적인 소비자 지향적 관리자는 문제를 파악하고 해결한 후 문제가 재발하지 않도록 후속 절차를 개발할 것을 기대합니다. 부서 리더는 이러한 개선 과정을 감독해야 합니다. 경영진의 비참여(회피)는 '상관없다'는 태도로 인식되며, 이는 종종 애초에 불만의 원인이 되는 경우가 많습니다.

병원 관리자와 의료진 리더십은 무응답 개인 및 조직에 대해 다른 계약 관계를 모색함으로써 단호하게 대응할 수 있습니다. 규제 기관은 문제, 문제 처리에 사용된 시스템, 재발 방지 방법을 살펴봅니다. 효과적인 시스템이 있다면 조기에 문제를 인지하고 해결함으로써 향후 문제를 예방할 수 있다는 전제하에 업무가 이루어집니다.

미국의 합동 위원회는 특히 해당 기관의 불만 관리 프로세스를 살펴봅니다. 검토자들은 종종 포괄적인 시스템에 대한 증거를 요구합니다. 합동 위원회는 불만 관리 지침을 기관의 절차에 통합할 것을 요구합니다. 2010년 합동 위원회 표준은 이를 요구합니다:

수행 표준 RI 01.07.01의 요소는 환자의 불만 해결을 다룹니다. 이 표준은 불만 해결 프로세스와 개인에게 프로세스에 대해 알릴 것을 요구합니다. 또한 이 표준은 조직과 조직이 환자에게 주 당국에 불만을 제기할 수 있는 권리에 대해 알려주는 응답을 요구합니다.

다른 규제 기관에서는 기관의 불만 관리에 필요한 프로세스를 추가로 정의하고 있습니다. 예를 들어, 뉴욕주 보건부 규정 405.7.23에는 다음과 같이 명시되어 있습니다.

병원은 모든 환자가 제공된 치료 및 서비스에 대해 불만을 표현하고 병원에서 그러한 불만을 조사할 수 있는 권리를 보장해야 합니다. 병원은 환자 또는 그 지정인에게 조사 결과를 나타내는 서면 응답을 제공해야 합니다. 병원은 환자가 병원의 구두 또는 서면 답변에 만족하지 않을 경우 뉴욕주 보건부 의료 시스템 관리국에 불만을 제기할 수 있음을 환자 또는 환자 지정인에게 알려야 합니다. 병원은 보건부 지역 사무소의 전화번호를 환자에게 제공해야 합니다.

병원과 병원장은 환자 및 가족의 불만을 신속하게 접수하고 대응할 수 있는 메커니즘을 개발하고 시행할 책임이 있습니다. 모든 병원은 환자에게 **권리장전**을 제공합니다. 대부분의 기관은 건설적인 불만 해결 프로세스를 참조합니다. 기관은 불만 사항을 철저히 분석하고 지적이 있을 경우 적절한 시정 조치를 취해야 합니다. 그리고 불만을 제기한 환자나 가족은 불만을 실질적으로 해결할 수 있는 답변을 받아야 합니다.

환자 만족 제공 리더의 임무는 주변 사람들의 인지된 요구를 충족시키면서 고품질의 치료를 제공하는 것입니다. 환자, 동료, 직원 및 응급실과 응급실 서비스를 이용하고 상호 작용하는 다른 사람들을 고객으로 보는 것이 도움이 됩니다. 이러한 비즈니스 철학을 통해 응급실 경영진은 환자와 다른 사람들이 무엇을 원하는지 면밀히 살펴볼 수 있습니다. 이를 위해서는 먼저 고객 서비스를 정의할 필요가 있습니다.

고객 서비스는 고객 만족 수준, 즉 제품이나 서비스가 고객의 기대에 부응했다는 느낌을 향상시키기 위해 고안된 일련의 활동입니다.

따라서 만족은 기대치를 충족하거나, 초과하거나, 수정해야만 발생할 수 있습니다. 하지만 간병인들은 무심코 기대치를 높여 불만족을 야기하는 경우가 많습니다. 생각해 보세요.

- "간호사가 곧 퇴원시켜 드릴 겁니다."라고 말하는 응급실 의사

- "금방 돌아올게요."라고 말하는 응급 간호사
- "그냥 응급실로 가서 엑스레이를 찍으세요."라고 말하는 개인 의사

경험이 없는 환자는 20분이면 끝날 것이라고 생각할 수 있습니다. 2시간이 걸리는데 환자가 계획하지 않았다면 조금이라도 더 지연될 때마다 불만이 생길 수 있습니다. 환자는 고객이며 응급실은 서비스를 제공합니다. 서비스가 제대로 전달되지 않으면 응급실은 고객을 잃게 됩니다.

11) 고객의 정의

메리엄 웹스터에서는 고객을 '상품이나 서비스를 구매하는 사람'으로 정의합니다. 안타깝게도 응급실에서 일하는 일부 의료진은 환자가 고객이라는 개념을 거부합니다. 이러한 무시는 본질적으로 '환자가 내 말이나 말투가 마음에 들지 않으면 다른 곳으로 가면 된다'는 오만함의 한 형태입니다. 환자는 컴퓨터, 기름, 음식을 사는 사람과 근본적으로 다르지 않습니다. 부러진 뼈를 치료하러 온 사람과 식당에서 음식을 주문하는 사람의 기본적인 기대치는 몇 가지 유사점이 있습니다. 환자가 느끼는 긴박감은 더 클 수 있지만, 둘 다 '고객'이 보편적으로 기대하는 것, 즉 신속하고 정중하며 양질의 서비스를 정당한 비용으로 제공받기를 원합니다.

12) 환자의 기대

환자들은 모든 고객이 원하는 것과 동일한 것, 즉 편의성, 배려, 치료(품질), 비용이라는 4C를 원합니다(Box 6-3-1).

(1) 편의성

환자에게 응급 치료에 대한 선택권이 있을 때, 환자는 가장 빨리 입원하고 퇴원할 수 있는 의료기관을 선택하는 경향이 있습니다. 흥미롭게도 의료진은 자신이나 가족이 아플 때 응급실 대기실에서 기다릴 인내심이 거의 없습니다. 실제로 대부분의 경우 일반적인 프론트 엔드 분류 과정을 생략하고 바로 진료실로 이동하여 의료 문제를 즉시 해결합니다.

Box 6-3-1 환자 만족의 4C

- 편의성 convenience
- 배려 caring
- 케어(품질) care or quality
- 비용 cost

(2) 배려

응급 전문가는 신속하게 관계를 형성해야 합니다. 환자가 퇴원한 후 치료 접근법의 성공 여부는 신뢰 구축에 달려 있습니다. 환자는 치료 수준보다는 돌봄의 정도에 따라 의료진을 판단하는 경우가 많습니다. 배려란 높은 수준의 치료를 제공하는 것 그 이상입니다. "모든 것을 올바르게 했으니 차트를 보세요."라는 전형적인 답변만으로는 충분하지 않습니다. 사람과 불만을 다룰 때 불만 관리자 complaint manager, CM는 환자를 '교육'하고 프로세스를 방어하기보다는 처음에는 환자('불만 제기자')에게 프로세스가 어떻게 작동하지 않았는지에 초점을 맞춰야 합니다.

(3) 주의

일반적으로 일반인은 제공된 치료의 질을 판단할 수 없습니다. 정교하지 않은 소비자가 검사가 완전했는지, 검사가 적절했는지, 항생제가 올바른지 평가하는 것이 얼마나 어려운지 생각해 보십시오. 결과가 좋지 않고 예상치 못한 경우에만 의문이 생기고, 심지어는 역량에 대한 의문으로 이어질 수도 있습니다. 따라서 환자의 기대치를 인식하고 이를 충족하거나 능가하거나 수정하는 것이 중요합니다. 다음과 같이 말하거나 문서화하는 것이 현명한 경우가 많습니다. "이 치료로 호전될 것입니다. ____ 일 이내에 나아지지 않거나 더 나빠지면 즉시 담당 의사를 만나거나 저나 제 파트너 중 한 명을 만나러 오시기 바랍니다."

(4) 비용

응급실을 이용하는 사람들에게 비용은 점점 더 중요한 문제입니다. 환자가 몇 시간 동안 기다리거나 무례한 대우를 받았거나 치료에도 불구하고 상태가 악화되었다면 아무리 저렴한 치료비라도 부적절하다고 생각할 수 있습니다. 반대로 신속하고 정중하며 정확하게 치료받는 등 가치 있는 치료를

Box 6-3-2 불만 예방 기술

- 현실적인 분류
- 분류 순서
- 기대치 재설정
- '예'의 이론
- 필요한 검사
- 마무리 질문

받았다고 인식하는 환자는 합리적인 청구서를 훨씬 더 기꺼이 받아들입니다.

13) 불만 예방

환자의 초기 기대치를 항상 충족시킬 수는 없지만 응급실 간호사와 의사는 환자의 기대치를 수정하거나 재설정할 수 있는 기회가 많이 있습니다. 즉, 비현실적으로 높은 기대치를 낮추었다가 충족하거나 초과할 수 있습니다(Box 6-3-2).

14) 현실적인 환자 분류

응급실과의 첫 번째 상호 작용인 환자 분류는 환자의 기대치를 인식하고 영향을 줄 수 있는 첫 번째 기회를 제공합니다. 가장 흔한 환자 불만 중 하나는 입원 기간과 관련된 것으로, 이는 환자의 비현실적인 기대치나 절차에 대한 이해 부족에서 비롯된 것일 수 있습니다. 분류 임상의는 몇 초만 더 시간을 내어 과정을 설명함으로써 환자의 기대치를 긍정적으로 수정할 수 있습니다.

- 어떤 일이 일어날지 설명합니다.
- 임상 과정의 예상 소요 시간을 공유하여(약간 과장하여) 선입견을 낮춥니다.
- 질문에 답합니다.
- 현재 낮아진 기대치를 뛰어넘는 만족감을 제공합니다.

예를 들어, 바쁜 기존 응급실에서 엑스레이 촬영이 필요한 환자에게 분류 담당 직원은 다음과 같이 설명할 수 있습니다.

여기서부터 검사실로 이동하실 수 있습니다. 지금 엑스레이를 주문할 것이며, 검사실에 도착하면 간호사와 의사가 엑스레이를 검토하여 보다 심층적인 평가를 받게 될 것입니다. 의사가 치료 및 후속 조치를 결정한 후 간호사가 퇴원 지침을 알려드립니다. 일반적으로 전체 과정은 90분 정도 소요됩니다. 질문이 있으신가요?

진료에 1시간 이내로 예상될 수 있지만, 응급실에서 일반적으로 발생하는 중단을 고려하여 환자의 입원 예상 시간에 몇 분을 추가하는 것이 적절합니다. 평가가 더 빨리 완료되면 환자는 낮아진 기대치를 뛰어넘었기 때문에 매우 기뻐할 것입니다. 간호 직원이 필요한 검사를 지시하고 환자에게 치료를 시작할 수 있도록 하는 운영 프로토콜은 입원 기간을 획기적으로 줄일 수 있습니다. 위의 예에서처럼 환자가 검사실에 도착하기 전에 엑스레이나 검사실 검사가 완료되면 불필요한 대기를 줄일 수 있습니다.

15) 기대치 재설정

환자는 신속한 치료를 기대하지만, 항상 이러한 기대치를 충족할 수 있는 것은 아닙니다. 대기하는 동안 환자의 기대치를 수정할 수 있는 몇 가지 적절한 기회가 있습니다. 소생술과 같이 특히 바쁜 시간이 지나면 간호사나 의사가 차트 두세 장을 들고 대기실로 나갈 수 있습니다. 지연에 대한 사과와 설명, 존중의 표시, 정당한 사유를 제시하면 대개 큰 호응을 얻습니다. 그런 다음 환자 두세 명을 응급실로 데려오면 상황이 호전되고 있음을 확인할 수 있습니다. 환자가 검사실에 들어가면 개별적으로도 동일한 결과를 얻을 수 있습니다:

안녕하세요, 존스 부인. 저는 스미스 박사입니다. 기다리게 해서 죄송합니다. 현재 매우 불안정한 환자를 돌보고 있으며 약 20분 후에 다시 찾아뵙겠습니다. 그 동안 간호사에게 귀하의 평가를 시작하고 저에게 계속 알려달라고 요청하겠습니다.

주의할 점은 특정 시간을 알려주면 예상 시간이 재설정되는 경우 약속한 의료 전문가가 약속된 시간 또는 그 전에 도착해야 한다는 것입니다. 전문가가 "바쁘다"고 하면 다른 사람을 보내서 조금 더 걸릴 것이라고 말해야 합니다.

16) "예."라고 말하기

요청이나 문의에 대한 응답은 "예."로 시작하는 것이 도움이 되는 경우가 많습니다. 이 상황에서 "예."는 상대방의 관점을 인정한다는 의미일 뿐, 요청에 동의한다는 의미는 아닙니다. 무리한 요청을 하는 환자에게 다음과 같은 답변을 고려해 보세요.

- "아니요, 그럴 필요 없습니다."

'나는 훈련된 전문가이며, 당신에게 필요한 것이 무엇인지 당신보다 더 잘 알고 있습니다.'라는 메시지입니다. 단, "아니요."로 응답이 시작되면 의사소통 및 치료 관계가 악화될 수 있습니다. 또는 "예" 이론에 따라 다음과 같이 답변할 수도 있습니다.

- "예(물론), 이것이 당신을 괴롭히고 있다는 것을 알 수 있습니다. 무엇이 문제인지 정확히 파악할 수 있도록 자세히 살펴볼게요."

이제 의사소통은 환자가 합리적인 관점을 가지고 있다는 것을 수용하고 확인하는 것입니다. 의사는 불합리한 요청에 실제로 동의하지 않고 문제를 더 명확히 밝히기 위해 환자와 함께 노력하기로 동의했습니다.

17) 의심스러울 정도로 필요한 검사

환자가 의심스러울 정도로 필요한 검사를 요청하면서 해당 검사가 필수적이라고 확신하는 경우, 현실적으로 신뢰할 수 있는 개인 의사를 논의에 참여시키는 것이 성공적인 전략입니다. 다른 경우에는 원하는 검사를 제공하는 것이 적절할 수 있습니다. 환자는 의사가 자신이 괜찮은지 확인하기 위해 충분히 신경을 썼다고 믿고 만족스럽게 떠날 것입니다. 이는 필요성이 의심스러운 엑스레이를 찍거나 항생제를 제공하는 대부분의 의료진의 관행과 크게 다르지 않습니다. 또는 의사가 환자를 설득하여 검사를 받지 않았는데 결국 병이 발견되면 환자는 매우 분개할 수 있습니다.

18) 마무리 질문

환자의 퇴원에 참여하는 모든 의료진은 환자의 관점에서 간과한 것이 없는지 확인하기 위해 **마무리 질문**을 일상적으로 하는 것이 좋습니다(Box 6-3-3). 기회가 주어졌을 때 간혹 환자는 "괜찮을까요?" 또는 "암인가요?"와 같이 진료가 끝날 무렵에야 자신의 진정한 우려를 털어놓는 경우가 있습니다. 마지막 질문의 기회가 주어지지 않으면 환자는 불만족스럽게 떠날 수 있습니다. 다른 환자는 이전에 간과했을 수 있는 "제 ...은 어떻습니까?"와 같은 추가 불만을 발견하거나 설명할 수 있습니다. 대부분의 경우 환자는 "아니요, 하지만 감사합니다."라고 대답합니다. 일부 의료진은 자신과 직원의 성과에 대한 피드백을 얻기 위해 마무리 질문을 하기도 합니다. 마무리 질문은 환자와 의료진이 최종적인 결론을 내릴 수 있도록 도와줍니다.

Box 6-3-3 마무리 질문

- 제가 더 도와드릴 수 있는 것이 있나요?
- 제가 귀하의 의료 문제를 완전히 해결했습니까?
- 귀하와 귀하의 가족에게 충분한 정보를 제공했습니까?
- 훌륭한 치료를 제공했습니까?

19) 다른 이해관계자 만족시키기

추세 분석을 포함한 적절한 불만 관리는 응급실 리더십의 핵심 업무 중 하나로서 아무리 강조해도 지나치지 않습니다. 효과적인 응급 불만 관리 시스템이 존재하면 불만 처리 프로세스가 일관된 경로를 따라 진행됩니다.

- 관리자 또는 기타 병원 담당자가 응급실에 대한 불만 사항을 접수합니다.
- 불만 사항은 신속한 해결을 위해 즉시 응급실 리더/CM에게 전달됩니다.
- 불만 사항이 신속하고 효과적으로 해결됩니다.
- ED 리더/CM은 해결 결과를 관리자에게 서면으로 전달합니다.
- 근본 원인을 파악하고 프로세스를 마련하여 ED 담당자에게 즉시 통보함으로써 유사한 불만 사항의 발생을 제한합니다.
- 불만 사항의 해결책을 적절한 이해관계자에게 전달합니다.

20) 관리

병원 행정부는 서비스 사업을 운영합니다. 이를 효과적으로 수행하려면 고객과 사용자 그룹의 의견을 경청해야 합니다. 가장 영향력 있는 그룹에는 서비스를 이용하고 비용을 지불하는 환자와 보험사, 비용을 지불하는 환자 중 병원 서비스를 이용할 환자를 결정하는 주치의 primary care physician, PCP와 시술 전문의, 관리자를 직접 감독하는 기관의 관리 기구인 병원 이사회가 포함됩니다. 응급 치료 전문가는 가장 영향력 있는 그룹에 속하지 않는다는 점에 유의하세요. 관리자는 일반적으로 다음과 같은 응급실 직원을 원합니다.

- 문제 해결사
- 불만을 많이 일으키지 않는 사람
- 영향력 있는 고객인 환자, 의사, 이사회를 만족시키는 응급실 직원 유지

응급실 직원에게는 문제를 해결할 수 있는 리더십이 필요합니다. 예를 들어 간호사나 의사가 응급실 리더에게 와서 다른 사람이나 프로세스에 문제가 있다고 말하는 경우, 리더는 문제를 조사하고(적절한 경우) 문제를 해결하려고 시도한 다음 문제를 제기한 사람에게 다시 알려야 할 의무가 있습니다. 직원의 문제는 일반적으로 사라지지 않으며, 이를 무시하면 부서 리더에 대한 직원들의 신뢰가 약화됩니다. 문제를 해결하지 않는 리더는 문제의 일부가 됩니다.

21) 의료진

비응급실 의료진의 응급실 불만은 일반적으로 의사소통의 효율성과 치료의 질과 관련이 있습니다. 부서 리더는 이러한 불만과 불만을 제기한 사람을 적극적으로 찾아야 합니다. 불만 사항을 인지하면 CM은 이를 신속하게 조사하고 조사 결과를 알려야 합니다. 응급실 리더는 의료진의 우려를 신속하게 해결함으로써 응급실 직원의 가장 큰 관심사는 최상의 치료를 제공하는 것임을 보여줍니다. 성공을 거두기 위해 응급실 리더는 의료진과의 파트너십 철학을 명확히 하고 이를 장려해야 합니다.

22) 불만 관리 시스템

불만 관리라는 때때로 불쾌한 업무에 대한 긍정적인 접근 방식은 서비스에 대한 다른 사람들의 인식을 개선하는 첫걸음이 될 수 있습니다. 불만을 제기하는 사람들은 시스템과의 첫 번째 상호작용에서 얻지 못한 무언가, 즉 만족을 찾고 있습니다. 불만 제기자는 전화를 함으로써 이전에 불만족스러웠던 상호작용을 호의적인 상호작용으로 바꿀 수 있는 도전과 기회를 제공하는 것입니다. '아, 또 다른 불만은 아니군요!' 라는 느낌을 전달하는 응답은 불만 제기자의 우려를 확인시켜 줄 것입니다. 또는 '문제를 이해하고 해결하고 싶습니다.' 라는 감정을 전달하는 개방적이고 진정성 있는 접근 방식은 이전 만남에서 부족했던 배려와 관심을 보여줄 수 있습니다.

23) 실시간 관리

궁극적으로 즉각적인 해결을 위해서는 상황이 발생했을 때 바로잡는 것이 가장 좋습니다. 급박하게 전개되는 상황을 5분만 시간을 투자하면 나중에 몇 시간 동안 조사하고 당황하는 일을 피할 수 있습니다. 실제로 대부분의 의료진은 환자가 좌절하고 불만족스러울 때를 알아차립니다. 리더는 팀원들에게 실시간 서비스 회복, 즉 문제가 확대되는 것을 인지하고 효과적으로 대응하는 방법을 가르칠 수 있습니다. 예를 들어 간단한 핵심 문구인 "화가 나 보이세요. 어떻게 도와드릴까요?"라는 간단한 질문은 문제의 정의와 해결 가능성으로 이어질 수 있습니다. 또 다른 접근 방법으로 주치의는 동료에게 불만족스러운 환자의 인식을 조사하도록 요청할 수 있습니다. 그러면 문제가 발견되면 그 자리에서 해결할 수 있습니다. 드러나지 않아서 해결되지 않은 문제는 환자가 불만과 좌절감을 느끼게 할 수 있으며, 그 결과 기관의 리더와 여러 친구 및 지인에게 직접 불만을 표출하게 될 수 있습니다.

24) 시스템 트립

공식적인 해결 절차가 필요한 불만 사항을 결정하는 것은 각 기관마다 다릅니다. 이것이 기관 간 불만 처리량을 객관적으로 비교('벤치마크')하지 않았다고 전화하여 조직에 알리는 사람은 리더에게 문제점을 알릴 만큼 충분히 관심을 갖고 있습니다. 불만 사항을 진지하게 고려해야만 그 사람이 만족할 가능성이 있고 현재와 미래에 문제가 해결될 가능성이 있습니다.

CM은 관심, 진정성, 공감을 보여줌으로써 인지된 문제가 관리자에게 중요하다는 느낌을 전달해야 합니다. 어떤 의미에서 모든 응급 의료진은 환자의 의료 문제를 평가하고 대응하는 것이 응급실 업무의 일부이기 때문에 불만 처리의 전문가라고 할 수 있습니다. 서비스 불만을 관리하는 데 동일한 노력을 기울이기만 하면 됩니다. CM은 긍정적이고 공감하는 태도로 시작하여 불만 제기자의 인식을 빠르게 바꿀 수 있습니다. 메시지는 어떤 형태로든 전달되어야 합니다.

- "알려주셔서 감사합니다. 귀하의 경험은 저에게 정말 중요한 문제입니다. 지금 조사하여 다시 연락드리겠습니다."

지속적으로 시스템을 개선하기 위해 노력하는 불만 관리자는 진정성을 담아 이렇게 말할 수 있습니다.

- "적절한 시기에 전화가 왔습니다. 서비스를 개선할 방

Box 6-3-4 **불만 제기자가 원하는 해결 방법**

- 존중과 이해
- 즉각적인 조사 및 후속 조치
- 비난
- 재발 방지 보장
- 보상 또는 청구서 감면

법을 찾고 있습니다. 무슨 일이 있었나요? 환자는 지금 어떤가요?"

이러한 태도는 불만 고객에게 보여지는 태도로 인해 불만 고객의 인식을 경시하고 비인격화된 대상에서 소중한 상담원으로 변화시킬 수 있습니다. 따라서 불만 해결을 위한 첫 번째 단계가 완료되었습니다.

25) 문제 파악하기

두 번째 단계는 불만 제기자가 진정으로 원하는 것이 무엇인지 파악하는 것으로, 이는 불만 제기자의 입장에서 들어야만 달성할 수 있습니다. 목표는 불만 제기자가 '전화하길 잘했다. 내가 변화를 만들었어.'라고 생각하도록 하는 것입니다. 불만을 제기하는 사람들은 다음 중 하나 또는 그 조합을 원합니다(Box 6-3-4).

(1) 존중과 이해

민원인은 CM이 진정으로 자신의 이야기를 듣고 문제를 해결하고자 하며, 이 문제가 중요하다는 믿음이 필요합니다. 공감적 경청은 그 자체로 초기 상호작용에서 부족했던 배려와 연민을 제공할 수 있으며, 이는 많은 경우 불만 제기자가 원하는 전부입니다.

(2) 즉각적인 조사 및 후속 조치

문제를 해결하고자 하는 진정한 의지는 즉각적이고 철저한 조사에 동의하고 신속한 후속 조치를 약속하는 것만으로도 보여줄 수 있습니다. 이러한 진정성 있는 접근 방식이 전달하는 강력한 메시지는 불만 제기자에게 전달됩니다.

"귀하의 문제가 매우 중요하므로 신속하게 문제를 해결하고 다시 보고 드리겠습니다."

시스템으로 인해 좌절감을 느꼈던 소외된 사람은 이제 어느 정도 통제권을 확보하고 조치를 약속받을 수 있습니다.

(3) 비난

일부 불만 제기자는 프로세스를 너무 경시하여 어떤 형태의 처벌, 질책 또는 비난을 통해 만족을 얻을 수 있다고 생각합니다. 이러한 사람들은 책임자가 **대가를 치를 것**이라는 사실을 알고 싶어 합니다. 이는 대부분 간병인의 무관심, 부주의 또는 무례한 행동의 결과로 발생합니다. CM은 의료진과 관련된 구체적인 조치를 공유할 수는 없지만, 구체적인 결과를 설명하지 않고 조사 및 조사 결과에 따른 조치를 포함한 일반적인 품질 절차를 설명할 수 있습니다. CM의 진정성을 확신하는 경우 이러한 설명은 일반적으로 **비난**을 원하는 사람들을 만족시킵니다.

(4) 문제가 재발하지 않을 것이라는 확신

'내가 변화를 가져왔다.'라는 것을 알고 대화를 마무리하는 것은 매우 만족스러운 일입니다. CM이 불만 사항을 시스템이나 행동 변화로 전환할 수 있다면 불만 제기자는 자신이 시스템을 개선했다는 느낌과 함께 다른 사람들에게도 보살핌을 제공했다는 느낌을 가지고 떠날 수 있습니다. 이러한 불만 제기자는 개인적으로 받은 치료의 변화를 직접 달성하지는 못하더라도 **이타적** 행동에 대한 만족감을 얻을 수 있습니다.

'나의 경험이 다른 사람들의 경험을 개선할 것이다.'라는 만족감을 얻을 수 있습니다.

(5) 청구서 감면

청구서를 받는 시점에 많은 불만이 발생합니다. 여러 가지 이유로 환자는 제공된 서비스가 청구서를 정당화한다고 생각하지 않을 수 있습니다. 이러한 환자는 청구 금액에 대한 재검토를 원할 것입니다. 청구서에 대해 불만이 있는 환자는 협상된 청구서 감액에 만족할 수 있습니다. 일부는 청구서의 완전한 삭감을 요구하고 일부는 보상을 요청할 수도 있습니다.

Box 6-3-5 불만 처리 시스템의 구성 요소

- 불만 처리 관리자
- 상황 평가 양식 및 프로세스
- 체계적인 추적 프로세스-로그
- 후속 조치 및 보고 메커니즘

26) 불만 관리 시스템 개선

성공과 효과를 극대화하려면 불만 관리 프로세스를 공식화할 필요가 있습니다. 공식적인 접근 방식에는 여러 가지 통합 프로세스를 하드와이어링해야 합니다(Box 6-3-5). 일관성을 보장하기 위해 불만 관리 전반을 책임질 최고 고객 책임자 CM를 지정해야 합니다. 이 CM은 리더십, 청렴성, 변화를 이끌어낼 수 있는 권한을 갖춘 사람이어야 합니다. 직책과 직함을 만들어 불만을 접수할 수 있는 잠재적인 다른 수신자(관리자, 최고 책임자 등)가 불만을 식별된 불만 처리 담당자에게 즉시 전달하도록 유도합니다.

가급적 CM은 해당 부서의 간호 또는 의사 책임자 또는 부책임자로, 리더십과 권한을 가진 사람이 지정하는 것이 좋습니다. 일반적으로 불만 사항을 처리하는 사람과 관련된 불만 사항이 접수되면 다른 사람이 프로세스를 관리하는 것이 적절합니다.

(1) 상황 평가 (그림 6-3-1)

- **식별 정보**: 이 양식을 사용하면 환자의 이름과 의료 기록 번호가 시트 상단에 표시되며, 추적 시스템과 관련된 고유 식별 번호('로그')가 표시됩니다.
- **상황 평가 본문**: 의료진을 언급할 때 이름이 아닌 번호로 의료진을 식별할 수 있습니다. 예를 들어, 홍길동 박사는 '응급 의사 #107'로, 아무개 및 더잘해 간호사는 각각 '응급 간호사 #2214 및 #1020'으로 언급합니다.
- **날짜 서비스**: 불만 및 해결 날짜를 명시하는 것은 불만 유형을 파악할 수 있을 뿐만 아니라 시스템의 응답성을 추적하는 데 도움이 됩니다. 케어가 제공된 직후에 제기된 불만은 케어 또는 케어에 문제가 있음을 의미합니다. 몇 주 후에 제기된 불만은 청구서 수령과 관련이 있을 수 있습니다. 불만 제기일과 해결일 사이의 평균 시간을 검토하면 시스템의 효율성을 측정할 수 있습니다. 특히 불만 사항을 ED CM에게 즉시 전달하지 않는 기관의 경우 '불만 사항 접수 날짜'에 대한 추가 항목을 추가하는 것이 적절할 수 있습니다.
- **불만 유형**: 불만 유형을 품질, 태도, 체류 기간 등 다양한 하위 유형으로 구분하면 데이터 추세를 파악할 수 있습니다. 그런 다음 이러한 추세를 사용하여 개인 또는 시스템 개선의 초점을 맞추고 이러한 노력의 성공 여부를 모니터링할 수 있습니다. 하나의 불만에는 두 가지 이상의 하위 유형이 포함될 수 있습니다.
- **출처(제기자)**: 누구나 불만을 제기할 수 있으므로 시스템에 쉽게 액세스할 수 있어야 합니다. 불만은 환자(구두 또는 서면), 의사(직접 또는 입소문) 또는 직원으로부터 제기될 수 있습니다. 다른 출처로는 법적 문의와 72시간 재방문과 같은 일상적인 차트 검토가 있으며, 이는 치료의 가능한 문제를 발견하고 시스템으로 진입하는 통로가 될 수 있습니다.

ABC Hospital Emergency Deparment
Performance Improvement program
Situation Assessment

Patient ______ ID# ______ LOG# ______

Date of Service ______
Date of Complaint ______
Date of Receipt ______
Date of Resolution ______

Type of Complaint
___ Attitude
___ Documentation
___ Length of Stay
___ Quality of Care
___ Cost of Care
___ Follow-Up Instruction
___ Other (Specify)

Initiated by: NAME DATE
___ Chart Review
___ Hospital Administration
___ Nurse
___ Patient
___ Physician
___ Billing Rep
___ Other

Sources of Infrotmation: ______
Issue: ______
Investigation: ______
Assesement: ______

Discussed with: NAME DATE
___ Emergency Nurse
___ Emergency Physician
___ Patient (Family)
___ Private Physician
___ Hospital Representative
___ Billing Representative

Rating : Standard of Care Met ___ Yes ___ +/- ___ No

Adverse Patient Outcme _0 _1 _2 _3 _4 _5

Investigated By: ______ Signature: ______ Date: ______

Practitioner: ______

그림 6-3-1 상황 평가 양식 샘플
(참고 독자의 편의를 위해 양식은 한 페이지로 제시되어 있습니다. 불만 사항의 모든 측면을 자세히 기록하려면 특정 섹션을 확장해야 하므로 실제 작성된 상황 평가 양식은 더 길어질 수 있습니다.)

27) 평가

실제 평가에는 일반적으로 **문제, 조사, 해결**이라는 세 가지 구성 요소가 포함됩니다. 평가에는 때때로 수집된 정보에 대한 심층적인 문서화가 필요할 수 있습니다.

- **문제**: 신고자와의 논의 및 기록 검토를 통해 문제를 확인합니다. 불만 제기자의 관점은 객관적인 방식으로 문서화되어야 합니다. 예를 들어, 환자가 "의사는 멍청하고 우리를 동물처럼 대했다!"라고 진술할 수 있습니다. 이는 다음과 같이 문서화할 수 있습니다. "환자는 화가 났고 107번 응급실 의사가 무례하고 무심하다고 느꼈습니다."

문제 섹션은 불만을 제기한 이유를 이해하고 후속 조사를 지시할 수 있도록 간결하고 상세하게 설명해야 합니다. 때때로 불만 신고자가 여러 가지 문제를 설명하는 경우가 있습니다. 이 섹션에서 각각의 문제를 설명한 다음 후속 조사 및 해결 프로세스에서 다뤄야 합니다.

- **조사**: 양식의 이 조사 섹션은 조사 출처에 대한 설명으로 시작하여 조사 결과로 마무리해야 합니다(예: "환자, 의료 기록, 응급 의사 #107, 응급 간호사 #2214 및 #1020, 응급 의학 ABC 교과서 등 다음 출처가 이 사건을 조사하는 데 사용되었습니다."). 조사는 실제로 어떤 일이 일어났는지 객관적으로 파악하고자 하는 열망에 의해 추진됩니다. 효과적인 조사를 위해 CM은 옳고 그름에 대한 선입견 없이 정보를 수집해야 합니다. 신고자의 관점에 공감하는 것은 당연한 일이지만, 신고자는 아무리 설득력이 있어도 이야기의 한 측면을 대변할 뿐입니다.

불만 처리 프로세스의 조사 단계에서 객관성을 흐리게 할 수 있는 어떤 관점도 채택하는 것은 부적절합니다. 조사는 잘못을 평가하기 위한 것이 아니라 인식과 성과를 명확히 하기 위한 것입니다.

즉, 의료진에게 접근할 때는 비난이나 비판이 없는 질문(예: "아이유 부인의 인식에 따르면 그녀의 진료는 ... 무슨 일이 있었나요?") 과 관련되어 있거나 추가할 실질적인 정보가 있는 각 사람은 자신의 관점에서 사건을 설명할 기회를 얻어야 합니다.

- **해결안**: 결의문은 양식의 이전 섹션에서 제기된 각 우려 사항을 다루어야 합니다. 목표는 교육, 성과 개선, 부적절한 행동, 잘못된 인식 및 잘못된 정보를 바로잡는 것입니다.

후속 조치와 피드백은 불만 관리 및 행동 수정 프로세스에서 매우 중요합니다. CM은 불만 제기자와 불만 접수자 모두에게 프로세스가 완료되었음을 알려야 할 의무가 있습니다. 불만 사항별 해결 방법은 이 장의 후반부에 자세히 설명되어 있습니다.

표 6-3-1에는 일반적인 해결 방법의 문제점이 나열되어 있습니다. 불만 사항에는 행동의 변화, 지식 격차 해소 등을 위한 구체적인 조치가 필요할 수 있습니다. 그러나 CM은 조사 후 많은 불만 사항이 시스템이나 개인의 행동에 변화가 필요하지 않다고 판단할 수도 있습니다. 긍정적인 평가에 대한 후속 조치와 피드백은 특히 중요합니다. CM은 철저한 조사와 후속 조치로 불만 제기자를 만족시킬 뿐만 아니라 긍정적인 결론을 통해 간병인을 지원합니다.

서명 양식의 마지막 섹션에서는 개별 간병인을 식별하고 간호를 평가하며 간병인에게 피드백을 제공할 수 있는 기회를 제공합니다. 이러한 섹션은 불만 사항 및 조사를 읽을 수 있는 모든 사람에게 평점이 표시되지 않도록 다음 페이지에서 작성하는 것이 현명할 수 있습니다.

CM 또는 불만 사항을 조사하는 사람이 등급을 결정한 다음 양식에 서명합니다. 관련 의사 또는 간호사가 양식을 읽고 서명하고 의견을 제시할 수 있습니다. 이 과정을 통해 담당 의사는 불만 사항, 조사 및 결론에 대한 지식을 확보할 수 있

표 6-3-1 잠재적 문제 및 해결 방법

문제	예시	해결 방법
엑스레이 오판독	엑스레이 검토 추세 또는 중대한 오판독인 경우	챕터를 읽고 방사선 전문의와 시간보내기
잘못된 프로세스(예: 의뢰)	진료 지연	검사실 보고 시스템 개선
의사 방문 시간 단축	분류 프로세스 단축	인력 변경 시행
인지했지만 실제 잘못된 진료는 아님	환자에게 설명	시술자에게 지지적 피드백 제공
행동 문제	예상 행동 표준으로 시술자를 코칭	시술자에게 코칭 제공

표 6-3-2 표준 간호 평가 기호

표준 간호	기호
충족	+
질문 가능	+/-
미흡	-

습니다.

때때로 CM이 잘못된 결론을 내리거나 완전한 정보가 부족한 경우가 있습니다. 이러한 경우 실무자의 검토를 통해 적절히 수정할 수 있습니다.

전체 공개는 실무자 검토의 또 다른 이유입니다. 불만 사항 파일은 실무자의 파일에 있으므로 관련자 모르게 이 정보를 보관하는 것은 부적절합니다. 정보를 숨기면 변화와 개선의 기회가 제한됩니다. 또한 나중에 해당 실무자가 다른 직책에 지원할 때만 정보가 드러나는 경우 해당 CM은 법적 조사를 받을 수 있습니다.

28) 등급 평가

등급 시스템은 문제의 중요도에 대한 최종 평가를 설명합니다. 등급에는 두 가지 요소가 포함되어야 합니다. 첫째, CM은 치료 표준이 충족되었는지 여부를 판단해야 합니다(표 6-3-2). 치료 표준이 충족되지 않은 경우, 그 결핍의 직접적인 결과로 환자 부작용이 발생했는지 여부를 판단해야 합

기호 (symbol)	유형 (type)	환자 결과의 변화/관리 예시 (patient outcome change/management example) - (표준 치료의 결핍으로 인한 관리 변화) (management change due to lack of standard care)
0	없음 (none)	
1	경미-일시 (mild-temporary)	추가 방문, 부목 항생제 (follow-up visit, splint, antibiotics)
2	경미-영구 (mild-permanent)	얼굴 흉터, 기능 저하 다섯 번째 자리 (facial scar, reduced function at the fifth site)
3	주요-일시 (major-temporary)	맹장 파열, 기흉, icu 치료 (appendix rupture, pneumothorax, icu treatment)
4	주요-영구 (major-permanent)	팔다리 기능 사용 손실, 심장마비 (loss of limb function, heart attack)
5	사망 (death)	

그림 6-3-2 불리한 환자 결과 그리드(Adverse Patient Outcome Grid)

표 6-3-3 표준 치료(SoC)와 환자 부작용 결과(APO)의 관계를 보여주는 등급 체계(Grading System Showing Relationship between Standard of Care [SoC] and Adverse Patient Outcomes [APO])

문제 (issue)	Soc (standard of care)	Apo (adverse patient outcome)	설명 (explanation)
의인성 기흉 (iatrogenic pneumothorax)	- (결핍[deficiency])	3 (주요, 일시적 [major, temporary])	Soc 결핍으로 인한 apo (apo due to deficiency in soc)
환자 사망 (patient death)	+ (충족[met])	0 (soc 결핍과 관련된 부정적 결과 없음 [no negative outcome related to soc deficiency])	Soc 충족, 환자가 소생하지 못했음에도 불구하고 (soc met, despite patient not surviving)
재평가가 필요한 문서 미비 (documentation deficiency requiring reevaluation)	- (미흡[insufficient])	1 (경미, 일시적 [mild, temporary])	Soc 부족으로 인해 apo가 발생하여 추가 환자 치료가 필요함 (apo occurred due to insufficient soc, requiring additional patient care)
무례한 의료진 (rude healthcare provider)	- (미흡[insufficient])	0 (결과 변화 없음 [no outcome change])	부정적인 결과 없음 (no negative outcome). 이 경우, apo가 없었거나 apo가 부족한 soc와 관련이 없음 (in this case, there was no apo or it was unrelated to insufficient soc)

니다(그림 6-3-2). 표준 치료가 충족되었지만 환자에게 표준 치료와 무관하게 좋지 않은 결과가 발생한 경우, 등급에는 불리한 결과가 반영되지 않습니다. (예는 표 6-3-3에 나와 있습니다.)

29) 추적 로그

추적 로그 tracking log는 모든 불만 사항의 필수 데이터와 상태를 단일하고 일관된 방식으로 문서화하는 데 사용되는 추적 메커니즘입니다(그림 6-3-3 참조). 로그에 직접 입력된 정보는 상황 평가 양식의 정보와 상호 연관됩니다. 최소한 로그는 환자, 불만 사항의 성격, 현재 상태 및 해결 방법을 파악하기 위한 추적 시스템으로 사용해야 합니다. 보다 정교한 로그를 사용하여 데이터를 추세화하고 간병인 및 기관의 의료 서비스 제공에 대한 다양한 정보를 추출할 수 있습니다.

예를 들어 종합적인 로그를 사용하여 불만 건수, 불만 유형 및 결과 데이터를 확인할 수 있습니다. 개인별로 분류된 불만 건수와 유형은 비교 데이터를 만드는 데 사용할 수 있습니다. 개별 간병인을 비교할 때는 실무의 차이를 고려하는 것이 중요합니다.

- 분모인 각 의료진이 돌보는 환자 수와 근무 시간 Number of patients and working hours for each provider
- 분모인 근무 유형(근무 유형: 주간, 야간, 스윙, 패스트 트랙)Type of shift: day, night, swing, fast track
- 불만 유형, 심각도, 환자 결과Type of complaint, severity, patient outcome

시간이 지나면서 효과적인 추적 메커니즘은 지연, 태도, 질, 진료비 문제 등 시스템 및 개인의 문제를 노출하거나 확인할 수 있습니다. 결과 데이터에 주의를 기울이면 좋지 않은 결과 또는 '특정 유형'의 좋지 않은 결과와 관련된 개인을 빠르게 식별할 수 있습니다. 예를 들어, 불만 사항이 여러 건이고 APO가 0인 간병인은 양질의 간병을 제공하지만 질이 낮은 간병을 제공할 수 있습니다. 또는 연간 한 건 이상의 불만 사례가 있고 APO가 2 이상인 전문가는 치료의 질에 심각한 문제가 있을 가능성이 높습니다.

30) 후속 조치 및 보고

불만 관리 프로세스는 적절한 이해관계자에게 해결책을 통보하고 조사 완료를 기관의 품질 관리 시스템에 문서화할 때까지 종료되지 않습니다. 가능하면 CM은 각 불만 제기자에게 연락해야 합니다.

불만을 제기한 모든 사람이 완전히 만족할 수는 없겠지만, 일반적으로 자신의 문제가 신속하고 존중과 성의를 다해 검토되고 해결되었다는 사실에 만족감을 느낄 수 있도록 하는 것이 좋습니다.

또한 불만을 제기한 당사자에게 문제를 공유해 주셔서 감사하다는 내용의 편지를 보내는 것이 적절할 수 있습니다. 다음은 그러한 편지의 예입니다.

장균 씨에게

시간을 내어 더 나은 서비스를 제공할 수 있는 방법을 알려주셔서 감사합니다. 저희 서비스에 대한 귀하의 직접적인 피드백은 저희에게 매우 중요합니다. 저희 부서의 의료 서비스를 면밀히 모니터링하고 있지만 환자와 그 가족들의 인식을 평가하는 것은 더 어렵습니다. 귀하와 같은 편지(피드백)는 우리가 배려하는 방식으로 우수한 의료 서비스를 제공한다는 목표를 얼마나 잘 달성하고 있는지 판단할 수 있는 가장 좋은 수단입니다. 귀하의 경험 중 일부가 긍정적이었다는 점이 고무적입니다. 향후 귀하 또는

Name	Date of service	Date of complaint	Date of resolution	Type	Investigator	Provider number	Assessment complete	+/− 0–5	Comment
R Jones	6/6/12	6/8/12	6/11/12	Attitude	RS	27	✓	−/0	Provider counseled
W Clinton	5/4/12	6/13/12	6/15/12	Quality	GN	19	✓	−/1	CME required
A Einstein	5/11/12	6/19/12	6/19/12	Cost	RS	36	✓	+/0	No action required
M Jordan	6/18/12	6/25/12	6/28/12	Quality	RS	44	✓	+/0	Follow up with orthopedist (complainant) − in service
M Ghandi	7/1/12	7/1/12		Attitude	GN	27	✓		

그림 6-3-3 불만 관리 로그의 예 Example of Complaint Management Log

귀하의 가족이 응급 치료가 필요한 경우 __________ 병원을 다시 한 번 고려해 주시기 바랍니다.

진심으로 (Sincerely),
순천향대학교부천병원, 응급의학과 부교수 신희준, MD, MS, FIBODM
개인 커뮤니케이션 부서, 부서장

31) 간병인 후속 조치(성과 모니터링)

개별 벤치마크 및 그룹 내 성과 비교는 시간에 따라 측정되고 추세화됩니다. 처음에는 의료진을 코호트와 비교하여 변화를 설득해야 할 수도 있습니다.

일부 사례에서는 이러한 정보를 공개적으로 공유하기도 합니다. 장기적으로는 실무자가 자신의 강점과 약점을 인식하여 개별적으로 개선이 필요한 부분을 인식하고 해결할 수 있도록 하는 것이 더 중요합니다.

또한 정기적인 피드백은 진행 상황을 보여주고 긍정적인 강화를 제공할 수 있습니다. 효과적인 모니터링 시스템은 특정 유형의 결함이 있는 실무자를 식별합니다.

추세가 발견되면 CM은 개별 의료진에게 직접 피드백을 제공하고 적절한 경우 시정 조치 계획을 수립해야 합니다. 이는 구두 및 서면으로 전달하고 동의해야 합니다.

32) 보고 및 기밀 유지

불만 관리 프로세스는 전반적인 성과 개선 프로그램의 필수적인 부분입니다. 실무자 불만 데이터는 자격 증명 및 재임명 프로세스에 통합될 수 있습니다. 상황 평가를 논의하고, 문서화하고, 보고 reporting 할 때는 반드시 실무자를 구체적으로 언급하지 않아야 합니다.

유포되는 모든 데이터에 이름이 표시되어서는 안 됩니다. 많은 시스템이 직원을 식별하기 위해 코드화된 번호를 사용합니다. 가장 엄격한 보안 confidentiality을 유지하기 위해 일부 응급실에는 병원 시스템과 별도로 자체 코딩 시스템이 있으며, 이는 해당 기관의 품질 관리 담당자만 해독할 수 있습니다.

모든 성과 개선 자료와 마찬가지로, 상황 평가는 제한된 **알아야 할 필요**가 있는 경우를 제외하고는 절대 유포해서는 안 됩니다. 이러한 자료가 널리 공개되면 일반적으로 동료 검토 활동에 제공되는 기밀 보호를 받지 못하게 됩니다.

상황 평가는 안전한 시설 내 시스템의 일부가 아닌 한 참조 또는 첨부 파일로 이메일에 표시되어서는 안 됩니다. 일부 기관에서는 부서별 성과 개선 회의 중 토론을 위해 상황 평가서를 배포하고 회의가 끝날 때 수거합니다. 자료를 수집하고 데이터를 입력하는 지원 담당자를 포함한 프로세스 참여자는 이러한 문서와 프로세스의 중요성, 민감성, 기밀성을 인지하고 있어야 합니다.

33) 구현의 네 가지 단계

불만 관리 시스템을 처음 구현할 때 CM은 구현 전(계획 및 커뮤니케이션) 및 테스트를 포함한 네 가지 일반적인 단계를 준비해야 합니다. 시행 전 CM은 새롭고 개선된, 어쩌면 더 포괄적인 시스템을 홍보해야 합니다. 실행위원회와 간호 책임자 회의에서 '개선된' 프로그램을 설명하면 응급실에 대한 임상 리더들의 인식을 긍정적으로 바꿀 수 있습니다.

일반적인 발표 외에도 CM이 최고 의료 책임자, 최고 간호 책임자, 실장, 부서장 및 기타 기관 리더를 개별적으로 만나면 두 가지 목표를 달성하는 데 도움이 됩니다: 프로그램 사용 및 활성화 방법에 대한 정보를 공유합니다(시스템 트립).

리더가 시스템을 활용하고 불만을 제기하는 다른 사람들이 CM에게 직접 문제를 전달하도록 독려하겠다는 약속을 얻습니다. 예를 들어 의사나 간호 책임자가 응급실 서비스를 개선하기 위한 방법을 찾고 있다며 "당신의 경험을 공유해 보는 것은 어떨까요?"라고 말할 수 있습니다.

새로운 불만 관리 시스템이 구현되면 CM은 테스트, 높은 활용도, 안정 상태의 세 가지 일반적인 활용 단계에 대비해야 합니다. 테스트 단계 이전에 무시되었거나 인식되지 않았던 오래된 불만 중 일부가 전송됩니다. 특히 힘든 경험을 한 민원인은 몇 달 또는 몇 년 전에 발생한 먼 일임에도 불구하고 부정적인 경험을 화를 내며 공유할 수 있습니다. 이들은 고객센터의 진정성과 시스템의 효과를 테스트하게 될 것입니다.

높은 활용도 첫 단계 이후에는 불만 건수가 다소 증가할 수 있습니다. 긍정적인 경험은 임상 동료들이 자신이나 환자가 어떻게 처리되었는지에 대한 우려를 표현하도록 장려할 것입니다. 이 단계가 부담스러워 보일 수 있지만 시스템 사용자는 응급실에 문제를 해결하고 서비스를 개선할 수 있는 기회를 제공하고 있습니다.

34) 안정 상태

불만이 효과적으로 관리되고 불만의 '근본 원인'이 해결되면 CM은 활용도가 낮은 안정 단계에 접어들게 됩니다. 인식 및 행동 변화 이 섹션에서는 가장 일반적인 ED 불만의 예와 검토를 제공한 다음 이러한 불만을 해결하기 위한 기본 기술을 설명합니다.

문제를 정의한 후에는 두 가지 관점에서 해결 방법을 살펴봅니다. **소급 해결**은 이미 제기된 불만 사항을 처리하는 것입니다. 이 프로세스는 피해 관리와 불만족스러운 사람을 만족시키는 데 중점을 둡니다. **전향적 해결 방안**은 문제로 확인된 행동이나 시스템을 구체적으로 검토하여 예방 전략을 설명합니다. 이 장의 마지막 섹션에서 검토할 일반적인 불만 사항은 표 6-3-4에 나열되어 있습니다.

모든 CM은 이러한 문제에 직면하게 됩니다. 실제 불만 관리 가능하면 CM은 불만 제기자와 대화하기 전에 관련 정보를 수집해야 합니다. 정보 없이 불만 사항에 대응하는 것은 지뢰밭을 걷는 것과 같습니다. 어시스턴트가 전화를 받으면 그 어시스턴트는 CM이 전화를 다시 받을 수 있도록 준비해야 합니다. 다시 전화하기 전에 CM은 차트를 입수하고 의료 서비스의 적절성을 염두에 두고 기록을 비판적으로 검토해야 합니다.

차트 사본으로 미리 불만 사항에 대비할 수 없는 경우 다음과 같은 방법으로 불만 사항을 검토하고 대응하는 데 필요한 시간을 확보할 수 있습니다: 모든 정보를 취합니다. "설명하신 내용을 보니 왜 화가 났는지 이해할 수 있습니다."라고 공감합니다. 조사 후 다시 전화하겠다고 약속합니다.

- **싸이 박사**
    - "그는 저를 30초밖에 보지 못했어요!"
    - "그는 저를 만지지 않았어요."
    - "그는 저를 30초만 보았고 청구서는 30만원이 었습니다. 시간당 3600만원을 벌고 있다는 뜻이죠! 의료비가 비싼 게 당연하죠!"

35) 문제

이 환자는 다음 세 가지 문제 중 하나에 대해 우려를 표명하고 있습니다.

- 배려와 철저함의 부족
- 놓칠 수 있는 문제
- 청구서 비용

실제 우려 사항에 효과적으로 대응하기 위해 CM은 환자의 불만의 본질을 파악하기 위해 주의 깊게 경청하고 질문을 해야 합니다. 검토 결과 특정 의료진과 관련된 불만 사항이 일관된 패턴으로 나타나면 의료진에게 특정한 문제가 있을 수 있습니다.

닥터 싸이는 다양한 형태로 나타납니다(표 6-3-4). 게으르거나, 관심이 없거나, 단순히 환자가 무엇을 원하는지 이해하지 못하는 경우일 수 있습니다.

일부 의료진은 응급실 방문 초기에 환자를 평가하지만 마무리는 하지 않는 openers로서의 역할을 잘 수행합니다. 이들은 환자에게 검사 결과를 알려주거나 요약하거나 환자가 질문할 수 있는 기회를 제공하지 않습니다.

대신, 이러한 의사는 다른 전문가(예: 퇴원 간호사)를 파견하여 대리인 역할을 수행하게 합니다.

다른 의사는 결정이 내려진 후에야 환자를 처음 만나는 훌륭한 'closers'가 될 수 있습니다. 이러한 의사는 환자가 "부러졌나요?" 또는 "입원해야 하나요?"와 같은 간단한 질문에 대한 간단한 답을 얻기 위해 응급실에 왔다고 생각할 수

표 6-3-4 응급실 책임자가 접수하는 일반적인 불만 사항

비난의 초점	내용
싸이 박사	"그는 나를 30초밖에 보지 않았다..."
아몰라 종합병원	"너무 오래 기다렸어요..."
메르세데스 메디컬 센터	"청구 금액이 너무 많았어요..."
프랑켄슈타인 박사	"하지만 그가 거기에 도착했을 때 그는 죽었습니다..."
간호사 무법자	"간호사가 응급실에 온 것에 대해 나에게 소리를 질렀습니다..."
깽판 박사	"그는 간호 스테이션에서 또 다시 쓰레기통을 발로 날려 버렸습니다."
무배려 박사	"월요일 아침에 동료를 백태클"
닥터 헐랭이	"내 아이의 부러진 뼈를 놓쳤어요..."

있습니다.

환자는 대답 이상의 것을 원합니다. 환자들은 시간과 감동을 원합니다. 환자들은 관심과 연민, 배려를 원합니다.

36) 소급 해결

이 불만의 구체적인 성격이 결정되면 CM은 문제를 해결할 수 있습니다. 최초 방문 시 불충분한 배려에 대한 인식은 현재 대화 중에 동정심과 관심을 보여줌으로써 해결할 수 있습니다.

또한 CM은 환자에게 재방문을 제안하거나 환자의 담당 주치의와 약속을 잡도록 도와 적절한 사후 관리를 보장할 수 있습니다. 환자의 우려 사항을 해결하면 도움이 될 수 있습니다.

- 환자를 만족시킵니다.
- 진행 중인 의료 문제를 해결합니다.
- 놓친 문제를 해결합니다.

향후 해결책 시스템에서 환자와의 소통이 너무 적다는 불만을 제기하는 의료진이 여러 명 확인되면 직원 배치 패턴을 검토해야 할 수 있습니다. 그러나 정기적으로 시간이나 돌봄이 충분하지 않다는 불만을 제기하는 개별 의료진은 재교육이 필요합니다.

이 의료진에 대한 교육에는 환자에게 초기 연락, 중간 연락, 후기 연락을 제공하는 방법을 가르치는 것이 포함됩니다. 단 한 번의 방문으로 환자는 간병인이 환자의 존재를 잠깐만 인식했다고 생각할 수 있습니다. 방문 초기에 환자를 평가하고, 중간에 업데이트하고, 마지막에 결론을 내리는 것은 환자에게 의료진이 전체 방문 기간 동안 환자를 인식하고 염려하고 있다는 믿음을 심어줍니다.

의사가 활용할 수 있는 몇 가지 간단한 기술이 있습니다. 눈을 잘 맞추고 앉으면 실제 진료 시간을 늘리지 않고도 진료 시간이 길어졌다는 인식을 높일 수 있습니다. 환자에게 계속 정보를 제공하기 위해 짧은 방문을 여러 번 하면 돌봄에 대한 인식을 높일 수 있습니다. 스크립트를 작성하거나 '핵심 문구'를 사용하는 것이 도움이 될 수 있습니다.

닥터 싸이가 "귀하의 의학적 문제를 해결하고 질문에 답하기 위해 충분한 시간을 보내는 것이 저에게는 중요합니다."라고 간단히 말하면 무시당한다고 느낄 수 있는 환자의 인식이 개선될 것입니다.

37) 아몰라 종합병원

"한참을 기다렸어요!" 또는 "저 파티 동물들! 고통 속에서 계속 기다렸는데 아무 조치도 취해지지 않았어요. 직원들은 그저 웃으면서 피자에 뭘 넣을지 고민하고 있었어요!"

(1) 문제

응급 치료를 받을 곳을 선택할 수 있는 환자에게 가장 중요한 두 가지 문제는 편의성과 배려입니다. 편의성이란 쉬운 접근과 주차, 효율적인 시스템, 그리고 환자가 일상으로 돌아갈 수 있도록 신속하게 평가와 치료를 받는 것을 의미합니다. 그러나 응급실 경영진과 병원 행정부가 처리 시간을 개선하기 위한 효과적인 수단을 구현하기 위해 지속적으로 노력한다고 해도 항상 효율성을 제공할 수는 없습니다.

편의성과 효율성을 제공할 수 없을 때 환자와 그 가족에게 돌봄 환경을 제공하는 것이 더욱 중요해집니다. 치료의 질은 치료를 제공하는 사람들에게는 필수적이지만, 대부분의 환자는 실제 제공되는 치료의 질을 면밀히 검토할 수 있는 정교함이 부족합니다. 응급 의료진은 일반적으로 치료의 질보다는 돌봄의 수준에 더 많은 평가를 받습니다.

(2) 회고적 해결책

돌봄 부족에 대해 불평하는 환자를 마주할 때는 이해한다는 표현으로 공감을 표시할 필요가 있습니다. 처음 진료를 받았을 때 적시에 세심한 배려를 받지 못했다고 불평하는 사람들은 지금이라도 적시에 세심한 배려를 해달라고 요청하는 것입니다.

"네, 아이가 아플 때 기다리는 것은 답답한 일입니다."라는 식으로 우려를 인정하고 확인하는 것으로 충분할 때가 많습니다.

"지금 아이는 어떤가요?" 공감과 지연에 대해 조사하고 다시 연락하겠다는 약속 외에는 제공할 수 있는 것이 거의 없습니다.

(3) 향후 해결책

특히 응급실에서 신속하고 효율적인 치료를 제공할 수 없는 기간 동안에는 **돌보는** 치료를 제공해야 합니다. 방법에는 다음이 포함됩니다.

- **앉아서 접근하기**: 가능하면 병력을 파악할 때 의사는 환자와 함께 앉아서 문진해야 합니다. 의사가 환자의 눈높이에 앉아서 서두르지 않는 것처럼 보일 때 환자는 더 신뢰하고 구체적으로 말할 수 있기 때문에 앉아서 하는 것이 더 효율적인 의사소통이 될 수 있습니다. 이러한 접근 방식은 평가를 완료하는 데 필요한 시간을 기꺼이 투자하겠다는 의지를 보여줍니다.
- **잦은 접촉**: 일부 의료진은 마치 눈가리개를 한 것처럼 환자 옆을 지나갑니다. 임상의들은 환자와 눈을 마주치면 환자가 의사를 당면한 중요한 문제에서 멀어지게 할까 봐 걱정된다고 말합니다.

실제로 "지은 씨, 검사 결과가 나오기를 기다리고 있습니다. 제가 도와드릴 일이 있을까요?" 또는 "괜찮으세요?"와 같은 말은 일반적으로 요구가 아니라 의사가 환자를 걱정하고 배려하고 있다는 것을 보여줍니다. 대부분의 환자는 미소를 지으며 "고마워요, 괜찮아요"라고 대답합니다.

일부는 더 편안하게 해달라고 요청할 수도 있습니다. 간혹 환자들은 자신의 상태 변화를 설명하기도 합니다. 그리고 언제나 환자들은 감사해합니다. 여러 임상의가 정기적으로 환자를 확인할 때 환자의 배려에 대한 인식과 만족도가 더 높습니다.

- **현실적인 기대치를 제시**: 바쁜 환경에서 진료를 제공할 때 환자들은 특히 방문 기간에 대한 현실적인 평가를 높이 평가합니다. 응급실의 많은 환자는 치료 제공과 관련된 많은 단계에 대해 잘 알지 못합니다. 평가의 단계를 설명하고, 시간을 예상(약간 과장해서라도)하고, 가끔씩 업데이트를 제공하면 환자에게 정보를 제공하고 무엇을 기대해야 할지 모른다는 불안감을 줄일 수 있습니다.

38) 메르세데스 메디컬 센터

"이렇게 많은 비용을 청구하다니 믿을 수 없어요! 그들이 한 일은 그저...."

(1) 문제 발생

많은 CM의 경우, 대부분의 불만은 환자가 청구서를 받을 때 발생합니다. 그러나 이를 단순히 환자가 서비스 비용을 지불하지 않으려는 것이라고 생각하는 것은 실수입니다. CM은 환자의 우려 사항을 파악하기 위해 주의 깊게 들어야 합니다.

청구 불만의 가장 일반적인 세 가지 이유는 제한된 지불 능력, 부적절한 청구에 대한 인식, 치료에 대한 불만입니다.

(2) 소급 해결 방법

이러한 문제를 해결할 때는 이성을 우선시해야 합니다. 청구 금액이 줄어들거나 없어지는 경우, 환자 청구 금액의 변경이 의료 서비스의 질 저하가 아니라 환자 만족도 향상과 관련이 있음을 명확히 하는 것이 중요합니다. 후자의 경우 유죄를 인정하는 것으로 인식될 수 있습니다.

- **돈이 없다**: 일부 환자는 응급실 방문으로 인해 발생하는 일반적으로 비싼 청구서를 지불할 수 없기 때문에 치료, 치료 부족 또는 치료 비용에 대한 불만을 표출할 수 있습니다. 보험이 없거나 보험이 부족한 환자는 100만원의 진료비를 지불하는 데 큰 어려움을 겪을 수 있습니다.

비용이 문제로 인식되면 환자는 지불 계획을 세우고 수금 처분을 피하는 데 만족할 수 있습니다. 경우에 따라 청구서의 일부 또는 전부를 상각(특정 기간에 걸쳐 대출 또는 무형자산의 가치를 점진적으로 감소시키는 데 사용되는 전략)하는 것이 적절할 수 있습니다.

그러나 상각은 커뮤니티에서 '무료 응급실'이라는 평판을 얻지 않도록 신중하게 고려해야 합니다.

일반적으로 환자는 청구서의 일부 또는 대부분을 지불할 의향이 있으며, 논의 후 "이 청구서를 지불하기 어렵다는 것을 이해하는데 지불할 수 있겠습니까?" 또는 다소 위험하지만 "어떻게 하는 것이 공평하다고 생각하십니까?"라고 말하는 것이 합리적입니다.

- **부적절한 청구서**: 때때로 청구서가 잘못된 경우가 있습니다. 표면적인 진드기 제거가 깊숙이 박힌 이물질 제거로 잘못 코드화될 수 있습니다. 잘못된 청구서가 CM의 주의를 끌면 사과하고 청구서를 수정한 후 청구 프로세스를 즉시 변경하는 것이 적절합니다.

이 마지막 단계를 인정하면 환자는 자신이 변화를 가져왔다고 느낄 것입니다. 그렇지 않으면 환자는 응급실이 대중에게 바가지를 씌우고 빠져나가려고 한다고 생각할 수 있습니다.

(3) 청구서 감액에 대한 설명

위의 두 가지 사유로 청구서가 감액 또는 면제되는 경우 환자에게 설명 편지를 보내는 것이 적절합니다. 여기에는 의료 서비스 제공에 잘못이 있었다는 언급이 없어야 합니다. 대신 환자를 만족시키고 환자의 후원을 유지하기 위한 수단으로 변경 사유를 다음과 같이 설명하세요.

예시(편지)

응급실 방문의 결과로 받은 청구서가 만족스럽지 않다는 것을 이해합니다. 귀하의 만족과 후원은 XYZ 병원에서 매우 중요하므로 귀하의 청구서를 __________원으로 감액했습니다. 이 문제를 논의할 수 있는 기회를 주셔서 감사합니다. 향후 응급 서비스가 필요한 경우 다시 한 번 저희에게 서비스를 제공할 수 있는 기회를 주시길 바랍니다.

---

(4) 치료 불만족

청구서에 대해 불만을 제기할 수 있는 세 번째 이유는 치료 불만족, 즉 직접 해결해야 하는 품질 문제 때문입니다. CM은 환자의 기대가 충족되지 않은 이유를 파악하고 상황을 조사한 후 환자에게 신속하게 연락해야 합니다.

(5) 후속 조치

결과가 좋지 않은 것으로 드러나고 검토 결과 치료의 질에 의문이 제기되면 이 주제에 대한 변형이 발생합니다. 고가의 청구서는 '상처에 모욕을 더하는 것'으로 인식될 수 있기 때문에 일부 CM은 이러한 상황에서는 청구서를 보내지 않는 것이 좋다고 주장합니다. 그러나 이러한 관행은 잠재적으로 위험할 수 있습니다. 청구서가 의도적으로 누락되었다는 사실이 밝혀지면 원고의 변호사는 청구서를 보내지 않기로 한 결정이 **유죄의 증거**라고 주장할 것입니다.

이러한 상황에서는 청구서 감액 여부를 결정할 때 변호사의 도움을 받는 것이 현명할 수 있습니다.

(6) 예상 솔루션

청구서 관리를 위한 최선의 예상 솔루션은 규정 준수(정확성 및 적절성)를 보장하고 양질의 치료와 보살핌을 제공하는 것입니다.

네 가지 C (Box 6-3-1) 중 처음 세 가지(편의성, 배려, 돌봄)를 효과적으로 제공하는 조직은 네 번째 비용에 대한 불만이 적습니다. 그럼에도 불구하고 특히 미국과 같은 나라의 응급실에서는 치료 비용에 대한 불만이 제기되는 것은 불가피합니다. 응급실 치료가 매우 비쌉니다. 다양한 지불인의 조사가 증가함에 따라 각 시설은 청구 구조를 검토하여 경쟁력을 유지할 수 있도록 해야 합니다.

응급실 및 관리 책임자는 개별 환자와 일반적으로 요금 인하를 조정하는 것이 현명합니다. 병원 행정부가 전체 시설 비용을 계속 청구하면서 응급실 측에 청구서 삭감을 요청하는 것은 불공평합니다.

또는 응급실 책임자가 병원 측에 청구서 감면을 요청할 수도 있습니다. 청구서 감면을 위한 전략은 신중하고 체계적으로 수립해야 합니다.

39) 프랑켄슈타인 박사

"하지만 구급차가 도착했을 때 그는 이미 죽어 있었어요. 구급차가 도착했을 때 저는 가능성이 없다고 말했지만 그들은 계속 그를 치료했어요. 이유는 잘 모르겠어요. 그리고 이제 엄청난 청구서가 왔어요. 왜 그렇게 많은 비용을 청구하나요? 그는 죽었잖아요!"

(1) 이슈

이것은 **너무 많은 돈**의 특히 신랄한 변형입니다. (앞 장의 '메르세데스 메디컬 센터' 참조) 분명히 애도 과정과 관련된 고뇌와 고통은 일반적으로 소생 노력 후에 매우 큰 청구서를 받음으로써 더욱 가중됩니다.

이러한 상황은 애도 당사자가 '기회가 없었다.'라고 믿거나 '당신이 내 사랑하는 사람의 시신에 대해 일하고 있었다.'라고 생각할 때 특히 더 괴로워집니다.

애도 당사자와 논쟁을 벌이거나 청구 절차가 어떻게 진행되는지 설명하려고 하면 해당 기관과 담당자가 무관심하고 돈에만 관심이 있다는 믿음을 강화할 뿐입니다.

(2) 회고적 해결책

슬픔에 빠진 사람은 정신이 혼미하고 해결되지 않은 많은 문제를 다루고 있을 수 있습니다.

예를 들어 "남편이 돌아가셔서 정말 유감입니다."와 같이 상대의 고민을 공감하고 인정하며 확인하는 것이 중요합니다. 이럴 때 "돈을 다루는 것은 어려운 일입니다."라고 말하는 것이 좋습니다.

CM이 인내심을 가지고 잘 경청한다면 슬픔에 잠긴 친척은 곧 경청할 준비가 될 것입니다. 그런 다음 연민과 배려를 보여주는 방식으로 상황을 설명하는 것이 적절할 수 있습니다.

(3) 설명 예시

소생술 팀이 호출되었습니다. 저희는 남편분의 소생을 위해 최선을 다해야 할 이유가 충분하다고 생각했습니다. 대한심폐소생협회에서 권장하는 대로 심폐소생술을 시행했지만 안타깝게도 남편은 살아나지 못했습니다. 저희는 최선을 다했습니다. 하지만 지금 겪고 계신 일이 어렵고 많은 비용이 든다는 것을 이해합니다. 해결책을 찾아봅시다.

(4) 향후 해결책

일부 응급실과 병원에서는 정책에 따라 도착 시 사망한 환자 death on arrival, DOA에게 제공한 치료에 대한 비용을 청구하지 않습니다. DOA의 정의는 크게 다를 수 있지만, 이미 슬픔에 빠진 가족에게 값비싼 청구서가 추가로 청구되는 것을 방지하려는 의도는 일반적으로 동일합니다. 이러한 상황에서는 슬픔에 빠진 배우자에 대한 우려와 그에 따른 청구서 면제 결정을 설명하는 조의 편지를 보내는 것이 적절할 수 있습니다.

이러한 관행을 통해 해당 부서는 위로를 받고 선행에 대한 공로를 인정받을 수 있습니다. 청구서를 용서하는 과정은 무언가 잘못되었다는 것을 암시하지 않는 방식으로 이루어져야 합니다. (앞 장의 '메르세데스 메디컬 센터: 너무 많은 돈' 참조)

40) 간호사/의사 무법자

"지난 주에도 같은 일로 왔다는 이유로 저에게 소리를 질렀어요. 더 나아지지 않았다고요." 또는 "여긴 응급실이고 제 경우는 응급상황이 아니라고 했어요. 다음 날 저를 입원시킨 의사는 저와 제 담당 의사에게 그렇게 말했어요!"

(1) 문제

일부 의료진은 사람마다 응급상황에 대한 정의가 다르다는 사실을 이해하기 어렵습니다. 대신 이러한 의료진은 환자의 문제에 귀를 기울이기보다는 응급실이 어떻게 운영되는지 설명하는 데만 열중하는 경우가 많습니다.

현학적 태도는 환자에게 모욕감을 줍니다. 더 나쁜 것은 이러한 질책으로 인해 환자가 향후 적절한 치료를 받기를 꺼린다면 위험할 수 있습니다. 간병인은 환자를 교육하는 것일 뿐이라며 질책을 정당화할 수 있습니다.

반면에 환자는 의료진이 오만하고 게으르며 환자와 적절한 시간을 보내지 않으려 한다고 생각할 수 있습니다. 이런 표현이 있습니다. *"옳은 것은 옳은 사람이고, 틀린 것은 틀린 사람이다."*

모욕을 당하면 환자는 화를 낼 수 있습니다. 일이 잘못되면 환자는 보복을 할 수 있습니다.

(2) 소급 해결 방법

의료진의 무례함이나 부적절한 행동에 대한 불만이라고 판단되면 CM은 이에 공감하고 신속하게 조사하여 불만 제기자에게 연락하는 데 동의해야 합니다. 환자가 의료진이 무례했다고 생각하는 경우, CM은 처음에 부족했던 배려와 연민을 환자에게 제공할 수 있는 기회를 갖습니다.

CM은 존중과 예의를 포함하여 기대되는 행동 표준을 설명할 수 있습니다. 돌봄에 대한 죄책감은 인정할 수 있지만 치료에 대한 죄책감은 인정하지 않는 것이 허용됩니다.

"고객님을 무례하게 대한 것 같고 저희는 고객님이나 저희의 기대치를 충족시키지 못했습니다. 이러한 태도는 용납할 수 없습니다. 알려주셔서 감사합니다. 조사하여 화요일에 다시 연락드리겠습니다."

후속 대화 중에 CM이 실무자를 대신하여 사과하는 것이 이상적입니다.

"간호사/박사님이 자신을 무례하게 인식한 것에 대해 죄송합니다. 의도한 바는 아니었습니다. 사실, 그는 당신이 불만족스럽게 떠난 것에 대해 매우 화가 났습니다. 이 사실을 알려 주셔서 감사합니다."

(3) 향후 해결 방안

특정 실무자의 일관된 문제인 경우 행동 변화를 만들어야 합니다.

41) 괭판 박사

직원 중 한 개인 의사가 간호 스테이션으로 달려가 다시 한 번 고함을 지르며 외칩니다.

"내 환자들이 이 응급실에 오는 걸 참을 수 없어! 여기서는 아무것도 제대로 할 수 없어요!"

이러한 유형의 폭발 이후 환자를 포함하여 청각 범위 내에 있는 사람들 사이에서 지속적으로 불편함과 당혹감을 느끼는 문제가 발생합니다.

더 심각한 문제는 이러한 비판이 특정인을 향한 것이라면 그 사람이 모욕감을 느낄 수 있다는 것입니다. 일부 의료진은 레지던트 시절에 유일하게 중요한 응급실 경험이 있는 경우도 있습니다. 응급실에 대한 기억은 아무도 책임지거나 특별히 관심이 없는 거칠고, 무심하고, 혼란스러운 환경일 수 있습니다. 응급실 로테이션이 짧고 불쾌했을 수도 있으며, 단지 경험을 쌓거나 서비스 의무를 충족하기 위한 목적이었을 수도 있습니다.

또한, 비응급실 의료진은 자신의 필요에 즉각적으로 대응하는 지원적인 개인 사무실 직원에 익숙해져 있을 수 있습니다. 더 시끄럽고 혼란스럽고 체계적이지 않은 응급실 환경에 도착하는 것은 매우 스트레스가 될 수 있습니다. 안타깝게도 일부 의료진은 공격적이고 비난하는 방식으로 스트레스가 높은 상황을 처리하기도 합니다.

(1) 회고적 해결책

이러한 유형의 의사를 성공적으로 대하려면 존중하는 태도를 유지하고 응급실은 여러 면에서 자신의 진료실과 유사한 응급실이라는 점을 이해시켜야 합니다.

응급실 책임자는 자신의 직원들이 받아야 할 예의와 존중으로 응급실 직원들을 대하는 것이 중요합니다. 예약을 하고 의사의 진료실을 방문하여 의사를 존중하는 동시에 문제의 심각성을 보여주는 것도 도움이 될 수 있습니다. 그러면 응급실 리더는 다음과 같이 할 수 있습니다.

- **의사의 응급실 불만 폭발을 일으킨 문제를 정의하고 이를 해결합니다**: 불만을 야기한 문제의 성격이 결정되면 이를 인정하고, 조사하고, 적절한 경우 수정할 수 있습니다. 불만을 제기한 의사의 문제를 조사하고 해결하겠다는 의지를 가지고 경청한 후 응급실 책임자의 우려를 경청하고 해결해야 합니다.
- **불만 관리 프로세스를 설명합니다**: 응급실 리더는 불만을 제기한 의사가 응급실 또는 응급실에서 제공되는 진료에 문제가 있을 때마다 즉시 리더에게 직접 우려 사항을 제기하도록 권장해야 합니다.

불만 제기자는 응급실이 사용자 친화적인 환경으로 인식되는 것이 중요하며 응급실 리더는 응급실에서 제공되는 치료에 대한 우려를 매우 심각하게 받아들인다는 사실을 알아야 합니다. 해당 문제가 우려 사항이며 해결될 것이라는 확신이 들면 의료진은 응급실 책임자의 문제 해결을 도울 수 있는 입장에 서게 됩니다.

- **응급실을 의료 제공자의 사무실로 설명합니다**: 응급실 책임자는 다음과 같이 설명할 수 있습니다.
  - 개인 의사가 자신의 진료실에서 하는 것처럼 응급실의 환자와 직원에 대해 책임을 진다.
  - 개인 개업의가 자신의 진료실에서 하는 것처럼 시설을 이용하는 사람들에게 가장 긍정적이고 배려하는 환경을 조성하고자 한다.
  - 문제가 발생하면 응급실 리더가 개인 개업의에게 기대하는 것처럼 개인 개업의의 직원에게 직접 개인적으로 간다.
  - 개인 개업의의 진료실에 가서 공개적으로 불평하지 않을 것이며 개인 개업의에게 비슷한 행동을 기대할 것이다.
- **문제가 발생했을 때 직접 소통하겠다는 약속을 얻습니다**

(2) 예상 해결책

불만을 표출하는 사람은 행동의 부적절함을 인식하지 못할 수 있습니다. 공공장소에서 방해가 되는 부적절한 감정 표현이 발생하는 경우, 응급실 책임자는 다음과 같은 방법으로 개입할 수 있습니다.

- 가능하면 ED 리더는 불만을 표출하는 사람에게 다가가서 그 앞에 서서 눈을 맞추고 주의를 환기시켜야 합니다.
- 불만족스러운 사람이 참여하면 ED 리더는 조용하고 단호하게 "화가 나신 것 같습니다. 이 문제에 대해 더 자세히 알아보고 싶습니다."라고 말합니다.
- 그런 다음 리더는 상대방을 좀 더 사적인 공간으로 안내해야 합니다. 실무자가 응급실 리더와 대화를 나누

고 리더가 권위 있는 위치에 있으면 실무자도 리더를 따를 가능성이 높습니다. 의료진의 문제를 먼저 해결한 다음 이전 섹션 **회고적 해결책**에 나열된 단계를 따르는 것이 중요합니다.

42) 무배려 박사

"의사가 맹장이 파열되었다고 했는데 담당 의사가 잘못했다고 했어요!"

(1) 문제

이 환자는 화가 났고 만족을 원합니다. 환자가 전화함으로써 고위험 상황을 해결할 수 있는 유일한 기회를 제공하고 있을 수 있다는 점을 인식하는 것이 중요합니다. 이 시점에서 문제를 무시하는 것은 불을 부채질하는 것과 같습니다. 환자가 원하는 것이 무엇인지 파악하는 것이 중요합니다.

그러나 장기적으로는 의사가 응급실 치료를 비판했는지 여부와 그 이유를 확인하는 것이 훨씬 더 중요할 수 있습니다. 개인 의사가 진료에 화가 나서 의도치 않게 불만의 씨앗을 심었을 수도 있고, 응급실, 응급의학과 의사 또는 병원에 화를 냈을 수도 있으며, 자신의 보호를 위해 다른 의사를 암시했을 수도 있습니다.

(2) 회고적 해결책

이 경우 피해 관리를 위해 환자와 주치의 모두와 직접 소통하여 향후 환자에게 부적절하고 자극적인 발언을 하지 않도록 해야 합니다.

(3) 환자

환자와 대화할 때 CM은 즉시 환자의 이야기를 주의 깊게 경청하여 우려를 표명하고 이 대화를 통해 환자가 원하는 것이 무엇인지 이해하려고 노력해야 합니다. "어떤 일이 일어나기를 원하십니까?"라고 물어볼 수도 있습니다(Box 6-3-4 참조). 이는 이러한 실수가 다시 발생하지 않도록 하기 위한 것일 수 있습니다. 환자는 의사가 처벌을 받기를 원할 수도 있습니다.

CM은 상황을 조사하고 환자에게 신속하게 연락하는 데 동의해야 합니다. 제공된 치료가 허용 가능한 기준 내에 있었다면 CM은 환자의 인식과 기대에 부응해야 합니다. **닥터 무배려**를 비난하여 상황을 더 복잡하게 만드는 것은 응급실이 패소할 가능성이 있는 싸움으로 이어질 수 있으므로 피하는 것이 중요합니다. 최소한 CM이 환자와 공감하고 만족스러운 답변을 제공하려고 노력하는 것이 중요합니다.

한 가지 답변은 다음과 같습니다.

"예, 무배려 박사[개인 의사]와 이야기를 나눴고 그의 우려를 이해합니다. 복통을 평가하고 치료하는 방법에는 여러 가지가 있습니다. 결백 박사[응급의학과 의사]는 회원님과 회원님의 통증에 대해 매우 걱정하고 계셨습니다. 그는 정확한 검사를 시행하고 통증이 심해지면 즉시 의사의 진찰을 받거나 응급실로 오라고 권유했습니다. 그는 귀하가 계속 아팠던 것에 대해 유감스럽게 생각하지만 무배려 박사의 권고대로 후속 조치를 취했다는 소식을 듣고 매우 기뻤습니다."

치료가 표준을 충족하지 못한 경우에도 CM은 환자의 인식을 개선하고 환자의 기대에 부응할 수 있도록 도와야 합니다.

CM은 환자가 나중에 응급실, 의료진 또는 병원에 대해 불리하게 사용할 수 있는 발언을 신중하게 피해야 합니다. 환자에게 부실한 치료가 제공되었음을 암시하는 진술은 원고의 증인이 되는 것과 마찬가지입니다.

43) 헐랭이 박사

개인 주치의와 상황을 논의해야 합니다. CM은 자신의 사무실에서 의사를 만나기 위해 약속을 잡아야 합니다. 이는 개인 의사의 지원을 이끌어내는 데 도움이 될 수 있는 수준의 존중을 보여줍니다. 의사가 환자의 치료를 거부한 이유를 확인하는 것이 중요합니다.

이는 다음과 같이 비난하지 않는 방식으로 이루어져야 합니다.

"응급실에서의 진료가 만족스럽지 않았고 응급실 의사의 진료가 부실했다고 생각한 것은 환자의 인식이었습니다. 우리가 어떻게 하면 더 잘할 수 있었을까요?"

일반적으로 이러한 상황에 직접 직면하면 주치의는 환자와의 대화의 심각성과 의미를 인식하게 됩니다.

이 장 앞부분의 '닥터 깽판'과 마찬가지로, CM은 불만을 제기하는 의사에게 응급실의 불만 관리 프로그램을 숙지시키고 우수한 치료를 제공하려는 팀의 열망을 더욱 강조해야 합니다.

인지된 문제가 발생하면 직접 전화하겠다는 약속을 얻기 위해 노력해야 합니다. '닥터 헐랭이'는 부서의 발전을 위한 참여 요청에 의해 초안이 작성될 수 있습니다. 그 방법에는 임상 프로토콜 설계, 강연, 저널 클럽 참여, 업그레이드된 장비 선택 등이 포함됩니다.

일부 개인 의사는 **환자의 인식**에 직면했을 때 응급실이나 제공된 의료 서비스를 비판했다는 사실을 부인할 것입니다. 그런 다음 환자가 응급실을 폄하했을 가능성은 낮다고 생각했다고 진술할 수 있습니다.

결국, 귀하의 팀은 많은 개인 의사의 환자를 보고 있으며, 응급실 방문으로 이어진 진료에 대해 직원이 우려를 표명하는 것을 결코 허용하지 않을 것입니다. 향후 환자에게 부적절한 발언을 하는 것을 방지할 수 있는 요점을 확실하게 전달할 수 있습니다.

(1) 전향적 해결책

이 문제에 대한 유일한 전향적 해결책은 예방 기술입니다. 응급실 리더는 응급실에서의 환자 치료에 불만이 있는 의사 또는 의사 그룹을 찾아야 합니다. 문제가 확인되면 응급실 리더는 그들과 협력하여 해결책을 모색하고, 환자와 환자를 돌보는 의료진을 위해 응급실 진료를 지속적으로 개선하려는 열의를 보여줄 수 있습니다. 임상 지침을 개발하는 데 초안을 작성할 수도 있습니다. 무엇보다도 리더는 환자에게 최상의 치료를 제공하는 것이 가장 중요하다는 것을 확신시켜야 합니다.

"의사가 엑스레이는 괜찮다고 했는데, 이제 와서 제 아들이 뼈가 부러졌다고 하네요!"

(2) 문제

환자들은 수준 높은 치료와 정확한 진단을 기대합니다. 때로는 실수로 인식되는 것을 참지 못하기도 합니다. 다른 불만 사항과 마찬가지로 이것은 올바른 치료와 보살핌을 제공할 수 있는 두 번째 기회입니다.

(3) 회고적 해결책

이 문제를 해결하는 데는 두 가지 중요한 전략이 있습니다.

첫째, 환자가 부상에 대해 필요한 치료를 받았거나 받고 있는지 확인해야 합니다. 적절한 경우, CM은 추가 치료를 위해 환자를 응급실로 다시 데려와 우려를 표시할 수 있습니다. "지금 아이는 좀 어떠세요? 지금 들어오시면 제가 직접 아이를 돌봐드릴까요?" 또는 CM이 주치의, 정형외과 전문의 등과 함께 필요한 모든 조치를 취하여 환자를 위한 최종적인 치료를 확보하기 위해 주도권을 잡을 수도 있습니다.

두 번째로 중요한 전략은 환자에게 시스템이 '효과가 있었다'는 것을 확신시키는 것입니다.

CM은 자주 있는 일은 아니지만 진단 이미지의 첫 번째 해석이 항상 정확하지는 않다는 것을 인정할 수 있습니다. 이것이 바로 응급실에서 영상의학과 전문의와 협력하여 정교한 판독 시스템을 개발한 이유입니다. 이 시스템은 두 번째 전문가인 방사선 전문의가 응급실에서 촬영한 모든 진단 이미지를 검토하도록 보장합니다.

CM은 "시스템이 매우 잘 작동해서 기쁘다."라고 말할 수 있는 위치에 있어야 합니다. 환자가 기대하는 바에 따라, 예를 들어 다시는 이런 일이 발생하지 않기를 바라는 경우 "우리 시스템에서는 닥터 결백(응급의학과 의사)이 더 나은 의사가 되기 위해 엑스레이를 검토하도록 요구합니다."라고 덧붙이는 것도 적절할 수 있습니다.

(4) 잠재적 해결책

잠재적 해결책에는 **과판독 시스템, 환자 교육, 성능 개선**의 세 가지 요소가 포함됩니다.

- **과판독 시스템**: 진단 이미지 과판독을 위한 효과적인 프로토콜을 개발합니다. 요소에는 Box 6-3-6에 나열된 것들이 포함됩니다.
- **환자 교육**: 응급실에서 진찰을 받은 환자는 항상 부상의 지속적인 관리에 대해 철저하고 세심하게 설명받아야 합니다. 퇴원 과정의 일부로 환자에게 "엑스레이에는 문제가 없어 보이지만 아침에 방사선과 전문의가 필름을 검토하도록 합니다."라고 알려주는 것이 적절합니다. 퇴원 전에 환자에게 재판독 시스템에 대해 알려주면 추후 발생할 수 있는 오해와 분노를 예방할 수 있습니다.
- **성과 개선**: 성과 개선 시스템은 방사선 사진을 잘못 판독한 부서원, 특히 이후 환자 관리의 변화를 초래하는 방사선 사진을 잘못 판독한 부서원을 식별해야 합니다(그림 6-3-2의 불리한 환자 결과[APO] 1 이상 참조). 방사

Box 6-3-6 효과적인 방사선 과판독 시스템의 요소

- 오판독 방사선 사진의 신속한 식별
- 응급 담당자에게 즉시 통보
- 중요도 결정 및 적절한 경우
- 환자 및 의사 통보
- 후속 치료를 위한 준비
- 문서화
- 응급 의사의 방사선 사진 검토
- 응급 의사 동향 및 적절한 경우
- 의사 교육

선 사진의 유형, 빈도, 심각도에 따라 해당 의료진에게 추가 교육이 필요할 수 있습니다.

44) 컴플레인 관리

불만 대응에만 기반한 접근법은 전체 시스템의 일부에 불과합니다. 대부분의 시스템은 불만과 '무엇이 잘못되었는가'에만 집중하기 때문에 '무엇이 잘되었는가'를 인식하고 공유할 기회가 낭비됩니다.

성과 개선에 대한 포괄적인 접근 방식에는 칭찬의 관리 및 홍보가 포함됩니다. 사려 깊은 **칭찬 관리 시스템**을 구현하면 임상의의 진료 및 보살핌의 질을 검토하는 과정에서 균형을 이룰 수 있습니다.

45) 칭찬 공유의 물류

종합적인 시스템은 성공을 칭찬하고 심지어 축하할 수 있는 기회를 찾아야 합니다. 칭찬 추적 시스템은 의료 질 시스템에 참여하는 모든 사람(실무자, 관리자, 규제 담당자까지)에게 시스템이 균형 잡혀 있고 응급실에서 정기적으로 우수 사례가 발생하고 있음을 보여줍니다.

CM은 실무자의 성과 평가에서 칭찬을 찾아 문서화하고 이를 반영해야 합니다. 카드, 편지, 이메일 등 문서화된 칭찬을 수집하여 CM, 부서장 또는 행정 보조원에게 보내 시스템에 포함시켜야 합니다.

칭찬 편지를 개인적으로 받은 부서원도 칭찬 관리 시스템을 통해 처리할 수 있도록 해당 편지를 제출하도록 적극 권장해야 합니다. 겸손을 이유로 과묵한 사람들에게는 이러한 편지가 일반적으로 잘못된 점에 대해서만 듣는 직원과 기관장에게 균형을 잡아준다는 점을 설명하세요.

46) 칭찬 편지 처리

칭찬 편지를 받으면 사본을 만들어야 합니다. 사본은 다음과 같이 보관해야 합니다.

- 간병인의 파일에 보관합니다.
- **축하 편지와 함께 의료진에게 직접 발송합니다.** 예를 들어, 다음과 같이 축하로 시작하는 미리 디자인된 여러 메모 중 하나에 카드를 복사할 수 있습니다.

  - "진욱 선생님, 다시 한 번 뛰어난 치료로 인정받고 ______ 병원의 '가치의 문장'을 지킨 것에 대해 축하와 감사를 드립니다."
  - "정균 선생님, 우리 부서의 일원이 된 것을 자랑스럽게 생각합니다."

  그런 다음 칭찬 편지 사본과 카드를 '진욱'(또는 '정균')에게 보내고 다른 부서원들이 보고 수신자를 개인적으로 인정할 수 있도록 응급실에 눈에 잘 띄게 게시합니다.
- **미리 정해진 배포 목록의 각 구성원에게 전송합니다.** 병원에서 잘한 일을 보여주는 편지를 받고 싶은 사람을 고려합니다. CEO는 문제, 불만, 불만족스러운 고객을 지속적으로 해결하고 있으며, 그 중 일부는 응급실과 관련이 있습니다.

문제를 예상하고 응급실에서 보낸 메모를 보고 놀랐을 때, 그리고 잘한 일에 대한 임상의의 칭찬을 보고 기뻐하는 모습을 상상해 보세요. 복사한 사람들의 목록은 응급실과 그 성공에 이해관계가 있는 사람이 누구인지 파악하여 결정할 수 있습니다.

- 일부 리더는 원래 칭찬 편지를 쓴 사람에게 **감사 편지**를 다시 보내는 것으로 루프를 마무리합니다.

(1) 칭찬 편지 예시

다음은 한 실무자가 실제로 받은 두 건의 칭찬 편지 내용입니다.

첫 번째 편지

친애하는 _XYZ_의사 선생님,

저희 아들 __ABC_____의 생명을 구하는 데 큰 역할을 해주신 것을 알고 있습니다. 아들이 없는 저희의 삶은 상상조차 할 수 없으며, 아들이 치유되고 있다는 사실에 정말 감사하고 있습니다. 당신은 매우 특별한 사람이며, 모든 분야에서 탁월한 능력을 발휘한 당신과 당신의 직원들에게 칭찬을 드리고 싶습니다. 아직 갈 길이 멀지만 우리는 나아가고 있습니다. 여러분은 결코 잊혀지지 않을 것이며, 저희는 항상 기도 속에서 여러분을 기억하겠습니다. 함께 해주셔서 감사합니다.
신의 축복이 있기를 바랍니다.

__QRS__

두 번째 편지

______박사님께,

저는 박사님을 만난 적은 없지만, 박사님이 어떤 분이신지에 대해 큰 감사를 느낍니다. 거의 2주 전, 저의 사랑하는 장인어른(______ _____)께서 뇌졸중으로 _____ 응급실에 입원하셨습니다. 아침에 입원하셨고 저녁에 사망 선고를 받으셨죠. 그 동안 곁에 계셨던 저희 가족에 따르면, 당신은 분명하고 강인하며 정직하고 자비로운 존재였습니다. ______ 그분의 세상에 있는 우리에게는 밝은 빛이었습니다. 그는 깊은 사상가이자 동아시아 종교학 교수였으며 시와 음악, 아름다움을 사랑하는 사람이었습니다. 그가 이 세상을 안전하고 평화롭게 떠날 수 있도록 도와주신 여러분께 감사드립니다.

감사의 마음을 담아

____

이 칭찬의 글은 수고하셨다는 축하 편지와 함께 제공자에게 보내졌습니다. 그 후 축하 쪽지와 편지는 기관 전체에 널리 배포되었습니다. 이는 의사 문제를 자주 다루는 병원의 최고 의료 책임자, 대부분의 서면 자료가 더 많은 업무를 창출할 것으로 기대하는 CEO, 그리고 기관의 성공에 책임을 공유하는 다른 모든 직원들에게 매우 긍정적인 영향을 미쳤습니다.

47) 결론

불만 관리는 응급실 리더십의 중요한 기능으로, 제대로 수행하면 화를 내거나 실망한 환자, 직원, 기타 중요한 이해관계자를 만족스러운 고객으로 전환할 수 있습니다.

여기서 더 나아가 불만의 근본 원인을 찾아 해결하면 운영의 비효율성을 완화하고 행동을 개선하며 불만 건수를 크게 줄일 수 있습니다.

강력한 칭찬 관리 시스템을 추가하면 모범 사례를 장려하고 응급실에서 일상적으로 수행되는 탁월한 업무를 인정하고 홍보함으로써 사기를 높일 수 있습니다.

부록 6-3-1

SCHWAB 사례 평가 시스템

Richard M. Schwab, MD, 개인 커뮤니케이션, 전 응급실 의료 책임자, Holy Name Medical Center, Teaneck, NJ

0

확인된 임상 문제 없음

비용, 사용률 또는 환자 결과와 관련이 없는 기타 요인과 관련이 있을 수 있는 이벤트를 포함합니다. 이 범주의 데이터를 추적하면 부서 또는 병원 전체 관리에 유용한 추세를 파악할 수 있습니다.

1

의료진과 관련이 없습니다

환자에게 내재된 요인(예: 기저 질환, 생물학적/해부학적 변이, 알레르기 병력이 없는 경우 과민 반응), 기관 지원(예: 검사실/엑스레이 검사 지연, 스캔 불가) 또는 병원 외부에서 제공되는 치료와 인과적으로 관련된 사건을 포함합니다. 이 카테고리의 트렌드 데이터는 부서 또는 병원 전체 관리에 유용한 추세를 보여줄 수 있습니다.

2

의료진 관련

다음 하위 범주에는 개별적으로 또는 집합적으로 특정 의료진과 관련된 이벤트가 포함되어야 합니다. 이러한 범주의 데이터는 추세를 파악하여 부서장 및 실무자가 진료의 질, 효과 또는 효율성 측면에서 진료를 개선할 수 있는 기회를 파악할 수 있도록 합니다.

- **2a** - 표준 진료 내에서 예측 가능한 사건: 문헌에 널리 보고되고, 예상할 수 있으며, 비교적 빈번하게 발생하는 사건을 말합니다. **표준 치료 범위 내**는 해당 전문 분야 및 부서 직원의 최신 표준에 따라 치료가 제공되었음을 나타냅니다.
- **2b** - 표준 치료 내에서 예측할 수 없는 사건: 드물고 예상하지 못했지만 표준 치료가 충족되는 경우에 발생하는 것으로 문헌에 기술된 사건을 말합니다.
- **2c** - 표준 치료에서 한계 편차: 해당 전문 분야의 최신 표준 또는 해당 진료과의 예상 표준을 **최소한으로** 벗어난 진료를 말합니다.
- **2d** - 표준 진료에서 중간 정도의 편차: 해당 전문 분야의 현대적 표준 또는 해당 진료과의 예상 표준에서 **보통 정도** 벗어난 진료를 의미합니다.
- **2e** - 표준 진료에서 현저한 편차: 해당 진료과에서 기대하는 표준에서 크게 벗어난 진료를 의미합니다.

* 카테고리 2a 및 2b는 모두 허용되는 진료 표준을 충족합니다.

REFERENCE

1. Adamson TE, Tschann JM, Gullion DS, et al. Physician communication skills and malpractice claims: a complex relationship. West J Med. 1989;150(3):356-60.
2. Andreasen AR. Consumer responses to dissatisfaction in loose monopolies. J Consumer Res. 1985;12(2):135-41.
3. AOSpine Newsletter [Internet]. How to improve doctor-patient communication [cited 2020 Oct 3]. Available from: http://xfiles.aospine.org/users/publications/community_newsletter/2015_01/doctor-patient-communication.html
4. Best A, Andreasen AR. Consumer responses to unsatisfactory purchases: a survey of perceiving defects, voicing complaints, and obtaining redress. Law Society Rev. 1977;11(4):701-42.
5. Bits and Pieces. Vol. 3. Pamphlet. The Economic Press; 1991.
6. Buller MK, Buller DB. Physicians' communication style and patient satisfaction. J Health Soc Behav. 1987;28(4):375-388.
7. Cameron MP, Richardson M, Siameja S. Customer dissatisfaction among older consumers: a mixed-methods approach. Ageing Soc. 2016;36(2):420-41.
8. Comprehensive Accreditation Manual for Hospitals. The Joint Commission; 1996.
9. Day RL, Gabicke K, Schaetzle T, et al. The hidden agenda of consumer complaining. J Retailing. 1981;57(3):86-106.
10. Dennis B, Overton DT, Schwartz LR, et al. Emergency department complaint frequency: variation by patient median household income. Ann Emerg Med. 1992;21(6):746-8.
11. Evans BJ, Kiellerup FD, Stanley RO, et al. A communication skills programme for increasing patients' satisfaction with general practice consultations. Br J Med Psychol. 1987;60(4):373-8.
12. Griffey RT, Bohan JS. Healthcare provider complaints to the emergency department: a preliminary report on a new quality improvement instrument. Qual Saf Health Care. 2006;15(5):344-6.
13. Harvard University [Internet]. Malpractice risks in communication failures. 2015 CRICO Strategies National Comparative Benchmarking System (CBS) Report [cited 2018 Mar 23]. Available from: https://www.rmf.harvard.edu/Malpractice-Data/Annual-Benchmark-Reports/Risks-in-Communication-Failures
14. Hirschman AO. Exit, Voice, and Loyalty: Responses to Decline in Firms, Organizations, and States. Harvard University Press; 1970.
15. Korsch BM, Gozzi EK, Francis V. Gaps in doctor-patient communication. Pediatr. 1968;42(5):855-71.
16. Lateef F. Patient expectations and the paradigm shift of care in emergency medicine. J Emerg Trauma Shock. 2011;4(2):163-7.
17. Ley P. Complaints made by hospital staff and patients— review of the literature. Bull Br Psychol Soc. 1972;25:115-20.
18. New York Codes, Rules, and Regulations [Internet]. Title: section 405.7– patients' rights [cited 2018 Apr 27]. Available from: https://regs.health.ny.gov/content/section-4057-patients-rights
19. Reader TW, Gillespie A, Roberts J. Patient complaints in healthcare systems: a systematic review and coding taxonomy. BMJ Qual Saf. 2014: 23(8):678-89.
20. Schneiderman N. Patient complaints. In: Henry GL, ed. Emergency Medicine Risk Management. American College of Emergency Physicians; 1991.
21. Schwartz LR, Overton DT. Emergency department complaints: a one year analysis. Ann Emerg Med. 1987;16(8):857-61.
22. Singh H. Industry characteristics and consumer dissatisfaction. J Consumer Affairs. 1990;25:19-56.
23. Solnick SJ, Hemenway D. Complaints and disenrollment at a health maintenance organization. J Consumer Affairs. 1992;26(1):90-103.
24. Taylor DM, Wolfe R, Cameron PA. Complaints from emergency department patients largely result from treatment and communication problems. Emerg Med. 2002;14(1):43-9.
25. The Joint Commission International [Internet]. Complaint Management/Quality Monitoring [cited 2020 Oct 11]. Available from: https://www.jointcommissioninternational.org/-/media/ deprecated-unorganized/imported-assets/jci/default-folders/

documents/18-complaint-management-and-quality-monitoring-pdf.pdf?db=web&hash=25F11FAAC50A3E9CCD811324D72A80AC

4.

상호 책임감을 통한 퍼포먼스의 개선

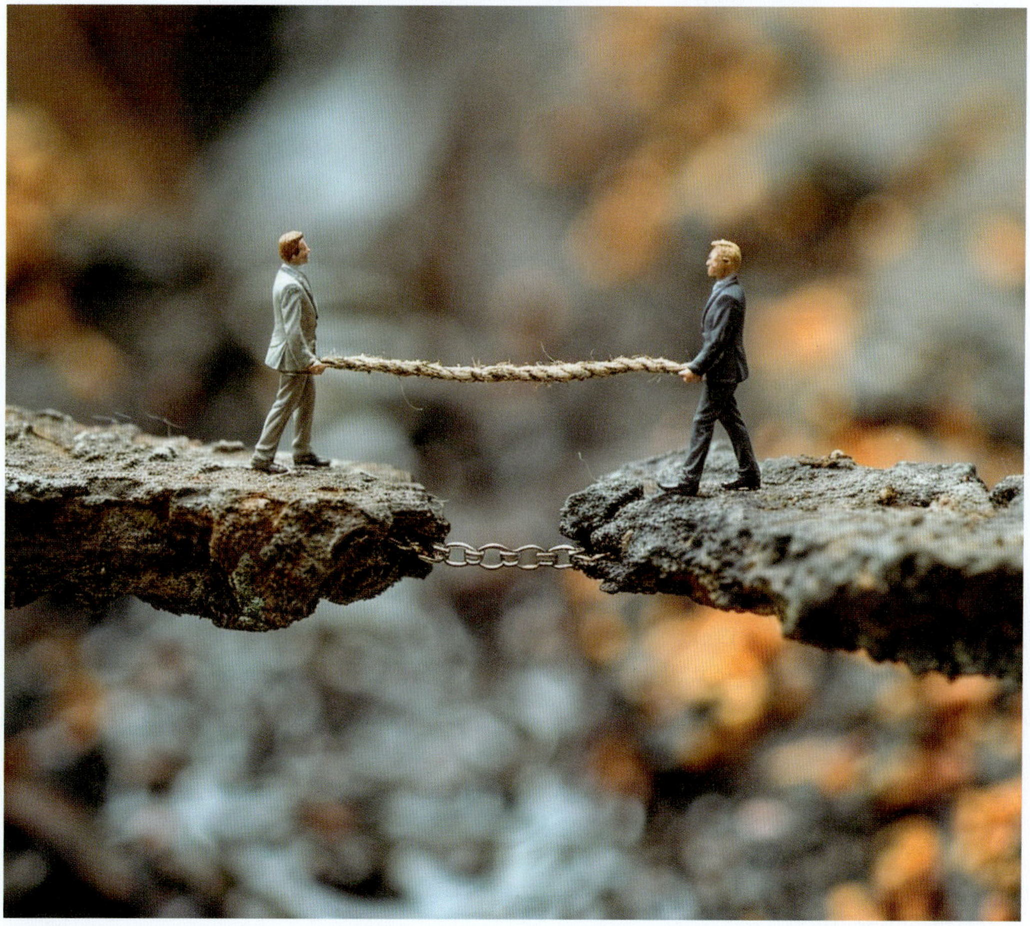

학습목표

1. 상호 책임이 팀 성과와 환자 경험에 어떻게 긍정적인 영향을 미치는지 이해한다.
2. 챔피언에게 보상을 주고 낙오자를 정리하는 시스템의 필요성을 이해한다.
3. 팀 구성원의 역할과 책임을 명확히 정의하는 것이 왜 중요한지 이해한다.
4. 코칭과 멘토링이 팀 성과 향상에 어떻게 기여하는지 이해한다.
5. 사후 조치 검토가 성과 개선에 어떻게 기여하는지 이해한다.

1) 서론

우수성은 우리가 추구하는 것이지만, 일관성은 우리가 요구하는 것입니다. 환자에게 좋은 경험을 제공하고 팀의 성과를 향상시키기 위해 상호 책임의 문화가 필요합니다.

(1) 상호 책임의 문화 조성

① 상호 책임의 정의

상호 책임 accountability은 팀원들이 서로의 성과에 대해 책임을 지는 문화를 말합니다. 이는 투명한 데이터 기반 접근 방식을 통해 강화됩니다.

② 상호 책임의 실천 방법

상호 책임의 문화를 실천하기 위해 팀원들은 명확한 역할 분담과 정기적인 피드백을 통해 자신의 역할을 이해하고 책임을 다해야 합니다.

2) 챔피언 보상 및 낙오자 관리

(1) 챔피언 보상의 중요성

챔피언 champion에게 보상을 주는 것은 긍정적 동기 부여를 통해 성과를 향상시키는 중요한 방법입니다.

① 챔피언 보상 방법 (표 6-4-1)

- 월간 우수 직원 상 monthly excellence awards: 매월 우수한 성과를 낸 직원에게 상장과 핀을 수여합니다.
- 실시간 칭찬 시스템 real-time praise system: '오늘의 캐치 Today's Catch'와 같은 프로그램을 통해 실시간으로 칭찬을 수집하고 공유합니다.

표 6-4-1 챔피언 보상 방법

칭찬 시스템	설명
월간 우수 직원 상 monthly excellence awards	매월 우수한 성과를 낸 직원에게 상장과 핀을 수여
오늘의 캐치 Today's Catch	실시간으로 칭찬을 수집하고 공유하는 프로그램

(2) 낙오자 관리의 중요성

낙오자 straggler를 정리하는 것은 팀의 전체 성과를 향상시키는 데 필수적입니다. 저성과자 underperformer에 대한 코칭 coaching과 멘토링 mentoring을 통해 성과를 개선해야 합니다.

① 낙오자 관리 방법

- 집중 코칭 focused coaching: 저성과자에게 집중적인 코칭을 제공하여 성과를 개선합니다.
- 멘토링 프로그램 mentoring program: 저성과자에게 멘토를 배정하여 지속적인 피드백과 지원을 제공합니다.

3) 팀의 역할과 책임

(1) 역할과 책임의 명확화

성공적인 응급실 운영을 위해 팀의 역할과 책임을 명확히 정의해야 합니다. 각 팀원이 자신의 역할을 이해하고 책임을 다할 수 있도록 해야 합니다.

(2) 주요 내용

- 팀 역할과 책임 정의: 명확한 역할 분담 role allocation
- 책임 다하기: 각 팀원의 책임감 강화 responsibility enhancement

(3) 팀 구성원의 협력

팀 구성원들이 협력하여 공동의 목표를 달성하기 위해 서로를 지원하고 돕는 문화가 필요합니다.

(4) 협력의 예시

- 팀 미팅 team meetings: 정기적인 팀 미팅을 통해 각 팀원의 역할과 책임을 재확인하고 협력 방안을 논의합니다.
- 협력 프로젝트 collaborative projects: 팀 구성원이 협력

표 6-4-2 사후 조치 검토의 단계

사후 조치 검토 단계	설명
초기 검토(initial review)	사건의 주요 사실과 결과를 수집
데이터 분석(data analysis)	사건의 원인을 분석하고 관련 데이터를 검토
개선 계획 수립(improvement planning)	분석 결과를 바탕으로 개선 계획 수립
실행 및 모니터링(execution and monitoring)	개선 계획을 실행하고 지속적으로 모니터링

하여 특정 프로젝트를 수행하는 방식으로 팀워크를 강화합니다.

4) 코칭과 멘토링

(1) 코칭과 멘토링의 중요성

코칭 coaching과 멘토링 mentoring은 팀원들의 성장을 돕는 중요한 요소입니다. 정기적인 피드백과 실시간 코칭을 통해 팀원의 성과를 향상시킬 수 있습니다.

(2) 주요 내용

- 코칭과 멘토링의 중요성: 정기적인 피드백 제공 regular feedback
- 실시간 코칭: 성과 향상을 위한 실시간 피드백 real-time feedback

(3) 코칭과 멘토링의 실천 방법

팀원들에게 코칭과 멘토링을 제공하여 성과를 향상시키는 방법을 구체적으로 제시합니다.

(4) 코칭과 멘토링 실천 예시

- 분기별 리뷰 quarterly reviews: 팀원들에게 분기별로 리뷰를 제공하여 성과를 평가하고 개선 방안을 논의합니다.
- 실시간 피드백 real-time feedback: 실시간으로 피드백을 제공하여 즉각적인 성과 향상을 도모합니다.

5) 사후 조치 검토

(1) 사후 조치 검토의 정의

사후 조치 검토 after action review, AAR는 사건이 발생한 후 이를 분석하고 개선할 방법을 찾는 과정입니다. 이를 통해 성과를 지속적으로 향상시킬 수 있습니다.

(2) 사후 조치 검토의 단계

사후 조치 검토는 다음 단계로 구성됩니다(표 6-4-2).

- 사건 발생 후 초기 검토: 사건의 주요 사실과 결과를 수집합니다.
- 데이터 분석: 사건의 원인을 분석하고 관련 데이터를 검토합니다.
- 개선 계획 수립: 분석 결과를 바탕으로 개선 계획을 수립합니다.
- 실행 및 모니터링: 개선 계획을 실행하고 지속적으로 모니터링합니다.

6) 결론

높은 성과를 내는 응급실 팀을 구축하고 유지하려면 조정, 참여, 책임감을 핵심으로 하는 문화가 있어야 합니다. 모든 직원, 특히 간호사와 의사는 코칭과 멘토링이 팀 구성원의 기본적이고 가치 있는 측면이라는 점을 이해하고 채용, 오리엔테이션, 지속적인 재채용이 이루어져야 합니다. 챔피언에게 보상을 주고 낙오자를 정리하는 것은 모토가 아니라 환자와 동료에게 중요한 결과를 제공하기 위한 규율적이고 공식적이며 신중하게 고려된 접근 방식입니다.

REFERENCE

1. Block P. Stewardship: Choosing Service Over Self-Interest. 2nd ed. San Francisco, Calif: Berrett-Kohler; 2013.
2. Bracken DW, Dalton MA, Jako RA, et al. Should 360-Degree Feedback be Used Only for Developmental Purposes? Greensboro, NC: Center for Creative Leadership; 1997.
3. Cave A. Culture Eats Strategy for Breakfast. So What's for Lunch? Jersey City, NJ: Forbes; 2017.
4. Connellan T. Inside the Magic Kingdom: 7 Keys to Disney's Success. New York, NY: Bard Press; 1997.
5. Drucker P. Adventures of a Bystander. Hoboken, NJ: John Wiley and Sons; 1994.
6. Drucker P. Managing Oneself and What Makes an Effective Executive. Boston, Mass: HBR Press; 2004.
7. Jensen K, Mayer T, Welch S, et al. Leadership for Smooth Patient Flow: Improved, Outcomes, Improved Service, Improved Bottomline. Chicago, Ill: Health Administration Press; 2007.
8. Kaplan RS, Norton DP. The balanced scorecard: measures that drive performance. Harv Bus Rev. 1992;70(1):71-9.
9. Kelly FC. The Wright Brothers. New York, NY: Dover; 1989.
10. Lewis CS. Mere Christianity. New York, NY: Harper One; 1952.
11. Mayer T, Active Listening, Presented at: the American College of Emergency Physicians Emergency Department Directors Academy, Dallas, Tex, February 5, 2019.
12. Mayer T, Cates RJ. Leadership for Great Customer Service: Satisfied Patients, Satisfied Employees. Chicago, Ill: Health Administration Press; 2004.
13. Mayer T, Jensen K. Hardwiring Flow: Systems and Processes for Seamless Patient Care. Gulf Breeze, Fla: Fire-Starter Publishing; 2009.
14. Mayer T, Maslach C. Burnout in emergency departments, In: Strauss and Mayer's Emergency Department Management. Dallas, Tex: American College of Emergency Physicians; 2019.
15. Mayer T. Dealing with the B team members: holding the mirror up can have a positive effect on them and the organization. Healthc Exec. 2010;25(5):52-4.
16. Mayer T. Drive service excellence to the next level. Healthc Exec. 2010;25(6):54, 56.
17. Mayer T. Leadership for great customer service: getting the "why" right before the "how". Healthc Exec. 2010;25(3):66-9.
18. Mayer T. Leadership, management, and motivation. In: Strauss and Mayer's Emergency Department Management. Dallas, Tex: American College of Emergency Physicians; 2019.
19. Mayer T. Putting it all together: education and the right tools establish a culture of service. Healthc Exec. 2011;26(1):56-9.
20. Mayer T. Rewarding the champions, corralling the stragglers. Presented at: the American College of Emergency Physicians Leadership and Advocacy Conference; Washington, DC; 2018.
21. Mayer T. Teams and Teamwork. Dallas, Tex: American College of Emergency Physicians Emergency Department Directors' Academy; 2018.
22. Peters T. The Excellence Dividend: Meeting the Tech Tide With Work That Wows and Jobs That Last. New York, NY: Vintage; 2018.
23. Schein E. Organizational Culture and Leadership. Hoboken, NJ: John Wiley and Sons; 2017.
24. Senge P. The Fifth Discipline: The Art and Science of the Learning Organization. New York, NY: Doubleday; 2006.
25. Spinoza B. In: Curley E, ed. Ethics. New York, NY: Penguin; 1994.
26. Studer Q. Hardwiring Excellence: Purpose, Worthwhile Work, Making a Difference. Gulf Breeze, Fla: Fires Tarter Press; 2008.
27. Studer Q. Results That Last. Hoboken, NJ: John Wiley and Sons; 2008.

5.

환자 안전 및 에러 감소

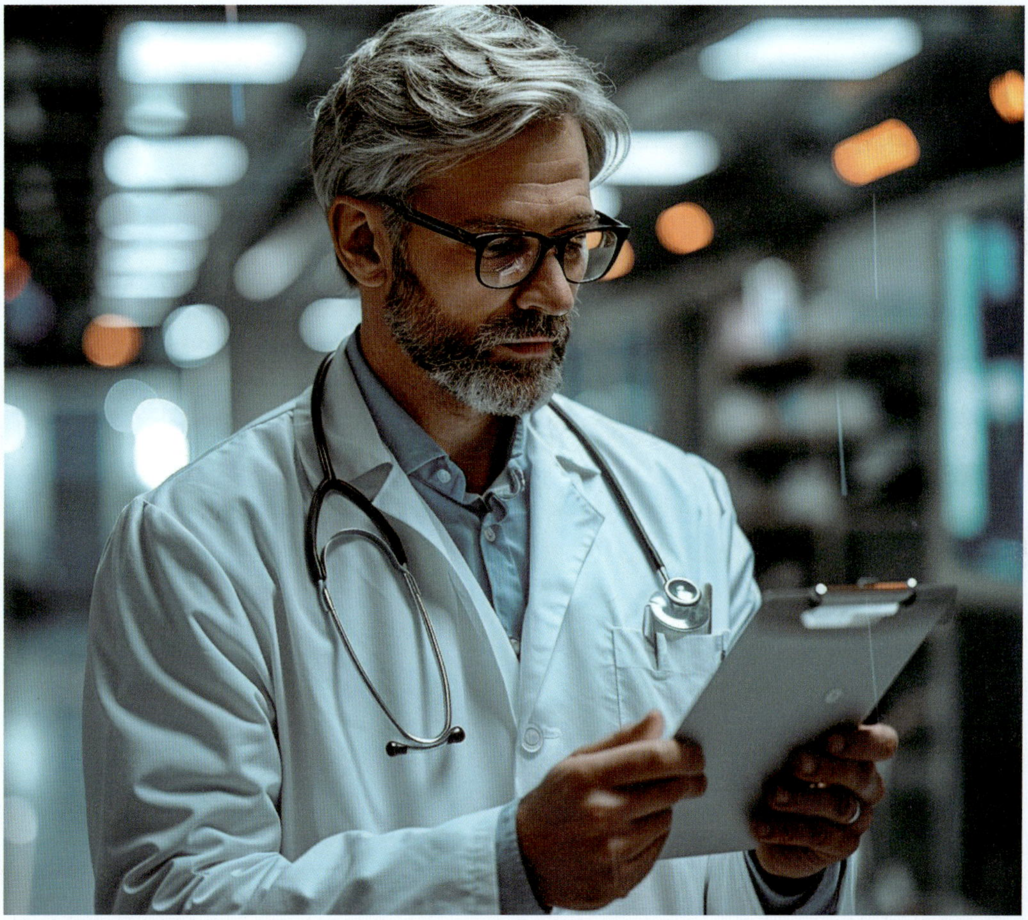

학습목표

1. 의료 시스템이 환자 안전과 관련된 결과를 제공하는 방식과 그 중요성을 이해한다.
2. 고신뢰성 조직의 개념과 특징을 이해한다.
3. 사후 조치 검토의 필요성과 효과를 이해한다.
4. 실패 모드 및 효과 분석과 같은 위험 평가 전략을 이해하고 적용 방법을 학습한다.
5. 효과적인 팀워크와 의사소통이 환자 안전에 미치는 영향을 이해한다.

1) 서론: 환자 안전의 중요성

모든 시스템은 정확한 결과를 생성하도록 설계되어 있습니다. 임상의가 환자 치료를 제공하는 동안 반복적으로 중단되는 것은 시스템이 이러한 결과를 제공하도록 설계되어 있기 때문입니다. 예를 들어, 방사선 사진이나 실험실 테스트 결과가 몇 시간 동안 나오지 않는 것은 특정 시스템이 해당 결과를 제공하도록 설계되어 있기 때문입니다. 환자가 한 시간 이내에 환자 분류를 통과하지 못하면 시스템이 그 결과를 제공하도록 설계되어 있기 때문입니다.

이러한 환자 안전 문제의 영향은 인적 비용, 의료 과실 위험, 계약 불안정성으로 측정됩니다. 응급실 ED 리더가 결과에 만족한다면 그 결과를 만들어내는 시스템에도 만족해야 합니다. 너무 많은 응급실의 경우 만족스럽지 못한 결과는 시스템이 잘못 설계되어 재설계가 필요하다는 것을 의미합니다. 더 안전한 환경을 제공하면 피해를 예방하고 치료를 개선할 수 있습니다.

- **시스템 설계의 중요성:** 여러 의료 시스템에서 스트레스 완화에 도움이 되는 변화를 개발하여 시행하고 있으며, 상당한 투자 대비 효과를 거두고 있습니다. 조직은 부분적으로는 효율적이고 효과적인 프로세스를 개발함으로써 높은 신뢰도를 얻게 됩니다.

한 예로, 응급실 병상을 사용할 수 있는 시간 동안 환자 분류 프로세스를 직접 침대로 옮기는 방식으로 변경했습니다. 흉통이 있는 환자는 신속하게 심전도 검사를 받습니다. 뇌졸중 증상이 있는 환자는 임상 평가와 두부 CT 스캔으로 빠르게 이동합니다. 이러한 유형의 프로세스 변경은 대부분 환자 치료에 도움이 됩니다. 글로벌 만족도, 임상 지표, 시장 지위 측면에서 더 광범위한 이점이 발생합니다.

프로세스 개선과 운영 관리는 효과적인 위험 감소를 뒷받침하지만, 위험 감시, 결과 측정, 인적 자원 전략, 의사 결정 지원, 교육, 우수 문화 개발 등 다른 전략도 환자 안전에 큰 기여를 할 수 있습니다.

- **환자 안전 문제의 영향**: 2000년에 미국의학연구소 Institute of Medicine, IOM는 보수적으로 추산했을 때 미국에서 매년 44,000명이 의료 사고로 인해 사망하며, 이는 자동차 사고로 인한 사망자 수보다 많은 수치입니다.

오류, 환자 피해, 의료 과실은 모두 관련된 모든 사람에게 막대한 피해를 입힙니다. 의료 과실 소송의 높은 비용과 그에 따른 의료 과실 보험의 높은 보험료는 오류를 줄이고 안전을 개선하려는 동기를 부여하기도 합니다. 미국에서 응급의료 분야의 그룹 진료는 일반적으로 예산의 5~10%를 의료 과실 보험료에 할당하는데, 이는 세 번째로 큰 비용입니다.

환자 안전을 개선하는 것은 환자와 보호자의 삶에 영향을 미칠 뿐만 아니라 수익에도 영향을 미칩니다. 업무 스트레스 요인에 적응하지 못해 발생하는 탈진, 냉소주의, 비효율성 증후군인 번아웃이 응급실 팀에 미치는 피해는 상당합니다.

2) 고신뢰성 조직의 개념

고신뢰성 조직 high-reliability organization, HRO이라는 용어는 원자력 발전소, 해군 항공기 운항, 응급실 등 고위험 고압력 조직에 대한 연구를 통해 만들어졌습니다. Karl Weick와 Katherine Sutcliffe는 원자력 발전소, 해군 항공기 운항, 응급실 등 고위험, 고압력 조직에 대한 연구를 통해 **고신뢰성 조직** HRO이라는 용어를 만들었습니다. HRO는 다른 조직에 비해 사고나 나쁜 결과가 더 적게 발생합니다(표 6-5-1). 조직은 상호 관련된 프로세스의 복잡한 총합으로 간주됩니다. 프로세스가 실패하면 오류가 발생합니다.

실제적인 예로 표 6-5-1을 살펴보겠습니다. 이 표에서 세로축은 특정 이벤트, 만남 또는 결정에 포함된 요소의 개수를 나타내며, 가로축은 주어진 작업을 성공적으로 수행할 확률을 의미합니다.

예를 들어, 표에서 0.95 (95%) 열을 보면, 응급실에서 하루 동안 100명의 환자를 돌볼 경우, 모든 환자에게 100% 성공적으로 대응할 확률은 1% 미만(0.006)에 불과합니다. 만약 하루에 200명의 환자를 돌보는 응급실을 가정해 보겠습니다. 환자 한 명당 평균적으로 5가지의 결정이나 조치를 취해야 한다면, 하루 동안 총 1,000개의 요소를 고려해야 합니다. 이 경우, 모든 요소를 100% 성공적으로 수행할 확률은 사실상 무한히 작아집니다.

이러한 현실을 고려할 때, 고신뢰성 응급실은 다음과 같은 문제를 해결함으로써 위험을 줄이고 안정적인 의료 환경을 유지하려고 합니다.

다음과 같은 **문제를 해결하는 HRO의 특징**은 실패의 가능성뿐만 아니라 실수하는 임상의가 많은 응급실과 같은 복잡하고 적응적인 시스템에서 실패가 발생할 가능성(거의 불가능)을 인정하는 문화를 반영합니다. 오류는 원인이 아닌 결과로 간주해야 하며, 그 원인은 개인의 실패에서 비롯되기보다는 시스템적인 경우가 더 많습니다.

- 문제를 해결하는 HRO의 특징
  - 실패에 대한 집착

- 운영에 대한 민감성
- 단순화에 대한 거부감
- 회복탄력성에 대한 헌신
- 전문성에 대한 존중

3) 조직적 오류의 '스위스 치즈' 모델

최적의 결과가 아닌 사례를 집중적으로 검토할 때 검토자는 종종 일련의 오류를 발견합니다. 확인된 오류는 각각 분석과 이해가 필요하며, HRO는 단순한 설명이나 피상적인 해석에 안주하지 않습니다. 이 개념은 그림 6-5-1에 그래픽으로 표현되어 있습니다.

이 스위스 치즈 모델은 시스템의 "구멍"이 완벽하게 정렬되어 오류의 벡터가 발생할 수 있을 때만 오류와 피해가 발생하는 방식을 보여주며, 조직의 시스템적 특성을 다시 한 번 강조합니다.

특히 이러한 구멍은 끊임없이 열리고 닫히고 이동하기 때문에 오류 관리가 더욱 복잡해집니다. 신뢰성은 일련의 적시 조정을 통해 달성할 수 있는 dynamic nonevent (특정 조건 하에서 예상되었던 사건이 일어나지 않았을 때, 그 결과와 영향을 분석하는 개념)으로, 그 자체로는 거의 주의를 끌지 않으면서 안전하고 성공적인 결과를 가져올 수 있습니다.

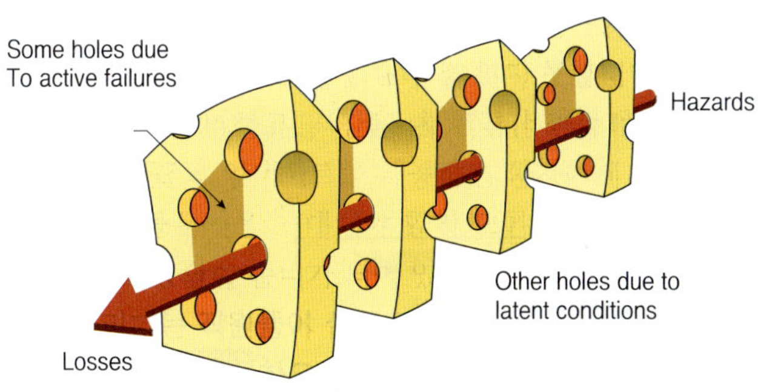

그림 6-5-1 조직적 오류의 스위스 치즈 모델

표 6-5-1 HRO의 성공 확률

요소 수	성공 확률 (각 요소)	총 성공 확률
1	0.95	0.95
25	0.95	0.28
50	0.95	0.08
100	0.95	0.006

Box 6-5-1 AAR에서 답변해야 할 질문

- 이 사례에서 달성하고자 하는 결과는 무엇인가요?
- 결과를 평가하기 위해 어떤 방법을 사용할 수 있나요?
- 미래에 영향을 미칠 수 있는 어떤 문제를 예상할 수 있었나요?
- 우리의 행동과 그 결과에서 어떤 교훈을 얻었나요?
- 앞으로 어떻게 하면 더 잘 성공할 수 있을까요?
- 어떤 구체적인 조치를 어떻게 실행할 수 있나요?

4) 사후 조치 검토

사후 조치 검토 after action review, AAR는 차선책 또는 나쁜 결과를 초래한 원인을 파악하는 방법입니다. AAR은 사건이 발생한 후 이를 분석하고 개선할 방법을 찾는 과정입니다. 이를 통해 성과를 지속적으로 향상시킬 수 있습니다(Box 6-5-1).

사후 조치 검토 AAR은 차선책 또는 나쁜 결과를 초래한 원인을 파악하는 방법입니다. 미 육군과 해병대가 전투 전투를 더 잘 평가할 수 있도록 하기 위해 개발한 AAR은 평균적인 결과를 더 나은 결과로 바꿀 수 있었던 방법을 정의하는 데에도 사용할 수 있습니다.

AAR은 Box 6-5-1에 나열된 질문을 분석합니다. 이 접근법은 병상에서 적용하거나 성능 개선 및 오류 감소에 대한 심층적인 분석에 사용할 수 있습니다. 조직 사고/산업 안전 경험에서 오류의 70~80%는 상황에 마지막으로 관여한 사람에게 책임이 있다는 점을 지적하는 것이 중요합니다. 조사 결과, 오류의 20% 미만이 최종 관련자에게 귀책사유가 있는 것으로 나타났습니다.

오류가 발생하는 이유와 방법을 파악하려면 반복적인 토론, 조사, 분석이 필요합니다. AAR을 수행할 때 리더는 시간을 내어 사건과 관련된 사람들과 이야기를 나누고, 검토가 끝난 후 사건과 관련된 사건에 대해 습득한 지식으로 무장한 채 해당 사람들에게 설명하는 것이 중요합니다.

오류가 발생한 이유에 대해 단순한 가정을 하고 첫 번째 결론에 안주하는 것만으로는 프로세스와 결과를 개선할 수 있는 경우가 드뭅니다.

5) 위험 감소를 위한 전략

(1) 실패 모드 및 영향 분석

위험을 줄이기 위한 또 다른 전략은 합동 위원회 Joint

Box 6-5-2 A팀과 B팀 특성

A팀원	B팀원
긍정적	부정적
적극적	반응적
자신감	끊임없는 불만 제기
유능한	게으른
팀워크 협력	의사소통이 서툰

표 6-5-2 FMEA 절차

단계	설명
상황 실패 지점 분석	상황에서 실패가 발생할 수 있는 지점을 식별
제안된 개선 사항 분석	제안된 변경 사항의 효과를 평가
환자 흐름 방해 분석	새로운 프로세스가 환자 흐름에 미치는 영향 평가

Commission에서 요구하는 사전 예방적 위험 평가 전략인 실패 모드 및 영향 분석 failure mode and effects analysis, FMEA입니다. 위험을 최소화하고 안전을 증진하는 전략에는 적절한 인력 채용 및 유지, 운영에 집중, 사후 조치 검토 AAR 및 실패 모드 및 효과 분석 FMEA 검토가 포함됩니다(Box 6-5-2, 표 6-5-2).

병원 및 기타 의료 기관은 18개월마다 한 가지 고위험 절차를 분석하고, 그 과정에서 발생한 실패를 식별하고, 실패로 이어진 단계를 분석해야 합니다. 응급실의 맥락에서 FMEA는 상황, 실패 지점 및 제안된 개선 사항에 대한 예리한 분석을 제공합니다.

FMEA 평가는 제안된 변경 사항에 대한 직원의 스트레스를 줄이고 새로운 프로세스로 인해 발생할 수 있는 환자 흐름의 불필요한 중단을 정확히 찾아내어 방지할 수 있습니다. 의미 있는 FMEA 검토가 없다면 조직은 실수로 비생산적인 규정, 제약, 복잡성을 추가하여 낭비를 가중시키고 안전하고 효과적인 서비스 제공에 장애물로 작용할 수 있습니다.

(2) 인적 자원 전략

- 적절한 직원 채용
- 지속적인 교육 및 유지
- 멘토링과 코칭 프로그램

6) 팀워크 및 의사소통

태평양의 광활하게 빛나는 바다 위를 비행하는 F/A-18 조종사는 파도에 흔들리는 항공모함을 발견하고 제한된 표면적의 갑판에 착륙해야 합니다. 바람이 불고 파도는 거칠게 일고 있습니다. 착륙 승무원은 처음이며, 성공 여부는 승무원 간의 의사소통과 동기화된 상호 작용에 크게 좌우됩니다. 행동이나 의사소통의 오류는 거의 용납될 수 없습니다. (이는 군이 많은 고위험 군사 절차에 대해 매우 효과적인 재난 방지 시스템을 개발한 이유를 보여주는 훌륭한 예입니다.)

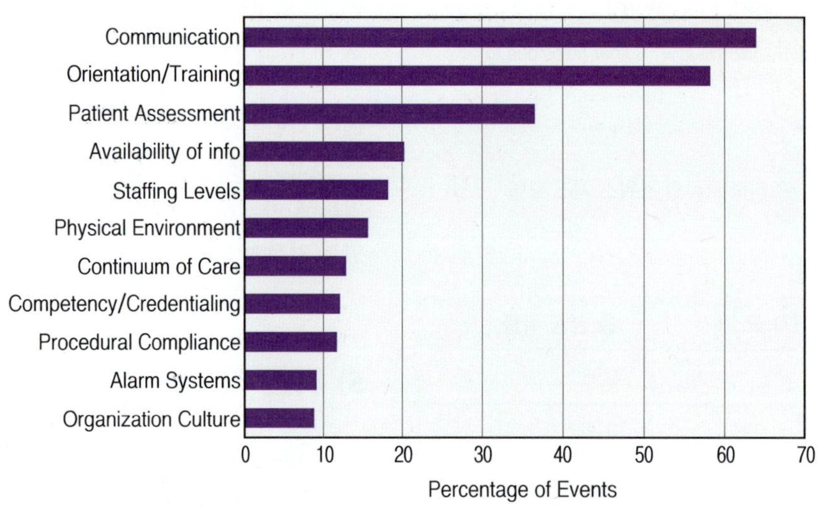

그림 6-5-2 Sentinel Events(환자 안전에 중대한 영향을 미치는 사건들)의 근본 원인(1995~2002년)

Box 6-5-3 효과적인 팀워크를 위한 요건

- 공동 팀은 서로의 실수를 잡아내려는 의도로 개발되어야 합니다.
- 이러한 협업 팀은 서로를 존중하고 친절하게 대하면서 함께 일해야 합니다.
- 장벽 없는 의사소통을 통해 부하 직원이 환자 안전 조치를 위해 목소리를 낼 수 있어야 합니다.

팀워크와 의사소통은 환자 안전에 중요한 요소입니다. 팀원들이 효과적으로 협력하고 의사소통할 때 오류를 줄이고 환자 안전을 높일 수 있습니다(Box 6-5-3, 그림 6-5-2).

(1) SBAR: 팀워크 및 변화 커뮤니케이션 도구

- **상황(S)** situation : 명확한 사실과 데이터를 바탕으로 상황을 설명
- **배경(B)** background: 환자의 배경 임상 정보를 설명
- **평가(A)** assessment: 문제에 대한 명확한 평가 제공
- **권장 사항(R)** recommendation: 사례 또는 상황을 관리하기 위한 후속 조치에 대한 권장 사항 제공

7) 결론

안전하고 효과적인 응급 치료를 달성하려면 안전과 품질에 전념하는 다학제 의료팀을 구축하는 것이 필수적입니다.

다른 부서와 협력하면 환자 안전 증진을 위한 강력한 파트너십을 활용할 수 있습니다. 다른 시설과 협력하여 환자 안전 평가, 교육, 장비, 소모품 등 근거 기반 진료 도구를 공유하는 것은 응급실의 진료 개선 역량을 고려할 때 비용 효율적인 전략이 될 수 있습니다.

가장 중요한 것은 환자와 의료진 모두에게 바람직한 결과를 보장하기 위해 현재의 응급 치료 관행을 안전성, 효과성, 신뢰성을 염두에 두고 지속적으로 검토해야 한다는 점입니다.

8) 피해야 할 함정

- 효율적인 ED가 위험 감소의 주요 동력임을 이해하지 못하는 경우
- 인적 자원 전략과 팀 구축에 소극적인 경우
- 강력한 성과 검토 프로세스를 개발하지 못하는 경우
- 효과적인 위험 감소에는 시간과 지속적인 노력이 필요하며 기회는 많지만 만병통치약은 없다는 점을 인식하지 못하는 경우

REFERENCE

1. BestPractices. Process Flow Map for Vaginal Bleeding in Pregnant Patients. Fairfax, Va: BestPractices; 2012.
2. Darling M, Perry C, Moore J. Learning in the thick of it. Harv Bus Rev. 2005;83(7):84-92.
3. Haig KM, Sutton S, Whittington J. SBAR: a shared mental model for improving communication between clinicians. Jt Comm J Qual Patient Saf. 2006;32(3):167-75.
4. Institute for Healthcare Improvement [Internet]. Batalden P. Like Magic (Every system is perfectly…) [cited 2020 Sep 14]. Available from: http://www.ihi.org/communities/blogs/origin-of-every-system-is-perfectly-designed-quote
5. Kohn LT, Corrigan JM, Donaldson MS, eds. To Err Is Human: Building a Safer Health System. Washington DC: National Academy Press; 1999.
6. Mayer TA, Cates RJ. Leadership for Great Customer Service: Satisfied Employees, Satisfied Patients. 2nd ed. Chicago, Ill: Health Administration Press; 2014.
7. Mayer TA, Maslach C. Burnout in emergency departments: diagnosis, prevention, and treatment. In Strauss RJ, Mayer TA, eds. Strauss and Mayer's Emergency Department Management. 2nd ed. Dallas, Tex: American College of Emergency Physicians; 2019.
8. Mayer TA. Beyond Patient Experience. Paper presented at: the ACEP Emergency Department Directors Academy. Dallas, Tex; 2018.
9. Nance JJ. Why Hospitals Should Fly: The Ultimate Flight Plan to Patient Safety and Quality Care. Bozeman, Mont: Second River Healthcare Press; 2008.
10. Page A, ed. Keeping Patients Safe: Transforming the Work Environment of Nurses. Washington DC: National Academies Press; 2003.
11. Reason J. Human error: models and management. BMJ. 2000:320(7237):768-70.
12. Reason J. Managing the Risks of Organizational Accidents. Burlington, Vt: Ashgate; 1997.
13. Weick KE, Sutcliffe KM. Managing the Unexpected: Assuring High Performance in an Age of Complexity. San Francisco, Calif: Jossey-Bass; 2001.

부록 1

SCH 재난의학센터 응급실 행정 및 리더십 트레이닝 프로그램 강의 chapter 6 대화록

민원 관리 chapter 대화록

주제: 응급실 행정 및 리더십 트레이닝 - 품질과 서비스
일시: 2024년 7월 9일
진행자: 신희준 교수
참석자: 여러 간호사 리더들

서론

신희준: 여러분, 반갑습니다. 오늘은 응급실 행정 및 리더십 트레이닝 프로그램의 챕터 6, '품질과 서비스'를 다룹니다. 세부 주제는 다음과 같습니다.

1. 환자 경험과 생존 기술 접근법
2. 'A팀 툴킷' 개념과 적용 방법
3. 민원 관리와 해결 전략
4. 상호 책임감을 통한 퍼포먼스 개선
5. 환자 안전 및 오류 감소 방안

특히 오늘은 두 번째와 세 번째 주제에 중점을 두고 논의하겠습니다.

참석자 1: 환자 경험 개선과 민원 관리는 현장에서 가장 실질적인 도전 과제 중 하나입니다.

신희준: 그렇습니다. 환자 경험은 단순히 감정적인 문제가 아닌, 데이터와 근거에 기반한 실질적 개선 사항입니다. 시작하기 전에 학습 목표를 확인하겠습니다.

학습 목표

참석자 2: 학습 목표는 다음과 같습니다.

1. 환자 경험의 중요성과 이를 개선하기 위한 근거 기반 접근법 이해
2. 서비스 우수성을 달성하기 위한 이유와 방법의 차이점을 명확히 구분
3. 오픈북 테스트 개념을 적용하여 환자 경험 설문조사 준비
4. 허들업 접근 방식을 통해 팀 간 협력과 소통 증진
5. 적극적 경청과 솔직한 사과의 중요성을 인식하고 실무에 적용

신희준: 좋습니다. 오늘 목표는 환자 경험을 개선하고, 이를 시스템적으로 접근할 방법을 논의하는 것입니다.

세션 1: 환자 경험과 생존 기술 접근법

신희준: 환자 경험은 응급실 방문 시 환자가 기대했던 것과 실제로 경험한 것의 차이입니다. 이 차이를 줄이는 것이 핵심입니다.

참석자 3: 환자를 의료팀의 일원으로 여기는 접근법이 독특합니다. 기존에는 환자를 단순히 고객으로만 여겼습니다.

신희준: 맞습니다. 환자를 팀의 일부로 생각하면 협력적인 관계를 구축할 수 있습니다. 이를 통해 기대치를 초과하는 서비스가 가능합니다. 예를 들어, 치료 예상 시간을 넓게 잡아 환자의 불만족을 최소화할 수 있습니다.

참석자 4: 저는 환자가 기다리는 동안 예상 시간을 유연하게 설명하는 방식을 선호합니다. 예를 들어, "2~3시간 정도 소요될 수 있습니다."라고 말하면 환자는 실제보다 빠르게 서비스를 받았을 때 만족감이 커집니다.

신희준: 그런 접근법은 긍정적인 경험을 만듭니다. 환자와의 신뢰를 쌓는 데 효과적입니다.

참석자 5: 하지만 예상 시간이 길어지면 불만이 더 커질 수도 있습니다. 이를 방지하려면 실시간으로 대기 상태를 업데이트하는 시스템이 필요하지 않을까요?

신희준: 맞습니다. 기술을 활용해 대기 상태를 실시간으로 환자와 보호자에게 알리는 것은 효과적입니다. 환자의 기대를 관리하고 불만을 줄이는 데 기여합니다.

참석자 6: 환자 경험을 개선하려면 직원들의 태도 변화도 중요하지 않을까요? 제가 보기에 환자와 첫 대면에서의 인상이 매우 중요한 것 같습니다.

신희준: 매우 중요한 포인트입니다. 환자와의 첫 대면은 전체 경험을 좌우할 수 있습니다. 직원들에게 미소와 경청의 중요성을 교육하는 것도 필요합니다.

세션 2: 'A팀 툴킷' 개념과 적용 방법

신희준: A팀과 B팀 개념을 통해 팀 간의 성과 차이를 분석하고, 긍정적인 행동을 강화하는 전략을 논의하겠습니다.

참석자 7: A팀은 협력적이고 환자 중심적인 팀원들로 구성됩니다. 반면, B팀은 비협력적이고 부정적인 태도를 보이는 팀원들로 이루어져 있습니다.

신희준: 그렇습니다. 리더십은 A팀의 특성을 강화하고, B팀의 부정적인 행동을 개선하는 데 중점을 둡니다.

참석자 8: 구체적인 개선 방법에는 어떤 것이 있을까요?

신희준: 10가지 요소가 있습니다. 첫째는 명확한 목표 설정입니다. 팀원들에게 왜 이 목표가 중요한지를 설명하고, 그 목표를 달성했을 때의 이점을 명확히 제시해야 합니다.

참석자 1: 제가 보기에 피드백 과정도 중요합니다. 팀원들이 스스로 개선 방향을 찾도록 도와주는 피드백을 제공하면 동기부여가 강화됩니다.

신희준: 좋은 지적입니다. 피드백은 단순히 지적하는 것이 아니라, 팀원들의 강점을 인정하고, 약점을 보완할 수 있

는 방향을 제시하는 것입니다.

참석자 2: A팀과 B팀 간의 성과를 비교할 때, 비교 자체가 팀원들 간의 갈등을 유발할 가능성은 없을까요?

신희준: 비교가 갈등을 유발하지 않도록, 데이터를 투명하게 공유하고 개선의 기회로 삼는 문화를 만들어야 합니다.

세션 3: 민원 관리와 해결 전략

신희준: 민원은 응급실에서 흔히 발생합니다. 이를 효과적으로 해결하기 위해 어떤 방법이 있을까요?

참석자 3: 환자의 불만 사항을 즉시 확인하고, 대안을 제시하는 것이 중요합니다. 예를 들어, 환자가 불편을 제기했을 때 적절한 설명과 대안 제공으로 문제를 해결할 수 있습니다.

참석자 4: 제가 보기에 민원 관리에서 가장 중요한 것은 환자가 자신이 존중받고 있다는 느낌을 받는 것입니다. 솔직한 사과와 함께 문제 해결 방안을 제시하면 불만이 줄어듭니다.

신희준: 맞습니다. 민원 관리는 단순히 문제를 해결하는 것뿐만 아니라, 환자와의 신뢰를 회복하는 과정입니다. 이를 위해 투명성과 공감을 기반으로 소통해야 합니다.

참석자 5: 저는 민원 데이터를 분석해 반복적인 문제를 사전에 예방할 수 있다고 생각합니다. 이를 통해 민원이 감소할 수 있을 것입니다.

신희준: 민원 데이터를 분석해 문제의 원인을 파악하는 것은 매우 중요한 접근법입니다. 이를 통해 시스템적 개선을 이루어야 합니다.

세션 4: 상호 책임감을 통한 퍼포먼스 개선

신희준: 팀원 간 상호 책임감을 강화하면 성과가 향상됩니다. 어떤 방식을 통해 책임감을 높일 수 있을까요?

참석자 6: 정기적인 팀 회의와 피드백 세션이 효과적입니다. 이를 통해 팀원들이 서로의 역할을 명확히 이해할 수 있습니다.

참석자 7: 제가 보기에 팀의 성공 사례를 공유하는 것도 효과적입니다. 다른 팀원들에게 동기부여를 줄 수 있습니다.

신희준: 좋은 의견입니다. 성공 사례를 공유하면 팀 전체의 사기를 높이고, 긍정적인 문화를 조성할 수 있습니다.

세션 5: 환자 안전 및 오류 감소 방안

신희준: 환자 안전은 의료 서비스의 핵심입니다. 오류를 줄이기 위해 어떤 노력이 필요할까요?

참석자 7: 교육과 훈련이 가장 중요합니다. 정기적인 시뮬레이션 훈련을 통해 오류를 줄일 수 있습니다.

참석자 8: 또한, 명확한 프로토콜과 체크리스트를 활용해 실수를 예방할 수 있습니다.

참석자 1: 환자 안전 문화를 구축하려면 직원들이 문제를 제기할 수 있는 안전한 환경이 필요합니다.

신희준: 좋은 의견입니다. 환자 안전은 모든 의료진의 최우선 과제입니다. 이를 위해 지속적인 개선과 혁신이 필요합니다.

결론 및 마무리

신희준: 오늘 논의한 주제는 응급실 환경에서 매우 중요한 요소들입니다. 이를 바탕으로 각자의 병원에서 실행 가능한 계획을 세워 실천해 보시길 바랍니다.

참석자들: 감사합니다, 교수님. 많은 것을 배웠습니다.

신희준: 여러분과 함께할 수 있어 기뻤습니다. 다음 챕터에서 더 심도 있는 논의를 이어가겠습니다.

참고 이 대화록은 교육의 목적으로 요약 및 편집되었습니다. 각 참가자는 직역별 직위와 번호로 구분되었고 대화 안의 호칭이 있는 경우 개인 정보 보호를 위한 익명성 부여를 위해 영어 이니셜로 대체하였습니다.

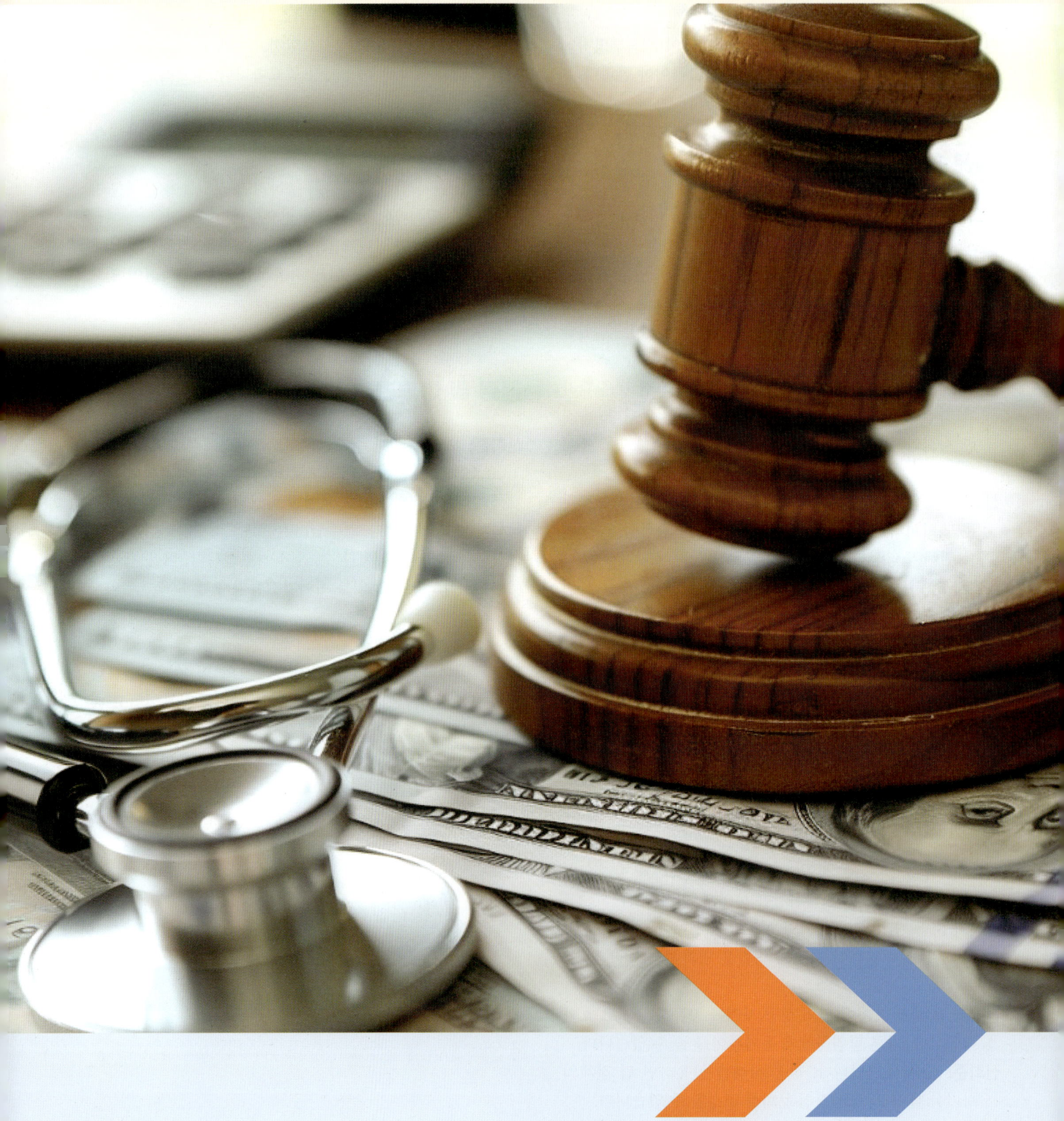

CHAPTER 7

재정 및 업무상 과실

Finance and Malpractice

1. 비지니스 계획 개발하기
2. 재정적으로 성공적인 응급실
3. 인센티브를 통한 의사 수행력 최적화하기
4. 인센티브를 통한 간호사 수행력 최적화하기
5. 개인을 위한 재정 계획
6. 실전에서의 업무상 과실 리스크 관리

[부록 1] 경기 침체기 서비스에서의 비용 절감 및 개선 전략

[부록 2] 미국의 의료보험시스템, 응급실, 및 다양한 세계 국가의 병원 재정시스템 토의

[부록 3] SCH 재난의학센터 응급실 행정 및 리더십 트레이닝 프로그램 강의 대화록

1.

비지니스 계획 개발하기

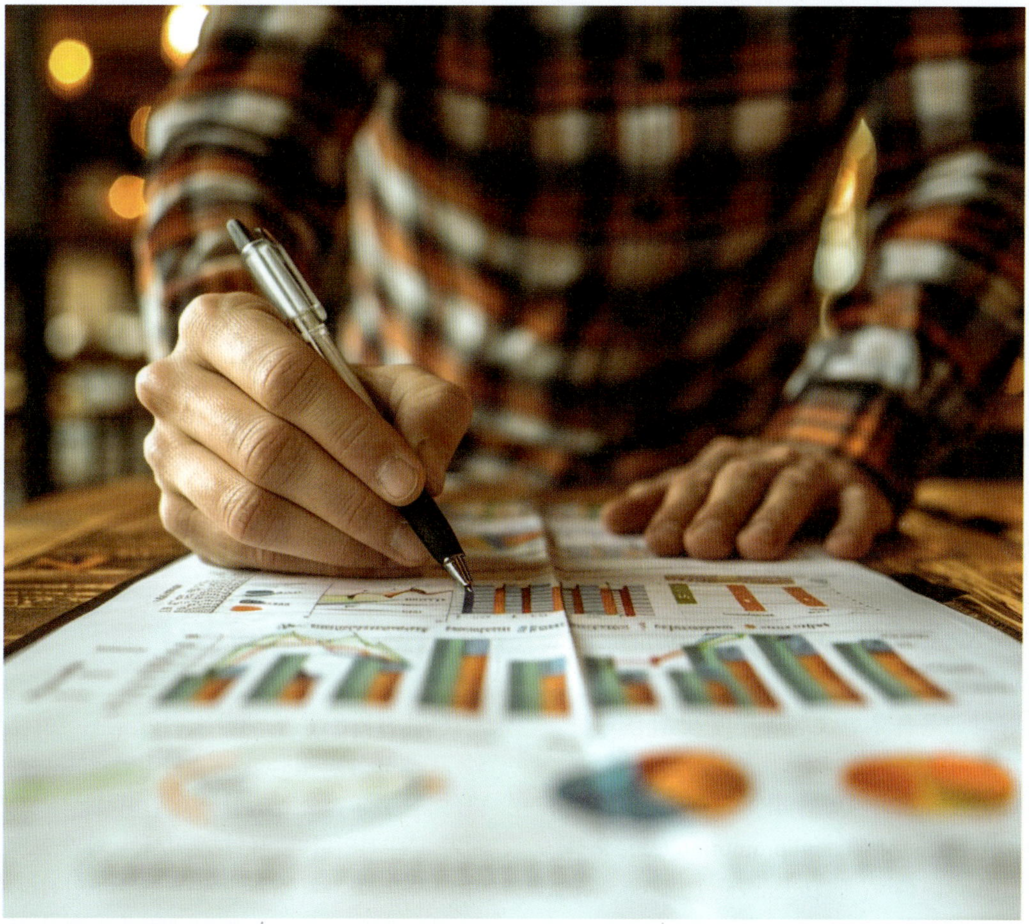

학습목표

1. 사업 계획이 효과적인 커뮤니케이션 도구로서 중요한 이유를 이해한다.
2. 사업 계획을 통해 효과적으로 의사소통하는 방법을 배운다.
3. 사업 계획서를 작성할 때 고려해야 할 주요 원칙을 학습한다.
4. 전략적 계획과 전술적 계획의 차이점을 이해한다.
5. 사업 계획서의 핵심 구성 요소를 이해하고 이를 작성하는 방법을 배운다.

1) 서론

UCLA에서 NCAA 남자농구 디비전 I을 10회 우승으로 이끈 존 우든은 다음과 같이 말했습니다.

"계획을 세우지 않는 것은 곧 실패를 계획하는 것과 같습니다."

정보가 부족한 임상의는 이렇게 질문할 수도 있습니다. "사업 계획이 왜 필요하죠? 해결책은 명확한데 굳이 그렇게까지 할 필요가 있나요?"

사업 계획은 특정 문제를 해결하기 위한 제안이 얼마나 중요하고 필요한지를 효과적으로 전달하는 커뮤니케이션 도구입니다. 응급실 emergency department, ED의 리더들은 필요한 조치와 발전 방향을 어느 정도 알고 있을 수 있지만, 잘 구성된 사업 계획은 병원 경영진과 비즈니스 파트너들에게 해당 프로그램이 제공하는 기회와 기대되는 결과를 명확하게 설명하는 역할을 합니다.

따라서 사업 계획을 체계적으로 수립하면, 조직 내에서 필요한 지원을 얻고 성공적인 실행으로 이어질 가능성이 높아집니다.

다음은 사업 계획의 핵심 고려 사항들입니다.

- Modeling setup
- The 7 Ws: Why, What, Where, Who, When, How much, What next?
- 예시: 전공의 교육을 위한 초음파 구매 및 활용 계획
- 항상 뭔가를 하려면 비용이 든다.
- 4Ps of Marketing (마케팅의 4P들): product (제품), price (가격), place (장소), and promotion (프로모션)
- 재무 계획financial plan (예: Urgent care)

이번 챕터에서는 민간 수가제 응급의학 의사 그룹을 위한 사업 계획에 초점을 맞추고 있지만, 동일한 원칙이 모든 그룹에 적용됩니다. 사업 계획을 수립하는 주체가 누구든 다음과 같은 핵심 원칙을 고려해야 합니다.

- **구성원의 의견을 반영하라.**
  - '출발할 때 함께하지 않은 사람은 착륙할 때도 함께하지 않는다.'라는 원칙을 기억하라.
- 다양한 관점을 통합하라.
  - 응급의료센터ED 팀 전체, 특히 간호 인력과의 협력을 극대화할 것
  - 의료진 중 주요 이해관계자들
  - 행정 리더십 팀
- **이해관계자들이 의견을 제시할 기회를 보장하라.**
  - 특히, 의견이 일치하지 않는 부분이 있다면 더욱더 논의할 수 있는 장을 마련해야 한다.
- 변화에 따르는 저항을 예상하라.
- 명확하고 단호한 문장으로 계획을 작성하라.
  - 능동태를 사용해 문장을 작성할 것
  - 문서를 여러 번 수정하고 다듬을 것
  - 명확성은 신중한 개정을 통해 나온다.
- 간결함을 유지하라.
  - 윈스턴 처칠이 말했듯, *"이 문서는 그 길이만으로도 절대 읽히지 않을 것이 확실하다."*

2) 사업 계획의 중요성

사업 계획은 문제 해결을 위한 솔루션이 얼마나 중요한지와 그 필요성을 설득하는 효과적인 커뮤니케이션 도구입니다. 이를 효과적으로 전달하기 위해서는 잘 작성된 사업 계획서가 필수적입니다. 사업 계획서는 기관 프로그램을 실행해야 하지만 그 가치를 처음에는 충분히 인식하지 못할 수도 있는 경영진과 비즈니스 파트너들에게 해당 프로그램이 제공하는 기회와 기대되는 결과를 명확하게 설명하는 역할을 합니다. 이를 통해 사업의 방향성과 필요성을 공유하고, 실행을

표 7-1-1 효과적인 의사소통의 예

전문 분야	비효율적인 의사소통	효율적인 의사소통
정형외과 전문의	"손목이 부러진 환자가 있습니다."	"경골 주상골 주위 골절 탈구입니다."
정신과 의사	"이 미친 사람을 돌봐주세요!"	"적극적인 망상과 명령 환각으로 불안하고 편집증적이며 화학적 진정제가 필요합니다."
심장 전문의	"퇴원이 불편한 63세 환자."	"상당한 가족력, 매우 의심스러운 이야기, 비특이적 재분극 이상, 심장 점수 6점 등 세 가지 위험 요소가 있습니다."
종양 전문의	"WBC가 낮고 아파요!"	"호중구 감소성 열이 있습니다."

위한 지원과 협력을 효과적으로 이끌어낼 수 있습니다.

3) 사업 계획서 작성 원칙

사업 계획서는 다음과 같은 원칙을 고려해야 합니다.

- 이륙할 때 함께하지 않으면 착륙할 때도 함께하지 않는다"는 원칙에 따라 의견을 구합니다.
- 모든 사람의 관점을 통합합니다.
    - 전체 응급실 팀, 특히 간호 직원과의 중요한 관계를 활용
    - 의료진 중 주요 이해관계자
    - 행정 리더십 팀
- 이해관계자들이 의견을 제시할 수 있는 기회가 있는지 확인하고, 특히 의견이 일치하지 않는 부분이 있는 경우 반드시 확인합니다. 모든 변화에 수반되는 저항을 예상합니다.
- 계획을 명확하고 선언적인 문장으로 작성하고 능동태를 사용합니다.
- 문서를 편집한 후 다시 수정합니다. 명확성은 사려 깊은 수정에서 비롯됩니다. 처칠의 말을 기억하면서 간결하게 작성하세요. *"이 문서는 그 길이 때문에 결코 읽히지 않을 것입니다."*

4) 전략적 계획과 전술적 계획

전략적 계획 strategic plan은 조직의 존재 이유와 사명을 정의하고 강화하는 데 도움이 되며, 전술적 계획 tactical plan은 그 목표를 달성하기 위한 구체적인 단계를 설명합니다.

표 7-1-2 전략적 계획과 전술적 계획 비교

전략적 계획 strategic plan	전술적 계획 tactical plan
큰 그림을 다룸	구체적인 행동 단계를 설명
장기적인 문제를 다룸	단기적인 목표를 다룸
조직의 사명을 정의하고 강화	사명 달성을 위한 구체적인 단계를 제공

5) 사업 계획서의 주요 구성 요소

사업 계획서에는 다음과 같은 주요 구성 요소가 포함되어야 합니다.

- **목표 및 주요 고려 사항:** 계획의 목적과 주요 목표를 설명합니다.
- **실행 항목:** 목표 달성을 위한 구체적인 실행 항목을 나열합니다.
- **성공의 잠재적 장벽:** 목표 달성에 장애가 될 수 있는 요소를 식별합니다.
- **책임성:** 각 항목에 대한 책임을 명확히 합니다.
- 정량화: 성공 또는 실패를 측정할 수 있는 지표를 설정합니다.
- **진행 상황 검토 및 후속 조치:** 정기적으로 진행 상황을 검토하고 필요한 조치를 취합니다.

6) 사업 계획의 7W

가장 단순한 형태의 사업 계획은 다음 7가지 질문에 대한 답을 담은 문서입니다. 왜 Why, 무엇을 What, 어디서 Where, 누구와 Who, 언제 When, 비용은 얼마인지 How much, 다음 단계는 무엇인지 What next ?

사업 계획은 조직의 목표와 목적을 뒷받침하기 위해 필요한 핵심 요소, 가정, 전망을 정리하고 수치화한 것입니다. 효과적인 전략은 조직 운영에 필수적이며, 사업 계획은 초기 단계에서 비즈니스 기회를 평가하고 요약하는 도구로 작용합니다. 기회가 현실화되면, 이후 실행 과정을 모니터링하고 보고하는 역할도 하게 됩니다. 사업 계획을 개발하고 실행하는 과정은 *"일을 계획하고, 그 계획대로 실행하라."*라는 오래된 격언을 따릅니다.

(1) 사업 계획의 개념과 오해

사업 계획에는 다양한 접근 방식과 활용 목적이 있습니다. 예를 들어, 사업 계획은 투자 기회를 평가하는 용도로 작성될 수 있으며, 이는 외부 투자자를 대상으로 하는 사업 설명서(프로스펙터스prospectus) 역할을 합니다. 이러한 투자 중심의 사업 계획은 아직 투자하지 않은 청중을 대상으로 하며, 그들이 해당 비즈니스 모델을 잘 이해하고 있지 않을 수도 있고, 경영에 적극적으로 참여하지 않을 수도 있습니다.

투자 중심의 사업 계획이라 하면 월스트리트, 벤처 캐피탈, 기업공개 를 떠올릴 수도 있습니다. 하지만 응급의료센터 사업 계획은 보다 실용적인 성격을 보이게 됩니다. 이는 ED의 재정 운영을 가이드하고, 향후 성장과 수익성을 위한 방향성을 제시하는 역할을 합니다.

ED 사업 계획은 보통 실무 관리자와 ED 리더들이 작성하며, 회계 및 법률 전문가 등 비즈니스 관련 전문가들의 적절한 조언을 포함합니다. 응급의료센터는 예측 불가능하고 빠르게 돌아가는 환경이기 때문에, '계획을 세운다'는 개념 자체가 비현실적으로 느껴질 수도 있습니다. 그러나 오히려 체계적인 접근이야말로 ED 전체 또는 소아과, 노인의학, 응급의료서비스 EMS , 비(非)오피오이드 치료 프로그램 등 특정 프로그램을 성공적으로 운영하는 데 필수적입니다.

훌륭한 사업 계획이란, 조직이 가야 할 방향과 그 이유를 명확히 알고 있다는 전제하에 구성된다. 경영 컨설턴트 피터 드러커는 이렇게 말했습니다.

"목표에 따른 경영은 목표를 먼저 깊이 생각할 때 효과적이다. 그러나 대부분의 경우, 목표를 제대로 생각하지 않는다."

효과적인 사업 계획은 단순한 제약이 아니라 최선의 방향을 안내하는 가드레일과 같습니다.

7) '왜'

피터 드러커의 말에서 알 수 있듯, 사업 계획을 수립하기 위해서는 먼저 명확한 계획이 필요합니다. 사업 계획을 작성할 때, 가장 먼저 고려해야 할 요소는 첫 번째 W, 즉 **왜** Why 입니다. 이러한 초기 단계의 고려 사항은 일반적으로 **전략적 계획 접근법** strategic planning approach이라고 합니다.

전략적 계획은 철학적인 성격이 강하며, 일반적인 사업 계획보다 더 장기적인 문제를 다룹니다. 즉, 조직의 **미션** mission, 즉 존재 이유를 정의하고 강화하는 역할을 합니다. 대부분의 기업 문화에서는 미션을 논의할 때 **비전** vision 과 **가치** value 도 함께 다루며, 이를 MVV mission, vision, and values 라고 합니다.

8) 비전 선언문

비전 선언문 vision statement과 미션 선언문은 별개의 개념이지만 밀접하게 연결되어 있습니다.

- **비전 선언문**은 조직이 존재하는 이유 Why를 설명합니다.
- **미션 선언문**은 조직이 수행하려는 일 What을 정의합니다.

비전 선언문은 조직의 목적을 간결하고 이해하기 쉽게 서술해야 하며, 다음과 같은 질문에 답해야 합니다.

- 우리가 존재하는 이유는 무엇인가?
- 우리의 목적은 무엇인가?
- 우리는 누구인가?
- 우리는 다른 사람들에게 어떻게 정의되는가?

비전과 미션 선언문은 자주 검토하고 재확인해야 합니다. 성공적인 조직들은 비전과 미션 선언문을 각 회의에서 낭독하는 핵심 요소로 삼습니다. 많은 기업들이 사무실과 웹사이트에 미션 선언문을 prominently 게시하여, 조직의 정체성을 대내외적으로 알리는 동시에 내부 구성원들에게도 지속적으로 상기시킵니다.

비전과 미션 선언문은 보통 사업 계획의 표지 frontispiece 또는 경영 요약 executive summary 부분에 포함됩니다.

9) 미션 선언문

미션 선언문 mission statement은 조직이 이루고자 하는 목표를 정의하며, 다음 세 가지 질문에 답해야 합니다.

1. 우리가 달성하려는 목표는 무엇인가?
2. 성공하기 위해 필요한 단계는 무엇인가?
3. 목표 달성을 측정할 기준은 무엇인가?

즉, 미션 선언문은 전략적 방향의 기초를 제공하며, 이를 통해 조직이 비전을 실현할 수 있도록 합니다.

예시

"우리는 다음과 같은 목표를 달성할 것이다.

- 우수한 응급의학팀을 조직하여, 환자 중심의 고품질 응급 치료를 제공하는 모범적인 비즈니스 모델을 구축한다.
- 임상 및 행정적 우수성을 달성하기 위한 실천 방안을 개발하고 실행한다.
- 다른 조직과 협력하여 탁월한 응급의료 서비스를 제공한다."

10) 가치 선언문

가치 선언문 values statement은 의사 결정의 기준이 되는 원칙을 명확히 하며, 다음 질문에 답해야 합니다.

조직을 이끄는 핵심 신념과 원칙은 무엇인가?

우리는 팀원들에게 어떤 가치를 부여하는가?

우리의 행동과 실천이 비전과 미션을 뒷받침하는가?

가치 선언문은 조직의 도덕적 나침반 moral compass 역할을 합니다. 올바른 가치관은 주기적으로 검토되고 다듬어질 수 있지만, 근본적으로 변하지 않는 조직의 핵심 개념이어야 합니다.

예시

"Emergency Doctor Associates (EDA)는 다음 가치를 준수할 것을 약속한다.

- 세계적 수준의 고성과 팀으로서 간호 및 필수 서비스 직원들과 협력한다.
- 서로를 존엄성, 연민, 존중으로 대한다.
- 환자 치료에서 추구하는 우수성과 윤리적 기준을 경영에도 동일하게 적용한다."

11) 전략적 계획과 사업 계획의 관계

성공적인 조직은 전략적 계획을 위한 전용 워크숍을 자주 개최합니다.

- 신생 조직은 설립 초기 단계에서 지속적인 전략 회의를 진행하는 경우가 많다.
- 성숙한 조직은 연 1~2회 정기적인 전략 계획 회의를 연다.

전략적 계획과 사업 계획은 서로 밀접하게 연결되어 있지만, 그 역할은 다릅니다.

- **전략적 계획:** 조직의 **장기적인 방향**을 설정한다. ("우리는 올바른 선택을 하고 있는가?")
- **사업 계획:** 전략적 계획을 **구체적으로 실행하는 방법**을 정의한다. ("우리는 이 목표를 어떻게 실현할 것인가?")

즉, 전략적 계획이 조직의 로드맵 roadmap이라면, 사업 계획은 GPS (global positioning system) 역할을 합니다.

- **전략적 계획**이 조직이 나아가야 할 '최종 목적지'를 설정한다면,
- **사업 계획**은 '현재 경로가 맞는지'를 평가하고 '잘못된 경우 다시 조정하는 방법'을 제공합니다.

따라서, 전략적 계획과 그 실행을 위한 전술 및 전략을 정기적으로 검토하는 것이 중요합니다.

12) 사업 계획 개발

효과적인 사업 계획을 수립하는 developing the plan 과정은 성공적인 회의 운영 방법과 유사합니다.

- 대부분의 생산적인 회의는 사전 배포된 서면 안건 agenda을 기반으로 진행된다.
- 이 안건은 회의에서 달성하려는 목표와 핵심 고려사항을 정의하며, 팀이 사전에 준비할 수 있도록 한다.

잘 구성된 사업 계획에는 다음 요소가 포함됩니다.

- 목표 및 주요 고려사항 objective/key considerations
- 실행 항목 action items
- 성공을 방해할 가능성이 있는 장애 요소 potential barriers to success
- 책임 accountability
- 정량적 평가 기준 quantification – 성공 또는 실패를 측정할 방법
- 정기적인 진행 상황 검토 및 후속 조치 regular progress reviews and follow-up

따라서, 효과적인 사업 계획은 곧 조직의 운영을 위한 비즈니스 관리 안건 business management agenda과 같습니다.

13) 사업 계획 문서

EDA의 사업 확장 기회 business expansion opportunity를 예시로 들어보겠습니다.

- EDA(응급의학 의사 그룹)는 10년간 다수의 소유주가 운영하는 민주적 파트너십 조직으로 운영되어 왔습니다.
- 현재 노스캐롤라이나 콜드 스프링스 지역병원LHC과 독점 계약을 맺고 있습니다.
- 2년 후 계약 갱신이 예정되어 있습니다.
- 병원 CEO가 새로운 시설(잭슨 정션)의 응급의료 서비스를 담당할 의향이 있는지 EDA에 문의했습니다.
- LHC는 콜드 스프링스와 유사한 환자 보험 구성과 의료 수가 수준을 예상하라고 통보했습니다.
- 이에 따라, EDA의 경영위원회는 비즈니스 계획을 수립하고, 구성원들의 투표를 위해 제시하기로 결정했

습니다.

EDA의 핵심 역량은 다음과 같습니다.

- **의료 인력 모집 및 자격 관리:** 우수한 의료진 확보 및 자격 인증 절차 관리
- **근무 일정 관리:** 효율적인 일정 조정을 통해 최적의 의료 서비스 제공
- **제공자 성과 관리:** 의료진의 역량 및 성과 평가를 통한 서비스 품질 유지
- **입증된 품질 및 고객 서비스:** 환자 중심의 의료 서비스 제공과 지속적인 품질 개선
- **의사-간호사 협업:** 의료진 간 원활한 소통과 협업을 통한 효율적인 진료 환경 조성
- **의료진 리더십:** 효과적인 리더십을 통해 조직 내 의료진의 역량 강화
- **응급실 운영:** 응급실 프로세스 최적화 및 운영 효율성 극대화
- **서비스 비용 청구 및 수금:** 정확한 청구 및 수금 절차 관리
- **법인 장부 및 기록 유지:** 법적 요구 사항을 준수하는 체계적인 장부 및 기록 관리

이처럼 사업 계획 문서는 명확하고 간결하게 작성해야 하며, 가정과 정보 출처를 명확히 제시해야 합니다.

- **내부 계획의 경우, 5~10페이지 정도의 간결한 문서가 적절합니다.**
- **'과장된 언어'나 '지나치게 낙관적인 전망'은 피해야 합니다.**
- **정확한 데이터와 가정을 기반으로 해야 합니다.**

즉, 'Garbage in, garbage out. (잘못된 데이터가 들어가면, 잘못된 결론이 나온다.)'라는 원칙을 항상 염두에 두어야 합니다.

사업 계획서에는 새로운 사업 기회에 대한 주요 가정이 명시되어 있습니다.

목차

1. 제목 페이지
2. 임원 요약
3. 목차
4. 사업 기회
5. 비즈니스의 주요 가정
6. 기업의 역사
7. 사업의 정의
8. EDA가 제공하는 서비스 및 실천 철학
9. 시장 분석 (SWOT 포함)
10. 소유권 및 관리 구조
11. EDA의 목표 및 목적

EDA와 LHC 병원의 오랜 협력 관계는 성공적인 응급 의료 서비스를 위한 견고한 기반을 마련해 왔습니다. 이번 사업 계획을 통해 양 기관의 파트너십을 더욱 강화하고, 지역사회에 수준 높은 응급 의료 서비스를 지속적으로 제공할 수 있도록 최적의 운영 모델을 구축할 것입니다.

14) 마케팅의 4Ps

마케팅 계획을 수립할 때 유용한 프레임워크 중 하나는 마케팅의 4Ps (product, price, place, promotion) 입니다.

- **제품** product: 무엇을 판매하는가?
  - EDA의 핵심 서비스는 포괄적인 응급의료 ED 서비스 제공입니다.
  - 제품 설명은 단순하고, 항상 조직의 미션과 일관되도록 해야 합니다.
  - 예를 들어, 'EDA는 가족처럼 돌봐드립니다.'라는 문구는 감성적으로 인상적일 수 있지만, 이를 객관적으로 측정하고 실행하는 것은 현실적으로 어렵습니다.
- **가격** price: 비용은 얼마인가?
  - 서비스 가격은 환자, 제공자, 병원 수준에서 평가될 수 있습니다.
  - 환자 요금은 주로 보험 청구 및 시장 요율에 의해 결정됩니다.
  - 일반적인 기준은 청구 금액이 실제 수금 금액의 약 350% 라는 것입니다.
  - 병원 보조금이 필요할 경우, 병원은 이를 비용-가격 계산에 포함합니다.
- **장소** place: 서비스는 어디에서 제공되는가?
  - 독립형 응급의료센터나 긴급 진료소를 고려하지 않는다면, 응급의료 서비스는 병원 내에서 제공됩니다.
  - 위치의 중요 요소

    교통 패턴

    주차 접근성

    응급실 입구의 접근 용이성

경쟁 병원과의 거리
응급의료서비스 EMS 접근성

- **홍보** promotion: 서비스는 어떻게 홍보되는가?
  - ED 홍보는 점점 더 중요한 요소가 되고 있습니다.
  - 병원 및 ED 홍보를 위해 지역사회 내 대형 광고판 billboards, 대기 시간 표시 앱, 환자 만족도 점수 보고 등이 활용됩니다.
  - 정부 웹사이트 hospital compare에서 병원의 품질 데이터를 제공하므로, 이를 활용할 수도 있습니다.
  - 건강 박람회, 지역 신문 기고, 라디오 광고, 고등학교 건강검진 이벤트 등의 방법도 효과적인 홍보 전략이 될 수 있습니다.

15) 재무 계획

재무 계획 financial plan은 '얼마나 많은 비용이 드는가?'를 다루는 부분입니다.

- **최소 1년에서 최대 5년까지의 재무 전망**을 포함해야 합니다.
- 사업 계획에 포함된 재무 예측은 프로젝트 예산을 위한 프레임워크 framework for the project budget를 설정하고 성과를 모니터링하는 기준이 됩니다.

16) 손익계산서

손익계산서 income statement는 응급의료 재무 보고에서 가장 중요한 문서입니다.

- 특정 기간 동안의 재정적 성과를 측정 및 보고합니다.
- 보통 월간, 분기별, 연간 단위로 작성되어야 합니다.
- 환자 방문 수, 예상 수입, 예상 지출을 기반으로 이익 또는 손실을 산출합니다.

손익계산서의 기본 개념은 다음과 같습니다.

- **수익** revenue = 환자 방문에 따른 수금액 + 병원 보조금
- **비용** expenses = 환자 치료에 필요한 비용 + 그룹 운영 비용
- **순이익** net profit/loss = 수익 - 비용

손익계산서는 주요 가정을 검토 validating key assumptions 한 후 사업의 수익 가능성을 평가하는 데 사용됩니다.

17) 예산 예측

ED의 재정 계획은 보통 환자 방문 수를 기반으로 합니다.

- 특정 기간 동안 얼마나 많은 환자가 방문할 것인가?
- 어떤 유형의 방문이 발생할 것인가?

이 정보는 예상 수익과 예상 비용을 계산하는 budget projections 데 중요한 요소입니다.

- 일부 지역에서는 계절별 환자 수 변화가 일반적입니다.
- 예를 들어, 겨울철 독감 유행 시 방문 환자가 증가할 가능성이 높습니다.
- **이러한 변동을 고려하여 인력 배치 및 현금 흐름** cash flow을 조정해야 합니다.

18) 현금 흐름 관리

미국의 경우에, 응급실에서 환자를 진료한 후, **청구서 발행 → 보험 청구 → 수금 과정이 몇 달이 걸릴 수 있습니다.**

- 첫 달에는 **수입은 발생하지만, 실제 수금은 거의 없습니다.**
- 수금 지연(보통 **3~6개월**)을 고려하여 초기 운영 비용을 어떻게 감당할 것인지 결정해야 합니다.

자금 조달 옵션

- 기존 사업의 **이익금을 활용**하여 초기 자금을 조달
- 병원 파트너의 **운영 보조금 지원**
- 초기 비용 절감을 위해 **소유주들이 일정 기간 동안 보수를 삭감**
- **대출** loan **활용** – 대출 비용(이자율, 투자 수익률 등)을 고려해야 함

19) 운영 비용

미국의 EDA의 주요 비용 항목은 다음과 같습니다.

- **의료진 보수** provider compensation – 가장 큰 비용 요소
- **청구 및 수금 비용** billing costs – 일부 예산에서는 직접 비용이 아닌 수익에서 차감하는 방식 사용
- **의료 디렉터 수당** director's stipend
- **급여세** payroll taxes
- **의료 과실 보험** malpractice insurance
- **운영 경비** overhead expenses

- **법률, 회계, 경영 지원 비용** practice administration
- **대출 이자** interest payments on borrowed money

이 모든 항목을 종합하여 재무 계획(예산)을 완성합니다.

20) 목표 및 계획 Goals and Objectives

EDA의 사업 계획에서는 **명확한 목표를 설정**하는 것이 중요 합니다.

예시: EDA의 주요 목표

- **EDA 의료진 그룹을 잭슨 정션 캠퍼스로 확장**
- **새로운 병원과 ED 인력 및 경영 계약 체결**
- **필요한 경우 자본 조달 확보**
- **운영 개시 및 서비스 제공 시작**
- **6~9개월 이내에 현금 흐름 안정화**

21) 결론

EDA는 분석과 신중하게 계획된 비즈니스 플랜을 바탕으로 서비스 확장을 진행합니다. 이 계획을 수립함으로써, 기존 운영 방식과 비교·검토하여 위험을 줄일 수 있습니다. 또한, 그룹의 사명, 비전, 가치에 부합하는 접근 방식을 통해 모든 기존 소유주들의 전폭적인 동의를 얻을 수 있습니다.

하지만 계획이 아무리 완벽하더라도 실행 과정에서 세심한 주의와 노력이 부족하다면 실패할 가능성이 높습니다. 따라서 계획 수립, 실행, 모니터링의 주요 부분을 그룹 내 핵심 인물들에게 위임하는 것이 중요합니다. 이는 구성원들이 적극적으로 참여하고 있다는 소속감을 유지하는 데도 도움이 됩니다.

심지어 개인 사업자 모델에서도 핵심 참여자들과 책임을 공유할 기회는 충분히 존재합니다. 책임과 의무를 분산함으로써 원하는 목표를 달성할 가능성이 더욱 높아집니다.

REFERENCE

1. Institute for Healthcare Improvement [Internet]. Like Magic (Every system is perfectly…) [cited 2020 Sep 14]. Available from: http://www.ihi.org/communities/blogs/origin-of-every-system-is-perfectly-designed-quote
2. BestPractices. Process Flow Map for Vaginal Bleeding in Pregnant Patients. Fairfax, Va: BestPractices; 2012.
3. Darling M, Perry C, Moore J. Learning in the thick of it. Harv Bus Rev. 2005;83(7):84-92.
4. Haig KM, Sutton S, Whittington J. SBAR: a shared mental model for improving communication between clinicians. Jt Comm J Qual Patient Saf. 2006;32(3):167-75.
5. Kohn LT, Corrigan JM, Donaldson MS, eds. To Err Is Human: Building a Safer Health System. Washington DC: National Academy Press; 1999.
6. Mayer TA, Cates RJ. Leadership for Great Customer Service: Satisfied Employees, Satisfied Patients. 2nd ed. Chicago, Ill: Health Administration Press; 2014.
7. Mayer TA, Maslach C. Burnout in emergency departments: diagnosis, prevention, and treatment. In Strauss RJ, Mayer TA, eds. Strauss and Mayer's Emergency Department Management. 2nd ed. Dallas, Tex: American College of Emergency Physicians; 2019.
8. Mayer TA. Beyond Patient Experience. Paper presented at: the ACEP Emergency Department Directors Academy. Dallas, Tex; 2018.
9. Nance JJ. Why Hospitals Should Fly: The Ultimate Flight Plan to Patient Safety and Quality Care. Bozeman, Mont: Second River Healthcare Press; 2008.
10. Page A, ed. Keeping Patients Safe: Transforming the Work Environment of Nurses. Washington DC: National Academies Press; 2003.
11. Reason J. Human error: models and management. BMJ. 2000: 320(7237);768-70.
12. Reason J. Managing the Risks of Organizational Accidents. Burlington, Vt: Ashgate; 1997.
13. Weick KE, Sutcliffe KM. Managing the Unexpected: Assuring High Performance in an Age of Complexity. San Francisco, Calif: Jossey-Bass; 2001.

2.

재정적으로 성공적인 응급실

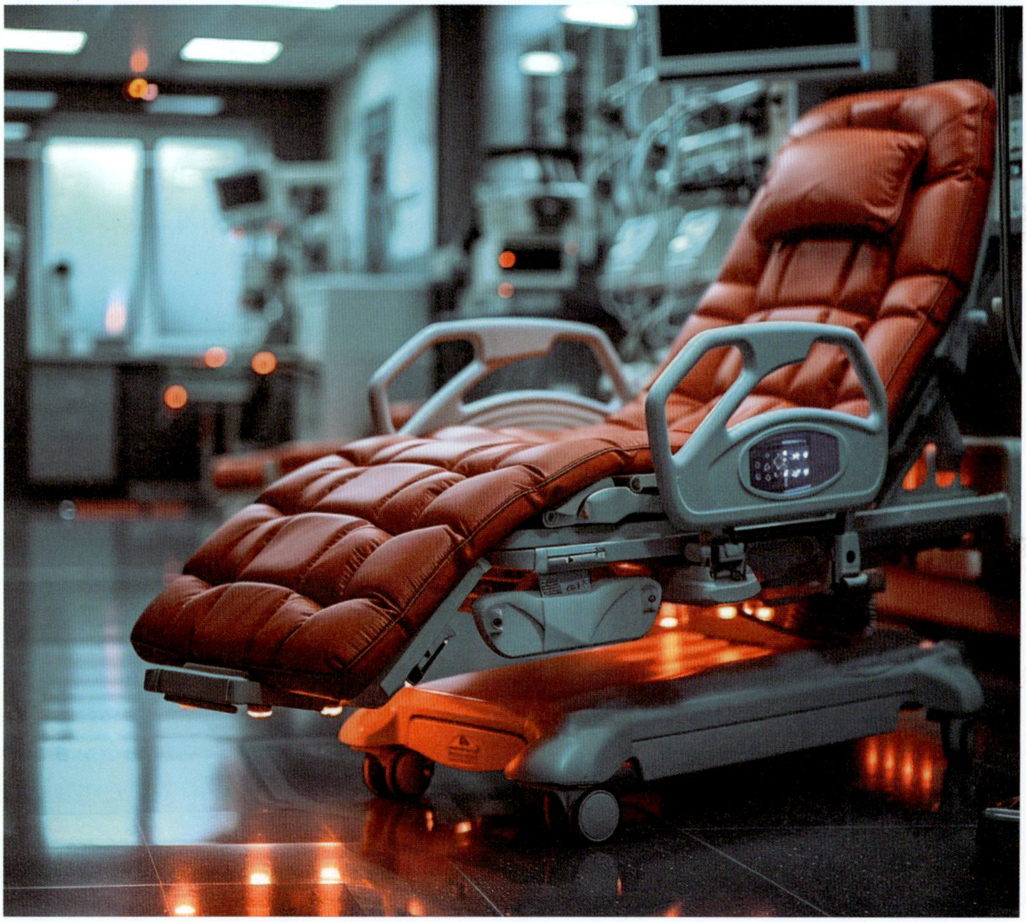

학습목표

1. 응급실의 재정적 성공에 영향을 미치는 주요 요소들을 이해한다.
2. 재정적 성공을 위해 필요한 효과적인 리더십의 역할을 학습한다.
3. 인력 배치가 재정적 성공에 어떻게 기여하는지 이해한다.
4. 운영 지표를 활용하여 응급실의 성과를 개선하는 방법을 배운다.
5. 정확한 문서화 및 청구 프로세스가 재정적 성공에 미치는 영향을 이해한다.

1) 재정적 성공의 중요성

미국의 의료 시스템을 예로 들어 보겠습니다. 재정적으로 성공적인 응급실을 운영하는 데 있어 가장 중요한 요소는 어떤 환자가 비용을 지불하는가입니다. 즉, 응급실을 찾는 환자들이 어떤 보험을 가지고 있고, 본인 부담금은 얼마나 되는지가 수익에 큰 영향을 미칩니다.

만약 응급실이 충분한 수익을 올리고 있다면, 운영이 다소 미흡하더라도 재정적으로 성공할 가능성이 있습니다. 하지만 반대로, 아무리 효율적으로 운영되는 응급실이라도 환자의 대다수가 본인 부담금이 높거나 보험 혜택이 적은 정부 지원 프로그램(예: 메디케이드 등)에 의존하고 있다면, 안정적인 수익을 내기 어려울 수 있습니다.

응급실을 지속적으로 발전시키기 위해서는 최신 의료 장비를 도입하고 시설을 유지·보수하는 것뿐만 아니라, 뛰어난 의료진과 관리자를 유치하고 그들이 최상의 진료를 제공할 수 있도록 지원하는 것이 중요합니다. 이를 위해서는 충분한 재정적 자원이 필요하며, 결국 환자의 보험 유형과 지불 방식이 응급실의 재정적 성공을 좌우하는 핵심 요인이 됩니다.

(1) 성공의 열쇠

응급실의 성공은 단순히 수익을 내는 것뿐만 아니라, 경제적 지속 가능성, 의료 서비스의 질, 지역사회에서의 평판, 환자 안전, 그리고 환자의 만족도 등 다양한 요소로 평가될 수 있습니다. 성공적인 응급실 운영을 위해서는 세부 사항에 대한 철저한 관리와 수많은 작은 문제들을 적극적으로 해결하려는 노력이 필요합니다.

예를 들어, 미국의 의료 체계를 보면 성공을 결정짓는 요소는 크게는 의료진 인건비 대비 시간당 청구 가능한 상대가치 단위 RVU 수처럼 중요한 경제적 요인일 수도 있고, 작게는 실험실 기술자가 특정 검사가 통계 분석이 필요하다는 사실을 쉽게 인지할 수 있도록 소변 샘플의 뚜껑 색상을 지정하는 것처럼 사소한 운영적 세부 사항일 수도 있습니다.

이처럼 응급실의 성공은 단 하나의 요소로 결정되는 것이 아니라, 작은 디테일까지 철저하게 관리하고 최적화하는 지속적인 노력을 통해 이루어진다는 점이 중요합니다.

(2) 우수한 리더십

응급실의 재정적 성공은 리더십의 역량에 크게 좌우됩니다. 뛰어난 리더는 단순히 관리하는 역할을 넘어, 응급실 직원들이 안전하게 의견을 공유하고, 문제를 제기할 수 있는 개방적인 조직 문화를 조성해야 합니다. 직원들이 보복이나 불이익에 대한 두려움 없이 자유롭게 아이디어를 제안하고 우려를 표현할 수 있을 때, 응급실의 운영은 더욱 효과적으로 개선될 수 있습니다.

또한, 리더는 만성적인 저성과를 방치하지 않고 문제를 해결하기 위해 적극적으로 개입해야 합니다. 동시에, 의료 환경의 변화에 민감하게 반응하고, 새로운 도전에 빠르게 적응하는 능력도 필수적입니다.

무엇보다도, 리더는 팀원들에게 동기를 부여하고 영감을 주는 역할을 해야 합니다. 변화의 필요성을 인식하고 이를 능동적으로 수용하며, 직원들이 공감하고 따를 수 있는 비전을 제시하는 것이 응급실의 장기적인 성공을 위한 핵심 요소입니다.

2) 효과적인 리더십의 역할

(1) 팀 리더의 역할

재정적으로 성공한 응급실의 리더는 단순히 지시하는 역할을 넘어, 팀원들이 성공하는 데 필요한 역량을 개발할 수 있도록 돕는 데 시간을 투자합니다. 즉, 원활한 협업을 위한 관계 구축, 효과적인 커뮤니케이션, 그리고 프로젝트 관리 기술을 팀원들에게 전수하는 것이 중요합니다.

리더는 팀을 조직하고, 문제 해결을 위한 명확한 로드맵을 수립할 수 있도록 지원합니다. 이를 위해 다음과 같은 과정이 필요합니다.

- 적절한 문제 정의: 팀이 해결해야 할 핵심 문제를 명확하게 진술합니다.
- 장애물 식별: 목표 달성을 방해하는 요소들을 구체적으로 정의합니다.
- 비효율성 제거: 프로세스에서 오류를 초래하거나 불필요한 추가 작업을 유발하는 낭비 요소를 찾아 제거합니다.
- 공통 목표 설정: 조직이 함께 달성해야 할 목표를 명확하게 설명하여 팀원들의 방향성을 통일합니다.
- 격차 해소 전략 수립: 현재 상태와 이상적인 상태 사이의 차이를 분석하고, 이를 해결하기 위한 실행 계획(헌장)을 작성합니다.

이러한 과정을 체계적으로 수행하면 응급실 운영이 더욱

효율적이고 체계적으로 개선되며, 장기적인 재정적 성공을 이끌어낼 수 있습니다. 즉, 훌륭한 리더는 팀을 이끌어갈 뿐만 아니라, 팀이 스스로 성장하고 문제를 해결할 수 있는 능력을 갖추도록 돕는 역할을 합니다.

(2) 프로젝트 팀 구성

응급실 운영에서 프로젝트 팀에 직원을 적극적으로 동원하고 참여시키면 단순히 리더 혼자 문제를 해결할 때보다 훨씬 더 큰 성과를 달성할 수 있습니다.

프로젝트 팀에 구성원을 참여시키는 것은 단순한 업무 분배가 아니라, 문제 해결 역량을 조직 전반에 확산시키고, 차세대 리더를 육성하는 중요한 기회가 됩니다.

특히, 직원들이 프로젝트 팀의 일원으로 활동하거나 직접 팀을 이끌어보는 경험을 하게 되면 다음과 같은 효과를 볼 수 있습니다.

- 자기 주도적인 문제 해결 능력이 향상됩니다.
- 조직 내 협업과 커뮤니케이션 기술이 강화됩니다.
- 효율적인 의사 결정 과정을 경험하며 리더십 역량을 키울 수 있습니다.

이처럼 프로젝트 팀 운영은 단기적인 성과뿐만 아니라, 장기적으로 조직의 인재를 육성하고 응급실 운영을 더욱 안정적이고 지속 가능하게 만드는 전략이 될 수 있습니다. 즉, 좋은 리더는 단기적인 문제 해결에 그치지 않고, 조직의 미래를 위한 리더를 양성하는 데에도 집중해야 합니다.

3) 효율적인 인력 배치 전략

(1) 인력 수준 관리

응급실을 효과적으로 운영하려면 효율적이고 비용 효율적인 리소스 배분이 필수적이며, 이를 위해 응급실 리더는 인력 수준 관리의 전문가가 되어야 합니다.

① 인력 수준 관리의 중요성

응급실은 본질적으로 언제나 인력이 과잉이거나 부족한 상태를 반복적으로 경험하는 환경입니다. 평소에는 적절한 인력이 배치되어 있어도, 갑작스럽게 중증 환자가 여러 명 도착하면 인력이 즉시 부족해질 수 있습니다. 반대로, 예상보다 환자가 적으면 불필요한 인건비 지출로 이어질 수 있습니다.

효율적인 인력 관리가 이루어지지 않으면 다음과 같은 문제들이 발생할 수 있습니다.

- 인력 부족 시: 환자 대기 시간이 길어지고, 의료진의 부담이 가중되며, 응급실 내 혼란이 증가합니다.
- 인력 과잉 시: 불필요한 비용이 발생하여 응급실의 재정적 지속 가능성이 악화됩니다.

따라서 응급실 리더는 실시간 변동성을 고려한 최적의 인력 배치 전략을 수립하고, 이를 지속적으로 조정할 수 있는 능력을 갖춰야 합니다.

② 비용과 환자 대기 시간의 균형 맞추기

응급실 관리의 핵심 목표 중 하나는 인건비 절감을 위한 비용 효율성과 환자의 대기 시간을 최소화하는 의료 서비스의 질 사이에서 균형을 찾는 것입니다.

이를 위해 응급실 리더는 다음과 같은 전략을 활용할 수 있습니다.

- 데이터 기반 인력 배치: 과거 데이터를 분석하여 특정 시간대나 요일별 환자 방문 패턴을 예측하고 이에 맞춰 인력을 배치
- 유연한 근무 스케줄 운영: 필요에 따라 인력을 추가하거나 조정할 수 있도록 탄력적인 근무제 도입
- 멀티태스킹 가능한 팀 구성: 간호사, 의사, 지원 인력이 여러 업무를 수행할 수 있도록 교육하여 긴급 상황에서 신속하게 대응할 수 있도록 함
- 실시간 대응 프로세스 구축: 예기치 못한 환자 급증 상황에서도 빠르게 대응할 수 있도록 사전 대비책 마련

(2) 대기열 이론 활용

효율적인 응급실 운영을 위해 리더는 대기열 이론 queueing theory을 활용하여 환자의 흐름을 분석하고 최적화할 수 있습니다. 대기열 이론은 서비스 시스템에서 고객(환자)이 대기하는 방식에 대한 수학적 연구로, 응급실에서 환자 도착, 의료진 및 병상(서버), 제공자가 환자를 진료하는 속도 등의 요소를 분석하여 환자 흐름을 모델링할 수 있습니다.

① 대기열 이론 활용

대기열 이론은 응급실에서 다음과 같은 핵심 문제를 해결하는 데 도움이 됩니다.

- 환자 대기 시간 예측: 특정 시간대나 상황에서 환자가

얼마나 기다려야 하는지를 분석
- 의료진과 병상의 활용 최적화: 의료진(의사, 간호사)과 병상이 효율적으로 사용될 수 있도록 인력 및 시설 배치를 조정
- 과부하 및 혼잡 방지: 특정 시간대에 과도한 환자 유입이 발생할 경우, 이를 사전에 예측하고 적절한 대응책을 마련

응급실은 환자 도착이 불규칙하고, 진료 시간이 일정하지 않으며, 중증도에 따라 진료 순서가 달라지는 특성이 있습니다. 이러한 복잡한 환경에서도 대기열 이론을 적용하면 효율적인 운영 전략을 수립하고, 환자의 불필요한 대기 시간을 줄이며, 의료진의 부담을 줄일 수 있습니다.

② 흐름 모델링 및 대기 시간 예측

대기열 이론을 활용하면 응급실 내 환자 흐름을 모델링하고, 이를 통해 의료 서비스 제공 과정에서 발생하는 병목현상과 대기 시간을 예측할 수 있습니다.
- 환자 도착 패턴 분석: 과거 데이터를 활용하여 특정 시간대(예: 주말 저녁, 공휴일)나 계절별로 환자 방문 패턴을 분석하고 예측
- 진료 프로세스 시뮬레이션: 환자가 접수 후 병원 내에서 이동하는 경로(대기 → triage → 검사 → 진료 → 퇴원 또는 입원)를 모델링하여 운영 최적화
- 제공자(의료진) 배치 조정: 환자가 가장 많이 몰리는 시간대에 맞춰 의사 및 간호사 근무조를 효율적으로 배치하여 서비스 지연 최소화
- 대기 시간 예측 및 개선: 현재 대기하고 있는 환자의 수와 제공자가 진료 가능한 속도를 비교하여 실시간으로 대기 시간을 조정하고, 빠른 진료가 가능하도록 조치

4) 운영 지표의 활용 방법

(1) 유용한 운영 지표

재정적으로 성공적인 응급실은 데이터 중심적인 접근 방식을 채택하며, 의미 있고 실질적으로 활용할 수 있는 데이터를 수집하고 분석하는 데 상당한 자원을 투자합니다.

정기적인 보고 시스템을 통해 주요 운영 지표를 지속적으로 모니터링하면 다음과 같은 이점을 얻을 수 있습니다.
- 동료 압박 peer pressure 효과: 의료진과 직원들이 성과 지표를 공유하면서 자연스럽게 업무 개선을 위한 동기를 부여받음
- 관리 리소스 최적화: 제한된 인력과 예산을 가장 큰 개선 효과를 기대할 수 있는 영역에 집중하여 운영 효율을 극대화함
- 의사 결정 지원: 데이터 기반의 의사 결정을 통해 응급실 운영을 보다 체계적으로 개선하고, 의료 서비스 품질과 재정 성과를 동시에 향상시킴

(2) 유용한 운영 지표 및 활용 방법

다음은 응급실에서 활용할 수 있는 주요 운영 지표와 그 의미입니다.
- 방문당 징수 금액 collections per visit
  - 환자 1명당 응급실에서 실제로 청구된 금액
  - 활용: 청구 절차의 효율성 및 수익성을 평가하는 기준이 됨
- RVU당 징수 금액 collections per rvu (relative value unit)
  - 의료 행위별 수익성을 평가하는 지표
  - 활용: 의료 행위의 재정적 가치를 측정하여 진료 전략을 최적화
- 환자당 RVU RVU per patient
  - 환자 1명당 제공된 진료의 상대적 가치
  - 활용: 의료진의 생산성과 의료 서비스 제공 수준을 평가하는 기준
- 시간당 환자 patients per hour
  - 의료진 1명이 시간당 얼마나 많은 환자를 진료하는지 측정
  - 활용: 진료 속도를 평가하고, 의료진 배치 전략을 조정하는 데 사용
- 시간당 인력 비용 labor cost per hour
  - 응급실 운영 시 시간당 발생하는 인건비
  - 활용: 의료진 배치 및 근무 스케줄 최적화, 비용 절감 전략 수립
- 방문/도착부터 제공자까지의 시간 door-to-provider time
  - 환자가 응급실에 도착한 후 처음 의료 제공자(의사, 간호사)를 만나는 데 걸리는 시간
  - 활용: 응급실 내 초기 평가 및 응급 진료의 신속성을 측정하여 개선점 도출
- 초기 제공자 평가부터 처분 결정까지 provider-to-disposition time
  - 환자가 첫 번째 의료진 평가를 받은 후 최종 처분

(퇴원, 입원 결정)이 내려질 때까지 걸리는 시간
  - 활용: 진료 과정의 효율성을 평가하고, 프로세스 최적화를 위한 개선 방향 설정
- 처분 결정부터 퇴원까지 disposition-to-discharge time
  - 환자의 최종 처분 결정 후 실제로 응급실을 떠날 때까지 걸리는 시간
  - 활용: 퇴원 절차의 원활한 진행 여부를 평가하고 병상 회전율을 높이는 데 활용
- 입원 환자 LOS length of stay for admitted patients
  - 입원 결정이 난 환자가 응급실에 머무르는 총 시간
  - 활용: 입원 과정의 병목현상을 분석하고, 병원 내 병상 이용 효율성을 개선
- 품질 측정 quality metrics
  - 응급실에서 제공되는 의료 서비스의 품질을 평가하는 지표(예: 적정 항생제 사용, 중증 환자 치료 성과 등)
  - 활용: 의료 서비스의 질을 유지 및 향상하고, 규제 및 인증 요건을 충족하는 데 기여
- 환자 만족도 patient satisfaction
  - 응급실을 이용한 환자들이 서비스에 대해 평가한 만족도 점수
  - 활용: 환자 경험을 개선하고, 대기 시간 단축 및 의료진 친절도 향상 등의 전략 수립에 활용

5) 문서화 및 청구 프로세스

(1) 문서화의 중요성

응급실의 재정적 성공은 의료진의 문서 작성, 정확한 코딩 방법론, 그리고 청구 및 수금 최적화에 크게 좌우됩니다. 시설과 전문가가 뛰어나더라도, 비효율적인 문서 작성, 잘못된 코딩, 부실한 청구 관리가 이루어진다면 수익이 저하될 수 있습니다. 따라서, 응급실 리더는 이러한 요소를 철저히 관리하여 재정적 지속 가능성을 보장해야 합니다.

① 의사 및 간호사 문서화의 중요성

정확하고 철저한 의료 문서화는 올바른 코딩과 청구의 기반이 됩니다. 문서화가 부정확하면 환자가 받은 치료에 대한 적절한 코딩이 어려워지고, 그 결과 환자 진료에 대한 수익을 제대로 확보하지 못할 수 있습니다.

효율적인 의료 문서화 전략

- 의료 서비스 기록의 명확성 유지: 진단, 처치, 투약, 검사 결과 등을 정확하게 기재하여 의무기록이 완전하도록 함
- 시간 기록 철저: 환자의 방문 시간, 의사 상담 시간, 처치 및 퇴원 시간을 구체적으로 기록하여 정확한 청구가 가능하도록 함
- 표준화된 문서화 프로세스 도입: 의료진이 일관된 방식으로 문서를 작성할 수 있도록 가이드라인 제공
- 전자 건강 기록 시스템EHR 활용: 자동화된 문서화 시스템을 통해 기록 누락 및 오류를 줄이고, 청구의 정확도를 높임

② 정확한 코딩 방법론 적용

코딩 coding은 응급실에서 제공된 의료 서비스가 정확하게 보험사에 청구될 수 있도록 하기 위해 표준화된 코드(ICD-10, CPT, HCPCS 등)를 적용하는 과정입니다. 코딩이 잘못되면 청구가 거부되거나 축소 지급될 가능성이 높아집니다.

효율적인 코딩 방법론

- 정확한 진단 코드(ICD-10) 적용: 환자의 증상과 치료가 코드화되어야 하며, 이를 명확하게 문서화해야 함
- CPT 및 HCPCS 코드 최적화: 진료 및 처치에 대한 적절한 CPT (현재 시술 용어) 및 HCPCS 코드 적용
- 의료 문서와 코딩 일치 검토: 코딩 담당자가 의료 문서를 철저히 검토하여 기록과 코딩이 일치하는지 확인
- 코딩 오류 방지 시스템 도입: 전자 건강 기록 시스템 EHR과 연계하여 자동화된 코드 제안을 활용하여 오류 가능성을 줄임
- 정기적인 코딩 교육 제공: 의사, 간호사, 코딩 전문가들에게 최신 코딩 변경 사항을 지속적으로 교육하여 오류를 최소화

③ 청구 및 수금 최적화

정확한 문서화와 올바른 코딩이 이루어졌다면, 보험사 및 환자로부터의 수금이 원활하게 이루어질 수 있도록 최적화된 청구 및 수금 시스템이 필요합니다.

효율적인 청구 및 수금 전략

- 사전 보험 검증 시스템 도입: 환자가 응급실에 방문했을 때, 즉시 보험 적용 범위를 확인하여 청구 가능성을 높임
- 청구 오류 최소화: 부적절한 코드 사용, 환자 정보 오류, 불완전한 문서화로 인한 청구 거절을 방지하기 위해 철저한 검토 과정 도입
- 자동화된 청구 시스템 활용: AI 기반 청구 시스템을 활

용하여 제출 오류를 줄이고, 보험사 승인 가능성을 높임
- 보험 청구 거절 관리: 거절된 청구는 신속하게 수정하여 재청구하고, 지속적인 거절 원인 분석을 통해 근본적인 문제 해결
- 미수금 관리 강화: 환자의 본인 부담금(코페이, 공제액 등)을 사전에 설명하고, 후속 수금 절차를 강화하여 미수금을 줄임

(2) 자격 증명 인증

자격 증명 인증에는 각 의사의 국가 의료 제공자 식별 번호와 그룹의 세금 ID 번호가 보험사에 의해 인식되도록 양식을 작성하고 필요한 서류를 작성하는 간단한 작업이 포함됩니다. 모든 의료 제공자가 모든 보험사에 인증을 받는 것이 필수적입니다.

(3) 일반적인 등록 문제 및 해결책

등록 시스템은 응급실 그룹의 수익 흐름의 중추를 형성합니다. 청구 대행사는 부정확한 보험 정보를 모니터링하여 병원 등록 부서뿐만 아니라 의사 경영진의 주의를 환기시켜야 합니다(Box 7-2-1).

Box 7-2-1 일반적인 등록 문제 및 해결책

1. '주소 또는 연락처 정보 없음'을 입력하거나 모든 X를 입력하지 마십시오.
2. 환자에게 "모든 것이 동일합니까?"라고 묻지 마세요.
3. 환자가 충분한 정보를 제공하지 않는 경우 병원 주소만 입력하지 마세요.
4. 보험증 사본을 스캔하여 병원 IT 데이터베이스에 저장하세요.
5. 등록 담당자는 바퀴 달린 컴퓨터와 이동식 스캐너를 사용하여 응급실에 직접 배치해야 합니다.
6. 청구 담당자는 방문 후 정해진 시간에 병원 등록 데이터베이스와 상호 작용하고 지속적으로 쿼리하여 등록 정보가 업데이트되었는지 확인해야 합니다.
7. 평등하고 팀워크를 다지는 분위기를 조성하기 위해 응급실 음식을 주문할 때나 명절 선물을 제공할 때 등록 직원을 포함시킵니다.
8. 응급실 방문 시 주정부 메디케이드 자격을 전향적으로 확인해야 합니다.
9. 치료 시 산재 보상 연락처 정보를 수집하기 위해 전화를 걸어야 합니다.
10. 청구 담당자는 매월 '잘못된 보험 정보'의 양을 모니터링하고 변경 사항에 주의를 기울여야 합니다.

(4) 문서화 모범 사례

정확하고 철저한 문서화는 응급실의 재정적 성공을 보장하는 중요한 요소입니다. 문서화는 청구 프로세스의 기초이며, 적절한 문서화 없이는 정확한 청구가 불가능합니다(Box 7-2-2).

(5) 차트 조정

차트 손실은 수익 손실로 이어질 수 있으므로 기록 손실을 최소화하기 위해 강력하고 중복적인 시스템을 구축해야 합니다. 시스템은 매일, 매주, 분기별로 기록을 응급실 로그와 비교하여 조정하고, 60일 이내에 누락된 모든 차트를 식별하고 확보할 수 있는 인터페이스를 제공해야 합니다.

(6) 코딩 방법론

코딩 방법론은 의료 기록을 점수화하는 프로세스입니다. 대부분의 의료 서비스 제공자는 지정된 평가 및 관리 수준을 뒷받침하기 위해 특정 수의 병력 및 검사 요소를 기록하는 Medicare 문서화 지침의 복잡한 'bean-counting' 요건을 잘

Box 7-2-2 문서화 모범 사례

- 차트 구성을 검토하여 ED 서비스, 절차, 진단 코딩 품질 보고 등 코딩 및 청구의 모든 측면을 지원하는지 확인합니다.
- 심전도, 응급실 초음파 판독, 일반 엑스레이 판독에 대한 청구가 제대로 이루어지도록 합니다.
- 의사와 간호사에게 문서화되지 않은 기록에 대한 교육 목적의 개별 차트 피드백을 제공합니다.
- 필요에 따라 월별 또는 분기별 교육 회의를 개최합니다.
- 지속적인 결함이 있는 의사 또는 간호사와의 이상값 토론을 진행합니다.
- 코드화 및 문서화되지 않은 기록을 추적하기 위한 경영진 차원의 보고서를 작성합니다.
- 제공자별 문서화 기회 보고서를 제공합니다.

Box 7-2-3 코딩 모범 사례

- 정확한 코딩을 위한 교육 제공
- 정기적인 코딩 감사 실시
- 코딩 오류에 대한 피드백 제공 및 수정

Box 7-2-4 건강한 응급실의 핵심 요소

- 살아있는 비전 선언문
- 환자 흐름과 양질의 진료에 대한 요구를 충족하기에 충분한 잘 훈련된 전문가로 일관된 인력 배치
- 운영 지능: 적절한 장비, 인력, 업무 및 흐름을 지원하도록 설계
- 품질과 안전에 집중

알고 있습니다. 또한 각 코드에는 지정된 양의 의학적 의사 결정이 필요합니다. 이를 위해 대부분의 의료 서비스 제공자는 코딩 방법론을 위한 지원을 고려해야 합니다(Box 7-2-3).

6) 건강한 응급실의 핵심 요소

건강하고 재정적으로 성공적인 응급실을 만드는 것은 어려울 수 있습니다. 응급실 리더는 지속적이고 가속화되는 변화 속에서 현재의 경제 환경에서 건강하고 재정적으로 성공적인 ED를 만들기위한 핵심 요소를 파악하고 있어야 합니다(Box 7-2-4).

7) 결론

미국의 경우 의료 환경은 환급 감소, 지속적으로 변화하는 지불자 구성, 그리고 의료 서비스 개혁으로 인한 불확실성으로 인해 빠르게 변화하고 있습니다. 이러한 상황에서 기존 방식대로 운영하는 것은 더 이상 성공적인 전략이 될 수 없으며, '평소와 같은 사업'을 지속하는 것은 결국 실패로 이어질 가능성이 큽니다.

대한민국도 2024년 2월 발생한 의정 사태로 인한 여파로 의료 민영화와 그에 따른 보험 구조 변화 가능성 및 국민들의 건강 보험금의 인상 가능성이 제기 되는 상황을 맞이하고 있습니다.

응급실이 재정적으로 성공하기 위해서는 역동적인 리더십 팀, 탁월함을 추구하는 직원, 그리고 창의적인 사고를 통해 문제를 해결하려는 조직 문화가 필수적입니다. 변화하는 환경에 능동적으로 대응할 수 있는 리더십은 응급실 운영의 핵심 요소이며, 의료진과 직원들은 단순한 업무 수행을 넘어 최상의 의료 서비스를 제공하기 위해 지속적으로 노력해야 합니다. 또한, 부서 간 협력을 강화하고 기존의 운영 방식을 뛰어넘는 창의적인 접근법을 도입해야만 오늘날 응급실이 직면한 과제들을 효과적으로 해결할 수 있습니다.

결국, 응급실의 성공은 탁월함을 향한 조직 전체의 헌신과, 환자들에게 양질의 의료 서비스를 제공하려는 세부적인 노력에서 시작됩니다. 이러한 노력은 과거에는 모순처럼 보였던 재정적 성공과 의료 서비스의 질 향상이라는 두 가지 목표를 동시에 달성하는 데 중요한 역할을 합니다. 특히, 의사와 간호 리더가 명확한 비전과 운영 방향을 제시하는 것은 건강한 응급실 운영을 위한 가장 중요한 요소라고 할 수 있습니다.

REFERENCE

1. BestPractices. Process Flow Map for Vaginal Bleeding in Pregnant Patients. Fairfax, Va: BestPractices; 2012
2. Covey SR. The 7 Habits of Highly Effective People. New York, NY: Simon and Schuster; 2004.
3. Croskerry P, Cosby KS, Schenkel SM, Wears RL. Patient Safety in Emergency Medicine. Philadelphia, PA: Lippincott Williams and Wilkins; 2009.
4. Darling M, Perry C, Moore J. Learning in the thick of it. Harv Bus Rev. 2005;83(7):84-92.
5. Haig KM, Sutton S, Whittington J. SBAR: a shared mental model for improving communication between clinicians. Jt Comm J Qual Patient Saf. 2006;32(3):167-75.
6. Hsia RY, Kellerman AL, Yu-Chu S. Factors associated with closures of emergency departments in the United States. JAMA. 2011;305(19):1978-85.
7. Institute for Healthcare Improvement [Internet]. Magic (Every system is perfectly…) [cited 2020 Sep 14]. Available from: http://www.ihi.org/communities/blogs/origin-of-every-system-is-perfectly-designed-quote
8. Kohn LT, Corrigan JM, Donaldson MS, eds. To Err Is Human: Building a Safer Health System. Washington DC: National Academy Press; 1999.
9. Mayer TA, Cates RJ. Leadership for Great Customer Service: Satisfied Employees, Satisfied Patients. 2nd ed. Chicago, Ill: Health Administration Press; 2014.
10. Mayer TA, Maslach C. Burnout in emergency departments: di-

agnosis, prevention, and treatment. In Strauss RJ, Mayer TA, eds. Strauss and Mayer's Emergency Department Management. 2nd ed. Dallas, Tex: American College of Emergency Physicians; 2019.

11. Mayer TA. Beyond Patient Experience. Paper presented at: the ACEP Emergency Department Directors Academy. Dallas, Tex; 2018.
12. Nance JJ. Why Hospitals Should Fly: The Ultimate Flight Plan to Patient Safety and Quality Care. Bozeman, Mont: Second River Healthcare Press; 2008.
13. Page A, ed. Keeping Patients Safe: Transforming the Work Environment of Nurses. Washington DC: National Academies Press; 2003.
14. Reason J. Human error: models and management. BMJ. 2000;320(7237):768-70.
15. Reason J. Managing the Risks of Organizational Accidents. Burlington, Vt: Ashgate; 1997.
16. Weick KE, Sutcliffe KM. Managing the Unexpected: Assuring High Performance in an Age of Complexity. San Francisco, Calif: Jossey-Bass; 2001.

3.

인센티브를 통한 의사 수행력 최적화하기

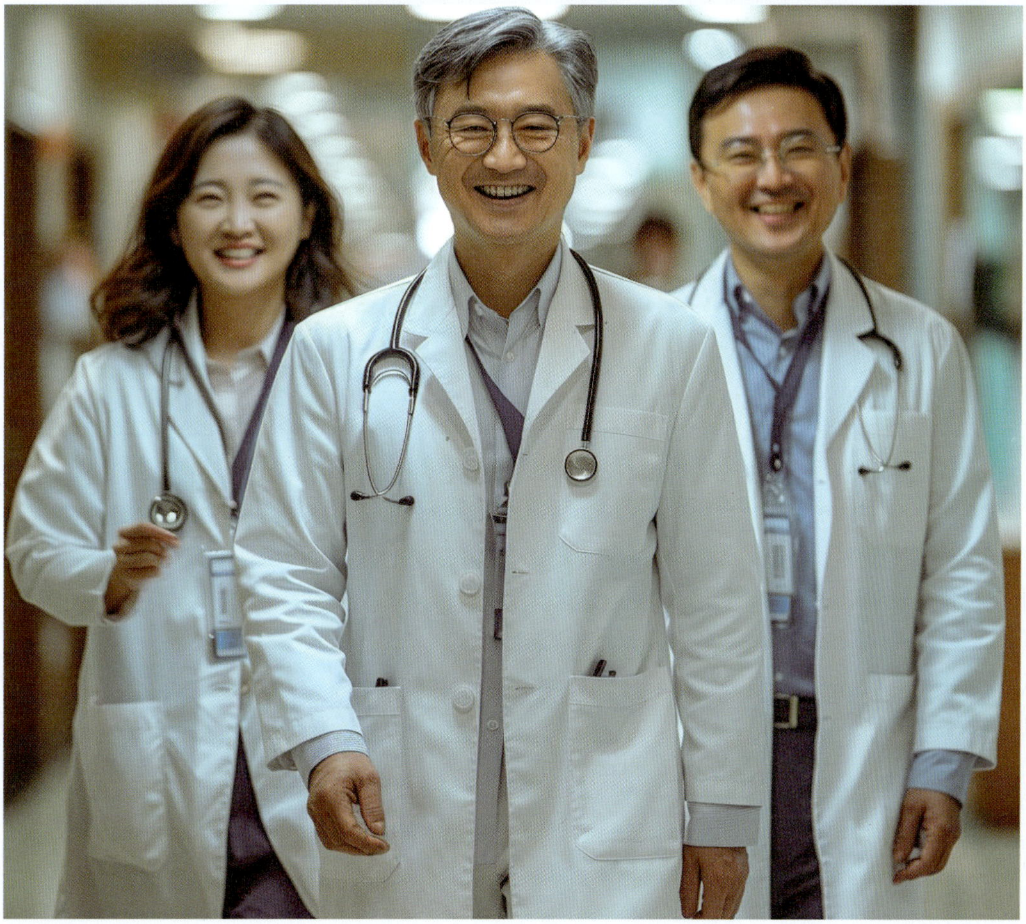

학습목표

1. 다양한 의사 보상 방법과 그 결과를 이해한다.
2. 생산성 기반 인센티브 모델의 작동 원리를 이해하고 적용 방법을 학습한다.
3. 효과적인 인센티브 계획의 필수 요소인 ASMAN 원칙을 학습한다.
4. 인센티브 계획 실행 시 발생할 수 있는 의도하지 않은 결과를 관리하는 방법을 배운다.
5. 학술적 인센티브 계획의 구조와 그 중요성을 이해한다.

1) 서론

미국인 작가로서, 신사상 운동과 관계 있으며, 성공적인 호텔 경영자였던 Orison Swett Marden (1850~1924)은 다음과 같은 명언을 남겼습니다.

"희망만큼 좋은 약도 없고 내일에 대한 기대만큼 강력한 동기 부여도 없으며 내일에 대한 기대만큼 강력한 강장제도 없다!"

응급의학과 의사에게 어떻게 보수를 지급해야 할까요? 이 질문은 응급의학과 관련 단체와 출판물을 통해 공감을 불러 일으킵니다. 시간당 수가부터 순수 생산성 시스템까지 다양한 방법론이 제시되고 있습니다. 각 방법론에는 의도한 결과와 의도하지 않은 결과가 있습니다.

(1) 미국의 의사 보상 시스템

응급의학과 의사에게 어떻게 보수를 지급해야 할까요? 이 질문은 응급의학과 관련 단체와 출판물을 통해 공감을 불러 일으킵니다. 특히 1968년 미국응급의학회 ACEP가 창설되어 대한민국보다 20년 이상 응급의학회의 시작이 앞섰던 미국의 경우를 기준으로 살펴보겠습니다.

응급의학과 의사에게 시간당 보수를 지급해야 하는 방식에 대해서는 수가부터 순수 생산성 시스템까지 다양한 방법론이 제시되고 있습니다. 각 방법론에는 의도한 결과와 의도하지 않은 결과가 있습니다.

미국에서는 현재의 의사 지불 시스템으로 **자원 기반 상대가치 척도** resource-based relative value scale, RBRVS를 시행하고 있습니다. 이 제도가 시행되기 전에는 의사의 업무를 정량화할 수 있는 널리 통용되는 지표가 없었습니다.

미국의 의사들은 1965년 메디케어 프로그램 창설과 함께 확립된 '관례적이고, 일반적이며, 합리적인' 청구 구조에 기반한 행위별 수가제를 활용하여 보수를 지급받았습니다.

현재의 미국의 RBRVS 시스템은 1992년에 도입되어 의사의 업무를 정량화하고 그에 따른 대가를 지급하기 위해 개발되었습니다. 이는 인지적 의료 서비스와 절차적 의료 서비스 모두에 대해 표준화된 지표입니다.

의사가 수행한 실제 업무를 직접 측정하고 그에 따른 대가를 지급하기 위해 미국 의회는 1992년 의료 재정 관리국 메디케어 및 메디케이드 서비스 센터 centers for medicare & medicaid services, CMS에 RBRVS 시스템을 개발하도록 요구했습니다.

자원 기반 상대가치 척도 시스템 RBRVS 프로그램을 관리하는 미국의사협회 American Medical Association, AMA는 환급을 분석할 때 실제 업무, 훈련 기회 비용, 진료 비용, 과실 비용, 진료의 지리적 위치 등 여러 변수를 고려합니다.

이 프로그램은 모든 요소를 고려하여 환자를 보고, 서비스를 제공하고, 시술을 수행하는 데 드는 총 업무 비용을 정의하려고 시도합니다. 이 프로세스는 인지적 의료 서비스와 절차적 의료 서비스 모두에 대해 표준화되어 나열되어 있습니다.

수년에 걸쳐 RBRVS 지불 개혁은 메디케어에서 대부분의 보험사로 확산되었습니다. 현재 의사는 의료 서비스와 관련된 상대가치 단위 relative value unit, RVU 수에 따라 환급을 받습니다. RVU는 의사의 노력에 대한 보편적인 지표가 되었습니다. 의료인이 수행한 각 환급 가능한 인지 서비스 및 절차에는 여러 개의 RVU가 할당됩니다(표 7-3-1).

2) 생산성 기반 인센티브 모델

생산성 기반 모델에서는 의사의 보상이 그들이 생성한 RVU에 따라 결정됩니다. 이는 의사가 더 많은 RVU를 생성하면 더 많은 보상을 받는 시스템입니다.

표 7-3-1 RVU 예시

의료 서비스	RVU
ED 레벨 3 평가 및 관리 서비스 (99283)	1.75
단순 농양 (10060)	2.79
기관 내 삽관 (31500)	4.06
심폐소생술 (92950)	5.34

상대가치 단위, relative value unit (RVU)

표 7-3-2 생산성 기반 모델 예시 (미국)

보너스 풀	의사 A	의사 B
풀 없음	$150.00/시간	$150.00/시간
10%	$147.00/시간	$153.00/시간
25%	$142.50/시간	$157.50/시간
50%	$135.00/시간	$165.00/시간
100%	$120.00/시간	$180.00/시간

Box 7-3-1 ASMAN 원칙의 예시

- **합의 가능성**agreeable: 영향을 받는 사람들이 동의할 수 있어야 합니다.
- **단순성**simple: 프로그램은 간단하고 이해할 수 있어야 합니다.
- **측정 가능성**measurable: 성과는 객관적이고 이해하기 쉬운 방법으로 측정해야 합니다.
- **달성 가능성**achievable**:** 목표는 현실적이어야 합니다.
- **새로운 가치**new value: 단순히 현재의 돈을 재분배하는 것이 아니라 새로운 가치를 창출해야 합니다.

3) ASMAN 원칙

ASMAN은 효과적인 인센티브 계획의 '필수' 요소의 약자입니다.

효과적인 인센티브 계획은 그 영향을 받게 될 의료진의 참여, 이해, 동의를 통합하는 일관된 원칙을 기반으로 합니다(Box 7-3-1).

효과적인 인센티브 계획은 다음의 ASMAN 원칙을 따릅니다(Box 7-3-1).

(1) 합의 가능

인센티브 방식은 영향을 받는 사람들이 동의할 수 있어야 합니다. 그룹 구성원이 접근 방식이 잘못되었다고 생각하거나 심지어 비윤리적이라고 생각하면 프로그램에 참여하지 않을 것입니다. 잘 설계된 프로그램은 개발 단계부터 참여자를 참여시킵니다. 토론을 통해 공통의 목표를 설정하고, 보상할 행동을 파악하고, 보상을 정의해야 합니다. 이 방법은 그룹의 '동의 (혹은 지지)'와 합의를 보장합니다. *"이륙할 때 함께하지 않으면 착륙할 때도 함께하지 않는다."*라는 속담이 있듯이 말입니다.

(2) 단순함

프로그램은 계획을 실행할 책임이 있는 개인이 간단하고 이해할 수 있어야 합니다. 어떤 계획은 너무 많은 것을 성취하려고 하고 너무 복잡해서 개별 구성원이 구성 요소를 이해할 수는 있지만 계획의 목표를 달성할 수 없습니다. 새로운 프로그램은 제한된 수의 구성 요소로 시작해야 합니다. 적절한 경우 나중에 추가 구성 요소를 추가할 수 있습니다. 한 번에 모든 행동을 수정(모든 것을 고치려는)하려는 유혹을 물리치는 것이 중요합니다. 신속한 주기 테스트의 개념은 이러한 프로그램을 시작하는 데 유용한 모델입니다. 주기 테스트를 통해 개별적이고 명확하게 식별된 제한된 범위의 변경을 수행한 다음 그 결과를 신중하게 측정하고 적시에 투명하게 보고합니다.

(3) 측정 가능

성과와 성공의 측정은 가능한 한 객관적이고 측정 가능한 기준에 근거해야 합니다. 제대로 정의되지 않은 접근 방식은 혼란을 야기합니다. 한 부서장은 인센티브 지급에 대한 자신의 접근 방식이 부서에 대한 개별 의사의 기여도에 대한 주관적인 평가에 기반한다고 설명했습니다. 실무자가 보거나 이해하거나 측정할 수 없는 것을 달성하기는 어렵기 때문에 인센티브 프로그램은 주관성을 제한해야 하며, 그렇지 않은 사람들은 의사 결정자가 자의적이라고 믿게 될 수 있습니다.

(4) 달성 가능

목표는 현실적이어야 합니다. 시간당 3명의 환자를 진료하는 것을 보너스의 상한선으로 설정한 프로그램은 병원이 계속 EMS로 전환되고 응급실이 입원을 기다리는 환자들로 붐빈다면 달성할 수 없습니다. '달성 가능'은 적어도 부분적으로는 의료진의 통제 하에 있어야 합니다. 응급실 의사는 자신의 시간, 문서화, 정중함, 배려심에 대해 어느 정도 통제권을 행사할 수 있습니다. 특히 목표가 점진적인 단계로 설정되어 있는 경우, 의사는 달성 가능한 목표를 달성하기 위해 노력할 것입니다. 목표 달성이 불가능하다고 판단되면 시간을 낭비하지 않을 것입니다.

(5) 새로운 가치

이상적인 인센티브 계획은 단순히 현재의 가치를 재분배하는 것이 아니라 새로운 가치의 창출을 장려합니다. 인센티브가 실무자에게 금전으로 보상하는 경우, 효과적인 프로그램은 이미 사용 가능한 돈을 단순히 일부 실무자에게 더 많이, 다른 실무자에게 더 적게 나누는 것이 아니라 실무자에게 분배할 수 있는 총 금액을 늘릴 것입니다.

새로운 가치 창출의 예는 다음과 같습니다.

- 환자 수 증가 - 진료소에 수익 추가
- 문서화 개선 - 다운코딩 감소 및 청구 포착 증가
- 운영 효율성 증가 - 추가 진료의 필요성 감소
- 환자 만족도 향상 - 결국 입소문을 통한 진료량 증가

4) 의도하지 않은 결과

사람들은 반드시 예측 가능하거나 명백한 방식으로 인센티브에 반응하지는 않지만 인센티브에 반응합니다. 따라서 의도하지 않은 결과가 발생할 수 있으며, 이를 최소화하기 위해 세심한 주의가 필요합니다.

Box 7-3-2 의도하지 않은 결과의 예시

- 의료진은 '도덕적' 이유로 프로그램에 대해 부정적인 반응을 보입니다.
- 속도가 느린 실무자가 진료실을 떠납니다.
- 실무자는 정확성을 희생하면서 속도를 추구합니다.
- 실무자는 효과적인 커뮤니케이션 없이 속도만 강조합니다.

5) 학술적 인센티브 계획

학술적 인센티브 계획은 교수진의 급여를 결정하는 데 중요한 역할을 합니다. 이는 환자 진료, 교육, 학술생산성 등 다양한 미션을 고려합니다.

표 7-3-3. 학문적 인센티브 계획 예시

미션 요소	비중
환자 진료	40%
교육	20%
학술	40%

6) 결론

모든 인센티브 보상 계획은 그룹의 목표를 달성하고 의도하지 않은 결과를 피할 수 있도록 신중한 방식으로 개발되어야 합니다. 합의 가능하고, 단순하며, 측정 가능하고, 달성 가능하며, 새로운 돈(실현 가능)이라는 ASMAN 원칙을 따르는 계획은 보상 시스템의 변화와 그룹의 구성 또는 철학의 변화로 인해 종종 필요한 수정을 견딜 가능성이 가장 높습니다.

부록 7-3-1 품질 인센티브 계획

마크 로젠버그 Mark Rosenberg가 작성하여 제출한 뉴저지 패터슨 New Jersey Paterson의 세인트 조셉 대학 의료 센터 St. Joseph's University Medical Center는 연간 17만 명이 방문하는 전국에서 세 번째로 바쁜 응급실 emergency department, ED입니다.

세인트 조셉 대학 의료 센터는 품질을 보장하기 위해 종합적인 응급실 품질 계획과 관련 품질 인센티브 계획을 갖춘 다학제적 동료 검토 위원회 Multidisciplinary Peer Review, MDPR를 설립했습니다.

이로인해 의료 제공자에게 자금을 할당할 수 있었으며, 예를 들어, 각 풀타임 의사에게는 10,000달러의 크레딧이 주어져 연말에 적립 및 배분할 수 있었습니다. 개별 의사의 풀은 의료 품질에 대한 MDPR 평가에 따라 변경될 수 있습니다. 목표는 각 의사가 전체 보너스를 받는 것입니다.

(1) MDPR 검토 절차

사전 설정된 필터, 환자 불만 사항, 의료진, 간호, 행정 등의 추천을 통해 MDPR 검토 대상 케이스를 식별합니다. MDPR은 일반적으로 일주일에 20~30개의 차트를 검토하고 아래의 점수 시스템을 사용하여 각 응급실 의사와 간호사의 등급을 매깁니다(Box 7-3-3).

(2) 사례 예시

환자가 ST분절 상승 심근경색 ST-elevation myocardial infarction, STEMI과 일치하는 심전도 electrocardiogram, ECG 변화로 응급실에 내원합니다. 응급실 의사는 ECG 변화를 인정하지 않고 환자를 원격 측정 장치 유닛 Telemetry Unit (중환자 및 응급 환자 관리 유닛으로 입원 환자의 생체 신호를 지속적으로 감시하는 유닛)으로 입원시킵니다. 그 후 심장 전문의

Box 7-3-3 MDPR 점수 체계

- 모범적 추천
  - 0점: 진료/서류에 문제없음
  - 1점: 경미한 과정/문서 문제, 임상 결과에 영향 없음
  - 2점: 과정/문서 문제, 질병/증상 불변, 불리한 결과 가능성
  - 3a점: 절차/문서상의 문제, 질병/증상 발생, 악화, 진행 허용, 의장이 해결
  - 3b점: 절차/문서상의 문제, 질병/증상 발생, 악화, 진행 허용, MDPR 위원회에 회부
  - 4점: 절차/문서상의 문제, 영구적인 영향/삶의 질
  - 5점: 상당한 논란의 여지가 있는 제공된 치료로 인한 사망
  - 6점: 제공되었어야 했으나 제공되지 않은 진료로 인한 사망
- **허용되는 교육에 참여** (예: 심전도 관련 평생 의학 교육 과정)
- 향후 우수한 성과 입증

cardiologist는 중재 기회를 놓치고 환자가 이환되는 것을 확인합니다. 이 우려 사항은 응급실 의료 책임자 emergency department medical director와 공유되고 MDPR에 회부됩니다. 검토 후 의사의 잠재적인 연말 품질 보너스 풀에서 4,000점이 차감된 4점이 부여됩니다.

의사는 다음과 같은 방법으로 손실된 보너스를 다시 받을 수 있습니다.

(3) 보너스 전액 상실

10점 이상의 점수를 받은, 즉 여러 사례를 합산하여 10점 이상인 의사는 보너스 전액을 상실하고 업무 개선 계획서를 MDPR에 제출해야 합니다.

(4) 모범 진료 인센티브

세인트 조셉 병원에서는 의료 책임자가 개발한 보너스 계획에 따라 의사가 $10,000 이상을 벌 수 있습니다. 예를 들어, 뇌졸중 환자에게 혈전용해 치료 thrombolytic therapy를 가장 신속하게 시행한 의사(적절한 경우)는 추가 보너스를 받습니다. 예산 및 부서 목표에 따라 다른 추가 인센티브를 개발할 수 있습니다.

REFERENCE

1. BestPractices. Process Flow Map for Vaginal Bleeding in Pregnant Patients. Fairfax, Va: BestPractices; 2012.
2. Covey SR. The 7 Habits of Highly Effective People. New York, NY: Simon and Schuster; 2004.
3. Croskerry P, Cosby KS, Schenkel SM, et al. Patient Safety in Emergency Medicine. Philadelphia, PA: Lippincott Williams and Wilkins; 2009.
4. Darling M, Perry C, Moore J. Learning in the thick of it. Harv Bus Rev. 2005;83(7):84-92.
5. Haig KM, Sutton S, Whittington J. SBAR: a shared mental model for improving communication between clinicians. Jt Comm J Qual Patient Saf. 2006;32(3):167-75.
6. Hsia RY, Kellerman AL, Yu-Chu S. Factors associated with closures of emergency departments in the United States. JAMA. 2011;305(19):1978-85.
7. Institute for Healthcare Improvement [Internet]. Like Magic (Every system is perfectly…) [cited 2020 Sep 14]. Available from: http://www.ihi.org/communities/blogs/origin-of-every-system-is-perfectly-designed-quote
8. Kohn LT, Corrigan JM, Donaldson MS, eds. To Err Is Human: Building a Safer Health System. Washington DC: National Academy Press; 1999.
9. Mayer TA, Cates RJ. Leadership for Great Customer Service: Satisfied Employees, Satisfied Patients. 2nd ed. Chicago, Ill: Health Administration Press; 2014.
10. Mayer TA, Maslach C. Burnout in emergency departments: diagnosis, prevention, and treatment. In Strauss RJ, Mayer TA, eds. Strauss and Mayer's Emergency Department Management. 2nd ed. Dallas, Tex: American College of Emergency Physicians; 2019.
11. Mayer TA. Beyond Patient Experience. Paper presented at: the ACEP Emergency Department Directors Academy; November 10, 2018; Dallas, Tex.
12. Nance JJ. Why Hospitals Should Fly: The Ultimate Flight Plan to Patient Safety and Quality Care. Bozeman, Mont: Second River Healthcare Press; 2008.
13. Page A, ed. Keeping Patients Safe: Transforming the Work Environment of Nurses. Washington DC: National Academies Press; 2003.
14. Reason J. Human error: models and management. BMJ. 2000;320(7237):768-70.
15. Reason J. Managing the Risks of Organizational Accidents. Burlington, Vt: Ashgate; 1997.
16. Weick KE, Sutcliffe KM. Managing the Unexpected: Assuring High Performance in an Age of Complexity. San Francisco, Calif: Jossey-Bass; 2001.

4.

인센티브를 통한 간호사 수행력 최적화하기

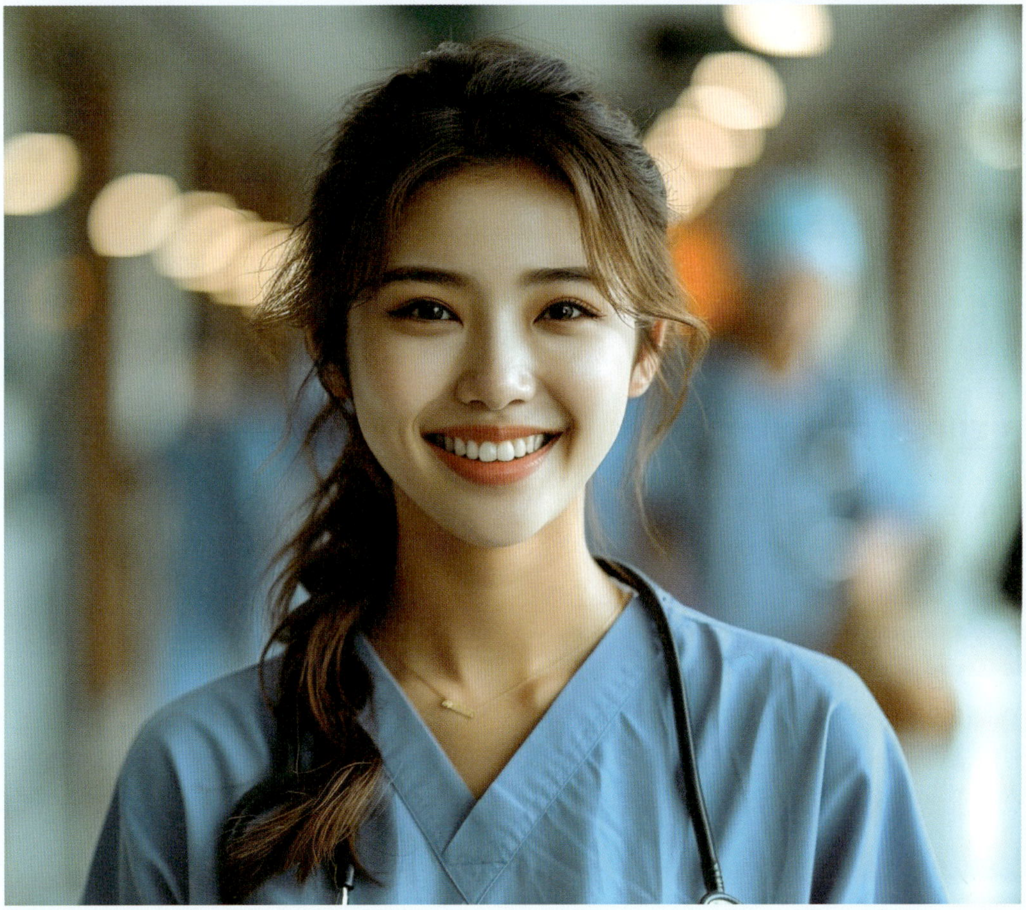

학습목표

1. 인센티브 프로그램의 정의와 그 중요성을 이해한다.
2. 성과급, 금전적 보상, 비금전적 보상, 경력 이동성 등 다양한 간호 인센티브 프로그램을 학습한다.
3. 간호 기반 인센티브 프로그램 실행 시 발생할 수 있는 주요 도전 과제를 이해한다.
4. 효과적인 인센티브 프로그램을 설계하고 실행하는 방법을 학습한다.
5. 인센티브 프로그램의 성과를 측정하고 평가하는 방법을 이해한다.

1) 인센티브 프로그램의 정의 및 중요성

(1) 인센티브 프로그램의 정의

인센티브 프로그램은 '누군가 무언가를 하도록 유도하기 위한 공식적인 계획'으로 정의됩니다. 다양한 종류가 있지만 대부분의 인센티브 프로그램은 성과급 인상, 금전적 보상, 비금전적 보상, 경력 이동성의 네 가지 주요 테마를 중심으로 구성됩니다.

(2) 인센티브 프로그램의 중요성

품질 개선과 의료 비용 절감이 점점 더 강조되면서 응급실 ED 리더는 변화의 과정에 직원들을 참여시켜야 합니다. 프로그램의 성공 여부는 다른 직원들의 노력에 크게 좌우되기 때문에 리더는 자신의 비전을 공유하고 부하 직원들이 같은 목표를 위해 노력하도록 동기를 부여하는 것이 중요합니다.

2) 다양한 간호 인센티브 프로그램

(1) 일반적인 간호 인센티브 프로그램 (Box 7-4-1)

Box 7-4-1 일반적인 간호 인센티브 프로그램

- 성과급 인상
- 관례적인 인센티브(예: 채용 및 유지)
- 성과급 평가 도구
- 경력 사다리

(2) 구체적인 인센티브 프로그램 예시

① 성과급 인상

- 성과에 따라 부분적으로 또는 전적으로 급여 인상을 제공
- 성과 질문 예시
  - 개인이 설정한 목표를 달성했는가?
  - 징계가 필요한 성과 문제가 있었는가?
  - 동료, 상사, 스스로의 성과 평가(360° 평가)

② 고객 서비스 측정 도구

- 간호사의 개별 고객 서비스 점수
- 긍정적인 환자 피드백 에피소드 수
- 부정적인 환자 피드백 받은 횟수

③ 샘플 처리 시간 측정

- 방문부터 진료까지 시간
- 분류부터 침상까지 시간
- 진료 후 퇴실까지 시간
- 방문부터 혈전용해술까지 시간
- 처분 결정 후 퇴실까지 시간

3) 인센티브 프로그램의 도전 과제

(1) 보상 표준화의 어려움

기관 전체에 걸쳐 보상을 표준화해야 한다는 요구 사항이 있습니다. 행정 및 인사부서는 다른 직원들에게 동등한 인센티브를 제공하지 않고 단일 부서 또는 특정 직급에게만 보상하는 재정적 인센티브 프로그램에 대해 반대할 수 있습니다.

(2) 부서 간 불만 발생 가능성

특정 부서의 간호사에게만 보상이 주어지면 다른 부서에서도 동일한 보상을 요구할 수 있습니다. 예를 들어, 응급실 기술자 및 기타 지원 직원은 간호사의 목표 달성을 돕지만 재정적 보상을 공유하지 않아 공정성이 부족하다고 느낄 수 있습니다.

(3) 노조와의 협력 필요성

노조는 교육청에서 인센티브 프로그램을 시행하는 데 장애물이 될 수 있습니다. 노조는 구성원들이 공평하게 대우받을 수 있도록 보장해야 하며, 비표준 평가에 기반한 보상 개념은 저항에 부딪힐 수 있습니다.

4) 인센티브 프로그램 설계 및 실행

(1) 성과 기반 인센티브

가장 널리 활용되는 인센티브 도구는 성과에 따른 성과급 인상입니다. 정기적인 보수 인상에 인센티브를 통합하기 위해 성과에 따라 급여 인상을 제공할 수 있습니다. 성과 기반 인센티브는 성과가 높은 직원에게 더 많은 보상을 제공합니다.

(2) 객관적인 성과 측정 도구

성과급 인상을 시행할 때 객관적인 도구를 사용해야 합니다. 주관적인 기준에 따라 보상이 주어지면 불공평하다는 인식이 생겨 불신과 성과 저해로 이어질 수 있습니다.

(3) 채용 및 유지 인센티브

채용 및 유지 인센티브는 직원들의 참여를 유도하는 데 사용됩니다. 예를 들어, 전문 자격증 취득을 위한 지원, 교대근무 차등, 추가 업무에 대한 보상 등이 포함됩니다(Box 7-4-2).

5) 성과 측정 및 평가

(1) 객관적인 성과 측정

성과급 인상을 시행할 때는 객관적인 도구를 사용해야 합니다. 주관적인 기준이나 기준에 따라 보상이 주어지면 불공평하다는 인식이 생겨 불신과 성과 저해로 이어질 수 있습니다. 고객 서비스에 중점을 두는 경우 도구는 주로 Box 7-4-3에 나열된 영역을 기반으로 할 수 있습니다. 환자 처리량에 중점을 두는 경우 측정 가능한 운영 요소를 기반으로 인센티브를 제공할 수 있습니다(Box 7-4-4).

(2) 채용 및 유지 인센티브

채용 및 유지 인센티브는 일반적으로 직원들의 참여를 유도하는 데 사용됩니다. 이러한 프로그램을 통해 응급실 리더는 응급실 성과에 대한 특정 측면을 다룰 수 있습니다. 옵션에는 전문 자격증(예: 공인 응급 간호사, 공인 외상 등록 간호사, 성폭력 간호사 검사관), 교대근무 차등, 추가 업무, 병원 성과 등이 포함됩니다(Box 7-4-5).

Box 7-4-2 전문 교육/인증 비용

- 인증 검토 과정에 대한 비용을 지급합니다.
- 인증 시험 비용을 보상합니다.
- 자격증 취득에 대한 급여 또는 기본급 차액을 제공합니다.
- 직원이 인증을 유지하기 위해 충분한 평생 교육 시간을 확보할 수 있도록 지원금을 제공합니다.

Box 7-4-3 고객 서비스 측정 도구

- 간호사의 개별 고객 서비스 점수
- 긍정적인 환자 피드백 에피소드 수
- 부정적인 환자 피드백 받은 횟수

Box 7-4-4 샘플 처리 시간 측정

- 방문부터 진료까지 시간
- 분류부터 침상까지 시간
- 진료 후 퇴실까지 시간
- 방문부터 혈전용해술까지 시간
- 처분 결정 후 퇴실까지 시간

Box 7-4-5 전문 교육/인증 비용

- 인증 검토 과정에 대한 비용을 지급합니다.
- 인증 시험 비용을 보상합니다.
- 자격증 취득에 대한 급여 또는 기본급 차액을 제공합니다.
- 직원이 인증을 유지하기 위해 충분한 평생 교육 시간을 확보할 수 있도록 지원금을 제공합니다.

(3) 성과에 대한 보상

병원 리더들이 비용과 성과에 점점 더 집중함에 따라 동급 최고의 조직들은 특정 목표를 달성한 직원에게 보상하기 위해 혁신적인 부서별 보상 프로그램을 개발하고 있습니다(Box 7-4-6). 효과적인 프로그램은 직원의 성과를 병원 전략

Box 7-4-6 성과 보상 지표 샘플

- 환자 수
- 환자 만족도 점수
- 예정에 없던 결근
- 생산성 측정(예: 환자 방문당 시간)
- 진료받지 못하고 떠나는 비율
- 문에서 침대까지 시간
- 총 입원 기간
- 실제 퇴원까지 걸린 시간
- 포착된 적격 환자의 서비스 시점 현금 수금
- 임상 개입 시간(예: 혈전 용해 시간, 항생제 투여 시간 등)

과 연계하여 품질을 개선하고 시장 점유율을 확보하며 비용을 억제합니다. 이러한 이니셔티브를 설계할 때 의료 기관은 지표, 자격 측정 및 평가 프로세스, 투자 수익률 return on investment, ROI을 고려해야 합니다.

(4) 진행 상황 평가

성과 측정 프로그램의 진행 상황과 성공 여부는 성과급 프로그램에서 비즈니스 성과를 측정/정량화하는 데 사용되는 측정치로 정의되는 지표에 의해 결정될 수 있습니다. 특정 지표를 선택할 때는 팀이 통제하는 변수와 통제하지 않는 변수를 파악하는 것이 중요합니다(표 7-4-1). 팀이 통제할 수 없는 성과 지표는 팀원이 영향을 미치기 어렵거나 불가능하므로 인센티브 프로그램의 비효율적인 구성 요소입니다. 지표를 결정할 때 팀을 참여시키면 팀과 개인의 책임감이 더 커집니다.

지표가 정의되면 목표를 설정하고 관련 정책을 개발하며 계획을 직원들과 공유해야 합니다. 성과급 이니셔티브에서는 특정 목표를 달성해야만 성과급을 지급할 수 있습니다. 이러한 목표는 다양한 내부 소스(예: 이사회, 품질 부서)와 외부 소스(예: 업계 규범, 공개된 전문 프로토콜)에서 얻을 수 있습니다.

표 7-4-1 팀원이 통제할 수 없는 지표

지표	통제할 수 없는 이유
환자 수	팀에서 직접 통제하지 않음
환자 만족도	팀에서 통제하는 부분(예: 환자 정보 제공, 키워드 사용)
직원 결근	직원 개인이 통제

Box 7-4-7 인센티브 프로그램의 효과적인 피드백 및 평가 프로세스

- **재정적 인센티브가 원하는 행동을 장려할 수 있을 만큼 충분히 큰지 확인합니다.**
  재정적 인센티브가 작거나 미미하면 직원들은 성과 향상을 위해 노력할 가치가 없다고 생각할 수 있습니다.
- **인센티브 계획을 공정하고 객관적으로 실행하기 위해 성실히 노력하세요.**
  불공평하다고 인식되는 계획은 원하는 행동을 촉진하기보다는 오히려 비생산적이고 동기를 떨어뜨릴 수 있습니다.
- **선택한 지표를 쉽게 측정할 수 있고 계획 참여자가 결과를 달성할 수 있는지 확인합니다.**
  인센티브 계획에 부서의 '패스트트랙' 영역에서 원하는 양과 체류 기간을 달성하면 보너스를 지급하는 내용이 포함되어 있지만 해당 영역에 배정된 간호사만 보너스를 받을 수 있다면 다른 간호사(예: 분류 간호사, 담당 간호사)는 목표를 지지하지 않을 수 있습니다.
- **우수한 성과자에게는 더 많은 업무에 대한 보상이 주어지고 저성과자는 노력하지 않았는데도 동일한 보상을 받는 역인센티브의 함정을 피해야 합니다.**
  효과적인 인센티브 프로그램은 개인의 성과를 인정합니다.

목표도 현실적이어야 합니다. 현재 성과와 목표/목표 간의 격차가 너무 크면 직원들은 낙담하고 목표 달성이 불가능하다고 생각할 수 있습니다. 점진적인 개선 단계를 설명하면 진전을 촉진하고 팀의 단합을 도모하는 데 도움이 될 수 있습니다.

(5) 효과적인 피드백 및 평가

효과적인 피드백 및 평가 프로세스는 교육 담당자가 핵심 전략에 집중하고 결과의 중요성을 이해하며 노력에 대한 보상을 받는 데 도움이 될 수 있습니다(Box 7-4-7).

측정 주기(예: 매일, 매월, 분기별)를 선택할 때는 목표 조정과 성과급 지급 빈도를 고려해야 합니다.

(6) 투자 수익률 측정

'비즈니스 사례'를 만드는 것은 프로그램 개발 및 실행의 중요한 측면입니다. 최고 재무 책임자를 포함한 병원 관리자는 ROI 분석이 필요합니다. 성공적인 프로그램은 자생력을 갖추며, 응급실에서는 하드 수익률 Hard ROI과 소프트 수익률 Soft ROI을 포함하여 지속적인 성공을 측정하는 여러 가지 방법이 있습니다.

하드 수익은 재무적 측면에서 직접 측정할 수 있으며, 소프트 수익은 재무적 측면에서 객관적으로 측정하기 어려운 부분입니다.

① 하드 수익률

하드 수익률 Hard ROI은 금전적으로 직접 측정 가능한 수익률을 의미합니다. 즉, 응급실 운영에서 명확한 재정적 이익 revenue과 비용 절감 cost reduction으로 연결되는 요소를 의미합니다.

예시

- **진료비 청구 및 수익**: 환자 진료 후 청구된 의료 서비스 비용(검사, 처치, 입원 등)
- **환자 회전율 증가**: 응급실 체류 시간 length of stay, LOS 단축을 통해 더 많은 환자를 진료하여 수익 증가
- **불필요한 검사 감소**: 불필요한 CT, MRI 등의 검사 비용 절감
- **보험 환자 비율 증가**: 메디케어, 메디케이드, 민간보험 환자 비율 증가로 인한 수익 증대

② 소프트 수익률

소프트 수익률 Soft ROI은 금전적으로 바로 측정하기 어려운, 그러나 장기적으로 병원 경영에 중요한 요소를 의미합니다. 즉, 응급실의 **서비스 질** quality of care, **환자 및 직원 만족도** patient & staff satisfaction, **평판** brand value 등과 관련된 수익률을 의미합니다.

예시

- **환자 만족도 향상**: 대기시간 단축, 친절한 서비스 제공으로 환자 만족도 증가 → 병원 평판 상승
- **직원 번아웃 감소**: 근무 환경 개선, 적절한 인력 배치로 의료진 피로도 감소 → 이직률 감소
- **재입원율 감소**: 질 높은 진료 제공으로 응급실 재방문(revisit)율 감소 → 병원 평판 개선
- **의료소송 감소**: 의료의 질 개선으로 의료사고 및 소송 리스크 감소

이를 정리하자면, 다음과 같습니다.

- Hard ROI = 직접적인 금전적 이익 (수익 증가, 비용 절감)
- Soft ROI = 간접적인 장기적 효과 (환자 만족도, 의료 질 개선, 브랜드 가치 상승)

응급실 운영에서는 하드 ROI와 소프트 ROI의 균형을 맞추는 것이 중요하며, 단순한 수익 극대화보다는 환자 안전과 의료의 질을 유지하면서도 지속 가능한 운영 전략을 수립하는 것이 운영의 핵심입니다.

6) 결론

인센티브 프로그램은 전반적인 성과를 획기적으로 향상시킬 수 있는 잠재력을 가지고 있습니다. 이러한 프로그램을 잘 설계하면 성과 표준 유지의 책임을 경영진에서 직원에게 부분적으로 이전할 수 있습니다.

역동적이고 전문적인 교육 직원의 리더는 투명하고 공평한 관리를 보장하는 보상 프로그램을 설계할 수 있습니다. 개인의 성과를 향상시키고 팀워크를 증진하며 책임감을 고취하는 인센티브를 포함하여 다양한 목표를 달성하기 위해 교육 리더가 효과적으로 사용할 수 있는 여러 가지 옵션이 있습니다.

응급실 리더, 직원, 병원의 목표를 일치시키는 계획은 응급실 팀의 효율성을 촉진합니다. 인센티브 프로그램 및 관련 정책을 명확하게 정의하고 부서 및 병원 전체의 전략적 비전과 목표에 직원이 일치하도록 장려해야 합니다.

의료비 지불 구조의 변화에 관계없이 보다 혁신적인 응급실 리더는 팀워크, 개인 및 그룹 발전, 기관의 시장 점유율, 양질의 서비스, 최적의 처리량을 촉진하는 프로그램을 파악하기 위해 노력합니다.

효과적인 프로그램은 응급실과 팀원들이 장기적인 지속 가능성과 적응력을 갖출 수 있도록 합니다.

REFERENCE

1. American Nurses Association. RNs and Pay-for-Performance: The Right Prescription. Silver Spring Md: American Nurses Association; 1998.
2. American Nurses Credentialing Center [Internet]. ANCC Magnet Recognition Program [2011 Sep 16]. Available from: http://www.nursecredentialing.org/Magnet.aspx. Accessed September 16 2011
3. Bleich MR. Managing leading and following. In: Yoder-Wise PS ed. Leading and Managing in Nursing. 4th ed. St. Louis Mo: Mosby-Elsevier; 2008:3-26.

4. Haim A. Motivational Management. New York NY: Amacom; 2003.
5. Online J Issues Nurs [Internet]. Promoting professional development: three phases of articulation in nursing education and practice [cited 2013 Jun 19]. Available from: http://www.nursingworld.org/MainMenuCategories/ANAMarketplace/ANAPeriodicals/OJIN/TableofContents/vol132008/No3Sept08/PhasesofArticulation.aspx
6. Parish C. Unions will resist move towards greater regional pay variations. Nurs Stand. 2006;20(31):9-9.
7. Patient Flow E-Newsletter [Internet]. Employee and patient satisfaction affects patient flow [cited 2013 June 19]. Available from: http://urgentmatters.org/346834/318732/318733
8. Sanders LG, Mccutcheon AW. Unions in the healthcare industry. Labor Law J. 2010;61:142-51.
9. SearchCRM.com [Internet]. Business Metric [cited 2011 Sep 16]. Available from: http://searchcrm.techtarget.com/definition/business-metric
10. Social Media Explorer [Internet]. Word of Mouth Marketing [cited 2011 Sep 16]. Available from: http://www.socialmediaexplorer.com/social-media-marketing/word-of-mouth-marketing/
11. The Free Dictionary by Farlex [Internet]. Incentive program [cited 2011 Aug 30]. Available from: http://www.thefreedictionary.com/incentive+program
12. United States Department of Labor [Internet]. Compensation and Working Conditions [cited 2011 Sep 16]. Available from: http://www.bls.gov/opub/cwc/cm20090317ar01p1.htm

5.

개인을 위한 재정 계획

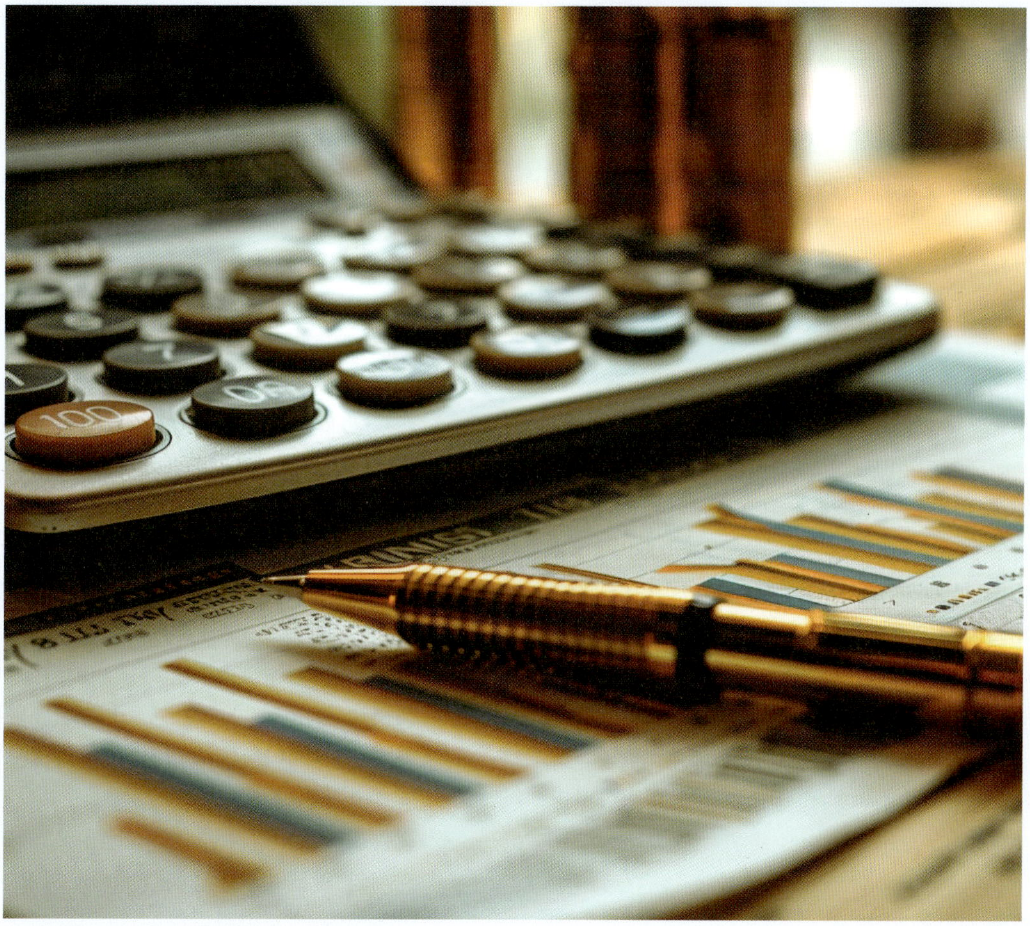

학습목표

1. 재무 계획의 중요성을 이해하고 전문가의 도움을 구하는 이유를 설명할 수 있다.
2. 재무 계획 수립의 7단계를 이해하고 각 단계의 세부 내용을 설명할 수 있다.
3. 다양한 재무 자문가 조직의 장단점을 비교하고 자신에게 맞는 자문가를 선택할 수 있다.
4. 장애 보험의 공통 요소를 이해하고 각 요소가 개인에게 미치는 영향을 설명할 수 있다.
5. 재무 계획에서 현금 흐름과 자산 부채 관리의 중요성을 설명하고 실생활에 적용할 수 있다.

1) 서론: 재무 계획의 중요성

(1) 재무 계획은 정확한 과학이 아니다

의료 행위 medical practice는 과학적 근거 evidence-based medicine, EBM와 임상 경험을 바탕으로 진행됩니다. 그러나 재무 계획 financial planning은 정확한 과학이 아니며 불확실성이 많은 분야입니다.

대한민국에서도 재무 설계 financial planning 관련 자격증과 교육과정이 존재하지만, 누가 재무 전문가 financial advisor로 활동할 수 있는지에 대한 엄격한 법적 기준은 부족합니다.

예를 들어, 공인재무설계사 certified financial planner, CFP, 한국형 재무설계사 associate financial planner korea, AFPK 등의 자격증이 있지만, 재무 상담 financial consultation을 위해 반드시 이 자격이 필요하지는 않습니다.

(2) 재무 설계의 역사

미국에서는 현대적인 재무 설계가 1969년경에 확립되었으며, CFP 과정은 1971년에 처음 개설되었습니다.

한국의 경우, 1990년대 후반부터 본격적으로 재무설계 서비스 financial planning services가 도입되었습니다. 현재 CFP, AFPK, 투자자산운용사 investment asset manager, 금융투자분석사 financial investment analyst 등의 자격증이 있으며, 은행 bank, 증권사 securities company, 보험사 insurance company, 독립 재무 컨설팅 회사 independent financial consulting firm 등에서 재무설계 업무 financial planning services를 수행합니다.

(3) 기존의 재무 상담 전문가

과거에는 보험 설계사 insurance agent, 증권사 직원 securities broker, 은행 직원 banker이 재무 상담을 제공하는 경우가 많았습니다. 지금도 이러한 전문가들은 고객에게 금융상품을 추천하고 재무 자문을 하지만, 이들의 조언이 반드시 포괄적인 재무 계획을 포함하는 것은 아닙니다.

(4) 신뢰할 수 있는 재무 조언의 중요성

이 장에서 다루는 내용은 유능하고 적합한 전문가의 조언이라도 의료 분야의 재무계획을 대체할 수 없다는 점을 유의해야 합니다. 마치 사람들이 웹 기반 자료 web-based resources에 의존해 건강 지침 health guidelines을 얻고 자가 진단하는 것과 비슷하게, 온라인 정보만을 기반으로 재무 계획을 설계하는 것은 위험할 수 있습니다.

그러나 의료에서와 마찬가지로, 재무 계획에도 하나 이상의 유효한 접근 방식이 존재합니다. 또한, 일반인과 비교했을 때, 대부분의 의료진, 특히 의사의 경우, 재무 계획에 대한 우려와 재정적 어려움이 다릅니다.

결론적으로 말하자면, 대한민국에서도 재무 계획은 단순한 금융상품 구매가 아니라, 장기적인 재무 전략을 설계하는 과정임을 인지해야 합니다. 의료진들은 일반인과 다른 재무적 고민을 가지고 있기 때문에, 맞춤형 재무 전략이 필요합니다. 신뢰할 수 있는 전문가의 도움을 받아 포괄적이고 체계적인 재무 계획을 수립하는 것이 중요합니다.

2) 재무 계획 프로세스

다음 프로세스는 미국의 CFP 표준위원회에서 전문가를 위한 표준 구성으로 간주하는 내용입니다.

(1) 1단계 및 2단계: 상세한 정성적 및 정량적 정보 파악

- **정성적 정보**: 현재 라이프스타일, 원하는 라이프스타일, 위험 감수성, 투자 및 저축 철학, 문화 및 가족 영향력 등이 포함됩니다.
- **정량적 정보**: 상세한 자산과 부채, 계약 및 비즈니스 관계와 의무, 보험 금액과 종류, 고용 혜택의 종류와 안정성 등이 포함됩니다.

많은 플래너가 템플릿을 사용하지만, 이 프로세스에만 의존하는 것은 은행 및 기타 금융 회사에서 제공하는 합리적인 템플릿 플랜에 비해 이점이 거의 없습니다. 템플릿 검토를 포함하여 재무 설계사와의 자세한 면담이 필수적입니다.

예를 들어, 개인은 템플릿의 정의에 따라 자신의 위험 허용 범위를 '보통'으로 지정할 수 있습니다. 그러나 면밀히 질문하면 피상적으로 생각되는 빠른 답변이 부정확하고 실제로는 더 위험하거나 더 보수적인 전략을 선호한다는 사실이 드러날 수 있습니다. 예비 자문가가 투자자의 심리, 장단기 목표 등에 대해 더 깊이 파고들지 않는다면 다른 조언자를 찾아야 합니다.

(2) 3단계: 목표 설정

유능한 자문가는 고객이 명시한 목표를 실제 상황의 관점에서 평가합니다. 때로는 표현된 목표가 비현실적이거나 공격적인 위험을 감수해야 하는 경우도 있습니다.

안목 있는 플래너는 고객이 현재 고려하지 않은 잠재적으로 중요한 목표를 지적할 수 있어야 합니다. 예를 들어 장애나 장기 간병 비용을 고려하지 않은 경우가 있습니다. 잠재 고객은 이 단계를 빠르게 진행하거나 목표 개발, 확인 또는 새로운 고려 사항에 대한 코칭을 거의 제공하지 않는 플래너를 경계해야 합니다.

(3) 4단계: 계획 개발

계획 개발은 일반적으로 고객에게 숨겨져 있지만, 초기 상담 중에 자문가의 방법론에 대해 문의하는 것이 좋습니다. 고객 앞에서 즉흥적으로 분석하는 것은 일반적으로 위험 신호로 간주됩니다.

대부분의 플래너는 어떤 형태의 소프트웨어를 사용하며, 일부는 다른 소프트웨어보다 더 엄격하고 신뢰할 수 있으므로 사용 중인 소프트웨어의 유형에 대해 논의하는 것이 적절합니다. 회피적인 답변은 의심해봐야 합니다.

또한 훌륭한 기획자는 '스트레스 테스트'(의학의 결과 민감도 분석과 유사)를 수행하여 잠재적 권고안의 가능한 결과 범위를 평가합니다. 기획자는 접근 방식의 한계와 장점을 설명할 수 있어야 합니다.

(4) 5단계: 계획 발표하기

이 단계는 일반적으로 자문가의 평가를 알 수 있는 첫 번째 기회입니다. 대부분의 고객은 계획의 모든 정보를 즉시 소화할 수 없으므로 프레젠테이션에 서면 문서(요약본 포함)를 첨부해야 합니다.

고객은 계획서를 완전히 읽고 가정과 현재 및 미래의 상황이 모두 정확하게 다루어졌는지 확인해야 할 책임이 있습니다.

고객은 권장 사항이 자신의 목표와 양립할 수 있는지 여부를 추가로 고려해야 합니다.

또한 고객은 계획이 포괄적인지 아니면 일련의 독립적인 제안인지 확인해야 합니다. 강력한 계획은 다양한 조건이 충족되지 않거나 권장 사항을 따르지 않거나 예상치 못한 상황이 발생할 경우 예상 결과에 미칠 수 있는 가능성과 영향을 고려합니다.

특히 세금에 미치는 영향에 대해 논의해야 합니다.

마지막으로, 모든 권장 사항에는 발생할 수 있는 부정적인 결과를 설명해야 합니다. 계획에는 위험에 대한 합리적인 평가와 가능한 시정 조치 또는 완화 전략이 포함되어야 합니다.

(5) 6단계 및 7단계: 계획 실행 및 모니터링

이 마지막 두 단계는 고객에 따라 크게 달라지므로 고객의 적극적인 협조가 있어야 가장 잘 수행될 수 있습니다.

3) 재무 계획 수립의 7단계

재무 계획 수립은 다음과 같은 7단계로 이루어집니다(표 7-5-1).

4) 재무 자문가 조직의 장단점

재무 자문가는 대형 전문 자문가, 와이어하우스 브로커/딜러 보험, 소형 또는 단독 자문가로 나눌 수 있습니다. 각 조직은 장단점이 있습니다(표 7-5-2).

표 7-5-1 재정 계획 수립 7 단계

단계	내용
1단계	고객의 개인 및 재정 상황을 이해합니다.
2단계	관련 데이터를 수집하고 잠재적 목표를 평가하여 현재 상황을 파악합니다.
3단계	고객의 현재 행동 방침과 잠재적 대안 전략의 영향을 분석합니다.
4단계	재무 계획 권장 사항을 개발합니다.
5단계	개별 고객이 이해할 수 있는 방식으로 재무 계획 권장 사항을 제시합니다.
6단계	필요한 경우 고객이 재무 계획 권장 사항을 실행할 수 있도록 돕고, 그러한 지원이 수락되는 범위 내에서 도움을 줍니다.
7단계	관계에서 정의한 대로 진행 상황을 모니터링하고 경력 및 상황 변화에 따라 계획을 업데이트합니다.

표 7-5-2 자문가 조직의 장단점

조직	장점	단점
대형 전문 자문가	보다 정교한 분석 가능성과 함께 자원이 풍부함	잠재적으로 더 높은 수수료 구조
와이어하우스 브로커/딜러 보험	자문가는 회사(고객이 아닌)를 위해 일할 수 있음	자문가는 소규모 또는 단독으로 판매되는 제품/서비스에 따라 인센티브를 받거나 보너스를 받을 수 있음
소형 또는 단독 자문가	개인의 요구를 충족시킬 수 있는 가능성이 있음	특정 서비스/제품 조언에 거의 얽매이지 않을 수 있음

재정 자문 플래너는 세무사, 공인회계사(CPA), 보험 설계사, 투자 전문가, 법률 고문, 계약 또는 부동산 계획 자문가 등 계획을 검토하고 지원할 추가 전문가를 확보하거나 추천하여 고객을 지원할 수 있습니다.

풀서비스 자문가는 이러한 전략의 대부분 또는 전부를 실행하거나 준비할 수 있는 역량을 갖추고 있습니다. 유언장 작성과 같은 일부 활동은 고객의 상당한 노력과 고려가 필요합니다.

계획의 다양한 측면을 실행할 책임이 있는 사람과 계획 및 관련 수수료와 커미션을 모니터링할 사람이 누구인지 명확히 해야 합니다. 정해진 기간 동안 예상되는 마일스톤도 명확해야 합니다. 계약서와 계약서에 이러한 조건이 명시되어 있는 경우가 많습니다.

(1) 자격 증명

미국 금융 자문 업계는 대체로 규제를 받지 않습니다. 미국 금융산업규제청에 따르면 190개의 공인된 전문 자격과 여러 개의 자체 지정 자격이 있습니다.

미국에는 100만 명 이상의 전문가가 있습니다. 일부 직종은 고도로 전문화되어 있지만(예: 국가 사회보장 고문), 직함만으로 자격이 부여되는 것은 아니며 적절한 교육을 받았다는 것을 의미하지도 않습니다.

미국에서 종합적인 재무 설계를 제공하기 위해 널리 인정되는 자격은 다음과 같습니다.

- 공인 재무 설계사 certified financial planner, CFP
- 공인 재무 분석가 chartered financial analyst, CFA
- 개인 재무 전문가 personal financial specialist, PFS

(2) 자격을 추가로 보유한 공인 회계사

CFA 자격은 계획과 투자 관리를 모두 포함하는 엄격한 교육 과정을 이수해야 하며, 많은 사람이 가장 선호하는 최고의 자격으로 간주합니다. CFP는 재무 계획과 관련하여 가장 널리 확립된 자격증입니다. 많은 사람들이 모든 재무 자문을 전적으로 CPA에게 의존합니다.

CPA는 회계 및 세금에 대한 교육과 숙련도를 나타내는 명칭입니다. 대부분의 의사와 고위 관리자는 세금 계획과 준비를 위해 숙련된 CPA가 중요합니다. 그러나 추가 교육과 자격증이 없는 CPA는 일반적으로 종합적인 재무 계획에 권장되지 않습니다. 보다 포괄적인 조언을 원하신다면 PFS 자격증을 보유한 CPA를 고려할 수 있습니다.

개인 재무 전문가는 재무 계획의 다른 측면 외에도 각각 부동산, 은퇴 및 보험 계획에 대한 전문 지식을 보유해야 합니다. CFP, CFA, PFS 외에도 양질의 교육을 받았다는 것을 의미하는 다른 자격증이 있지만, 이 세 가지 자격 중 하나를 가진 전문가에게 조언을 구하는 것이 현명합니다. 미국 은퇴자 협회에서는 특히 고령층을 위한 몇 가지 자격증을 강조하고 있지만, 이러한 '시니어'를 위한 자격증의 경우 무료인 경우가 많습니다.

대부분의 고령자 및 은퇴한 전문직 종사자는 CFP의 자문을 받는 것이 적절합니다. 평판이 좋은 자격을 갖춘 자문가는 표준과 윤리 강령을 준수해야 합니다. 특히 금융 상품, 추천, 다양한 추천으로 받을 수 있는 보상과 관련된 이해 상충을 고객에게 공개합니다. 잠재 고객은 가능한 이해 상충이나 연관성을 논의할 때 경계하는 듯한 태도를 보이는 설계사는 피해야 합니다.

플래너의 소속은 대형 금융회사에 고용되어 있는 경우부터 독립적인 개인 사업자에 이르기까지 다양합니다. 장단점은 표 7-5-2에 나와 있습니다. 많은 대형 은행, 브로커, 보험사 및 기타 투자 회사에서 사내 재무 설계 서비스를 제공합니다. 제공되는 서비스와 수수료 구조는 매우 다양합니다.

(3) 수수료 배열

재정적 수수료 배열은 가장 일반적인 세 가지 수수료 구조 내에서 매우 다양합니다.

자산 기반 수수료: 업계 자문가 수수료의 58%로 가장 큰 비중을 차지합니다.

고정 정액 수수료: 증가하고 있으며 현재 업계 자문가의 36%가 고정 수수료를 부과하고 있습니다.

수수료 기반 및 시간당 수수료: 소수의 자문가만이 부과합니다.

자산 관리 기반 수수료의 장점은 부의 축적 또는 보존이 목표일 때 인센티브를 조정할 수 있다는 것입니다. 그러나 자문가가 회사 내에서 자산을 관리할 것을 제안하는 경우 모든 자산 또는 대부분의 자산을 포함해야 한다는 압박으로 인해 수수료가 증가하므로 이해 상충이 발생할 수 있습니다.

또는 수수료를 낮추기 위해 고객이 관리 중인 자산을 보류하도록 인센티브를 주면 종합적인 접근 방식이 손상될 수 있습니다.

- **고정 수수료 계약**(또는 시간 단위로 청구되는 자문)은 이러한 단점 중 일부를 완화하지만 최상의 결과를 달성하려는 자문가의 기득권을 약화시킬 수 있습니다.
- **시간당 계약**은 정액제 계약과 비슷한 단점이 있으며, 관리자가 청구되는 시간을 늘리기 위해 효율성이 떨
- 어지는 속도로 일할 수 있다는 문제가 추가됩니다.

위의 계약 방식은 대부분의 개인에게 합리적이지만 표준 수수료 기반 상담은 권장하지 않습니다. 편견은 거의 피할 수 없습니다. 가장 중요한 것은 고문이 투명하고 이해 상충을 공개적으로 밝히는 것입니다.

5) 재무 계획 영역

재무 계획은 부의 축적, 부의 보호, 부의 승계라는 세 가지 영역과 관련이 있습니다. 이러한 영역에서 고려해야 할 주요 이슈로는 현금 흐름, 예산, 위험 관리 및 보험, 직원(자영업 포함) 혜택 계획, 투자/저축 계획, 세금 계획, 은퇴 계획, 부동산 계획, 사업 계획(해당되는 경우), 교육 계획 등이 있습니다.

이 챕터에서는 이러한 주제 중 몇 가지에 대해 설명하지만, 다른 주제는 이 장의 범위를 벗어납니다. 또한 일부에게는 특별한 문제가 있을 수 있습니다(예: 동성 파트너십, 특별한 도움이 필요한 부양가족). 이러한 문제는 서로 연관되어 있고 계획의 강도는 눈에 보이지 않는 **가장 약한 고리**에 따라 달라질 수 있으므로 각 개인에 대한 포괄적인 접근 방식을 개발해야 합니다.

(1) 현금 흐름

대부분의 계획은 개인 현금 흐름과 현재 대차 대조표를 이해하는 것에서 시작됩니다. 최근 미국의사협회 설문조사에 따르면 레지던트 의사의 71%가 의대 졸업 후 빚을 지고 있으며, 그 중 80%는 최소 10만 달러, 50%는 20만 달러 이상의 부채를 가지고 있다고 합니다. 이 정도 규모의 부채를 처리하는 동시에 현실적인 미래 재무 목표를 설정하려면 현금 흐름을 완전히 이해해야만 가능합니다.

가장 간단한 형태의 현금 흐름은 만기 도래하는 부채(향후 12개월 내에 갚아야 할 부채)를 포함한 모든 수입과 연간 지출을 정의하는 것을 포함합니다. 현금 흐름은 실현된 수입(유입)과 실제 지출(유출)을 반영해야 합니다.

특히 현금 흐름 분석은 계획된 유입과 지출을 다루는 예산 수립과는 다릅니다. 현금 유입과 유출에 대한 현재 평가(집계)로 시작한 다음 해당 데이터를 미래로 예측합니다(추정 현금 흐름). 은행 및 신용카드 명세서, 급여 공제 내역, 대출 이자 명세서, 세금 신고서 등을 통해 비용을 평가할 수 있습니다.

일회성 대규모 드문 비용은 일반적으로 유사한 비용이 자주 발생하지 않는 한 고려하지 않습니다. 미국의 경우를 예로 보자면, 소득 및 수익은 W-2 양식 제출 및 은행의 기타 소득 명세서, 브로커 중개 명세서, 위자료, 신탁 등으로부터 평가합니다. 총 수입과 수익에서 관련 비용(세금 포함)을 빼면 미래를 더 쉽게 예측할 수 있습니다.

(2) 마이너스 현금 흐름

마이너스 현금 흐름은 장기적으로 지속 가능하지 않지만, 향후 전문가로 활동할 때 매우 긍정적인 수익이 발생할 가능성이 있으므로 훈련 및 교육 기간 동안에는 적절할 수 있습니다.

하지만 교육 기간 동안 마이너스 현금 흐름이 조금만 발생해도 부채가 발생하거나 자산이 고갈됩니다. 따라서 훈련 기간 동안에는 적당한 생활 방식을 유지하는 것이 적절합니다.

고소득 직업인 시기에 나중에 큰 부채를 얻게 되면 일반

적으로 중요한 라이프스타일 선택에 영향을 미치지 않지만, 교육 기간 동안에는 현금 흐름에 약간의 긍정적인 변화만 발생시킬 수 있습니다.

(3) 자산 및 부채

현금 흐름 분석은 부를 축적할 수 있는 길을 열어줍니다. 하지만 현재 자산(자산과 부채의 잔액)에 대한 평가도 함께 이루어져야 합니다. 대차대조표를 작성하면 단일 투자에 대한 과도한 집중이나 자산 대비 부채의 명확한 정도와 같은 잠재적 위험에 대한 유용한 통찰력을 얻을 수 있습니다. 자산은 일반적으로 유동 자산과 비유동 및 경질 자산으로 나뉩니다.

- **유동자산:** 현금으로 쉽게 전환할 수 있는 자산을 말합니다. 여기에는 **수표, 예금, 주식, 뮤추얼 펀드, 403(b), IRA, 401(k)와 같은 은퇴 자산**이 포함됩니다.
- **비유동성 및 경질 자산: 가치가 있지만 현금으로 쉽게 전환할 수 없는 자산**입니다. 여기에는 자동차, 부동산, 가구, 수집품/예술품과 같은 자산이 포함됩니다.
- **부채:** 모기지, 신용카드, 학자금 및 기타 대출 등 모든 종류의 부채 원금이 포함됩니다.

(4) 유용한 계획 공식

계획 수립에 유용한 비율로는 유동성 비율, 자산 대비 부채 비율, 소득 대비 부채 비율 등이 있습니다.

- **유동성 비율:** 부채를 상환하거나 현재 지출을 감당할 수 있는 능력을 평가하는 데 사용됩니다. 예를 들어, 유동 자산이 25,000달러이고 내년 부채 상환액이 75,000달러인 개인의 유동성 비율은 0.33이며, 이는 보유 중인 유동 자산만으로 약 4개월의 부채 비용을 감당할 수 있음을 의미합니다. 이 개념은 보험이 없는 상태에서 고용 불안정 및/또는 장애가 발생할 가능성이 있는 경우 특히 중요합니다.
- **부채 대비 유동자산 비율:** 부채를 보유한 경우, 일반적으로 최소한의 바람직한 비율은 1에서 2 사이입니다. 그러나 잠재적 고소득자의 교육 상태 등 다른 요인에 따라 허용 가능한 비율에 영향을 미칠 수 있습니다.
- **총부채비율:** 부채로 레버리지한 자산의 비율에 대한 통찰력을 제공합니다. 허용 가능한 비율에 대해서는 여러 의견이 있습니다. 분명한 것은 자산 대비 부채 비율이 1을 초과하는 것은 미래의 현금 흐름과 유동성 비율이 높을 것으로 예상되지 않는 한 일반적으로 바람직하지 않다는 것입니다.
- **소득 대비 부채 비율:** 현금 흐름을 관리하고 부채를 상환하는 전략에 영향을 미칩니다. 소득 대비 부채 비율이 높은 것은 바람직하지 않습니다.

그러나 미국의 의학 및 외과 레지던트의 평균 부채 비율은 2.5인 반면 일반인은 0.6입니다. 이상적인 비율은 불분명합니다. 그러나 한 연구에 따르면 비뇨기과 레지던트 수련의의 80%가 재정 관리 능력에 대해 크게 우려하는 것으로 나타났습니다.

미래의 전망과 함께 현재의 부채 부담을 관리해야 하는 레지던트/동료 수련의의 경우, 현재의 소득 대비 부채 비율(및 다른 비율)이 좋지 않은 경우 작은 단기 생활 사건이라도 큰 영향을 미칠 수 있습니다.

(5) 부채 관리

현재 및 미래 현금 흐름을 평가한 후에는 순현금 흐름을 개선하기 위해 부채 관리가 중요한 고려 사항이 됩니다. 특히 경력 초기에 높은 부채 수준은 의료 전문가에게 큰 문제입니다. 부채를 해결하는 방법은 여러 가지가 있지만, 고려해야 할 사항은 복잡하고 각 개인의 구체적인 상황을 고려해야 합니다. 따라서 구체적인 방법론은 이 장의 범위를 벗어납니다.

(6) '좋은 부채'와 '나쁜 부채'

부채는 '좋은 부채'와 '나쁜 부채'로 구분할 수 있습니다. 연 이자율이 0%(또는 최소)인 자동차 대출은 월별 상환 의무가 있더라도 우량 부채로 간주됩니다. 18%에서 24% 이상의 신용 카드 수수료는 명백히 '불량 부채'입니다. 원칙적으로 개인은 고금리 부채를 적극적으로 처분하는 것이 우선이며, 때로는 저금리 부채로 전환하는 것이 좋습니다.

매우 비논리적임에도 불구하고 많은 사람들이 가장 높은 이자율의 부채를 우선적으로 상환하기보다는 월 상환액이 가장 큰 대출(예: 학자금 대출 또는 모기지)에 부채 감축의 초점을 맞추는 경우가 많습니다. 일반적으로 고금리 부채를 먼저 갚은 후 저금리 저축에 자금을 할당하는 것이 은퇴를 위한 것이라 하더라도 더 유리합니다.

(7) 부채 상환 옵션

미국의 경우에, 의사와 신규 졸업생을 위한 일부 **부채 상환** 옵션이 특별히 존재합니다. 미국 의과대학 협회는 다양한 프로그램을 제공합니다. 순 이자율을 낮추기 위해 대출을 통합하는 것도 유용한 전략이 될 수 있습니다. 그러나 부채를 장기간에 걸쳐 상환하는 경우 일반적으로 총 이자 지출이 더 커집니다. 그럼에도 불구하고 장래성이 높은 사람들에게는 장기간에 걸쳐 낮은 이자를 지불하는 것이 좋은 선택일 수 있습니다.

다른 옵션으로는 개인 대출, 두 번째 모기지, 주택 담보 대출, 401(k)/403(b) 대출 등이 있으며, 이는 전반적인 현금 흐름 상태를 개선하거나 이자 비용을 완화하는 데 도움이 될 수 있습니다.

종신보험이나 유니버설 생명보험의 현금 가치에 대한 차입은 초기에 현금 가치를 쌓은 오래된 보험에만 유용할 수 있습니다. 사립 교육기관과의 학자금 부채 통합 또는 재융자에는 결과가 따릅니다. 재융자는 공공 탕감 프로그램 및 소득세 혜택에 대한 자격을 위태롭게 할 수 있습니다. 이 문제와 나열된 각 접근 방식은 냉철한 재무 전문가와 상의해야 합니다. 미국에서는 의료 행위 또는 레지던트 과정을 처음 시작하는 개인은 적격 고용주(정부 또는 비영리 단체)에서 풀타임으로 근무하면서 120회의 적격 페이먼트를 납부한 후 공공 대출 탕감 자격을 얻을 수 있습니다.

마지막으로, 젊은 의사는 소득 수준과 가족 규모에 따라 대출 상환액을 조정하는 소득 중심 플랜도 고려할 수 있습니다. 옵션이 복잡하기 때문에 전문가의 상담이 필요합니다.

(8) 위험 관리 및 보험

위험 관리 및 보험은 주로 재산 보호에 관한 것입니다. 일반적인 위험 영역에는 개인 재산, 개인 책임, 개인 질병, 질병 또는 사망, 금융 자본 자산, 고용과 같은 인적 자본 위험(후자는 일반적으로 미래 예상 소득 또는 경제적 이익으로 정의되는 무형 자산)이 포함됩니다.

특정 위험에 대해 불가피하게 보험에 가입하지 않기로 결정한 경우에도 이러한 모든 영역을 신중하게 고려해야 합니다.

위험 관리에는 회피, 유지, 통제/완화, 타인에게 이전 등 네 가지 기본 접근 방식이 있습니다. 적절한 조치를 결정하려면 개인이 자신의 손실에 대한 위험 허용 범위, 손실 이벤트의 발생 가능성, 손실이 감내할 수 있는 기간을 이해해야 합니다. (위험의 심리는 여기서 논의하기에는 너무 복잡하지만, 위험 행동에 중요한 영향을 미친다는 점은 인정해야 합니다.

또한 많은 연구에 따르면 사람들은 위험에 직면할 때 자신의 '합리적 사고'를 위반한다는 결론을 내렸습니다. 모든 위험이 이전 가능한(즉, 보험에 가입할 수 있는) 것은 아니며, 모든 위험을 보험에 가입해야 하는 것도 아닙니다.

개인은 일반적으로 영향이 적은 재정적 위험(예: 저가 구매에 대한 연장 보증)은 보험에 가입하지 않습니다(보험에 가입하지 않음). 발생 빈도가 높고 손실 가능성이 큰 위험은 일반적으로 피해야 합니다(예: 보험에 가입할 수 없는 홍수 범람 지역에 부동산 소유).

높은 손실과 관련된 낮은 빈도의 위험(예: 주택 화재 또는 의료과실 소송)은 일반적으로 보험을 통해 이전됩니다.

(9) 장애 보험의 공통 요소

① 장애 보험

전문적인 기술과 경험의 경제적 가치인 인적 자본은 일반적으로 보험을 통해 이전되는 위험 영역입니다. 이는 일반적으로 미래의 수익 잠재력으로 정의되는 개인의 예상 경제적 가치입니다. 경력 초기에 전문가의 인적 자본은 상당히 높습니다. 장애로 인한 인적 자본 손실의 위험은 일반적으로 장애 보험으로 보장됩니다.

아이러니하게도 많은 고소득자들은 인적 자본의 일부에 불과할 수 있는 생명, 주택, 자동차 및 기타 자산에 대해서는 쉽게 보험에 가입하지만 장애 보험은 무시합니다. 의사와 고위 관리자의 경우 이러한 잠재적 수입은 수백만 달러에 달할 수 있습니다.

초기 경력의 의사와 전문가에게는 장애 보험이 가장 중요한 보험일 수 있습니다. 최근 연구에 따르면 20세 남성과 여성은 67세 이전에 최소 1년 이상 장애를 겪을 확률이 25% 이상이라고 합니다.

이에 비해 같은 기간 동안 장애 없이 사망할 확률은 남성의 경우 8.0%, 여성의 경우 4.2%입니다. 전문직 종사 기간의 모든 단계에서 장애와 사망의 가능성은 몇 배 더 높습니다. 그럼에도 불구하고 많은 사람들이 훨씬 낮은 위험에도 불구하고 장애에 대한 보험을 먼저 고려하기 전에 생명보험에 가입합니다(종종 불충분한 금액으로). 흥미롭게도 의사들은 다른 직업군에 비해 장애 보험에 불균형적으로 더 많이 가입하고 있으며, 보험금을 청구할 가능성도 더 높습니다.

② 단체 및 개인 장애 보험

장애 보험 상품은 다양합니다. 일반적으로 고용주나 협회에서 제공하는 단체 보험과 개인이 가입하는 개인 보험의 두 가지 주요 유형이 있습니다. 장애의 정의는 보험사마다 다르다는 점을 알아두는 것이 중요합니다.

특히 단체 보험은 개인을 염두에 두고 설계되지 않았기 때문에 면밀한 검토가 필요합니다. 단체 보험은 일반적으로 직원 복리후생 패키지로 제공됩니다. 자격 요건이 개인 보험보다 쉬운 경우가 많지만, 그룹 보험을 사용자 지정할 수 있는 기능은 매우 제한적이거나 아예 존재하지 않습니다.

그룹 정책은 고용주가 변경될 때 이전할 수 있는 경우가 거의 없습니다. 나중에 보험을 변경할수록 개인 보험에 가입하는 것이 더 어렵고 비용이 많이 듭니다.

이와는 대조적으로 대부분의 개인 보험은 이동이 가능합니다. 고용주가 단체 보장 옵션을 제공하는 경우에도 이를 적극 고려해야 합니다.

③ 단기 및 장기 장애

장애 보험은 일반적으로 단기 및 장기의 두 가지 형태로 제공됩니다. 더 비싸지만 일부 보험은 **모든 직업**이 아닌 **자신의 직업**을 보장합니다.

가. 단기 장애 보험

단기 장애는 일반적으로 6개월 이하의 사건을 보장하지만 일부 단기 보험은 최대 2년까지 혜택을 연장할 수 있습니다. 또한 단기 보험은 대기 기간이 훨씬 짧을 수 있으며, 1~2주 또는 대기 기간이 전혀 없는 경우도 있습니다.

나. 장기 장애 보험

장기 장애 보험은 일반적으로 6개월의 대기 기간이 지난 후에야 보험금 지급이 시작되며, 보험금 지급 기간은 몇 년 또는 은퇴 연령(대부분의 보험에서 65세 또는 67세)까지 다양할 수 있습니다. 두 유형의 보험 모두 일반적으로 급여의 60~70%만 보장합니다.

모든 직업이라는 용어는 장애로 인해 장애인이 어떤 직업에서든 일하거나 취업하는 데 장애가 있는 상황을 의미합니다.

자신의 직업이란 장애로 인해 특정 정규 직업에 종사하지 못하는 경우를 말합니다. 의사와 같은 전문직의 경우, 보험사가 해당 장애인이 다른 관련 업무(예: 청구 심사 또는 단시간 요리사)에 고용될 수 있다고 판단할 경우 보장의 일부를 거부할 위험이 있으므로 일반적으로 자신의 직업 정책을 고려하는 것이 현명합니다.

Box 7-5-1 장애 보험의 공통 요소

- 장애의 정의
- 보장 금액(일반적으로 최대 제공 금액의 비율)
- 지급 개시 자격 기간
- 보장 기간
- 부분 장애 보장(제공되는 경우)
- 보험료 금액
- 라이더(특정 상황에서 수정)

특히 전문 진료 및 임상 진료 환경과 관련하여 자신의 직업에 대한 미묘한 차이가 더 있습니다. **자기 직종** 보험은 다른 직종에서 여전히 상당한 급여를 받을 수 있는 임상의에게 보험금을 지급하기 때문에 자기 직종 보험이 더 높은 보험료 비용과 연관되어 있다는 것은 놀라운 일이 아닙니다.

장애 보험 상품에는 다음과 같은 공통 요소가 포함됩니다(Box 7-5-1).

(10) 생명 보험

생명 보험은 확률은 낮지만 결과가 큰 사건인 사망과 관련된 재정적 위험을 제삼자에게 이전할 수 있도록 해줍니다. 생명보험은 세금, 투자 및 저축과 관련된 복잡한 상품이므로 여기서 모두 다룰 수는 없습니다. 그러나 일부 자문가는 의도된 목적보다 혜택을 강조하기 때문에 여기서는 실제 생명보험 니즈에 초점을 맞추는 것이 중요합니다.

① 니즈 계산 방법론

생명보험 니즈는 두 가지 측면에서 고려할 수 있습니다.

가. 인간 생활 가치

부양가족이 부양을 위해 필요한 미래 예상 소득의 현재 가치를 계산합니다. 예를 들어, 35세 의사가 30년 경력을 기대하며 연간 17만 5,000달러의 수입을 올리는 경우, 예상되는 **삶의 가치**는 525만 달러입니다.

나. 재정적 필요 분석

재정적 필요 분석은 주어진 기간 동안 예상되는 부양가족의 모든 즉각적이고 지속적인 소득 요구 사항을 계산합니다. 현재 가족의 자산과 부채도 고려됩니다. 이 접근 방식은 투자 이자, 생존 부양가족의 기대 수명, 세금 및 인플레이션 예상치와 같은 추가 가정을 고려합니다.

② 생명 보험의 형태

생명보험은 크게 정기보험과 종신보험의 두 가지 형태로 나뉩니다.

가. 정기 생명보험

정기 생명보험은 제한된 보장 기간 동안 확정된 사망 보험금을 제공합니다. 보험료는 저렴하지만, 계약이 만료되면 갱신할 때 보험료가 급격히 인상됩니다. 주요 단점은 현금 가치나 저축액이 없다는 점입니다.

나. 종신보험

종신보험은 만료되지 않으며 한 번 구매하면 평생 동안 유효합니다. 보험료는 정기 보험보다 높지만, 시간이 지남에 따라 이연 세금 역할을 하는 현금 가치가 있습니다. 보험 계약자는 보험의 현금 가치에 대해 대출을 받을 수 있습니다.

(11) 재산 및 배상책임

재산 및 배상책임과 관련된 위험도 보험 상품에 의해 보장(양도)되는 경우가 많습니다.

(12) 주택 소유자 보험

주택 소유자 보험은 재산과 책임에 대한 적절한 보장을 보장하기 위해 신중하게 고려해야 합니다. 주택 사고와 관련된 고소득자 배상책임 보험은 사실상 **필수 보험**입니다.

(13) 약관

보험 계약자는 다음과 같은 약관을 숙지해야 합니다.

- **위험**: 두 가지 형태로 손실의 원인과 관련이 있습니다. 명명된 위험은 가능한 보장된 위험의 지정된 목록을 다룹니다.
- **한계**: 손실에 대해 지불해야 하는 보험의 최대 금액을 지정합니다.
- **손실 평가**: 손실 당시 재산의 현재 현금 가치 또는 실제 대체 비용으로 간주됩니다.
- **피보험자의 의무**: 고액 구매 영수증 보관, 모델 및 일련 번호 기록, 위험물과는 별도로 보장되는 소유물의 사진 또는 비디오 증거 보관 등이 포함됩니다.

의사와 기타 고소득 전문직 종사자는 주택 보험과 자동차 보험에 엄브렐러 책임 보험을 함께 가입하는 것을 고려해야 합니다. 엄브렐러 보험은 개인 책임으로 인해 발생하며 대부분의 주택 및 자동차 보험이 불충분하게 보장하는 치명적인 법적 배상 청구를 보장하는 데 도움이 됩니다.

(14) 의료 과실-전문직 책임 보험

미국의 의사는 전문직 책임(의료 과실) 보험이 필요합니다. 청구형 보험과 발생 보험의 차이를 이해하고, 합의 동의 조항의 중요성을 숙지해야 합니다.

2025년 2월 기준으로, 대한민국에서도 3차 병원 위주의 의사&병원배상책임보험 상품이 현대해상이나 메리츠 등의 다양한 보험사를 통하여 제공되고 있는 실정입니다.

(15) '코'와 '꼬리' 보험 설명

① '코' nose 보험

'코' 보험은 이전 보험사의 보장을 새 보험사로 확대하는 개념입니다. 만약 보험 가입자가 이전 보험사와의 계약 기간 동안 제공한 서비스에 대해 나중에 청구가 발생하면, 새로운 보험사가 그 청구를 보장합니다. 즉, 새로운 보험사가 가입자의 이전 행위에 대한 책임을 일부 이어받는 것입니다.

② '꼬리' tail 보험

'꼬리' 보험은 기존 보험사의 보장을 연장하는 개념입니다. 보험 계약이 종료된 후에도 발생할 수 있는 청구를 기존 보험사가 계속 보장하도록 합니다. 이는 보험 가입자가 보험 계약이 만료된 이후에도 발생할 수 있는 청구에 대해 보호받을 수 있도록 해줍니다. 예를 들어, 의료 서비스 제공자가 진료를 그만둔 후에도, 과거에 제공한 진료와 관련된 청구가 발생할 경우 기존 보험사에서 그 청구를 처리하게 됩니다.

(16) 청구형 보험

청구형 보험은 보험이 유효한 동안에만 보험금 청구 및 사고를 보장합니다. '코' 또는 '꼬리' 보험에 가입하는 것이 필요할 수 있습니다.

(17) 발생 보험

발생 보험은 보험이 유효한 동안 발생한 모든 사고를 보장하므로 선호되는 보험입니다. '꼬리'가 필요하지 않습니다.

6) 현금 흐름 및 자산 부채 관리

현금 흐름 분석은 개인 현금 흐름과 현재 대차 대조표를 이해하는 것에서 시작됩니다. 현금 흐름은 실현된 수입(유입)과 실제 지출(유출)을 반영해야 합니다.

또한 자산 및 부채 관리도 중요합니다. 유동성 비율, 자산 대비 부채 비율, 소득 대비 부채 비율 등의 비율을 활용하여 개인의 재무 상태를 평가할 수 있습니다.

7) 결론

재무 계획은 누구나 반드시 해야 하는 중요한 과정입니다. 직업이나 사회적 지위에 상관없이, 모든 사람이 자신의 재정 상황을 관리하는 것이 필요합니다.

재무 계획이 복잡하게 느껴질 수 있지만, 전문적인 교육을 받은 공인된 전문가의 도움을 받으면 훨씬 수월하게 진행할 수 있습니다. 특히, 바쁜 직장인이나 전문직 종사자들은 전문가의 조언을 활용하는 것이 더 효과적입니다.

또한, 재무 계획은 한 번 세우고 끝나는 것이 아니라, 정기적으로 점검하고 조정해야 하는 과정입니다. 상황이 변할 수 있기 때문에, 계획도 현실에 맞춰 조정하는 것이 중요합니다. 개인과 가정의 경제적 특성을 고려한 현실적인 계획을 세우는 것이 필요합니다.

이렇게 자신의 상황에 맞는 계획을 제대로 실행하면, 원하는 재무 목표를 달성할 가능성이 커지고, 인생과 직업 전반에서 경제적인 어려움을 줄일 수 있습니다.

REFERENCE

1. Certified Financial Planner (CFP) Board [Internet] Financial planning practice standards [cited 2020 Aug 5]: Available from: https://www.cfp.net/ethics/compliance-resources/2020/11/practice-standards-reference-guide
2. Certified Financial Planner (CFP) Board [Internet]. Code of ethics and standards conduct [cited 2020 Aug 5]. Available from: https://www.cfp.net/ethics/code-of-ethics-and-standards-of-conduct
3. Financial Industry Regulatory Authority (FINRA) [Internet]. Professional designations [cited 2020 Jan 11]. Available from: https://www.finra.org/investors/professional-designations
4. Walker LJ. The profession of financial planning: past present and the next 45 years. J Financial Planning. 2018;31(3):20-6.
5. Yeske DA. A concise history of the financial planning profession. J Financial Planning. 2016; 29(11):10-3.

6.

실전에서의 업무상 과실 리스크 관리

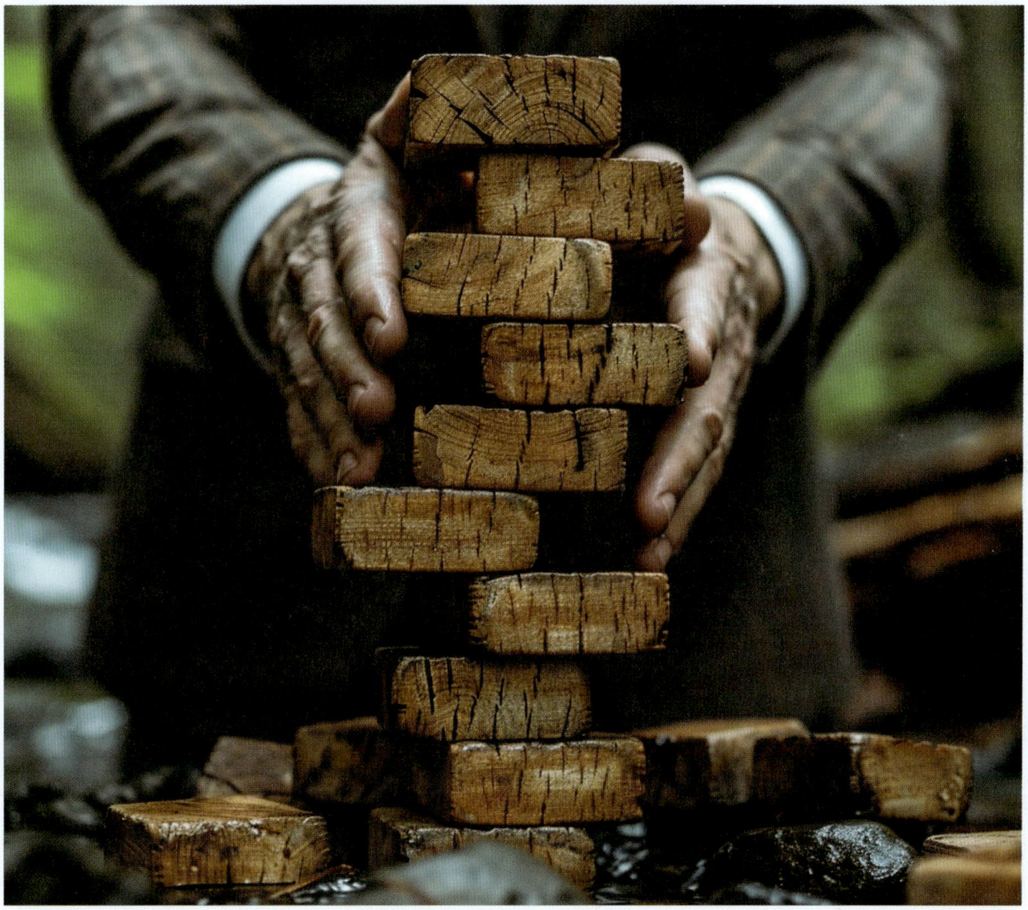

학습목표

1. 의료 위험 관리의 개념과 중요성을 이해하고 설명할 수 있다.
2. 위험 관리의 전통적인 접근 방식과 최신 트렌드를 비교하고 설명할 수 있다.
3. 효과적인 위험 관리를 위한 조직화 시스템과 주요 원칙을 이해하고 설명할 수 있다.
4. 고위험 상황을 식별하고 관리하는 방법을 설명할 수 있다.
5. 응급실에서의 위험 관리 전략을 이해하고 실무에 적용할 수 있다.

1) 의료 위험 관리의 중요성

요즘 기업과 의료계에서도 **위험 관리**라는 말이 많이 사용됩니다. 하지만 의료진은 가장 중요한 위험이 환자의 생명과 건강에 대한 것임을 잊지 말아야 합니다. 의료 분야에서의 위험 관리는 단순히 문제를 피하는 것이 아니라, 환자의 치료 결과를 더 좋게 만들기 위해 위험을 줄이는 방향으로 접근해야 합니다.

이를 단순한 절차로만 여긴다면, 의사들이 고대부터 가져온 중요한 책임을 무시하는 것과 다름없습니다. 따라서 의료진과 병원은 환자의 최선의 이익을 위해 행동하는 것이 결국 자신들에게도 장기적으로 가장 좋은 선택이 됩니다.

과거에는 위험 관리자가 주로 사고 보고, 환자 불만, 부작용 사례 등을 바탕으로 문제를 해결하는 역할을 했습니다. 이런 방식은 미리 대비하기보다는 문제가 발생한 후 대응하는 성격이 강했습니다.

병원 행정 부서는 치료 과정에서 발생한 부정적인 결과를 완전히 없애지는 못하더라도 최소한 피해를 줄이려고 했습니다. 그러나 이런 접근법은 환자의 건강보다는 의료진과 병원을 보호하는 데 초점이 맞춰져 있었습니다.

과거에는 위험 관리와 의료 서비스의 질 향상을 함께 고려하여 실질적인 변화를 만들어낸 병원이 많지 않았습니다. 그러나 앞으로는 예방적이고 체계적인 위험 관리가 이루어져야 환자의 안전과 의료 기관의 발전을 모두 이룰 수 있습니다.

2) 전통적인 위험 관리와 최신 트렌드 비교

전통적으로, 위험 관리자는 사고 보고, 환자 불만, 부작용 사례 등을 바탕으로 위험 관리를 시작했습니다. 즉, 문제가 발생한 후에야 대응하는 방식이 많았고, 이를 통해 **나쁜 결과나 잘못된 관행**을 완전히 수정하지는 못하더라도 최소한 피해를 줄이려 했습니다. 이러한 업무는 주로 병원의 행정 부서에서 담당했습니다.

과거에는 위험을 환자의 건강 문제가 아닌, 의료기관과 의료진에게 영향을 미치는 요소로 바라보는 경향이 있었습니다. 그렇기 때문에 위험 관리와 의료 서비스의 질 향상을 함께 고려하여 실질적인 변화를 만든 병원은 많지 않았습니다.

하지만 최근 위험 관리의 트렌드는 보다 적극적인 예방 중심의 접근법을 강조합니다. 현명한 위험 관리자는 단순히 문제가 발생한 후 대응하는 것이 아니라, 사전 예방적 전략을 세우고 이를 실행하는 것이 핵심이라는 점을 인식하고 있습니다. 이를 위해서는 의료진과 긴밀하게 협력하며 임상 리더십과 소통하는 것이 필수적입니다.

3) 조직화 시스템과 주요 원칙

효과적인 위험 관리를 위해서는 몇 가지 주요 원칙을 내재화해야 합니다(표 7-6-1).

- **계획의 중요성**: 좋은 일은 계획된 경우에만 일어나고, 나쁜 일은 저절로 일어날 수 있습니다. 의료 기관은 최신 장비를 제공하는 데 많은 시간을 할애하지만, 의료 기관의 구조를 분석하는 데 충분한 시간을 할애하지 않았습니다. 환자의 관점에서 의료 시스템을 연구하는 것이 위험을 이해하는 데 핵심입니다.
- **시스템 기반 접근**: 대부분의 문제는 의료 서비스 제공자의 무능하거나 악의적인 행동으로 인한 것이 아니라 시스템에 기반합니다. 의료진은 환자의 빠른 건강 회복을 원하지만, 여러 부서의 활동을 조율하는 데 소중한 시간을 허비하고 있습니다. 응급실과 영상의학과 간의 잘못된 의사소통, 당직 의사의 후속 조치 미흡, 간호사와 의사 간의 적절한 정보 전달 실패 등이 시스템 실패의 유형입니다.

(1) 효과적인 위험 관리의 요소

모든 응급실에서 모든 위험을 피할 수 있는 단일 방법은 없습니다. 그러나 위험 감소의 주요 요소는 다음과 같이 요약할 수 있습니다.

- **환자와의 소통**: 환자는 불안하고 두려워하며 무슨 일이 일어나고 있는지 이해할 능력이 다소 저하된 상태에서 의료기관을 방문합니다. 의료진은 환자를 안심시킬 수 있는 설명을 제공함으로써 추가적인 노력을 기울여야 합니다.
- **위험 관리의 역할**: 모든 의료진은 환자의 요구가 충족되는지 확인하는 데 필요한 조치를 취하는 위험을 줄이는 사람입니다.
- **실시간 대응**: 환자의 요구가 충족되지 않은 것이 명백한 경우, 의료진의 각 구성원은 병상 및 시스템 계층 구조 내에서 실시간으로 위험을 줄일 책임이 있습니다.
- **열린 소통**: 결과나 상황에 관계없이 환자와의 열린 소

표 7-6-1 위험 관리의 주요 원칙

원칙	설명
계획의 중요성	좋은 일은 계획된 경우에만 일어나고, 나쁜 일은 저절로 일어날 수 있습니다. 의료 시스템을 연구하고 분석하는 것이 중요합니다.
시스템 기반 접근	대부분의 문제는 시스템에 기인하며, 의료 서비스 제공자의 무능이나 악의적인 행동이 아닙니다. 시스템 장애를 해결하기 위해 조직적이고 체계적인 접근이 필요합니다.

통은 관심을 표현하는 가장 좋은 방법입니다. 갈등이 확인될 때마다 상황을 바로잡기 위한 의료진과 기관의 신속한 조치는 관련된 모든 사람에게 최선의 이익이 됩니다.

- **근본 원인 분석**: 특정 환자의 문제에 대응할 뿐만 아니라 근본 원인을 분석하고 그 분석을 바탕으로 변화를 이끌어낼 수 있는 체계적이고 조직적인 시스템이 필요합니다.

4) 고위험 상황 식별 및 관리

모든 응급실에서 모든 위험을 피할 수 있는 단일 방법은 없지만, 위험 감소의 주요 요소는 다음과 같이 요약할 수 있습니다.

- 환자는 불안하고 두려워하며 무슨 일이 일어나고 있는지 이해할 능력이 다소 저하된 상태에서 의료기관을 방문합니다. 의료진은 환자를 안심시킬 수 있는 설명을 제공함으로써 추가적인 노력을 기울여야 합니다.
- **모든 의료진은 환자의 요구가 충족되는지 확인하는 데 필요한 조치를 취하는 위험을 줄이는 사람입니다.** 환자의 요구가 충족되지 않은 것이 명백한 경우, 의료진은 병상 및 시스템 계층 구조 내에서 실시간으로 위험을 줄일 책임이 있습니다.
- **결과나 상황에 관계없이 환자와의 열린 소통은 관심을 표현하는 가장 좋은 방법입니다.** 갈등이 확인될 때마다 상황을 바로잡기 위한 의료진과 기관의 신속한 조치는 관련된 모든 사람에게 최선의 이익이 됩니다.
- 위험을 확실하게 관리하려면 특정 환자의 문제에 대응할 뿐만 아니라 근본 원인을 분석하고 그 분석을 바탕으로 변화를 이끌어낼 수 있는 체계적이고 조직적인 시스템이 필요합니다.

Box 7-6-1 고위험 상황

상황	설명
근무조 변경	의료진 간 진료 전환 시 위험 증가
재방문 및 전원	환자의 재방문 및 다른 기관으로의 전원 시 위험 증가
응급실 내 개인 환자	특정 환자에 대한 책임
당직 의사	당직 의사의 책임과 의무
의학적 조언 반대	환자의 의학적 조언 반대 시 위험 증가
선별 검사 전 퇴실	선별 검사를 받기 전 퇴실 시 위험 증가
사내 응급 상황	병원 내 응급 상황 발생 시 위험 증가
응급실 내 하우스 직원	응급실에서 일하는 하우스 직원의 책임
주치의의 전화 지시	주치의의 전화 지시에 따른 책임
전화 조언	전화로 제공되는 의학적 조언 시 책임

5) 응급실에서의 위험 관리 전략

응급실에서의 위험 관리는 다음과 같은 요소를 포함합니다.

- **교대 근무 변경**: 교대 근무 시 의료진 간의 진료 전환은 의료진과 환자 모두에게 위험을 초래할 수 있습니다. 새로운 임상의는 종종 떠나는 의사의 인상과 진단에 의존하게 되며, 퇴근하는 임상의는 피로로 인해 인지력 저하의 위험이 있을 수 있습니다.
- **재방문 및 전원**: 응급실에 재방문하는 환자는 위험을 줄일 수 있는 기회입니다. 대부분의 재방문 환자는 제대로 교육을 받지 못했거나 초기 진단이 잘못되었을 가능성이 있습니다.
- **응급실의 '개인' 환자**: 환자는 의사를 소유하지 않으며, 오히려 의사가 환자를 소유합니다. 의사는 환자의 대리인으로서 환자가 원할 경우 언제든지 다른 의료기관과 의사로 전환할 수 있습니다.
- **당직 의사**: 당직 의사는 응급실에서 중요한 역할을 합니다. 응급 상황에서는 당직 의사가 환자의 후속 치료를 담당해야 합니다.
- **의학적 조언 거부**: 환자가 의학적 조언을 거부할 경우, 의료진은 환자의 정신적 능력을 적절히 문서화하고, 의료 조언을 명확하게 전달해야 합니다.
- **응급 상황**: 응급 상황에서는 응급의학과 의사가 병원

의 다른 의사와 협력하여 상황을 해결해야 합니다. 응급실을 떠나지 않고 필요한 처치를 제공하는 것이 중요합니다.

- **전화 상담**: 응급의학과 의사는 전화 상담을 통해 의사-환자 관계를 맺을 수 있으며, 이를 통해 의료 법적 책임이 발생할 수 있습니다. 전화 상담은 피하고, 환자가 직접 방문하여 진료를 받도록 안내해야 합니다.

6) 재방문 및 전원

응급실을 다시 찾는 환자는 의료진에게 부담스러운 존재로 여겨질 수 있지만, 사실 이는 환자의 상태를 다시 평가하고 위험을 줄일 수 있는 중요한 기회입니다. 연구에 따르면, 재방문 환자의 대부분은 초기 진단 오류, 적절한 교육 부족, 예상치 못한 질병 진행 등의 이유로 응급실을 다시 찾습니다. 이는 응급실에서 후속 치료가 필수적인 요소임을 보여줍니다.

그러나 현실적으로 많은 환자들은 적절한 후속 치료를 받기 어려운 상황에 놓여 있습니다. 1차 진료기관이나 전문 클리닉에 접근할 수 없는 환자들은 응급실로 다시 방문할 수밖에 없습니다. 또한, 다른 병원에서 이송된 환자도 초기 진단이 고착화될 위험이 있어 올바른 치료를 받는 데 장애가 될 수 있습니다. 의료진이 기존 검사 결과나 진단에 지나치게 의존하면 진단 지연과 오류가 발생할 가능성이 큽니다.

숙련된 응급 의료진은 이러한 환자들을 완전히 새로운 환자로 간주해야 한다는 것을 알고 있습니다. 이전 병력과 진단 기록을 참고하는 것은 필요하지만, 반드시 새로운 병력 청취 및 신체 검사를 독립적으로 수행해야 합니다. 또한, 방사선 전문의는 기존 영상 판독이 잘못되었을 가능성을 고려하여 다시 검토하는 것이 중요합니다.

응급의학과 의사들 사이에서 점점 보편화되는 원칙 중 하나는 환자가 세 번째로 응급실을 방문하면 입원을 강력히 고려해야 한다는 것입니다. 반복 방문 환자는 정확한 진단이 내려지지 않았거나 적절한 치료가 시작되지 않았을 가능성이 크며, 질병의 본질과 경과를 충분히 이해하지 못하고 있을 수 있습니다. 또한, 퇴원 후 지침과 후속 치료 계획이 효과적이지 않았을 가능성이 높습니다.

응급실 재방문은 단순한 불편함이 아니라 환자의 안전을 개선할 수 있는 중요한 신호로 받아들여야 합니다.

7) 응급실의 '개인' 환자

의사는 환자를 소유하는 것이 아니라, 오히려 환자가 의사를 선택하고 바꿀 수 있는 권리를 가진다는 개념은 철학적으로나 법적으로 중요한 원칙입니다. 의사와 임상팀은 환자의 대리인이며, 환자가 원하면 언제든지 의료 기관과 의사를 변경할 수 있습니다.

응급의학과 의사는 환자의 상태를 신속하게 파악해야 할 절대적인 의무를 가집니다. 간호사 또한 진료를 기다리는 환자를 포함하여 모든 환자를 신속히 평가해야 할 책임이 있습니다. 미국의 경우, 응급 의료 치료 및 적극적 노동법 emergency medical treatment and labor act, EMTALA에 따르면, 응급실에 내원한 환자는 응급 상태 여부를 판단하기 위해 반드시 평가를 받아야 하며, 이는 환자가 개인 주치의를 기다리고 있는 경우에도 예외가 될 수 없습니다.

대한민국에는 미국의 EMTALA와 직접적으로 동일한 법률은 존재하지 않습니다. 그러나 한국에서도 응급환자의 진료 거부를 방지하고, 응급의료 서비스를 보장하기 위한 법적 장치가 마련되어 있습니다.

예를 들어, 「응급의료에 관한 법률」은 응급의료기관이 응급환자를 적절히 진료하고, 필요한 경우 다른 의료기관으로 이송할 의무를 규정하고 있습니다. 이 법은 응급환자의 생명과 건강을 보호하기 위한 것으로, 미국의 EMTALA와 유사한 목적을 가지고 있습니다.

병원은 모든 의료진에게 응급실 내 모든 환자를 평가하고 필요한 경우 개인 주치의가 도착하기 전에 치료를 제공해야 함을 명확히 해야 합니다. 개인 주치의는 자신의 자존심이나 개인적 이유로 환자의 치료를 방해할 권리가 없으며, 환자의 안전을 최우선으로 고려해야 합니다. 응급실에서 이루어진 적절한 분류, 의료 선별 검사, 그리고 필요한 안정 치료가 완료된 후에야 개인 주치의에게 환자를 정식으로 이송할 수 있습니다.

개인 주치의가 응급실에 도착하여 직접 진료를 맡기 전까지는 응급실에 있는 환자는 개인 환자가 아니라 응급실의 환자로 간주됩니다.

미국에서는 만약 병원이 개인 주치의가 비응급 환자를 진료할 수 있는 공간을 따로 제공하려 한다면, 그 공간은 반드시 EMTALA 규정을 적용받는 병원 내 응급의료 구역과 분리되어 있어야 합니다.

8) 당직 의사

미국의 공동 위원회는 응급실을 네 가지 수준의 진료로

Box 7-6-2 당직 의사 중요 사항

- 대기 명단은 응급실이 아닌 병원의 책임입니다. 의사의 서비스를 확보하고 환자가 의료 시스템에 적절히 진입하도록 보장하는 것은 병원 행정부의 책임입니다.
- 진료 지연은 진료 거부입니다. 당직 의사가 합리적인 시간 내에 진료를 제공하지 못하고 이로 인해 환자가 2차적으로 피해를 입는 경우, 당직 의사, 의료기관 및 시스템 모두에 책임이 있습니다.
- 자문 의사가 환자의 재정 상태나 지불 능력에 대해 문의하여 잠재적 환자를 선별하는 행위는 EMTALA에 따라 법적으로 금지되어 있습니다.
- 응급 환자에 대한 치료의 연속성과 외래 환자 후속 조치가 가장 중요합니다. 당직 의사는 요청 시 응급실에서 환자를 진료하는 것 외에도 환자가 의뢰된 급성 질환의 외래 환자 관리를 위해 환자를 수락해야 합니다.

분류했습니다: 레벨 I 및 II는 가장 광범위한 전문의의 당직 명단을 보유해야 합니다. 병원과 더 나아가 의료진은 응급실에 내원한 환자를 직접 돌봐야 할 의무가 있습니다.

당직 의사는 이 시스템이 작동하는 데 필수적인 역할을 합니다. 이러한 의사가 응급실 호출에 응답하지 않거나 응급실 환자의 후속 치료를 거부하는 경우 EMTALA 위반이 발생할 수 있습니다.

미국의 EMTALA는 경제적 동기에 의한 환자 회송에 대응하기 위해 제정되었습니다. 이는 병원과 의료진의 자원을 시스템 범위 내에서 환자를 최대한 보호할 수 있도록 하기 위한 시도입니다. 이러한 시스템이 병원과 정부 행정부 간의 협력 사업으로 조직화될 수 없다면, 미국 주민들에게 그러한 혜택을 보장하기 위해 연방 차원의 추가 조치가 취해질 것이라는 데는 의심의 여지가 없습니다.

법령이 제정된 이후 EMTALA의 적용 범위는 계속 확장되어 왔습니다. 메디케어 및 메디케이드 서비스 센터는 병원의 전용 응급실과의 근접성에 관계없이 병원 부속 응급 치료 제공자에게도 EMTALA 의무가 적용된다는 공식 지침을 발표했습니다.

또한 응급실에 입원한 정신과 환자가 병원 자체 입원 정신과 병동에 입원하지 않고 주정부 운영 기관으로 이송된 경우 EMTALA 벌금을 대신 납부하도록 했습니다. 따라서 EMTALA에 대한 실무 지식과 의료 시스템 내에서의 적용은 위험 감소의 필수적인 부분입니다.

9) 의학적 조언 거부

신중하게 고려된 의학적 조언을 따르지 않는 환자는 위험에 처할 수 있습니다. 이러한 환자는 기본적으로 응급 처치를 제공하는 의료진의 전문적인 판단을 신뢰하지 않거나 우선순위를 두지 않겠다는 의사를 표시한 것입니다.

의료 조언 반대 against medical advice, AMA 상황은 환자의 자율권과 의사의 보호 의무라는 두 가지 상반된 법적 개념을 보여줍니다. 환자의 자기 결정권은 잘 확립되어 있습니다. 건전한 정신의 성인은 치료를 거부할 권리가 있습니다.

환자가 의료진이 제시한 내용을 이해하지 못해 정보에 입각한 결정을 내리지 못하는 경우 의사소통 및 정보에 입각한 의사 결정과 관련하여 갈등이 발생할 수 있습니다. 따라서 의료진은 주요 함정을 이해하는 것이 필수적입니다(Box 7-6-3, 표 7-6-2).

응급의료 제공자의 첫 번째 의무는 치료를 거부하는 환자의 정신적 능력을 적절히 문서화하는 것입니다. 뇌병변 환자는 의사 결정 능력이 부족하므로 의료진의 대리 판단이 적절할 수 있습니다. 그러나 환자가 깨어 있고 의식이 있으며 합리적인 대화를 이어갈 수 있고 자신의 이익을 위해 행동할 수 있는 정신적 능력이 있는 경우, 일반적으로 의사 결정 능력 기준을 충족합니다.

둘째, 사전 고지 거부의 경우 병원 직원이 환자가 이해할 수 있는 방식으로 알리지 않았다고 주장하는 경우가 많습니다. 환자에게 의료진의 권고를 명확하게 전달했다는 사실과 그러한 논의가 환자가 쉽게 이해할 수 있는 용어로 이루어졌다는 사실을 알리고 문서화하는 것이 중요합니다.

완곡한 표현을 사용해서는 안 됩니다. 의료진이 급사를 두려워하는 경우 '사망'이라는 용어를 사용해야 합니다. 의료진이 사지 부상으로 인해 절단이 필요할 수 있다고 우려하는 경우, 사지를 제거해야 할 수도 있음을 명확하게 나타내는 용어를 사용하고 차트에 기록해야 합니다.

셋째, 문제를 해결할 수 있는 대체 치료법이 있는 경우 환자에게 적절한 정보를 제공해야 하며, 이러한 치료법이 있는 경우 환자에게 해당 치료법을 사용할 수 있는 기회를 제공해야 합니다. 대안이 없는 경우 이 사실도 문서화해야 합니다.

넷째, 가족의 참여가 중요합니다. 환자가 사망하여 의료과실 소송이 제기되는 경우, 소송은 환자의 가족이 제기하게 됩니다. 가능하면 환자가 허용하는 한 환자와 함께 있는 가족이나 친구에게 의료진의 권유와 환자의 거부 의사를 알려야 합니다.

자신의 흉통을 거부하고 싶어도 아내와 자녀 앞에서 치료를 거부해야 하는 경우, 강단 있는 경영자는 대개 더 현실적

Box 7-6-3 주요 함정

- **환자의 정신적 능력 문서화**: 환자의 정신적 능력을 평가하고 기록해야 합니다.
- **명확한 전달**: 의료진의 권고를 명확하게 전달하고, 논의가 환자가 쉽게 이해할 수 있는 용어로 이루어졌음을 문서화해야 합니다.
- **대체 치료법 제공**: 문제를 해결할 수 있는 대체 치료법이 있는 경우 환자에게 적절한 정보를 제공해야 하며, 대안이 없는 경우 이 사실도 문서화해야 합니다.
- **가족의 참여**: 가능하면 환자가 허용하는 한 가족이나 친구에게 의료진의 권유와 환자의 거부 의사를 알려야 합니다.

표 7-6-2 AMA의 핵심 사항

AMA의 핵심 사항
연령 age
능력 capacity
환자에게 진단서 제공 provide diagnosis to patient
대안 alternatives
가족의 참여 family involvement

AMA, american medical association

인 생각을 하게 됩니다. 환자가 의료진이 가족이나 친구에게 말하는 것을 명시적으로 금지하는 경우, 이 또한 신중하게 문서화해야 합니다.

환자로부터 가족과의 대화가 거부되었다는 사실을 가족에게 알리는 것은 지극히 합리적입니다. 이를 통해 가족은 의사가 아닌 환자가 문제에 대한 논의를 거부하고 있다는 사실을 이해할 수 있습니다.

마지막으로 가장 중요한 것은 환자의 서명입니다. 차트에 있는 서명란은 제대로 문서화된 기록을 대신할 수 없습니다. AMA를 떠나는 환자들은 적대적인 분위기에서 서명을 거부하는 경우가 많습니다. 환자가 문서에 서명을 거부했다는 사실도 기록해야 합니다.

서명이 있으면 환자가 자신의 권리를 포기하고 의료진의 법적 책임이 면제된다는 통념이 오랫동안 이어져 왔습니다. 이 해석은 옳지 않습니다. AMA 문서화에는 앞서 나열한 네 가지 절차가 필요합니다. 서명은 법적 절차를 대신할 수 없으며, 이러한 상황이 의료진에게 유리하게 판단되려면 적절한 문서화가 필수적입니다.

10) 'AMA' 상황에서의 접근 태도

의사가 환자에게 접근하는 태도는 AMA 상황에서 매우 중요합니다. 최후통첩과 함께 '받아들이든지 말든지'라는 태도는 종종 환자의 불응을 초래합니다. 이러한 상황은 대립적이어서는 안 됩니다. AMA 사례는 드물어야 합니다. 만약 의사가 교대 근무 때마다 AMA를 받는다면 뭔가 잘못된 것입니다.

(1) 의료 선별 검사 전 퇴실LPMSE

의료 선별 검사 전에 퇴실 Left Prior to Medical Screening Exam, LMPSE 하는 환자는 AMA로 떠나는 환자와는 다른 의료법적 문제를 야기합니다.

AMA로 퇴실하는 환자는 의사와 환자 간 의사소통의 문제가 원인이 되는 경우가 많습니다. 그러나 LPMSE 환자는 의사와의 유대감을 형성할 기회조차 갖지 못한 상태에서 퇴실하는 경우가 대부분입니다.

LPMSE는 종종 의료 시스템의 문제로 인해 발생하며, 그 주요 원인은 긴 대기 시간입니다. 연구에 따르면, 과도한 대기 시간은 환자의 불만족을 증가시키고 이는 의료 과실 소송으로 이어질 가능성을 높입니다. 환자가 의료진과의 대화 없이 오랜 시간을 기다려야 할 경우, 잘못된 의사소통이 발생할 가능성이 커지고, 이는 의료진과 환자 간의 적대감을 형성할 수 있습니다. 이러한 상황이 지속되면 소송으로 이어질 위험이 커집니다.

LPMSE 사례가 증가하면, 병원은 환자 흐름이 원활하지 않은 원인을 분석하고 개선해야 합니다. 긴 대기 시간의 원인으로는 실험실 검사 및 영상 촬영 대기, 입원 절차의 비효율성으로 인한 병상 부족, 필요한 상담의 지연 등이 있을 수 있습니다. 이러한 문제를 해결하지 않으면 응급실 체류 시간이 길어지고, LPMSE 발생 가능성이 높아집니다.

이러한 상황에서도 문서화는 필수적입니다. 환자를 직접 평가하지 못한 의료진은 의미 있는 기록을 남기기 어렵기 때문에, 환자가 응급실 체류 중에 진료를 받은 경우, 마지막으로 환자를 본 의료진이 퇴실 관련 기록을 작성해야 합니다.

응급실에서 선별 검사 이전에 퇴실한 환자에 대해, 일부 의료진은 환자가 퇴실한 후에는 의료진이 해당 환자의 의료 정보를 관리할 책임이 없다고 오해하기도 합니다. 그러나 위험을 줄이기 위해서는, 진료를 완료하지 않은 환자의 정보를 추적하고 관리할 수 있는 시스템을 갖추는 것이 필수적입니다.

이 시스템은 환자가 의사의 진찰을 받지 않았더라도, 사전 프로토콜에 따라 시행된 실험실 검사나 영상 촬영 결과를 적절히 후속 관리할 수 있어야 합니다. 또한, 이러한 프로토콜에 따라 검사를 처방한 의사는 해당 검사 결과와 관련된 법적 책임을 가질 수 있으며, 의료 과실 소송에서 피고가 될 가능성이 있습니다.

병원은 EMTALA의 요구사항을 준수하는 것뿐만 아니라, 긴 대기 시간으로 인해 진료받지 못하고 퇴실한 환자에 대한 후속 관리 체계를 마련해야 합니다. 이를 통해 의료진의 법적 위험을 줄이고, 환자의 안전을 보장할 수 있습니다.

11) 원내 응급 상황

응급의학과 의사는 때때로 진료실과 수술실에서 상태가 좋지 않은 환자에게 관여하게 됩니다. 이러한 원내 응급 상황은 심폐 정지 상황부터 침대에서 쓰러진 환자의 평가, 환자의 사망 판정까지 다양합니다. 그러나 이러한 모든 상황에는 책임이 발생할 가능성이 있습니다. 응급실 의사가 응급실 밖으로 호출되면 응급실 문을 통해 들어오는 환자들에게 더 이상 즉각적인 치료를 제공할 수 없게 됩니다. 이러한 부재는 재앙을 초래할 수 있습니다.

따라서 응급실을 떠나는 일은 드물게 발생해야 하며, 진정한 의학적 필요성에 의해 이루어져야 합니다. 응급실 담당 의사가 원내 응급상황에 대응할 것을 계약적으로 보장하지 않는 것이 현명합니다. 그러한 행동은 의사가 한 번에 두 곳에 있을 것을 보장하는 것입니다.

응급의학과 의사는 병원의 다른 의사와 마찬가지로 원내 응급상황에 대응하는 데 동의하는 것이 좋습니다. 선한 사마리아인 Samaritan 행동의 테스트 중 하나는 의사의 일반적인 진료 환경 밖에서 수행되고 해당 의사가 그러한 서비스를 제공할 의무가 없는지 여부입니다.

계약상 연결 고리가 있으면 의사의 선한 사마리아인 방어가 무효화될 수 있습니다. 또한 응급 상황에서의 대응에 대해 응급 의사에게 환자당 대가를 지급하지 않는 것이 현명합니다.

사전에 합의된 의료 서비스에 대한 직접 지불도 선한 사마리아인의 방어권을 무효화합니다. 미국의 경우, 일부 주에서는 환자가 이미 병원에 입원 중인 경우 선한 사마리아인 방어를 인정하지 않을 수 있습니다. 이러한 주에서는 응급 의사가 선한 사마리아인 지위 변경에 대한 우려 없이 제공한 서비스에 대한 비용을 청구할 수 있습니다.

대한민국에서는 응급실 의사가 응급실을 비우는 상황과 관련하여,「응급의료에 관한 법률」이 적용됩니다. 이 법률은 응급의료기관이 응급환자에게 적절한 의료 서비스를 제공할 의무를 규정하고 있으며, 응급의료종사자는 정당한 사유 없이 응급환자의 진료를 거부하거나 지연해서는 안 됩니다.

응급실 담당 의사가 응급실을 떠나 병원 내 다른 응급상황에 대응하는 경우, 해당 의사의 부재로 인해 응급실에 내원한 환자에게 즉각적인 진료를 제공하지 못한다면, 이는 법적 책임으로 이어질 수 있습니다. 실제로, 1997년 추석 연휴 기간 동안 급성 위출혈로 응급실에 내원한 환자가 전문의 부재로 인해 처치가 지연되어 사망한 사례에서, 법원은 병원 측의 과실을 인정하여 손해배상 판결을 내린 바 있습니다.

또한,「의료법」제59조에 따르면, 병원은 입원환자 200명 이하인 경우 병원 내에 상주하는 당직의사 1명과 당직간호사 2명을 두어야 합니다. 만약 이러한 인력 기준을 충족하지 못해 응급상황에서 적절한 대응이 이루어지지 않는다면, 병원은 법적 책임을 질 수 있습니다.

한편, 대한민국에서는「선한 사마리아인법」이 명시적으로 존재하지 않지만,「응급의료에 관한 법률」제5조의2에서 선의로 응급의료를 제공한 경우 일정한 면책을 규정하고 있습니다. 그러나 이러한 면책 조항은 의사와 환자 사이에 계약관계가 없는 상황에서 적용되며, 병원 내에서 의사가 응급상황에 대응하는 경우에는 해당되지 않을 수 있습니다.

따라서, 응급실 의사가 병원 내 다른 응급상황에 대응하기 위해 자리를 비우는 경우, 응급실의 진료 공백으로 인한 법적 책임이 발생하지 않도록 병원은 적절한 인력 배치와 대체 인력 확보 등 체계적인 대응 방안을 마련해야 합니다.

응급 의사가 24시간 상주한다고 해서 병원의 모든 문제를 해결하는 것은 응급 의사의 역할이 아닙니다. 병동에서 환자가 발생한 경우 병원 규칙과 규정에 주치의의 책임이 명확히 명시되어 있어야 합니다.

주치의가 어떤 이유로 환자를 돌볼 수 없는 경우, 해당 환자는 적절한 시설과 장비를 갖춘 응급실로 이송될 수 있으며 주치의가 주치의의 근무지를 떠나지 않아도 됩니다.

12) 응급실 하우스 직원

응급실에서 일하는 하우스 직원은 종종 두 가지 잘못된 개념으로 교육을 받습니다.

- 젊은 의사들은 실수로부터 배웁니다.
- 젊은 의사들이 스스로 환자를 진료할 준비가 되어 있지 않다면 어떻게 이 프로그램을 '졸업'할 수 있을까요?

실수를 통해 배운다는 전제는 교육적으로나 도덕적으로 불건전합니다. 조종사가 감독 없이 747기를 착륙시키면서 실수를 통해 배우는 것을 원하는 사람은 아무도 없습니다.

교육 이론에 따르면 실수를 통해 배울 수 있는 것은 실수하는 방법뿐입니다.

응급 의료의 가장 큰 장점은 각 환자를 주치의가 온라인에서 실시간으로 감독할 수 있고, 레지던트가 의사 결정 과정을 거치도록 돕고 상황에 따라 필요할 때 개입할 수 있다는 점입니다. 레지던트가 감독하지 않는 방식으로 진료를 받았다는 이유로 환자에게 '수련 할인'을 제공하는 병원은 없습니다.

레지던트는 수련 중인 의사입니다. 응급실의 모든 환자에 대한 전반적인 책임은 주치의가 집니다. 주치의가 케이스의 결과를 레지던트에게 떠넘기는 것은 비겁한 행동이며 법적으로도 건전하지 못한 행동입니다. 레지던트는 응급실에 있는 동안 주치의의 지속적인 모니터링과 적극적인 감독을 받아야 합니다.

응급의학과가 아닌 다른 과에서 응급실을 순환하는 레지던트는 응급의학과 레지던트와 동일한 방식으로 감독해야 하지만 응급실 정책 및 절차에 익숙하지 않은 것으로 간주해야 합니다. 차트를 후향적으로 검토하는 것은 교육 도구로 유용하지만 환자를 직접 평가하는 것을 대체할 수는 없습니다. 청구를 수행하는 의사가 직접 감독하지 않는 레지던트의 서비스에 대한 청구는 매우 위험성이 높은 활동으로 간주해야 합니다.

다양한 보험 회사에 가입하는 의사가 서명하는 진술서에는 일반적으로 자신이 직접 제공하거나 직접 감독하는 서비스에 대해서만 청구하겠다고 명시되어 있습니다. 연방 정부와 많은 주에서는 의사가 직접 관여하지 않은 서비스에 대한 비용을 청구한 경우 사기죄를 적용하여 의사를 적극적으로 추적하고 있습니다.

13) 외부 의사의 전화 지시

외부 의사는 응급의학과 전문의의 진찰을 받지 않고 환자를 치료할 경우 병원과 응급의학과 전문의에게 발생할 수 있는 책임의 범위를 인식하지 못하는 경우가 많습니다. 의사는 진료실에서 환자를 진료하면서 외래 환자 환경에서 편리하게 이용할 수 없는 약물이나 치료를 받기를 원할 수 있습니다. 그 결과, 이러한 환자는 응급 요원에게 전화 지시를 내려 응급실로 보내질 수 있습니다. 이러한 관행은 가능한 한 지양하고 없애야 합니다.

미국에서는 응급실만큼 연방법에 의해 엄격하게 규제되는 병원 구역은 없습니다. 외부 의사 진료실에서 이송되는 환자에 대한 예외 규정은 EMTALA 법령에 없습니다. 이러한 관행이 여전히 발생하고 있지만 이는 시대착오적이고 위험합니다. 연방법에 따르면 의학적 상태에 대한 검사나 치료를 요청하며 응급실에 들어오는 모든 환자는 의료 선별 검사를 받도록 규정하고 있습니다. 그 어디에도 그러한 평가 없이 환자를 치료할 수 있다는 규정은 없습니다.

14) 전화 상담

많은 의료진은 전화로 의사-환자 관계를 맺을 수 있다는 사실을 알지 못합니다. 이러한 관계가 성립하기 위해 환자가 응급실에 물리적으로 들어올 필요는 없습니다. 환자가 의학적 조언을 요청하고 의료진이 기꺼이 그 조언을 제공하는 즉시 의사-환자 관계가 성립됩니다.

응급실의 규칙은 다음과 같아야 합니다.

- 전화 상담은 제공하지 않습니다. 수많은 연구에서 전화 상담의 질이 좋지 않다는 사실이 입증되었으며, 상식적으로도 환자가 없는 상태에서는 정확한 진단과 치료를 위한 가장 중요한 단서가 사라집니다.
- 문의하는 환자에게 응급실은 24시간 운영되며 주저없이 질병 여부를 평가할 것이라고 정중하고 자비롭게 설명하는 것은 당연한 일이며 권장할 만한 일입니다. 아무렇지 않게 질문하는 환자는 없습니다. 사람들은 그 정보로 무언가 조치를 취하고자 응급실에 조언을 구합니다.
- 어떤 경우에도 어떤 종류의 의학적 진단이나 특정 치료를 하기 전에 환자를 진찰하고 평가해야 한다고 직접적으로 언급하지 않는 조언을 해서는 안 됩니다.
- 전화 상담은 '*지불한 만큼 정확히 얻는다.*'는 격언을 다시 한 번 강조합니다.
- 많은 의료 시스템에서 프로토콜에 따라 전화 기반 간호사 핫라인을 운영하고 있으며, 이는 위에서 설명한 대로 응급실 간호사가 '즉흥적으로' 상담하는 것과는 다릅니다.

15) 위험 관리를 위한 실용적인 팁

위험 감소에 기반한 실용적인 접근 방식은 환자와 의료진의 위험을 크게 줄일 수 있습니다. 임상의는 환자(및 가족)와 직원 간의 상호 작용에 영향을 미치는 치료 측면에 주의를 기울여야 합니다.

16) 인식만이 유일한 현실

환자가 받은 치료에 대한 인식은 치료 과정의 각 측면에 영향을 받습니다. 위험을 줄이고자 하는 의료 기관은 제품 샘플링부터 시작해야 합니다. 주차, 아픈 환자의 응급실 이동 등 시스템으로의 물리적 접근은 모두 사용자 친화적이어야 합니다. 가족이 아픈 환자를 차에서 내리려고 애쓰는데 병원 직원이 도움을 줄 수 없는 상황은 매우 당황스러운 일입니다. 이러한 상황은 치료가 아닌 적대적인 관계의 분위기를 조성합니다.

병원 응급실은 종종 기관의 평범한 분위기를 전달합니다. 환자들이 의료진의 외모에 큰 영향을 받는다는 사실은 잘 알려져 있습니다. 적절한 이름표와 기타 식별 표시가 있는 깨끗한 유니폼은 필수입니다. 인간 상호 작용의 일반적인 규칙과 정중한 사회적 담론이 응급실에서는 종종 중단된 것처럼 보입니다.

의사는 더 이상 환자와 악수하지 않고 신분을 밝히지 않습니다. 일부 의사는 환자의 존재를 인식하고 그 과정에서 환자의 역할을 이해하는 대신 환자의 가족을 무시하기도 합니다. 현명한 의사는 환자와 가족 모두와 친구가 되는 사람입니다. 의료진에 대한 환자의 첫인상은 의료기관 자체에 대한 인상과 매우 유사하게 형성됩니다.

모든 사회경제적 계층의 환자들은 의사와 간호사의 복장에 대해 놀라울 정도로 비슷한 생각을 가지고 있습니다. 이른바 의사 위장은 의사와 환자 간의 상호 작용 분위기를 조성하는 데 중요한 요소입니다.

환자들은 우리가 개인적으로 어떤 사람인지가 아니라 윤리 강령과 환자의 문제에 대한 헌신을 맹세하는 직업을 대표하기 때문에 자신의 삶에 대한 가장 내밀한 세부 사항을 기꺼이 노출합니다.

환자가 의료진을 신뢰하는 것은 필수입니다. 획득한 정보가 환자의 발전이 아닌 다른 목적으로 사용될 것이라는 힌트만 있어도 커뮤니케이션이 중단될 것입니다.

17) 좌절감은 불만으로 이어집니다

응급실에 다녀온 환자들이 가장 많이 하는 두 가지 불만은 너무 오래 기다렸다는 것과 의사가 '아무것도 말해주지 않았다'는 것입니다. 이 두 가지 요인 모두 좌절감으로 이어져 적대감이 생길 수 있는 분위기를 조성합니다.

의사와 다른 의료진은 진료가 지연된 경우 환자에게 사과하는 것이 적절합니다. 대부분의 임상의는 모든 환자를 즉시 진료하기를 원합니다. 누구도 기다리기를 원하지 않으며 환자의 시간도 의사의 시간만큼이나 소중하다는 것을 인식하면 적대감을 줄일 수 있습니다. 의사의 공감은 어떤 구체적인 시정 조치보다 환자의 인식을 형성합니다.

두 번째 주요 불만 사항인 **'의사가 나에게 아무 말도 해주지 않았다'**와 관련하여 시정 조치는 분명합니다. 환자가 퇴원하는 순간이 바로 진실의 순간입니다.

응급의학과 의사와 기타 의료진은 환자가 퇴원 지침과 진단을 이해했는지 확인하는 것이 의무입니다. 환자가 어디로 가야 하는지, 무엇을 먹어야 하는지, 약을 어디서 구할 수 있는지, 직장에 필요한 메모가 필요한지 등 실제적인 문제는 응급실에서 퇴원할 때 환자가 처리해야 하는 현실적인 문제입니다. 환자와 가족에게 이러한 일상적인 문제를 어떻게 처리할 것인지 직접 물어보는 것은 인간적인 관심을 보여줄 뿐만 아니라 의사가 진료 후 치료 환경에서 처방된 치료의 효과를 사전에 분석할 수 있게 해줍니다.

18) 퇴원은 적절한 치료를 보장할 수 있는 마지막 기회

마지막으로, 의사는 환자에게 도움이 필요한 다른 특정 문제가 있는지 물어보는 것이 중요합니다. 모든 환자는 특정 프로그램을 염두에 두고 응급실에 들어옵니다. 그들은 무엇을 성취할 것인지 또는 성취하지 못할 것인지에 대한 구체적인 아이디어를 가지고 있으며 원하는 결과에 대한 개념을 설정합니다.

환자가 원하는 것이 무엇인지 구체적으로 묻지 않고는 환자의 요구와 필요를 충족시킬 수 없습니다. 환자와 가족이 진단과 제안된 건강 관리 프로그램에 대해 편안하게 받아들이고 일상 생활에서 그러한 프로그램을 수행할 수 있는 능력이 있는지 확인하는 데 퇴원 시점보다 더 좋은 위험 관리 전략은 없습니다.

응급의학과 관련 소송의 약 50%는 퇴원 프로그램 또는 환자를 조율된 의료 시스템에 입원시키지 못하는 것과 어떤 식으로든 관련이 있습니다. 뇌수막염, 골절, 복통 및 상처의 거의 모든 사례는 환자가 후속 치료에서 어떻게 교육을 받고 자신의 역할을 어떻게 생각하는지와 관련이 있습니다.

19) 태도가 말한다

위험 관리 전쟁에서 의사가 가진 최고의 무기는 태도입니다. 자신의 업무에 만족하고 행복한 의사는 환자와 직원에게 그러한 태도를 전달하는 경향이 있습니다. 태도는 다른 모든 중요한 것과 마찬가지로 위에서부터 시작됩니다.

간호사와 보조 의료 인력은 물론 사무직 직원들도 근무 중인 의사의 태도를 보고 영향을 받는 경우가 많습니다. 직원과 환자에게 친절하게 대하는 의사는 종종 그러한 태도가 전염성이 있다고 생각합니다. 이러한 태도는 환자뿐만 아니라 의료진의 모든 구성원에게 표현되어야 합니다.

단순히 기술적인 절차를 거치고 절차가 제대로 이루어졌는지 확인하는 것만으로는 환자 만족도를 대신할 수 없으며, 절차와 별개로 만족도를 판단할 수 있는 의사는 위험을 관리할 수 있는 역량을 갖추게 될 것입니다.

20) 결론

위험 관리의 최종 목표는 시스템의 정책, 절차 및 결과에 대한 조기 감지 시스템을 마련하는 것입니다. 위험 관리는 통합 의료의 원활한 연결고리를 만드는 데 핵심적인 역할을 해야 합니다. 환자의 입장에서 지능적이고 인도적인 의료 서비스를 제공하는 것이야말로 의료진과 기관의 유일한 존재 이유입니다.

의료 시스템을 모니터링하고 연구하며 지속적으로 개선하는 노력이 필요합니다. 모든 환자는 자신의 치료를 책임지는 담당자가 누구인지 지속적으로 알고 있어야 하며, 이를 통해 시스템의 성공과 실패를 인식하고 분석할 수 있습니다.

REFERENCE

1. 배현아. 한국의 착한 사마리아인법: 응급의료에 관한 법률 제5조의2 적용과 해석. 사법, 2014;1(28):97-137.
2. 유지형. [칼럼] 당직의사 부재로 응급처치 지연 환자가 사망하였다면? [Internet]. 인천일보. 2018 [cited 2025 Mar 13]. Available from: https://www.incheonilbo.com/news/articleView.html?idxno=809006&utm_source=chatgpt.com.
3. Bitterman RA. Feds declare emergency physicians incapable of performing the MSE on psychiatric patients. ACEP Now. 2017;36(10):20-1.
4. Bleustein C, Rothschild DB, Valen A, et al. Wait times, patient satisfaction scores, and the perception of care. Am J Manag Care. 2014;20(5):393-400.
5. Bloomberg Law [Internet]. When is a psychiatric patient stable under federal law, EMTALA? [cited 2020 Mar 8]. Available from: https://news.bloomberglaw.com/health-law-and-business/when-is-a-psychiatric-patient-stable-under-federal-law-emtala
6. Boonyasai RT, Doggett D, Bayram JD, et al. Improving the Emergency Department Discharge Process: Environmental Scan Report. Agency for Healthcare Research and Quality. AHRQ Pub. No. 14(15)-0067-EF. 2014.
7. Emergency Department Legal Letter. 2018;29(5):49-52.
8. Friedrich v S. County Hospital Healthcare, C.A. No. 14-353 S D.R.I. 2016.
9. Harvard School of Public Health [Internet]. Why Do Errors Happen? How Can We Prevent Them? [cited 2020 Aug 7]. Available from: http://www.ihi.org/education/IHIOpenSchool/resources/Pages/Activities/WhyDoErrorsHappen.aspx
10. Hyun Kyung Park, M.D., Sung Jun Park, M.D., Myung Cheon Kim, M.D., et al. Analysis of Medical Malpractice Claims and Future Object in the Emergency Department. J Korean Soc Emerg Med. 2001;12:322-9.
11. Pitrou I, Lecourt A-C, Bailly L, et al. Waiting time and assessment of patient satisfaction in a large reference emergency department: a prospective cohort study, France. Eur J Emerg Med. 2009;16(4):177-82.
12. Sayah A, Rogers L, Devarajan K, et al. Minimizing ED waiting times and improving patient flow and experience of care. Emerg Med Int. 2014;2014: 981472.
13. Sheikh H, Brezar A, Dzwonek A, et al. Patient understanding of discharge instructions in the emergency department: do different patients need different approaches? Int J Emerg Med. 2018;11(1):5.
14. Sonis JD, Aaronson EL, Lee RY, et al. Emergency department patient experience: a systematic review of the literature. J Patient Exp. 2018;5(2):101-6.

부록 1

경기 침체기 서비스에서의 비용 절감 및 개선 전략

1) 서론: 경기 침체기의 도전과 기회

- **미국 의료 지출 현황**: 2008년 $2.4조에서 2016년 $4.3조로 증가
- **고질적인 문제**: 높은 의료비, 비효율적인 시스템, 그리고 불균형적인 접근성
- **전략적 필요성**: 비용 절감과 품질 향상이 필수적

2) 의료 시스템의 주요 문제점

(1) 의료 오류와 감염

- 연간 98,000명이 의료 오류로 사망(Ref: Institute of Medicine)
- 병원 내 감염으로 유사한 수준의 사망자가 발생
- 개선 필요: 오류 및 감염 방지 시스템 도입

(2) 규제 및 시장 실패

- **공급과 수요 불일치**: 효과적인 의료 제공자와 환자를 연결하지 못함
- 해결책
  - 환자 결과 기반 보상
  - 의료 제공자의 효과성 정보를 투명하게 공개

(3) 해결책: LEAN 사고방식의 도입

3) LEAN의 정의와 원칙

- Toyota 생산 시스템에서 유래한 지속적인 개선 원칙
- 핵심 원칙
  - 가치 정의value
  - 가치 흐름 분석
  - 흐름 최적화
  - 고객 주도 방식pull system
  - 완벽을 향한 지속적 추구

4) LEAN의 도구와 기술

- **Kaizen**: 점진적이고 지속적인 개선
- **PDCA 사이클**: 계획plan, 실행do, 확인check, 행동act
- 5S 방법론
  - 정리sort, 정돈set in order, 청소shine, 표준화standardize, 유지sustain

5) LEAN 사고방식을 활용한 성공 사례

(1) 사례 1: 혈액 검사 프로세스 개선(Western Pennsylvania Hospital)

① 문제

Western Pennsylvania Hospital의 수술 전 혈액 검사 과정에서 문제가 발생했습니다. 검사 결과가 누락되거나 불확실한 경우가 빈번해 수술 지연과 의료진 간 혼선이 야기되었습니다. 이는 병원 운영의 비효율성을 초래하며 수술 대기 시간과 비용 상승으로 이어졌습니다.

② 해결책

병원 간호팀은 혈액 검사 진행 여부를 명확히 하기 위해 환자 차트에 스티커를 부착하는 방식을 도입했습니다. 또한, 혈액 채취를 책임질 전담 직원을 배치하여 간호사와 기술자 간의 역할 중복을 제거했습니다.

③ 결과

이 간단한 조치로 인해 수술 지연이 완전히 사라졌고, 수술실 운영 시간당 비용($300)을 절감할 수 있었습니다. 이는 작업의 명확성과 책임 배정이 효율성에 얼마나 중요한지를 보여주는 사례입니다.

(2) 사례 2: 감염 관리(Pittsburgh Regional Healthcare Initiative)

① 문제

Pittsburgh Regional Healthcare Initiative에서 정맥 카테터 삽입 후 발생하는 감염률이 높아 환자 안전이 위협받고 있었습니다. 감염으로 인한 합병증은 환자의 입원 기간을 연장시키고 추가적인 의료 비용을 초래했습니다.

② 해결책

전문가들이 카테터 삽입 과정을 관찰한 후, 문제점을 발견할 때마다 즉각적으로 대안을 도입했습니다. 이러한 대안에는 전문적으로 훈련된 직원만 카테터를 삽입하도록 하고, 투명 드레싱을 사용해 상처 부위를 쉽게 확인할 수 있도록 하는 조치가 포함되었습니다.

③ 결과

이러한 접근으로 감염률은 37명에서 6명으로, 감염으로 인한 사망자는 19명에서 1명으로 감소했습니다. 이는 작지만 지속적인 변화가 환자 안전과 병원 성과에 크게 기여할 수 있음을 보여줍니다.

(3) 사례 3: 약물 주문 시스템 개선(University of Pittsburgh Medical Center)

① 문제

University of Pittsburgh Medical Center의 약물 주문 처리 시스템에서 빈번한 지연이 발생해 의료진의 작업 흐름이 방해받고 환자 치료가 늦어지는 상황이 발생했습니다.

② 해결책

병원 약국팀은 시뮬레이션을 통해 문제를 파악했습니다. 3분 간격으로 약물 주문이 들어오는 상황을 재현한 후, 지연이 발생할 때마다 원인을 분석하고 해결책을 마련했습니다. 문제로는 약물 보관 위치, 읽기 어려운 처방전, 레이블 프린터의 고장이 있었습니다.

③ 결과

약국은 이러한 문제를 해결함으로써 약물 주문 지연율을 88% 줄이는 데 성공했습니다. 이는 체계적인 문제 분석과 시뮬레이션의 효과를 증명하는 사례입니다.

6) LEAN 사고방식의 핵심 성공 요소

- 직원 참여와 리더십
- 표준화된 작업 방식
- 저비용 개선 우선
- 지속적 학습과 개선

7) 결론: 지속 가능한 의료 시스템으로의 전환

- 개인 맞춤형 의료의 필요성 증대
- 효율성과 품질을 동시에 달성하는 시스템 구축 필요
- 사회적 합의와 혁신적인 정책 리더십 필요

8) LEAN 사고방식 적용 시 고려 사항

(1) 의료 시스템의 7가지 낭비 요소(Taiichi Ohno)

1. 과잉 생산overproduction
2. 재고 낭비inventory
3. 결함 제품defects
4. 이동 낭비motion
5. 처리 낭비overprocessing
6. 운송 낭비transportation
7. 대기 시간waiting

(2) LEAN 적용 단계

1. 낭비 식별
2. 낭비 제거
3. 시스템 최적화
4. 지속적 개선

REFERANCE

1. Bush RW. Reducing waste in US health care systems. JAMA. 2007;297(8):871-4
2. Institute for Healthcare Improvement [Internet]. Going Lean in Health Care. https://www.ihi.org/resources/white-papers/going-lean-health-care
3. Womack JP, Roos D, Jones D. The Machine That Changed the World. 1990.

부록 2

미국의 의료보험시스템, 응급실, 및 다양한 세계 국가의 병원 재정시스템 토의

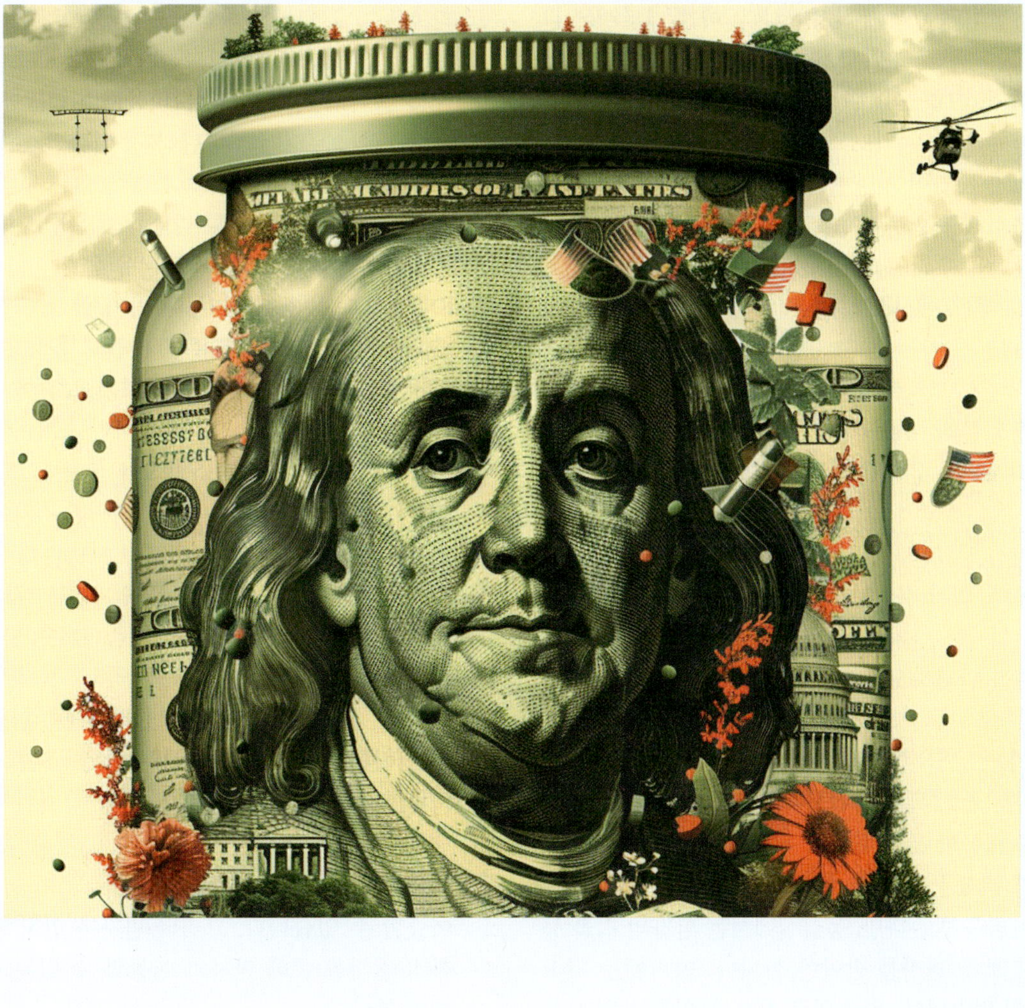

안내

본 문서는 2023년 저자 신희준이 하버드 의과대학 병원에서 이수했던 '응급의학 행정 및 리더십 트레이닝 프로그램'에서 미국의 보건의료시스템, 응급실, 및 병원 재정시스템을 주제로 미국, 캐나다, 바하마, 우크라이나, 한국, 쿠웨이트 등 다양한 국가에서 온 동료들과 각국의 시스템을 다룬 토론 과정을 독자들의 이해를 돕기 위해 대화형식으로 요약 및 편집한 글입니다.

참고로 참석자 1은 본 프로그램의 강사인 게리 쉴린 교수님이며 참석자 10은 신희준입니다. 개인정보 보호를 위하여 나머지 동료들의 이름은 비공개 합니다.

참석자 1: 우리는 비용을 절감할 방법을 찾아야 했고, 여기서 관리와 리더십이 중요하게 작용합니다. 이제 멘토링에 관한 것이며, 직원들을 어떻게 영감을 주고 내부 비용을 어떻게 통제할지, 그리고 직원들이 자신의 면허와 기술 수준을 최대한 발휘할 수 있도록 하는 것이 중요합니다.

이것이 우리가 시간이 지나면서 이야기할 관리 사항입니다. 우리는 비즈니스 측면을 해결하지는 않을 것입니다. 우리는 비즈니스 원칙을 우리의 과정에 적용하려고 합니다. 비즈니스 계획, 재정 계획, 예산 편성 등 비즈니스 원칙에 대해 이야기할 것입니다.

더 중요한 것은, 프론트 라인 직원들을 어떻게 관리하고 영감을 주며, 동기를 부여할 것인지에 대해 이야기할 것입니다. 이것이 관리자로서 우리가 하는 일이며, 비용을 통제하는 방법입니다.

누군가 여기서 진료를 받을 때, 일반적으로 1차 진료 의사를 가지고 있거나, 없는 사람도 있습니다. 이 나라는 모든 사람이 1차 진료 의사를 가져야 하는 것은 아니지만, 우리는 1차 진료가 환자를 관리하고 건강을 유지할 수 있기를 바랍니다.

그래서 환자가 응급 수준의 진료나 입원 치료를 필요로 하지 않도록 하는 것이 목표입니다. 하지만 필요하다면, 병원에서 그 치료를 제공할 것입니다. 이 나라의 대부분의 응급실은 연방 정부의 통제를 받습니다.

메디케어 자금을 받는다면, 응급실에서는 환자의 지불 능력에 관계없이 모든 환자를 받아야 합니다. 여기에는 EMTALA라는 법이 있습니다. 응급 의료 치료 및 활동 중인 노동법EMTALA입니다. 이 법은 응급실을 관리하며, 1986년에 도입되었습니다.

이는 사실상 안티덤핑법이라고 불렸습니다. 그 이전에는 환자가 응급실에 오면 보험이 없거나 좋은 보험이 없다고 하면, "길 건너편 응급실로 가세요. 거기서 당신을 치료해줄 것입니다."라고 하며 다른 병원으로 보냈습니다. 그리고 많은 경우 환자를 다시 앰뷸런스에 태워 다른 병원으로 이동시키거나 길 근처에 내려놓고 "저기 30걸음만 가면 응급실이 있습니다."라고 말했습니다.

당연히 앰뷸런스는 병원 A에서 병원 B로 환자를 옮기는 것으로 알려지기를 원하지 않았기 때문에 부정적으로 보일 수 있었습니다. 그래서 정부가 개입하게 되었고, 환자뿐만 아니라 활동 중인 여성들도 포함되었습니다. 우리는 그들을 치료하지 않습니다.

참석자 2: 그 당시에는 불법이 아니었습니까?

참석자 1: 불법은 아니었지만, 명확히 지원되지 않았습니다. 그러나 환자를 특정 병원으로 보내는 것은 허용되었습니다. 개인 병원이거나 공공 병원이었습니다. 네, 그랬습니다.

참석자 3: 우크라이나에서도 아직 그런 시스템이 있습니다. 예를 들어, 사립 병원이 장비가 없거나 다른 이유로 환자를 관리할 수 없다고 판단하면, 앰뷸런스를 불러 다른 병원으로 보냅니다.

참석자 1: 다른 나라에서도 그렇다고 들었습니다. 이는 흔한 일입니다. 민간 병원과 공공 병원이 있습니다.

참석자 3: 병원 내부에서도 마찬가지입니다.

참석자 1: 그렇습니다. 제 병원에서는 신경외과 수술이 불가능하지만, 그런 환자가 오면 신경외과 의사가 있는 다른 병원으로 보냅니다.

참석자 3: 하지만 때로는 다른 병원에서도 환자를 받아들이기 어려워합니다. 제가 수련받을 때, 주치의가 저를 앰뷸런스에 태워 환자를 지원하라고 보냈습니다. 지역 병원에 도착할 때마다 "왜 이 환자를 우리 병원에 데려왔습니까? 당신의 병원에서 치료할 수 없습니까?"라는 반응을 받았습니다.

참석자 1: 그렇습니다. 우리도 그런 사례가 있었습니다. 그래서 안티덤핑법이 생겼습니다. 오늘날에도 여전히 일어납니다. 이것은 특히 신경외과가 없는 지역 응급실에서 발생합니다. 지역 서비스는 고급 치료 서비스를 제공하지 않기 때문에 합법적으로 더 높은 수준의 서비스로 환자를 이송할 수 있습니다. 그러나 환자를 먼저 안정시키고, 의학적 검사를 통해 환자가 이동할 수 있는 상태인지 확인해야 합니다.

응급 의학 검사를 통해 환자가 이동할 수 있는 상태인지 확인합니다. 모든 의학적 조치를 취한 후에야 환자를 이동시킬 수 있습니다. 앰뷸런스에서 환자를 검사하고 바로 보내는 것이 아니라, 응급실로 데려와서 치료하고, 임상의가 환자가 이동할 수 있는 상태인지 확인해야 합니다. 앰뷸런스는 환자가 병원에 도착하기 전에 병원에 전화를 걸어 환자의 정보를 제공하고, 해당 병원에 필요한 서비스가 없는 경우 다른 병원으로 안내할 수 있습니다.

뇌졸중 환자의 경우, 특정 시간 내에 치료를 받아야 장기적인 손상을 예방할 수 있습니다. 병원 A에서 의료 검사를 받고, 안전하다고 판단되면 다시 앰뷸런스에 태워 병원 B로 이동하는 데 많은 시간이 걸릴 수 있습니다. 심장 문제가 있는 환자의 경우, 즉각적인 치료가 필요합니다. 이 경우, 해당 서비스를 제공하지 않는 병원으로 데려가는 것은 시간 낭비입니다. 그래서 앰뷸런스는 각 병원이 어떤 서비스를 제공하는지 알고 있으며, 필요한 서비스를 제공하지 않는 병원을 지나쳐 다른 병원으로 환자를 데려갑니다.

이는 단순히 돈 문제가 아니라, 환자를 적절한 장소로, 적절한 시간에, 적절한 제공자에게 데려가는 문제입니다. EMTALA는 모든 응급 환자에게 기본적인 안정화 치료를 제공해야 한다는 점을 명확히 했습니다.

환자를 입원시키거나 수술을 진행하기 전에 건강 계획에 사전 승인을 받아야 합니다. 환자가 안정되면, 절차를 수행하거나 입원을 원할 경우 건강 계획에 사전 승인을 요청합니다. 건강 계획은 의료 정보를 얻고 동의 여부를 결정할 수 있습니다. 일부 건강 계획은 환자가 입원이 필요하지 않다고 판단할 수 있습니다.

이는 재정적인 관점에서 바라보는 것입니다. 건강 계획은 환자의 치료 필요성보다는 비용 문제로 결정합니다. 이 결정은 5000마일 떨어진 곳에서 누군가가 간단한 요약을 읽고 내리는 것입니다. 우리가 선호하는 병원이 아니라는 이유로 서비스를 제공하지 않겠다는 것입니다. 건강 계획이 고용주에게 보험을 판매할 때, 병원과 의사에게도 요금표를 판매합니다. 각 코드, 응급 방문, 입원, 스텐트, 마취, 물리치료 등에 대해 얼마를 지불할 것인지 협상합니다. 선호하는 병원과 제공자, 계약 참여 병원과 참여하지 않는 병원이 있습니다. 동일한 병원에 참여하는 의사가 있고, 참여하지 않는 의사가 있을 수 있습니다.

사전 승인을 받는 것도 건강 계획이 선호하는 병원에서 서비스를 제공하도록 할 수 있는 기회입니다. 환자를 병원 B로 이송하여 서비스를 받도록 요구할 수 있습니다. 그 이유는 그 병원이 우리의 요금표에 동의하는 계약을 맺었기 때문입니다. 그리고 보험 회사는 그 계약을 구매했기 때문에 당신은 그 건강 계획의 규칙에 따라야 합니다. 건강 계획은 매년 50페이지 분량의 책자를 제공하여 보험 범위와 의사에 대한 정보를 알려줍니다.

대부분의 사람들은 긴급 상황이 발생할 때까지는 그 정보를 읽지 않습니다. 긴급 상황이 발생하면, 그제서야 건강 보험에 대해 경험하게 됩니다. 투석이나 암과 같은 장기 질환 관리의 경우, 혜택을 평가할 시간이 있습니다.

참석자 5: 좋습니다.

참석자 2: 메디케어는 까다롭습니까?

참석자 1: 좋은 질문입니다. 메디케어는 까다롭지 않습니다. 메디케어는 노인 인구의 주요 지불자로서, 메디케어를 받아들이는 어떤 제공자도 선택할 수 있습니다. 대부분의 병원이 메디케어를 받아들입니다. 사전 승인도 필요하지 않습니다. 그러나 메디케어도 많은 비용을 지출하고 있다는 것을 알게 되었습니다.

그래서 메디케어는 건강 계획에 메디케어 어드밴티지 플랜을 만들어 줄 것을 요청했습니다.

참석자 4: 플랜

참석자 1: 이를 통해 65세 이상 인구에게 판매할 수 있습니다. 65세 이상 또는 장애인을 대상으로 하며, 이 플랜을 통해 환자는 메디케어 파트 B의 비용을 지불하지 않아도 됩니다. 메디케어는 병원 파트는 무료이지만, 의사 부분은 월 약 230달러의 비용이 들며, 연간 약 2500달러가 듭니다. 이 비용은 고정 수입을 가진 노인들에게 큰 부담이 될 수 있습니다. 메디케어 파트 B를 지불해도 모든 비용을 다 커버하지 않습니다. 여전히 공제액과 공동 부담금이 있습니다. 그래서 보충 보험에 대해 이야기하겠습니다.

건강 계획은 시니어 수준의 건강 플랜을 만들고, 이를 시니어에게 판매합니다. 이제 시니어는 메디케어 대신 건강 계획의 규칙을 따라야 합니다. 공동 부담금과 사전 승인 등이 있을 수 있습니다.

참석자 5: 그렇군요.

참석자 1: AARP와 같은 미국 은퇴자 협회가 보험을 판매하는 이유는 메디케어와 계약을 맺고 시니어에게 보험을 판매하기 때문입니다. 이는 메디케어 어드밴티지 플랜을 통해 제공됩니다. 메디케어는 유연성을 제공하지만, 여전히 공동 부담금과 공제액이 있습니다. 그래서 은퇴자들은 보충 보험을 직접 구매합니다.

메디케어가 대부분을 커버하고, 보충 플랜은 나머지 비용을 커버합니다. 시니어는 메디케어 파트 B와 보충 플랜에 연간 약 4500달러를 지출할 수 있습니다. 그러나 메디케어의 좋은 점은 제한이 없다는 것입니다. 원하는 의사를 볼 수 있고, 원하는 곳에 갈 수 있습니다. 메디케어 어드밴티지 플랜은 약 3000달러로 모든 비용을 커버하며, 추가 비용을 걱정할 필요가 없습니다. 그래서 많은 시니어들이 이 플랜을 선택하게 되었습니다.

하지만 단점은 제한이 있다는 것입니다. 네트워크에 속한 의사와 병원만 이용할 수 있습니다. 네트워크 외의 의사를 이용하면 추가 비용이 발생합니다. 의사뿐만 아니라 병원에서도 마찬가지입니다. 네트워크 외 병원을 이용하면 큰 비용을 지불해야 할 수 있습니다. 이것은 환자에게 위험을 안겨줍니다.

참석자 2: 보험 플랜이 발전하는 동안, 의료 종사자들이 최선을 다해 일하도록 동기부여를 받았다는 이야기를 하셨는데, 메디케어에도 적용됩니까?

참석자 1: 네, 그렇게 되었습니다. 주치의가 위험을 감수하도록 하는 개념은 주치의뿐만 아니라 응급의학에도 적용됩니다.

의사들이 환자를 관리하기 위해 일정 금액을 받고, 초과 지출 시 보너스에서 차감됩니다. 환자를 효과적으로 관리하면 더 큰 보너스를 받습니다. 이는 의사들이 매년 환자의 연례 검진을 받도록 하고, 예방 의학을 통해 당뇨병 등의 질병을 조기에 발견하고 관리하도록 유도합니다.

메디케어는 최근 품질과 비용을 공유하는 모델로 이동했습니다. 이는 의사들이 더 나은 관리를 제공하도록 유도합니다. 메디케어는 환자가 나이가 들수록 건강 관리 비용이 비례적으로 증가한다는 것을 깨닫고, 초기 단계에서 관리를 강화하려고 합니다.

보험은 정부든 민간이든 인센티브 모델로 이동했습니다. 인센티브가 모든 사람을 움직이게 하는 동기입니다. 인센티브는 주로 돈입니다. 우리는 더 나은 것을 선택하거나 더 나은 것을 제공하는 것을 선택합니다. 두 개의 이민 부스가 있다면, 줄이 짧은 쪽을 선택할 것입니다.

참석자 4: 어떤 줄을 선택하시겠습니까?

참석자 1: 우리는 모두 어떤 기회에 의해 동기부여를 받습니다. 미국에서는 자본주의가 큰 역할을 합니다. 우리는 자본주의 사회입니다. 우리는 오랫동안 사람들에게 인센티브를 제공해왔습니다. 새로운 것은 의사와 관리자들에게 인센티브를 제공하는 것입니다. 우리의 응급 의사 관리 모델은 인센티브 중심으로 설계되었습니다. 의사들은 급여를 받지만, 자신들의 수입을 통해 그 급여를 충당할 수 있어야 합니다. 추가 수익을 올리면, 그 수익을 모두 가져갈 수 있습니다. 추가 환자를 보면 추가 수익을 올릴 수 있습니다.

참석자 4: 죽음의 집으로 가고 있다.

참석자 1: 다음 환자를 보러 가겠다고 했죠. 대기실에 환자가 있고, 보러 가겠다고 했죠. 만약 정해진 급여를 받고 있고, 인센티브가 없다면 어떤 인센티브가 있을까요? 아마 집에 갈 가능성이 높습니다. 왜냐하면 정해진 8시간 근무를 했고, 다른 의사가 20분 후나 한 시간 후에 그 환자를 볼 것이니까요. 그렇다면 내가 왜 봐야 할까요?

이건 이상적인 얘기입니다. 우리 모두가 이상적인 사람이지만, 현실적으로 말하자면, 만약 그들이 죽어가고 있다면 당연히 보러 갈 것입니다. 그게 우리의 방식이죠. 하지만 그렇지 않다면, 대기실에 있는 환자를 보지 않고 집에 갈 것입니다. 근무 시간이 끝났을 때 의사들이 재정적으로 옳은 일을 할 인센티브가 필요합니다. 그건 옳은 일이 아니지만, 추가로 무언가를 하도록 하기 위해서 인센티브가 필요합니다.

그래서 우리 의사들에게 인센티브를 주었습니다. 그리고 제가 말할 수 있는 것은, 우리는 각 의사가 자신의 재정적 책임을 다하게 했습니다. 그들은 자신의 비용을 충당하기 위해 충분한 수익을 창출해야 합니다. 그리고 그것은 단지 급여뿐만 아니라, 연금, 의료 보험, 근로자의 재해 보험 등도 포함됩니다. 이러한 비용이 얼마나 많이 드는지에 놀랄 수 있습니다.

우리 모델에서는 인센티브를 만들어, 당신이 자신의 비용을 초과하여 창출하는 모든 것을 당신에게 돌려줍니다. 그래서 당신이 근무 후 5시간 더 남아서 환자를 계속 본다면, 그만큼 더 많은 수익을 얻게 됩니다. 이것이 환자에게 좋은가요? 그렇습니다. 환자가 더 빨리 진료를 받게 되나요? 그렇습니다. 더 나은 문서화를 하게 되나요? 그렇습니다.

당신의 보상은 당신이 작성한 문서에 따라 달라집니다. 예를 들어, 발목만 검사했다면 낮은 수준의 보상을 받게 됩니다. 하지만 발목을 검사하고, 엑스레이를 찍고, 실험실 검사를 하고, 가족과 상의했다면, 더 높은 수준의 보상을 받게 됩니다. 그리고 그만큼 더 많은 보상을 받게 됩니다. 그래서 더 많은 환자를 보고, 생산성을 높이고, 더 잘 문서화하고, 동료가 아플 때 교대 근무를 하고, 더 오래 일하는 것 등 모든 것이 환자에게도 좋고, 의사에게도 좋은 인센티브가 됩니다.

회사는 이익을 얻지만, 그것이 당신에게 큰 인센티브가 되지 않습니다. 연말에 보너스를 제 마음대로 나누어주는 것이 공정하지 않습니다. 만약 내가 당신에게 당신이 창출한 수익을 돌려준다면, 내가 그걸 통제하는 것이 아니라 당신이 통제하는 것입니다.

이제 질문이 있을 수 있습니다.

참석자 3: 이 모델에서 의사들이 더 많은 돈을 벌기 위해 불필요한 절차를 할 가능성은 어떻게 됩니까? 예를 들어, 더 많은 돈을 벌기 위해 불필요한 검사를 하는 문제가 있을 수 있습니다.

참석자 6: 아.

참석자 1: 그렇죠. 좋은 질문입니다. 이 문제는 어떻게 될까요? 의료 비용이 증가할 가능성이 있습니다. 하지만 현재는 그렇지 않습니다. 의사들이 불필요한 검사를 통해 추가 수익을 올릴 가능성에 대해 말해보겠습니다.

환자에게 불필요한 검사를 하거나 절차를 하는 경우, 보험 회사는 합리적으로 보이지 않는 검사에 대해서는 비용을 지불하지 않습니다. 예를 들어, 발목 염좌로 온 환자에게 가슴 엑스레이를 찍는다면, 차트에 가슴 엑스레이의 의학적 필요성이 언급되지 않았다면 보험사는 비용을 지불하지 않을 것입니다.

따라서 의사가 불필요한 검사를 하더라도 보험사는 항상 비용을 지불하지 않습니다. 또한, 의사는 면허를 가지고 있기 때문에 불필요한 검사를 반복적으로 하면 결국 드러나게 됩니다. 우리는 품질 보증 부서가 모든 차트를 검토합니다.

불필요한 검사를 많이 하면, 품질 보증 부서에서 이를 발견하게 됩니다.

참석자 3: 예를 들어, 발목 염좌 환자에게 가슴 엑스레이를 찍는다고 차트에 적으면, 보험사는 비용을 지불할 수 있습니다. 하지만 환자가 실제로는 호흡 곤란이 없었더라도 차트에 적으면 검사 비용을 청구할 수 있습니다.

참석자 1: 그렇습니다. 의사가 차트에 그렇게 적으면, 보험사는 검사 비용을 지불할 수 있습니다. 하지만 의사가 그렇게 할 수 있는 가능성은 있죠.

참석자 3: 네, 우크라이나에서는 이런 일이 발생합니다. 의사들이 더 많은 돈을 벌기 위해 불필요한 검사를 많이 합니다.

참석자 1: 어떻게 그 문제를 통제할 수 있을까요? 어떻게 통제하는지 생각해 보겠습니다.

참석자 7: 제가 질문을 잘 듣지 못했는데, 도움이 될 수 있을 것 같습니다.

참석자 1: 좋아요. 질문은 의사들이 불필요한 검사를 하지 않도록 어떻게 통제하는지입니다.

참석자 3: 우리는 고정 급여를 받고, 수행하는 일에 따라 급여가 달라지지 않습니다. 제 급여와 선배 의사의 급여는 동일합니다. 병원에서 보내는 시간에 따라 급여가 결정됩니다. 만약 근무 중에 환자가 없더라도 동일한 급여를 받습니다.

환자가 많아 과로하고, 서류 작업을 마치기 위해 5시간을 더 일해도 추가 급여를 받지 않습니다. 고정 급여입니다. 하지만 일부 제약 회사나 사설 실험실이 추가 돈을 주고, 의사들은 환자의 차트에 불필요한 내용을 적어 돈을 벌 수 있습니다.

참석자 1: 우크라이나뿐만 아니라 전 세계적으로 비슷한 문제가 있습니다. 우리는 불필요한 검사나 절차를 통해 돈을 벌지 않도록 통제하는 방법을 가지고 있습니다.

참석자 7: 미국에서는 여러 통제 장치가 있습니다. 예를 들어, 많은 의사들이 과잉 청구로 문제가 되는 뉴스를 자주 접하게 됩니다.

궁극적으로 중요한 것은 의사의 윤리와 전문성입니다. 대부분의 의사들은 윤리적으로 일을 합니다. 하지만 일부는 돈을 위해 부적절한 절차를 수행할 수 있습니다. 미국에서는 의료 분야의 낭비, 사기, 남용을 방지하기 위해 법률이 제정되어 있습니다.

특히 메디케어 프레임워크 내에서 사람들의 서비스 이용과 청구 방식을 모니터링하는 방법이 있습니다. 최근 도입된 새로운 지급 방식은 절차가 아닌 일관성 있는 관리에 기반을 두고 있습니다.

참석자 1: 미국에서는 데이터가 풍부하고 데이터 마이닝을 통해 과도한 사용이나 부적절한 사용을 감지할 수 있습니다. 메디케어 수준뿐만 아니라 보험 수준에서도 데이터를 분석하여 이상치를 식별합니다.

참석자 9: 우리 병원에서는 데이터를 통해 의사의 생산성을 모니터링합니다. 예를 들어, 한 달 동안 의사들이 본 환자 수를 비교합니다.

의사들은 데이터를 바탕으로 행동합니다. 데이터를 수집하여 인센티브 프로그램을 도입할 수 있습니다. 하지만 이런 프로그램을 도입하는 것은 매우 노동 집약적입니다.

참석자 1: 그렇습니다. 이 시스템을 도입하는 것은 매우 복잡합니다. 그러나 기술의 발전과 대규모 데이터베이스를 통해 이러한 정보를 얻을 수 있습니다. 우리 병원은 데이터 중심입니다. 우리는 의사의 CT, 엑스레이, 입원율 등을 분석하여 이상치를 식별합니다.

과도한 사용뿐만 아니라 과소 사용도 문제가 됩니다. 적절한 진료를 제공하고 있는지, 충분한 데이터를 수집하고 있는지 등을 확인합니다. 데이터를 통해 의사들의 성과를 평가하는 것은 매우 중요합니다. 의사들은 데이터에 기반한 결정을 내리기 때문에, 성과 데이터를 제공하면 그들은 그 데이터를 신뢰합니다. 윤리적 접근 방식도 중요합니다. 모든 사람이 항상 윤리적으로 행동하는 것은 아니지만, 대부분의 사람들은 윤리적으로 행동합니다.

우크라이나에서는 무료 의료 서비스가 제공되지만, 실제로는 그렇지 않을 수 있습니다. 캐나다에서도 무료 의료가 제공되지만, 대부분의 사람들이 보충 보험을 구매합니다. 모든 나라에서 의료 서비스의 차이가 존재합니다. 일부는 무료로 제공되지만, 실제로는 그렇지 않을 수 있습니다.

참석자 3: 우크라이나에서는 일부 약품이 무료로 제공되지만, 환자들이 직접 약을 구입해야 하는 경우도 있습니다. 제 병원에서는 대부분의 치료 비용을 정부나 병원이 부담합니다. 그러나 일부 병원은 정부로부터 자금을 받았음에도 불구하고 환자들에게 약품을 직접 구입하게 했습니다. 이로 인해 문제를 겪었습니다.

참석자 1: 미국에서도 수십억 달러의 부정 청구가 발생합니다. 하지만 연방 정부와 보험 회사는 부정 행위를 감시하고 있습니다. 부정 행위를 적발하면, 면허를 박탈하는 등의 엄중한 처벌이 있습니다. 규칙을 어기고 시스템을 악용하는 사람들이 항상 존재할 것입니다.

참석자 3: 우리는 정보 기술의 시대에 살고 있으며, 언론은 이러한 문제를 보도합니다. 그러나 문제는 여전히 존재합니다.

참석자 1: 정치적인 문제도 있습니다. 문제를 해결하려면 정부의 개입이 필요합니다. 하지만 미국에서도 부정 행위는 여전히 존재합니다. 미국에서도 뒷거래와 리베이트가 존재합니다. 의사나 병원이 특정 약품을 선택하면 리베이트를 받는 경우도 있습니다. 미국에서는 엄격한 법률이 존재하며, 부정 행위를 적발하면 엄중한 처벌을 받습니다. 속도 위반에 대한 벌금이 있듯이, 부정 행위에 대한 벌금도 존재합니다. 그러나 사람들은 여전히 법의 경계를 넘나듭니다.

이윤에 대한 인센티브가 존재하는 한, 사람들은 리스크를 감수할 것입니다. 그러나 이는 윤리적인 문제입니다. 정부의 엄격한 단속과 엄중한 처벌이 필요합니다. 부정 행위를 적발하고 처벌하면 상황이 개선될 수 있습니다. 그러나 모든 나라에서 윤리적인 행동을 촉진하는 것은 어려운 일입니다. 윤리적인 행동을 촉진하고, 윤리적이지 않은 행동에 대해 처벌하는 것이 필요합니다.

참석자 7: 저는 더 이상 논의할 사항이 없으며, 더 많은 질문이 있으시면 언제든지 말씀해 주세요. 사실 게리님이 말씀하신 것처럼 리베이트에 대한 여러 연방법이 있으며, 자기 추천 금지법도 있습니다. 연방법이 이제 책에 있지만, 그것을 시행하는 것은 어려운 일입니다.

윤리적 사회에 대한 문제는 항상 존재합니다. 완벽한 윤리적 사회가 있다면, 이런 문제는 없을 것입니다.

참석자 2: 보험.

참석자 7: 규칙을 어기고 자신을 부유하게 하려는 사람들이 항상 있습니다. 미국의 의료 시스템 관점에서 보면, 이는 중앙집중식 의료 시스템을 가진 우크라이나와는 다소 다릅니다. 미국의 시스템은 매우 분산되어 있으며, 주로 사설 진료소 또는 사설 진료 그룹으로 이루어져 있습니다. 이러한 그룹의 규모와 범위에 따라 규제 이니셔티브보다는 내부적인 감시와 규제가 이루어집니다. 예를 들어, 세 명의 의사로 이루어진 사설 진료소에서 모든 의사가 비윤리적으로 진료를 하면, 외부에서 개입하기가 매우 어렵습니다. 내부 고발자가 필요할 것입니다. 반면, 강력한 정부와 여러 층의 감시가 있는 그룹에서는 비정상적인 행동을 하는 사람들을 쉽게 찾아내고 처리할 수 있습니다.

따라서 이는 모델 설정 방식에 따라 달라집니다. 순수한 정부 시스템에서는 새로운 도전 과제가 생깁니다. 예를 들어, 내부 사기와 남용이 많아지고, 궁극적인 권위가 이를 처리해야 합니다. 캐나다 의사인 마크가 있었으면 좋았을 텐데요. 그는 정부가 운영하는 시스템에 대해 좋은 경험을 가지고 있을 것입니다. 당신이나 다른 분들의 경험을 듣고 싶습니다.

참석자 8: 우리 시스템은 정부와 민간 모두를 포함하고 있습니다. 국가에는 두 개의 주요 병원이 있으며, 세 번째는 사립 병원입니다. 수도에는 두 개의 병원이 있습니다. 우리가 겪고 있는 문제는 대부분 정부 시스템입니다. 독립 이후 1973년에 국가가 설정한 시스템에서 16세 이하와 65세 이상은 무료 의료 서비스를 받을 수 있었습니다. 하지만 16세에서 65세 사이의 사람들은 본인이 의료비를 부담해야 합니다.

정부는 약품 비용을 보조하는 등 많은 지원을 하고 있습니다. 저는 미국에 올 때 처방약을 가져왔습니다. 왜냐하면 정부가 약품 비용을 보조하기 때문에 집에서 약을 더 싸게 살 수 있기 때문입니다. 하지만 의료 시스템이 현대화되고 더 많은 것이 포함되면서 의료 비용이 증가하고 있습니다. 우리는 이제 사람들이 의료 비용을 부담해야 한다는 것을 이해하도록 해야 합니다. 그 동안 바하마인들은 의료가 무료라고 생각했습니다. 그래서 우리는 국가 건강 보험을 도입하려고 노력하고 있습니다. 이는 사람들에게 급여의 일부를 떼어 건강 보험에 가입하게 하는 것입니다. 이 시스템은 최근 5~6년 동안 도입되었으며, 주로 초기 단계는 기본 진료를 포함하고 있습니다. 국가 건강 보험은 특정 수의 환자를 돌보는 데 필요한 자금을 제공합니다. 이는 사람들에게 의료 비용을 부담하게 하는 새로운 시도입니다.

참석자 3: 일하는 사람들은 세금을 내고, 그 세금에서 자금을 충당합니다. 하지만 모든 사람이 일하는 것은 아니므로 모든 사람들이 무료 의료 서비스를 받을 수 있습니다.

참석자 1: 새로운 시스템으로 전환하는 것은 매우 어렵습니다. 특히 비용을 인식하지 못하고 혜택을 누렸던 사람들이 있는 경우, 그들이 비용의 일부를 부담해야 한다는 현실을 이해시키는 것은 어렵습니다.

참석자 2: 우리는 인구가 약 1500만 명 정도로 비교적 부유한 나라입니다. 우리의 의료 시스템은 모든 사람에게 무료입니다. 그러나 팬데믹은 이 시스템이 지속 가능하지 않다는 것을 보여주었습니다.

참석자 1: 이 시스템은 지속 가능하지 않습니다.

참석자 2: 팬데믹은 이 문제를 더욱 강조했습니다. 모든 옵션이 무료로 제공되면, 시스템에 부담이 가중되고 품질이 저하될 수 있습니다. 그래서 균형을 맞추는 것이 중요합니다.

참석자 1: 우리는 오랜 기간 동안 이 방향으로 진행되어 왔습니다. 이제 변화를 만드는 것은 매우 어렵습니다. 그러나 새로운 프런티어에 있는 나라들은 변화를 만들 기회가 있습니다. 우리는 정치적 시스템과 대통령들이 의료 개혁을 시도했지만, 엄청난 저항에 부딪혔습니다. 이는 정치적 자살 행위로 여겨집니다. 변화는 매우 어렵습니다.

참석자 2: 응급의료를 논의에서 제외한 것이 가장 현명한 일이었습니다. 응급실은 보험이나 배경에 상관없이 모든 사람에게 열려 있습니다. 이는 많은 공공 인식과 캠페인을 통해 이루어졌습니다.

신희준: 한국에서는 의료 시스템이 주로 정부에 의해 운영됩니다. 이는 1950년대 한국 전쟁 이후부터 시작되었습니다. 1970년대 후반에 현재의 국민건강보험 제도가 확립되었습니다. 한국의 의료 시스템은 정부 주도 하에 있으며, 병원과 의료 기록을 관리합니다. 의사들은 희생을 감수하며 국민을 위해 일합니다. 그러나 정부는 병원에 적절한 보상을 하지 않습니다. 병원은 비의료적인 방법으로 돈을 벌기 위해 상업 시설과 협력합니다.

참석자 1: 이는 영리를 목적으로 합니다.

신희준: 네, 맞습니다. 전 대통령 오바마도 한국 시스템을 좋은 예로 언급했습니다. 한국과 미국은 자본주의와 사회주의의 극단을 대표합니다. 한국의 응급의학과는 캐나다의 분류 시스템을 도입했습니다. 환자 관리에 정부가 자금을 지원합니다. 병원은 의사들에게 환자 관리를 더 잘하도록 동기를 부여합니다.

참석자 1: 맞습니다. 정부는 환자 관리를 위해 자금을 지원합니다.

신희준: 많은 환자들을 더 많이 보게 됩니다. 네, 그렇습니다. 요즘 우리 사회는 그런 방향으로 나아가고 있습니다. 그러나 안타깝게도 우리 정부의 정책 입안자들은 이러한 상황을 전혀 고려하지 않고, 오로지 정치적 이익을 위해 행동합니다. 이것이 한국의 현실입니다. 이전 행정부는 매우 엄격하게 운영되었습니다. 그러나 보수당이 정권을 잡은 이후로는 상황이 다소 완화되었습니다. 하지만 여전히 그들은 자신들의 정치적 이익을 위해 행동합니다.

참석자 1: 이는 우리가 이야기한 것처럼 정치적 의지가 변화의 열쇠라는 점을 다시 한 번 상기시킵니다. 그러나 정치적 의지가 있을 때도 정직성이 중요합니다. 이 과정에서 타협과 이해관계가 얽히게 됩니다.

정치적 의지는 필요하지만, 이는 종종 복잡한 거래와 타협으로 이어집니다. 이것은 어느 나라에서나 마찬가지입니다. 예를 들어, 미국에서도 같은 상황이 벌어지고 있습니다. 미국에서는 양당이 극단적으로 갈라져 있습니다. 또한, 최근 몇 년 동안 각 당 내부에서도 분열이 일어나고 있습니다. 이로 인해 정책을 실행하고 전달하는 능력이 크게 저하되었습니다. 더 이상 명확한 방향성이 없으며, 타협하기가 어려워졌습니다. 이는 처음으로 나타난 현상일 수 있습니다.

정치적 경쟁이 심화되면서, 정권이 바뀔 때마다 기존의 법안을 무효화하려는 시도가 벌어집니다. 이는 문제를 더 악화시킵니다. 미국 국민들은 더 나은 정치를 요구해야 합니다.

하지만 이는 당장 이루어지지 않을 것입니다. 정치적 의사 결정 과정에는 항상 거래와 타협이 따르며, 이는 완벽하지 않을 것입니다. 우리는 이상적인 상황을 기대할 수 없습니다.

이제 응급의학과 관련된 결제 시스템에 대해 이야기해보겠습니다. 우리는 이미 연방 자금을 수용하는 병원은 모든 환자에게 개방되어야 한다고 언급했습니다. 또한, 환자가 안정된 상태에서 다른 병원으로 이동할 수 있어야 합니다.

이제 환자를 받아들이고 나서, 병원은 환자에게 가능한 모든 치료를 제공해야 합니다. 미국의 지역 병원은 기본적인 치료를 제공할 수 있지만, 더 높은 수준의 치료가 필요한 경우 다른 병원으로 환자를 이송합니다.

정부는 오래 전에 청구 구조를 만들 때 낮은 수준, 중간 수준, 높은 수준의 치료에 대해 다르게 보상하는 시스템을 도입했습니다. 이는 환자의 상태와 필요에 따라 보상을 결정합니다.

참석자 1: 응급실에서는 먼저 간호사나 의사가 환자의 상태를 평가합니다. 그런 다음 환자가 얼마나 빨리 치료를 받아야 하는지 결정합니다. 예를 들어, 심각한 외상 환자는 즉시 치료를 받아야 하며, 발목을 삔 환자는 대기할 수 있습니다.

청구 단계에서는 의사나 제삼자가 환자의 기록을 검토하고 환자가 어떤 카테고리에 속하는지 결정합니다. 1단계부터 5단계까지 있으며, 5단계가 가장 심각한 상태입니다. 5단계는 가장 중증이며, 1단계는 가장 경미한 상태입니다. 또한, 가장 높은 단계인 집중 치료도 있습니다.

응급실에서는 모든 단계를 다룰 수 있지만, 주로 지역 병원은 낮은 단계의 환자를, 대형 병원은 높은 단계의 환자를 다룹니다. 이는 환자의 상태와 필요한 치료 수준에 따라 다릅니다. 응급실의 치료 강도와 환자의 상태에 따라 보상이 결정됩니다. 과거에는 '벨 커브'라는 개념이 있었으며, 이는 1단계와 5단계 환자는 적고, 2단계와 4단계 환자가 더 많으며, 3단계 환자가 가장 많은 형태를 말합니다.

하지만 최근 몇 년 동안 응급실을 찾는 환자들의 상태가 더 심각해졌습니다. 이는 낮은 수준의 환자들이 응급실 대신 다른 곳에서 치료를 받도록 유도되었기 때문입니다. 이제 응급실에는 더 높은 수준의 환자들만 남게 되었습니다. 또한, 인구 건강이 악화되면서 더 많은 환자가 더 심각한 상태로 응급실을 찾고 있습니다. 이는 치료 강도의 오른쪽 이동을 의미합니다. 이제 응급실에는 낮은 단계의 환자가 거의 없으며, 높은 단계의 환자가 대부분을 차지합니다.

이러한 변화는 부분적으로 우리의 인센티브 모델 때문일 수도 있습니다. 의사들은 더 높은 단계의 환자를 보고 문서화하는 경향이 있습니다. 우리는 의사들이 환자를 진단하고 치료하는 과정에서 더 많은 시간과 자원을 투자하고 있다고 생각합니다. 이는 환자들의 상태가 더 복잡해지고, 더 많은 의사결정이 필요하기 때문입니다.

환자에게 제공하는 진료는 명확하지 않습니다. 새로운 의사들이 들어와 증상을 통해 환자를 진단하고 최종 진단을 내리는 데 어려움을 겪고 있습니다. 그 작업의 강도는 매우 높아졌습니다. 환자들이 정말로 더 아파졌는가? 그렇습니다. 환자들은 더 아팠습니다. 그러나 우리는 그 한계를 넘어서기 위해 노력했습니다. 응급실에서 환자들이 정말로 아프다는 것을 인식하지 못했습니다. 우리는 그 사실을 코딩을 통해 보여주지 못했습니다.

우리는 매우 아픈 환자들을 치료하고 있다는 것을 코딩을 통해 명확히 보여주지 않았습니다. 환자들의 상태는 분명히 악화되었습니다. 그러나 우리는 환자의 상태에 대한 인식을 높이고, 더 높은 수준의 서비스를 제공하고 있다는 것을 대중에게 보여주고 있습니다. 따라서 우리는 더 높은 보수를 받을 자격이 있습니다.

레벨 1에서 5까지의 등급과 중증 치료 레벨 6은 우리가 보상받는 방식입니다. 병원과 의사들은 같은 코드로 보상을 받지만, 병원의 요금은 더 높습니다. 왜냐하면 병원은 간호사, 건물, 전기, 기술자, 장비, 부동산 비용을 지불해야 하기 때문입니다. 병원의 비용은 의사 비용보다 큽니다. 병원의 환자당 보상은 의사 보상보다 두세 배, 때로는 세네 배 더 많습니다. 같은 코드지만 다른 요금표입니다. 요금표는 앞서 언급한 방식대로 결정됩니다.

각 등급은 상대 가치 단위RVU로 평가됩니다. 각 절차는 RVU를 가집니다. 이는 비용, 진료 비용, 조직 비용, 인구 통계 등을 고려합니다. 미국의 일부 지역에서는 비용이 더 많이 들기 때문에 약간의 차이가 있습니다. RVU는 세 가지 측면으로 구성됩니다. RVU는 국가 전체에서 동일하지만, 일부 수정자는 지역에 따라 다릅니다. 이는 병원이나 제공자가 수행한 작업의 가치를 평가하는 방식입니다. 예를 들어, 레벨 1의 RVU가 1이고 레벨 2의 RVU가 2라면, 레벨 2는 레벨 1보다 높습니다. 정부는 RVU 당 지불합니다. 그 금액은 매년 변동됩니다.

미국에서는 의료 중립 규칙이 있습니다. 특정 항목의 지출을 늘리면 다른 항목의 지출을 줄여야 합니다. 매년 예산 중립성을 유지해야 합니다. 그래서 특정 코드를 올리고, 다른 코드를 낮추며, 총 지출을 조정합니다.

올해는 RVU 당 금액이 내려갈 예정이었지만, 코로나로 인한 감축 조치로 인해 감소폭이 크지 않았습니다. 결국 6-7%의 감소 대신 약 2.5-3%의 감소로 조정되었습니다. 이것은 국가 차원의 조정입니다. 많은 계약은 메디케어 비율의 일정 비율로 설정됩니다. 예를 들어, 블루크로스 블루쉴드는 메디케어 비율의 120%, 130% 등으로 계약합니다. 메디케어 비율이 오르면, 상업 보험 비율도 오릅니다.

메디케이드도 마찬가지입니다. 메디케이드는 정부와 주 정부가 각각 50%씩 자금을 지원하지만, 주 정부가 요금을 결정합니다. 메디케이드 요금은 메디케어 요금의 약 60-65% 수준입니다. 메디케이드는 저소득층과 불법 이민자를 위한 긴급 의료 서비스를 제공합니다. 매사추세츠는 주 차원에서 보편적 건강 보험 프로그램을 처음 도입한 주입니다. 이 프로그램은 슬라이딩 스케일 요금으로 보험을 제공하여 많은 사람들이 보험을 구매할 수 있게 했습니다. 매사추세츠는 자가 보험 비율을 8-10%에서 3-4%로 줄였습니다. 그러나 모든 사람들이 건강 보험을 가입하도록 강제하는 것은 어렵습니다. 보험이 없는 것에 대한 벌금이 보험료보다 저렴할 수 있기 때문입니다.

사람들이 건강 보험을 선택하는 대신 생활비를 우선시하는 경우가 많습니다. 따라서 보험에 가입하지 않는 사람들을 처벌하는 것은 효과적이지 않을 수 있습니다. 하지만 매사추세츠는 주 차원에서 보험을 보조하며, 일부는 연방 정부의 지원도 받고 있습니다. 이 프로그램은 정치적으로 논란이 많았습니다. 비용 문제와 강제성 문제로 반발이 있었습니다. 그러나 이 프로그램은 예방적 일차 진료를 제공하여 장기적인 의료 비용을 줄이기 위한 것이었습니다.

응급의학 관점에서 우리는 매우 아픈 환자들을 다루고 있다는 것을 입증해야 했습니다. 고등급 코딩을 통해 응급실에서 제공하는 서비스의 수준을 보여주고 있습니다. 그러나 여전히 응급실의 의료비 지출은 전체 의료비의 2%에 불과합니다. 응급실 지출은 증가하고 있지만, 주요 원인은 고급 기술 및 서비스, 심장 및 암 치료 등입니다. 우리는 최첨단 기술을 원하며, 이는 비용 증가로 이어집니다.

약물 비용도 큰 문제입니다. 인슐린과 같은 필수 약물의 비용이 너무 높아졌습니다. 정부는 이제 보험사와 약국이 약물 비용을 제한하도록 규제하고 있습니다. 약물 개발에는 많은 연구 및 개발 비용이 들지만, 비용이 너무 높아져서는 안 됩니다.

응급실에서는 RVU를 기반으로 보상이 이루어집니다. RVU는 작업 강도를 반영하며, 높은 RVU는 더 많은 작업을 의미합니다. 병원과 의사는 RVU를 기반으로 보상을 받습니다. 일부 모델에서는 의사에게 고정 급여를 지급하고, RVU를 기반으로 인센티브를 제공합니다. 이는 보험 유형과 상관없이 동일한 기준으로 작업을 평가하는 방법입니다. RVU 기반 모델은 보험 종류에 관계없이 의사가 동일한 작업을 수행하도록 유도합니다. 그러나 실제 지급 금액은 다를 수 있습니다.

우리 모델에서는 RVU 대신 현금 흐름을 기준으로 합니다. 이는 환자의 보험 유형에 따라 보상이 달라질 수 있다는 점에서 장단점이 있습니다. 일부 의사들은 더 좋은 보험을 가진 환자를 선호할 수 있지만, 이는 동료들에 의해 빠르게 발견되고 보고됩니다. 문화와 윤리적 행동이 매우 중요합니다.

참석자 3: 당신에게 말하고 있습니다.

참석자 1: 제 생각에는 그런 식으로 돌아가고 있습니다.

참석자 4: 그건 하나의 순환 고리입니다.

참석자 1: 여기서 말하고 싶은 것은, 보고할 인센티브가 있다는 것입니다. 우리는 누가 보고했는지 말하지 않습니다. 그래서 기밀성이 어느 정도 보장됩니다. 하지만 단순히 보고하는 것뿐만 아니라 관찰도 이루어집니다.

참석자 4: 그렇죠, 무시할 수 없습니다.

참석자 1: 지난 22년 동안 제 실습에서 세 명 또는 네 명의 의사를 해고했습니다. 그들은 환자 선별에 관여하지 않았고, 윤리적인 문제로 해고되었습니다. 다음 사례를 기다릴 필요도 없었습니다. 윤리가 부족하다면 즉시 해고했습니다. 오늘날에도 환자 선별이 일어날 수 있지만, 보험을 테이블에서 제거하면 상황은 달라집니다. 응급실에서는 환자의 보험 정보를 알지만, 의사들에게는 공개되지 않습니다.

참석자 2: 그럼 의사는 환자의 보험회사를 모르는 건가요?

참석자 1: 그렇습니다. 예를 들어, 80세의 환자가 들어오면 메디케어일 가능성이 높다고 짐작할 수 있습니다. 하지만 55세의 환자가 들어오면 그가 보험을 가지고 있는지, 어떤 보험을 가지고 있는지 알 수 없습니다. 의사들은 그 정보를 알지 못합니다. 만약 의사가 보험 정보를 보려 한다면, 그럴 수는 있지만, 매우 빠르게 움직이며 많은 환자를 돌보기 때문에 그런 여유가 없습니다. 이는 윤리적인 환경에서 중요한 부분입니다. 의사들은 환자를 치료하고 좋은 서비스를 제공하는 데 집중해야 합니다.

우리는 연간 분석을 통해 우리 의사들에게 '당신의 환자 구성이 다른 의사들과 거의 동일하다'는 것을 보여줍니다. 1년 동안 수천 명의 환자를 분석한 결과, 메디케어 환자의 비율이 거의 동일했습니다. 이는 모든 의사가 비슷한 환자 구성을 가지고 있다는 것을 의미합니다.

따라서 환자 수와 좋은 문서화, 고객 서비스 등에 집중해야 합니다. 매번 개별 사례의 보상을 걱정하지 않아도 됩니다.

참석자 7: 저도 동의합니다. 시간이 지나면 모든 것이 균형을 이룹니다. 저는 RVU 기반의 실습에서 오랫동안 일했으며, 그 모델에서는 급여가 매번 달라집니다. 수집된 수입에 따라 급여가 달라질 수 있습니다. 환자 구성이 중요한 역할을 합니다. 예를 들어, 일부 병원은 주로 도시 빈곤 지역에 위치해 있어 좋은 보험을 가진 환자가 적습니다. 반면, 다른 병원은 대부분 사보험이나 메디케어 환자가 많습니다.

따라서 수집된 수입에 기반한 모델에서는 병원마다 수입이 크게 다를 수 있습니다. RVU 기반의 지급 시스템에서는 복잡한 문제가 발생할 수 있습니다. RVU 시스템을 운영하는 경우, 재정 관리자는 보상 체계가 어떻게 이루어지는지 명확히 이해해야 합니다. 우리는 투명성과 교육을 중요시합니다. 의사들이 다른 직장을 선택할 때, 올바른 질문을 할 수 있도록 교육합니다.

참석자 1: 우리 모델에서는 투명성을 유지합니다. 모든 재정 정보를 공개합니다. 의사들은 자신의 수입과 세금, 최고 경영자의 급여 등을 볼 수 있습니다. 이는 신뢰를 형성하는 데 중요합니다. 투명성이 있으면, 사람들은 정보를 보려 하지 않습니다. 그러나 감추려 하면, 사람들은 그것을 보려 할 것입니다. 어렸을 때 전기 콘센트에 손가락을 넣지 말라고 들었을 때, 저는 꼭 해보고 싶었습니다. 투명성은 신뢰를 형성합니다. 우리의 모델은 투명하고, 사람들이 정보를 보고자 하는 충동을 줄입니다.

참석자 6: 그렇습니다.

참석자 1: 의사 중심으로 설계되고, 개방적이고 투명한 모델과, 직원으로 들어오면 자신이 무엇을 하는지, 무엇을 생성하는지 모르는 모델과는 다릅니다. 블랙박스 모델이죠.

참석자 1: 그렇다고 해서 나쁜 것은 아닙니다. 어떤 사람들은 그저 급여를 받고 행복해할 수도 있습니다. 하지만 내가 일하면서 돈을 벌고 있는 동안, 그 돈이 어디로 가는지 알고 싶어하는 것도 중요합니다. 왜냐하면 그렇지 않으면 왜 그 돈을 벌고 있는지 알 수 없기 때문입니다.

참석자 4: 그렇습니다.

참석자 1: 그래서 우리 모델에서는 모든 것이 개방적이고 투명합니다. 세금이 22%라면, 그 22%가 어떻게 구성되는지 알 수 있습니다. 이메일 계정 비용 등은 어쩔 수 없이 지불해야 합니다. 하지만 적어도 그 비용이 무엇인지 알고 있습니다. 각 실습에서 독립적인 의사 결정을 할 수 있도록 합니다. 그러나 어떤 비용은 선택할 수 없습니다. 예를 들어, 청구 비용은 모든 곳에서 동일합니다. 그러나 각 지역의 책임자에게 지급되는 수당은 다를 수 있습니다.

각 책임자는 일정 시간 동안 실습을 운영하기 위해 수당을 받습니다. 큰 실습은 부책임자도 있을 수 있지만, 작은 실습은 필요 없을 수도 있습니다. 품질 보증, 운영 감독 등의 작업은 시간과 비용이 듭니다. 우리는 행정 작업에 대한 비용을 임상 작업의 절반 정도로 설정하려고 합니다. 임상 작업의 시간당 비용을 모두 지급할 수는 없습니다. 그래서 행정 작업에 대한 비용은 임상 작업보다 낮습니다.

하지만 각 국가마다 최소 임금 개념이 다릅니다. 우리는 행정 작업에 대한 합리적인 보상을 제공하려고 노력합니다. 각 실습은 독립적으로 비용 구조를 결정할 수 있습니다. 그러나 너무 과도한 비용은 허용되지 않습니다. 야간 근무의 경우, 밤에 환자 수가 적기 때문에 수익이 적습니다. 따라서 야간 근무를 보조하는 결정을 할 수 있습니다. 야간 근무가 더 어렵다는 점을 고려하여 보상을 제공합니다.

우리 모델에서는 피터에게서 빼서 폴에게 주는 방식으로 공평한 접근 방식을 취하려고 합니다. 개별 실습이 자체적으로 결정하도록 합니다. 그러나 대부분의 경우, 병원이 보조금을 제공하지 않기 때문에 그룹이 자체적으로 비용을 마련해야 합니다. 따라서 대부분의 실습에서는 수익의 일부를 세금으로 떼어 재분배합니다. 각 병원의 환자 구성에 따라 다를 수 있습니다. 병원이 지원하지 않으면 실습을 운영할 수 없습니다.

병원이 지원하지 않으면, 의사들에게 낮은 급여를 지급할 수밖에 없습니다. 그러면 낮은 질의 의사들이 고용될 수 있습니다. 병원이 응급실을 지원해야 하는 이유는 응급실이 병원 입원의 50-70%를 차지하기 때문입니다. 병원은 입원 환자를 통해 수익을 창출합니다. 진단 관련 그룹DRG을 통해 수익을 올립니다. 응급실은 병원 입원 환자의 주요 공급원입니다. 응급실 환자는 대부분 비보험자나 노인 환자입니다. 이들은 수익성이 낮습니다. 병원은 수익성이 높은 수술 환자를 더 선호합니다. 이는 응급실과 병원 간의 갈등을 일으킵니다.

병원은 진단별로 보상받습니다. 수술 환자는 더 높은 보상을 받습니다. 사례 혼합 지수CMI가 높을수록 병원의 보상도 높아집니다. 병원은 높은 CMI를 유지하려고 합니다. 병원은 사업적으로 운영되며, 최대한 많은 선택적 수술 환자를 확보하려고 합니다. 그러나 응급실은 병원이 필요한 환자를 공급하면서도, 더 많은 환자를 제공하려고 합니다. 이는 병원과 응급실 간의 경쟁을 일으킵니다.

병원 리더로서 수익성을 유지해야 하지만, 동시에 윤리적으로 응급 환자를 관리해야 합니다. 이는 매우 어려운 과제입니다. 병상 부족 문제를 해결하려면 더 많은 병상을 만들어야 합니다. 하지만 이는 복잡한 해결책입니다. 새로운 병상을 만들면 일시적으로 도움이 되겠지만, 결국 다시 부족해질 것입니다. 20년 전에는 환자를 입원에서 외래로 옮기는 큰 변화가 있었습니다. 이로 인해 많은 병상이 줄어들었습니다. 그러나 지금은 다시 병상이 부족해졌습니다.

행동 건강 문제도 큰 문제입니다. 이 환자들은 응급실에서 며칠씩 대기해야 합니다. 우리 병원에는 24개의 정신과 병상이 있지만, 정신과 입원은 보통 2주가 걸립니다.

부록 3

SCH 재난의학센터 응급실 행정 및 리더십 트레이닝 프로그램 강의 chapter 7 대화록

재정적으로 성공적인 응급실 chapter 대화록

주제: 응급실 행정 및 리더십 트레이닝 - 응급실 리더십과 재정 관리
일시: 2024년 7월 18일
진행자: 신희준 교수
참석자: 다수

서론

신희준: 오늘 수업은 '응급실 리더십 및 재정 관리'라는 주제로 진행됩니다. 이번 챕터에서는 다음과 같은 세부 주제를 다룰 예정입니다.

1. 비즈니스 계획 개발
2. 재정적으로 성공적인 응급실 운영
3. 인센티브를 통한 의사 및 간호사 수행력 최적화
4. 개인 재정 계획
5. 업무상 과실과 리스크 관리

각 주제를 논의하며 실질적으로 적용할 수 있는 방안을 찾을 것입니다.

세션 1: 비즈니스 계획 개발

신희준: 우선 사전 과제를 복습하며 시작하겠습니다. 과제 1의 질문은 다음과 같습니다.

간호사 1: 응급실 팀 리더인 김 박사가 새로운 응급의료 프로그램을 시작하려 합니다. 병원 경영진에게 프로그램의 가치를 설득하기 위한 비즈니스 계획서를 작성하는 데 필요한 핵심 요소는 무엇인가요?

간호사 2: 구체적인 목표 설정이 필수적입니다. 이익을 극대화할 수 있는 방식으로 프로그램의 가치를 데이터와 함께 제시해야 합니다.

간호사 3: 프로그램의 사회적 가치와 지역사회에 미칠 영향을 강조하는 것도 중요합니다.

간호사 4: 경영진을 설득하려면 리스크 관리 방안과 경쟁 우위에 대한 명확한 설명이 포함되어야 합니다.

신희준: 좋은 의견입니다. 비즈니스 계획서에는 다음과 같은 내용이 포함되어야 합니다.

1. 프로그램의 목적과 목표
2. 실행 계획
3. 예상 리스크와 대응 전략
4. 재정적 가치 분석
5. 시장 수요와 필요성 분석

이제 여러분의 경험을 공유하며 더 깊이 논의해 봅시다.

세션 2: 인센티브 프로그램과 갈등 관리

신희준: 다음 질문입니다. 간호 리더 김 간호사가 인센티브 프로그램을 통해 환자 만족도를 높이려 했으나, 다른 부서 간호사들이 불만을 제기했습니다. 이를 어떻게 해결할 수 있을까요?

간호사 1: 프로그램의 공정성을 강조하며 모든 부서에 투명하게 설명해야 합니다.

간호사 2: 응급실 간호사의 스트레스와 업무 강도를 데이터로 보여주는 것도 설득력 있는 방법입니다.

간호사 3: 불만을 제기하는 부서의 의견을 듣고, 그들의 문제를 데이터화해 상호 협력의 기반을 마련해야 합니다.

신희준: 이 문제는 공평성과 평등성의 차이에 대해 논의하는 좋은 기회입니다. 여러분, '이퀄리티 equality'와 '이퀴티 equity'의 개념을 시각적으로 설명한 이미지를 기억하시죠? 모두가 같은 높이의 박스를 제공받는 것과, 필요에 따라 적절한 크기의 박스를 제공받는 차이를 상기해 봅시다.

간호사 4: 이퀴티 개념을 적용하려면 각 부서의 필요를 정확히 분석하고, 공정성을 유지하면서 자원을 분배해야 합니다.

간호사 2: 맞습니다. 이를 통해 간호사들의 업무 만족도를 높이고, 팀 전체의 생산성을 향상시킬 수 있습니다.

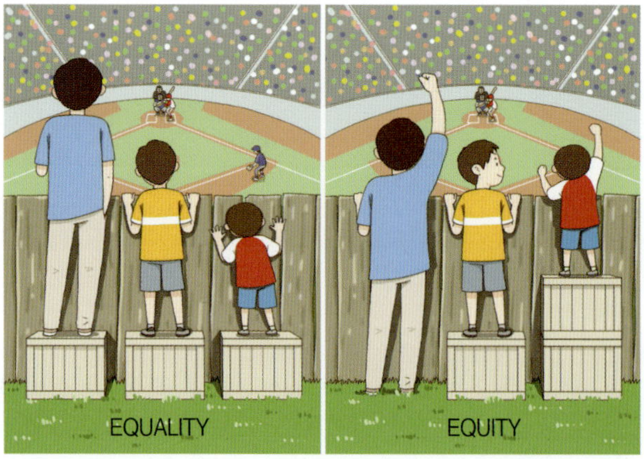

세션 3: 데이터 기반 리더십의 활용

신희준: 다음 주제는 데이터 기반 리더십입니다. 데이터를 활용해 의료 시스템을 개선하려면 어떻게 해야 할까요?

간호사 1: 성과 지표KPI를 설정하고, 이를 기반으로 팀과 데이터를 공유해야 합니다.

간호사 2: 비교 데이터뿐만 아니라, 프로그램 시행 전후의 변화 데이터를 제시하면 효과적일 것입니다.

간호사 3: 데이터를 활용할 때는 모든 팀원이 그 의도를 이해하고 공감할 수 있도록 해야 합니다.

신희준: KPI 설정 과정에 팀을 적극적으로 참여시키는 것이 중요합니다. 또한, 데이터 공유의 목적이 협력과 개선에 있다는 점을 강조해야 합니다.

간호사 4: 데이터의 시각화를 통해 팀원들에게 명확하게 전달하는 것도 중요합니다. 그래프나 차트를 사용하면 더 직관적으로 이해할 수 있습니다.

세션 4: 리더십과 윤리적 딜레마

신희준: 리더십에는 윤리적 측면도 포함됩니다. 리더가 직면할 수 있는 윤리적 딜레마를 극복하려면 어떤 접근이 필요할까요?

간호사 1: 의사 결정 전에 모든 이해관계자의 입장을 고려하는 것이 중요합니다.

간호사 2: 리더는 팀원들에게 신뢰를 주는 동시에, 장기적인 조직의 목표를 명확히 해야 합니다.

간호사 3: 투명성과 공정성을 유지하며, 팀원들에게 윤리적 기준을 명확히 전달하는 것이 필요합니다.

신희준: 윤리적 딜레마는 명확한 가이드라인과 지속적인 대화로 해결될 수 있습니다. 이를 통해 팀 전체가 공감할 수 있는 결정을 내리는 것이 중요합니다.

간호사 4: 실제로 윤리적 딜레마 상황에서 외부 자문을 구하는 것도 효과적일 수 있습니다.

세션 결론 및 마무리

신희준: 오늘 논의한 내용을 정리해 보겠습니다. 비즈니스 계획 개발, 인센티브 프로그램, 데이터 기반 리더십, 윤리적 리더십 등은 응급실 리더가 반드시 이해하고 적용해야 할 핵심 요소입니다. 각자의 조직에서 이러한 요소를 어떻게 구현할 수 있을지 고민해 보시기 바랍니다.

참석자들: 감사합니다, 교수님. 많은 것을 배웠습니다.

신희준: 저도 여러분과 함께할 수 있어서 즐거웠습니다. 다음 챕터에서도 함께 논의하며 더 나은 리더십을 만들어 갑시다.

참고 이 대화록은 교육의 목적으로 요약 및 편집되었습니다. 각 참가자는 직역별 직위와 번호로 구분 되었고 대화 안의 호칭이 있는 경우는 개인 정보 보호를 위한 익명성 부여를 위해 영어 이니셜로 대체하였습니다.

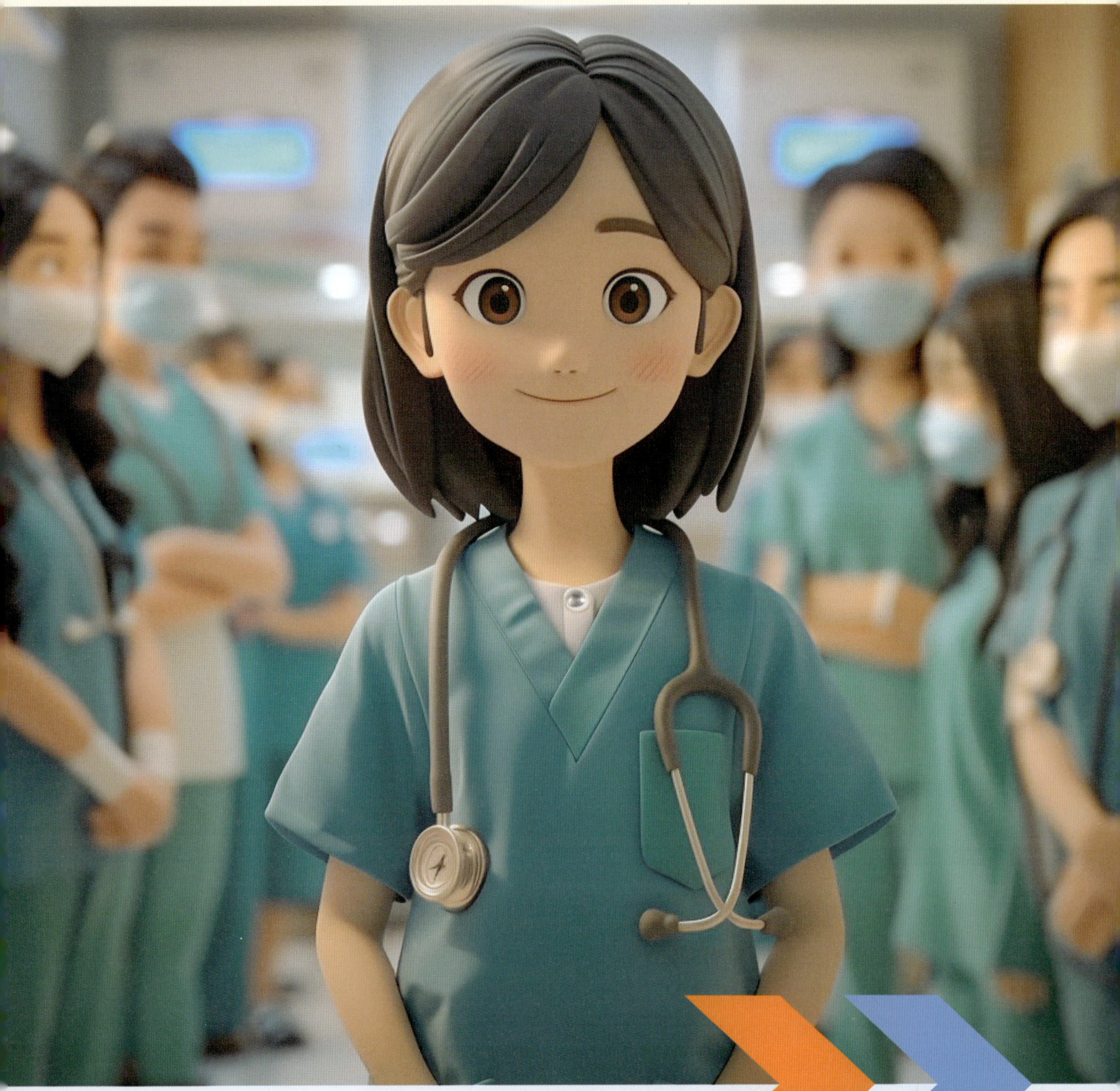

CHAPTER **8**

인적 자원

Human Resources

1. 인적 자원 관리: 기본원칙
2. 의사 모집, 자격 평가 및 오리엔테이션
3. 간호사 모집, 자격 평가 및 오리엔테이션
4. 번아웃: 진단, 치료 및 예방
5. Late Career Toolkit

1.

인적 자원 관리: 기본원칙

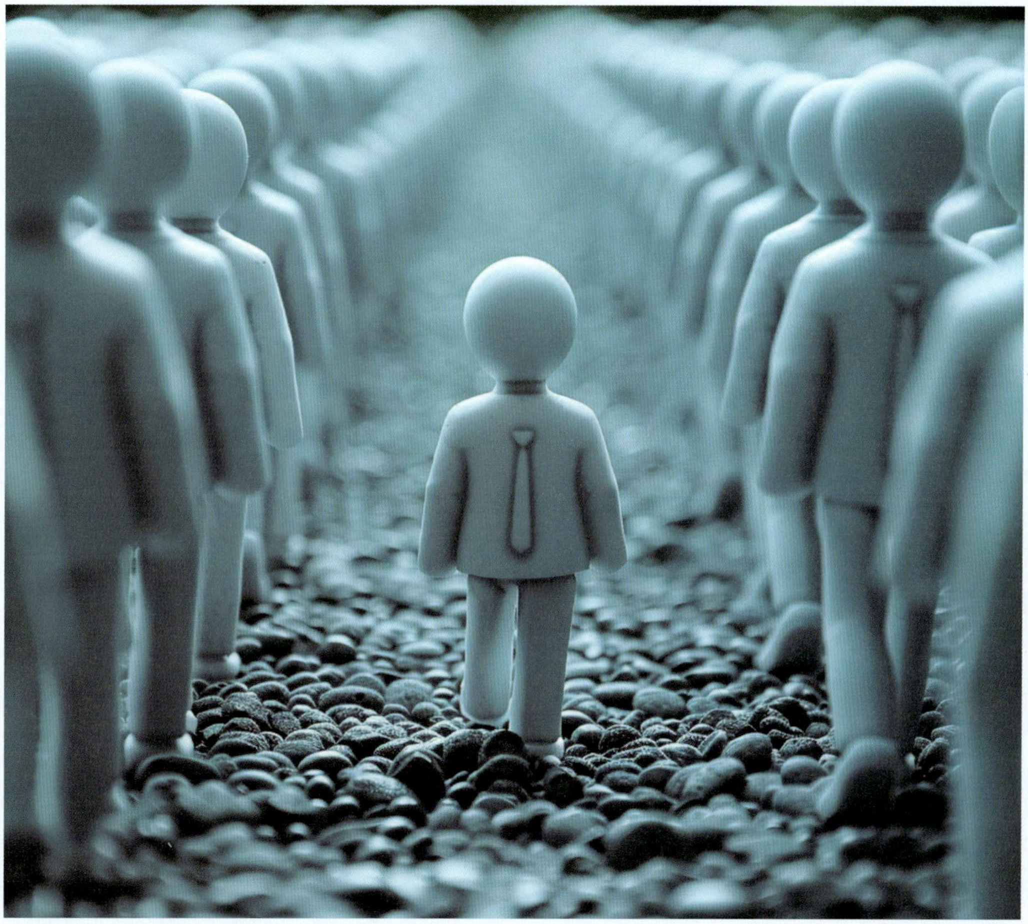

학습목표

1. 미국의 인적 자원 관리의 기본 개념과 중요성을 이해한다.
2. 미국의 인적 자원 기능의 역사적 변화와 현대적인 역할을 학습한다.
3. 고용주-직원 관계에 적용되는 주요 법률과 규제 요건을 숙지한다.
4. 효과적인 직원 관계 구축 방법과 전략적 접근 방식을 학습한다.
5. 직원 교육 및 훈련의 중요성과 이를 효과적으로 실행하는 방법을 이해한다.

1) 인적 자원 관리의 개요

지난 10년 동안 미국에서의 인적 자원 human resources, HR의 개념과 기능은 크게 변화했습니다. 급속도로 복잡해진 병원 시스템은 이제 고기능의 직원 관리 시스템을 필요로 합니다. 따라서 HR은 이제 부서라기보다는 직원과 소통하기 위한 전략의 역할이 더 커졌습니다.

의료 개혁이 진전됨에 따라 법인의 설립과 의사 그룹의 통합이 증가하고 있습니다. 너무 적은 일차 진료 및 응급 의사의 공백을 메우기 위해 필요한 고급 진료 제공자 시스템의 발전은 또 다른 복잡성을 더하고 있습니다. '일하기 좋은 100대 직장'을 비롯한 유명 어워드와 이러한 어워드의 근거가 되는 설문조사는 오늘날의 소비자 중심 의료 문화에서 고도로 기능하는 직장이 얼마나 중요한지를 보여줍니다.

효과적인 인사 관리는 공정성, 생산성, 안전을 장려하는 동시에 개인의 보상, 인정, 성장 기회를 보장하는 환경을 조성해야 합니다. 인건비는 의료기관 운영 예산의 대부분을 차지하며, 점점 더 많은 중증 환자에게 양질의 의료 서비스를 제공해야 하는 응급실 emergency department, ED에서 인사 관리 기술의 중요성은 더욱 커지고 있습니다.

2) HR의 역할과 중요성

부서 리더는 HR 문제에 일관되고 사려 깊은 관심을 기울여야 합니다. HR 기능에는 고용, 보상 및 복리후생, 정책 개발, 직원 관계 및 교육이 포함됩니다. 이러한 기능을 기업 비즈니스와 조직 및 ED의 전략적 목표에 맞춰 조정하면 큰 가치를 창출할 수 있습니다. 이러한 의미에서 HR은 조직이 목표를 달성할 수 있도록 주도적인 리더십 역할을 수행할 수 있습니다.

3) 미국 HR의 간략한 역사

미국에서 HR이 처음 별도의 조직으로 만들어졌을 때 그 역할은 기록 보관과 직원 관리였습니다. 그러다가 1965년에서 1975년 사이에 HR 부서는 평등과 다양성에 대한 정부의 의무가 증가함에 따라 갈등을 관리하고 비용이 많이 드는 소송으로부터 조직을 보호하는 역할로 그 역할이 확대되었습니다.

1975년부터 1985년 사이에 직원과 고용주 간의 협업 및 협력 관계는 더욱 발전했습니다. 이 기간 동안 HR은 점점 더 능동적으로 변했고, 직원은 가장 중요한 기업 자원으로 인식되었습니다.

1985년 이후 HR은 조직 생존의 핵심이 되었습니다. 이 필수 부서는 정책 개발, 방어 활동(예: 신원 조회, 노동 분쟁 고충 처리), 기업 커뮤니케이션, 마케팅 전략, 인사 자산 관리 등에 관여합니다.

4) 현재 미국 HR의 역할

HR의 진화는 업무 환경과 노동법의 변화하는 특성에 따라 결정되어 왔습니다. 오늘날의 업무 환경에서는 교차 교육, 협업 실습, 더 값싼 의료진을 더 비싼 임상의로 대체해야 한다는 압박, 지속적인 교육, 특히 리더십 교육을 제공해야 한다는 압박이 더욱 강조되고 있습니다.

현재 인사 고려 사항에는 성 정체성 및 성적 지향을 포함한 인종 및 문화적 다양성, 관리직에서의 양성 평등, 인력의 일정 유연성 등이 포함됩니다. 의료 종사자의 노조 조직화와 노동 관행의 증가는 오늘날 인사팀의 또 다른 초점입니다.

이러한 과제 외에도 병원 인사 부서는 약사, 물리치료사, 간호사, 주치의와 같은 필수 의료 서비스 전문가 부족으로 어려움을 겪고 있습니다.

5) 규제 의무

역동적인 인사 환경을 조성하는 외부 의무에는 산업안전보건청 occupational safety and health administration, OSHA 같은 기관의 연방 감독과 가족 의료 휴가법 family and medical leave act, FMLA, 군인 고용 및 재취업 권리법 uniformed services employment and reemployment rights act, USERRA, 미국 장애인법 americans with disabilities act, ADA 같은 법률이 포함됩니다.

조직이 기업의 목표를 쉽게 달성할 수 있는 HR 기능과 교육을 지원하고 보장할 때 직원의 신뢰가 향상됩니다. 반대로 복리후생, 보상 또는 직원 정책에 대한 설명할 수 없는 잦은 변경은 경영진의 신뢰도를 떨어뜨리고 직원의 불신을 초래할 수 있습니다.

6) 법적 및 규제 관련 문제

대부분의 고용주-직원 관계의 법적 근거는 고용의 자유 at-will employment로 알려져 있습니다. 이 개념은 어느 한쪽이

Box 8-1-1 고용주-직원 법률

- 전국노동관계법 national labor relations act
- 공정노동기준법 fair labor standards act, FLSA
- 산업안전보건법 occupational safety and health act, OSHA
- 1991년 민권법 civil rights act of 1991
- 미국 장애인법 americans with disabilities act, ADA
- 동일임금법 equal pay act
- 고용 연령 차별 금지법 age discrimination in employment act, ADEA
- 가족 및 의료 휴가법 family and medical leave act, FMLA
- 개인정보보호법 privacy act
- 이민 및 귀화 서비스 정책 및 절차 immigration and nationality act
- 고용 기회 균등법 equal employment opportunity act, EEOA
- 다양한 주 및 지역 고용 관행법

'원하는 대로' 고용 관계를 유지하는 것으로 정의합니다(Box 8-1-1). 기본적으로 이는 고용 기간을 명시하지 않는 비계약 관계로 설명할 수 있습니다. 자유 계약직 직원의 해고에는 제한이 있습니다.

예를 들어, 직원을 해고할 수 있는 사유가 있든 없든, 해고는 합법적이어야 하며 보복이나 차별의 동기가 되어서는 안 됩니다. 따라서 많은 조직에서는 고충 청문회 기회를 포함하여 문서화 및 점진적 징계 시스템을 적용합니다.

7) 보상 및 복리후생

보상 및 복리후생 관행은 주로 연방, 주 또는 지역 법령에 따라 규정되어 있습니다. 가장 중요한 외부 규정 중 하나는 주별 임금 및 근로 시간법과 관련된 공정 근로 기준법 fair labor standards act, FLSA입니다. 보상과 관련된 추가적인 법적 문제는 성별에 관계없이 동일하거나 유사한 업무를 수행하는 직원에게 비슷한 임금을 지급해야 하는 평등 임금법 equal pay act에서 다루고 있습니다.

조직은 채용 제안 및 내부 임금 조정(예: 승진)에 대한 객관적인 방법을 포함하는 공평하고 일관되게 적용되는 임금 및 급여 시스템을 갖추는 것이 현명합니다.

8) 성별 임금 격차 분석

성별 임금 격차 gender wage gap를 줄이는 데 대한 연방 차원의 관심이 높아지고 있으며, 이는 트랜스젠더 직원에게도 적용됩니다. 2019년 4분기에 전문직, 관리직 및 관련 직종에 정규직으로 고용된 남성은 같은 분야의 여성보다 19% 더 많은 수입을 올렸습니다. 응급 의료 분야도 이러한 현상에서 예외는 아닙니다. 남성의 약 49.5%가 24만 달러에서 40만 달러 사이의 급여를 받는 반면, 여성의 23.5%만이 같은 범위의 급여를 받는다고 답했습니다.

연간 임상 급여가 24만 달러 미만이라고 답한 응답자의 약 76%가 여성이었으며, 51.5%는 남성이었습니다. 시간대별로 적절한 변수를 통제했을 때, 동일한 업무를 수행하더라도 여성의 수입이 더 적었습니다. 의료 책임자는 이러한 편견을 인식하고 인사팀과 협력하여 임금 격차를 방지해야 합니다.

성별 임금 격차를 분석하고 동일 임금법을 강화하기 위한 법률을 통과시키려는 노력은 계속될 것으로 예상됩니다. 직원의 경험과 시장 데이터를 기반으로 급여 및 요율 조정을 설정하는 급여 시스템은 노동부에서 점점 더 면밀히 검토하고 있습니다. 이는 특히 연방 계약자로 분류되는 조직(즉, 연방 메디케어 및 메디케이드 자금을 받는 조직)에 해당됩니다.

9) 직무 분류

급여 그리드는 각 직원의 경력, 자격, 책임 영역, 의사결정 권한을 고려하여 공정한 임금 관행을 촉진하기 위한 수단입니다. 이러한 측면을 내부 및 외부 시장 보상 구조와 일치하는 정의된 그리드에 배치할 수 있습니다. 의료 분야의 수많은 직무와 상호 의존적인 책임은 적절한 직무 등급 또는 그룹을 만드는 데 고유한 과제를 제시합니다.

직급, 책임, 보상 패키지는 직무 자체의 역할과 책임에 대한 철저한 이해와 세부 사항에 세심한 주의를 기울여 만들어야 합니다. 직책을 분류하고 외부 시장 상황을 지속적으로(아마도 분기별로) 검토해야 합니다.

많은 조직에서 이러한 조직의 관련 뉘앙스에 정통한 전문 의료 서비스 급여 조사 공급업체를 고용합니다. 직원들이 급여 협상에 능숙해지면 급여 조사 기관에 의뢰하여 자신의 직책에 대한 경제 동향을 파악할 수도 있습니다.

10) 보상 철학

조직은 법적 및 내부적으로 공평한 프레임워크를 보장하는 것 외에도 전략적으로 보상 철학을 도입하여 조직이 달성하고자 하는 목표를 파악해야 합니다. 예를 들어, 조직은 시장 최고 수준의 보상을 원하는가, 중간 수준의 보상을 원하는가, 아니면 낮은 수준의 보상을 원하는가? 성과급, 이익 공유 또는 보너스를 도입하여 기본 임금을 조정할 수 있습니다.

이러한 전략은 환자 만족도 목표, 메디케어 및 메디케이드 서비스 센터 centers for medicare and medicaid services, CMS 지침, 운영 지표(예: 의사 방문 시간), 입원 또는 퇴원 환자의 전체 재원 기간, 재정 목표 등 조직의 목표를 달성하는 데 사용할 수 있습니다.

11) 직원 복리후생

직원 복리후생 비용의 증가는 고용주, 직원, 심지어 소비자에게도 큰 영향을 미치고 있으며, 이러한 비용 중 상당수가 환자에게 전가되고 있습니다. 대부분의 조직은 직원을 위한 최상의 보험료를 받기 위해 보험 회사와 협상하지만, 구매력이 큰 대형 조직이 유리한 이러한 노력에도 불구하고 상대적으로 단기간에 비용이 급격히 상승했습니다.

일선 교육팀 리더는 사용 가능한 다양한 혜택을 이해하고 기본적인 질문에 답할 수 있어야 합니다. 지식이 풍부한 HR 전문가에게 직원을 소개할 수 있다면 최상의 결과를 얻을 수 있습니다.

12) 비용 상승

복리후생 비용의 상승으로 인해 소규모 조직은 물론 응급의학과에서도 구매력이 강화된 대형 의료 서비스 전달 시스템과의 제휴를 모색하고 있습니다. 대부분의 조직은 복리후생 비용을 총 보상 패키지의 일부로 간주해야 한다는 점을 입증하기 위해 이러한 비용 상승을 직원들에게 직접 전달합니다.

13) 책임 의료 기관

책임 의료 기관 Accountable Care Organizations, ACOs, 메디컬 홈 Medical Homes 및 조정된 의료 서비스 제공 모델의 등장으로 인해 많은 직원(전체 혜택을 유지하고자 하는)이 기업 환경 내에서 의료 서비스를 찾아야 했습니다.

이는 직원들이 **캠퍼스 밖**에서 의료 서비스를 받을 때 발생하는 비즈니스 손실을 막으려는 병원의 시도입니다. **현지** 의료 서비스를 의무화하면 병원은 손실된 수익을 다시 회수할 수 있습니다. 결과적으로 보험 플랜은 소비자가 자신의 보험 기관에서 치료를 받을 경우 더 높은 보험료를 더 낮은 자기 부담금으로 보장합니다.

이러한 규정이 효과적이기 위해서는 조직이 치료 접근성, 개인정보 보호, 고용주가 환자 증가를 감당할 수 있는 능력에 대한 문제를 해결해야 합니다.

14) 건강 인센티브

많은 조직에서는 더 바람직한 건강 상태(예: 비흡연자, 상당한 운동 요법)를 보이는 직원과 특정 질병에 대한 치료 계획을 준수하는 직원에게 복리후생비의 일부를 환급하거나 복리후생비를 감면해주고 있습니다. 또한 조직은 직원에게 다음을 제공합니다.

- 건강 설문조사
- 영양 및 다이어트 수업 이용
- 니코틴 검사
- 금연 보조제 할인 또는 무료 제공
- 무료 스트레스 관리 도구
- 고콜레스테롤 검사
- 고혈압 검사
- 체지방 검사

15) 통합 옴니버스 예산 조정법

통합 옴니버스 예산 조정법 consolidated omnibus budget reconciliation act, COBRA은 미국 연방 법률로, 자발적 또는 비자발적으로 해고되거나 근무 시간이 단축된 직원에게 건강 보험 혜택을 계속 제공할 고용주의 책임을 명시하고 있습니다. 그러나 중과실로 인한 실직과 같은 일부 참여자 제외 사항이 있습니다. COBRA는 직원 수가 20명 이상인 민간 부문 고용주, 주 및 지방 정부, 직원 단체에 적용됩니다.

일반적으로 COBRA의 최소 조항은 고용주가 최소 18개월 동안 단체 요율로 건강 보험을 계속 제공하도록 요구합니다. 연장을 허용하는 프로그램과 조건이 있습니다. 이전 직원은 자신과 고용주가 이전에 지불한 부분을 포함하여 전체 보험 비용을 지불해야 하므로 비용이 부담스러울 수 있습니다.

(1) 주요 내용

- **적용 대상**: COBRA는 20명 이상의 직원을 고용한 민간 부문 및 공공 부문의 모든 사업체에 적용됩니다.
- **혜택 유지 기간**: 일반적으로 18개월 동안 건강보험 혜택을 유지할 수 있으며, 특정 상황에서는 최대 36개월까지 연장될 수 있습니다.
- **조건**: COBRA는 근로자, 근로자의 배우자 및 부양 자녀에게 적용됩니다.
- **비용**: COBRA를 통해 보험을 유지하려면, 피보험자가 전체 보험료를 지불해야 하며, 여기에 2%의 행정 비용이 추가될 수 있습니다.
- 적용 상황
  - 근로자의 퇴사 (자발적 또는 비자발적 퇴사 포함)
  - 근로 시간 단축으로 인한 보험 상실
  - 근로자의 사망
  - 이혼 또는 법적 별거
  - 자녀의 독립 (피보험자에서 제외되는 경우)

(2) 장점 및 단점

① 장점

- **연속성**: 퇴사 후에도 기존의 건강보험을 유지할 수 있어 의료 혜택의 연속성을 보장합니다.
- **보호**: 예기치 않은 의료비 발생 시 경제적 보호를 받을 수 있습니다.

② 단점

- **비용**: 피보험자가 전체 보험료를 부담해야 하기 때문에 경제적 부담이 클 수 있습니다.
- **한정된 기간**: 일정 기간 이후에는 다른 대체 보험을 찾아야 합니다.

(3) 추가 설명

COBRA는 1985년에 제정된 법률로, 미국 내에서 직장을 잃거나 근로 시간 단축으로 인해 건강보험 혜택을 상실한 사람들이 일정 기간 동안 동일한 보험 혜택을 유지할 수 있도록 보장합니다. 이는 특히 건강 문제나 가족 구성원의 의료 필요가 중요한 경우 매우 유용합니다.

COBRA는 피보험자가 기존 건강보험을 계속 유지할 수 있도록 하여 새로운 보험을 찾는 동안 의료 혜택의 공백을 방지하는 역할을 합니다. 그러나 전체 보험료를 부담해야 하므로 비용적인 측면에서 상당한 부담이 될 수 있습니다. 이로 인해 많은 사람들은 COBRA를 임시 방편으로 사용하고, 장기적으로는 더 저렴한 대체 보험을 찾는 경우가 많습니다.

이 법은 미국 내에서 의료 혜택의 연속성을 보장하기 위해 중요한 역할을 하며, 의료 보험이 갑작스럽게 중단되는 것을 방지합니다. 이를 통해 의료 서비스의 접근성을 유지하고, 예기치 않은 건강 문제로 인한 경제적 충격을 완화하는 데 기여합니다.

16) 건강보험개혁법

건강보험개혁법은 부양 자녀에 대한 보험 혜택을 26세(부모의 직장 보험에 가입한 경우)까지 연장했습니다. 이 프로그램과 보험료가 인상된 다른 프로그램에 대한 비용 절감 조치로 일부 고용주는 그룹 건강 보험 혜택에 대한 참여를 gating하기 시작했습니다.

한 가지 메커니즘은 직원의 배우자가 보험 혜택을 제공하는 조직에 고용되어 있는 경우 직원의 배우자를 제외하여 배우자의 고용주에게 부담을 전가하는 것입니다. 이러한 제외로 인해 두 개의 플랜에 가입해야 하는 부부의 경우 본인 부담금이 증가하게 됩니다. 또한 일부 고용주는 플랜에 추가된 자녀에 대한 부양 가족 증명과 같은 검증을 요구하기도 합니다.

17) 카페테리아식 복리후생 플랜

직원이 특정 구성 요소를 골라 선택할 수 있는 카페테리아식 복리후생 플랜이 자주 사용됩니다. 이러한 방식으로 직원은 보험료 대비 혜택의 가치를 평가할 수 있습니다. 예를 들어, 보험료가 낮은 치과 또는 안과 플랜에 가입하는 것이 관련 의료 서비스에 대해 높은 본인 부담금을 지불해야 하는 위험과 비교할 때 가치가 있을 수 있습니다.

18) 고액 공제액 건강 플랜

고액 공제액 건강 플랜 high-deductible health plan, HDHP은

수십 년 동안 인기를 끌었던 80/20 보험 모델의 대안입니다. 이 플랜은 직원이 선불(첫 번째 지불) 위험을 더 많이 부담하는 대신 더 낮은 보험료를 제공하며, 종종 건강 저축 계좌 health savings account, HSA와 결합하여 사용합니다.

HDHP를 선택하는 직원은 미리 설정된 공제액에 도달할 때까지 본인 부담금을 지불합니다. 개인은 HSA에 세전 불입금을 납부하여 본인 부담 의료비를 지불할 수 있습니다.

이러한 플랜에는 몇 가지 장점이 있습니다.

- 직원들은 불필요한 치료를 조절할 수 있습니다.
- 고용주는 보험료 부담을 덜 수 있습니다.
- 사용하지 않은 적립금은 해마다 누적됩니다(자유 저축 계좌와 달리).
- 누적된 적립금을 투자할 수 있습니다.

이러한 플랜의 단점은 직원들이 저렴한 보험료에 매력을 느낄 수 있지만 필요한 치료 예산을 마련할 수 있는 재정적 여유가 부족하다는 것입니다. 따라서 직원들이 잠재적인 본인 부담 비용을 이해하고 그에 따라 계획을 세우는 것이 매우 중요합니다.

19) 기타 복리후생

기업은 저렴한 비용의 보육, 조기 퇴직 옵션, 직원의 퇴직 계좌에 대한 매칭 기부금, 직원 부담금 없이 전액 지원되는 퇴직 계좌 등 다른 유형의 복리후생 혜택을 제공할 수 있습니다. 고용주의 지위(예: 영리 또는 비영리)에 따라 제공할 수 있는 세금 유예 퇴직 프로그램의 유형이 결정됩니다. 혜택은 일반적으로 건강, 장애, 연금, 생명 보험, 산재 보험, 실업 보험, 휴가 시간, 사업 및 교육 비용의 범주에 속합니다. 또한 사회보장제도에 따라 의무적으로 발생하는 혜택도 있습니다.

복리후생 제도의 복잡한 특성으로 인해 HR 전문가의 기술 및 전략적 전문성이 그 어느 때보다 중요해졌습니다. 대부분의 조직에서 주축이 된 추가 복리후생으로는 스트레스, 재정적 어려움, 중독 관련 장애, 가족 및 사회적 문제를 해결하기 위한 개인 상담을 제공하는 직원 지원 프로그램 employee assistance program, EAP이 있습니다.

일반적으로 이러한 프로그램은 직원에게 기본 서비스 또는 일정 횟수의 상담을 무료로 제공하며 표준 복리후생 패키지의 일부로 제공됩니다. EAP에 대한 의뢰는 자발적으로 이루어질 수도 있지만 직원의 행동을 개선하고 생산성을 회복하기 위한 징계 또는 교정 절차의 일부로 제공될 수도 있습니다.

20) 직원 관계

효과적인 직원 관계는 인사 정책 및 외부 요건을 포함한 강력한 법적 프레임워크를 구축하고 긍정적인 직원 관계 환경을 장려함으로써 구축할 수 있습니다. 바람직한 결과는 충성심이 높고 환자의 요구를 충족시킬 수 있는 직원이 만족하는 것이며, 이 두 가지 모두 직원 유지율 향상으로 이어집니다.

21) 법적 프레임워크

직원과 고용주 간의 관계에는 여러 복잡한 연방법이 적용됩니다. 평등고용기회위원회 Equal Employment Opportunity Commission, EEOC를 비롯한 규제 기관과 ADA 및 FLSA와 같은 법률은 직원들이 공정하고 일관된 직장 정책, 절차 및 관행으로 대우받을 수 있도록 보장하기 위한 것입니다.

부서장은 이러한 법적 의무가 존재한다는 사실을 알고 있어야 하며, 해석이나 적용 가능성에 대해 의문이 생길 경우 언제 HR 전문가에게 문의해야 하는지 알고 있어야 합니다.

22) 인사 정책

인사 정책은 조직의 비즈니스 목표 및 전략적 의도와 일관성을 유지해야 합니다.

예를 들어, 정책과 절차는 개방형 직책에 대한 내부 후보자의 승진을 다룰 뿐만 아니라 현재 직원을 인정하고 동기를 부여하는 방법을 제공할 수 있습니다. 특히 직원의 고용 상태, 기본 근무 조건, 승진, 강등 또는 재배치 능력을 침해할 수 있는 인사 정책을 이해하고 일관성 있게 적용하는 것은 교육 리더에게 필수적입니다.

23) 직원 징계

직원 징계와 관련된 정책 및 절차는 특히 고용주와 직원 간의 지지적인 관계를 형성하는 데 중요합니다. 객관적인 제3자가 징계 사건의 양측 입장을 모두 고려할 수 있는 고충처리 또는 항소 절차가 유용할 수 있습니다. 이 절차는 모든 관리 조치에 대해 개방적이거나 범위가 더 제한적일 수 있습니다. 고충처리 절차에는 고위 관리자 또는 직원 패널이 고충을 독립적으로 검토하는 여러 단계가 포함되어야 합니다.

현명한 ED 리더는 사건과 합의된 결과를 확인하기 위해 최소한 한 명 이상의 제3자를 입회시켜야 합니다. 고충처리 절차는 징계 조치에 대한 책임이나 권한을 이전하기 위한 것이 아니라 관리자가 직원 징계와 관련된 업무를 수행할 수 있도록 지원하기 위해 마련된 것입니다. 이러한 절차를 부당 해고 협의와 같은 법적 분쟁을 해결하기 위한 중재와 혼동해서는 안 됩니다. 이러한 접근 방식으로 설정된 고충 처리 절차 및 구조는 일반적으로 경영진과 직원 모두가 지지하고 지원할 수 있는 환경을 조성합니다.

24) 전략적 직원 관계

직원 관계 및 HR의 기본 원칙은 돌발 상황 없이 일관성 있고 공정한 조치를 취하는 것입니다. 전략적 접근 방식의 요소에는 감독자와 관리자 교육, 커뮤니케이션 관행과 스타일에 대한 집중, 직무 범위, 설명, 설계 및 조직 구조 전반을 고려하는 것이 포함됩니다. 리더는 조직 또는 부서의 디자이너, 코치, 관리자로 생각할 수 있습니다.

디자이너로서의 역할에서 ED 리더는 각 직무의 설계와 직원 만족도, 생산성 및 조직 전반과의 관계를 신중하게 고려해야 합니다. 코치로서의 역할에서 리더는 개발 요구 사항을 파악하고 적절한 직원 리소스를 적용하며 실제 학습 환경을 조성하는 임무를 맡습니다. 조직의 관리자로서의 역할에서 리더는 직원과 환자 모두에 대한 봉사자라는 인식을 가져야 합니다.

의미 있는 소통을 위해서는 효과적인 경청과 직원의 필요, 아이디어, 생각에 대한 진지한 이해가 필요합니다. 성공적인 응급실 리더는 거의 항상 직원들의 목표와 기관의 목표를 일치시킬 수 있는 비전을 제시하는 훌륭한 커뮤니케이터입니다.

커뮤니케이션은 형식과 내용 면에서 당연한 것으로 여겨지는 경우가 많지만, 직무 만족도를 높이는 데 큰 가치를 지니고 있습니다.

25) 직원 참여와 피드백

직원들의 업무에 영향을 미치는 결정에 직원을 참여시키고 업무 현황에 대해 알려주는 것이 중요합니다. 예를 들어, 직원이 회사의 품질 목표, 부서별 기대치, 환자 만족도 점수 또는 재무 목표를 얼마나 효과적으로 달성하고 있는지에 대한 피드백을 제공하는 것은 고용주와 직원 간의 강력한 관계를 구축하는 데 필수적입니다. 이러한 피드백은 징벌적 성격이 아닌 성과 향상을 위한 기회로 간주해야 합니다.

해적이 선원들에게 이렇게 말하는 오래된 만화가 떠오릅니다. *"사기가 올라갈 때까지 매질은 계속될 것이다."* 부정적인 강화는 성공적인 성과 개선 전략이 아니며 고용주와 직원 간의 관계를 해칠 수 있습니다. 역량 개발에 관심을 기울이고 직원을 존중하는 태도로 대하는 것도 신뢰와 고용 유지의 토대를 구축하는 데 필요합니다. 개인과 기업의 요구 사이의 균형을 맞추기 위해서는 비전이 필요합니다.

비전 선언문은 직원들이 조직이 나아가는 방향과 자신이 기여할 수 있는 방법을 이해하는 데 도움이 됩니다. 또한 급격한 변화의 시기에 비전 선언문은 직원들이 미래에 더 많은 투자를 할 수 있도록 도와줍니다. 부서 리더는 직원의 요구와 기대치를 파악하고 이해하기 위해 자주 피드백을 수집해야 합니다. 이러한 정보는 위험이 없는 환경에서 얻어야 합니다. 설문조사 등의 피드백을 바탕으로 현재 상태와 원하는 상태 사이의 격차를 해소하기 위한 실행 계획을 수립할 수 있습니다.

대응 실행 계획은 직원 피드백의 가치를 입증하고 직원들이 향후 목표를 이해하고 검증하는 데 도움이 됩니다. 직원 의견 조사, 포커스 그룹, 타운홀 미팅 및 기타 방법은 조직에서 커뮤니케이션과 피드백의 중요성을 효과적이고 상징적으로 강화합니다.

26) 훈련 및 교육

다른 HR 부서와 마찬가지로 의료 훈련 및 교육에는 내부 및 외부 구성 요소와 의무가 있습니다. 예를 들어, 공동위원회는 의료진이 특정 환자 집단을 관리하는 데 필요한 연령 관련 기술 및 기준에 대한 교육을 받도록 요구합니다. 또한 OSHA는 직원들에게 감염 관리 및 잠재적인 작업장 위험에 대한 교육을 요구합니다.

우수 센터(예: 뇌졸중 또는 외상 센터 지정)를 만들려면 의사와 간호사가 지속적인 역량을 발휘할 수 있도록 지속적인 교육이 필요합니다. 화재 안전부터 특정 라이선스 요건에 이르기까지 다양한 교육 문제는 의료 기관에서 어디에나 존재합니다. 교육은 일반적으로 주어진 업무 상황에 직접 적용할 수 있는 직무 관련 기술을 제공하는 것으로 정의됩니다.

교육에는 일반적으로 직원이 업무를 수행하는 데 사용할 수 있는 기술과 역량 개발이 포함됩니다. 효과적인 교육 리더는 직원의 전문성 개발을 중요하게 생각하며 각 구성 요소를 해결하기 위한 프로그램을 실행합니다.

이러한 노력에는 관찰과 피드백 외에도 각 직원의 개발

요구 사항을 정확히 파악하기 위한 공식화된 접근 방식이 필요합니다. 직원 스스로 이러한 요구 사항을 파악하도록 하는 것이 유용할 때가 많습니다(예: 도구 또는 순위 시스템). 그런 다음 결과를 취합하여 교육 요구 사항과 리소스에 대한 합의를 도출할 수 있습니다.

27) 진정한 학습 조직

진정한 학습 조직은 다음을 허용하는 환경을 조성합니다.

- 실수 허용
- 가정 테스트
- 다른 사람의 아이디어에 대한 개방성
- 대화와 피드백
- 탐구 기술 적용

학습 조직 프로세스는 대부분의 전문가가 생각하고 느끼고 행동하는 방식에 근본적인 변화를 요구합니다. 익숙한 접근 방식이 최선이 아닐 수 있음을 인정하면서 위험을 감수하고 실수를 기꺼이 감수하는 자세가 필요합니다. 이는 특히 조직 내 계층 구조에서 높은 지위를 차지한 고도로 훈련된 전문가에게는 더욱 어려울 수 있습니다.

28) 존중과 포용

#MeTooMedicine 운동은 의료 분야의 문화적 개선 기회를 강조했습니다. 응급실 리더는 HR 부서와 협력하여 성 전환을 겪고 있는 직원의 요구를 해결하는 정책을 개발하는 것이 중요하며, HR 전문가는 이러한 잠재적으로 새로운 물살을 헤쳐 나갈 수 있는 지침을 제공해야 합니다.

탈의실과 화장실 시설, 복장 규정, 복리후생 및 기타 관련 고려 사항을 다루는 정책을 시행해야 합니다. 성 전환을 위한 가이드라인을 만드는 것은 성 전환 과정을 겪는 직원들과 소통하는 데 필수적인 단계가 될 수 있습니다. 부서장은 인사팀에 성별 용어에 대한 표준화된 최신 교육을 요청하고 성희롱에 대한 명확한 정의가 조직 정책에 포함되도록 해야 합니다.

이 분야는 빠르게 진화하고 있으므로 성희롱에 대한 명확한 정의가 조직 정책에 포함되도록 해야 합니다. 중요한 것은 성희롱 혐의를 처리하는 절차를 숙지하고 있어야 한다는 점입니다. 조사 과정에서 관련자의 프라이버시를 유지하여 존엄성을 보호하는 것이 필수적이므로 이러한 상황은 매우 민감하게 접근해야 합니다. 관용과 존중은 모든 직원의 권리입니다. 직원들이 모든 개인과 함께 일할 수 있다는 기대가 표준이 되어야 합니다.

29) 결론

응급실 임상의는 응급실이 다른 병원과 다르다는 믿음에 기반한 단일 사고방식을 공유하는 경향이 있습니다. 이는 분명 사실이지만, 독립적인 사고와 행동은 조직이나 부서의 목표를 발전시키지 못합니다. 효과적인 응급실 리더가 되려면 환자, 직원, 모 조직의 이익을 위해 기관의 장벽을 뛰어넘어 상호 작용하고 협력해야 합니다.

의료 서비스 품질과 HR 간의 연관성은 쉽게 알 수 있습니다. 직원들은 그 어느 때보다 직장과 근무지를 옮길 기회가 많으며, 자신의 직업적, 개인적 필요와 가치에 맞는 직장을 찾으려는 경향이 더 커졌습니다. HR의 기능은 새로운 인재를 채용하고 기존 직원에게 보상을 제공하기 위한 지속적인 노력으로 이러한 요구를 파악하고 이에 대응하는 것입니다.

응급실 리더는 HR과 협력하여 직원들에게 상호 안전하고 만족스러운 환경을 조성하는 동시에 그룹과 병원의 이익도 보호할 수 있습니다.

REFERENCE

1. EP Monthly [Internet]. Gender bias in the halls of medicine [cited 2013 Jul 5]. Available from: http://www.epmonthly.com/features/current-features/sexism-in-the-ed-how-pervasiveis-gender-bias/
2. Greene LE. General principles of human resource management. In: Salluzzo RF, Mayer TA, Strauss RW, editors. Emergency Department Management: Principles and Applications. St. Louis, Mo: Elsevier; 1997.
3. Leatt P, Shortell SM, Kimberly JR. Healthcare Management: Organization Design and Behavior. Williams SJ, editor. New York, NY: Delmar Thomson Learning; 2000.
4. O'Dell C. Building on received wisdom. Health Forum J. 1993;36(1):17-21.
5. Society for Human Resource Management [Internet]. How HR can support transgender employees [cited 2020 Mar 19]. Available from: https://www.shrm.org/hr-today/news/hr-magazine/pages/0915-transgender-employees.aspx
6. The Editor's Desk, Bureau of Labor Statistics. Median Weekly Earnings for Fourth Quarter 2019 (USDL 11-0062). Washington, DC: US Government Printing Office; 2020.

2.

의사 모집, 자격 평가 및 오리엔테이션

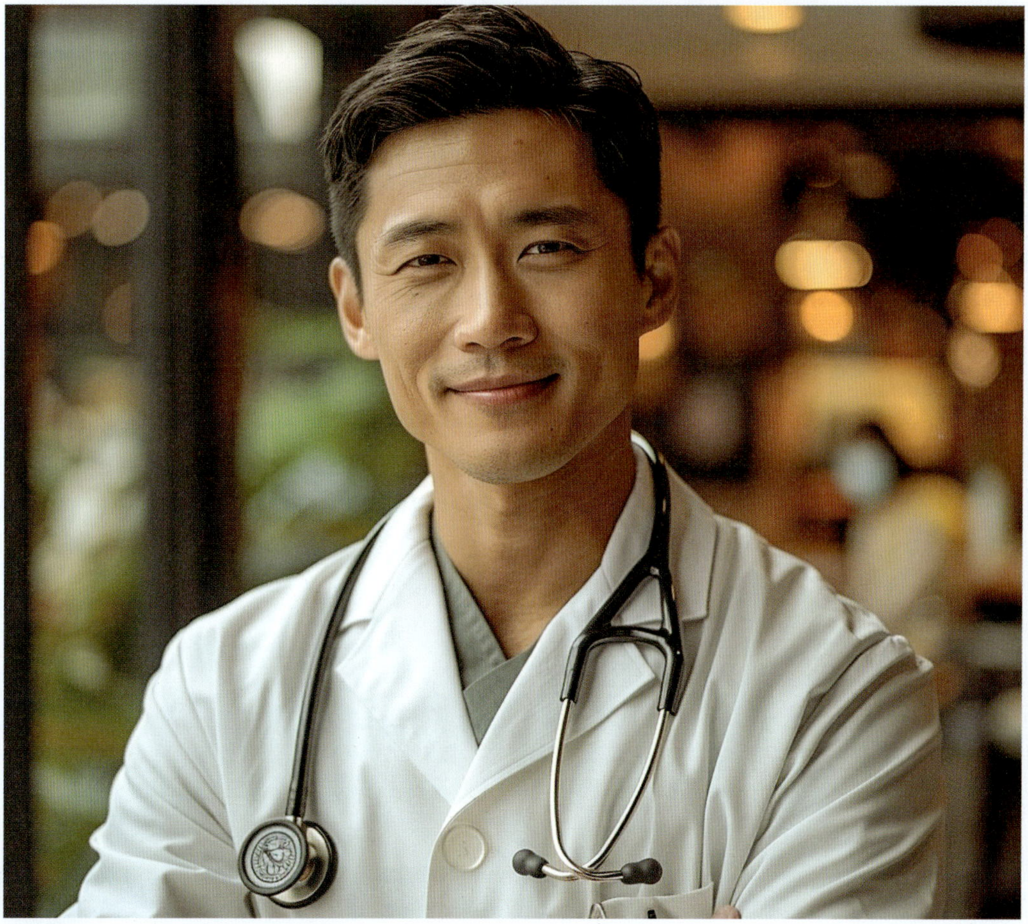

학습목표

1. 응급실 의사 채용의 중요성과 그 과정을 이해한다.
2. 심리적 계약의 개념과 채용 초기 단계에서의 관계 구축의 중요성을 학습한다.
3. 인센티브 기반 보상 프로그램의 구조와 공평성 확보 방법을 배운다.
4. 신입 의사의 원활한 적응을 돕기 위한 효과적인 오리엔테이션 프로그램을 설계하는 방법을 학습한다.
5. 현재 의사 직원의 유지를 위한 전략과 그 중요성을 이해한다.

1) 서론

응급실 ED의 의사 인력 채용은 끝이 없어 보이는 과정입니다. 많은 사람들이 채용을 단순히 빈자리를 채우기 위한 도구로 생각하지만, 이 중요한 작업에는 더 중요한 의미가 있습니다.

특히 응급의료 분야에서는 직업적 목표, 개인적 우선순위, 가족의 필요, 질병, 교대 근무의 혹독함, 의사의 소진 및 기타 예상치 못한 상황의 변화로 인해 의료진이 끊임없이 공급과 수요를 반복합니다.

이러한 예측 불가능성은 대부분의 다른 전문 분야에서는 거의 발생하지 않는 역학 관계, 즉 의사 직원의 상대적 불안정성을 초래합니다. 이러한 상대적 불안정성은 바람직한 후보자를 채용하는 과정을 신중하게 고려할 수 있는 기회를 제공합니다. 만성적으로 인력이 부족한 진료과에서는 인력 압박으로 인해 의료진의 성과와 책임감을 향상시킬 수 있는 기회를 잃을 수 있습니다.

즉, 스케줄을 채우는 것이 우선순위가 되면 진료의 질과 같은 다른 목표는 의도치 않게 부차적인 목표가 될 수 있습니다. 또한 의사에 대한 수요가 응급실의 공급을 크게 초과하는 경우 기존 의료진은 단순히 인력 '위기'를 개선할 수 있는 능력에서 고용 안정을 찾고 성과를 개선해야 한다는 압박을 느끼지 않습니다.

그러나 인력이 가득 차거나 약간 초과된 부서에서는 단순히 교대 근무를 채우는 것만으로는 충분하지 않으며, 모든 의료진은 기관의 기대에 부응해야 합니다.

지속적인 채용은 기존 의료진의 성과에 인센티브를 제공하는 동시에 응급실 책임자가 개선할 수 없거나 개선하지 않을 의료진보다 더 적합한 의료진을 찾을 수 있게 해줍니다.

2) 채용

병원 자격 인증 프로세스는 복잡하고 잠재적인 함정으로 인해 부담이 됩니다. 숙련된 리더는 이 프로세스를 능숙하게 탐색하고 지연이나 병원 권한 거부를 피할 수 있습니다.

3) 관계

채용은 원장과 의료진 간의 관계의 시작을 의미합니다. 많은 응급실 책임자들은 계약이 체결되거나 의료 제공자가 임상 업무를 시작해야만 관계가 시작된다고 생각합니다. 이러한 오해는 향후 문제를 일으킬 수 있는 기반이 약화되는 결과를 초래합니다. 첫 접촉(예: 전화 통화 또는 악수)부터 전공의와 원장은 서로에 대한 의견을 형성하기 시작합니다. 스케줄, 보상, 전문성 개발, 부서 운영에 대한 논의를 포함한 이러한 모든 커뮤니케이션은 심리적 계약의 기초를 형성합니다.

4) 심리적 계약

비즈니스 세계에서 가장 자주 언급되는 심리적 계약은 응급실 책임자와 응급실 제공자 간의 무언의 계약입니다. 이 계약은 양 당사자의 상호 존중과 신뢰를 나타냅니다. 심리적 계약이 손상되면 업무 관계도 손상됩니다. 대부분의 제공자 계약서는 문제가 발생할 때까지 파일 캐비닛에 보관되며, 이러한 문제는 일반적으로 심리적 계약의 위반을 나타냅니다.

잠재적인 위반은 종종 잘못된 의사소통과 기대치 또는 약속된 행동의 불명확성에서 비롯됩니다. 흔하지는 않지만, 한쪽이 의도적으로 다른 쪽을 오도할 때 훨씬 더 우려스러운 위반이 발생합니다. 안타깝게도 계약/관계의 세계에서는 실행 능력이 확인되기 전에 약속을 하는 경우도 있고, 단순히 단기적인 협상 우위를 점하기 위해 약속을 하는 경우도 있습니다. 의도적으로 오해를 불러일으키는 상대방은 관계를 갑작스럽게 끊어버리기 쉽기 때문에 이는 실패에 대비한 전략입니다.

가장 흔한 심리적 계약 위반 사례는 다음과 같습니다(Box 8-2-1).

5) 재정적 문제

채용 과정에서 보너스 구조에 대해 논의하는 경우가 많지

Box 8-2-1 일반적인 심리적 계약 위반

- 서면 또는 묵시적 기대치 미충족
- 보너스 미제공
- 파트너십 미제공
- 승진 일정 미준수
- Vesting 일정 미이해 또는 미준수
- 불공평한 일정
- 공급자 간 불공평한 보상
- 부적절한 성과 검토 및 피드백
- 부적절한 통제
- 약속보다 적은 책임 부여

만, 재정적 세부 사항은 의도적으로 대화에서 누락될 수 있습니다. 보너스는 개인의 성과에 따른 추가 보상이며 보장이 보장되지 않는다는 점을 후보자에게 알려주는 것이 적절합니다. 지원자에게 보너스 내역을 제공하면 진정한 유혹과 보장이라는 의미 사이의 간극을 좁히는 데 도움이 될 수 있습니다. 파트너십의 구조, 자격 요건, 일정 및 혜택은 완전히 공개하고 계약서에 명시하며 준수해야 합니다.

6) 인센티브 기반 보상 프로그램

인센티브 기반 보상 프로그램은 일부 의사에게 불만의 원천이 될 수 있습니다. 이러한 프로그램은 모든 임상의가 가능한 인센티브를 받을 수 있는 기회를 균등하게 제공하도록 구성되어야 합니다. 구조화되지 않은 보상 프로그램, 즉 일관성 없이 협상된 패키지는 문제가 있으며 종종 불평등을 초래합니다.

예를 들어 의사 A와 의사 B가 같은 직책에 고용되었지만 의사 B가 의사 A보다 더 나은 협상가인 경우(예: 시간당 10달러를 추가로 확보하고 한 달에 근무 시간을 하루 줄임), 의사 A는 이러한 불평등이 발견되면 분노할 것입니다(그리고 반드시 발견될 것이니 안심하셔도 됩니다).

의사 B가 기존 그룹 멤버가 받지 못한 15,000달러의 계약 보너스를 확보한 경우 모든 그룹 멤버에게 동일한 보너스를 지급해야 하나요? 모든 사람의 심리적 계약과 부서의 안정성을 유지하기 위해 두 가지 논리적 옵션을 사용할 수 있습니다.

- 유능한 협상가인 의사 B에게 계약 보너스 지급을 거절
- 그룹 구성원 모두에게 동일한 보너스를 지급

응급실 의사는 환자를 진료하고 다양한 행정적 책임을 다한 것에 대한 보상을 받아야지, 협상 기술에 대한 보상을 받아서는 안 됩니다. **특별한** 사람들을 위한 **특별한** 거래는 불평등, 제공자 불만 및 유지율 문제를 초래하는 전략입니다.

7) 비전/미션

채용에는 어느 정도의 정직한 세일즈맨십이 필요합니다. 어떤 사람들에게는 비전문적으로 보일 수 있지만, 현실적으로 지원자는 판매되는 **최고의 기회**를 구매해야 합니다. 하지만 정의할 수 없는 것은 판매할 수 없습니다. 모든 부서에는 비전과 사명이 필요하며, 모든 리더는 이러한 요소를 실현하고 채용 계획에 통합하기 위해 노력해야 합니다.

8) 채용 전략

의사를 채용하기 위한 전략에는 여러 가지가 있습니다. 그러나 채용 노력은 개별 응급실의 필요에 맞게 조정될 수 있으며, 지원자의 특정 요구 사항을 해결할 수 있을 만큼 유연해야 합니다. 예를 들어, 지역에서 가장 인기 있는 지역에 공석이 있는 경우 '입소문'만으로도 지원자를 끌어 모을 수 있습니다. 하지만 대부분의 ED는 운이 좋지 않습니다.

성공적인 채용을 위해 의료 책임자는 다음과 같은 기술을 조합하여 거래를 성사시킬 수 있습니다.

9) 광고 및 홍보

광고는 가능한 한 많은 후보자 풀을 생성하는 넓은 그물을 던지는 데 필요합니다. 좁은 초점으로 채용 캠페인을 시작하는 것이 효율적이고 응급의학과 의사의 생각과 일치하는 것처럼 보일 수 있지만(요점을 바로잡는 것), 너무 좁은 초점은 충분한 후보자 풀을 만들지 못할 가능성이 높습니다. 광고에 대한 지식과 경험이 풍부한 기관의 마케팅 담당자의 도움을 받는 것이 현명합니다.

마케팅은 다양한 형태를 취할 수 있지만 목표는 간단하고 보편적입니다. 광고가 공석을 채우지는 못하더라도 후보자가 다음 단계로 나아가 기회를 탐색하도록 유도해야 합니다. 응급실 채용 기회를 소개하는 데 적합한 간행물은 다음과 같습니다.

- 응급의학 잡지(예: 월간 응급의학자 및 EM 뉴스)
- 전문 학회 간행물(예: ACEP Now)
- 동료 심사 저널(예: 응급의학 연보 및 학술 응급의학)
- 동료 심사 저널(예: 응급의학 연보 및 학술 응급의학)

인쇄 및 온라인 매체 외에도 컨퍼런스 및 전시회에서 실시간으로 광고를 집행할 수 있습니다. 회의 규모에 따라 노동집약적 이지만, 이러한 행사에서 생성되는 확실한 리드의 수는 상당할 수 있습니다.

잠재적 후보자와 직접 대면하고 특정 요구 사항과 문제를 해결할 수 있는 기회가 있기 때문에 이렇게 생성된 리드의 품질은 인쇄 및 온라인 광고보다 더 좋은 경우가 많습니다. 또한 직접적인 접촉과 긍정적인 인상은 후보자가 채용 프로세스의 다음 단계로 나아갈 가능성을 훨씬 더 높입니다.

가장 큰 성과를 거둔 박람회는 참석률이 높은 응급의학 컨퍼런스 및 지역회의 입니다.

10) 심사

광고 캠페인이 진행되고 응답이 접수되면 후보자가 해당 직책의 요구 사항을 충족하는지 확인하기 위해 적절하게 심사해야 합니다. 예를 들어, 시설에서 레지던트 수련을 받고 이사회 인증을 받은 응급의학과 의사만 채용하는 경우 해당 자격을 갖춘 지원자만 고려해야 합니다.

행정 보조원과 같은 지원 인력에게 적절한 심사를 위임할 수 있습니다. 지원자의 관심에 감사하는 서신을 포함하여 심사 기능을 수행하는 직원에게 구체적인 심사 지침과 교육을 제공해야 합니다. 미리 정해진 자격 요건을 충족하는 후보자의 이름과 연락처 정보는 전화, 화상 통화 또는 기타 통신 수단을 통해 진행될 수 있는 사전 인터뷰를 위해 의료 책임자에게 전달되어야 합니다.

지원 직원이 일정을 잡는 데 도움을 줄 수 있지만, 사전 인터뷰는 의료 책임자가 직접 진행해야 합니다.

11) 사전 인터뷰

사전 인터뷰는 응급실 책임자가 신규 또는 예비 제공자와 처음으로 나누는 대화인 경우가 많습니다. 이 프로세스의 목적은 해당 직책의 기본 자격 요건보다 조금 더 깊이 파고드는 것입니다. 기본적인 자격 요건은 중요하지만 그것만으로 지원자를 구별할 수는 없습니다. 사전 인터뷰는 이력서 이면의 성격을 파악할 수 있도록 구성되어야 합니다.

전형 과정은 객관적인 반면, 사전 인터뷰와 면접 과정은 일반적으로 더 주관적입니다. 성공적인 관계를 위해 필요한 자질은 사전 면접에서 찾아야 합니다. 직업 윤리가 중요한 경우 지원자의 고용 이력, 행동, 직무에 대한 헌신에 대해 논의해야 합니다.

풀타임 야간 근무 의사를 채용하는 것이 목표라면 지원자의 야간 근무에 대한 관심도를 조기에 파악해야 합니다. 사전 면접을 통해 응급실 그룹과 지원자가 서로 잘 맞는지 확인해야 합니다. 적합하다고 판단되면 공식 면접 일정을 잡아야 합니다.

12) 인터뷰

인터뷰는 종종 ED 리더와 지원자 간의 첫 대면 회의입니다. 경험상 ED 리더는 채용할 의사가 없는 후보자와의 면접은 피하는 것이 좋습니다. 채용은 데이트와 다릅니다.

따라서 바람직한 결과는 장기적인 노력뿐입니다. 해당 임상의를 채용하려는 진심 어린 관심이 없다면 후보자와 배우자를 근무지로 데려오는 데 필요한 시간과 비용을 정당화할 수 없습니다.

많은 의료 책임자들이 갈등이나 어색함을 피하기 위해 어렵지만 중요한 주제를 피함으로써 면접 과정에 사회적 규칙을 잘못 적용합니다. 하지만 면접은 양측이 원하는 것, 필요한 것, **거래의 걸림돌**을 파악할 수 있는 기회입니다.

어려운 주제에 대해 잘 안무된 춤을 추는 것은 새 실무자가 업무를 시작한 후 불가피하게 같은 주제가 나왔을 때 누구에게도 도움이 되지 않습니다. 불편한 주제에는 일정, 복리후생, 보상, 시작일 등이 포함될 수 있지만 이에 국한되지는 않습니다. 직접 대화를 통해 새로 형성된 관계와 심리적 계약을 강화할 수 있습니다.

어떤 이유로든 잠재적인 문제를 원만하게 해결할 수 없다면 성공적인 매칭은 기대하기 어렵습니다. 행동 기반 면접 기법은 적합성을 테스트하는 효과적인 방법입니다. 기민한 면접관은 지원자의 주요 특성을 파악하고 지원자가 이러한 자질을 갖추고 있는지 확인하는 질문을 합니다.

예를 들어, 팀워크가 중요한 특성인 경우 면접관은 다음과 같은 질문을 할 수 있습니다.

"마지막으로 동료를 도와 어려운 문제를 해결한 것이 언제였으며, 어떻게 도움을 주었나요?"
"5년 후 자신의 모습을 어떻게 보십니까?"

이와 같이 지원자의 행동과 인식을 보다 명확하게 드러내는 질문으로 대체해야 합니다. 지원자와 의료 책임자 사이에 보내는 시간 외에도 면접에는 유대감을 효과적으로 강화하고 좋은 심리적 계약과 채용을 이끌어내는 몇 가지 다른 요소가 있습니다.

특히 면접 과정의 일부로 계획된 사교 행사에는 지원자의 중요한 타인(예: 배우자, 인생의 동반자, 때로는 부모님)을 포함시켜야 합니다. 사교 행사 중 상호작용에는 다음과 같은 것들이 있습니다.

- 지원자에 대한 평소와 다른, 보다 캐주얼한 관점을 보여주기
- 여러 사람과 함께 지원자를 관찰할 수 있는 기회를 만

들기

- 다른 의사, 간호사, 병원 관리자 등 다른 사람들이 지원자를 만날 수 있는 기회를 제공하기
- 장벽을 없애고 비공식적이고 편안한 분위기를 제공하여 지원자를 더 잘 알 수 있도록 하기

13) 컴플라이언스

이 장의 범위를 벗어나지만, 채용 절차에 있어서 컴플라이언스를 다루는 것은 필수적입니다. 특히, 면접관은 사전 면접과 면접 과정에서 나중에 인권 침해로 간주될 수 있는 질문을 하지 않도록 주의해야 합니다. 인종, 나이, 종교, 성적 지향에 관한 질문, 심지어 성별에 관한 질문은 부적절할 수 있으므로 피해야 합니다.

14) 거래 성사시키기

채용의 궁극적인 목표는 지원자가 "점선에 서명"하도록 하는 것입니다. 적절하게 선별된 후보자는 적합성이 확인되었다는 가정 하에 일반적으로 채용할 가치가 있다는 점은 아무리 강조해도 지나치지 않습니다. 일부 의료 책임자는 면접이 끝날 때 후보자에게 계약서를 제시하기도 합니다. 계약서는 일반적이거나 제공자의 이름으로 개인화할 수 있습니다.

물론 그 자리에서 채용을 확약해야 한다는 압박은 없어야 하지만, 적절한 경우 후보자는 면접이 성공적이었고 채용이 제안되었다는 사실을 이해하고 자리를 떠나야 합니다.

15) 전문 채용 담당자

논의된 모든 채용 및 마케팅 전략은 의료 책임자가 직접 처리할 수 있지만, 전문가 및 지원 담당자의 도움이 거의 항상 도움이 됩니다. 응급실 책임자는 응급 의학 전문가이며, 의사 채용 담당자는 의사 채용 전문가입니다. 일반적으로 세 가지 범주의 도움을 받을 수 있습니다.

- 병원 기반 채용 담당자는 매우 중요합니다. 모든 병원에는 일반적으로 의사 채용 노력과 통합 전략을 지원하는 마케팅 부서가 있습니다. 이러한 부서에서는 광고 초안을 작성하고 광고를 게재하며, 전시회에 참석하고, 일반적으로 후보자를 선별합니다. 인사 부서에서도 이러한 노력을 지원할 수 있습니다.
- 그룹 기반 채용 담당자는 해당 그룹만을 위한 채용을 위해 고용된 커리어 의사 채용 담당자인 경우가 많습니다. 이러한 채용 담당자는 일반적으로 급여를 받으며 일반적으로 그룹의 성공에 따른 인센티브를 받습니다.
- 전문 채용 회사는 후보자가 채용 조직과 계약을 체결하도록 하는 데 훌륭한 도구가 될 수 있습니다. 하지만 두 가지 주의 사항이 있습니다.
  - 채용 담당자는 병원이나 의사 그룹이 아닌 회사를 위해 일합니다. 따라서 그들의 일차적인 충성도는 회사에 있습니다.
  - 자격을 갖춘 후보자와 거래를 성공적으로 성사시키기 위한 채용 수수료가 25,000달러를 초과할 수 있습니다. 이러한 서비스가 도움이 될 수 있지만 더 비용 효율적인 채용 방법이 있을 수 있습니다.

16) 적합한 인재 찾기

필요한 지원의 수준과 유형은 의료 책임자의 욕구와 전문성, 채용의 어려움 정도에 따라 결정됩니다. 매우 매력적이고 쉽게 충원할 수 있는 직책이라면 제한된 리소스가 필요할 수 있습니다. 그러나 채용에 어려움이 있는 경우 전문가를 영입해야 할 수도 있습니다.

17) Retention

Retention은 **채용**과 절차가 다릅니다. 다시 말해, Retention은 현재 그룹 구성원을 지속적으로 재채용하는 것입니다. 안타깝게도 많은 리더들이 직원 채용의 이 중요한 측면을 무시하고 있습니다. 퇴사하는 직원을 대체할 직원을 채용하는 것보다 현재 직원을 유지하는 데 훨씬 적은 노력이 필요합니다. 게다가 현재 직원은 이미 잘 알려진 존재입니다. 직원 유지를 무시하면 소중한 직원을 덜 바람직한 사람으로 교체해야 하는 실질적인 위험이 발생합니다.

채용에 들어가는 시간, 에너지, 비용 외에도 새로운 직원을 오리엔테이션하는 데 필요한 추가 노력도 상당하며, 다른 프로젝트에 더 집중할 수 있습니다. 직원 유지에는 관계 관리가 필요합니다. 이러한 관계를 관리하지 않으면 실무자는 항상 무시당하고 있다는 느낌을 받게 됩니다. 직원의 상태를 지속적으로 평가하는 것이 중요합니다. 의료 책임자는 의료진이 직업적 삶과 개인적 삶에서 만족하고 행복한지, 둘 다 자

주 평가해야 합니다. 해당 디렉터는 "내가 무엇을 도와줄 수 있을까요?"라고 물어볼 수도 있습니다.

전문적인 관점에서 정기적인 공식 성과 평가가 제공되어야 하며, 분기별로 하는 것이 합리적입니다. 그러나 특정 제공자의 요구가 충족되었는지 확인하기 위한 비공식적인 점검(월별 또는 그보다 더 자주)은 가치 있고 쉽게 수행할 수 있습니다. 공식적이든 비공식적이든 모든 성과 평가는 임상의가 응급실과 그 운영, 경력 만족도 및 진료에 대한 헌신, 리더의 성과에 대해 평가할 수 있는 똑같이 중요한 기회를 제공해야 합니다.

의료진과 주요 관계자를 포함하는 사교 행사를 예약하는 것이 중요합니다. 이러한 활동은 재미와 보람이 있습니다. 또한 성공적인 교육 리더의 직무 책임의 필수적인 부분이기도 합니다. 직무 헌신은 분석적인 결정이 아니라 개인적이고 감정적이며 본능적인 반응입니다. 요컨대, 사람들은 자신을 아끼는 사람들과 함께 일하는 것을 즐기고 그들에 대해 관심을 갖습니다.

18) 인증

인증은 환자 안전과 치료의 질에 대한 기대치를 충족하기 위한 병원의 메커니즘입니다. 1965년 이전에는 병원은 시설 운영에 중점을 두었고 의료진은 전적으로 치료의 질에 대한 책임을 졌습니다.

이러한 구조는 1900년대 초의 미국 외과의사 대학 병원 표준화 프로그램으로 거슬러 올라갑니다. 1950년대에 합동위원회는 이 프로그램을 개정했습니다. 획기적인 의료 과실 사건인 **Darling v. Charleston 커뮤니티 병원 사건**은 의사의 자격을 제대로 갖추지 못한 병원에 책임을 부여했습니다.

이후 몇 년 동안 이 책임은 부적절한 재인증 프로세스에 대해서도 재지정되었습니다. 따라서 자격 증명 및 재인증 프로세스는 병원과 의료진이 공유하는 책임입니다.

19) 병원의 책임

병원 조례는 제공자 권한에 대한 설명을 포함하여 모든 자격 증명 및 재인증 책임과 요구 사항을 관리합니다. 모든 기관이 이러한 조례의 적용을 받지만 그 내용에는 상당한 차이가 있습니다. 각 병원에는 자체 사명을 정의하고 고유한 규칙, 규정 및 의료진 멤버십 제한을 설정하는 데 필요한 재량권이 부여됩니다.

즉, 각 병원은 자격을 부여할 의사의 수, 전문 분야, 각 지원자가 보유해야 하는 자격(예: 레지던트 수련 및 이사회 자격 또는 인증)을 제한할 수 있습니다. 그러나 병원은 이러한 기준을 일관되게 적용하고 정의된 프로세스를 일관되게 따라야 합니다. 자격 인증 규칙 및 규정을 일관성 있게 적용하지 않으면 법적 책임(예: 반독점법 위반)이 발생할 수 있습니다.

20) 내재적 책임

병원의 인증 절차가 부적절하다고 판단되고 자격이 없는 의료 제공자가 제공한 치료로 인해 나쁜 결과가 발생하는 경우, 병원은 과실로 간주될 수 있습니다. 병원과 의료 제공자 간의 책임에 대한 자세한 논의는 이 장의 범위를 벗어납니다. 그러나 병원 직원, 응급 단체의 직원 또는 독립 계약자 independent contractor, IC에 관계없이 응급 의료진은 일반적으로 병원의 **대리인**으로 간주된다는 점에 유의하는 것이 중요합니다.

따라서 응급실에서 진료하는 동안 의사의 과실에 대해 병원이 책임을 지는 것으로 인식됩니다. 이러한 법적 관계를 **대리인**이라고 합니다. IC는 병원의 영향력이나 통제에서 독립적으로 일하지만, 종종 병원의 **대리인**으로 간주됩니다.

병원의 행동이나 정책에 따라 병원이 전공의에 대한 통제권을 행사하는 경우 **대리인-대리인** 관계가 보다 완벽하게 성립됩니다. 이러한 관계를 **표면적** 또는 **명백한** 대리인이라고 합니다. 표면적 대리인이 성립되면 병원은 과실 책임에 노출될 수 있습니다. 이러한 형태의 책임은 부주의한 인증으로 인해 발생하는 기관의 책임과는 구별됩니다.

21) 의료 책임자 참여

인증은 의료진 사무실이나 의사 그룹 사무 직원 또는 둘 다에게 위임할 수 있는 단순한 행정 업무처럼 보일 수 있습니다. 모든 것이 순조롭게 진행되면 그럴 수도 있습니다. 그러나 자격 증명은 복잡하고 매우 세밀한 프로세스이며 항상 순조롭게 진행되는 것은 아닙니다.

이 과정을 주의 깊게 살피지 않은 의료 책임자는 교대 근무 며칠 또는 몇 시간 전에 의료 제공자가 자격 증명을 받지 못해 근무할 수 없다는 사실을 알게 되는 경우가 종종 있습니다. 현명한 의료 책임자는 병원 의료진 사무실에서 필요한 물품 목록과 예상 복귀 날짜를 파악합니다.

의료진 사무실에 주기적으로 알림과 업데이트를 제공하도록 지시할 수 있습니다. 의료 책임자는 권한 신청 구성 요소의 수령을 확인하는 것 외에도 의료진 사무소의 요청에 적시에 응답할 수 있도록 의료 제공자에게 후속 조치를 취해야 합니다.

22) 기간

신규 제공자는 고용 계약 체결 즉시 자격 증명 절차를 시작하여 가능한 한 빨리 완료해야 합니다. 기관에 따라 이 절차는 짧게는 30일(소수), 길게는 6개월까지 소요될 수 있습니다. 근무 경력이 복잡하지 않은 대부분의 지원자는 신청 후 90일 이내에 특권을 받을 수 있습니다.

현재 제한 없는 면허가 없는 의료진이 특정 주에서 의료 서비스를 제공하려면 추가 시간이 필요합니다. 그러나 자격 증명과 면허 발급 절차는 동시에 진행될 수 있습니다.

23) 절차

이 절차는 일반적으로 여러 단계로 구성되며, 대부분은 신청자의 책임입니다. 일부 기관에서는 의료진 회원 자격의 기본 요건이 충족되는지 신속하게 확인하기 위해 사전 신청으로 절차를 시작합니다. 이러한 요건이 충족되지 않으면 공식적이고 더 까다로운 의료진 신청서를 작성할 수 없으며, 절차는 여기서 종료됩니다.

사전 신청이 성공적으로 완료되고 기본 요건이 확인되면 정식 신청서를 의료진에게 보내야 합니다. 이 과정에서 가장 많은 시간이 소요되는 부분은 신청자와 외부 기관 또는 기관으로부터 데이터를 수집하는 것입니다. 모든 구성 요소가 반환되고 완료되면 신청서는 공식적으로 실제 병원 의료진 자격 인증 프로세스에 들어갑니다.

첫 번째 단계는 병원의 자격 증명 위원회로, 결정을 내리기 전에 권한 부여를 권고하거나 추가 세부 정보, 문서 또는 입력을 요청할 수 있습니다. 신청자가 모든 요건을 충족한다고 판단되면 위원회는 일반적으로 임용을 추천합니다. 최초 임명은 일반적으로 잠정적이며 멤버십 첫해로 제한됩니다. 진료의 질 또는 행동과 관련된 문제가 발생하지 않는 한, 갱신은 **'임시'에서 '활동'으로** 지위가 변경되어 승인됩니다.

멤버십의 각 단계에서 위원회의 권고 사항은 병원 및 의료진 리더십 팀에 전달됩니다. 해당 개인 및/또는 단체가 임명 추천에 동의하면 신청서는 의료진 특권을 부여할 최종 권한을 가진 병원 이사회에 전달됩니다.

24) 신청서 구성 요소

의료진 권한 신청서의 몇 가지 구성 요소는 기관마다 상당히 일정합니다. 이러한 구성 요소는 다음과 같이 설계되었습니다.

- 신청자의 면허 상태를 평가합니다.
- 교육 및 이전 근무 경력을 확인합니다.
- 필요한 모든 인증이 최신 상태인지 확인합니다.
- 이전 또는 현재 법적 문제, 주 라이선스 조치 또는 이전 시설에서 취한 의료진 제재 조치를 파악합니다.
- 자체 보고된 사례와 전국 개업의 데이터 은행NPDB을 통해 신청자의 위험 관리 이력을 평가합니다.
- 의료진 권한 신청 시 대부분의 병원에서는 보통 세 장의 추천서를 요청합니다.

25) 추천서

일반적으로 추천서의 목적은 고용 이력을 확인하고 후보자의 잠재적인 성격 결함, 행동 문제 또는 임상적 결함을 파악하는 것입니다. 추천서를 받는 관행은 자격 증명과 관련하여 보편화되어 있지만, 그 가치에 대해서는 의문이 제기될 수 있습니다. 대부분의 후보자는 긍정적인 추천서 이외의 다른 것을 받는 경우는 드물며, 이는 대부분의 후보자가 긍정적인 추천을 해줄 것으로 알고 있는 사람을 선택하기 때문입니다.

그러나 부정적인 추천서를 받는 경우, 그 정보는 거의 항상 가치가 있으며 후보자의 판단력과 자기 인식에 대한 의문을 제기합니다. 후보자의 전 부서장에게는 일반적으로 추천서가 발송됩니다. 이 추가 요건은 잠재적으로 부정적인 검토를 피하거나 이전 제재 또는 징계 사실이 공개되는 것을 피하려는 후보자의 시도를 완화하는 데 도움이 됩니다. 주요 수준의 훈련 또는 교육 중 성과를 확인할 수 있는 개인에게 구체적인 요청을 보낼 수 있습니다.

추천서를 요청하기 전에 병원은 신청자에게 요청받은 사람이 요청된 정보를 제공할 수 있도록 동의서에 서명하도록 요청할 수 있습니다. 추천서 양식에는 일반적으로 고용 날짜와 개인의 임상 성과 및 개인적 특성에 대한 정보를 요청합니다. 앞서 언급했듯이 일부 동료는 지원자의 단점에 대해 공개적으로 말하기를 주저할 수 있으므로 추천서의 가치가 제한적일 수 있습니다. 공유된 정보로 인해 해당 지원자가 최종적으로 채용되지 않을 경우 부정적인 추천서를 제공한 것에 대해 잠재적인 책임을 느낄 수도 있습니다.

이러한 책임을 줄이기 위해 일부 의료 기관에서는 무가치 추천서만 제공합니다. 이러한 추천서에는 성과에 대한 가치 판단이 포함되지 않으며 고용 날짜 및 직책에 대한 사실적인 정보만 제공됩니다. 이러한 객관적이고 비평가적인 접근 방식은 인증 기관이나 예비 고용주에게는 유용성이 제한적이지만, 추천서를 제공하는 사람을 보호할 수 있습니다. 물론 많은 채용 담당자가 더 많은 데이터를 얻기 위해 동료에게 직접 연락하지만, 후보자의 동의 없이 이러한 정보를 제공하는 것은 유사한 책임의 위험을 초래할 수 있습니다.

26) 교육 및 훈련

자격 인증 기관은 항상 지원자의 교육 및 훈련을 확인합니다. 자격 인증을 위해서는 거의 항상 졸업장 또는 수료증 사본이 필요합니다. 주 면허증 사본과 주 및 연방 DEA 번호 및 인증서도 필요합니다. 인증 기관은 신청자가 이러한 기관과 양호한 관계를 유지하고 있는지 확인합니다.

학력에 관한 마지막 참고 사항: 많은 병원에서 기본 생명 유지 basic life support, BLS, 고급 심장 생명 유지 advanced cardiac life support, ACLS, 소아 고급 생명 유지 pediatric advanced life support, PALS 및 고급 외상 생명 유지 advanced trauma life support, ATLS에 대한 과정 인증을 포함한 **메리트 배지**를 요구합니다.

많은 응급 의학 전문가들은 이러한 요구 사항이 중복되고 번거로우며 부적절하다고 생각합니다. 의사의 훈련과 경험 수준에 따라 이러한 자격증은 교육적 가치가 없습니다.

특히 레지던트 수련을 받고 응급의학 전문의 자격을 취득했거나 자격증을 취득한 의사의 경우, 수련 및 전문의 인증 절차가 이러한 추가 인증의 요건을 훨씬 초과합니다.

이러한 요건은 응급의학과 의사가 하는 일, 수련 과정에 수반되는 사항, 응급실에서 진료하는 의사의 숙련도에 대한 이해가 부족하다는 것을 말해 줍니다. 의료 책임자는 가능하면 병원 경영진에게 응급의학과 지원자에게 이러한 요건을 삭제하도록 요청해야 합니다.

27) 의료법 위반 이력 및 전문직 배상 책임 보험

지원자의 위험 관리 이력은 병원에 중요합니다. 첫째, 병원은 의사의 의료 과실 이력을 임상적 통찰력을 나타내는 지표로 간주하며, 둘째, 더 정확한 가정일 수도 있지만 병원 경영진은 심각한 수준의 고액 청구가 여러 번 발생한 이력이 있으면 병원에 더 큰 재정적 위험이 발생할 수 있다고 우려할 수 있습니다.

따라서 모든 후보자는 청구 또는 소송이 제기된 모든 사례를 공개해야 합니다. 제한된 기간(예: 지난 10년 이내)을 명시할 수 있으며, 후보자에게 해당 사건과 그 상황을 설명할 기회를 제공해야 합니다. 고용 전환 후에도 이전 노출로 인한 클레임이 계속 신고될 수 있으므로 자체 공개 및/또는 NPDB의 연례 쿼리를 권장합니다.

따라서 한 번의 평가로는 임상의의 전문직업적 책임 경험에 대한 불완전한 그림을 제공할 수 있습니다. 또한 모든 후보자에 대한 NPDB의 보고서가 입수됩니다. 1986년 로널드 레이건 대통령은 의료 품질 향상법을 법으로 제정했습니다.

의료 과실 청구와 소송이 증가함에 따라 이러한 사례에 대해 보다 일관되고 완전한 검토를 의무화하면 임상의의 진료에 대한 더 나은 정보를 제공할 수 있다는 것이 이 법의 기본 취지였습니다. NPDB는 의료 서비스 제공자의 역량과 행위에 관한 단일 정보 저장소 역할을 하도록 설계되었습니다.

데이터 뱅크는 의료 과실 판결 및 합의를 추적하는 것 외에도 면허, 자격 증명 및 권한과 관련된 부작용도 추적합니다. 즉, 의사가 면허 정지를 받거나(의료 기록 불완전으로 인한 경우 제외) 임상 권한이 제한되는 경우 해당 사건을 데이터 뱅크에 보고할 수 있습니다. 후보자가 적절한 전문 책임 보험에 가입했는지 확인하는 작업도 자격 인증 과정에서 이루어집니다. 병원에는 개인 및 총액 보험 한도를 포함한 특정 최소 요건과 보험사의 품질에 관한 의무 사항이 있습니다.

예를 들어, 병원은 의료 서비스 제공자의 보험사가 AM Best에서 A + 이상의 등급을 받아야 한다고 요구할 수 있습니다. 이 등급 시스템은 보험사의 재정 건전성을 반영합니다. 보험금을 모두 지급할 여력이 없거나 파산한 회사에 보험을 가입하는 것은 병원이나 의료진에게 아무런 도움이 되지 않습니다.

보장 한도는 병원마다 다르지만, 대부분의 병원에서는 건당 최소 100만 달러, 연간 총 300만 달러의 보험금을 요구합니다. 제공자가 병원 직원인 경우 보험 확인 문제는 보험사가 해당 제공자의 보험을 인수한 후 형식적인 절차에 불과합니다. 병원과 계약하는 단체가 제공자를 고용하는 경우, 병원은 해당 단체에 최소한의 보험 한도를 요구할 수 있습니다.

28) 오리엔테이션

응급 의료의 오리엔테이션 과정은 역사적으로 "여기 차트가 있고, 여기 환자가 있습니다."로 구성되었습니다. 이러한 최소한의 접근 방식은 혼란과 실수를 초래할 뿐만 아니라 심리적 계약을 공고히 하고 장기적인 적합성을 확인하며 올바른 출발을 도와 의료진의 성공을 보장할 수 있는 기회를 놓치기도 합니다.

오리엔테이션 프로그램은 체계적이면서도 신입사원의 개별적인 요구를 충족할 수 있을 만큼 유연해야 합니다. 효과적인 오리엔테이션 프로그램은 신입사원이 독립적으로 일할 수 있도록 준비시켜 줍니다. 프로세스는 명확하게 설명되어야 하며, 주요 구성 요소(예: 병원 정책)에 대한 제공자의 이해가 서면으로 확인되어야 합니다.

안타깝게도 신입 직원이 오리엔테이션을 성공적으로 마치지 못한 경우, 이러한 실패를 잘 문서화해야 합니다. 이 기간 중에 의료진이 해고되는 경우, 철저한 문서화는 부당 해고 혐의를 피하거나 방어하는 데 도움이 될 수 있습니다.

29) 그룹

모든 새로운 제공자는 다음 사항에 대한 철저한 설명과 함께 의사 그룹에 대한 오리엔테이션을 받아야 합니다.

- 그룹 구조 설명
- 그룹 리더 소개
- 가입 신청서 작성 시 혜택 설명
- 그룹 구성원 및/또는 동료 소개
- 매니지 케어 및/또는 제3자 지불자 등록
- 고급 진료 제공자 감독 계약
- 신청서
- 청구 및 코딩 요건
- 자격 증명 프로세스
- 스케줄링 요건
- 위험 관리 교육 및 책임
- 규정 준수 교육

이 정보의 대부분은 신입 직원이 스스로 검토하고 완료해야 하는 모든 필수 양식을 포함하여 직원 또는 오리엔테이션 매뉴얼에 작성할 수 있습니다.

30) 병원

병원 오리엔테이션 프로세스는 새로운 의료진에게 병원 소개를 제공하고 관계를 구축하며 정책과 절차를 숙지시키기 위한 것입니다. 각 의사는 임상 진료를 제공하기 전에 의료진 내규를 검토해야 합니다.

이러한 내규(예: 의사 업무방해 정책)를 이해한 후 해당 내규가 다루는 상황에 직면하는 것이 좋습니다. 규칙과 기대치가 명확하면 문제를 피하는 것이 훨씬 쉬워집니다. 법정에서와 마찬가지로 무지는 변호가 되지 않습니다.

검토해야 할 내규의 특정 영역은 다음과 같습니다.

- 징계 절차 및 적법 절차
- 자격 증명 및 재인증 요건
- 의료 과실 보장 요건
- 의료 기록 작성 정책
- 약물 남용 및 파괴적인 의사 정책

31) 관계

새로운 의사는 면접 과정에서 병원 리더에게 소개되어야 합니다. 이러한 수준의 참여는 병원과 응급 의료팀 간의 진정한 파트너십이 존재하고 응급 의료 책임자와 병원 CEO 간의 상호 강력한 관계가 있음을 입증하고 강화합니다. 면접 당일에 이러한 소개가 없는 것은 눈에 띄기 때문에 후보자에게 우려를 불러일으킬 수 있습니다.

32) 의료진 사무실 직원

지원자는 의료진 사무실의 직원들에게도 소개를 받아야 합니다. 일부 의사 리더는 이러한 중간 관리자나 행정 지원 직원을 큰 틀에서 볼 때 중요하지 않다고 생각할 수 있지만, 새로운 의료진의 자격을 취득하는 데 있어서는 누구나 이들의 권한과 가치를 인정합니다. 의료진 사무실을 통과하지 않고는 어떤 것도 준비되지 않습니다.

일단 자격 증명 파일이 CEO의 책상이나 자격 증명 위원회에 전달되면 승인될 가능성이 높습니다. 의료진 사무실 직원과의 개인적인 관계는 특히 신청서 문제가 발생할 때 후보자와 의료 책임자가 자격 증명 절차를 보다 신속하게 처리하는 데 도움이 될 수 있습니다. 이 관계의 가치는 아무리 강조해도 지나치지 않습니다.

33) 주요 의료진 리더

모든 신규 의사는 주요 의료진, 특히 병원의 의료진 리더십(예: 최고 의료 책임자 및 진료과장)을 만나는 것이 필수적입니다. 대부분의 응급의학과 의사는 제3자(예: 의사 그룹)의 직원 또는 대리인으로 활동하기 때문에 일부 직원이 이러한 **계약직 의사**를 외부인으로 취급하는 경우가 매우 쉽습니다.

안타깝게도 일부 응급의학과 의사 그룹이 병원의 **선량한 시민**으로서의 책임을 인식하지 못하기 때문에 이러한 역학 관계가 종종 발생합니다. 시간을 들여 의료진과 그들의 습관에 익숙해지지 않은 의사는 거칠게 대하거나 무례하게 대하더라도 놀라지 말아야 합니다. 이름과 함께 얼굴과 악수를 나누고 새벽 2시에 전화로 친근한 목소리를 건네면 신뢰할 수 있는 동료가 될 수 있습니다.

응급의학과든 흉부외과든 모든 신규 의사는 동등한 열정으로 축하받아야 합니다. 병원에 근무하지 않는 의사를 위한 **레드 카펫**과 동일한 레드 카펫이 응급의학과 의사에게도 제공되어야 합니다. 이러한 화려함과 환경이 부족하면 이러한 대우를 받지 못하는 임상의의 가치가 떨어집니다.

34) 기타 주요 소개

- **커뮤니티**: 커뮤니티, 특히 규모가 작은 커뮤니티는 새로운 의사의 도입을 알아차리고 일반적으로 이를 서비스 업그레이드로 간주합니다. 영향력 있는 커뮤니티 단체를 방문하는 것도 좋은 방법일 수 있습니다. 새로운 의사를 맞이할 때는 최소한 내부(병원 뉴스레터)와 외부 공지(보도자료)는 필수입니다.
- **응급 의료 서비스** EMS **담당자**: EMS는 과거에 비해 훨씬 더 많은 의료 결정을 내리는 데 영향을 미칩니다. 이러한 관계를 발전시키고 육성하는 것은 EMS 회원이 시설 선택에 대한 재량권을 가질 때 친숙하고 친근한 얼굴을 가진 의료진을 선택하도록 하는 데 중요합니다. 응급 구조대원이 응급실을 **자신의** 부서라고 느낄 수 있도록 소개하는 것도 필요합니다.
- **병원 지원 서비스 직원(예: CT 및 초음파 기술자)**: 지원 서비스는 말 그대로 응급실을 지원하는 서비스입니다. 개인은 자신이 좋아하고 존경하는 사람을 위해 더 열심히 일하는 것이 인간의 본성입니다. 처음부터 이러한 관계를 개인화하면 더 원활한 운영과 대인 관계 갈등을 줄일 수 있습니다.

35) 정책 검토 및 임상 오리엔테이션

응급실 임상 오리엔테이션은 아마도 가장 중요한 오리엔테이션일 것입니다. 실무자가 업무 환경에 어느 정도 익숙해지지 않은 상태에서 독립적으로 업무를 수행해서는 안 됩니다. 예를 들어, ED **비오리엔테이션**은 용납할 수 없습니다. 여기에는 차트가 있고, 저기에는 환자가 있고, 저기에는 간호사가 있습니다. 질문이 있으면 저에게 전화하세요. 적절한 오리엔테이션이 없다면 새로운 의료진은 실패하거나 적어도 불필요한 실수를 여러 번 저지르게 될 가능성이 높습니다. 부서에 대한 친숙도가 부족하면 근속률과 직무 만족도가 떨어질 수 있습니다.

응급실 오리엔테이션은 임상 운영의 모든 측면을 다루어야 하며 정책 및 절차 검토와 임상 오리엔테이션이라는 두 가지 주요 구성 요소로 나눌 수 있습니다. 새 제공자의 진료와 관련된 모든 응급실 정책을 검토해야 합니다. 이러한 정책에는 복장 규정, 행동, 표준 운영 절차, 재난 대비 등이 포함될 수 있습니다. 교대 근무 중에 발생할 수 있는 모든 운영 또는 정책 문제를 해결해야 합니다.

가장 성공적인 임상 오리엔테이션 프로그램은 신규 임상의를 추가(비필수) 제공자로 배치하여 부서의 업무 방식에 대한 자신감을 얻을 수 있는 기회를 제공합니다. 신규 임상의는 의료 책임자가 그렇게 하도록 허락하기 전까지는 **혼자 비행**해서는 안 됩니다.

시스템을 이해하기 전에 시작하는 의료진은 의료진의 불만을 불러일으키고 심지어 그 의료진과 함께 일하는 것을 거부할 수도 있습니다. 부정적인 첫인상은 극복하기 어렵고, 많은 경우 새로운 의료진이 새로운 부서에 적응하는 데 방해가 됩니다.

부적절한 임상 오리엔테이션으로 인해 고용주의 과실 혐의가 제기될 수 있습니다. 예를 들어 새로운 의사가 월요일 아침 7시에 첫 근무를 시작합니다. 오전 07:30에 환자가 심각한 호흡곤란 증세를 보이며 내원합니다. 신규 의사는 기도 장비를 찾지 못하고 찾던 중 환자가 심폐정지를 일으킵니다. 이 경우 의사의 행위는 과실로 간주되지만 고용주의 행위도 과실로 간주됩니다. 고용주는 적절한 임상 오리엔테이션을 제공하지 않았으므로 과실 책임이 있습니다.

임상 오리엔테이션은 개인의 필요에 맞게 맞춤화되어야 합니다. 의료 책임자가 만족할 정도로 진전이 이루어지면 더 많은 책임과 자율성이 허용될 수 있고 또 허용되어야 합니다. 그러나 만족스러운 진전이 이루어지지 않는다면 오리엔테이션은 계속해서 특정 격차를 해소해야 합니다. 실질적으로 임상 오리엔테이션은 제공자별로 이루어져야 하며 임상의가 독립적으로 활동할 준비가 되었을 때만 종료해야 합니다.

경우에 따라서는 오리엔테이션을 통해 제공자가 업무 환경이나 기회에 적합하지 않을 수 있는 이유를 파악할 수 있습니다. 이러한 경우 오리엔테이션은 응급실 책임자에게 충분한 정보를 제공하여 상호 분리 또는 해고를 제안할 수 있습니다. 그러나 오리엔테이션을 성공적으로 통과한 개인에게는 채용을 승인해야 합니다.

36) 오리엔테이션 중 보상

오리엔테이션 과정에서 제공자에게 보상을 제공해야 하나요? 이 질문은 심리적 계약의 유지(즉, 보상 없이 일을 요구하지 않는 것)와 경제성 사이의 미세한 균형을 다루는 문제입니다. 대부분의 교육 담당자는 오리엔테이션 과정의 일부라도 보수를 지급해야 한다는 데 동의할 것입니다.

일부 부서에서는 신입사원이 오리엔테이션 프로그램에 소요되는 전체 시간을 전액 보상하는 반면, 다른 부서에서는 아무런 보상을 제공하지 않습니다. 합리적인 타협점은 오리엔테이션의 임상 부분에 대한 보상을 제공하는 것입니다. 제공자가 수익을 창출하고 있다면 제한되고 감독되는 상황에서도 보상이 보장됩니다.

37) 오리엔테이션의 기타 구성 요소

기타 응급실 오리엔테이션 구성 요소에는 처방전, 차트 작성, 환자 흐름, 필수 제공자 범위, 외부 참여와 관련된 정책, 의뢰, 이송 및 방사선 불일치에 대한 프로세스 등의 임상 지침이 포함됩니다. 환자와의 직접적인 접촉이 허용되기 전에 부서 정책을 검토해야 합니다.

검토 후에는 의료진이 정책을 읽고 이해했음을 인정하는 확인서에 서명하도록 하는 것이 중요합니다. 이러한 검토에는 합리적인 시간이 주어져야 합니다.

38) 처방전

새 제공자에게 응급실 처방전을 검토하게 하는 것은 특정 약물을 추가하거나 삭제하여 해결할 수 있는 실무상의 공백을 파악할 수 있는 유용한 작업입니다. 이를 통해 새로운 의료진이 양질의 환자 치료를 제공하는 데 필요하다고 생각되는 모든 약물을 이용할 수 있도록 보장할 수 있습니다.

또한 이 프로세스를 통해 의료 책임자는 새 임상의의 진료 스타일에 대한 인사이트를 얻을 수 있습니다. 예를 들어, 의사가 설하 니페디핀(무증상 고혈압의 급성 감소에 유해한 것으로 입증됨)을 처방전에 추가해 달라고 요청하는 경우, 이러한 요청의 근거에 대한 논의가 이루어져야 합니다.

39) 전자 의료 기록 문서화

전자 의료 기록 EHR은 응급실 워크플로우의 기본 요소이지만, 일부 의료진은 문서화를 업무의 필수 요소로 생각하지 않습니다. 핵심 역량으로서 적절한 문서화의 중요성을 강조하는 것은 매우 중요합니다. 좋은 **차트 작성**은 치료의 연속성을 개선하고 위험 관리를 강화하며 효과적인 코딩 및 청구를 장려합니다.

이와 관련한 기대치는 처음부터 명확하게 설정해야 합니다. 모든 환자 기록은 서비스 당일에 작성하고 추가 정보가 필요한 모든 기록은 의료진이 다음 기회에 현장 또는 온라인에서 작성하는 것이 합리적입니다. 오리엔테이션의 이 부분은 병원 내규에 명시된 의료 기록 요건을 검토하기에 좋은 시간입니다.

40) 환자 흐름

신규 의료 제공자는 등록부터 퇴원까지 전체 환자 경험을 안내받아야 합니다. 이를 통해 평균적인 환자의 흐름을 이해하고 있는지 확인할 수 있습니다. 또한 주문 문서화, EHR 알림 및 환자 추적에 대한 응급실의 프로세스를 이해하는 것도 중요합니다.

41) 필수 제공자

이송 요원, 환자 진료 보조원, 서기, 자원봉사자, 흐름 기술자, 방사선 기술자 등 필수 제공자는 응급실의 기능을 지원하는 데 도움을 줍니다. 이들의 역할, 교육, 역량, 직무 책임에 대해 충분히 논의해야 합니다. 또한 외부 제공자의 역할도 고려해야 합니다. 예를 들면 다음과 같습니다.

- 응급실에서 환자를 평가하는 의료진에게 제한이 있는가?
- 정형외과 의사가 시술을 위해 환자를 진정시킬 수 있는가, 아니면 응급의학과 의사만 이러한 서비스를 제

공할 수 있는가?
- 수술실 직원이 없는 경우 시술을 위해 환자를 층에서 응급실로 보낼 수 있는가?
- 응급실 주치의와 먼저 상의하지 않고 자문의 레지던트가 치료 및 진단을 지시할 수 있는가?

이러한 내용은 모두 새 전공의 오리엔테이션의 부서 및 기관별 구성 요소입니다. 법률 및/또는 규정 준수와 관련된 모든 정책이나 문제를 다뤄야 한다는 점을 기억하는 것이 중요합니다. 이 프로세스에는 응급의료 및 노동법, 건강보험 이동 및 회계법, 합동 위원회, 산업안전보건청 및 기타 법률, 기관 및 규제 의무와 관련된 정책이 포함되어야 합니다.

42) 결론

인구의 고령화와 신종 전염병의 확산에 따라 응급실 내원 환자가 증가할 것입니다. 보상 압박과 임상의사 자원 부족으로 인해 적시에 채용하는 것은 계속해서 더 어려워질 것입니다. 유능한 리더는 유능한 직원을 효과적으로 채용, 오리엔테이션 및 유지해야 하며, 그렇지 않으면 유능한 의료진으로 교대 근무를 채워야 할 필요성에 끊임없이 시달려야 합니다.

적절한 임상의를 성공적으로 채용하는 것은 비용이 많이 들더라도 지속적인 과정이어야 합니다. 이 분야의 성과가 좋지 않으면 훨씬 더 많은 비용이 들며 그룹의 존립을 위협할 수 있습니다.

현명한 리더는 리더를 신뢰하고 성장의 기회를 제공하는 문화 속에서 일하는 같은 생각을 가진, 성과가 높고 헌신적인 구성원들로 팀을 구성하여 비전을 만듭니다.

이 과정에는 예술도 있지만 과학도 있습니다. 지원자의 동기를 파악하고, 효과적이고 철저한 스크리닝, **적합성**을 예측하기 위한 인터뷰, 지원자 중심의 온보딩, 목적에 맞는 유지 프로세스를 구축하는 것이 성공의 열쇠입니다.

REFERENCE

1. Strauss RW, Mayer TA. Strauss and Mayer's Emergency Department Management. 2nd ed. McGraw-Hill Education; 2021.

3.

간호사 모집, 자격 평가 및 오리엔테이션

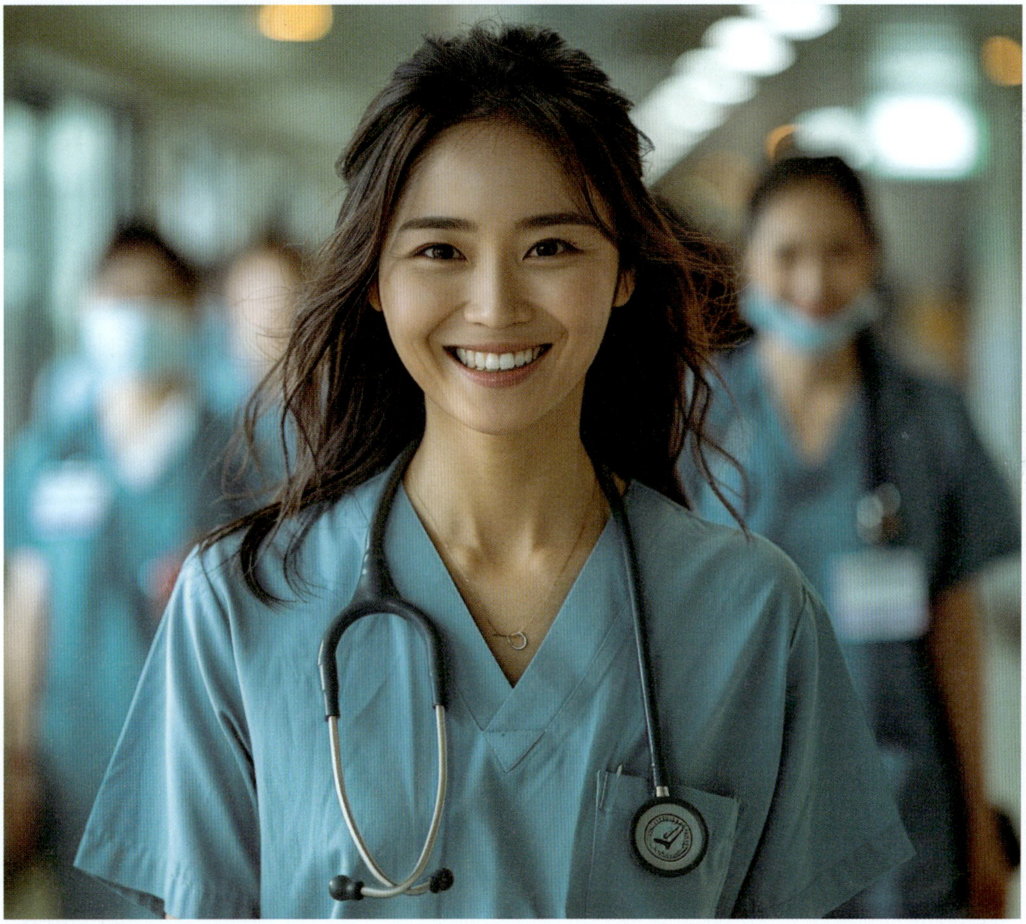

학습목표

1. 응급실에서 간호사를 채용하고 오리엔테이션하는 데 필요한 전략과 절차를 이해한다.
2. 간호사의 자격 증명 및 인증 과정을 통해 응급실에서의 질 높은 환자 치료를 보장한다.
3. 효과적인 간호사 유지 전략을 수립하여 인력 부족 문제를 해결하고 직원 이직률을 감소시킨다.
4. 다양한 채용 도구와 방법을 활용하여 자격을 갖춘 간호사를 성공적으로 채용한다.
5. 체계적이고 포괄적인 오리엔테이션 프로그램을 개발하여 신규 간호사의 적응과 성장을 지원한다.

1) 응급실의 중요성 및 도전 과제

(1) 응급실의 역할과 중요성

미국의 버락 오바마 전 대통령은 다음과 같이 말했습니다.

"여러분의 하루는 스트레스로 가득하고 몸도 지칠 수 있으며, 때로는 감사함을 느끼기 어려울 수도 있습니다. 하지만 긴 교대 근무와 늦은 밤, 바쁜 응급실 속에서도, 혹은 조용히 인간애를 실천하는 순간에도, 여러분은 생명을 구하고, 사람들에게 위로를 전하며, 더 나은 나라를 만드는 데 힘쓰고 있습니다."

응급실 emergency department, ED은 종종 '병원의 정문'으로 불릴 만큼 활기차고 끊임없이 변화하는 환경입니다. 전체 병원 입원의 약 70%가 응급실을 통해 이루어집니다. 최근에는 공개된 의료 데이터와 소비자의 전자 접근성이 향상되면서, 응급실의 성공 여부는 환자 경험과 기대치를 충족하거나 이를 뛰어넘는 데 크게 영향을 받습니다.

환자들은 의료기관을 선택할 수 있는 권한이 있으며, 단순히 양질의 진료를 받는 것뿐만 아니라, 자신의 말이 존중받고, 치료 과정에 대한 충분한 설명을 들으며, 대기 시간이 최소화되는 환경을 선호합니다. 실제로 전체 응급실 방문의 절반 미만이 환자의 거주지와 가장 가까운 병원에서 이루어지며, 이는 환자들이 더 나은 진료를 받기 위해 기꺼이 이동할 의향이 있음을 시사합니다.

(2) 환자 경험의 중요성

미국에서는 환자 경험의 가치를 더욱 강조하기 위해 메디케어 및 메디케이드 서비스 센터 center for medicare & medicaid services, CMS는 의료 서비스 제공자 및 시스템에 대한 소비자 평가 Consumer assessment of healthcare providers and systems, CAHPS 형식의 모델을 따르는 응급실 환자 치료 경험 emergency department patient experience of care, EDPEC 설문조사를 개발했습니다. 이 설문조사는 처음에 'ED-CAHPS'라고 불렸습니다.

응급실 리더에게 인센티브를 제공하기 위해 CMS는 다른 성과급 지급 조치와 마찬가지로 EDPEC의 결과를 병원 및 개별 의사에 대한 환급과 연계할 가능성이 높습니다.

설문조사 결과가 나쁘면 지원금이 줄어들 가능성이 높습니다. 소비자, 규제 기관, 직원들의 필요, 욕구, 요구 사항 사이에서 균형을 맞추는 것은 많은 응급실 리더에게 어려운 일일 수 있습니다.

(3) 인력 배치의 도전 과제

일일 환자 수, 도착 시간, 환자 중증도, 전반적인 병원 환경 등 예측할 수 없는 변수를 예측하기 어렵기 때문에 완벽한 인력 배치 계획은 불가능합니다. 전 세계의 응급실은 적절한 인력 배치와 재정적 책임의 균형을 맞추기 위해 고군분투하고 있으며, 가장 바쁘고 위급한 날에 지속적으로 인력을 배치하는 것은 많은 조직에서 파산으로 이어질 수 있습니다.

반대로, 인구조사가 가장 적은 날에 지속적으로 인력을 배치하면 도움이 필요한 사람들을 돌보는 데 차질이 생길 수 있습니다.

이러한 이유로 오늘날의 간호사 리더는 데이터를 활용하여 인력 배치 계획에 대한 정보에 입각한 결정을 내립니다. 계획이 수립되면 다음 과제는 효율적이고 양질의 치료를 제공할 수 있는 자격을 갖춘 직원을 채용하고 유지하는 것입니다.

2) 간호사의 역사와 현재 상황

(1) 간호 전문직의 변화

간호 전문직과 의료 산업은 오늘날의 기술 세계에서 극적인 변화를 경험하고 있습니다. 특히 미국에서 이러한 변화는 심각한 간호 인력 부족으로 인해 더욱 심화되고 있습니다.

미국의 보건 자원 및 서비스 관리국 health resources and services administration, HRSA의 보고서인 '간호 인력의 미래: 전국 및 주 단위 전망, 2012-2025'에 따르면, 전국적으로 간호사 registered nurse, RN와 면허 실무 간호사 licensed practical nurse, LPN의 공급이 예상 수요를 충족시키지 못할 것으로 전망됩니다.

또한 다양한 주 수준에서 분포 불균형이 예상되며 서부, 남부, 북동부의 일부 주에서 RN 공급의 불균형이 가장 클 것으로 예상됩니다. 전 세계적으로도 비슷한 문제가 지적되고 있습니다.

(2) 응급실 간호사의 중요성

역사적으로 응급실 간호 분야는 권위 있고 경쟁이 치열하며 바람직한 분야로 여겨져 왔습니다. 응급간호사들은 계속해서 귀중한 학습과 전문적 성장의 기회를 얻었으며, 이를 통해 그 자리를 계속 유지해 왔습니다. 이러한 경력 경로의 인기는 다른 전문 분야가 겪는 간호사 부족의 부정적인 영향으로부터 응급실 간호사를 보호하는 데 도움이 되었습니다. 인력 부족 환자를 돌볼 입원 간호사가 충분하지 않아 응급실에 입원하는 환자들과 같은 추가적인 문제가 현재의 인력 부족 문제를 더욱 복잡하게 만들고 있습니다.

다른 영역에서 승진 경험을 쌓기 위해 응급실을 떠나는 RN도 있지만, 정서적 피로와 번아웃으로 인해 응급실을 떠나는 간호사도 있습니다. 또한 부상을 입거나 부서의 리더십에 대한 불만으로 인해 이직하는 간호사도 있습니다. 세대의 가치관도 변화하여 이전에 간호사들이 자신의 직책을 받아들이고 유지하도록 동기를 부여했던 것이 더 이상 매력적이지 않을 수 있습니다.

따라서 간호사 리더는 이러한 인력 문제를 예측하고 계획하기 위해 응급실 직원들의 동기를 깊이 이해해야 합니다. 병원에서는 단일 솔루션이 없는 복잡한 문제인 직원 이직률을 완전히 이해하지 못하고 있습니다. 응급실 간호사 리더가 이직률을 예측하면 선제적으로 문제를 해결할 수 있는 더 나은 위치에 서게 됩니다. 그러나 이러한 문제를 피할 수 없는 현실로 받아들이지 않는 것이 중요합니다. 직원이 이직 의사를 표명하면 그 이유를 파악하는 것이 중요합니다.

그 이유가 현지에서 충족할 수 없는 직업적 성장 기회 때문이라면 RN 리더는 직원의 새로운 길을 축하하는 데 동참할 수 있습니다. 그러나 직원이 업무 불만족이나 응급실 문화에 대한 불만 때문에 이직하는 경우, 간호사 리더는 이 중요한 단서를 활용하여 상황을 개선해야 합니다. 직원 이직률이 높은 응급실에서는 사기 저하, 환자 안전 위협, 지역사회 평판 저하, 재정적 수익에 치명적인 영향을 미치므로 문제를 인식하고 적극적으로 관리하는 것이 특히 중요합니다.

3) 채용 및 유지 전략

(1) 성공적인 채용 전략

성공적인 채용은 조직에 합류하거나 대의를 지지할 새로운 사람을 모집하는 활동입니다. 응급실에서는 가장 자격이 있고 인성을 갖춘 지원자를 찾아서 채용하는 것을 의미합니다. 이를 달성하기 위해 간호사 리더는 인적 자원 human resources, HR 동료와 협력하여 최대한의 효과를 거두어야 합니다.

인사 담당자는 병동의 문화, 목표와 목적, 서비스 대상 시장, 지원자 요건을 명확히 이해하고 있어야 합니다. 이러한 이해를 돕기 위해 응급실 간호사 리더는 인사 담당자를 정기 부서 회의 및/또는 직원 외출에 초대할 수 있습니다.

응급실에 대한 이러한 친숙함은 HR 담당자에게 부서의 직원 역학, 문화, 성공 및 도전 과제에 대한 직접적인 지식을 제공할 수 있습니다.

(2) 마케팅의 중요성

간호사가 부족할 때 마케팅은 점점 더 중요한 채용 전략이 되고 있습니다. 조직의 지원, 강력한 협업 리더십을 갖춘 부서, 응급실의 사명을 믿는 팀은 커뮤니티에서 긍정적인 이미지를 쉽게 홍보하여 잠재적 지원자의 관심을 끌 수 있습니다.

직원 이직률을 예측하는 것은 간호사 리더에게 어려운 개념 중 하나이지만, 각 직원과 긍정적인 관계를 형성하고 유지하며 주기적인 공식적인 체크인을 적극적으로 장려하면 이직률을 줄일 수 있습니다.

(3) 예측 및 계획

직원과 일대일로 만날 때 수간호사 리더는 직원과 직업적 목표에 대해 논의해야 합니다. 고급 실무 RN이 가정전문간호사 nurse practitioner, NP 직위를 취득할 계획이 있는 경우, 응급실 간호 리더가 이를 알려줄 수 있습니다.

- 이 정보를 사용하여 해당 간호사가 공식적으로 통지하기 몇 달 전에 해당 간호사의 직책을 교체할 수 있도록 사전에 게시합니다. 사전 게시를 통해 현재 간호사의 실제 퇴사 전 또는 퇴사와 동시에 신규 채용자를 적극적으로 모집하고 교육할 수 있습니다.
- 간호사가 자신의 전문 분야에서 현지 기회를 찾을 수 있도록 지원하여 경력 목표를 달성할 수 있도록 돕습니다. 이는 직원의 승진에 관심을 기울이는 사람으로서 간호사 리더의 평판을 높여줍니다.

적극적인 채용과 효과적인 유지 프로그램을 결합하면 긍정적인 직원 사기를 유지하는 데 도움이 될 수 있습니다. 간호 리더가 채용과 채용에만 집중하고 유지 문제를 해결하지 못하면 부서에 회전문 현상이 발생하여 직원 사기가 저하되고 신규 직원을 채용해야 할 필요성이 높아질 수 있습니다.

(4) 커뮤니티 관계 구축

커뮤니티 관계를 구축하는 것은 중요한 채용 전략입니다. 예를 들어, 학생 순환 근무를 제공하는 대학의 지역 간호 프로그램과 계약하면 간호 부서를 홍보할 수 있습니다. 이러한 관계는 또한 다음을 제공합니다.

- 간호사 리더가 학생의 인성, 직업 윤리, 채용 가능성을 평가할 수 있는 기회를 제공합니다.
- 학생은 잠재적 동료를 만나고, 동료애를 키우고, 경험을 쌓고, 시설에서 일하는 것이 어떤 것인지 볼 수 있는 기회를 제공합니다.

(5) 모의 면접 및 교육 세션

지역 학교 및 대학과 협력할 때 간호 리더는 커리어 데이 또는 모의 면접의 날에 참여할 수 있습니다. 모의 면접을 진행함으로써 수간호사 리더는 가치 있는 서비스를 제공하는 동시에 잠재적인 후보자를 스카우트할 수 있습니다. 추가 커뮤니티 채용 전략 아이디어에는 다음이 포함될 수 있습니다.

- 계획된 교육 세션에 학생 초대
- 지역사회 또는 학교 캠퍼스에서 취업 박람회 개최
- 부상 예방 행사(예: Stop the Bleed) 또는 건강 행사(예: 혈압 또는 혈당 검진) 등 지역사회 아웃리치 행사 참석

이러한 행사에 참여를 독려함으로써 간호 리더는 부서에 대한 자부심을 키울 수 있습니다. 또한 부서의 진정한 대표성을 보여줌으로써 새로운 지원자를 모집하는 데 도움이 됩니다.

(6) 인사팀의 참여

인사팀과의 협력은 예비 후보자와 효과적인 관계를 구축하는 데 매우 중요합니다. 간호사 채용 담당자는 종종 지원자와 첫 접촉을 하고 초기 선별 면접을 진행합니다. 간호사 리더는 채용 담당자에게 지원자의 필수 자격, 성격, 경험, 동기, 태도뿐만 아니라 부서 문화에 대한 심층적인 개요를 명확하게 이해시켜야 합니다.

1차 심사를 수행한 후 간호사 채용 담당자는 간호사 리더에게 자격을 갖춘 후보자를 제시합니다. 프레젠테이션에는 지원자에 대한 간호사 채용 담당자의 평가가 포함되어야 합니다.

(7) 부서 직원의 참여

채용 과정에 응급실 팀을 참여시키면 직원 사기에 긍정적인 영향을 미치고 예비 지원자에게도 도움이 됩니다. 공유 거버넌스 또는 부서별 협의회에 참여하고 있는 현재 직원은 지원자에게 부서의 사명, 목표, 목표, 문화를 명확하게 설명하는 데 도움이 될 수 있습니다.

또한 이러한 직원은 지원자가 부서의 문화, 목표 및 이니셔티브에 참여할 수 있는 역량을 평가할 수 있는 중요한 위치에 있습니다. 직원의 참여는 간호 리더가 팀과 협력하여 협업 문화, 종합적인 성과 개선 계획, 진정한 직원 참여 등 긍정적인 부서 정체성을 개발하고 지원할 때 가장 효과적입니다.

(8) 포괄적인 채용 계획

포괄적인 채용 계획을 성공적으로 개발하려면 수간호사 리더는 현재 팀의 강점과 약점을 평가하고 부서 직원들의 의견을 이끌어내야 합니다. 이러한 의견에는 공개 포럼이나 브레인스토밍 세션을 통해 수집한 문화 평가와 솔직한 피드백이 포함되어야 합니다.

일부 간호 리더는 이러한 평가를 할 일 목록에 하나 더 추가하는 것으로 간주할 수도 있지만, 미리 시간을 투자하면 우수한 후보자를 채용할 확률이 높아집니다.

(9) 채용 도구

채용은 양방향이라는 점을 명심하는 것이 중요합니다. 조직은 최고 수준의 자격을 갖춘 직원을 유치하는 것을 목표로 하지만, 지원자 역시 복지 혜택, 전문성 개발 기회, 신뢰도 높은 문화를 제공하는 직책을 찾고 있습니다. 이러한 기회를 극대화하기 위해 채용팀은 다양한 도구를 사용하여 지원자들과 소통해야 합니다(Box 8-3-1).

어떤 방식을 사용하든 지원자와의 모든 상호작용에는 시기적절한 참여와 후속 조치가 포함되어야 합니다. 특히 간호사가 부족한 시기에는 자격을 갖춘 지원자가 인기 상품이 되기 때문에 더욱 그렇습니다. 지원자를 적시에 추적하고 후속 조치를 취하기 위해 응급실 간호사 리더와 인사 채용 담당자는 정기적으로 만나 채용 공고와 현직자의 상태를 검토해야 합니다.

Box 8-3-1 채용 도구

- 인터넷 기반 채용
- 소셜 미디어 캠페인
  - 온라인 채용 사이트
  - 가상 오픈 하우스
- 개인 대 개인 채용
  - 직원 추천 프로그램
  - 입소문
- 현장 채용 프로그램
  - 컨퍼런스/컨벤션의 벤더 테이블
  - 오픈 하우스
  - 채용 박람회
  - 공개 면접의 날/워크인
- 전통적인 미디어 도구
  - 인쇄 광고(저널, 신문)
  - 다이렉트 메일링

(10) 인터넷 기반 채용

간호사 리더는 자격을 갖춘 지원자를 찾기 위해 인터넷 기반 채용을 활용할 수도 있습니다. 이 과정에는 일반적으로 소셜 미디어 캠페인, 온라인 채용 사이트, 가상 오픈 하우스 등을 통해 공석을 알리는 것이 포함됩니다.

(11) 소셜 미디어 활용

국제적으로 소셜 미디어는 잠재 지원자에게 쉽게 다가갈 수 있는 방법입니다. 메시지는 텍스트 게시물처럼 간단할 수도 있고, 직책이나 조직에 대한 동영상이나 추천사처럼 정교할 수도 있습니다. 링크드인 LinkedIn, 페이스북 Facebook, 인스타그램 Instagram, 스냅챗 Snapchat, 유튜브 YouTube, 비주얼 서플라이 컴퍼니 Visual Supply Company, VSCO와 같은 사이트와 앱은 폭넓고 다양한 잠재 고객에게 도달할 수 있는 신뢰할 수 있고 인기 있는 포럼입니다(이 게시물이 게시된 시점 기준).

그러나 새로운 기술이 등장하고 소셜 미디어의 발전 속도가 빨라짐에 따라 부서 리더는 빠르게 진화하는 이 시장을 파악하고 가장 효과적인 사이트를 활용해야 합니다.

(12) 온라인 채용 사이트

미국에서 유명한 다른 온라인 채용 도구로는 Monster, Indeed, Glassdoor, ZipRecruiter와 같은 채용 사이트가 있습니다. 많은 지원자가 이러한 웹사이트를 활용하여 지역을 포함한 필터링 또는 개별화된 기준을 사용하여 잠재적인 일자리를 검색합니다.

또한 일부 지원자는 이러한 사이트에 이력서를 게시하여 자신을 폭넓게 마케팅함으로써 채용 조직이 보다 선별적으로 채용할 수 있도록 합니다. 간호사 리더와 인사 담당자는 이러한 포럼에 정기적으로 광고하고 정독하는 것이 좋습니다.

(13) 가상 오픈 하우스

지원자는 가상 오픈 하우스 또는 취업 박람회에서 간호사 리더 또는 간호사 채용 담당자와 온라인 채팅을 할 수 있는 기회도 유용할 수 있습니다. 관심 있는 지원자는 그룹 또는 개별 세션에 등록하여 참여할 수 있으며, 고용주는 혜택, 근무지 주요 사항, 급여, 직책 요구 사항 및 기타 중요한 주제에 대한 정보를 공유할 수 있습니다. 정교한 가상 오픈 하우스에서는 화상 면접을 제공할 수도 있습니다. 이러한 채용 방식을 통해 채용 조직은 대면 면접을 위해 이동해야 하는 더 광범위한 지원자를 만날 수 있습니다.

(14) 개인 대 개인 채용

① 직원 추천 프로그램

기존 직원의 추천은 가장 가치 있고 신뢰할 수 있는 신입사원의 원천이 될 수 있습니다. 한 보고서에 따르면 추천을 받은 지원자가 채용될 확률은 2.6%에서 6.6%까지 높아지며, 직원 추천의 약 30%가 신규 채용으로 이어진다고 합니다. 직원 추천에 집중하는 조직은 추천된 지원자 중 50%에서 75%까지 채용에 성공할 수 있습니다.

입소문은 잠재적 지원자의 지원을 독려하거나 설득할 수 있으므로 응급실 간호사 리더는 내부 채용과 긍정적인 직원 참여에 집중해야 합니다. 아무리 급한 상황이라도 부서 리더는 현재 팀을 무시하여 상황을 악화시키는 일은 피해야 합니다.

사실, 직원 유지에 더 많은 노력을 기울여야 합니다. 업무에 압도당하고 인정받지 못한다고 느끼는 직원은 퇴사할 수 있으며 신입사원을 추천하거나 직원 추천 캠페인에 참여하지 않을 가능성이 높습니다.

입소문 지원자는 기존 직원과의 관계 덕분에 일반적으로 입사 지원 전에 조직 문화와 혜택에 대해 잘 알고 있습니다. 동시에 지원자에 대한 추천 직원의 직접적인 지식은 채용 담당자에게 귀중한 정보를 제공합니다. 직접 추천의 이점을 고려하여 일부 조직에서는 추천을 받은 지원자가 조직에 입사하여 일정 기간 동안 근무할 경우 기존 직원에게 금전적 보너스를 제공하기도 합니다.

② 현장 채용 프로그램

현장 채용 프로그램은 잠재적인 입사 지원자를 만나고 검증할 수 있는 이상적인 기회입니다. 전문 간호 컨퍼런스에서 테이블을 운영하면 채용 부서나 조직에 귀중한 노출 기회를 제공할 수 있습니다.

이러한 접근 방식은 출장비, 숙박비, 부스 또는 테이블 사용료가 포함되는 경우 비용이 많이 들 수 있지만, 자격을 갖춘 많은 지원자들과 직접 대면하는 것이 유익할 수 있습니다. 지역 또는 지역별 컨퍼런스나 컨벤션에 참석하는 것이 더 저렴한 옵션일 수 있습니다.

정기적인 오픈 하우스를 개최하는 것도 여러 지원자와 면접 일정을 한꺼번에 조정할 수 있는 효율적인 방법 중 하나입니다. 신규 졸업생을 고려하는 경우, ED 간호사 리더와 인사 담당자는 간호대학 졸업에 앞서 2년에 한 번씩 대규모 오픈 하우스를 개최할 수 있습니다.

신규 졸업생을 채용하지 않는 응급실의 경우 병원 전체 행사에 참여하면 조직의 다른 부서에서 신규 채용을 지원할 수 있으며, 신규 졸업생이 향후 응급실 근무를 고려하도록 장려할 수 있습니다.

취업 박람회는 다른 방법으로는 조직에 관심을 표명하지 않을 수 있는 잠재 고객을 유치할 수 있는 비교적 저렴한 또 다른 방법입니다. 또한 채용 박람회는 지원자가 무턱대고 지원서를 제출해서는 얻을 수 없는 대면 면접을 보장합니다.

동시에 채용팀은 이전에는 서류 심사만으로 통과했을 수도 있는 잠재적 지원자를 확인할 수 있습니다. 또한 이러한 행사를 통해 면접 당사자와 채용을 담당하는 인사 담당자 간의 효율적인 업무 흐름이 이루어질 수 있습니다. 이상적으로는 채용 박람회를 통해 단 하루 만에 많은 포지션이 채워질 수 있습니다.

때때로 부서에 예고 없이 지원자가 찾아와 지원서를 제출하는 경우가 있습니다. 이러한 방문은 지원자의 자신감을 나타내며 조직에 대한 진정한 관심의 분명한 표시가 될 수 있습니다. 교육부는 때때로 채용에 어려움을 겪는 전문 분야이므로 즉흥적인 인터뷰가 제공하는 우연한 기회를 열어 두는 것이 현명할 수 있습니다.

(15) 전통적인 미디어 도구

① 인쇄 광고

전문 학술지 광고는 일반적으로 직접 잠재 고객을 타겟팅하는 데 비용이 많이 드는 방법이지만 간호사 디렉터, 관리자 또는 교육자와 같이 주목도가 높은 직책을 채우는 데 특히 유용할 수 있습니다. 신문 광고도 실행 가능한 옵션이지만, 비용과 잠재적으로 제한된 대상을 고려할 때 이러한 광고는 눈에 띄고 관련성이 있으며 간결한 것이 중요합니다.

② 다이렉트 메일링

인쇄된 다이렉트 메일은 채용 박람회, 보너스 계약, 오픈 하우스 등의 이벤트를 홍보할 때 특히 유용할 수 있습니다. 우편번호별 메일링 리스트는 일반적으로 다양한 전문 기관에서 제공합니다.

③ 텔레비전과 라디오 광고

텔레비전과 라디오 광고는 많은 시청자에게 도달할 수 있지만, 원하는 방영 횟수, 시간대, 특정 방송 세그먼트에 포함 여부 등에 따라 비용이 크게 달라질 수 있습니다. 비용은 프로모션의 정교함에 따라 수백에서 수만 달러까지 다양합니다. 비용 대비 효과를 고려할 때 텔레비전과 라디오는 광범위한 채용 수요가 있는 대규모 조직에서만 실행 가능한 옵션일 수 있습니다.

④ 체험형 채용

일부 병원에서는 학생 간호사 인턴십을 성공적으로 시행하고 있습니다. 이러한 프로그램을 통해 학생 간호사는 간호사 등록위원회의 업무 범위 내에 있는 일부 추가 업무를 수행하면서 간호사 보조원으로 일할 수 있습니다.

이 접근 방식을 통해 조직은 교육 경력 초기에 졸업 간호사를 활용할 수 있습니다. 이러한 간호사는 인턴십 역할을 수행하면서 동시에 조직에 대한 오리엔테이션을 받게 됩니다. 나중에 채용되면 온보딩 시간이 단축되고 이미 조직 문화에 뿌리를 내릴 수 있습니다.

응급실에서 임상 로테이션을 제공하는 간호 학교가 거의 없다는 사실은 독특하고 흥미로운 학생 경험을 제안할 수 있는 혁신적인 기회를 제공합니다. 이 경험을 통해 간호학과 학생들은 응급간호를 임상 분야이자 진로 옵션으로 접할 수 있습니다.

응급간호사라는 직업을 학생들에게 마케팅하면 학생들이 언젠가 응급간호사가 되는 것을 고려하도록 유도할 수 있습니다.

(16) 내부 채용

조직 내부에서 직원을 채용하면 몇 가지 분명한 이점이 있습니다.

- 직원들은 이미 조직 문화에 익숙합니다.
- 응급실 온보딩 기간이 크게 단축됩니다.
- 직원은 직무 발전과 관련하여 만족감을 느낄 가능성이 높습니다.
- **신입** 직원은 이미 기관과 컴퓨터 애플리케이션, 규칙 및 규정 등을 탐색하는 방법을 알고 있을 것입니다.

관리가 **사일로화된** siloed **(부서 이기주의가 만연한)** 기관에는 잠재적인 단점이 있습니다. 이러한 프로그램이 다른 부서에 대한 고려 없이 독립적으로 운영 되면 한정된 간호 자원을 두고 경쟁하는 경향이 있습니다.

4) 간호 오리엔테이션

간호 오리엔테이션은 신입 사원의 온보딩 프로세스에서 중요한 요소입니다. 채용 전 체크리스트가 완료되면 오리엔테이션을 시작할 수 있습니다. 일반적으로 신입사원은 혈액매개 병원체 교육, 화재 및 비상 대응 교육, 기업 규정 준수 프로그램 등 일반적인 필수 규정 요건을 다루는 인사부 또는 종합병원 오리엔테이션에 참석합니다.

부서별 임상 오리엔테이션은 일반 오리엔테이션이 완료된 후 시작됩니다. 응급실 수간호사 리더는 직원의 부서별 오리엔테이션 개발 및 제공에 참여해야 하며 온보딩 프로세스를 철저히 숙지하고 있어야 합니다.

(1) 부서별 오리엔테이션

부서별 오리엔테이션은 새로 채용된 직원의 숙련도와 경험 수준에 따라 몇 주에서 몇 달까지 지속될 수 있습니다. 응급간호사 협회의 입장문에 따르면 성공적인 응급실 간호사 오리엔테이션은 성인 학습 원칙, 적극적인 교수 및 학습 활동, 사회화 전략을 통합한 포괄적이고 개별화된 근거 중심의 역량 기반 접근 방식에 의존해야 한다고 주장합니다.

계획적이고 구조화된 오리엔테이션은 응급실 간호사 리더가 조율하고 교육자, 프리셉터, 의사 그룹이 참여해야 합니다. 명확한 목적과 목표가 팀에 제공되어야 하며 직원의 진행 상황을 추적하기 위해 매주 또는 격주로 검토해야 합니다. 이 문서는 프리셉터와 리더 간의 커뮤니케이션 역할을 하며 규정 요건인 역량을 입증하는 역할을 합니다.

(2) 부서별 요구 사항 평가

응급실 리더십은 특히 오리엔테이션 교육/역량 체크리스트를 개발할 때 부서별 요구 사항 평가를 간헐적으로 실시해야 합니다. 이 평가에는 직원들이 지역사회를 돌볼 수 있도록 준비시키기 위해 고위험/저용량 절차에 대한 평가가 포함되어야 합니다.

또한 간호사 리더는 다른 응급실 리더, 책임 간호사, 숙련된 직원, 신입 직원으로부터 원하는 학습 기회와 필요한 학습 기회에 대한 의견을 수집할 수 있습니다. 그런 다음 요구 사항 평가 결과를 오리엔테이션 체크리스트를 개선하는 데 사용할 수 있습니다. 예를 들어, 소규모 지역 병원에서는 중환아, 외상, 뱀에 물렸거나 성폭행을 경험한 환자, 인신매매 피해자를 거의 보지 않을 수 있습니다.

따라서 이러한 잠재적 프레젠테이션에 대한 오리엔테이션과 교육을 통해 직원이 기본 개념을 익힐 수 있도록 해야 합니다.

또한 필요성 평가를 통해 거의 사용하지 않거나 복잡한 장비 사용에 초점을 맞춘 특정 교육에 대한 피드백을 도출해야 합니다. 응급실 간호사 리더는 교육자와 함께 제품 담당자의 도움을 받아 교육과 기술 체크리스트 작성에 도움을 받을 수 있습니다.

(3) 정책과 절차의 검토

필요성 평가를 수행할 때 정책과 절차가 최신 상태이고 관련성이 있는지 검토해야 합니다. 예를 들어 응급의료 및 노동법, 통합 옴니버스 예산 조정법, 절차적 진정, 의무 보고, 스탠딩/프로토콜 명령, 모니터링 및 평가 기준, 자살 평가, 치료 동의 및 거부, 결찰 없는 상태 및 구속 등 특정 정책에는 전용 오리엔테이션 시간이 필요합니다.

응급실 수간호사 리더의 평가를 포함하여 신규 직원의 오리엔테이션 프로세스 완료를 문서화해야 합니다.

(4) 프리셉티드 오리엔테이션

프리셉티드 오리엔테이션은 신입 직원이 전문적으로 계속 성장할 수 있도록 안내하고 지원하는 프리셉터와 신입 직원을 짝지어 줍니다. 신입 직원은 다음과 같은 주제가 포함될 수 있는 공식 교육 세션에 참석해야 합니다.

- 중요한 대화를 나누는 방법
- 건설적인 피드백을 제공하는 방법
- 팀워크의 가치
- 성인 교육 및 학습 스타일
- 술기 검증 기대치
- 서류 요건

(5) 프리셉터 선택

적합한 프리셉터를 선택하는 것이 중요합니다. 간호 리더는 성공적인 짝짓기를 위해 성격 스타일, 신규 직원의 필요와 학습 선호도, 프리셉터의 자연스러운 교육 스타일을 고려해야 합니다.

프리셉터가 되려면 뛰어난 대인 커뮤니케이션, 리더십 역량, 인내심, 교육 능력 등 특별한 기술이 필요합니다. 일부 조직에서는 프리셉터에게 금전적 인센티브를 제공하기도 하고, 효과적인 프리셉팅 시연을 임상 래더 프로그램에 포함시키기도 합니다. 프리셉터를 인정하고 예우하는 다른 방법으로는 연례 조찬, 표창장, 조직 뉴스레터에 언급하는 것 등이 있습니다.

(6) 오리엔테이션 과정의 모니터링

오리엔테이션 과정에서는 오리엔테이션 대상자와 프리셉터의 성과를 모니터링하는 것도 중요합니다. 응급실 수간호사 리더(또는 응급실 교육자)는 양측과 일정 간격으로 정기적인 회의를 계획하고 진행해야 합니다. 이러한 회의 의제에는 다음이 포함되어야 합니다.

- 잘 진행되고 있는 사항
- 과거 목표에 대한 검토, 새로운 목표 설정
- 수정이 필요한 문제 파악과 함께 수정에 대한 세부 계획 및 구체적인 준수 예상 기한

이러한 주제를 다루기 위한 발판 역할을 하는 오리엔티어의 술기 체크리스트도 검토해야 합니다. 이러한 회의의 세부 사항을 문서화하고 추적하여 다음 대화의 기초 자료로 활용해야 합니다. 이 문서는 직원이 오리엔테이션 프로세스를 성공적으로 완료하지 못한 경우 점진적인 훈육을 지원하는 역할도 할 수 있습니다.

(7) 개별화된 오리엔테이션

필요성 평가에서 개발한 오리엔테이션 기술/역량 체크리스트를 사용하여 응급실 간호사 리더는 신입 직원이 오리엔테이션 기술 목록에 나열된 주제에 대한 자가 평가를 문서화하도록 하는 것이 유용할 수 있습니다.

이 연습은 신입 응급실 직원이 가져온 기술과 경험을 인정할 뿐만 아니라 신입 직원의 역량에 대한 통찰력을 판단하는 데 기초가 됩니다. 자가 평가에서 얻은 정보는 단순히 빠른 검증이 필요한 주제와 교육, 관찰, 연습 및 검증을 위해 추가 시간이 필요한 주제를 결정하여 개별화된 오리엔테이션 계획을 안내할 수 있습니다.

(8) 리소스 요구 사항 평가 및 활용

리소스 요구 사항 평가에서 파악한 단위의 요구 사항을 해결하는 데 사용할 수 있는 많은 리소스가 있습니다.

① 사내 교육

대형 병원에서 응급실 리더는 다른 부서와 협력하여 검증이 필요한 술기를 다룰 수 있습니다. 예를 들어, 중환자실이나 호흡기 치료에서 집중적인 경험을 쌓은 신입 직원은 인공호흡기에 대한 목표 노출을 통해 기술, 경험 및 검증을 신속하게 진행할 수 있습니다. 마찬가지로 정맥 내 삽입 노출과 검증이 필요한 신입 직원은 수술 전이나 내시경 검사 또는 수액 팀의 일원으로 시간을 보낼 수 있습니다.

술기 개발에 대한 혁신적인 접근 방식은 다른 부서(심지어 공급업체)와 협력하여 라운드 로빈 교육 스테이션 형식으로 술기 학습과 검증을 촉진할 수 있는 술기의 날을 개최하는 것입니다.

② 상업적으로 이용 가능한 교육

응급 부서의 리더는 자율 학습 또는 온라인 프로그램을 통한 교육을 권장할 수도 있습니다. 평가 및 오리엔테이션 과정을 강화하기 위해 고안된 다양한 상용 프로그램을 구매할 수 있습니다.

표 8-3-1 12 유도 심전도 역량 점검표

12 유도 심전도 역량 점검표 competency checklist		
이름 (정자로 기입) ____________________		
직원 ID#__________		
날짜 ________________ 강사 ____________________		
지침:		
강사는 직원의 기술 수행을 감독합니다. 적절한 역량이 인정되려면 모든 단계를 정확히 수행해야 합니다. 강사는 각 단계가 올바르게 수행될 때 서명합니다.		
필수 수행 항목		
절차	숙련도?	
1. 절차를 시작하기 전에 병원 식별 정책에 따라 참가자의 이름과 생년월일의 정확성을 확인한다.	예	아니오
2. 손을 씻는다.	예	아니오
3. 환자에게 절차를 설명한다.	예	아니오
4. 환자의 사생활을 보호한다.	예	아니오
5. 환자에게 전극을 부착하기 전에 피부를 적절하게 준비한다.	예	아니오
6. 전극을 올바른 해부학적 위치에 부착한다.	예	아니오
7. 올바른 전극을 정확히 연결한다.	예	아니오
8. 전원 버튼을 눌러 ECG 기계를 켠다.	예	아니오
9. 파형의 품질을 확인한다.	예	아니오
10. 키패드에서 다음 기능 키를 올바르게 식별하고 사용할 수 있다: 복사, ECG, 리듬, 정지, 입력, 반환, 화살표 패드, 취소, 기능 키, 전원 및 삭제.	예	아니오
11. ECG 기기에 데이터를 입력한다:		
성		
이름		
환자 ID# (체크 숫자 제외)		
의뢰 의사		
담당자 이니셜	예	아니오
12. 전극 이탈 메시지를 확인하고 수정한다.	예	아니오
13. ECG 리듬 키를 눌러 검사 기록을 시작한다.	예	아니오
14. 간호사/의사의 요청 시 '복사' 버튼을 눌러 두 번째 사본을 출력한다.	예	아니오
15. 리듬 스트립이 요청되었을 경우 '리듬' 버튼을 누른다.	예	아니오
16. ECG 기계를 끈다.	예	아니오
17. 전원 공급 장치 위치를 확인하고 사용하지 않을 때는 전원을 연결한다.	예	아니오
18. ECG 검사 완료를 환자 흐름 기록지에 문서화한다.	예	아니오
19. 12유도 ECG 출력물을 간호사(RN) 또는 의사(MD)에게 전달한다.	예	아니오
20. 용지를 교체하는 방법을 시연할 수 있다.	예	아니오

21. 동반자가 필요할 때를 인지하고 요청할 수 있다.	예	아니오
22. 긴급하게 보고해야 할 파라미터는 무엇인가?	예	아니오
23. 긴급 소견을 누구에게 보고해야 하는가?	예	아니오
☐ 숙련됨 (Proficient)		
☐ 숙련되지 않음 (Not Proficient)		
의견 (Comments)		
강사 서명/직책: ____________________ 날짜: __________		
직원 서명: ____________________ 날짜: __________		

한 가지 예로 미국에서는 중환자 간호에 대한 지식을 측정하는 테스트를 제공하는 BKAT (기본 지식 평가 도구)가 있습니다. 이 간행물을 발행하는 현재 가장 최신의 응급실 중환자 간호 시험은 ED-BKAT3r입니다. 시험 결과 간호의 특정 측면에 대한 지식이 높은 것으로 나타난 경우, 해당 정보를 통해 간호사는 오리엔테이션의 특정 구성요소를 **테스트**할 수 있습니다.

많은 응급실 간호사 리더들은 이러한 도구가 신입 직원의 온보딩 프로세스를 단축하는 동시에 성과에 있어 중요한 요소를 간과하지 않도록 보장할 수 있다는 점에서 유용하다고 생각합니다.

상업적으로 이용 가능한 다른 도구로는 여러 회사에서 구매할 수 있는 성과 기반 개발 시스템 검사가 있습니다. 이러한 제품은 다음 세 가지 영역을 테스트합니다.

- 비판적 사고력
- 기술적 능력
- 대인관계 능력

이러한 테스트는 ED에 맞게 수정할 수 있으며, BKAT와 달리 지원 과정에서 결과를 바탕으로 지원자를 선별하는 데 사용할 수도 있습니다. 이 테스트는 오리엔테이션 계획을 개발하고 간소화하는 데에도 사용할 수 있습니다.

(9) 문서화

응급실 간호사 리더는 직원의 오리엔테이션, 역량 검증 및 지속적인 역량 평가에 대한 기록을 철저히 보관하는 것이 중요합니다. 역량을 문서화하는 방법에는 술기 체크리스트, 사후 테스트, 프리셉터의 직접 관찰, 시뮬레이션 실습 완료 기록 등이 있습니다(표 8-3-1). 일부 시설에서는 전자 학습 관리 시스템을 사용하여 문서를 작성하고 제출할 수 있습니다. 어떤 방법을 사용하든 역량을 문서화하는 것은 필수적입니다.

5) 결론

응급의료는 지역사회에 필수적인 의료 서비스이지만, 동시에 소비자 중심의 운영 방식에 의존해야 지속 가능성을 유지할 수 있는 분야이기도 합니다. 환자 경험의 질이 뛰어나고, 이에 대한 긍정적인 평가가 공개적으로 보고될 때, 이는 지역사회에서 병원에 대한 신뢰도를 높이고, 의료진의 사기에도 큰 영향을 미칩니다.

현대 사회에서는 평균 기대수명이 증가하고 있으며, 이에 따라 복잡하고 다양한 질환을 가진 환자들이 늘어나고 있습니다. 여기에 간호 인력 부족, 기술의 급속한 변화, 그리고 강화되는 규제 요구사항과 같은 여러 요인들이 더해지면서, 병원이 우수한 응급실 의료진을 확보하고 유지하는 것이 더욱 어려워지고 있습니다.

성공적인 응급실 간호 리더는 가장 적합하고 우수한 인재를 채용하기 위해 협력하고, 철저하고 체계적인 교육을 제공하여 새로운 직원이 원활하게 적응할 수 있도록 합니다. 포괄적이고 심도 있는 교육 과정을 통해 신규 직원이 안전하고 질 높은 진료를 제공할 준비가 충분히 되었는지를 확인하는 것이 중요합니다.

의도적이고 체계적인 채용, 자격 검증, 교육 프로그램을 기획하고 운영하는 응급실 간호 리더는 부서의 핵심 요구 사항을 충족시키고, 의료진을 효과적으로 지원하며, 이들에게 의존하는 환자들에게 최상의 진료를 제공할 수 있는 강한 전문 팀을 구축할 수 있습니다.

REFERENCE

1. ABNS Research Committee Subgroup [Internet]. The relationship between nursing certification and patient outcomes: a review of the literature [cited 2019 Jun 1]. Available from: http://www.nursingcertification.org/resources/documents/research/certification-and-patient-outcomes-research-article-synthesis.pdf
2. ACEP Now [Internet]. Latest data reveal the ED's role as hospital admission gatekeeper [cited 2020 Jun 6]. Available from: https://www.acepnow.com/article/latest-data-reveal-the-eds-role-as-hospital-admission-gatekeeper/
3. American Express Global Corporate payments [Internet]. Global Customer Service Barometer－2017 [cited 2020 Jun 1]. Available from: https://business.americanexpress.com/sg/business-trends-insights/thought-leadership/american-express-global-customer-barometer-2017
4. BKAT-Toth [Internet]. The Basic Knowledge Assessment Tool (BKAT) for the Emergency Department (ED-BKAT3r－Critical Care Nursing [cited 2020 may 27]. Available from: http://www.bkat-toth.org/ED-BKAT3r.html
5. Board of Certification for Emergency Nursing [Internet]. The Value of Certification [cited 2019 Jun 1]. Available from: https://bcen.org/value-of-certification/
6. Board of Certification for Emergency Nursing [Internet]. Value of CEN® Certification Research Study: Results [cited 2019 Jun 1]. Available from: https://bcen.org/wp-content/uploads/2018/09/2017-BCEN-Value-of-Certificaiton-Study-PPT.pdf
7. Brewere CS, Kovover CT, Greene W, et al. Predictors of actual turnover in a national sample of newly licensed registered nurses employed in hospitals. J Adv Nurs. 2011;68(3):521-38.
8. Brown AM, Decker SL, Selck FW. Emergency department visits and proximity to patients' residences [cited 2019 May 22]. Available from: https://www.cdc.gov/nchs/products/databriefs/db192.htm
9. CMS.gov [Internet]. Emergency Department Patient Experiences with Care (EDPEC) Survey [cited 2020 Jun 4]. Available from: https://www.cms.gov/Research-Statistics-Data-and-Systems/Research/CAHPS/ED
10. Emergency Nurses Association [Internet]. ENA Position Statement: Emergency Nurse Orientation [cited 2020 Jun 1]. Available from: https://www.ena.org/docs/default-source/resource-library/practice-resources/position-statements/emergencynurseorientation
11. ERE [Internet]. Assessing employee referral programs: a checklist [cited 2019 Jun 1]. Available from: https://www.ere.net/assessing-employee-referral-programs-a-checklist/
12. Garrison E, Schulz C, Nelson C, et al. Specialty certification: nurses' perceived value and barriers. Nurs Manage. 2018;49(5):42-7.
13. Glassdoor [Internet]. Why interview source matter in hiring: exploring Glassdoor interviews Data [cited 2019 Jun 1]. Available from: https://www.glassdoor.com/research/interview-sources/
14. Jones CB. The costs of nurse turnover part 1: an economic perspective. J Nurs Adm. 2004;34(12):562-70.
15. Jones CB. The costs of nurse turnover part 2: application of the nursing turnover cost calculation methodology. J Nurs Adm. 2005;35(1):41-9.
16. National Center for Interprofessional Practice and Education [Internet]. Future of the Nursing Workforce: national-and state-level projections, 2012-2025 [cited 2019 May 30]. Available from: https://nexusipe.org/informing/resource-center/future-nursing-workforce-national-and-state-level-projections-2012-2025
17. NCSBN [Internet]. Nurse Licensure Compact [cited 2019 Jun 1]. Available from: https://www.ncsbn.org/nurse-licensure-compact.htm
18. Studer Group. The Nurse Leader Handbook. Gulf Breeze, Fla; 2010.
19. Webster Dictionary [Internet]. Recruituing [cited 2019 May 1]. Available from: www.webster-dictionary.net/definition/Recruiting
20. Winters, N. Seeking status: the process of becoming and remaining an emergency nurse. J Emerg Nurs. 2016:42(5):412-9.

4.

번아웃: 진단, 치료 및 예방

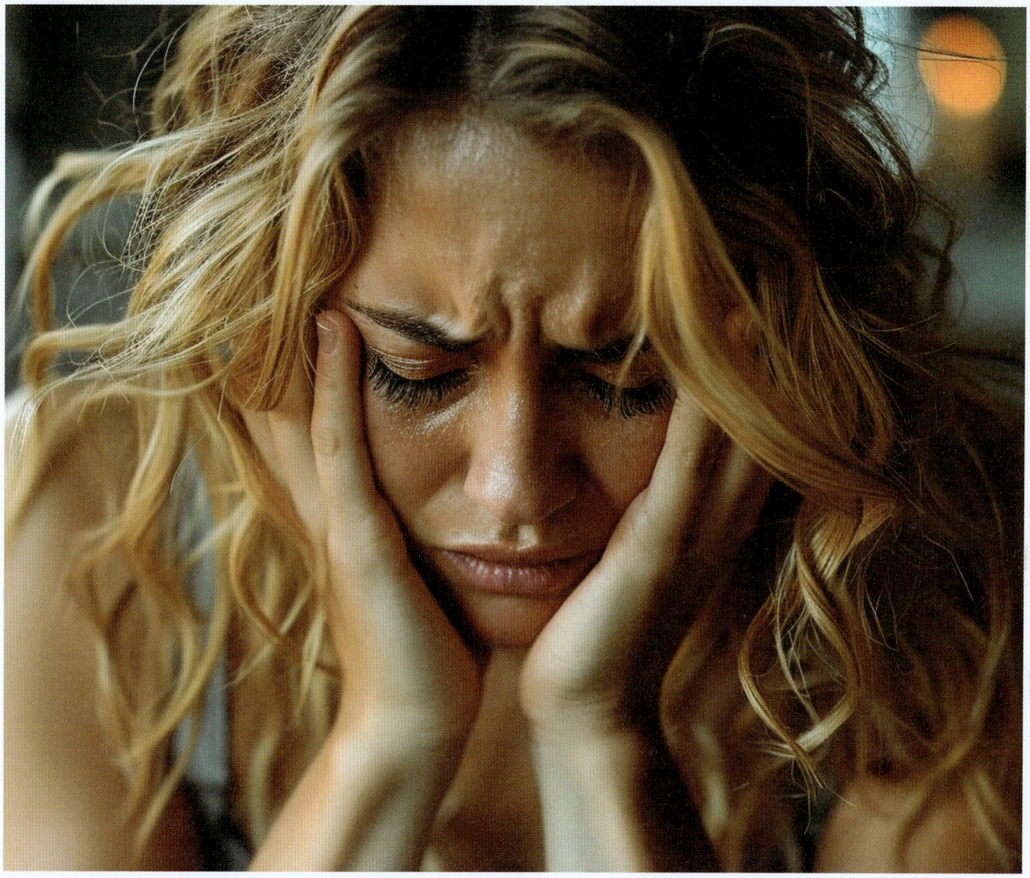

학습목표

1. 번아웃의 3차원 모델(탈진, 냉소주의, 의미 상실)을 이해하고 이를 진단할 수 있다.
2. 응급의료진이 겪는 번아웃의 주요 원인을 분석하고, 그 영향과 결과를 설명할 수 있다.
3. 스트레스 관리의 중요성과 회복탄력성을 강화하는 방법을 학습한다.
4. 공정성이 조직 내에서 번아웃을 예방하는 데 어떤 역할을 하는지 설명할 수 있다.
5. 번아웃을 예방하고 치료하기 위한 구체적인 전략과 방법을 적용할 수 있다.

1) 응급의료진의 번아웃 현실

여러분과 여러분의 가족을 돌보는 응급실 의사, 간호사 및 팀원의 절반이 소진된다면 어떨까요? 그러한 팀이 최적의 치료를 제공할 수 있다고 얼마나 확신할 수 있을까요? 만족스럽지 못한 전망이 오늘날의 불안한 현실입니다. 응급실 간호사와 의사의 절반 이상이 번아웃에 시달리고 있으며, 일부 연구에서는 번아웃 비율이 70%에 달한다는 보고도 있을 정도로 번아웃은 심각한 수준에 이르렀습니다.

응급 치료를 제공하는 업무는 더 이상 감당할 수 없는 비용을 끌어내고 있습니다. 의사와 간호사의 소진이 조직에 미치는 영향은 다음과 같이 잘 문서화되어 있습니다.

- 결근
- 이직
- 환자 안전 오류
- 투약 오류
- 환자 경험 점수 하락
- 직원 참여도 감소

훨씬 더 중요한 것은 개별 의료진이 받는 피해에는 우울증, 기력 상실, 불면증, 고혈압, 체중 증가, 스트레스 등 광범위한 정신적, 신체적 질환이 포함된다는 점입니다.

2) 번아웃의 3차원 모델

번아웃은 직무 스트레스 요인과 이에 대처할 수 있는 적응력 또는 회복력 사이의 불일치입니다. 이러한 불일치는 정서적 피로, 냉소주의 또는 비인간화, 일의 의미 상실이라는 세 가지 주요 증상을 초래할 수 있습니다(그림 8-4-1).

- **탈진** exhaustion: 스트레스 요인에 대처하는 데 필요한 정신적, 신체적, 심리적, 심지어 영적 자원이 고갈된 상태로, 번아웃을 경험하는 개인의 기본적인 긴장 차원을 반영합니다.
- **냉소주의** cynicism: 대인관계 차원을 나타내며, 서비스를 받는 사람들에 대한 부정적이고 냉담하며 근본적으로 분리된 반응을 반영합니다.
- **의미 상실** loss of meaning: 자기 평가 차원으로, 무능감, 부적절감, 성취감 부족으로 나타나는 지나치게 자기 비판적인 반응입니다.

번아웃이라는 용어는 1970년대 중반, 뉴욕의 정신과 의사인 Herbert Freudenberger와 버클리의 사회 심리학자 Christina Maslach가 거의 동시에 처음 사용했습니다. Maslach가 스트레스 상황에서 일하는 한 빈곤법 교수에게 탈진, 냉소, 능률 저하 현상을 설명하자 변호사는 "오, 세상에!"라고 외쳤습니다. "우리는 이것을 번아웃이라고 부릅니다!" 이처럼 대부분의 증후군과 마찬가지로 번아웃은 이미 존재하고 있었고, 설명되고 이름이 붙여지기를 기다리고 있었습니다.

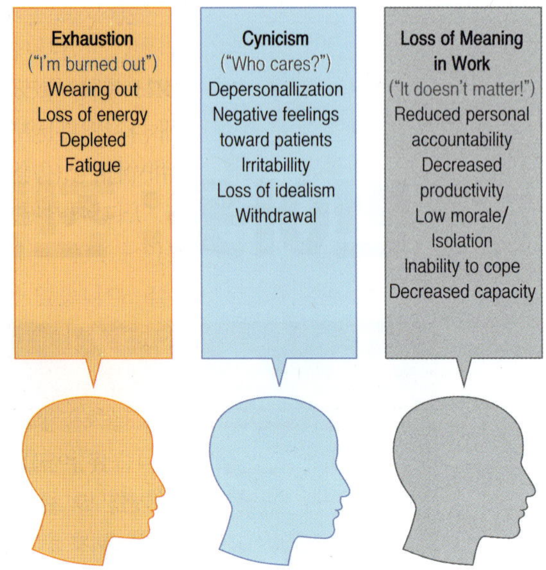

그림 8-4-1 번아웃의 3차원 모델

3) 번아웃의 영향과 해결 방안

응급실 환자를 돌보는 일이 얼마나 훌륭하고 만족스러운 일인지도 모르지만, 우리가 하는 일에는 숨겨진 위험이 있습니다. 더 잘할수록, 더 열정적일수록, 환자를 더 깊이 돌볼수록 위험도 커진다는 불안한 역설이 바로 여기에 있습니다. 간단히 말해, A팀 멤버는 번아웃의 위험이 가장 높습니다. 열정과 헌신의 깊이가 의심스러울 수 있는 B팀 멤버는 번아웃의 속도가 훨씬 더 낮고 느린 것으로 보입니다.

번아웃을 인정하면 팀과의 관계가 약화될 것 같아서 ED에서는 번아웃에 대해 거의 논의하지 않습니다. 그런 의미에서 번아웃은 우리에게 없어서는 안 될 단 하나의 자원, 즉 열정을 빼앗아가는 조용한 전염병입니다. 번아웃은 직장 생활에서 기쁨과 즐거움, 만족감을 앗아가는 살인자입니다.

4) 번아웃의 예방과 치료

이 장에서는 번아웃을 효과적으로 정의하고 진단하기 위한 프레임워크를 제공하고, 많은 응급의학과 의사와 간호사에게 영향을 미치는 이 교묘한 질병을 치료하고 예방하는 방법을 설명합니다.

현재 문헌을 검토한 결과, 의료진의 번아웃에 관한 글의 90% 이상이 진단에 초점을 맞추고 있고 예방과 치료에 관한 글은 10% 미만인 것으로 나타나 실용적인 해결책이 주요 초점이 되고 있습니다.

번아웃을 이해하기 위한 프레임워크는 세 가지 요소로 구성됩니다.

- 열정과 직업적 성취감의 문화 조성
- 시스템과 프로세스에 흐름과 성취감의 하드와이어링
- 열정과 개인의 회복탄력성 재점화

조직의 문화와 의료 서비스를 제공하는 시스템 및 프로세스는 조직의 회복탄력성을 중심으로 이루어지며, 열정의 재점화는 개인의 회복탄력성에 달려 있습니다.

너무 많은 문헌이 개인의 회복탄력성에 초점을 맞추고 있어, 문제의 3분의 2가 팀에 잘못이 있다는 것을 암시하고 애초에 번아웃을 예상할 수 있는 문화와 시스템/프로세스를 갖춘 조직에 문제가 있다는 사실을 간과하고 있습니다.

번아웃에 대해 팀과 협력할 때 '최고 경영진'이 "우리 회사에는 훌륭한 문화가 있고 시스템과 프로세스가 훌륭하다."라고 말하는 것을 흔히 듣게 됩니다. 적절한 대응은 "문화와 시스템이 그렇게 훌륭하다면 왜 직원의 절반이 소진되나요?"라는 질문입니다.

문화는 조직에서 사람들이 하는 일뿐만 아니라 사람들이 말하는 것과 생각하는 방식, 특히 변화, 개선, 혁신에 대해 생각하는 방식도 포함합니다.

한 문화를 지지하지만 다른 문화를 구현하는 리더보다 직무 스트레스 요인과 이에 대처하는 데 필요한 회복탄력성 사이의 간극을 더 크게 벌리는 것은 거의 없습니다.

5) 스트레스의 역할

스트레스라는 개념의 기원은 Hans Selye의 연구에서 시작하여 고통으로 인식하는 것이 중요합니다. 사람들은 일반적으로 스트레스를 부정적인 의미로 해석하지만, Selye는 좋은 스트레스 또는 유스트레스 eustress, 즉 우리를 더 높은 성과로 이끄는 긍정적이고 동기를 부여하는 스트레스가 있다고 말합니다. 의대나 간호대학에 입학하기 위해 노력하는 것, 지식 기반을 업데이트하여 업무를 개선하는 것, 정신적-육체적 컨디션을 유지하는 것 등이 모두 유스트레스의 예입니다.

Selye 스트레스 모델은 곡선의 왼쪽에서 스트레스가 성과 향상으로 이어지기 때문에 긍정적이라는 것을 보여줍니다. 곡선의 오른쪽에서는 스트레스가 증가하면 성능이 지속적으로 저하됩니다. 곡선의 정점에 도달하면 개인은 스트레스가 더 증가하면 성과가 저하되는 **스트레스 내성 수준** stress tolerance level, STL에 도달하게 됩니다.

6) 번아웃과 러스트아웃

번아웃을 경험하면 **열정 단절**이 발생하여 엔진을 구동하는 데 필요한 연료가 부족해집니다. 제1차 세계대전 당시 연합군 최고 사령관이었던 프랑스의 페르디난드 포크 장군은 다음과 같은 유명한 말을 남겼습니다.

"지구상에서 가장 위대한 힘은 불타는 인간의 영혼이다!"

열정은 응급실에서 우리 안에 타오르는 불로, 우리가 직면하는 스트레스를 이겨낼 수 있도록 도와줍니다.

일부 응급의학과 의사와 간호사는 **녹아웃** knockout이 아니라 **소진** burnout 될 가능성이 더 높습니다. **러스트아웃** rustout은 오즈의 마법사에 나오는 양철 나무꾼처럼 열정이 점차 위축되어 적응 능력이 시간이 지남에 따라 점차 **얼어붙은** 사람들을 비유하는 적절한 표현입니다.

이러한 팀원들의 **관절**을 다시 움직이게 하려면 조직 및 개인 회복탄력성 전략의 조합이라는 적절한 **오일**이 필요합니다.

7) 번아웃 개선을 위한 전략

번아웃을 이해하고 이를 개선하기 위한 몇 가지 전략이 있습니다.

- **문화 지속성**: 지지하는 리더십 속성이 행동에 반영되도록 합니다. '벽에 걸린 글귀가 복도에서 일어나는 일과 일치하는지' 확인합니다. 불일치가 발생하면 이를 지적하는 사람들을 지원하세요.
- **똑똑한 일 하기**: 이 측면은 하드 와이어링 흐름에 더 구체적으로 적용되지만 시스템과 프로세스가 직원을 소진하도록 허용하는 문화는 궁극적으로 지속될 수

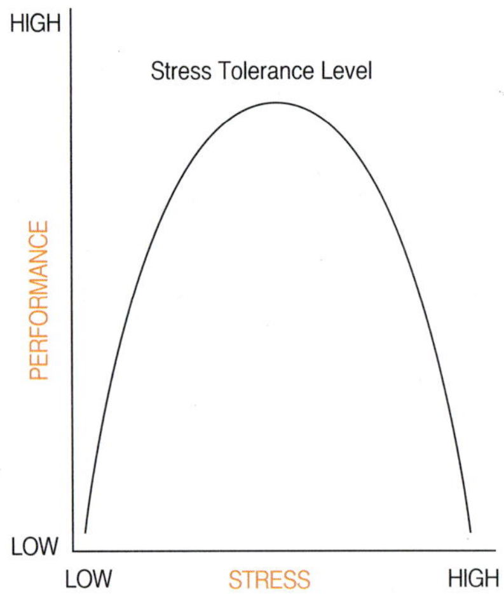

그림 8-4-2 스트레스 vs. 성과

없는 문화입니다. 어리석은 일을 찾아서 제거하는 문화로 바꾸세요.

Selye 스트레스 모델은 곡선의 왼쪽에서 스트레스가 성과 향상으로 이어지기 때문에 긍정적이라는 것을 보여줍니다(그림 8-4-2). 곡선의 오른쪽에서는 스트레스가 증가하면 성능이 지속적으로 저하됩니다. 곡선의 정점에 도달하면 개인은 스트레스가 더 증가하면 성과가 저하되는 **STL (stress tolerance level)**에 도달하게 됩니다(그림 8-4-2).

8) 참여와 회복력

번아웃에 대한 해결책은 단순히 참여도를 높이는 것이 아니라 열정을 회복하는 것입니다. 열정적인 참여는 단순한 참여가 아니라 의료진의 번아웃을 고려할 때 유용한 개념입니다.

회복탄력성은 역경에 직면했을 때 성공하는 데 필요한 적응 능력으로 정의됩니다. 간단히 말해, 회복탄력성은 특히 변화의 와중에서 적응적인 스트레스 대처 능력을 측정하는 척도입니다.

회복탄력성을 측정하는 데 가장 일반적으로 사용되는 척도는 25개 항목의 4점 리커트 척도로 시작되었으나 현재는 10개 항목과 2개 항목으로 단축된 Connor-Davidson 회복탄력성 척도 connor-davidson resilience scale입니다.

9) 번아웃에는 성별 차이가 있나요?

여성과 남성이 같은 비율로 같은 방식으로 번아웃을 경험할까요? 이 질문에 대한 답이 있다면 예방 및 치료 전략을 개발하는 데 도움이 될 수 있습니다. 이 중요한 주제에 대한 연구는 의외로 많지 않지만, 212명의 일반의사를 대상으로 한 네덜란드의 한 연구는 귀중한 통찰력을 제공합니다.

연구자들은 남성이 냉소주의/비인격화에서 가장 먼저 번아웃을 경험한 후 정서적 탈진을 경험했지만, 남성 집단은 효능/효과 상실 차원으로 크게 진행되지 않았다는 사실을 발견했습니다. (마치 남성 의사들은 냉소주의와 탈진의 결과를 무시하고 효능 상실의 가능성을 인식하지 못한 채 계속 일만 한 것처럼 보였습니다.) 연구에 참여한 여성 의사들은 탈진을 가장 먼저 경험했고, 냉소주의가 그 뒤를 이었으며, 마지막으로 효능 상실을 경험했습니다.

이 연구는 응급의학과 의사와 간호사를 대상으로 한 연구는 아니지만, 해당 집단에서 정확하다면 남성과 여성의 인식 패턴과 치료 대안이 다를 수 있음을 시사합니다. 이러한 문제를 이해하기 위해서는 응급의료 분야의 성별 차이에 대한 연구가 우선적으로 이루어져야 합니다.

10) 번아웃과 싸우기 위한 리더십 기술

모든 의료 기관의 모든 수준에서 효과적인 리더십 없이는 번아웃을 성공적으로 퇴치할 수 없습니다. 의심할 여지없이 모든 직급에서 리더십의 부재가 번아웃 위기를 초래한 원인입니다. 이는 가혹한 판단으로 보일 수 있지만, 직무 스트레스 요인이 조직 구조에 침투하도록 허용되었다는 논리는 번아웃을 이해하는 데 있어 핵심입니다.

변화를 만들거나 그러한 변화가 시스템에 침투하도록 허용하는 책임을 맡은 우리 모두는 그러한 변화가 팀에 미칠 영향을 충분히 인식하지 못했을 뿐입니다. 이는 리더십에 대한 비난이 아니라 팀원의 절반이 소진된 상황에 도달하게 된 과정을 인정하는 것입니다.

리더십이 향상되면 번아웃 수준이 낮아지고 성취도가 높아진다는 증거가 있나요? 현재 이 아이디어를 뒷받침하는 연구의 수는 적지만, 그럼에도 불구하고 데이터는 설득력이 있습니다. 메이요 클리닉에서 근무하는 2,800명의 의사를 대상으로 한 연구에서는 60점 척도를 사용하여 의사들의 리더에 대한 평가를 평가하고, 이를 Maslach 번아웃 인벤토리 MBI를 수정하여 번아웃 비율과 비교했습니다. 의사들의 평가가 1점씩 상승할 때마다 번아웃 가능성은 3.3% 감소하는 것으로 나타났습니다. 또한 개별 의사의 만족도는 9% 증가했습니다(연령, 성별, 전문 분야를 보정). 또한 번아웃 변화의 11%와 만족도 변화의 47%는 총 리더십 점수와 관련이 있는 것으로 나타났습니다.

다른 연구와 상당한 실제 경험에서도 매우 유사한 결과가 나타났으므로 자신 있게 말할 수 있습니다. **리더십은 번아웃과 싸우는 데 필수적입니다.**

리더십은 번아웃을 구성하는 세 가지 영역, 즉 열정의 문화, 업무 흐름 및 성취감(시스템 및 프로세스), 열정과 개인적 성취감 재점화 모두에서 필수적입니다. 리더는 앞으로 늘어날 모든 직무 스트레스 요인으로부터 팀을 보호할 수는 없지만, 최소한 이를 예상하고 그 영향을 완화할 수 있는 방법을 고려해야 합니다.

하버드 대학교의 John Kotter 교수는 다음과 같이 설명합니다.

"관리의 근본적인 목적은 현재의 시스템을 계속 작동시키는 것입니다. 리더십의 근본적인 목적은 변화, 특히 비증가적 변화를 만들어내는 것입니다. 대부분의 기업은 관리가 과도하고 리더십이 부족합니다."

11) 리더는 생각하고, 행동하고, 혁신하라

관리자는 유지 관리자이고 리더는 혁신가입니다. 번아웃을 최소화하면서 성과를 성공적으로 창출하려면 리더는 생각하고, 행동하고, 혁신해야 합니다(그림 8-4-3). 첫 번째 단계는 팀이 번아웃에 대해 근본적으로 다른 방식으로 생각하고 도약에 참여하도록 돕는 것입니다.

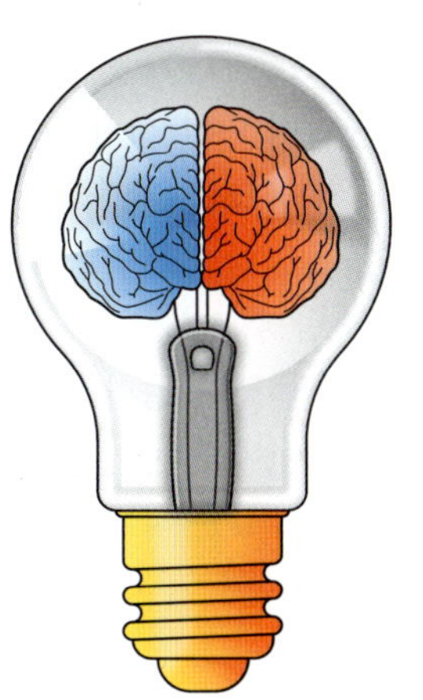

그림 8-4-3 생각하고, 행동하고, 혁신하라

둘째, 리더는 해결책을 고려하는 일주일 이내에 신속하게 행동하도록 팀원들에게 도전하여 진전을 보여주고 희망을 불러일으켜야 합니다. (일반적으로 새로운 아이디어가 일주일 이내에 어떤 식으로든 실행되지 않으면 전혀 실행되지 않습니다.)

마지막으로, 리더는 번아웃을 방지하고 개인적, 직업적 회복탄력성 및 적응력을 향상시키기 위해 혁신적인 문화, 시스템, 프로세스 및 행동을 위한 촉매제가 되어야 합니다.

12) 번아웃을 의미 있게 측정하기

Maslach 번아웃 인벤토리 MBI 번아웃을 측정하는 데 사용되는 다양한 척도가 있지만, 문제를 정량화하는 데 가장 널리 인정받고 검증된 **황금 표준**은 정서적 피로, 냉소주의/비인간화, 효능감 또는 개인적 성취감 상실에 관한 22개 문항으로 구성된 MBI입니다(표 8-4-1).

번아웃은 낮음, 보통, 높음으로 이분법적으로 구분하기보다는 연속적인 변수로 보아야 합니다.

- **높은 번아웃:** '정서적 고갈' 및 '냉소주의/비인격화' 하위 척도에서 높은 점수와 '개인적 성취' 하위 척도에서 낮은 점수
- **평균 번아웃:** 세 가지 하위 척도 모두에서 평균 점수
- **낮은 번아웃:** '정서적 고갈' 및 '냉소주의' 하위 척도에서 낮은 점수와 '개인적 성취' 하위 척도에서 높은 점수

세 가지 요소 각각은 나중에 자세히 설명하는 '번아웃의 영역'을 사용한 통합 모델과의 연관성뿐만 아니라 고려해야 합니다.

13) 자유 형식 질문

번아웃의 근본적인 인적 비용을 파악하려면 자유 형식 질문과 인터뷰를 사용하는 것이 중요합니다. 번아웃의 불길 속에서 팀을 이끌기 위해서는 번아웃의 원인과 결과를 세밀하게 이해해야 합니다. 이를 위해서는 **당사자의 목소리**, 즉 팀원들의 목소리가 필요합니다. 사용된 설문조사에 관계없이 설문조사 분석의 메트릭과 자유 형식 질문 및 인터뷰 결과를 결합하세요.

자유 형식 질문에는 다음이 포함됩니다.

- 번아웃의 가장 큰 원인은 무엇인가요?
- 번아웃을 극복하기 위해 어떤 전략을 사용하셨나요?

표 8-4-1 Maslach 번아웃 인벤토리 (축약)

얼마나 자주?	전혀	일 년에 몇 번	한 달에 한 번 이하	한 달에 몇 번	한 주에 몇 번	매일
0	1	2	3	4	5	6
나는 환자의 문제에 매우 효과적으로 대처한다.						
나는 일부 환자를 마치 비인격적인 물건처럼 취급한다고 느낀다.						
나는 업무에 감정적으로 지쳐 있다고 느낀다.						
아침에 일어나면 피곤하고 또 다른 하루를 맞이해야 한다고 느낀다.						
이 일을 시작한 이후로 사람들에게 더 냉담해졌다.						
내 일을 통해 다른 사람들의 삶에 긍정적인 영향을 미친다고 느낀다.						
하루 종일 사람들과 함께 일하는 것이 저에게는 정말 부담스럽습니다.						
나는 어떤 환자에게 무슨 일이 일어나든 상관하지 않는다.						
나는 환자들과 긴밀하게 일하고 나면 상쾌함을 느낀다.						

- 번아웃을 줄일 수 있는 가장 큰 단일 요인은 무엇인가요?
- 얼마나 지쳐 있으며 그 이유는 무엇인가요?
- 업무에 대해 더 냉소적으로 느껴진다면 어떻게 개선할 수 있을까요?
- 직장에서 의미와 목적의식을 느끼나요?
- '깊은 기쁨'은 무엇이며 그것을 지속할 수 있었나요?
- 직장에서 가장 큰 좌절감은 무엇이었나요?
- 가장 큰 업무 스트레스 요인은 무엇인가요?
- 이러한 스트레스 요인을 줄이기 위해 함께 할 수 있는 일은 무엇인가요?
- 스트레스 요인에 대처할 수 있는 충분한 적응력이 있다고 생각하십니까?
- 팀에서 도움을 줄 수 있는 것은 무엇인가요?
- 여러분은 무엇을 돕기 위해 노력할 수 있나요?

다음은 문제에 대한 통찰력을 제공하는 몇 가지 자유 형식 인터뷰 답변입니다.

- "저는 지쳤어요! 일어나서 일할 에너지가 없는 것 같아요."
- "저는 번아웃을 넘어선 상태입니다."
- "탈진이라는 말로는 제 기분을 표현할 수 없어요."
- "내 연민 탱크가 텅 비어 있습니다."
- "연민 피로가 생겼습니다."
- "출근이 예정된 날에는 침대에서 겨우 몸을 끌고 나올 수 있을 정도입니다."
- "제가 하는 일이 더 이상 변화를 가져올 수 없다고 믿게 되었습니다. 슬픈 것은 그런 적이 있었는지 모르겠다는 것입니다."
- "밤에 집에 돌아와서 하루를 돌아보면 그 모든 노력이 그만한 가치가 있었는지 의문이 듭니다."
- "예전에는 제가 훌륭한 간호사라고 느꼈어요. 지금은 영광스러운 로봇처럼 느껴집니다."
- "원숭이도 제가 하는 일을 할 수 있어요. 사실 그건 원숭이에 대한 모욕일지도 모르죠."
- "제 직업은 근본적으로 슬픈 일이 되었습니다. 실질적인 변화를 일으키기 위해 엄청난 노력을 기울여야 하거든요."
- "제 일에 대해 생각하면 한숨만 쉬고 생각만 하게 됩니다. '정말? 내가 왜 이 일을 하고 있는 걸까?'"
- "솔직히 요즘 제게는 그냥 직업일 뿐입니다."
- "우리가 하는 일에 정말 관심이 있는 사람이 있을까요?"
- "더 이상 중요하지 않아요."
- "제 환자들은 자기 자신에 대해 관심이 없는 것 같아요. 제가 왜 신경 써야 하죠?"

- "이 '참여'라는 말도 안 되는 말을 정말 믿으시는 건 아니죠?"

탈진, 냉소주의, 효능감 상실이 번아웃에 미치는 영향을 평가하려면 MBI 결과와 자유 형식 직원 인터뷰의 미묘한 내러티브를 모두 고려하여 팀에 미치는 영향의 복잡한 모자이크를 해독해야 합니다.

14) Maslach 2문항 설문조사

전체 22개 항목의 MBI-HSS 설문조사를 실시하고 분석하는 데 시간이 필요했기 때문에 West와 동료들은 이 설문조사에서 정서적 피로와 비인격화/냉소주의 하위 척도에서 가장 높은 부하 요인을 가진 두 가지 질문을 추려냈습니다.

- **"나는 업무에 지쳐 있다."**
- **"이 일을 맡은 이후 사람들에게 더 냉담해졌다."**

이 두 가지 항목으로 구성된 설문조사는 정서적 피로 및 비인격화 척도에서 전체 MBI와 높은 상관관계가 있는 것으로 나타났으며 일부 의료 시스템에서 응답자의 부담을 줄이기 위해 사용되었습니다.

다른 의료 시스템에서는 처음에는 전체 MBI를 사용한 후 후속 조치를 위해 두 가지 항목으로 구성된 척도를 사용하기도 합니다.

15) 스탠포드 PFI

스탠포드 PFI는 의사의 번아웃과 직업적 성취감을 측정하며, 이를 다른 의료 전문가에게 확대 적용할 목적으로 개발되었습니다. 16개 항목의 5점 리커트 척도 설문조사는 스탠포드 WellMD 프로그램에서 설계했습니다.

응답 범위는 직업적 성취감의 경우 '전혀 그렇지 않다'에서 '완전히 그렇다'까지, 업무 피로 및 대인관계 단절 항목의 경우 '전혀 그렇지 않다'에서 '매우 그렇다'까지입니다.

항목은 다음과 같은 범주에 속합니다.

- 직업적 성취감 항목
- 업무 피로 항목
- 대인관계 단절 항목

비영리 단체에서 연구 또는 프로그램 평가를 위해 무료로 사용할 수 있습니다. 영리 목적의 사용 비용은 wellness.

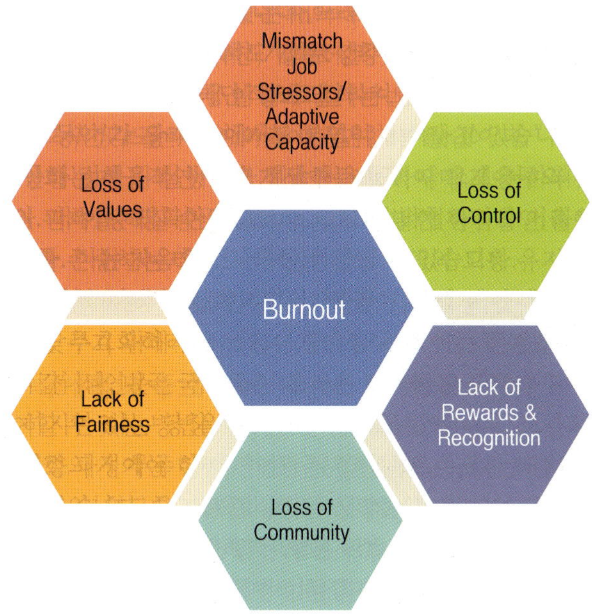

그림 8-4-4 번아웃의 6가지 영역

surveyteam@TheRiskAuthority.com으로 이메일을 보내면 받을 수 있습니다. 현재 미국 전역의 20개 이상의 비영리 의료 시스템으로 구성된 스탠포드 웰니스 컨소시엄에서 PFI를 사용 중입니다.

16) 번아웃의 6가지 영역

Maslach와 라이터는 문제를 보다 구체적으로 설명하고 그 원인을 해결하기 위한 구체적인 해결책을 안내하기 위해 **번아웃의 6가지 영역**을 개발했습니다(그림 8-4-4).

(1) 업무량 요구와 처리 능력의 불일치

업무량의 불일치는 처리 능력에 비해 너무 많은 요구가 개인(및 팀의)의 에너지를 회복이 불가능하지는 않더라도 고갈시킬 정도로 고갈시킬 때 발생합니다. 따라서 업무량 자체가 아니라 업무량을 처리할 수 있는 역량과 능력이 피로를 유발하는 것입니다.

이는 부서별 업무 흐름을 이해하는 데 있어 수요와 수용 능력의 불일치를 고려하는 응급실 팀원이라면 당연히 이해할 수 있는 부분입니다.

(2) 통제력 상실

응급실 팀은 종종 업무 수행에 필요한 자원에 대한 통제력이 부족하고 필요한 도구를 확보할 권한이 불충분합니다. 미국의 ACEP의 응급실 디렉터 아카데미에서 의료 및 간호 디렉터들과 함께 일하면서 참가자들에게 다음과 같은 질문을 던졌습니다. "여러분이 통제할 수 없는 시스템에 대해 책임이 있다고 생각하는 사람은 몇 명입니까?" 예외 없이 모든 사람이 (열정적으로!) 손을 들었는데, 이는 사람들이 자신의 책임이 자신의 권한을 초과한다고 느끼는 모든 응급실의 문제임을 나타냅니다.

Leiter와 Maslach는 다음과 같이 지적합니다.

"통제 문제는 근로자가 업무에 대한 권한이 충분하지 않거나 자신의 가치관과 일치하도록 업무 환경을 형성할 수 없을 때 발생합니다."

당연히 사람들이 업무에 대한 통제권을 더 많이 가지면 행동을 더 자유롭게 선택할 수 있고, 이는 더 높은 몰입도로 이어집니다.

(3) 보상과 인정의 부족

"세상의 묘지는 없어서는 안 될 사람들로 가득 차 있다."
- Charles De Gaulle

세 번째 유형의 불일치는 사람들이 하는 일에 대한 적절한 보상과 인정이 부족하다는 것입니다. 대부분의 경우, 보상의 부족은 주로 금전적인 문제라기보다는 응급환자와 그 가족을 돌보는 데 필요한 업무와 재능에 대한 근본적인 평가 절하를 의미합니다.

중요한 일을 매우 잘 해냈다는 자부심과 같은 내재적 보상의 부족도 이러한 불일치의 한 원인인 경우가 많습니다. 보상과 인정의 부족은 MBI의 효능/효과 부분의 손실과 밀접한 관련이 있습니다. 보상과 인정의 부족으로 인해 ED 팀이 쓸모없는 존재로 여겨지는 상황이 발생하면 문제가 발생합니다.

그리고 **'필수 불가결한'에서 '대체 가능한'으로의 여정**은 번아웃으로 가는 확실한 경로입니다.

(4) 공동체 의식의 상실

네 번째 불일치 영역은 사람들이 자신이 일하는 팀이나 커뮤니티에 긍정적이고 적극적으로 참여하려는 의식을 잃을 때 발생합니다. 사람들은 칭찬, 행복, 위로, 심지어 업무의 시련까지 공유하는 공동의 커뮤니티에서 본능적으로 번성합니다.

Sebastian Junger는 그의 저서 『트라이브』에서 이를 잘 설명합니다. 냉소주의와 피로감이 높아지면 공동체의 결속력이 위협받고 사람들은 고립감을 느끼게 됩니다.

(5) 필수적인 공정성

공정성은 인간의 기본적인 욕구이지만, 전문직 종사자에게는 더욱 절실하게 느껴지는 욕구이기도 합니다. 공정성은 상호 존중을 전달하고, 자존감을 확인하며, 공평한 경쟁의 장을 만들어 줍니다.

반대로 불평등이 지배하는 환경은 본질적으로 독성이 강하고 그 안에서 일해야 하는 사람들을 무시합니다. 공정성이 결여된 환경은 지치게 하고 직장과 리더에 대한 깊은 냉소를 불러일으키기 때문에 번아웃을 유발합니다.

응급실에서 불공정하다고 인식되는 가장 일반적인 영역 중 하나는 성과 지표에 대한 요구는 높지만 이를 달성할 수 있는 수단이 부족한 경우로, 이를 **'수단 없는 지표 광풍'**이라고 부를 수 있습니다.

이는 응급의학과 의사와 간호사에게 요구되는 것, 지표를 달성하기 위한 자원, 심지어 할당된 지표 자체 사이에 불공정한 불일치를 드러냅니다. 실제 경험에 따르면 고성과 팀의 번아웃을 알리는 첫 번째 요소는 불공평하다는 느낌입니다.

(6) 강한 가치관

여섯 번째 불일치 영역은 명시된 사명, 비전, 가치가 이를 달성하는 데 필요한 자원과 일치하지 않는 가치의 충돌 또는 현실에 직면하는 것입니다. 더 심각한 경우에는 리더십 팀이 지지하는 가치가 조직의 명시된 가치와 충돌하는 경우도 있습니다.

예를 들어, 한 병원과 응급실에서는 고품질 서비스와 환자 경험을 중요하게 생각한다고 말하지만, 그들의 모토는 '움직여, 움직여, 고기를 움직여!'입니다.

이러한 가치관의 충돌은 직원들 사이에 깊은 냉소주의를

불러일으킬 위험이 있습니다. 직간접적으로 소통하는 리더십 팀은 "해내세요. 어떻게 하든 상관없어."라고 말하는 리더는 결과를 위해 가치를 종속시킬 위험이 큽니다. 무엇보다 중요한 것은 가치관이 조직의 여러 영역에서 중심적인 역할을 한다는 사실이 점점 더 많은 연구를 통해 밝혀지고 있다는 점입니다. 이는 가치관의 불일치가 번아웃의 분명한 전조인 진단 단계와 가치관에 따라 프로세스를 재조정하는 명확한 단계가 다른 번아웃 치료 전략을 효과적으로 사용할 수 있는 곳으로 팀을 이동시키는 데 도움이 되는 치료 단계 모두에서 중요합니다.

17) 번아웃 퇴치를 위한 솔루션

번아웃을 예방하고 치료하기 위한 많은 증거 기반 솔루션이 있습니다. 이 논의에서는 번아웃 프레임워크의 세 가지 요소(문화, 시스템과 프로세스에 흐름 및 성취감의 하드와이어링, 열정과 개인의 회복탄력성 재점화)를 6가지 Maslach 영역과 교차하는 데 중점을 둡니다.

(1) 업무량 요구와 적응 능력

몇 가지 매우 구체적인 전략을 통해 업무량 요구를 줄이는 동시에 이를 충족할 수 있는 적응 능력을 높일 수 있습니다. 예를 들어, 응급의학과 의사와 간호사는 만성 통증 환자의 요구를 **미운 것**으로 식별할 수 있습니다. 이러한 환자를 다루는 증거 기반 전략을 개발하면 문제를 완화할 수 있습니다.

(2) 통제력 회복/탈취

권한 부여 문화 없이는 성공할 수 있는 의료 시스템은 거의 없습니다. 즉, 업무를 처리하는 낮은 수준에서 권한을 부여해 통제력을 갖도록 해야 합니다. 더 나은 결정을 내릴 수 있는 상위 수준에서 결정을 내리지 않는 것입니다. 직원들이 결정을 내리고 문화를 바꿀 수 있도록 권한을 부여하세요(그림 8-4-5).

(3) 개인 성과 도우미로서의 서기

서기를 개인 성과 도우미로 활용하면 여러 가지 장점이 있지만, 이러한 보조 팀원은 시스템과 프로세스를 개선하여 흐름을 하드와이어링하고 이행률을 높이는 데도 도움이 됩니다.

- **라이선스의 최상위에서 연습하기: 의사는 의사의 일을, 간호사는 간호사의 일을** 하도록 하여 팀이 면허의 최고 수준에서 진료할 수 있도록 합니다. 부가가치가 없는 절차 및 업무는 필수 서비스 직원에게 위임하여 그들이 하루를 다시 통제할 수 있도록 도와야 합니다.
- **멀티태스킹 전략:** 멀티태스킹 전략은 시스템으로의 하드와이어링 흐름과 불필요한 중단을 줄이는 데 중요한 영향을 미칩니다.

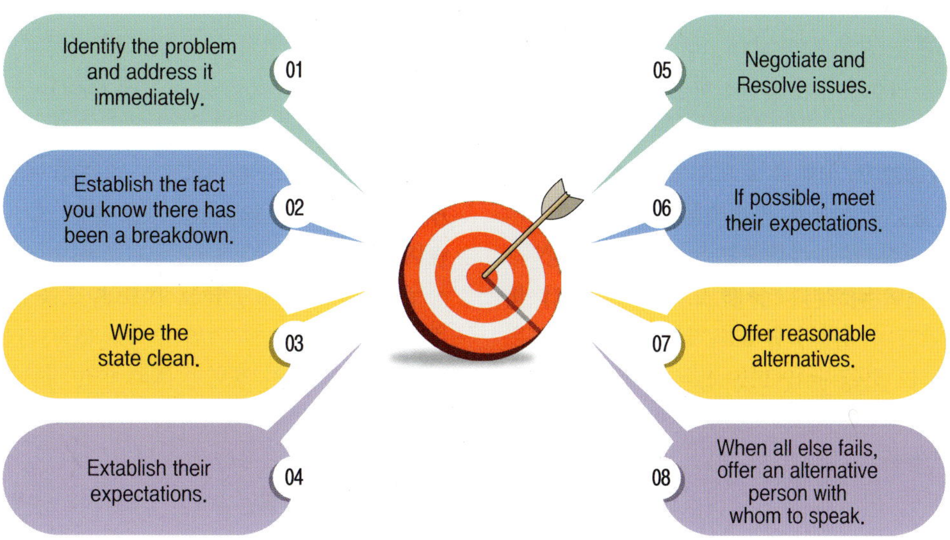

그림 8-4-5 영향 지점 개입

- **지속적인 재설계:** 통제력 회복은 모든 시스템과 프로세스가 팀원들의 의견을 반영하여 지속적으로 반복적으로 재설계되고 있다는 사실을 이해하는 데서 부분적으로 비롯됩니다.

(4) 열정과 개인 회복탄력성 솔루션 재점화

① 수석 스토리텔러

환자들은 통증, 부상 및 기타 여러 가지 증상으로 인해 하루 일과에 지장을 받아 응급실에 오지만, 그 원인을 완전히 이해하지 못합니다. 간호사와 의사는 이해가 되지 않는 상황을 이해시키는 역할을 하는 수석 스토리텔러의 역할을 담당합니다.

응급의학과 의사와 간호사는 환자의 증상을 설명하고 진단 도구와 연구를 통해 불만의 원인과 가장 효과적인 치료법을 결정하기 위해 팀이 어떻게 사용할 것인지에 대한 이야기를 들려줍니다.

환자의 **여정을 안내**하고 응급실 여정을 통해 환자에게 어떤 일이 일어날지 설명하는 것보다 더 통제적인 위치가 있을 수 있을까요? 우리는 환자를 대신하여 적절하게 통제권을 행사함으로써 사람들의 삶에 변화를 가져올 수 있습니다.

② 개인 수행 보조자로서의 서기

응급실의 의사와 간호사가 가장 지속적으로 겪는 어려움 중 하나는 전자 건강 기록 EHR을 다루어야 한다는 점입니다. 임상의들은 이로 인해 불필요하게 오랜 시간 동안 환자에게서 멀어진다고 느낍니다.

이에 대한 한 가지 해결책은 특별히 교육을 받은 서기 또는 **개인 수행 보조원**을 활용하여 EHR 요구 사항을 충족하되 의사나 간호사가 시스템과 상호작용하는 것은 부가가치가 높은 상황에만 국한되도록 하는 것입니다. 이렇게 하면 업무량이 근본적으로 변화하여 환경에 대한 통제권을 되찾을 수 있습니다.

③ '예'의 힘과 '아니오'의 힘

Rob Strauss는 사람의 생각과 감정을 인정하는 것과 제안된 해결책에 동의하는 것은 다르다는 것을 인식하는 **'예'의 힘**을 강조합니다. 이는 묵인 없이도 힘과 신뢰를 구축합니다.

예를 들어 환자가 만성 통증으로 새벽 3시에 무릎 MRI 촬영을 요청하는 경우 "아니요, 응급실에서는 새벽 3시에 그런 검사를 하지 않습니다."라는 일반적인 답변이 돌아올 수 있습니다. 환자의 요청이 거부될 뿐만 아니라 대화가 부정적인 방식으로 처리됩니다.

보다 긍정적인 접근 방식은 다음과 같이 말하는 것입니다. "예, 즉시 스캔을 하고 싶으시다는 것을 이해할 수 있습니다. 그러나 질문자님과 같은 문제의 경우 주치의의 승인을 받고 보험과 조율하면 불필요한 비용을 부담하지 않아도 된다는 사실을 발견했습니다."

'예'의 힘은 효과적인 언어를 적극적으로 사용하여 기대치를 관리함으로써 업무량을 줄이는 데 도움이 됩니다.

반대로, **'아니오'의 힘**은 우리가 종종 업무가 이미 주어진 다른 업무에 어떻게 부합하는지 반영하지 않고 스스로에게 너무 많은 일을 떠넘긴다는 사실을 인식합니다. "평소에는 돕고 싶지만, 이번에는 이미 약속한 다른 업무와의 형평성을 위해 거절해야 합니다."라고 말하는 것이죠.

비상사태 전문가들이 자신의 에너지와 업무 관리 능력에 대한 사려 깊은 성찰 없이 요청받은 모든 일을 맡아서 슈퍼히어로가 되려고 하는 경우가 너무 많습니다.

④ 핫 버튼을 분리하세요

누구나 **핫 버튼**이 있습니다. 모두가 그것이 무엇인지 아는 것은 아닙니다. 모르는 경우에는 함께 일하는 사람들에게 물어보세요. **핫 버튼**은 우리가 무의식적으로 통제할 수 없을 정도로 부정적인 반응을 보이는 상황이나 환자 유형을 말합니다. 이러한 반응은 불필요하게 업무량을 증가시키므로 피해야 합니다.

핫 버튼을 확인했다면 그 버튼을 분리하세요. 정신적으로 핫 버튼을 누를 수 있는 상황에 자신을 배치해 보세요. 여러분이 과거에 해왔던 부정적이고 비생산적인 대응 방식, 즉 일반적인 반응을 상상해 보세요.

이제 '되감기 버튼'을 누르고 시나리오를 처음으로 되돌려 보세요. 침착하고 사려 깊으며 전문적인 방식으로 상황을 처리하는 자신의 모습을 상상해 보세요. 이렇게 하면 보다 긍정적인 대응이 가능해져 에너지 소모가 줄어들고 업무량도 줄어듭니다. 이제 모든 핫 버튼에 적용해보세요.

⑤ 놀라지 마세요

업무량과 그 업무량을 처리할 수 있는 적응 능력은 우리가 업무에 접근할 때 어떤 준비를 했느냐에 따라 달라집니다.

다행히도 일부 예외를 제외하면 대부분의 숙련된 응급의학과 의사와 간호사는 일반적인 근무 시간 동안 보게 될 상황에 대해 타고난 감각을 가지고 있습니다. 업무가 놀랍지 않도록 하세요. 출근길에 보게 될 환자의 수와 유형, 환자가 기대하는 바가 무엇인지, 환자를 가장 적극적이고 능동적으로 돌볼 수 있는 최선의 방법은 무엇인지 생각해 보세요.

⑥ 환자에게 하라는 대로 행동하세요

의료진은 환자에게 자주 조언을 제공합니다. 환자에게 다음과 같은 권고 사항을 따르는 것이 현명할 것입니다.

- 규칙적으로 건강한 식사를 합니다.
- 아침 식사를 거르지 않습니다.
- 매일 밤 7~9시간 수면을 취합니다.
- 일주일에 4~5회 50분 이상 유산소 운동을 합니다.
- 직장에서 정시에 퇴근합니다.
- 마음챙김을 추구합니다(마음챙김이 필요한 분들을 위해).
- 자신이 기여하고 있는 바를 긍정적이고 정기적으로 반성합니다.
- 담배를 끊습니다.
- 적당히 술을 마십니다.
- 사색하는 시간을 갖습니다.
- 자신을 돌보세요. 당신은 ME, Inc.의 CEO입니다.
- 스마트폰과 컴퓨터를 사용하지 않는 시간이나 "전자제품 사용 금지 구역"을 정합니다.
- 가족과 함께 시간을 보냅니다.

⑦ 멀티태스킹 전략을 세우세요

멀티태스킹은 응급실에서 피할 수 없는 직업적 위험처럼 보이지만, 멀티태스킹이 당신을 멍청하게 만든다는 사실은 문헌을 통해 분명히 밝혀졌습니다! 오류, 잘못된 의사소통, 환자 안전 사고, 심지어 의료 과실 청구의 비율은 임상의가 겪는 방해의 횟수에 비례하여 증가합니다.

멀티태스킹을 위한 전략을 세우는 것도 중요하지만, 팀원 모두가 가치 있는 중단과 가치 없는 중단을 구분하기 위해 건전한 토론을 하는 것도 중요합니다.

다음과 같은 증거에 기반하고 상호 합의된 언어를 사용하여 소통하세요. "사과드립니다. 중요한 약물 치료 명령을 내리고 있습니다. 실수하지 않도록 마무리할 수 있도록 기다려 주세요."

멀티태스킹 부담에 효과적으로 대처하기 위한 전략은 통제력을 높여 번아웃을 줄여 줍니다.

(5) 보상과 인정 주고받기

① 서번트 리더십

리더는 먼저 봉사한 다음 리더십을 발휘하여 강력한 서번트 문화를 만들어야 합니다. 의료 서비스 분야에서 응급실만큼 서번트 리더십을 발휘하기에 적합한 분야는 없을 것입니다. (Robert Greenleaf가 개발한 '서번트 리더십'의 개념은 Chapter 1에 자세히 소개되어 있습니다.)

② 스스로에게 보상을 제공하세요

보상과 인정을 보장하기 위한 첫 번째 단계는 스스로에게 보상을 주고 인정하는 것입니다.

많은 사람들이 자신이 변화를 가져오는지 확신하지 못합니다. 하지만 응급실 팀은 그렇지 않습니다. 한 명의 의사, 한 명의 간호사, 한 팀이 한 명의 환자를 돌보는 것만으로도 우리는 차이를 만들 수 있으며, 그 차이는 무엇일까요?

임상 상황에 대한 통제권을 인정하고 스스로에게 보상을 주는 것은 번아웃을 예방하고 퇴치할 수 있는 강력한 방법입니다.

③ 하루에 50번 "감사합니다."라고 말하기

보상과 인정은 전염성이 있기 때문에 가장 확실한 해결책 중 하나는 다른 사람에게 일상적으로 감사하는 것이 직장 생활의 일부가 되도록, 가급적이면 절제되고 사려 깊은 방식으로 하는 것입니다. 다음 사항을 고려해 보세요.

대부분의 응급의학과 의사는 하루에 최소 20명의 환자를 진료합니다.

- 대부분의 응급실 간호사는 하루에 최소 10명의 환자를 봅니다.
- 간호사는 환자 및 가족과 더 많은 시간을 보냅니다.
- 응급의학과 의사가 환자를 처음 봤을 때와 환자가 퇴원할 때 각각 환자에게 감사 인사를 하고 간호사에게 간호에 대해 감사 인사를 한다면 하루에 최소 60번의 감사 인사를 하는 셈이 됩니다.
- 간호사가 환자와 가족에게 도착과 퇴실 시 감사를 하고 의사와 응급실 테크니션에게 감사를 한다면 이 역시 최소 60회 이상입니다.
- 물론 "감사합니다."라는 말은 더 많이 할수록 더 쉽고 자연스러워집니다.

④ '가장 중요하지 않은' 팀원에게 감사하세요

덴버 브롱코스를 방문했을 때 훈련실로 나가는 모든 문 위에 브롱코스의 로고와 함께 이런 문구가 적힌 표지판이 붙어 있는 것을 보았습니다.

"아무것도 해줄 수 없는 사람을 어떻게 대하는지를 보면 그 사람의 성격을 쉽게 판단할 수 있습니다."

이에 대해 물었더니 수석 운동 트레이너는 감독님이 그

표지판을 달라고 고집했다고 말했습니다. 누구의 말이냐고 물었더니 "코치님이요."라고 어깨를 으쓱하더군요. 사실, 아시다시피 그 인용문은 괴테의 시에서 따온 것입니다!

병원 직원 라운지에 이런 문구를 문 위에 걸어두는 것이 현명할 것입니다. 기술, 등록 담당자, 환경 서비스 직원을 포함하여 팀 전체가 감사와 칭찬을 받아야 합니다.

기회가 있을 때마다 감사를 표현하는 것은 번아웃을 예방하고 치료하기 위한 건전한 투자입니다. 어려운 외상 소생술을 마친 후 간호사와 의사가 환자를 잘 처리해 준 것에 대해 서로에게 감사하는 것은 드문 일이 아닙니다. 하지만 소생술 과정에서 발생한 혼란을 수습한 응급구조대원들에게도 감사를 표하는 것도 발전시켜야 할 규율입니다.

⑤ 옳은 일을 하는 사람들 포착하기

질병 모델을 기반으로 하는 직업에서 우리는 종종 옳고 축하받아야 할 일에 적극적으로 집중하기보다는 잘못된 일에 집중하는 경우가 많습니다.

옳은 일을 하는 사람들을 **포착**하고 그들의 업무에 대해 공개적으로 칭찬함으로써 예상치 못한 보상과 인정을 받을 수 있습니다. 칭찬의 힘에서 자유로울 수 있는 사람은 아무도 없습니다.

⑥ 열정을 다시 연결합니다

훌륭한 업무 환경에는 추상적인 것이 없습니다: 훌륭한 리더와 함께 훌륭한 사람들이 환자들을 위해 훌륭한 일을 하는 것입니다. 이 원칙이 말과 행동에 더 많이 표현될수록 팀은 열정을 되찾고 감사함을 느낄 수 있습니다.

"그 케이스에서 정말 잘했어. 수고하셨습니다!"

위와 같은 말은 강력한 보상과 인정입니다. 팀을 칭찬하는 편지나 이메일을 작성하여 최고 경영진에게 전달하는 것도 효과적입니다.

(6) 팀워크의 직장 문화로 커뮤니티 회복하기

의료 서비스에서 **'커뮤니티'**는 매일 함께 일하는 팀원들을 의미합니다. 말만 팀이라고 하지 말고 모두가 팀원으로서 행동할 수 있도록 해야 합니다.

① 감사는 공동체를 만듭니다

보상과 인정에 대한 팀의 헌신을 높이면 공동체 의식도 높아져 구성원들을 상호 감사의 유대감으로 하나로 묶어줍니다. 임상 근무를 마칠 때마다 다음과 같은 말로 마무리하는 습관을 기르는 것은 개발할 가치가 있는 훈련입니다.

"도와주셔서 감사합니다. 오늘 큰 도움이 되었습니다."

"제가 어떻게 하면 여러분의 업무를 더 쉽게 할 수 있었을까요?"

② 자신과 A팀을 다시 모집하세요

의사, 간호사 및 기타 응급실 팀원을 채용하고, 교육하고, 오리엔테이션하는 데 많은 시간과 노력, 에너지가 투입됩니다.

반면에 팀원이나 커뮤니티 구성원에게 그들의 기여가 얼마나 가치 있는지를 지속적으로 상기시키는 프로세스인 **재채용**에는 너무 적은 시간, 노력, 에너지가 투입됩니다.

업무 자체를 개선할 수 있는 방법을 고려하도록 성과 평가의 성격을 바꾸는 것 외에도, A팀 구성원에게 자신의 노력이 동료와 환자에게 얼마나 큰 의미가 있는지 알리는 것도 일상적인 재모집의 중요한 부분입니다.

③ 임상 허들을 활용하여 커뮤니티를 강화하세요

허들에서는 정기적으로 공동체 의식을 강화하는 공유 정신 모델을 개발하는 동시에 팀원들이 환자를 위해 어떤 기여를 하고 있는지 구체적으로 설명합니다. 또한 허들에서는 팀원 전체가 서로 교류하도록 장려하여 하루 종일 상대적으로 고립된 채로 일하는 것을 방지합니다.

④ 다음 라운딩

라운딩은 경계를 넘어 정보를 공유하고 소통을 강화하는 응급실 내 중요한 전술입니다.

라운딩의 기원은 톰 피터스가 『우수성을 찾아서』에서 설명하고 『우수성 배당』에서 다시 강조한 **걸어 다니는 관리**라는 개념에서 비롯되었습니다.

라운딩 개념은 응급실에서 병원으로 입원한 환자에 대한 라운딩을 의미하는 **라운딩 온 넥스트**로 확장되어야 합니다. 각 의사와 간호사가 입원하는 환자의 기록을 남기고 입원실 환자를 방문하게 하는 것은 의료계에서 자신의 중요한 역할을 이해하는 데 큰 도움이 됩니다.

또한 환자와 가족의 만족도를 높이고 소진을 예방할 수 있습니다. 퇴원 환자에게 후속 전화 통화는 다음 회진을 위한 또 다른 방법입니다.

이 과정은 공동체 의식을 회복하는 데 분명한 가치가 있지만, 직접 대면하는 것보다 효과는 떨어집니다.

⑤ 금단 증상 예방

번아웃과 냉소주의 증상이 나타나고 개인이 이탈하기 시작하면 번아웃이 더 진행되기 전에 팀과 환자에게 다시 연결되도록 격려하는 것이 중요합니다. 바로 이때가 여기서 논의한 커뮤니티의 요소를 강조해야 할 때입니다.

번아웃에 빠진 팀원들이 자기 자신에게로 후퇴하기 시작할 때, 팀 외부에 집중하도록 하는 시스템이 매우 효과적일 수 있습니다.

(7) 불공정한 환경에서 공정성 재확립

① 리더십의 솔직함

공정성은 **벽에 붙은 글귀와 복도에서 일어나는 일이 일치하지 않을 때** 이를 알아차릴 수 있는 솔직함과 투명성을 갖춘 모든 직급의 리더에게도 반영됩니다.

이는 불공정의 확실한 신호이며 문화를 바꾸기 위해 제거해야 합니다.

② 상호 책임감

기능적 부서이기주의 silo를 없애고 경계를 넘어 상호 책임감을 갖도록 하는 것은 공정성을 보장하는 확실한 방법입니다. 상호 책임의 일부에는 "의사의 환자 경험 점수는 훌륭하지만 간호사의 환자 경험 점수는 낮습니다. 우리를 끌어내리는 것은 간호사들의 점수입니다."와 같은 말을 없애는 것이 포함됩니다.

대신 공정성 접근 방식에 초점을 맞추면 "우리는 모두 함께 일하고 있습니다."와 같은 표현을 사용할 수 있습니다. "의사 점수를 올리는 데 무엇이 효과가 있었는지 살펴보고 다른 영역에도 적용해 봅시다."와 같은 언어를 사용합니다.

경계를 넘나드는 책임감은 투명한 공정성을 만드는 데 필수적입니다. 우리가 사용하는 언어 또한 커뮤니티와 공정성을 모두 강화합니다.

③ 수단 없는 메트릭 매니아를 거부합니다

Metrics mania는 목표를 달성하는 데 필요한 수단을 고려하지 않고 거의 광적으로 메트릭 목표를 달성하는 데 집중하는 병원, 의료 시스템 또는 리더십 팀을 말합니다.

이는 응급실 팀 사이에 불공평함을 조성하여 초기 번아웃 환경을 조성하는 가장 흔한 원인 중 하나입니다. 지표(특히 흐름 및 환자 경험 지표)는 현대 응급실의 일부이지만, 리더십 팀은 이러한 목표를 달성하는 데 필요한 리소스에 대해 최고 경영진과 논의해야 합니다.

이 분야에서 진전을 이루면 불공정으로 인한 번아웃을 예방하고 치료하는 데 큰 도움이 됩니다.

④ 불공정에 대한 현상금 사냥, 공정성에 대한 보물찾기

공정성은 저절로 회복되지 않습니다. 공정성은 적극적으로 육성하고 옹호해야 합니다.

응급실 팀은 불공정을 찾아내고 신속하게 시정하기 위해 **현상금 사냥**을 조직해야 합니다.

가장 명백한 예는 지속적인 응급실의 입원 환자대기를 용인하면서 흐름 및 환자 경험 지표에 대한 책임을 해당 부서에 묻는 병원 행정부일 것입니다. 이는 명백히 불공정한 이중 잣대이며 반드시 지적하고 맞서 싸워야 합니다. 그렇지 않으면 불공정을 용인할 뿐만 아니라 묵인하는 것입니다.

위에서 설명한 것처럼, 지표에 대한 열광과 그 지표를 달성하기 위한 적절한 수단을 일치시키는 것도 공정성의 **적정 규모**를 위한 강력한 전략입니다.

공정성에 대한 **보물찾기**를 통해 언제 어디서나 공정성을 발견하면 이를 인정하고 칭찬하는 것도 마찬가지입니다.

⑤ Druckenbrod의 질문

버지니아주 Inova Fairfax 메디컬 캠퍼스의 응급의학과 의료 책임자인 Glenn Druckenbrod는 환자와 보호자의 응급실 방문의 **마무리** 단계에서 세 가지 질문을 사용하는 규율의 중요성을 강조합니다.

- "저희가 기대에 부응했나요?"
- "제가 대답해 드릴 수 있는 질문은 무엇인가요?"
- "우리는 어땠나요?"

이러한 질문은 공정성에 대한 깊은 인식을 반영합니다.

⑥ 엘리베이터 연설

의료 책임자와 간호 책임자 파트너가 응급실에서 입원한 입원 환자를 회진하러 가기 위해 엘리베이터를 기다리고 있습니다. 엘리베이터 문이 열리자 각자의 회진을 하고 있는 최고 경영자 chief executive officer, CEO, 최고 의료 책임자 chief medical officer, CMO, 최고 간호 책임자 chief nursing officer, CNO, 최고 운영 책임자 chief operating officer, COO, 최고 재무 책임자 chief financial officer, CFO, 및 이사회 의장 등이 모습을 드러냅니다.

필연적으로 그들은 "오늘 응급실은 어때요?"라고 물어볼 것입니다. 의사와 간호사는 응급실의 복잡한 적응 시스템을 설명할 때 수석 스토리텔러 역할을 할 것이므로 이미 엘리베이터 연설을 준비하고 서로 논의했어야 합니다.

이야기의 시작과 끝은 항상 직원이 아닌 환자에게서 시작하고 끝내야 하는데, 이는 환자의 주된 초점이자 힘이기 때문입니다. 환자에게 초점을 맞춰 엘리베이터 연설을 조정하는 데 시간과 노력을 투자하면 듣는 사람들에게 공정성을 느끼게 하는 데 도움이 됩니다.

⑦ '문제' 의사와 간호사가 되세요

이 조언은 직관에 반하는 것처럼 보이지만 문제 해결에 능숙하다는 평판을 쌓는 것이 현명합니다. 응급실은 복잡한 적응 시스템이기 때문에 문제는 응급실 운영의 본질적인 부분입니다. 응급실 간호사와 의사는 하루 종일 매일 문제를 해결하기 때문에 이들에게 문제 해결은 매우 익숙한 기술입니다.

최고의 문제 해결사로 알려지는 것은 응급실과 병원 전체에서 커뮤니티를 구축하는 데 효과적인 경로가 될 수 있습니다.

(8) 진료에 가치를 다시 불어넣어 유산을 남기세요

① 가치는 모든 팀원 간에 명확하고 분명하게 전달되어야 합니다

사람들이 자신의 가치를 충분히 강하게 느낀다면 행동에서도 이를 모범적으로 보여줄 수 있어야 합니다. 그리고 아래에서 설명하겠지만, 각 환자와의 일상적인 행동을 통해 유산을 남기는 문화가 형성되어야 합니다.

② 모든 행동 = 가치

응급실 직원들은 일반적으로 자신이 책임져야 할 일련의 가치가 있다고 느끼지만, 그 가치가 무엇인지 공식적으로 표현하는 경우는 훨씬 드뭅니다. 우리가 자신의 가치를 명확하고 간결하게 표현하지 못한다면 자신이나 다른 사람들이 어떻게 알 수 있을까요?

어떤 사람들은 개인 비전 선언문을 작성하고 그 가치와 병원 및 응급실의 명시된 가치를 비교하여 개인 비전 선언문을 작성하기도 합니다.

두 가지 원칙이 일치하는가? 그렇지 않다면 어떻게 다른가? 이러한 차이가 사람들이 직장에서 행복하게 일할 수 있을지 우려를 불러일으킬 만큼 근본적인가? 직장에서의 경험으로 인해 직장의 실제 가치가 선포된 가치와 다르다고 믿게 되는가?

개인과 동료들이 열망하는 가치를 더 잘 반영하기 위해 개인이나 업무 관행이 어떻게 바뀔 수 있을지 생각해 보세요. 가치를 이해하고 명확하게 표현하기 전까지는 이를 행동으로 구현하기 어렵습니다.

③ 열정과 목적의 연결

응급실에서 일하는 모든 사람은 위대한 목적과 연결된 열정의 삶을 누릴 자격이 있지 않을까요? 그렇지 않다면 누가 그럴 자격이 있을까요? 누군가 **열정 단절**의 희생자가 되어 번아웃 증상을 느끼고 있다면 그 열정을 다시 연결하기 위한 조치를 취하세요.

미국 ACEP의 병원 관리 섹션의 한 유명 연자인 Thom A. Mayer는 자신의 아이들이 어릴 때, 매일 학교에 데려다주며 다음과 같은 말을 해주곤 했다고 합니다.

"네가 진정으로 기쁨을 느끼는 일이 세상이 필요로 하는 것과 만나는 지점을 찾아가는 여정에 한 걸음 더 나아가는 거야."

이 말의 핵심은, 우리가 어떤 일을 시작할 때 세상이 필요로 하는 것을 막연하게 고민하는 것이 아니라, 먼저 자신을 움직이게 하는 **깊은 기쁨**을 찾는 것이 중요하다는 점입니다.

때때로, 특히 번아웃의 위험이 닥쳐올 때, 자신의 열정을 다시 되새기고 그것을 업무와 연결해 보세요. 그 과정에서 다시 힘을 얻고, 의미를 되찾을 수 있을 것입니다.

④ 인내심을 가지고 일기를 쓰세요

더 나아지기 위한 방법을 찾기 위해 부정적인 면에 집중하는 것은 인간의 자연스러운 경향이며, 아마도 전문가들에게서 더욱 강조될 수 있습니다.

하지만 응급의학과 의사와 간호사가 평상시에 자신이 한 좋은 일을 기억하고 반성하는 데 항상 능숙한 것은 아닙니다. 이러한 좋은 일에는 생명을 구하거나 복잡한 진단을 내리는 것뿐만 아니라 환자와 서로에게 표현하는 소박한 친절도 포함됩니다.

이렇게 중요한 순간을 잊지 않기 위한 한 가지 방법은 기록하는 것입니다. 근무가 끝날 때마다, 가급적이면 일주일에 한 번 이상 일기를 쓰면서 환자와 그 가족, 훌륭한 픽업을 해준 간호사, 다른 직원에게 특별히 친절했던 의사, 멘토가 되어준 응급실 테크니션을 떠올리며 간단한 메모를 작성해 보세요.

생각이나 일기 항목에 자신을 칭찬하는 것을 주저하지 마세요. 자신이 잘한 일에 대해 스스로 인정하세요. 여러분은 그럴 자격이 있습니다! 그리고 이 일기를 쓰면 친절과 감사의 습관을 더 많이 들이는 데 도움이 될 것입니다.

⑤ Praveen처럼 되세요

누구나 자신의 일에서 더 잘하고, 더 많이 배려하고, 더 자주 돌보도록 영감을 주는 영웅이 있습니다. Dr. Thom A. Mayer는 센타라 노던 버지니아 메디컬 센터에서 함께 일했던 Praveen Kache 박사가 그중 한 명이라고 회고 합니다. Praveen은 그가 아는 사람 중 가장 친절한 사람 중 한 명이지만, 이 이야기는 친절 그 이상의 의미를 담고 있습니다.

Praveen은 야간 근무를 하고 있었는데 인근 양로원 겸 요양 시설인 Brightview에서 85세 할머니 한 분이 입원해 있었습니다. 2차 세계대전 당시 나치 점령기 노르망디에서 살았던 할머니는 정신적으로 명석하고 프랑스 억양을 가지고 있었습니다.

Praveen은 환자 경험 기술을 활용하여 그녀에게 "좋은 응급실 방문이 되려면 제가 해드릴 수 있는 가장 중요한 일이 무엇인가요?"라고 물었습니다. 그녀는 "그냥 Brightview로 돌아갈 수 있을 만큼만 낫게 해 주세요"라고 대답했습니다.

Praveen은 수분을 공급하고 적절한 진단 검사를 받는 등 그녀를 세심하게 돌보았습니다. 또한 시간을 내어 그녀와 함께 앉아 이야기를 나누며 자신의 이야기를 들려주었습니다. 그의 말대로 그는 할머니가 원하는 대로 할머니를 요양원으로 돌려보냈습니다.

그런데 일주일 후, 저는 'Kache Praveen 박사'(그녀는 그의 이름을 거꾸로 썼다)가 "더 친절할 수 없었고, 내가 부탁한 대로 나를 요양원으로 돌려보냈다."라며 기쁨을 표현하는 쪽지를 받았습니다. 동봉된 수표에는 응급실 수표로 10,000달러가 들어 있었습니다.

Dr. Thom A. Mayer는 연례 의료진 회의에서 Praveen을 완벽한 의사로 인정했고, Praveen 박사가 시간을 내어 할머니와 이야기를 나눈 것에 대해 언급했습니다. 그는 "제 특권이었어요! 저는 이 분들을 **타임머신**처럼 대합니다. 그분들과 이야기를 나누다 보면 시간을 거슬러 올라가 그분들이 겪었던 일을 경험하게 되죠." Praveen처럼 되세요!

(9) 정보학 챕터 5, 은 EHR을 팀에 적합한 솔루션으로 만들기 위한 훌륭한 개요서

의사이자 수필가인 아툴 가완데 Atul Gawande는 다음과 같이 현명하게 지적합니다.

"내 업무에 대한 통제력을 높여줄 것이라 기대했던 시스템 EHR이, 오히려 내 업무가 나를 지배하는 상황을 만들었다는 생각이 들기 시작했다."

다음은 팀을 대신하여 EHR에 도전함으로써 용기를 발휘하는 데 도움이 되는 몇 가지 아이디어입니다.

- EHR에 대한 코칭 및 멘토링 개선
- 각 부서의 의사 및 간호사 챔피언을 '슈퍼 사용자'로 코칭하기
- EHR A-Team 멤버와 그림자 이동
- EHR 최적화 팀을 통한 리더십 노력 강화
- 시스템 최적화 팀과 분기별 회의
- 진행 상황을 투명하게 만들기
- '유형, 포인트, 다른 솔루션으로 입력, 가리키기, 클릭' 완화
- 자연어 처리 및 음성 인식 기술
- 개인 수행 보조/서기 및 가상 서기 사용
- Siri 또는 Alexa와 같은 가상 비서를 사용하여 "보여주기"
- 환자 진료 영역에서 여러 화면을 사용하여 화면 전환 감소
- '수신함'의 폐해 해소
- 채택하기 '수행 = 문서화 = 결정' 개념 도입
- 이 과정에서 일과 삶의 균형 문제 해결
- AI 및 애플리케이션 프로그램 인터페이스를 사용하여 팀원들의 업무 해방
- 원활한 흐름을 위해 임상 의사 결정 지원 개선
- 휴대폰을 사용하여 EHR에 대한 액세스 간소화 모색

(10) 리더가 팀의 'EHR에 도전'하도록 권한을 부여하면 희망이 곧 다가올 것

① 성과 평가 재설계

많은 병원과 의료기관(응급실 포함)에서 성과 평가 프로세스는 위계적이고 권위주의적인 상호작용이 너무 많으며, 업무의 요구와 업무 완수에 필요한 자원을 비교할 기회가 너무 적습니다. 리더십 분야의 전문가들이 지적했듯이, 이러한 세션은 종종 전문가들이 근본적으로 자신이 지시받고 있다고 믿는 거의 신식민지적인 느낌을 줍니다.

- "여기 당신의 부족한 점이 있습니다."
- "여기 당신의 부족함을 뒷받침하는 데이터가 있습니다(당신이 생성할 때 목소리를 내지 않은)."
- "여기 당신의 부족한 성과를 재평가할 수 있는 타임라인이 있습니다."
- "수정하세요!"
- "아, 그건 그렇고, 기본적으로 내가 당신을 소유하고

있어요."

훨씬 더 생산적인 접근 방식은 이러한 평가를 객관적, 주관적으로 팀원의 번아웃 상태를 포함한 코칭 및 멘토링의 수단으로 사용하는 것입니다. 여기에는 개인이 직무 스트레스 요인에 대처할 수 있는 역량을 강화할 수 있는 방법뿐만 아니라 직무 자체를 더 관리하기 쉽도록 변경할 수 있는 방법도 포함될 수 있습니다. (개인이 수행하는 방식과 직무가 개인에게 미치는 영향을 모두 고려하는 성과 평가는 정말 혁신적인 개념입니다!)

② 기타 목소리

진단 및 치료와 관련하여 번아웃을 식별하고 치료하는 대체 수단을 정의하려는 몇 가지 다른 구성이 있으며, 그중 가장 눈에 띄는 것은 AMA STEPS Forward 프로그램인 '응급의료에서 잘 지내기', 미국 ACEP의 자기 자신에 대한 투자 가이드, 응급간호사협회의 '연민 피로', 백서 '일의 즐거움 향상을 위한 IHI 프레임워크', 국립의학아카데미의 최근 연구인 '임상의 번아웃에 대한 조치 취하기' 등이 있습니다.

18) 번아웃의 미래

번아웃에 관한 기존 문헌이 풍부한 만큼, 이 흥미로운 주제에 대한 해답만큼이나 많은 질문이 존재합니다. 이 진화하는 주제에 관한 중요한 질문은 다음과 같습니다.

- 왜 어떤 임상의는 번아웃에 빠지고 어떤 임상의는 그렇지 않은가?
- 감성 지능이 번아웃에 대처하는 개인의 능력에 영향을 미치는가? 그렇다면 그 요인은 구체적으로 무엇인가?
- '강한 자만이 살아남는다'고 생각한다면, 번아웃하지 않는 사람이 번아웃하는 사람보다 낫다고 단언할 수 있을까요? 그렇다면 왜 그리고 어떻게 더 나은가?
- 번아웃을 경험하지 않는 '알 수 없는 행복, 어색한 만족, 순진한 행복'의 상태에 있는 사람들도 있을까요? 그렇다면 이러한 특성은 무엇이며, 직원들에게 가장 잘 전달되고 다른 직원들에게 뿌리내릴 수 있는 방법은 무엇인가요?
- 증상, 예방 및 치료에서 남성/여성, 의사/간호사, 경력 기간, 밀레니얼 세대 간에 차이가 있는가?
- 의과대학, 간호대학, 레지던트 수련 프로그램에서의 교육과 훈련이 조기에 도구를 제공함으로써 번아웃의 주기를 피할 수 있는가?

번아웃을 없애는 데 성공하는 건강한 업무 환경을 조성하는 방법을 완전히 이해하려면 이러한 요소와 그 밖의 여러 가지 다양한 요소를 탐구해야 합니다. 더 낮은 목표는 용납될 수 없습니다.

19) 결론

번아웃은 응급실에서 매우 흔하게 발생하며 응급의학과 의사의 70%, 간호사의 최대 50%에게 영향을 미칩니다. 의료 분야의 번아웃은 직무 스트레스와 이를 처리하는 데 필요한 자원의 균형을 맞추는 적응 능력의 실패를 의미하며, 압도적인 정서적 피로, 분리와 비인격화로 인한 냉소주의, 효율성과 개인적 성취감 상실이라는 매우 부정적이지만 완전히 예측 가능한 세 가지 반응을 초래합니다. 조직과 개인의 회복탄력성을 위한 프레임워크는 다음과 같습니다.

- 열정과 성취감의 문화
- 시스템과 프로세스에 흐름 + 성취감의 하드와이어링
- 열정과 개인의 회복탄력성 재점화

번아웃은 6가지 핵심 영역에서 나타납니다.

- 업무량 요구와 능력의 불일치
- 통제력 상실
- 보상과 인정의 부족
- 커뮤니티 부족
- 공정성
- 가치관

번아웃 진단은 3차원 모델과 6가지 영역에 걸쳐 MBI, PFI, 팀원과의 인터뷰를 조합하여 수행하는 것이 가장 효과적입니다.

또한 6가지 영역의 특정 전략에 집중하여 번아웃을 예방하고 치료할 수 있는 효과적인 방법도 있습니다. 업무 환경 개선과 번아웃 감소에 관한 문헌이 증가하면서 필요한 열정을 다시 회복할 수 있다는 희망이 커지고 있습니다.

REFERENCE

1. Adriaenssens J, De Gucht V, Maes S. Determinants and prevalence of burnout in emergency nurses: a systematic review of 25 years of research. Int J Nurs Stud. 2015;52(2):649-61.

2. Alighieri D. Inferno. Ciardi J, trans. New American Library; 1954.
3. American College of Emergency Physicians [Internet]. Being well in emergency medicine: ACEP's guide to investing in yourself. Available from: https://www.acep.org/globalassets/uploads/uploaded-files/acep/membership/sections-of-membership/wellness/ww_bwem_wellnessguide_0384_1116-.pdf
4. American Medical Association [Internet]. StepsForward [cited 2020 Jun 2]. Available from: https://edhub.ama-assn.org/steps-forward
5. Argyris C. Knowledge for Action: A Guide for Overcoming Barriers to Organizational Change. Jossey-Bass; 1993.
6. Aristotle. Nichomachean Ethics. University Michigan Press; 1990.
7. Arora M, Asha S, Chinnappa J, et al. Review article: burnout in emergency medicine physicians. Emerg Med Australas. 2013;25(6):491-5.
8. Block P. Stewardship: Choosing Service Over Self-Interest. Berrett-Koehler; 1994.
9. Collins JC, Porras J. Built to Last: Successful Habits of Visionary Companies. Harper Collins; 1994.
10. Collins JC, Porras JI. Building your company's vision. Harvard Business Rev. 1996;74:65-72.
11. Connor KM, Davidson JRT. Development of a new resilience scale: the Connor-Davidson Resilience Scale (CD-RISC). Depress Anxiety. 2003;18(2):76-82.
12. de Gaulle C. The Complete War Memoirs of Charles de Gaulle. Simon and Schuster; 1955.
13. Drucker P. Managing in the Next Society. St. Martins Griffin; 2002.
14. Dyrbye LN, Satele D, Shanafelt T. Ability of a 9-item well-being index to identify distress and stratify quality of life in US workers. J Occup Environl Med. 2016;58(8):810-7.
15. Dzau VJ, Kirch D, Nasca T. Preventing a parallel pandemic-a national strategy to protect clinicians' well-being. N Engl J Med. 2020;
16. Emergency Nurses Association [Internet]. Compassion fatigue [cited 2020 Jun 2]. Available from: https://www.ena.org/shop/catalog/education/practice-resources/compassion-fatigue/c-23/c-104/p-315
17. Foch F. The Principles of War. Henry Holt and Company; 1920.
18. Frankl VE. Man's Search for Meaning. Beacon Press; 1992.
19. Freudenberger HJ, Richelson G. Burnout: The High Cost of High Achievement. Anchor Press; 1980.
20. Goethe W. Poetry and Truth. Princeton Press; 1987.
21. Hartzband P, Groopman J. Physician burnout, interrupted. N Engl J Med. 2020;382(26):2485.7.
22. IHI White Paper [Internet]. IHI framework for improving joy in work [cited 2020 Jun 2]. Available from: http://www.ihi.org/resources/Pages/IHIWhitePapers/Framework-Improving-Joy-in-Work.aspx
23. Jung C. Man and His Symbols. Random House; 1964.
24. Junger S. Tribe: On Homecoming and Belonging. Hachette Book Group; 2016.
25. Kotter J. What Leaders Really Do. Free Press; 1999.
26. LaPietra AM, Motov S. A country in crisis: opioid sparing solutions for acute pain management. Missouri Med. 2019: 116(2):140-5.
27. Maslach C, Jackson SE. The measurement of experienced burnout. J Organ Behav. 1981;2(2):99-113.
28. Maslach C, Leiter MP. The Truth About Burnout: How Organizations Cause Personal Stress and What to Do About It. Jossey-Bass; 1997.
29. Maslach C, Leiter MP. Understanding the burnout experience: recent research and its implications for psychiatry. World Psychiatry. 2016;15(2):103-11.
30. Maslach C, Schaufeli WB, Leiter MP. Job burnout. Annu Rev of Psychol. 2001;52: 397-422.
31. Mayer T, Cates RJ. Leadership for Great Customer Service: Satisfied Employees, Satisfied Patients. 2nd ed. Health Administration Press; 2014.
32. Mayer T, Jensen K. Hardwiring hospital-wide flow to drive sustainable competitive performance. Management in Healthcare. 2018;2(4):373-87.
33. Mayer T, Jensen K. The patient flow advantage: how hardwiring hospital-wide flow drives competitive advantage. Lecture presented at: American College of Healthcare Executives Congress, 2017; Chicago, Ill.
34. Mayer T. Getting back to the job you love. Healthcare Executive. 2020;40-3.
35. Mayer T. Leadership in Times of Crisis-Lessons from the NFL. Invited keynote lecture presented to the Huron/ Studer What's Right in Healthcare conference. 2020.
36. Mayer T. Leadership, management, and motivation. In: Strauss R, Mayer T, eds. Strauss and Mayer's Emergency Department Management. 2nd ed. American College of Emergency Physicians Press; 2020.
37. Mayer T. Lecture presented at: American College of Emergency Physicians (ACEP) Emergency Department Directors Academy (EDDA). Dallas, Tex; 2020.
38. Mayer T. Lecture presented at: American College of Emergency Physicians (ACEP) Emergency Department Directors Academy (EDDA). Dallas, Tex; 2020.
39. Mayer T. Teams and teamwork. Lecture presented at: American

College of Emergency Physicians (ACEP) Emergency Department Directors Academy (EDDA). February. 2020;4.

40. Mind Garden [Internet]. Maslach Burnout Inventory Manual [cited 2020 Jun 2]. Available from: https://www.mindgarden.com/117-maslach-burnout-inventory-mbi
41. National Academy of Medicine. Taking Action Against Clinician Burnout: A Systems Approach to Professional Well-Being. National Academies Press; 2020.
42. Peters T. Re-Imagine! Business Excellence in a Disruptive Age. DK Press; 1993.
43. Peters TJ, Waterman RH. In Search of Excellence: Lessons from America's Best-Runs Companies. Harper Essentials; 2012.
44. Peters TJ. The Excellence Dividend: Meeting the Tech Tide with Work that Wows and Jobs that Last. Vintage Books; 2018.
45. Prins JT, Hoekstra-Weelers JE, van de Weil HB, et al. Burnout among Dutch medical residents. Int J Behav Med. 2007;14:119-25.
46. Selye H. The Stress of Life. McGraw-Hill; 1956.
47. Shanafelt TD, Balch CM, Dyrbye LN, et al. Special report: suicidal ideation among American surgeons. Arch Surg. 2011;146(1):54-62.
48. Shanafelt TD, Hasan O, Dyrbye LN, et al. Changes in burnout and satisfaction with work-life balance in physicians and the general US working population between 2011 and 2014. Mayo Clin Proc. 2015;90(12):1600-13.
49. Shanafelt TD, Noseworthy JH. Executive leadership and physician well-being: nine organizational strategies to promote engagement and reduce burnout. Mayo Clin Proc. 2017;92(1):129-46.
50. Sinsky CA, Dyrbye LN, West CP, et al. Professional satisfaction and career plans of US physicians. Mayo Clin Proc. 2017;92(11):15-6.
51. Skaugset LM, Farrell S, Carney M, et al. Can you multitask? Evidence and limitations of task switching in emergency medicine. Ann Emerg Med. 2016;68(2):189-95.
52. Strauss R, Garmel G. Conflict management. In: Strauss R, Mayer T, eds. Strauss and Mayer's Emergency Department Management. 2nd ed. American College of Emergency Physicians Press; 2020.
53. Swensen SJ, Shanafelt TG. Mayo Clinic Strategies to Reduce Burnout: 12 Actions to Create the Ideal Workplace. Oxford University Press; 2020.
54. The New Yorker [Internet]. Why doctors hate their computers [cited 2020 Jun 2]. Available from: https://www.newyorker.com/magazine/2018/11/12/why-doctors-hate-their-computers
55. Toker S, Melamed S, Berliner E, et al. Burnout and risk of coronary heart disease: a prospective study of 8838 employees. Psychosom Med. 2012;74(8):840-7.
56. Trockel M, Bohman BD, Lesure E, et al. A brief instrument to assess both burnout and professional fulfillment in physicians: reliability and validity, including correlation with self-reported medical errors, in a sample of resident and practicing physicians. Acad Psychiatry. 2018;42:11-24.
57. Westbrook JI, Woods A, Rob MI, et al. Association of interruptions with an increase risk and severity of medication administration errors. Ann Intern Med. 2010;170(8):683-90.

5.

Late Career Toolkit

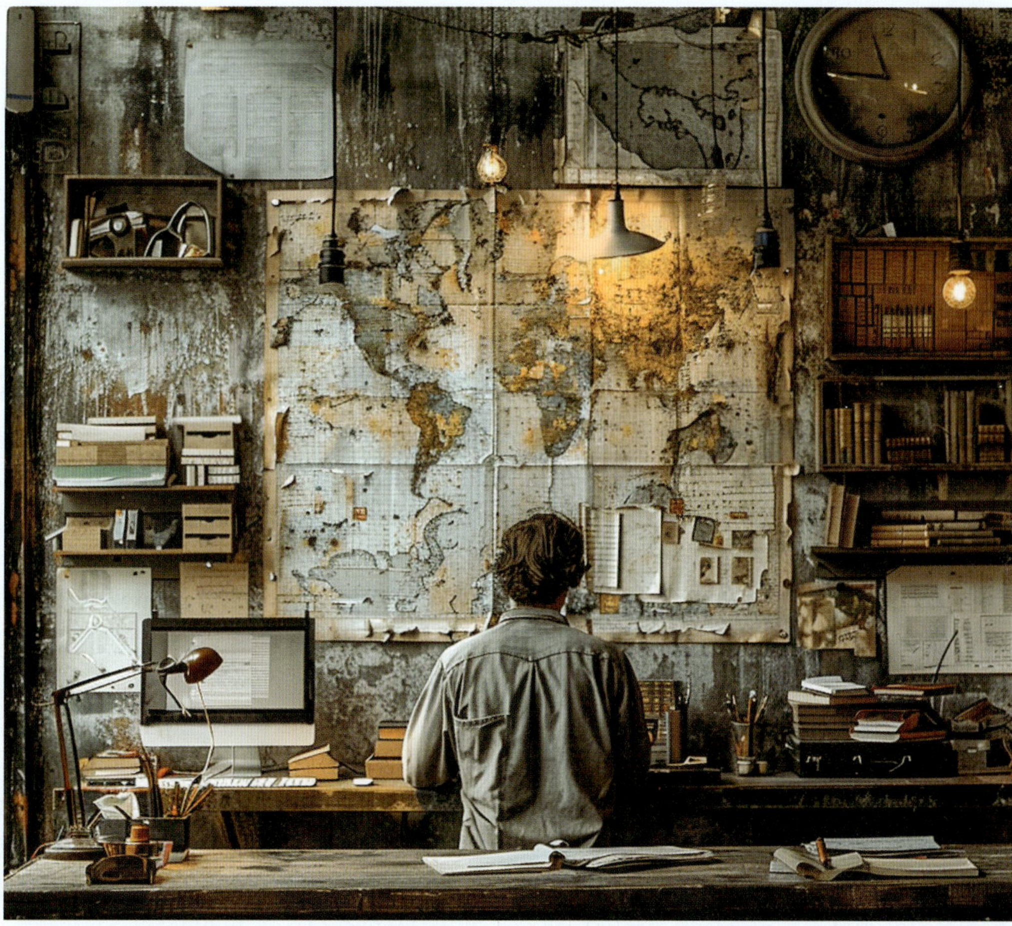

학습목표

1. 경력 후반부 계획의 중요성을 이해한다.
2. 세대별 특성과 그 영향을 인식한다.
3. 신기술 도입과 적응의 중요성을 설명할 수 있다.
4. 은퇴 및 경력 전환 계획의 필요성을 이해한다.
5. 효과적인 커뮤니케이션과 소셜 미디어 활용법을 학습한다.

1) 서론: 경력 후기 의사의 준비

다양한 경력 단계의 의사는 경력 변경, 전환, 은퇴를 준비해야 합니다. 비교적 젊은 분야인 응급의학에는 여전히 이 분야의 선구자이며 지도를 받을 멘토가 없는 많은 현역 후기 경력 의사가 있습니다.

이 장은 경력의 후반부를 위해 미래를 생각하고 옵션을 고려하는 임상의들을 위한 것입니다. 경력 후반부에 대한 옵션을 고려할 때는 신체 건강과 개인의 소진 수준을 고려해야 합니다. 목표는 계획을 수립하고 이러한 개별 목표를 달성하기 위한 단계를 밟아나가는 것입니다. 은퇴, 재무 계획, 경력 전환에 대한 결정은 철저하게 탐색하고 효과적으로 탐색해야 합니다. 완전 또는 부분 은퇴 또는 제2의 커리어를 위한 결정에는 신중한 검토와 신뢰할 수 있는 조언자 네트워크가 필요합니다.

2) 세대에 따른 의사의 특성

세대에 대한 고전적인 설명에는 침묵의 세대 또는 전통주의자, 베이비붐 세대, X세대, 밀레니얼 세대가 포함됩니다. 다른 세대를 설명하는 용어와 구분에 대해서는 많은 논쟁이 있지만, 이 네 가지 세대의 전형적인 구성원은 뚜렷이 구분되며 특성화가 필요합니다. 이 글을 쓰는 시점의 후기 경력 의사는 주로 베이비붐 세대입니다.

- **침묵의 세대(1925-1945)**: 대공황과 제2차 세계대전을 경험했으며, 전통적인 핵가족 가치관을 유지하며, 가치관 구조와 위계질서를 중요시합니다.
- **베이비붐 세대(1945-1962)**: 경제적 번영, 우주 경쟁, 민권 운동, 베트남 전쟁, 코로나19 팬데믹을 경험했습니다. 또한 전통적인 핵가족 가치관을 유지하며 낙관적이고 경쟁적인 특성을 가지고 있습니다.
- **X세대(1962-1980)**: 정치 스캔들, 에이즈 유행, 코로나19 팬데믹, 이혼 증가, 컴퓨터 시대를 경험했습니다. 전통적인 가구 형태가 한부모 또는 맞벌이 가구로 변화했으며, 독립적이고 다양성을 수용하며 덜 정형화되어 있는 경우가 많습니다.
- **밀레니얼 세대(1980-1999)**: 세계화, 테러, 코로나19 팬데믹, 빠르게 발전하는 디지털 기술을 경험했습니다. 자녀 중심의 가정에서 자랐으며, 기술 사용, 협업, 칭찬을 기대합니다.

현재 베이비붐 세대가 경력 후반기에 직면한 주요 그룹이지만, X세대와 밀레니얼 세대는 이전 세대가 경험하고 배운 보편적인 교훈으로부터 혜택을 받을 수 있습니다. 후기 경력 의사는 시간이 지남에 따라 적응해야 하지만, 경력 단계에 따라 번아웃과 만족도는 다르게 경험합니다.

한 연구에 따르면, 경력 초기 의사의 직업 선택 만족도가 가장 낮았고, 경력 후반 의사의 직업 만족도가 더 높은 것으로 나타났습니다. 또한 경력 후반의 의사가 경력 중기의 의사보다 일과 삶의 균형을 경험할 가능성이 더 높았습니다. 이러한 긍정적인 특성은 의사 경력을 늦게까지 유지한 사람들의 자기 선택 편향 때문일 수 있지만, 세대적 영향도 고려해야 합니다.

웰빙, 일과 삶의 균형, 피드백에 대한 기대치는 세대의 영향으로 인해 다를 수 있습니다. 2002년에 발표된 한 보고서에 따르면 피드백에 대한 욕구와 빈도는 전통주의자 세대에서 가장 낮았고 그 이후 세대에서는 꾸준히 증가했습니다. 또한 젊은 세대에서는 업무와 업무 외 활동의 균형을 맞추고자 하는 욕구가 증가한 것으로 나타났습니다.

세대별 영향을 인식하고 고려하는 것은 중요하지만, 이러한 연관성은 광범위한 세대별 특성이며 개별 의사에게 귀속되어서는 안 된다는 점을 인식하는 것이 중요합니다.

3) 기술과 의료 현장의 변화

(1) 전자 건강 기록의 도입

지난 10년 동안 전자 건강 기록 electronic health record, EHR은 보편화되었습니다. 50세 미만의 의사가 50세 이상의 의사보다 EHR 채택률이 더 높습니다. EHR 및 전산화된 의사 주문 입력에 대한 의사의 전반적인 만족도는 낮으며, 이는 직업적 번아웃의 원인으로 간주됩니다.

도입 초기에 EHR은 일부 개인에게 경력 결정을 늦추게 하는 요인이었습니다. 비도입자들은 사실상 응급의학 임상에서 쫓겨날 수밖에 없었습니다. 적어도 한 곳의 학술 센터에서는 EHR 시행 전 한 달 동안 의료진 이탈이 최고조에 달한 것으로 나타났습니다.

현재 EHR은 진료의 핵심이자 필수 요건이며, EHR이 부정적으로 인식되고 있지만 아직 임상 진료에 종사하는 의사들은 이미 이 기술을 배우고 도입하는 부담을 극복했거나 최소한 적응한 상태입니다.

(2) 의학 지식의 기하급수적인 성장

의학이 발전함에 따라 경력 초기의 의사들은 최신 기술과 관행에 노출되고 훈련받았습니다. 경력 후반에 접어든 의사들은 새로운 기술과 기법을 배우고 도입하기 위해 계속 교육이나 기타 훈련을 받아야 하는데, 이는 경력 후반에 접어든 의사들에게는 어려운 일입니다. 이러한 현상은 의료 현장의 변화 속도가 빨라지면서 특히 두드러지고 있습니다.

의학 및 증거 기반 의학의 발견은 기하급수적으로 증가했습니다. 1950년에는 의학 지식이 두 배로 늘어나는 데 50년이 걸린다고 생각했지만, 지금은 73일밖에 걸리지 않습니다!

응급 의학 분야에서 기하급수적인 성장은 현장 진료 초음파에서 가장 두드러지게 나타났습니다. 이 기술은 수년 전부터 존재해 왔지만, 많은 후기 경력 의사가 레지던트 과정을 마친 후 확산되고 레지던트 교육이 필수화되었으며 폭넓게 수용되었습니다.

제한된 교육 기회가 가장 큰 장벽 중 하나로 꼽힙니다. 모든 발전과 마찬가지로 얼리 어답터와 후발 주자가 있습니다. 일반적으로 젊은 임상의는 진료 패턴이 더 정형화되어 있고 새로운 기술에 대한 적응력이 떨어지는 경력 후반의 임상의에 비해 변화에 더 개방적입니다.

4) 교육 기회 확대

후기 경력 의사는 최신 환자 진료를 시행하고 제공하기 위해 새로운 기술에 대한 교육과 훈련을 받도록 장려해야 합니다.

또한 정보 출처가 적은 기존의 독학 교육과 고급 교육을 받을 수 있는 다양한 새로운 방법이 있는 최신 가이드 학습의 차이를 인식하는 것이 중요합니다. 최신 앱, 온라인 근거 기반 임상 의사 결정 지원 프로그램, 팟캐스트, 웨비나, 스마트폰 앱, 블로그와 같은 무료 오픈 액세스 의료 교육 리소스를 활용할 수 있는 방향이 필요할 수 있습니다.

정보의 양이 압도적으로 많을 수 있지만, 많은 학습자는 이러한 교육 세션을 활용하여 더 많은 주제에 대한 정보를 얻을 수 있다는 것을 알게 됩니다.

5) 커뮤니케이션 및 소셜 미디어

커뮤니케이션 방법론은 기술 및 세대적 규범으로 인해 후기 경력 의사들에게 마찰을 일으킬 수 있습니다. 가정용 인터넷과 모바일 통신이 확대됨에 따라 가용성의 개념이 지배적이 되었습니다.

이전 세대는 대면 커뮤니케이션, 회의, 전화 통화 등 개인화되고 개별화된 커뮤니케이션에 익숙한 반면, 신세대는 게시물, 문자 메시지, 소셜 미디어 등 방송적이고 비동기적인 커뮤니케이션에 더 익숙하기 때문에 이 역시 잠재적 갈등의 영역입니다.

또한, 젊은 세대의 직장에 대한 위계적 관점보다는 협력적 관점으로 인해 덜 공식적인 의사소통이 빈번해질 수 있으며, 후기 경력 의사는 이를 기존 프로세스를 따르지 않고 존중하지 않는 것으로 간주할 가능성이 있습니다.

소셜 미디어(예: 페이스북, 인스타그램, 트위터, 온라인 포럼 등)는 커뮤니케이션 측면에서 이점이 있는 동시에 커뮤니케이션의 공공성 때문에 잠재적인 책임도 수반합니다.

예를 들어, 미국에서는 HIPAA 개인정보 보호 규정을 위반하는 경우 소셜 미디어에 개인 게시물 및 커뮤니케이션이 존재할 경우 환자와 고용주로부터 직업적 책임, 윤리적 문제, 법적 조치를 당할 수 있습니다.

일반적으로 의사가 허용하는 온라인 행동과 의견은 대면 커뮤니케이션에서와 다르지 않다는 점을 기억하는 것이 온라인 사용자에게 가장 큰 이익이 됩니다. 삭제된 소셜 미디어 게시물도 영원히 남을 수 있으므로 한 번 게시하면 항상 게시된다는 공리를 고려하는 것이 좋습니다.

6) 은퇴 후 커리어 옵션

은퇴를 앞두고 의사는 여러 가지 사항을 고려해야 합니다. 은퇴를 전통적인 완전 은퇴로 할 것인가, 아니면 부분 은퇴와 임상 업무 또는 앙코르 커리어를 병행할 것인가? 임상, 비임상, 비의료 등 다양한 옵션이 있습니다.

첫 번째 계획 단계는 개인의 목표, 재정 상황 및 필요를 평가하는 것입니다. 후기 경력 옵션에 대한 일반적인 고려 사항은 다음과 같습니다.

- 전일제 임상 근무
- 파트타임 임상 근무(다른 전문 활동 포함 또는 제외)
- 대체 전문 활동(임상 근무 제외)
- 전문직 은퇴

7) 재무 계획

초기 재무 계획에서 고려해야 할 몇 가지 질문은 다음과 같습니다.

- 어떤 재정적 요구 사항을 해결해야 하는가?
- 저축 및 투자한 금액 외에 얼마나 많은 자금이 필요한가?
- "은퇴"한 경우, 지속적인 유급 전문직 활동(예: 파트타임 근무)이 필요한가?

미국의 경우에 은퇴자는 원금이 고갈되거나 자금이 부족할 위험이 크지 않은 한 매년 포트폴리오의 4%를 인출할 수 있다는 것이 경험 법칙입니다.

이 규칙을 적용하면 10만 달러가 있을 때마다 연간 4,000달러를 인출할 수 있습니다. 이 규칙은 탄탄한 학술 연구를 기반으로 합니다. 이 공식은 저축이 약 30년 동안 지속될 것이라는 확률을 80%에서 90%까지 보장합니다. 그러나 기본 가정이 더 이상 유효하지 않은 경우, 즉 일관된 적정 이자율이 과거 평균보다 훨씬 낮아진다면 과거 계산에 기반한 수학적 가정은 부정확해질 것입니다.

신뢰할 수 있는 재정 고문을 찾는 것이 좋습니다. 은퇴 계획은 가능한 한 빨리 시작하는 것이 가장 좋습니다. 은퇴는 개인의 정신 건강, 가족 관계, 사회적 네트워크, 업무 관련 우정에 예상치 못한 방식으로 영향을 미칩니다. 재정적 기반이 탄탄하면 은퇴 또는 경력 변화의 다른 부분에도 도움이 됩니다.

8) 응급실 경력 후반의 의사

응급실에서 일하는 경력 후반의 의사에게는 고유한 어려움이 있는 동시에 소중한 혜택이 있습니다. 현명한 부서 리더는 후기 경력 의사의 고유한 요구 사항을 적절히 수용하면서 이점을 활용할 수 있는 방법을 찾습니다.

생체리듬에 영향을 미치는 교대 근무가 도전 과제입니다. 노화가 진행됨에 따라 야간 근무를 견딜 수 있는 능력이 감소합니다. 그러나 신입 및 중견 의사의 경우 저녁 근무나 야간 근무를 선호할 수 있으므로 일찍 일어나는 능력이 있으면 인력 배치에 도움이 될 수 있습니다.

일부 후기 경력 의사는 재정 여건이 허락하는 경우 은퇴 전에 다른 전문 직무를 추가하지 않고 임상 근무 시간을 줄이기도 합니다. 이전의 공헌을 인정하고 후기 경력 의사의 지속적인 참여를 연장할 방법을 모색하는 일부 부서에서는 특정 연령 이상의 의사가 야간 근무를 포기할 수 있는 프로그램을 채택했습니다.

한 예로 55세에는 'half-nights'를, 60세에는 'no-nights'를 권장하는 프로그램이 있습니다. 의학적으로 야간 근무는 심장 질환의 위험 요인으로 알려져 있습니다. 일주기 리듬의 지속적인 변화는 수명을 단축하고 소진을 증가시키며 가족 생활에 심각한 영향을 미치며, 일반 대중이 야간 근무 시간을 경험하거나 이해하지 못한다는 사실로 인해 더욱 악화됩니다.

경력 변경은 성별에 따라 다를 수도 있습니다. 여성은 가족을 책임지기 위해 임상의학을 변경하거나 그만둘 가능성이 더 높습니다. 자녀가 어릴 때는 파트타임으로 일하거나 아예 일하지 않을 수도 있습니다. 자녀가 더 크면 경력을 재고하고 임상 진료 외의 직업을 선택할 수 있습니다. 미국 의료그룹 협회의 연구에 따르면 2011년 여성 의사의 44%가 파트타임으로 일하고 있으며, 이는 남성 의사의 두 배 수준입니다.

임상 근무 횟수를 줄이면 경력에 새로운 활력을 불어넣을 수 있고, 일부에게는 태도와 열정을 향상시킬 수 있습니다. 체력에 집중할 수 있는 기회를 제공하고 다른 삶의 관심사를 추구할 수 있습니다. 교대 근무를 줄인 후기 경력 의사는 멘토와 협력자로서의 역할을 할 수 있으며 다년간의 경험을 바탕으로 문제 해결에 독특한 관점을 제시할 수 있습니다.

9) 응급실/병원과 관련된 3가지 추가 역할

후기 경력 임상의를 위한 다양한 옵션이 있습니다. 여기에는 독립형 응급실 또는 새로운 진료 장소, 로컴 근무, 긴급 진료 또는 1차 진료, 원격 진료 등 다른 직종에서 계속 진료하는 것이 포함됩니다. 응급실 관리 역할은 임상 시간 감소로 이어질 수 있으며, 일정 작성 및 감독, 교육 및 멘토링을 위한 유급 기회 등이 포함됩니다. 응급실 밖에서 임상 및 비임상 기회를 통해 임상의는 환자, 동료, 병원 및 경영진을 계속 지원할 수 있습니다.

응급실과 긴밀하고 협력적으로 일하는 임상적 예로는 관찰 의학에서 일하는 것이 있습니다. 이 관행은 일부 지역에서는 의사 결정과 정보 처리에 더 많은 시간을 할애할 수 있기 때문에 집중적인 응급 의료 관행에 대한 효과적인 대안이 될 수 있습니다. 일반적으로 경력 경로 변경은 이전에 관련 병원 위원회나 프로그램에 참여하거나 리더십을 발휘하는 등 관심을 미리 보여주는 것이 선행되어야 합니다.

경험이 부족한 새로운 직책에 임명된 임상의는 경험이 거의 없거나 전혀 없는 비즈니스 문제를 해결해야 합니다. 의사 고문 역할을 고려하거나 수락하는 임상의는 의사 리더의 기술과 개발에 특별히 초점을 맞춘 전문 단체에 가입하는 것을 고려해야 합니다. 그러한 조직 중 하나는 미국 의사 리더십

Box 8-5-1 후기 경력 의사가 관심을 가질 만한 ACEP 분야

- 응급의학 경력
- 응급의학 정보학
- 이벤트 의학
- 독립형 응급센터
- 통증 관리 및 중독 의학
- 질 향상 및 환자 안전
- 농촌 응급의학
- 사회 응급의학
- 해저 및 고압 의학
- 크루즈선 의학
- 응급 원격의료
- 법의학
- 의료 인문학
- 관찰 의학
- 완화 의학
- 스포츠 의학
- 웰빙 원격의료

협회 American Association for Physician Leadership로, 의사에게 더 나은 리더가 되는 데 필요한 지식과 기술을 제공하는 것을 목표로 합니다.

같은 생각을 가진 임상의사들과의 네트워킹 및 전문성 성장 교육의 또 다른 형태는 전문 분야별 그룹에서 찾을 수 있습니다. 예를 들어, 미국 응급의학회 ACEP에는 **응급의학의 다양한 영역에서 다른 전문가들과 네트워크를 형성**하는 임상의사 그룹인 섹션이 있습니다.

다음 Box 8-5-1에는 경력 후반의 의사에게 정보를 제공하고 전문적으로 발전시킬 수 있는 여러 섹션의 예가 나열되어 있습니다.

10) 병원 행정

응급의학과 의사는 병원 행정 분야에서 일할 수 있으며 실제로도 일하고 있습니다. 최고 의료 책임자 chief medical officer는 의사의 전통적인 역할이지만, 더 많은 주요 병원 행정 직책이 생겨나고 있습니다.

병원이 의사와 더 긴밀하게 협력하려는 시도가 늘어나면서 기회가 확대되고 있습니다. 환자 진료를 줄이거나 중단하고자 하는 현직 의사에게 이러한 활동은 병원과 직원 전체에 가치 있는 변화를 일으키면서 동시에 생계를 유지할 수 있는 기회입니다.

일부 병원에서는 관리 책임과 더불어 지속적인 임상 참여가 필요합니다. 의사는 개인의 열정과 적성에 부합하는 경우 이러한 옵션을 고려할 수 있습니다. 이러한 직책을 맡고 있는 의사들과의 네트워킹은 비전통적인 역할의 리더십을 포함한 경력 이동에 대한 통찰력을 제공할 수 있습니다.

병원 행정직의 장점은 재정적인 보상과 이미 습득한 기술을 사용하면서 임상에 계속 참여할 수 있는 기회라는 점입니다. 많은 사람들이 행정을 환원할 수 있는 좋은 방법으로 인식하고 있으며, 응급의학과 의사들은 이러한 역할을 잘 수행할 수 있고 또 잘 수행하고 있습니다.

병원 행정직의 단점으로는 새로운 비임상 역할을 맡게 되면 이전 동료들과의 신뢰도가 떨어질 수 있다는 점을 들 수 있습니다. 또한 적절한 공석을 찾기가 어려울 수 있으며 학습 곡선이 가파를 수 있습니다.

11) 원격 의료 및 소프트웨어 개발

의사는 다양한 새로운 소프트웨어 애플리케이션 개발에서 적극적인 역할을 수행할 수 있습니다. 재택 환자 모니터링부터 원격 의료에 이르기까지 다양한 새로운 소프트웨어 애플리케이션을 개발할 수 있습니다.

원격 의료는 코로나19의 급속한 확산에서 알 수 있듯이 빠르게 확장되고 있는 분야입니다 . 원격 의료 분야의 장점은 컴퓨터에 능숙한 사람이라면 다양한 커리어 경로를 선택할 수 있다는 점입니다.

원격 의료를 제공하는 방법을 배우는 것은 간단하며 임상의는 계속해서 의료 서비스를 제공하고, 제공된 서비스에 대한 보상을 받으며, 환자와 병원 모두에 가치를 제공할 수 있습니다. 또한 많은 원격 의료 프로그램에서 재택 진료도 허용합니다.

단점으로는 약간의 학습이 필요하고 이러한 서비스에 대한 환급이 주와 지불자에 따라 다르다는 점이 있습니다.

12) 의사 고문

의사 고문 physician advisor은 의사 및 기타 임상의와 긴밀히 협력하여 다양한 품질, 안전, 복지 및 운영 프로세스를 개선합니다. 또한 의사 고문은 메디케어 Medicare의 회복 감사 계약자, 합동 위원회 The Joint Commission 및 기타 규제 기관과 같은 여러 외부 조직과 교류하거나 고용될 수 있습니다.

병원에서 일하는 의사 고문은 일반적으로 병원 의료진 내에서 선발되며, 일반적으로 동료들의 존경을 받고 병원 진료의 특수한 뉘앙스를 잘 이해하는 사람이 선발됩니다. 이 역할은 증거 기반 의학에 익숙하고 갈등을 처리할 수 있으며 다양한 성격 유형을 효과적으로 다루는 의사에게 가장 적합합니다. 이 업무의 핵심은 입원을 모니터링하고 문서를 통해 동료를 교육하는 것뿐만 아니라 거부를 줄이고 치료를 개선하기 위한 피드백을 제공하는 것입니다.

이 역할의 긍정적인 장점은 근거 기반 의학에 관심이 있는 사람에게는 도전적인 업무라는 점입니다. 환자의 질과 치료, 동료의 복지와 만족도를 향상시킬 수 있는 소중한 기회를 제공합니다. 단점으로는 의사 자문가가 의사들의 반발과 때로는 분노를 감당해야 한다는 점을 들 수 있습니다. 의사, 병원, 규제 당국 간에 목표가 일치하지 않을 수 있어 이 역할이 복잡하고 답답할 수 있습니다.

13) 활용도 검토

후기 경력의 의사가 품질에 밀접하게 관여하는 병원 관련 활동의 또 다른 예로는 활용도 검토 utilization review가 있습니다. 재택 근무가 가능하고, 풀타임으로 일할 경우 임상 급여를 대체할 수 있는 등의 추가적인 혜택이 있습니다. 장점으로는 청구 검토는 상대적으로 보수가 높고 재택근무가 가능한 경우가 많다는 점, 단점으로는 업무가 점점 더 정형화되고 있다는 점이 있습니다.

14) 교육

의사는 대면 또는 온라인 교육자로 활동할 수 있습니다. 이미 학술 의료 센터에서 일하고 있다면 임상 실습 시간을 줄이거나 없애고 교육 시간을 늘릴 수 있는 옵션이 있을 수 있습니다.

예를 들어 지역사회 응급실에서는 **감염병 관리**나 **환자 안전**과 같은 중요한 주제에 대해 직원 교육을 개발하고 제공할 기회가 있을 수 있습니다. 이러한 교육을 통해 의료진의 역량을 강화하고, 환자들에게 더 나은 의료 서비스를 제공할 수 있도록 도울 수 있습니다.

일부 의료 교육자들은 의료기관을 떠나 **프리랜서 작가**로 활동하거나, 지역사회에 기여하기 위해 **초·중·고등학교에서 자원봉사**를 하기도 합니다. 많은 의사들은 **교육자가 되는 것**을 꿈꾸며, 실제로 교육이 적성에 맞는 경우도 많습니다. 의사들은 복잡한 의학 개념을 일반인들이 이해할 수 있도록 쉽게 설명하는 능력을 갖추고 있으며, 소규모 그룹 앞에서 발표하는 일이 많아 자연스럽게 교육자로서의 역할을 수행할 수 있습니다.

또한, **대학에서 강의를 하는 것**도 훌륭한 교육 기회가 될 수 있습니다. 교육의 가장 큰 장점 중 하나는 **경험을 공유하고 후배 의료진의 멘토가 될 수 있는 기회**를 제공한다는 점입니다. 이는 특히 가족을 돌보면서 일하고 싶은 의료진이나, 은퇴를 앞둔 의사들에게 적합한 선택이 될 수 있습니다.

그러나 **교육직의 단점**도 존재합니다. 의료 교육은 일반적으로 **높은 보수를 보장하지 않으며**, 교육을 준비하는 데 투자한 시간이 충분히 보상되지 않을 수도 있습니다. 따라서, 교육자로 활동하려는 임상의는 **진정한 열정과 사명감**을 가져야 하며, 그렇지 않으면 낮은 보수와 많은 업무량으로 인해 부담스럽게 느껴질 수 있습니다.

15) 은퇴 후 해야 할 일

성공적인 은퇴에는 일반적으로 상당한 사전 고려가 필요합니다. 열정과 취미를 고려하고, 더 많이 참여할 수 있는 기회인 즐거운 활동을 나열하는 것이 현명합니다. 은퇴 전에 이러한 경험을 늘리면 은퇴 후에도 만족감을 느낄 수 있을 것입니다.

(1) 글로벌 보건

일부 의사들은 여행에 대한 열정과 글로벌 보건 활동을 결합하여 국제 의료 봉사나 공중보건 프로젝트에 참여합니다. 이러한 활동은 새로운 환경에서 다양한 경험을 쌓고, 지적 도전을 즐기며, 의료 서비스를 필요로 하는 지역사회에 기여할 수 있는 기회를 제공합니다. 그러나 글로벌 보건 활동이 효과적이고 지속 가능하려면 현지 전문가 및 기관과 협력하여 실질적인 도움을 제공하고 부작용을 최소화하는 것이 중요합니다.

잘못된 접근 방식의 대표적인 예로는, 봉사 활동이 현지인의 필요보다는 봉사자의 경험이나 만족을 위해 기획되는 경우입니다. 예를 들어, 철저한 준비 없이 실행된 의료 프로그램은 의도한 수혜자의 요구를 해결하지 못할 뿐만 아니라, 오히려 지역 보건 체계에 부담을 줄 수도 있습니다.

장점은 다음과 같습니다.

- 의료 봉사를 통해 의미 있는 사회적 기여를 할 수 있음

- 여행과 새로운 문화 경험을 동시에 누릴 수 있음
- 다양한 환경에서 지적 도전과 배움의 기회 제공

단점은 다음과 같습니다.

- 대부분 자발적 참여로 이루어져 경력 개발과 직접적인 연관이 적을 수 있음
- 의료 관광 medical tourism에 대한 윤리적 우려 발생 가능
- 현지 의료 환경에서 감염 위험(병원균 노출 가능성)이 증가할 수 있음

따라서 글로벌 보건 업무에 참여하려는 의료진은 철저한 사전 조사와 준비를 통해, 진정으로 현지 사회에 도움이 되는 방향으로 기여할 수 있도록 신중하게 접근하는 것이 중요합니다.

(2) 진료 관리 컨설팅

수천 명의 의사가 코딩, 청구 처리, 진료 효율 등 의료기관을 운영하면서 배운 기술을 바탕으로 진료 관리 컨설팅 회사를 시작하거나 합류했습니다. 이러한 전환은 비용이 많이 들고 장기적인 과정이 될 수 있습니다. 컨설팅 회사를 창업한 일부 의사들은 일반적으로 신뢰도를 유지하기 위해 계속 진료를 합니다.

장점은 임상 진료에서 배운 기본 기술을 바탕으로 업무를 수행할 수 있다는 점입니다. 단점으로는 사업을 설립하는 데 수년이 걸릴 수 있다는 점과 특히 전직하기 전에 경험이나 고객이 부족한 경우 많은 독립 컨설턴트가 성공하지 못한다는 점이 있습니다.

(3) 취미

좋아하는 취미나 열정적인 관심사가 개인적인 재정적 이득, 즉 앙코르 커리어를 창출할 수 있는 잠재력을 가지고 있는지 판단하는 것은 매우 중요한 작업입니다. 은퇴 전에 이러한 옵션을 탐색하면 전환이 더 쉬워질 수 있습니다.

그림 그리기, 사진 촬영, 야외 활동 등을 예로 들 수 있습니다. 장점으로는 은퇴 후에도 개인적인 열정을 추구할 수 있는 기회와 기존의 기술을 이어갈 수 있다는 점이 있습니다. 하지만 이러한 직업은 일반적으로 수입이 적기 때문에 취미에 대한 만족도가 높아야 한다는 점이 단점입니다. 시장이 포화 상태일 수 있으며, 자리를 잡는 것이 어려울 수 있습니다.

(4) 커리어 코치

멘토링과 코칭을 즐기는 의사는 전문 코칭을 앙코르 커리어로 고려할 수도 있습니다. 코칭 경력을 쌓기 위해서는 전문적인 교육이 필요하지만, 효과적인 경청자이자 상담가인 일부 임상의에게는 이러한 전환이 기쁨이 될 수 있으며 필요한 미묘한 기술을 개발하기 위해 노력할 만한 가치가 있습니다.

임상의가 자격증을 취득한 후에는 다른 사람들에게 경력 변화에 대한 상담을 제공할 수 있을 뿐만 아니라 의사가 현재 경력을 개발하고 관리 기술을 향상시키며 진료에 필요한 새로운 수입원을 개발할 수 있도록 도울 수 있는 큰 가치를 제공할 수 있습니다 .

코칭에 대한 수요가 높다는 점도 장점입니다. 교육을 받고 자격을 갖추고 자리를 잡으면 개인적, 재정적으로 보람을 느낄 수 있습니다. 단점은 전문성을 개발하고 고객 기반을 구축하는 것이 어려울 수 있다는 점입니다.

16) 인지 기능

대부분의 성인은 노년기에 인지 기능이 저하되는 문제에 직면합니다. 이 문제는 환자 안전이 가장 중요한 급변하는 응급실 환경에서 특히 우려되는 문제이며, 새로운 정보를 처리하고 문제를 해결하는 데 활용되는 유동적 지능은 나이가 들면서 감소하는 것으로 나타났습니다 . 임상적으로 이러한 감소는 연습과 시간을 통해 얻은 경험과 지식으로 어느 정도 균형을 이룰 수 있습니다.

안타깝게도 의사들은 종종 자신의 인지 능력 저하를 인식하지 못하는 것으로 나타났습니다. 의사는 자가 평가가 어렵기 때문에 신뢰할 수 있는 가족 및 동료의 의견을 구해야 합니다. 부서 리더는 이 문제를 인식하고 인지 기능 저하의 초기 증상을 인지하여 조기 개입이 이루어질 수 있도록 해야 합니다. 임상적 문제와 성격 변화는 미묘할 수 있으며 시간이 지남에 따라 발전할 수 있습니다. 의사는 인지 능력이 좋은 경향이 있어 발견하기가 더욱 어렵습니다 .

긍정적인 측면은 의사가 응급 의료를 수행하는 데 필요한 지적 기교 없이도 앞서 설명한 여러 가지 경력 후반의 자원봉사 또는 유급 활동에 참여할 수 있다는 것입니다. 그러나 인지 기능 저하에 대한 우려가 있는 경우 이를 무시해서는 안 됩니다. 우려가 확인된 경우, 확인된 우려에 대한 대체 경력 경로, 은퇴 옵션 및 의료 서비스를 평가하고 이해할 수 있도록 지원을 제공해야 합니다.

17) 결론

은퇴의 경로나 유형에 관계없이 은퇴 계획을 일찍 시작하는 것이 중요합니다. 존경받는 전문가에게 조언을 구하세요. 자신의 욕구, 재정 상황, 인생 목표를 신중하게 평가하세요.

경력 전반에 걸쳐 향후 발전 가능성을 고려하여 관심 있는 진로를 탐색합니다. 자기 평가를 수행하고 동료의 피드백을 구하고 수용하는 것은 필수는 아니지만 원할 때 계획된 은퇴를 만드는 데 매우 중요할 수 있습니다.

마지막으로, 그동안의 노력, 광범위한 교육, 좋은 추억, 힘들었던 시간, 그리고 여러분이 도왔고 영원히 변화시킨 많은 사람들의 삶을 기억하세요.

REFERENCE

1. American Association of Physician Leadership. 2020.
2. American College of Emergency Physicians. Sections of Membership. 2020.
3. Anspach D. Don't cheat yourself with the 4% rule. MarketWatch. 2019.
4. Bauer I. More harm than good? The questionable ethics of medical volunteering and international student placements. Trop Dis Travel Med Vaccines. 2017;3:5.
5. Crowson MG, Cail C, Eapen RJ. Influence of electronic medical record implementation on provider retirement at a major academic medical centre. J Eval Clin Pract. 2015;22(2):222-6.
6. Davis DA, Mazmanian PE, Fordis M. Accuracy of physician self-assessment compared with observed measures of competence. JAMA. 2006;296(9):1094-102.
7. Densen P. Challenges and opportunities facing medical education. Trans Am Clin Climatol Assoc. 2011;122:48-58.
8. Dyrbye LN, Varkey P, Boone SL, et al. Physician satisfaction and burnout at different career stages. Mayo Clin Proc. 2013;88(12):1358-67.
9. Falcone RE, Satiani B. Physician as hospital chief executive officer. Vasc Endovascular Surg. 2008;42(1):88-94.
10. Here's why working nights could be killing you. World Economic Forum. 2018.
11. Huff GL, Fee JP, Clesi W, et al. Selecting the ideal CDI physician advisor. J AHIMA. 2014;85(7):30-3.
12. Jamoom E, Beatty P, Bercovitz A, Woodwell D, Palso K, Rechtsteiner E. Physician adoption of electronic health record systems: United States, 2011. NCHS Data Brief. 2012;(98):1-8.
13. Kagan J. Four Percent Rule. Investopedia. 2020.
14. Lancaster LC, Stillman D. When Generations Collide: Who They Are, Why They Clash, How to Solve the Generational Puzzle at Work. New York, NY: HarperCollins; 2002.
15. Lee L, Weston W. The aging physician. Can Family Phys. 2012;58(1):17-8.
16. Lieber LD. How HR can assist in managing the four generations in today's workplace. Employ Relat Today. 2010;26:85-91.
17. LoboPrabhu SM, Molinari VA, Hamilton JD, et al. The aging physician with cognitive impairment: approaches to oversight, prevention, and remediation. Am J Geri Psych. 2009;17(6):445-54.
18. Longevity, finances, and retirement in emergency medicine. The Student Doctor Network. 2015.
19. McGurk WS. Retirement: making a successful transition. Am Psychol Assoc. 2005.
20. Mohr NM, Moreno-Walton L, Mills AM, et al. Generational influences in academic emergency medicine: teaching and learning, mentoring, and technology (Part 1). Acad Emerg Med. 2011;18(2):190-9.
21. Mohr NM, Smith-Coggins R, Larrabee H, et al. Generational influences in academic emergency medicine: structure, function, and culture (part II). Acad Emerg Med. 2011;18(2):200-7.
22. More doctors work part time flexible schedules. American Medical News. 2012.
23. Sabo K, Duff M, Purdy B. Building leadership capacity through peer career coaching: a case study. Nursing Leadership. 2007;21;27-35.
24. Sander JL, Noble VE, Raja AS, et al. Access to and use of point-of-care ultrasound in the emergency department. West J Emeg Med. 2015;16(5):747-52.
25. Shanafelt TD, Byrbye LN, Sinsky C, et al. Relationship between clerical burden and characteristics of the electronic environment with physician burnout and professional satisfaction. Mayo Clin Proc. 2016;91(7):836-48.
26. Smith AC, Thomas E, Snoswell CL, et al. Telehealth for global emergencies: implication for coronavirus disease 2019 (COVID-19). J Telemed Telecare. 2020;26(5):309-13.
27. Ventola CL. Social media and health care professionals: benefits, risks, and best practices. PT. 2014;39(7):491-9, 520.
28. Walters E, Reibling E, Leung N. Working with generations in emergency medicine toolkit. Am Coll Emerg Phys. 2017;

A-Z 주요 영어 약어 및 풀텀 (한글 용어)

- **AAP** - American Academy of Pediatrics (미국 소아과학회)
- **ABEM** - American Board of Emergency Medicine (미국 응급의학위원회)
- **AAPCC** - American Association of Poison Control Centers (미국 중독 관리 센터 협회)
- **ACEP** - American College of Emergency Physicians (미국 응급의학회)
- **ACGME** - Accreditation Council for Graduate Medical Education (대학원 의학교육 인증 위원회)
- **ADA** - Americans with Disabilities Act (미국 장애인법)
- **AI** - Artificial Intelligence (인공지능)
- **AMA** - American Medical Association (미국 의사 협회)
- **AMIA** - American Medical Informatics Association (미국 의료정보학회)
- **API** - Application Programming Interface (응용 프로그램 인터페이스)
- **APP** - Advanced Practice Provider (고급 실무 제공자)
- **BSN** - Bachelor of Science in Nursing (간호학 학사)
- **CCLS** - Certified Child Life Specialist (공인 소아 생활 전문가)
- **CDC** - Centers for Disease Control and Prevention (미국 질병통제예방센터)
- **CDSS** - Clinical Decision Support System (임상 의사 결정 지원 시스템)
- **CPOE** - Computer Provider Order Entry (컴퓨터 제공자 주문 입력)
- **CMS** - Centers for Medicare & Medicaid Services (메디케어 및 메디케이드 서비스 센터)
- **COBRA** - Consolidated Omnibus Budget Reconciliation Act (통합 옴니버스 예산 조정법)
- **CRM** - Crew Resource Management (승무원 자원 관리, 의료 팀워크 교육 방식)
- **DMAIC** - Define, Measure, Analyze, Improve, and Control (정의, 측정, 분석, 개선 및 통제 - 식스 시그마 프로세스)
- **EHR** - Electronic Health Record (전자 건강 기록)
- **ED** - Emergency Department (응급실)
- **EDIS** - Emergency Department Information System (응급실 정보 시스템)
- **EEOC** - Equal Employment Opportunity Commission (평등고용기회위원회)
- **EMR** - Electronic Medical Record (전자의무기록)
- **EMS** - Emergency Medical Services (응급 의료 서비스)
- **EMSC** - Emergency Medical Services for Children (소아 응급 의료 서비스)
- **FLSA** - Fair Labor Standards Act (공정 노동 기준법)
- **FDA** - Food and Drug Administration (미국 식품의약국)
- **FMLA** - Family and Medical Leave Act (가족 및 의료 휴가법)
- **FHIR** - Fast Healthcare Interoperability Resources (빠른 의료 상호운용성 리소스)
- **HIT** - Health Information Technology (건강 정보 기술)
- **HITECH** - Health Information Technology for Economic and Clinical Health Act (경제 및 임상 건강을 위한 건강 정보 기술법)
- **HIPAA** - Health Insurance Portability and Accountability Act (의료보험 이동성 및 책임법)
- **HR** - Human Resources (인적 자원)
- **JAMA** - Journal of the American Medical Association (미국의학협회지)
- **KDMLS** - Korean Disaster Medical Life Support (한국 재난의료지원 교육과정)
- **KDRT** - Korean Disaster Response Team (한국 재난 대응 팀)
- **Lean** - Lean Management (린 경영, 낭비 최소화 관리 방식)
- **Lean Six Sigma** - Lean and Six Sigma combined methodology (린 식스 시그마, 품질 및 효율성 개선 방법론)
- **MACRA** - Medicare Access and CHIP Reauthorization Act (메디케어 접근 및 CHIP 재승인법)
- **MGMA** - Medical Group Management Association (미국 의료그룹경영협회)
- **MIPS** - Merit-based Incentive Payment System (성과 기반 인센티브 지불 시스템)
- **ML** - Machine Learning (머신러닝)
- **Mid-Level Provider** - 중간급 제공자 (NP, PA 등)
- **NLP** - Natural Language Processing (자연어 처리)

- **NPSF** - National Patient Safety Foundation (국립 환자 안전 재단)
- **NFL** - National Football League (미국 프로 풋볼 리그)
- **NFLPA** - National Football League Players Association (미국 프로 풋볼 선수 협회)
- **NPDS** - National Poison Data System (국가 중독 데이터 시스템)
- **ONC** - Office of the National Coordinator for Health Information Technology (국가 건강 정보 기술 조정실)
- **OSHA** - Occupational Safety and Health Administration (산업안전보건청)
- **PA** - Physician Assistant (의사 보조사)
- **PCC** - Poison Control Center (중독 관리 센터)
- **PECC** - Pediatric Emergency Care Coordinator (소아 응급 치료 코디네이터)
- **RPh** - Registered Pharmacist (등록 약사)
- **RBRVS** - Resource-Based Relative Value Scale (자원 기반 상대 가치 척도)
- **RVU** - Relative Value Unit (상대 가치 단위)
- **SAEM** - Society for Academic Emergency Medicine (미국 학술 응급의학회)
- **SBAR** - Situation, Background, Assessment, Recommendation (의료 커뮤니케이션 표준)
- **S.M.A.R.T.** - Specific, Measurable, Achievable, Relevant, Time-bound (목표 설정 원칙)
- **Six Sigma** - 품질 개선을 위한 데이터 기반 방법론
- **SPI** - Specialist in Poison Information (중독 관리 정보 전문가)
- **TeamSTEPPS** - Team Strategies and Tools to Enhance Performance and Patient Safety (의료 팀워크 및 안전 향상 프로그램)
- **Theory of Constraints** - 제약 이론 (병목 현상 해결 전략)
- **UCLA** - University of California, Los Angeles (캘리포니아 대학교 로스앤젤레스 캠퍼스)
- **USERRA** - Uniformed Services Employment and Reemployment Rights Act (군인 고용 및 재취업 권리법)
- **WHO** - World Health Organization (세계보건기구)

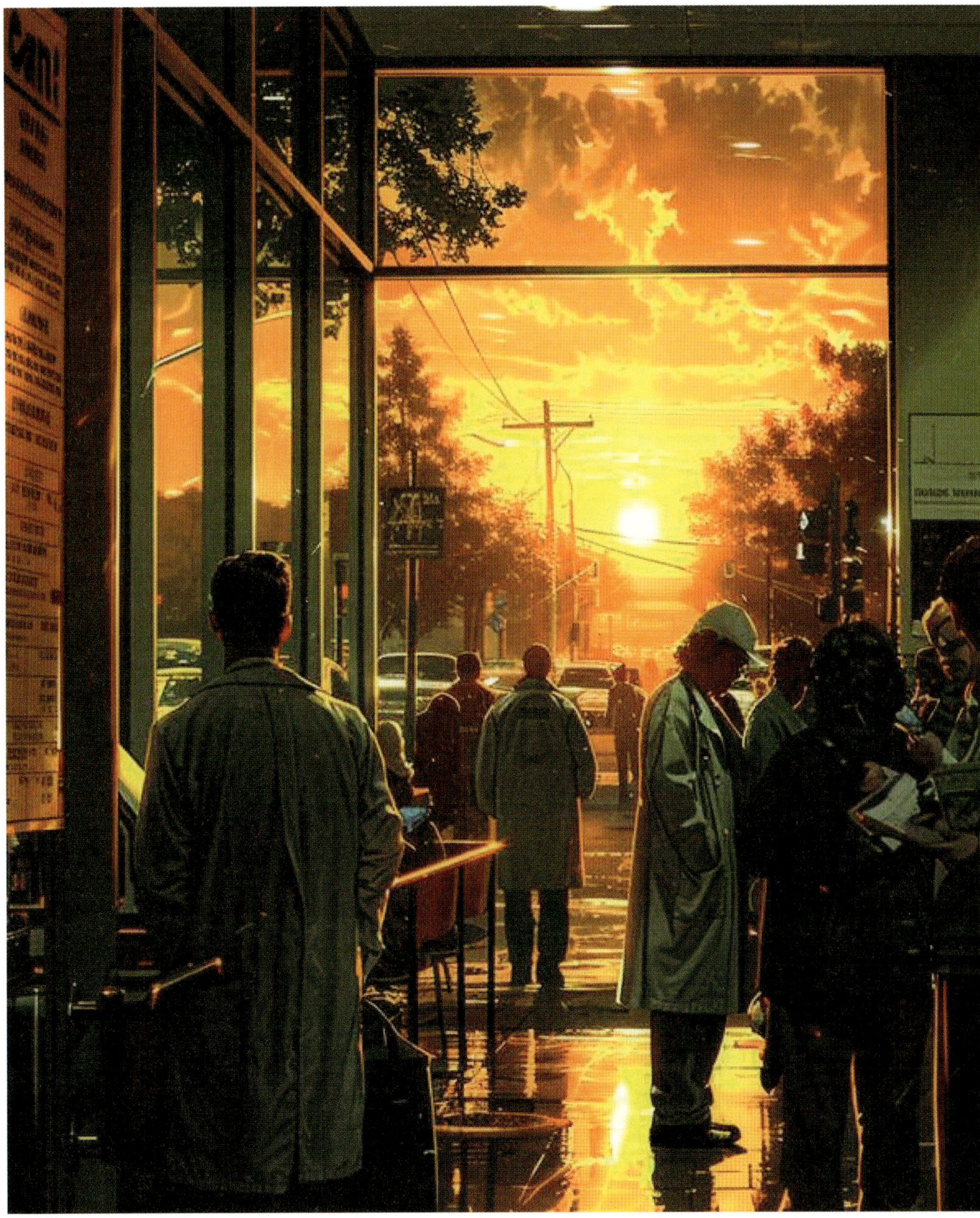

Index

국문 찾아보기

ㅌ

ㅍ

ㅎ

번호

영문 찾아보기

A

C

D

E

F

G

H

I

K

L

N

O

P

Q

R

S

T

U